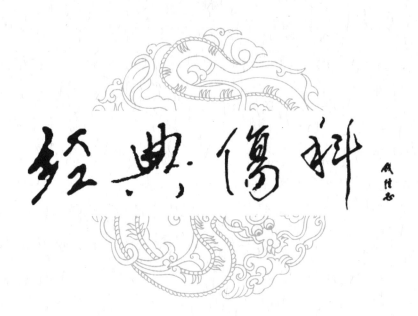

经典伤科

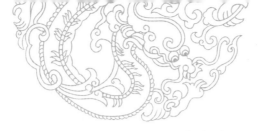

国家古籍整理出版专项经费资助项目

古代中医伤科图书集成

经典伤科

主　　编　丁继华

副 主 编　余瀛鳌　施　杞

特约编委（以姓氏笔画为序）

王和鸣　王咪咪　石仰山　石关桐　邬扬清

刘柏龄　苏玉新　李同生　何天佐　秦克枫

郭维淮　萧劲夫　董福慧

编　　委（以姓氏笔画为序）

丁怀宇　王　宏　王　勇　王宏川　朱淑芬

刘　茜　刘白羽　刘福英　苏　静　苏继承

杜　宁　李　智　李飞跃　李金学　李家红

连智华　吴子明　邱德华　张世明　陈　晶

范少云　范婵娟　赵宏普　奚小冰　郭艳幸

程爱华　蔡静怡

中国中医药出版社

·北 京·

图书在版编目（CIP）数据

经典伤科 / 丁继华主编 .—北京：中国中医药出版社，2021.8
（中国古代伤科图书集成）
ISBN 978 – 7 – 5132 – 3965 – 3

Ⅰ . ①经… Ⅱ . ①丁… Ⅲ . ①中医伤科学—古籍—汇编 Ⅳ . ① R274

中国版本图书馆 CIP 数据核字（2017）第 006665 号

中国中医药出版社出版

北京经济技术开发区科创十三街 31 号院二区 8 号楼
邮政编码 100176
传真 010-64405721
山东临沂新华印刷物流集团有限责任公司印刷
各地新华书店经销

开本 787×1092 1/16 印张 45.5 彩插 1.25 字数 930 千字
2021 年 8 月第 1 版 2021 年 8 月第 1 次印刷
书号 ISBN 978 – 7 – 5132 – 3965 – 3

定价 198.00 元
网址 www.cptcm.com

服 务 热 线 010-64405720
购 书 热 线 010-89535836
维 权 打 假 010-64405753

微信服务号 zgzyycbs
微商城网址 https://kdt.im/LIdUGr
官 方 微 博 http://e.weibo.com/cptcm
天猫旗舰店网址 https://zgzyycbs.tmall.com

如有印装质量问题请与本社出版部联系（010-64405510）

丁继华（1932—2016），浙江奉化人氏。1954年毕业于哈尔滨医科大学，曾任中国中医研究院骨伤科研究所所长、研究员、主任医师，硕士研究生导师，中国中医骨伤科学会顾问。丁氏擅长创伤外科和中医内伤的临床医疗工作，多年潜心研究伤科理论和伤科文献，先后编撰了十余部伤科专著，并发表了数十篇学术论文。1986年，丁继华被英国剑桥传记中心录入《国际知识分子名人录》，1992年获国务院政府特殊津贴。

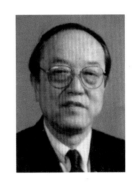

余瀛鳌，1933年生，江苏阜宁人氏。1955年毕业于上海第二医学院，曾任中国中医研究院医史文献研究所所长、研究员、主任医师，博士研究生导师，现为国务院古籍整理规划小组成员。余氏擅长中医临床工作，潜心研究中医临床文献，系我国中医医史文献学科带头人之一。余氏编撰出版了众多著作，发表学术论文170余篇。被英国剑桥国际传记中心收录入《国际知识分子名人录》，1992年获国务院政府特殊津贴。

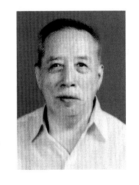

施杞，1937年生，江苏东台人氏。1963年毕业于上海中医学院，曾任上海市卫生局副局长、上海中医药大学校长，主任医师、教授，博士研究生导师，兼任中华全国中医药学会副主任委员、中医骨伤科专业委员会理事长。施氏擅长伤科临床医疗工作，主持参加了许多伤科的临床和实验研究，主编出版伤科专著60余部，发表学术论文数百篇。1993年获国务院政府特殊津贴。

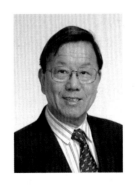

余 序

　　在人类繁衍迄今的漫长岁月中，骨伤科疾病素以常见、多发著称于世。从文献记述而言，早在《周礼·天官》中已有医学分科的载述。当时所分"食、疾、疡、兽"四科，其中的"疡科"包括了外科和骨伤科。特别是"折疡"和"金疡"，几乎可以涵盖骨伤科的所有病证，亦可视作骨伤科疾病早期分科的渊薮。

　　现存最早的骨伤科专著，则系唐·蔺道人的《仙授理伤续断秘方》（简称《理伤续断方》）。须予指出的是，《理伤续断方》虽为较早期的骨伤科专著，但其学术奠基的"深广"与"高水平"为历代医家所重视。该书载述了骨折、脱臼、跌仆损伤、出血等病症，实施牵引、手术复位、扩创、填塞、止血、缝合诸治法，并有若干经验效方；难能可贵的是，书中载述了较为成熟、切于临床实用的整骨手法及其施术步骤。从诊疗学发展的角度而言，当时我国骨伤科在世界各国处于领先地位，是毋庸置疑的。嗣后，历代不断有骨伤科著作问世，尤以明、清更为丰富多彩。举其要者，如明·薛己《正体类要》，该书重视整体施治，强调手法须与脉理和人体虚实互参以决定治法。清·钱秀昌《伤科补要》，则详审经穴，明辨骨度之长短与断裂情况，以测其预后。邵勤俊之《跌打新书》，在手法上详于擒拿、运手、点穴。另如清·吴谦《医宗金鉴·正骨心法要旨》、赵竹泉《伤科大成》、胡廷光《伤科汇纂》、江考卿《江氏伤科学》等书亦各具特色，并有较大的学术影响。

　　释、道中的骨伤科名著，如明·异远真人之《跌损妙方》，该书根据人体损伤部位，分之为七门，药用平稳，立法精审。而少林寺伤科，清代有多种编著传世。其中如《少林寺跌打损伤奇验全方》《少林真传伤科秘方》等书，列述骨折、金疮、夹打、跌损、坠压、闪挫等多种病证，其中《少林寺跌打奇验全方》载方多达500余首，或"以方列病"，或"以证论方"，使读者易于学用，而该书选方之多，在清以前于骨伤科专著之类亦享有盛誉。军事家如元、明之际刘基（伯温）等，曾撰著《金疮秘传禁方》等书；拳术家如清·王瑞伯，撰著《秘授伤科集验良方》等书，再如《中国医学大成》所收编之《伤科要方》（作者佚名）等书，在内容方面均各有侧重。前者详于内伤脏腑之方药治疗；后者着重指出人体108穴中有36个大穴最易伤损，如打中某穴，可见何项外证，用何方加减施治，服药后见何证可治、何证不可治等，均予备载，可谓辨证详明，切于实用。又如《沈元善先生伤科》，沈氏在清乾隆年间曾任镖师，书中介绍接骨上骱、取箭破弹、气血流行之生理病理，辨析腧穴明堂和受伤轻重，均能突出重点，并附经验效方……

在我国自春秋战国至明清，骨伤科专著不足200种（包括一些散在于民间、有较高学术和临床价值的古抄本），但综合医著及其他临床医学古籍文献中，抑或有伤科章节及散在性的伤科论述。

丁继华教授寝馈于中医骨伤科领域不下数十年，在学术临床方面多有建树，论著丰富。在担任中国中医研究院骨伤科研究所所长期间，广泛收集有关古代伤科的专著、章节、其他名医名著中有关骨伤科病证的载述，与国内众多的伤科专家一起，首次将伤科分成经典、儒家、道家、佛家、兵家、民族、汇通、流派、导引、杂家十类伤科，予以分别列述、阐析，明示各个学派的学术临床特点及其同中之异，突出其诊疗（治法包括手法及方药等）诸法。难能可贵的是，丁继华教授又组织全国骨伤科专家合作，将此十类伤科分别编成十册本的丛书，在"十三五"规划的感召下，由中国中医药出版社组织出版。

敝见认为：本套丛书具有以下学术特色：①这是一套划时代的骨伤科宏编，编著体现了继承与弘扬相结合的高水平的学术风貌。共参阅了300

余种医籍、文献，由我国现代的伤科权威专家书写各书按语（含书法），突出了学术中继承与弘扬的编撰风格；②本套丛书始终以"学术与临床并重"作为编写的主旋律。现今存传于世的骨伤科专著颇多，但大多详于临证施治，而在学术方面论析不足。本丛书重视学理的论析，具有丰富的骨伤科病证学术内涵和丰富多彩的治法、方药。在"传其学验，阐其蕴旨"方面下了一番功夫，如此丰盈的集成之作，堪称骨伤科前所未有的宏编；③本套丛书在治法上"去粗存精，去伪存真"，作者重视反映不同学术流派的治法和方药，均足以体现其"方、术并重"的施治特色；④作者阐论诸章节，又能适当注意融贯中西医学，在某种程度上反映了当前骨伤科在治法上的改良与创新，使中西医结合治疗的综合疗效能明显提高，并将使中医骨伤科在"步出国门，面向世界"方面加快步伐，促进中医药学为世界各国人民的医疗保健做出新的贡献。我在访问日本国时，オリエント出版社社长野濑真先生对我国医学界在挖掘和整理古代文献资料方面所做的工作亦予高度赞赏。

编撰、刊行《古代中医伤科图书集成》这套伤科传世之作，是中医学术临床界的盛举。我在欣忭之余，不顾识谫学陋，引笔以为序言。

余瀛鳌

二〇一五年十二月

前言

1983 年，卫生部责成中国中医研究院骨伤科研究所召开伤科发展座谈会，由卫生部下文给全国各省市卫生部门，分别推荐 1～3 位伤科专家来京，时任卫生部中医司田景福司长主持会议，卫生部钱信忠老部长亲临会场指导。会议达成三项共识：①尽快成立伤科学会；②尽快组办伤科杂志；③尽快开始发掘伤科古籍。

历经近三十年伤科古籍的收集，1999 年，经众多伤科专家努力，达成伤科十大分类的共识：①经典伤科：历代伤科医家公认并常引用的伤科医籍；②儒家伤科：儒医撰写的伤科论述及医籍；③道家伤科：崇尚道学的医家撰写的伤科论述及医籍；④佛家伤科：崇尚佛学的医家撰写的伤科论述及医籍；⑤兵家伤科：历代带兵的医家及军医撰写的伤科论述及医籍；⑥汇通伤科：西方医学与中医伤科相结合的伤科论述及医籍；⑦民族伤科：少数民族医家撰写的伤科论述及医籍；⑧流派伤科：流派创始人及后继掌门人撰写的伤科医籍；⑨导引伤科：从事导引的医家撰写的伤科论述及医籍；⑩杂家伤科：上述九类之外的医家撰写的伤科论述及医籍。

在国家中医药管理局第十三个五年规划感召下，中国中医药出版社按伤科十大分类编制了十册本的《古代中医伤科图书集成》丛书，它们既是医书，亦是史书。本套丛书收载了自春秋至明清的有关伤科论述、章节和专著，同时书中还载有 19—20 世纪对伤科发展有贡献、有作为的专家们的学术思想和观点、治伤经验、崇高医德和珍贵墨迹。

本套丛书共计十册，分别由名家题写书名。原卫生部部长钱信忠先生题写《经典伤科》书名、著名儒医施杞教授题写《儒家伤科》书名、道学专家李同生教授题写《道家伤科》书名、著名医家余瀛鳌教授题写《佛家伤科》书名、原八一骨科医院院长何天佐先生题写《兵家伤科》书名、我国当前汇通派掌门人唐由之教授题写《汇通伤科》书名、原伤科学会副会长李国衡先生题写《民族伤科》书名、当前补肾学派掌门人刘柏龄教授题写《流派伤科》书名、体育运动系专家何天祺教授题写《导引伤科》书名；伤科权威专家郭维淮教授题写《杂家伤科》书名。众多大家名医助阵本套丛书的出版工作，以飨读者。

丛书中不同的专辑可能出现书目的重名，如《仙授理伤续断秘方》是经典专辑，故于《经典伤科》中全文录载，但有学者因其著者名为"蔺道人"而误将其列入道家伤科。其实隋唐时期称"道人"者系指有道之人、有学问之人，而非一定是道家的道士。另如，《秘方》系头陀所传，为正视听，《秘方》在《佛家伤科》一辑中仅挂名而略文；又如《跌损妙方》系道家异远真人所撰，但又系经典著作，故其文归入《道家伤科》一辑，名挂《经典伤科》一辑等。

本套丛书内容翔实，图文并茂，对从事伤科专业的同道及骨伤科爱好者来说，不失为一套实用的工具书及参考书。

丁继华　识

丙申年三月十六日

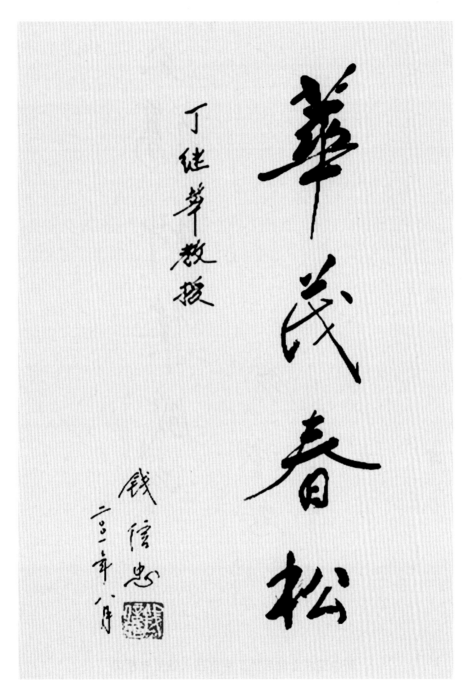

"华茂春松"

经典伤科

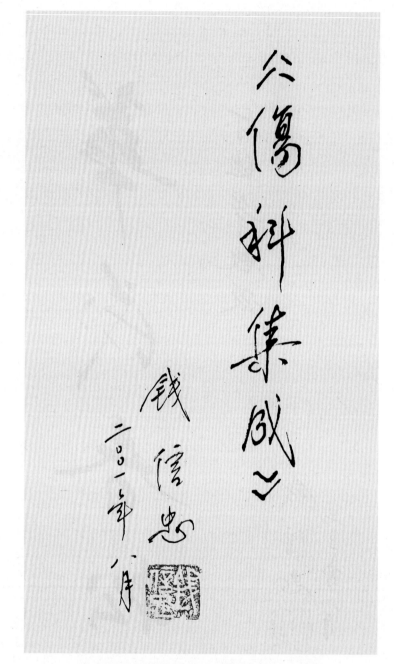

新中国成立前后原卫生部部长钱信忠题词

"伤科集成"

II

继华佗之仁術

集百家之所長

乙酉年8月
李國衡題

伤科学会副会长李国衡先生题词

"继华佗之仁术，集百家之所长"

施维智按

施维智（1917—1998），男，江苏海门人，家传五世伤科。自幼从父学习中医理论和内、外、伤科专业。1938年于沪开业，先是统理内、外、伤科，嗣因伤科疾患就诊者日增，遂专业伤科。新中国成立后历任上海市卢湾区中心医院中医科副主任、主任、中医门诊部主任、副院长。兼任上海市香山中医院名誉院长，上海市中医文献馆馆员，兼中国中医研究院客籍教授，中国骨伤科学会顾问，上海中医药大学、上海市中医药研究院专家委员会委员等职。

骨伤科理论和临床实践，离不开历代医学经典论著。马王堆汉墓出土的《五十二病方》记载了诸伤、金伤、刃伤、陈旧伤等多种损伤性疾患，以及活血、消肿、止血、止痛等方法，还有防治创伤愈合后造成的瘢痕、洗涤创伤感染伤口的治疗方法和所用的方药，最先提出破伤风等外伤后产生的并发症。《黄帝内经》对人体的解剖、生理、诊断、治疗等进行全面的阐述，奠定了中医学的理论基础，特别是其中关于筋骨、气血、脏腑的理论，对于中医伤科学理论体系的形成，厥功甚伟，且一直指导着后世伤科学术，使其不断进步。如《素问·阴阳应象大论》所说"肝生筋""肾生骨髓"，《素问·六节藏象论》所谓"肾者……其充在骨""肝者……其充在筋"等，均说明筋骨受肝肾精气的充养，筋骨的生成、发育、代谢、衰退都与肝肾有着密切的关系。而《灵枢·经脉》所说"骨为干"（明·张介宾《类经》注有"犹木之有干，土之有石，故能立其身"）、"筋为刚"（《类经》注有"筋力刚劲，故能约束骨骼，动作强健"），《素问·五脏生成》所说"诸筋者，皆属于节"等，都说明骨是人体的支架，筋（包括韧带、肌肉）连接骨骼，产生运动。筋骨运动又依赖气血的营养，故《灵枢·本脏》有言："经脉者，所以行气血而营阴阳，濡筋骨，利关节者也。"血和"则筋骨劲强，关节清利矣。""久立伤骨,久行伤筋"(《素问·宣明五气》)及"筋伤则内动肝""骨伤则内伤肾"(《素问·刺要论》)又说明筋骨损伤将影响肝、肾二脏。《素问·脉要精微论》《素问·缪刺论》及《灵枢·寒热病》中都有关于损伤病因、病理、诊断和治疗方法的论述,特别注意到损伤的瘀血停留,并认识到伤后复受外邪,则可发展成复杂的兼症,此外《灵枢·痈疽》还记载了软组织、骨关节、全身血源性化脓性感染的病因病理、临床表现及辨证治疗规律,对后世伤科临床颇具指导意义。

《难经》从生理、病理及治疗上深入探索损伤理论。如二十二难论述"气主煦之,血主濡之,气留而不行者,谓气先病也;血滞而不濡者,谓血后病也"。十四难所述"一损损于皮毛……二损损于血脉……三损损于肌肉……四损损于筋……五损损于骨"等伤损,和"病在外,久必及内"的机理,并提出"损其肺者,调其营卫;损其脾者,调其饮食,适其寒温;损其肝者,缓其中,损其肾者,益其精"的治损大法,对伤科临证治疗提出了重要原则。

现存《华佗中藏经》系后人托名之作,约成书于234年,其中将骨伤科疾病归属于痹症的范畴。按侵犯脏腑之不同,又有气痹、血痹、肉痹、筋痹、骨痹之别。《华佗神方》亦系后人托名之作。以上两书虽就骨伤科理论阐述较少,但精心收集的方药和治法却具有一定的实用价值,如降香末外敷止血、风化石灰止血、防腐,炒飞罗面加磨浓墨汁内服治内损吐血等。对跌打损伤、手足折断等症,除记载有君臣佐使完整的内服方外,还强调"先细心凑合端正后,以杉木板夹持之"的整复固定方法。这些方药和手法,对于后世伤科医生临床实践颇具指导意义。《华佗神方》所收集的四张麻醉药方和一张解麻药方,均属医学史上的较早记载。所记华佗神膏,对治疗伤口感染,去腐生肌,也有较好的功效。

《诸病源候论》是中医学第一部病理专书,其中"金疮病诸候"二十三论及"脉伤病诸候"九论,对金疮、折伤及其并发症的病源和证候进行深入的阐述,对骨伤科的病源学说贡献颇大。如"金疮久不瘥候"中说:"夫金疮有久不瘥者,脓汁不绝,肌肉不生者,其疮内有破骨断筋,伏血腐肉,缺刃竹刺,久而不出,金疮不愈,喜出清汁,当破出之,疮则愈。"指明残留碎骨异物是疮口不能愈合的原因。书中还提出,凡开放性骨折,应及时除去异物和碎骨,早期缝连断骨的科学论点,1300多年前即有如此卓识,诚属难能可贵。"被损久瘀血候"中说:"此为被损伤,仍为风冷搏,故令血瘀结在内,久不瘥也。"指出了宿伤的原因。此外,"金疮筋急相引痛不得屈伸候"和"金疮伤筋断骨候"还记载了循环障碍、神经麻痹、运动障碍的症状,还指出软组织断裂伤和开放性骨折必须在损伤后立即进行缝合固定的早期治疗，可有较好疗效，并减少后遗症。特别在"腰脚疼痛候"中所说"劳伤则肾虚，虚则受于风冷，风冷与真气交争，故腰脚痛"，这一精辟论述很吻合现代医学中腰椎间盘突出症、腰椎黄韧带肥厚、腰椎管狭窄症的病因，目前中医依据这一病理制订此类疾病的非手术疗法，依然能取得良好的效果。

唐·王焘《外台秘要》采集上自神农、下及唐世的秘密枢要之方，凡40卷，1100余方，并在各篇之首记载了巢元方、深师、范汪、许仁则、文仲等的医论，使唐以前的医学理论和众多流散于民间的医疗经验方得以流传下来，厥功甚伟。其中录载骨伤科验方计坠堕伤74方、金枪刀箭伤47方、腰腿痛25方，均颇具实用价值。如引《广济方》疗坠损骨肉苦痛不可忍方，"用旧毡浸热酒裹损处，冷却易之"，这种热敷疗法效果显著，至今仍为治伤的要法之一。《外台秘要》引许仁则"疗吐血及堕损方"说："此病有两种，一者缘坠打损内伤而致此病，一者缘积热兼劳而有此病。若内伤，自须依前堕坠内损大便血等诸方救之，若热劳吐血状，更无余候，但觉心中悁悁，似欲取吐，背上烦热，便致此病。"从而把内科疾病的吐血和因损伤而致内伤吐血的情况加以明确区分。同时，还进一步区别伤科的外损、内伤：因坠打压损手足、肢节、头项伤折骨节属外损，堕打损内吐血、大便血等属内伤。此属伤科史上将损伤分为外损和内伤二类的最早记载。

《圣济总录》根据《黄帝内经》的理论，对伤科疾病的病因病理作深入阐述，从而推动了骨伤科理论的进展。该书"伤折恶血不散"中说："脉者，血之府，血行脉中，贯于肉理，环周一身，因其肌体外固，经隧内通，乃能流注，不失其常；若因伤折，内动经络，血行之道不得宣通，瘀积不散，则为肿为痛，治宜除去恶瘀，使气血流通，则可以复完也。"明确阐述了伤折瘀结的病理过程及治疗原则。论"伤折腹中瘀血"则说："伤折腹中瘀血者，因高坠下，倒仆颠扑，气血离经，不得流散，瘀在腹中，速宜下之。"明确说明外伤可导致内出血的机理。该书对腹破肠出的重伤，亦提出了合理的处理方法。在治疗筋骨伤折方面，不仅强调要"除去恶瘀"，还强调瘀化之后更当"以养血脉，续筋骨之剂服之，则其效速矣"。滋补剂可促使伤折及早修复。对开放性骨折，提出"重在气血未寒，即施治法"的早期处理原则。该书还收集不少民间良方和医家验方，确是一部集理论与临床于一体的研究骨伤科医学的重要著作。

蒙古人好骑射搏击，受伤的机会较多，所以治伤的技术和经验也在元代有着长足进步；加之此时阿拉伯医学的传入，经过吸收利用，中医伤科的理论和临床内容更趋丰富。危亦林的《世医得效方》系统地反映了元以前的伤科成就，如书中第十八卷"正骨兼金镞科"，除了详细阐述四肢骨折和脱臼的治疗方法外，还记载了治疗胸腰椎压缩性骨折的悬吊整复方法。并指出"颠扑损伤，骨肉疼痛，整顿不得，先用麻药服，待其不识痛处，方可下手"。另外，还详细记述了使用麻药的用量当按病人年龄、体质及出血情况而定，再按照病人麻醉程度逐渐增加或减少，"已倒便住药，切不可过多"。使用的麻醉药物有乌头、曼陀罗等，使用的手术器械有剪刀、铁钳、凿、麻线、桑白皮线等。还详细记载了正骨的各种操作顺序和方法，该书第三卷记载用"导引法"治疗腰背痛，说明在600多年前，古代医家已开始采用脊柱过伸法治疗腰背疼痛。

《普济方》为明太祖第五子周定王朱橚与教授滕硕、长史刘醇等合撰，原作168卷，《四库全书》本改编为426卷，凡1960论、2175类、778法、61739方，收罗宏富，是我国古代现存最大的一部方书。该书收集有关骨伤科方面的内容有金疮、杖疮、刺疮等4卷，折伤4卷，腰痛、腰背痛、腰脚痛等3卷，大量收集15世纪以前有关骨伤科方面的技术及伤科方剂，其中对折伤的病因、病理，骨折脱臼的整复和固定方法等，均有论述。如用抱膝器固定法治疗髌骨骨折，用"伸舒搏控"整复前臂双骨折和胫腓骨骨折，对伸直型桡骨远端骨折创用"将掌向上，医用手搏损动处，将掌曲向外捺令平正"的整复法、超腕关节固定法，提出以"粘膝不能开"和"不粘膝"的鉴别髋关节后脱位和前脱位的诊断方法等。此外在"膏药"3卷书中，大量收录有关颠扑伤折、金疮等的外用膏药，并载述软膏的煎熬方法和膏药的贴法等，充分反映了明初伤科水平的提高和本书的实用价值，该书实属研究、整理和提高祖国骨伤科医学水平的一部举足轻重的宝贵资料。

《本草纲目》记载了很多治伤药物，其中有接骨功效的内服药，如自然铜、骨碎补、接骨木等23味，外敷药有凤仙花叶、紫荆皮、蟹肉等87味，特别还收集了历代医家的治伤验方和大量民间单方，极大丰富了伤科临床用药，促进了伤科疗效的提高。

《医宗金鉴·正骨心法要旨》是清代一部较为全面的伤科专书，对人体各部的骨度名称和位置作了详细记载，首创摸接端提按摩推拿八法，兼述八法的具体应用；并提出手法是正骨之首务，如书中所述"伤有轻重而手法各有所宜，其全可之迟速，及遗留残疾与否，皆关乎于手法之所施得宜，或失其宜，或未尽其法也"，因此，"正骨者须心明手巧，既知其病性，复善用夫手法，然后治自多效"。此外尚记载有竹帘、杉篱、通木、腰柱、抱膝器等固定骨折器具，并附制法和用法。对人体各部的骨折、脱臼等外伤，首先介绍该部的解剖知识，然后系统阐述损伤后的症状、病因、病理、内外方药和外治方法。在颅脑损伤的治疗方面，对脑的解剖生理有比较正确的认识，如"天灵盖，位居至高，内函脑髓加盖，以统全体者也"，较为详尽地描述了颅脑损伤的症状，在治疗方面，则提出早期应用芳香宣窍法以急救昏迷，后期应用平肝熄风，提补元气，健壮脾胃，止渴生津，增长精神，和通经血等方药，以治疗脑外伤的后遗症，给后世伤科临床治疗颅脑损伤提供了重要的启示。

目 录

《五十二病方》

【诸伤】：□□膏、甘草各二，桂、姜、椒□□□□□□□□□□□□□□□□□□□□□毁一垸音（杯）酒中，饮之，日【壹】饮，以□其□。

【一】，□□□□胸，令大如荅，即以赤荅一斗并□，复治□□□□□□□□□□孰（熟）□□□【饮】其汁，汁宰（滓）皆索，食之自次（恣）。解痛，斩□。

一，冶齐□，□淳酒渍而饼之，焗瓦鬻炭□□□□□□□□□□□□□□渍□焗之如□，即冶，入三指最（撮）半音（杯）温酒□□□□□□□□□□□□□□者百冶，大□者八十，小者【卌】，冶精。

一，焗白鸡毛及人发，冶【各】等。百草末八灰，冶而□□□□□□□一垸温酒一音（杯）中，饮之。

一，以刃伤，类（焗）羊矢，傅之。

一，止血出者，焗发，以安（按）其痏。

一，令伤者毋痛，毋血出，取故蒲席厌□□焗□□□□痏。

一，伤者血出，祝曰：[男子竭，女子戴。]五画地□之。

一，令伤者毋般（瘢），取彘膏、□衍并治，傅之。

一、以男子泪傅之，皆不般（瘢）。

一、金伤者，以方（肪）膏、乌豪（喙）□□，皆相□煎，铊（施）之。

一、伤者，以续[䇜（断）]根一把，独□长支（枝）者二廷（梃），黄酴（芩）二梃，甘草□廷（梃），秋乌豪（喙）二□□□□者二瓯，即并煎□孰（熟），以布捉取，出其汁，以陈缊□□【傅之】。

【一】，□者，冶黄黔（芩）与□□□□□彘膏□□之，即以布捉【取】，□□□□□□□□□涅之。

一，久伤者，茅（蔂）杏霰（核）＞中人（仁），以职（臌）膏弁，封痏，虫即出。【·尝】试。

一，稍（消）石直（置）温汤中，以洒痏。

一，令金伤毋痛方，取鼢鼠，干而治；取彘鱼，焗而治；□□、薪（辛）夷、甘草各与【鼢】鼠等，皆合挠，取三指最（撮）一，入温酒一音（杯）中而饮之。不可，财益药，至不痏而止。·【令】。

一，令金伤毋痛，取荠孰（熟）乾实，爅（熬）令焦黑，冶一；林（术）根去皮，冶二，凡二物并和，取三指最（撮）到节一，醇酒盈一衰栖（杯），入药中，挠饮。不者，酒半栖（杯）。已饮，有顷不痛。复痛，饮药如数。不痛，毋饮药。药先食后食次（恣）。治病时，毋食鱼、彘肉、马肉、龟、虫、荤、麻□洙采（菜），毋近内，病已如故。治病毋时。壹冶药，足治病。药已冶，裹以缯臧（藏）。冶林（术），暴（曝）若有所燥，冶。令。

伤痓： 痓者，伤，风入伤，身信（伸）而不能诎（屈）。治之，爅（熬）盐令黄，取一斗，裹以布，卒（淬）醇酒中，入即出，蔽以市，以熨头。热则举，适下。为□裹更【熨，熨】寒，更爅（熬）盐以熨，熨勿绝。一熨寒汗出，汗出多，能诎（屈）信（伸），止。熨时及已熨四日内，□□衣，毋见风，过四日自适。熨先食后食次（恣）。毋禁，毋时。·令。

一，伤而颈（痓）者，以水财煮李实，疾沸而抒，浚取其汁，寒和，以饮病者，饮以□□故。节（即）其病甚弗能饮者，强启其口，为灌之。节（即）毋李实时□□□□□煮炊，饮其汁，如其实数。毋禁。尝【试】。·令。

一，诸伤，风入伤，伤痏痛，治以枲絮为独□□□伤，渍□□□□□彘膏煎汁□□□沃，数□注，下膏勿绝，以欧（驱）寒气，□□□□举□□□□□，以傅伤空（孔），蒢（蔽）□休得为□□□□□□□□□□□□□□□□痏□□□□□。傅药先食后食次（恣）。毋禁，【毋】时。□礜不□□□尽□。

一，伤而颈（痓）者，小剸一犬，澌与薛（糵）半斗，毋去其足，以□并盛，渍井鬵□□□出之，阴干百日。即有颈（痓）者，冶，以三指一撮，和以温酒一音（杯），饮之。

一，伤脛（痓）者，择薤一把，以敦（淳）酒半斗者（煮）瑧溃（沸），【饮】之，即温衣陕（夹）坐四旁，汗出到足，乃□。

一，冶黄黔（芩）、甘草相半，即以彘膏财足以煎之。煎之瑧溃（沸），即以布足（捉）之，予（抒）其汁，□傅□。

雎（疽）病： 冶白签（蔹）、黄蓍（芪）、芍乐（药）、桂、畺（姜）、椒、朱（茱）臾（萸），凡七物。骨雎（疽）倍白签（蔹），【肉】雎（疽）【倍】黄蓍（芪），肾雎（疽）倍芍药，其余各一。并以三指大最（撮）一入栖（杯）酒中，日五六饮之。须已□。

一，三沴煮逢（蓬）虆，取汁四斗，以洒雎（疽）痛。

一，雎（疽）始起，取<商>牢渍醯中，以熨其种（肿）处。

【一】，雎（疽），以白蔹、黄蓍（芪）、芍药、甘草四物者（煮），□、畺（姜）、蜀焦（椒）、树（茱）臾（萸）四物而当一物，其一骨□□□三□□以酒一栖（杯）□□□□筋者倏倏翟翟□□之其□□□□□。日四饮。一欲溃，止。

一，□□□□□□□□□□□□□□□□□□□□□□□□□□□□□者方：以□□斗□□□□□□□□□□□□□□□□□□已洒雎（疽）□□□□□以羹□。

一，雎（疽）未□□□□乌豙（喙）十四果（颗），以【美】醯半升□□□□□泽（释）泔二参，入药中□□□令如□□□□□灸手以靡（磨）□□□傅□□□□□之，以余药封而裹□□□□不痛已□□·令。

一，益（嗌）雎（疽）者，白蔹三，罢合一，并治，□□□□□□□饮之。

一，烂疽：烂疽者，□□起而□□□□□□□□冶，以彘膏未湔（煎）者灸销（消）以和□傅之。日一【傅】乐（药）前洒以温水。服药卅日□已。尝试。·【令】。

一，诸疽物初发者，取大叔（菽）一斗，熬孰（熟），即急抒置甑□□□□□□□□□□□置其□□醇酒一斗淳之，□□○即取其汁尽饮之。一饮病未已，□□□□□□□□□□□饮之可。不过数饮，病已。毋禁。尝试。【·】令。

一，血雎（疽）始发，倏（儵）倏瑜（儵），以热，痛毋适，□□□□□□雎（疽）□□□□□□□□□□□□○戴糁（糁）、黄芩、白蔹（蔹），皆居三日，□□□□□□□□□□□□□□□之，令汗出到足，已。

一，气雎（疽）始发，涓涓以痹，如□状，抚（抚）靡（摩）□而□□□□□□□□□□□□二果（颗），令箅叔鏖（熬）可以酒沃，即浚□□□□□□□□□□□□□□□，出而止。

一，□雎（疽）发，出礼（体），如人猝之□，人携之甚□□□□□□□□□□□□□□□□□半斗，煮成三升，【饮】之，温衣卧□。

【一】，□□□□□□□□□□豙□。

□虽□。

【一】，□雎（疽），櫃（姜）、桂、□居四□□淳酒半斗，煮，令成三升，□。

【一】，□三拼（楔），细切，淳酒一斗□□即浚而□之，温衣□。

【一】，□桂、椒□。

一，煮麦，麦孰（熟），以汁洒之，□□□膏□。

一，灸梓叶，温之。

胕瘃瘘：治胕瘃瘘，取陈黍、叔（菽），冶，以犬胆和，以傅。

一，取无（芜）夷（黄）中覈（核），冶，毚獭膏以稠，热膏沃冶中，和，以傅。

一，取雄鷩，孰（熟）者（煮）余疾，鸡羽自解，隋（堕）其尾，□□□□□皆燔冶，取灰，以猪膏和【傅】。

一，夏日取堇叶，冬日取其本，皆以甘＜口＞沮（咀）而封之。干，辄封其橐殹上。此皆已验。

胕伤：取久溺中泥，善择去其蔡、沙石。置泥器中，旦以苦酒□□。以泥【傅】伤，傅□□之，伤已。已用。

经典伤科

　　一，胻久伤：胻久伤者痈，痈溃，汁如靡（糜）。治之，煮水二【斗】，郁一参，朮（术）一参，□□居□□，入足汤中，践木滑□。汤寒则炊之，热即止火，自适橾殹（也）。朝已食而入汤中，到铺【时】出休，病即俞（愈）矣。病不□者一入汤中即瘳，其甚者五六入汤中而瘳。其瘳橾殹（也）□痈，□痈而新肉产。肉产，即毋入【汤】中矣，即自合而瘳矣。服药时毋禁，及治病毋时。·令。

《仙授理伤续断秘方》

唐·蔺道人　撰

（明弘治崇得堂刻本或明刊《道藏本》校改）

序

此方乃唐·会昌间，有一头陀，结草庵于宜春之钟村，貌甚古，年百四五十岁，买数亩垦畲种粟以自给。村氓有彭叟者，常常往来其庐，颜情甚稔，或助之耕。一日，彭之子升木伐条，误坠于地，折颈挫肱，呻吟不绝。彭诉于道人，道人请视之，命买数品药，亲制以饵。俄而痛定，数日已如平时。始知道人能医，求者益众。道人亦厌之，乃取方授彭，使自制以应求者，且誓之以毋苟取，毋轻售，毋传非人。由是言治损者宗彭氏。彭叟之初识道人三十许，今老矣，然风采无异前时。问其姓名，曰：蔺道者。问其氏，曰：长安人也。始道人闭门不通人事，人亦少至，唯一郑先生，每春晴秋爽，携稚过之，必载酒肴从焉。道人悬一椰瓢壁间，郑至则取瓢更酌，彭或遇人亦酌，二人皆谈笑竟暑，醉则高歌，其词曰：经世学，经世学成无用着；山中乐，山中乐土堪耕凿。瘿瓢有酒同君酌，醉卧草庐谁唤觉；松阴忽听双鸣鹤，起来日出穿林薄。彭蹢朴不知所言为何，惟熟听其歌，亦得其腔，每归对人歌之，人亦不省。居久，郑先生不至，彭问道人，道人云：已仙去。彭卒不悟。后江西观察使行部至袁州，闻彭所歌，异之，诘其词，得道人姓氏，遂遣人同彭叟至其庐邀之。至则行矣，惟瓢存焉。廉大以为恨，谓彭传其治损诸方，因易其村曰巩。道人有书数篇，所授者特其最后一卷云。

医治整理补接次第口诀

一、煎水洗；二、相度损处；三、拔伸；四、或用力收入骨；五、捺正；六、用黑龙散通；七、用风流散填疮；八、夹缚；九、服药；十、再洗；十一、再用黑龙散通；十二、或再用风流散填疮口；十三、再夹缚；十四、仍用前服药治之。

凡脑骨伤碎，轻轻用手搏令平正。若皮不破，用黑龙散敷贴；若破，用风流散填疮口，绢片包之，不可见风着水，恐成破伤风。若水与风入脑，成破伤风，则必发头疼，不复可治。在发内者，须剪去发敷之。

凡脑骨伤碎，在头骨上，则可治；在太阳穴，乃是命处，断然不可治矣。

凡肩胛骨出，相度如何整，用椅当圈住胁，仍以软衣被盛箪。使一人捉定，两人拔伸，却坠下手腕，又着曲着手腕，绢片缚之。

凡金井骨，在胁之下，有损不可夹缚，只是捺平，令安贴平正，用黑龙散贴，绢片缚，两胁骨亦如此。

凡跨骨，从臀上出者，可用三两人，挺定腿拔伸，乃用脚捺入。如跨骨从裆内出，不可整矣。

凡手骨出者，看如何出。若骨出向左，则向右边拔入；骨向右出，则向左拔入。

凡手脚骨，皆有两胫。若一胫断，则可治；两胫俱断，决不可治矣。凡手脚骨伤甚者，不可治。

凡伤损重者，大概要拔伸捺正，或取开捺开，然后敷贴、填涂、夹缚。拔伸当相近本骨损处，不可别去一节骨上。

凡拔伸，且要相度左右骨如何出。有正拔伸者，有斜拔伸者。

凡认损处，只须揣摸骨头平正不平正，便可见。

凡左右损处，只相度骨缝，仔细捻捺、忖度，便见大概。要骨头归旧，要搿捺皮相就入骨。

凡拔伸，或用一人，或用二人、三人，看难易如何。

凡皮破骨出差爻，拔伸不入，搿捺相近，争一二分，用快刀割些捺入骨，不须割肉，肉自烂碎了，可以入骨。骨入之后，用黑龙散贴疮之四围肿处，留疮口，别用风流散填。所用刀，最要快，剃刀、雕刀皆可。

凡捺正，要时时转动使活。

凡骨碎断，须要本处平正如何。大抵骨低是骨不曾损，左右看骨方是。损处要拔伸捺正，用药贴。夹缚要平正方是。捺正了，要时时曲转，使活处不强。

凡肿是血作，用热药水泡洗，却用黑龙散敷贴。

凡伤重，必用药水泡洗，然后涂药。如伤轻，不必洗，便涂药。

凡夹缚，夏三两日，冬五三日解开。夹缚处用热药水泡，洗去旧药。洗时切不可惊动损处。洗了仍用黑龙散敷，夹缚。盖伤重者方如此。

凡皮破，用风流散填，更涂；未破，用黑龙散贴，须用杉木皮夹缚之。

凡拔伸捺正，要软物，如绢片之类奠之。

凡皮里有碎骨，只用黑龙散敷贴，后来皮肉自烂，其碎骨必然自出来，然后方愈。

凡骨破打断，或筋断有破处，用风流散填涂。却用针线缝合其皮，又四围用黑龙散敷贴。

凡夹缚，用杉木皮数片，周回紧夹缚，留开皆一缝，夹缚必三度，缚必要紧。

凡平处，骨碎皮不破，用药贴，用密夹缚。大概看曲转处、脚凹之类不可夹缚，恐后伸不得，止用黑龙散贴，帛片包缚，庶可曲转屈伸。有数处如指骨断，止用苎麻夹缚。腿上用苎麻绳夹缚，绳如钱绳许大。

凡贴药，用板子一片，将皮纸或油纸，以水调黑龙散，摊匀在上，然后卷之，贴损处。

凡用杉皮，浸约如指大片，疏排令周匝，用小绳三度紧缚，三日一次。如前淋洗，换涂贴药。

凡曲转，如手腕、脚凹、手指之类要转动，用药贴，将绢片包，之后时时运动，盖曲则得伸，得伸则不得屈；或屈或伸，时时为之方可。

凡损伤，其初痹而不痛，应拔伸捺正，复用刀取开皮，皆不痛。三二日后方痛。

凡损，一月尚可整理，久则不可。

凡损，不可吃草药，吃则所出骨不能如旧。

凡跌损，肠肚中污血，且服散血药，如四物汤之类。

凡损，大小便不通，未可便服损药。盖损药用酒必热，且服四物汤，更看如何，又服大成汤加木通。如大小便尚未通，又加朴硝。待大小便通后，却服损药。

凡伤重者，未服损药，先服气药，如匀气散之类。

凡浑身无故损痛，是风损，当服风损药，如排风汤之类。

凡服损药，不可吃冷物。鱼、牛肉极冷，尤不可吃。若吃牛肉，痛不可治。

凡损药必热，便生血气，以接骨耳。

凡服药，不拘在红酒，无灰酒、生酒皆可。

凡药，三四月炼，不可多合，五月尤甚，存散药，随时旋丸。

凡收药丸子、末子，并用罐子收入厨子内，以火焙之。

凡损，用火灸，则医不得，服药不效矣。

诸药，惟小红丸、大活血丹最贵。盖其间用乳香、没药。枫香可代乳香三之一。血竭难得，合大活血丹。欠此亦可，若有更佳。

合药断不可无乳香、没药。若无没药，以番降真代；血竭无，亦用此代。

凡所用药材，有外道者，有当土者。如当归，土与川不同。丸子可用土当归、土药材，末子须用外道者。

淋洗药：凡伤重者，用此方煎汤洗之，然后敷药。生葱（切断，一方用生姜） 荆芥（锉） 土当归 上三味煎汤，温热淋洗。

风流散：石膏（封固济，火煅）十两 白矾（飞）二两 枇杷叶少许 松脂 黄丹各一两 上为末。伤经久者，药水洗后，待疮干，用油调敷。新破伤，忌风湿。

黑龙散：贴用。治跌扑伤损，筋骨碎断，差爻出臼。先煎葱汤或药汁淋洗。拔伸整擦，令骨相续平正后，却用生姜汁或生地黄汁和水调稀，却将熟帛或皮纸，量损处大小，薄摊于上贴之。次以木皮，约如指大片，疏排令周匝，将小绳三度缚之要紧，三日一次，再如前淋洗、换药、贴裹。不可去夹，须护，毋令摇动。候骨生牢稳方去夹，则复如故。若被刀箭伤，虫兽伤啮成疮，穰烂，肌肉不生，跌磕肿痛。并用姜汁和水调贴，有破则留口，以风流散填涂。穿山甲（炒黄或烧存性）六两　丁香皮六两　土当归二两　百草霜（散血，入半两）　枇杷叶根（去毛，入半两，一云山枇杷根）上焙，碾为细末，姜汁水调，或研地黄汁调用。

大活血丹：治扑损伤折，骨碎筋伤，疼痛浮肿，腹有瘀血，灌注四肢，烦满不安。痈疽发背，筋肉坏烂，诸般风疾，左瘫右痪，手足顽麻；妇人血风诸疾，产后败血不行，流入四肢，头面浮肿，血气疼痛，浑身疼痹，经脉湛浊，风痨发动，百节酸疼，并宜服之。每服半丸，用无灰酒磨化，微煎三五沸，温服，不拘时，不限多少。此药将纱葛袋收挂净处，经久不坏，可备急用。孕妇莫服。损在上，食后服，在下，空心服，伤重不拘。余仿此。天南星（姜汁浸一宿，焙）一斤　芍药（赤白皆可）一斤　骨碎补（焙，石上生者佳）一斤　黑豆（酒煮，焙干）一升　大栗间（老者去皮，焙）一斤　川乌（炮）一斤　自然铜（火煅，酸醋淬，存性，取半斤）半斤　血竭（别研）六两　细辛（去苗、叶，取十两）十两　白芷一斤　木鳖（去壳，细切，麸炒，取半斤）半斤　川牛膝（去芦，酒浸，焙，取一斤）一斤　没药（别研，如无，降真香为末代）四两　乳香（别研，如无，以三倍枫香代之）半斤　青桑炭（青桑木，取如臂大者去皮叶，炭火煅，令赤烟起，用酸醋杀为炭）十斤　上桑、栗、豆、补、星、药六味为末，和余药研为细末，用米醋煮，糯糊拌，入臼捣千杵，方聚众人急下手丸，下手稍缓则折。阴干半月，然后用火焙，或晒一日。大丸重六文湿，中丸重三文湿，候干则以漆抹在手上，取两三丸，挪漆为衣。每服半丸。合此药，勿令四眼见之，更忌鸡犬、妇人，见之则折矣。

小红丸：治蹉折伤损，皮破骨出，手足碎断，筋肉坏烂、疼痛，甚至昼夜叫呼，百治不止；手足久损，筋骨差交，举动不得，损后伤风湿，肢节挛缩，遂成偏废。劳伤筋骨，肩背疼痛，四肢疲乏，动用无力，常服壮筋骨、活经络、生气血。每服三十丸，用生姜煎酒，或盐汤吞下，不拘时候。孕妇莫服。骨碎补（姜制，焙，取六两）六两　土当归（焙取）六两　川乌（煨）六两　白杨皮（焙）六两　肉桂（不见火）四两　莪术（焙）二两　丁香三两　干姜（焙）二两　川芎三两　细辛（焙）四两　附子（煨去皮）三两半　乳香（别研，不焙）三钱　没药（别研）三钱　芍药（焙）六两　上补、药、归、杨四味用当土者，余八味研为细末，乳、没别制，和醋糊为丸，如绿豆大，信朱为衣。每服三十丸，温酒下。敷用，生姜自然汁煎酒，或盐汤皆可，不拘时候。

大红丸：治扑损伤折，骨碎筋断，疼痛痹冷，内外俱损，瘀血留滞，外肿内痛，肢节痛倦，应诸损痛，不问年深日近，并宜服之。常服补损，坚筋固骨，滋血生力，神验不可具述。每服三十丸，温酒、醋汤任下，不拘时候。孕妇莫服。赤蔹（即何首乌，焙干）一斤　川乌（火煨坼）一斤七两　天南星（焙）一斤　芍药（焙）一斤土当归（焙）十两　骨碎补（姜制，焙）一斤　牛膝（酒浸，焙）十两　细辛（去叶，焙）八两　赤小豆（焙）二升　自然铜（煅存性）四两　青桑炭（煅，醋淬，钦此一味亦可，其上俱要制焙，后方秤斤两）五斤　上蔹、星、芍药、归、补、膝、辛七味，并用当土者，同余药罗为细末，醋煮，面糊为丸，如梧桐子大，朱为衣。每服三十丸，温酒下，醋汤亦可。损在上，食后服，在下，空心服，伤重不拘时服。或与小红丸互用亦可。

　　黑丸子：治打扑伤损，驴马跌坠，骨断筋碎，百节疼痛，瘀血不散，浮肿结毒；一切风疾，四肢疼痹，筋痿力乏，浑身倦怠，手足缓弱，行步不前；妇人诸般血风劳损，并宜服之。每服二十丸、三十丸，用煨葱、酒或茶任下。孕妇莫服。白蔹（焙）一斤　白及（焙）四两　南星（焙）六两　芍药（焙）十两　土当归（焙）四两　骨碎补（焙）八两　川乌（焙）三两　牛膝（焙）六两　百草霜十两　赤小豆一斤　上除星、芍、归、补、膝、豆用土产者，草霜釜上取，同为末，醋糊为丸，如梧子大，每服三二十丸。

　　当归散：治打扑伤损，皮肉破碎，筋骨寸断，瘀壅滞结，肿不散；或作痛疽，疼痛至甚；因损后中风，手足痿痹，不能举动；筋骨缝纵，挛缩不舒；及劳役所损，肩背四肢疼痛，并宜服之。此药大能续筋接骨，克日取效。泽兰十两　川当归十两　芍药　白芷　川芎　肉桂（去粗皮）各五两　川续断十两　牛膝十两　川乌　川椒（去目）各三两　桔梗、甘草各四两　白杨皮（不用亦可）　细辛（已上俱要净秤）五两上为极细末，每服二钱，热酒调下，不拘时候。

　　乳香散：治跌扑伤损，皮肉破绽，筋骨寸断，败血壅滞，结肿烂坏，疼痛至甚；或劳役所损，背肩四肢疼痛；损后中风，手足痿痹，不能举动，筋骨乖纵，挛缩不舒。大能续筋接骨，卓有奇验。常服活血止疼生力。每服二钱，温汤调下，不拘时候。肉桂　干姜各三两　牛膝　羌活各四两　白芷二两　川芎　细辛　姜黄各四两　骨碎补当归各六两　芍药　草乌　川乌各四两　苍术二两　桔梗十两　赤小豆一升　乳香半斤　没药五两　何首乌十四两　木鳖（去壳，麸炒，乳、没别研。一方去木鳖，加海桐皮）六两　上焙碾为末，续入乳、没末，和汤使调服如前。

　　鳖甲散：治五痨七伤，四时伤寒，浑身憎寒壮热，骨节烦疼，嗽咳痰涎，酒色伤惫，四肢倦怠；及治山岚瘴疟，一切积气，心腹膨胀，呕吐泄泻，应是风疾，并宜服之。肉桂四两　川芎四两　白芷四两　秦艽四两　鳖甲（醋炙三次，令赤色）四两紫菀（净洗，焙干）四两　麻黄（不去节）四两　羌活（一云独活）四两　当归（去尾）四两　干姜四两　橘皮四两　苍术（焙）一斤　天台乌药七两　紫苏（不过火）四两　桔梗（半焙）三斤　柴胡七两　川乌（炮）半斤　五味子七两　上焙碾为细末，每服二钱。水一盏、姜三片、乌梅一个，同煎至七分，热服。伤寒加葱白煎，劳损入盐，热酒调下。

小红丸：治诸伤劳损，蹉折筋骨，风湿挛拳。壮筋骨，活经络，生气血。乌头一个　何首乌　苍术　蛇床子　五灵脂　牛膝　赤小豆　白胶香　当归各一两　乳香二钱　上为末，好酒煮糊为丸，如绿豆大。每服三十丸，温酒送下。

小黑丸：白蔹　白及　南星　芍药各十两　当归五两　细辛三两　赤小豆一升　百草霜六两　上为末，醋糊为丸，如梧子大。每服三十丸，温酒下。

搜风丸：治风损腰痛头疼，治效与黑丸子同。何首乌　南星　骨碎补　川乌各半斤　土牛膝　芍药（一云二两）各五两　细辛三两　当归十两　白鲜皮　上为末，醋糊为丸，如梧子大。每服三十丸，温酒、盐汤不拘时吞下。

驱风丸：治效同黑丸子。骨碎补五两　川乌　川芎各一两　草乌　川当归　牛膝　木鳖各二两　何首乌四两　乌金（即百草霜，一云京墨）四两　上为末，醋糊为丸，如梧子大。每服三十丸，空心盐汤下，或荆芥茶汤食后下。

黑虎丹：治男子妇人手足麻痹。川乌　木鳖各一斤　地龙十两　黑豆半升　五灵脂二两　松墨（醋炒）二两　上四味为末，五灵脂醋研碎，煮面糊为丸，如龙眼大，每服一丸，或二丸。细嚼酒下，薄荷茶亦可，不拘时。

首乌丸：治风损宽筋。何首乌（黑豆半升同蒸熟）十斤　牵牛子（炒）十两　牛膝　薄荷各二十两　川乌二两　青木香五两　皂角（一斤烧存性，一斤蜜炙用）二斤　上为末，酒糊为丸，如梧桐子大，每服三十丸，葱汤或薄荷汤，不拘时下。

匀气散：凡伤重，先下此药调气，然后服损药。茴香　青皮　厚朴（制）　白芷　乌药　杏仁（去皮尖）各半两　陈皮　麦蘖　前胡　桔梗　苍术　粉草各一两　上为末，每服二钱，水一盏，姜、枣煎至八分，空心服。

四物汤：凡伤重，肠内有瘀血者用此。白芍药　川当归　熟地黄　川芎　上各等分，每服三钱。水一盏半，煎至七分，空心热服。一方只用当归、大黄二味。

七气汤：半夏五两　人参　肉桂　甘草（炙）各一两　上每服三钱，水一盏，姜三片，煎至七分，食前热服。

五积散：治五痨七伤。凡被伤头痛，伤风发寒，姜煎二钱，仍入葱白，食后热服。苍术　桔梗各二十两　枳壳　陈皮各六两　芍药　白芷　川芎　川归　甘草　肉桂　茯苓　半夏（汤泡）各三两　厚朴　干姜各四两　麻黄（去根节）六两　上除枳壳、桂两件外，余细锉，用慢火炒，令色变，摊冷，入枳、桂令匀。每服三钱，水一盏，姜三片，煎至半盏热服。

大成汤：一名大承气汤。应伤损极重，大小便不通者，方服此，可加木通煎。如未通，加朴硝。俟大小便通，方可服损药。损药不可用酒煎，愈不通矣。然亦须量人肥弱用，如孕妇、小儿莫服。大黄四两　川芒硝　甘草　陈皮　红花　当归　苏木

木通各二两　枳壳四两　厚朴（少许）上件㕮咀，每服二钱。水一盏半，煎至一沸，去渣温服，不拘时。此乃专治男子伤重，瘀血不散，腹肚膨胀，大小便不通，上攻心腹，闷乱至死者，急将此药通下瘀血后，方可服损药。

小承气汤：大黄四两　芒硝二钱（煎热渐入）　枳实二两　厚朴八两　上治效同大成汤，比较力轻，不拘妇人、女子、小儿，皆可服之。

排风汤：治诸风疾损。白鲜皮　白术　芍药　肉桂（去粗皮）　川芎　川当归（去芦）　杏仁（去皮尖）　防风　甘草各二两　独活　麻黄（去根节）　白茯苓各三两　上每服二钱，水一盏半，姜四片，煎至八分，不拘时服。更宜续命汤、消风散。

接骨药：下窟乌，一名鹖。用骨，烧存性，用古铜钱一个，煅，醋淬七次，为末，等分，骨断夹缚讫，用药一钱，以酒调下，不可过多。病在下，空心服，在上，食后服。此方极验。

常用整骨药：用大草乌，刮去皮，为细末，每服逐半钱，温酒调下。如未觉，再添二分药，酒下。

又方：用乳香、没药各一两，别研；次用血竭、自然铜、无名异、醋煮黄木鳖子各一两，地龙二两，并为末，蜜丸如龙眼大，嚼烂，热酒咽下。俟了，用生葱嚼解。

至真散：一名夺命散。治打破伤损，破脑伤风头疼，角弓反张。天南星（炮七次）　防风（去芦叉）　上等分为末。凡破伤风病，以药敷贴疮口，即以温酒调一钱服之。如牙关紧急，以童便调二钱服；垂死心头微温，童便调二钱，并进三服。

又治伤损方论

如伤重者，第一用大承气汤，或小承气汤，或四物汤，通大小便、去瘀血也；惟妇人，别有阴红汤通下。第二用黄末药，温酒调，不拘时；病在上，食后服，在下，空心服，遍身痛，临时服。第三服白末药，热酒调，其法同黄末药服；妇人产后诸血疾，并皆治之。第四服乌丸子。第五服红丸子。第六服麻丸子，用温酒吞下，妇人艾醋汤下，孕妇不可服。第七服活血丹、当归散、乳香散。二散方见前方内，并用酒调，不拘时，与黄末、白末服法同。惟乳香散参之。山泉方则又加六味：白杨皮一斤，生芥子十个，泽兰一斤，檀香六两，沉香二两，川芎一斤。余方条具于后。

大承气、小承气、四物汤并见前方内。

黄药末：治跌扑伤损，皮肉破绽，筋肉寸断，败血壅滞，结痈烂坏，疼痛至甚；或劳役所损，肩背四肢疼痛，损后中风，手足痿痹，不能举动，筋骨乖张，挛缩不伸。续筋接骨，卓有奇功。常服活血止肿生力。川乌（炮）　草乌（醋煮）　枫香（别研）各三斤　当归（去芦头，酒浸一宿，阴干）　赤芍药各半两　川独活（去芦）　川芎（汤泡七次）　细辛（去苗，净洗）　香白芷　山桂（去粗皮）　白姜（面裹煨）　黄姜

（湿纸裹煨）　五加皮（净洗，去骨）　桔梗（去芦）　骨碎补（去毛，炒）　苍术（醋煮七次）　何首乌（用黑豆酒煮七次），以上各二斤　知母半斤　没药半斤　牛膝（酒浸七日，焙干）二斤　上件为细末，每服二钱，盐、酒调。病在上，食后服，病在下，空心服。遍身损临卧服。孕妇莫服。

白药末： 治打扑伤损，皮肉破碎，筋骨寸断，瘀血壅滞，结肿不散。或作痈疽，疼痛至甚。或因损后中风，手足痿痹，不能举动，筋骨偏纵，挛缩不伸。及劳伤破损，肩背四肢疼痛，并宜服之。此药大宜续筋接骨，刻日取效。妇人产后诸血疾，并皆治之。白杨皮（米汁浸一宿）十二两　桔梗（去苗）十两　赤芍药（酒浸一宿）九两　川芎（汤泡七次）半斤　白芷十两　山桂（去粗皮）半斤　细辛（去苗）半斤　甘草（炙）十两　花椒（去子合口者）五两　川乌（炮）六两　续断（米汁浸）六两　牛膝（去苗，酒浸一宿）六两　泽兰叶（去叉枝）九两　当归六两　香附子（炒）六两　上为细末，每服二钱，酒调下，服法同前。妇人诸血风气，亦皆治之。

乌丸子： 治打扑伤损，骨碎筋断，瘀血不散；及一切风疾，筋痿力乏，左瘫右痪，手足缓弱，诸般风损，妇人血疾，产后败血不散，灌入四肢，面目浮肿，并宜服之。惟孕妇勿服。赤小豆（炒）　白蔹　赤芍药　何首乌（醋煮）　细辛（去苗）　草乌（醋煮七次）　白及（煨）　山桂（去粗皮）　南星（面裹煨）　当归（酒浸一宿）　川牛膝（去苗，酒浸一宿）　川芎　百草霜　骨碎补（去毛，炒）　天台乌药（乌豆酒煮后焙干），以上各一两　上为细末，用煮豆酒煮，面糊为丸，如梧子大。每服五十丸，用煨葱酒，或煨葱茶任下。

红丸子： 治打扑伤损，骨碎筋断，疼痛痹冷，内外俱损，瘀血留滞，外肿内痛，肢节疼倦，应诸伤损。不问年月日久，并宜服之。常服补损，坚筋固骨，滋血生力，神效不可具述。孕妇勿服。牛膝（酒浸一宿）　川乌（炮）　南星（醋煮三次）　细辛（去苗，净洗）　何首乌（用水煮熟）　桔梗（去芦）　山桂（去粗皮）　当归　自然铜（煅，醋淬七次，别研）　白蔹　赤芍药　骨碎补（去毛）　没药（别研）　羌活（去芦）　赤小豆（不见火）　上除研药外，余并打和，炒干为末，酒煮面糊为丸，每服五十丸，随病上下服之。

麻丸子： 治蹉折伤损，皮破骨出，手足碎断，肌肉坏烂，疼痛至甚，日夜叫呼，百治不止；手足久损，筋骨差爻，举动不能。损后伤风湿，肢节挛缩，遂成偏废，劳伤筋骨，肩背疼痛，四肢废乏，动作无力。常服壮筋骨，活经络，生气血，及治妇人血气。惟孕妇勿服。　川当归（去苗净洗）　桔梗（名布萝卜）　牛膝（不用酒浸）各半两　骨碎补（去毛）二两　川乌（不见火，切作片子，醋煮）　川芎一斤　百草霜一斤　草乌（用山矾灰汁浸）一斤　木鳖子（去油壳）　赤芍药各半斤　乌豆一升（浸酒煮，焙干）　金毛狗脊（去尾）上为末，酒煮，面糊为丸，如梧子大，每服五十丸，温酒下。妇人艾醋汤下。

活血丹：治跌扑伤损，折骨断筋，疼痛浮肿，腹有瘀血，灌注四肢，烦闷不安，痛疽发背，肌肉坏烂；诸般风疾，左瘫右痪，手足顽麻；妇人血风发动，并宜服之。每服半丸。用无灰酒磨化，微煎三五沸，温服，不拘时候，不以多少。此药常将纱葛袋收挂净处，经久不坏，可备急用。唯孕妇勿服。荆芥二两半　枫香（别研）一两　檀香（不见火）一两　降真节一两　草乌（酒煮）二两　山桂（去粗皮）　当归（酒浸一时）　苍术（米汁浸，春五、夏三、秋七、冬十日，炒干）　川羌活（去芦）　白及（面裹煨，晒干）　乌豆（以糯米炒黄为度）　地龙（去土）各半两　滴青（别研）一钱半　麝香（别研）半两　川芎（热汤洗三次）半两　五灵脂（用灯心别研）一两半　乳香（别研）一两　没药（别研）一两　川乌（炮）二两　骨碎补（去毛，炒）　川牛膝（酒浸一时）　细辛（去苗）　花桑木（烧灰存性）　白芷（不蛀者）　赤芍药（酒浸）　川牵牛（石灰炒）　南星（以石灰炒，黄色为度）　自然铜（煅，酒淬，别研）　大栗间各半两　木鳖（去油壳）二十个　上为细末，酒煮，面糊为丸，如弹子大，入白杵三十余下，围成块，秤一两，分作二丸。候丸尽，分作三分，一分阴干，一分晒干半时久，一分焙半时久，却三分打和一处，令阴阳相合，俟药上尘气为度，然后刷去尘，用黑漆光为衣。

洗药：后有仙正散方。如伤重，先用洗，后却用乌龙角贴。其洗药同前方。内又参山泉方洗药用。木朔翟　石南叶　白芷　白杨皮　生葱　何首乌　土当归　荆芥　藁本　芍药　上不拘多少，煎汤候温，将洗损处令净，用绢渗干疮口上为妙。

乌龙角：贴药。治跌扑伤损，筋骨碎断，差爻出臼。其用法详见前方黑龙散同。先洗擦整理，后调贴夹缚。亦可用此干掺疮口。白僵蚕（去丝嘴，炒）六两　赤小豆六两　川牛膝（去芦）六两　山桂（去皮）　桔梗　白及　百草霜　山枇杷叶（生锉，阴干）各一斤　当归尾　骨碎补（去毛，炒）　北细辛（去苗）各半斤　白芷　赤芍药　南星（煨）　何首乌各十两　白蔹十两　知母　草乌（用姜汁煮）各三两　上为细末，如药润，亦可焙干碾之。每用姜汁或冷水、茶水调，摊纸上，于痛肿处贴之，三日一洗一换贴。骨碎须夹。

桃红散：治积年不效，朽烂疮口，金疮箭射，打碎皮破，血出不止，可将此药干罨，次日别用药水洗净再罨，大能散血结口。石膏（黄泥封固煅过）一斤　白矾（飞过）二两　血竭（别研）一两　黄丹（细研，火飞过，水飞过）　松糖（别研）　五倍子　粉霜各三两　龙骨（别研）二两　上研为极细末，罐子收用。

紫金散：整骨续筋，生肌止痛。内伤肝肺，呕血不止，或在心腹胀痛，四肢无力，左右半身风痪，并宜服之。紫金藤皮二两　降真二两　续断（要细者）五两　骨碎补（去毛）二两　无名异（烧红，醋淬七次）三两　琥珀二两　牛膝（去苗，酒浸一宿）三两　当归（去尾）二两　桃仁（去皮）二两　蒲黄一两　大黄（煨）一两　朴硝（热汤泡化，用花叶纸滤过七次）半两　上件为末，用苏木煎酒调，日进三服即效。

七宝散： 治冷水风脚，湿气下注，脚膝生疮。左瘫右痪，筋脉拘急。脚下隐痛，不得伸屈，不能踏地，并皆治之。晚蚕沙（炒）一升　蛇床子（炒）一升　肉桂（去皮）二两　荆芥穗五两　干荷叶二两　藁本（去土）五两　川乌（炮）二两　薏苡仁三两　上件㕮咀，约二两重，用水五升，加花椒、连须葱，同煎至七分，去渣，于痛处热斟淋洗。

定痛丸： 治腰痛不可忍。不问男子、妇人、室女、老幼，并皆治之。威灵仙（去土）半两　金铃子（炒，去核）一两　川乌（炮）一两　八角茴香一两　上为细末，酒煮，面糊为丸，如梧子大。每服五十丸，盐汤、酒随上下服之。

七气汤： 治积年久损，入经络，服药无效，腰背拘急，咳嗽痰涎，风劳发动，日渐羸瘦，每到秋来损病复作，不问男子、妇人，并皆治之。青皮（去白，炒）　陈皮（去白）　三棱（湿纸裹煨）　北梗（去芦）　肉桂（去粗皮）　藿香（去枝）　益智（去壳，炒）　香附子（炒）　甘草（炙）　半夏（汤泡）　赤芍药　乌药　独活（去芦）　羌活（去芦）　降真香一两　上㕮咀，每服五钱，水一大盏半，姜三片，枣一枚，煎至七分，去滓，随病上下服之。

仙正散（洗药）： 治男子、妇人骨断。用此煎水洗后整骨，却用乌龙角贴之。如破留口，当夹缚，即依前方为之。肉桂（去皮）一钱　当归（去尾）三钱　玄胡索五钱　白芷五钱　苍术一两　赤芍药五钱　防风一两　荆芥四两　上㕮咀，每服五钱，水五升，干荷叶两皮，煎至七分，去滓。于损处断处，及冷水风脚，筋脉拘急不得屈伸，行步难苦，用此药热蒸，用被盖覆，候温淋洗。

糁疮口方： 但遇伤损，皮肉血出。或破脑伤风，血出不止，急用此药罨之。血竭（别研）二钱半　降真节四钱　灯心一把　龙骨（五花者，别研）二钱　鸡（连毛屎用醋煮后碎之，用黄泥封固，以文武火煨干后焙为末）一只　苏木（同降真碾）少许　乳香（同灯心研）五钱　没药（别研）五钱　桔梗少许　红花（要马头者，焙干为末）二钱　当归三钱　上为细末，每用少许，干罨疮口上。如血流涌出不止，多罨之。候血药将干，又用清油调涂于疮上（可制一料，以备急用）。

接骨散： 治飞禽骨断，从高坠下，驴马跌折，筋断骨碎，痛不可忍。此乃接骨续筋，止痛活血。硼砂一钱半　水粉　当归各一钱　上为末，每服二钱，煎苏木汤服讫，时时但饮苏木汤立效。

除痕方： 治欲伤后疮愈无痕，用此。蔓青子　随风子　俗随子　黄荆子　上件各等分为细末，饭上蒸九遍，用童便浸一宿后，炒干为度，以花叶纸包在绢巾内揩之，可以除痕。

阴红汤： 专治妇人伤损，瘀血不散，腹肚膨胀，大小便不通，上攻心腹，闷乱至死者。急将此药通下，却依前次第服药。鹿角胶　产妇油发（烧灰）各一钱　没药三钱　上用酒一大盏煎服。

胶艾汤： 专治妇人寻常经脉不通，宜先服此，后服鳖甲散。干地黄三钱　阿胶二钱　川芎　艾叶各一钱　上㕮咀，每服二钱，水一大盏，酒半盏，煎至八分，不拘时温服。

洗药： 治男子、妇人骨断，用此煎水洗后，整骨了，却用乌龙角贴。杜仲一两　五加皮七两　葱根一把　上三味，水五升，煎至七分，去滓淋洗，每服二两半，重伤破留口用药掺。骨断当夹缚，详见前论。

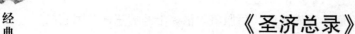

《圣济总录》

宋·赵佶　敕编

卷第一百三十九　金疮门

金疮统论

论曰：金刃所伤，疮有微甚，生死所系，要在原经络所在，观变动之形，察微妙之脉。昔人谓天窗、眉角、脑户、臂里跳脉、髀内阴股、两乳上下、心鸠尾、小腹及五脏六腑腧，皆不可伤，此所谓原经络所在也。脑破出血，戴眼直视，不能语言，咽中沸声，口急唾出，两手妄举，肌肉不生，按之干急，或青黄汁出，或疮边寒清，肉消臭败，或前出赤血，后出黑血，或血出不止，白汁随出，此所谓观变动之形也。诊其脉，虚细小者生，微缓而迟者生，反此为难愈，此所谓察微妙之脉也。三者兼得，则治疗庶几矣。至于忌嗔怒及大言笑，思想阴阳，行动作劳，勿食酸咸热酒羹臛之类，此乃人所易为者，今兼叙之。

金疮血不止

论曰：血行脉中，周行灌溉而无穷已，金刃所伤者深，则其流湍激，若海泄河决，御之至难。要在杜其冲溢之势，外观其形，内诊其脉之何如。若血出不断，其脉大而止者，为难治；若血出不止，前赤后黑，或黄或白，肌肉腐臭，寒冷鞕急者，亦为难治，不可不察也。

麻黄散方：治金疮，止血闷及疼痛。麻黄（去节）一两半　甘草（炙）　白芷　附子（炮裂，去皮脐）　干姜（炮）　当归（切焙）　续断　黄芩（去黑心）　芍药　芎藭　桂（去粗皮）各半两　上一十一味，捣罗为散，每服二钱匕，温酒调下，空腹日午夜卧各一服，可加至三钱匕。

神奇散方：治刀斧所伤，并箭伤，血出不止，诸药贴不住者。麒麟竭（研）　没药（研）　自然铜（煅令紫）　天南星（炮）　干姜（烧灰）　铅丹（炒黑）　腻粉　瓦藓各一分　麝香（研）少许　上九味，捣研为散拌匀，每用药贴疮，先以盐水洗过，烧葱研汁涂疮上，然后干掺药贴之。

麒麟竭散方：治金疮，定痛止血灭瘢。麒麟竭（别研） 突厥白（别研）各二两 密陀僧（别研如面）一两 石灰（以小便一斗浸三五日后，淘极细，暴干秤）一斤 上四味，合研令细，但是金刃所伤，厚以散敷之，以帛封裹，勿令著外风及露水，三日后开，不见瘢痕。

南星散方：治刀刃所伤，血出不止。天南星（切焙）三枚 铅丹半钱 上二味，捣罗为散，干贴立定。

槟榔散方：治金疮血出痛甚。白槟榔 黄连（去须）各一两 上二味，捣罗为散敷之，血断痛止。

如神散方：治一切刀斧所伤，血出不止，并久患恶疮。龙骨（研） 虎骨（炙研） 铅丹（以火烧令通赤）各半两 丹砂（研） 腻粉各一钱 麝香（研）少许 乳香（皂子大，研）一块 上七味，同研极细，一切疮以黄连汤或盐汤洗，拭干，掺药在疮上，不得以衣沾着疮口。

黄连散方：治金刃所伤，血出不止。黄连（去须） 槟榔（生用） 木香 白芷各半两 上四味，捣罗为散，掺所伤处，血即止。如妇人血运，以童子小便调下一钱匕。如藏毒泻血，以水煎服。

桃红散方：治金疮，或竹木所刺，出血不止，及疼痛。干葛粉 染胭脂各一两 上二味研细，干掺在疮上，又用青绢，以鸡清涂绢，可疮口大小贴之，仍先用蓖子按去血，令药与肉平，方以青绢蘸鸡清贴之。

治金疮止血方：重午日，日未出时，采百草头，唯药苗多，即尤佳，不限多少。捣取浓汁，又取石灰三五升相和，捣作饼子，暴干为末。治一切金疮血出立止，兼治小儿恶疮。

刀箭药方：治金疮血不止。石灰（远年船上者，烧）一两 龙骨（研）半两 铅丹（炒）三钱 狗脑骨（烧灰）半两 上四味，捣罗为末，敷疮上。

白芷膏方：治金疮，止血生肌。白芷 熟干地黄（焙） 当归（切焙）各一两半 白蔹一两 芎䓖一两一分 蜀椒（去目并闭口，炒出汗）三合 附子（炮裂，去皮脐）三分 甘草（炙）半两 上八味细锉，以猪脂五斤合和，煎三上三下，药成膏去滓，软鞭得所，每日涂疮上，频涂即效。

风化散方：治金疮，止血定痛。风化石灰末一升 干姜（生用）三分 生栗子末 白药末各五两 上四味，取端午日捣罗为散，凡有金疮，即敷之。

石榴花散方：治金疮。石榴花（暴干）半两 石灰（炒）一升半 上二味，捣罗为散，取少许敷疮上，捺少时，血断便瘥。

蚕蛾散方：治刀斧伤，止血生肌。晚蚕蛾（生），为细散 上一味，以药散掺绢帛上，裹之效。

五倍散方：治金疮血不止。五倍子（生），为细散 上一味，干贴，血立定。

石灰膏方：治金疮，止血定痛生肌。石灰末（炒）　杏仁（浸，去皮尖、双仁，炒）各二两　猪膏（切）半斤　上三味，合煎，令杏仁黄，药成，绞去滓，涂疮上，日夜五六度。

桑皮汁方：治金疮，止血。上急研桑白皮汁涂之，血便止。如不止，更取白皮裹疮上，令汁得入疮中，冬月用桑根皮亦佳。

灰矿散方：治金疮，止血。古窑石灰　紫矿各半两　上二味，同为散，敷之。

蒲黄散方：治金疮血出，腹胀欲死。蒲黄　生干地黄（焙）各一两半　甘草（炙）三分　黄芪（锉）　当归（切焙）　芎劳　白芷　续断各一两　上八味，捣罗为散，每服三钱匕，空心酒调下，日三四服，血化为水下，若口噤，斡开口与之，仍加大黄一两半。

石杏膏方：治金疮血不止、疼痛，生肉速瘥。石灰　杏仁（浸，去皮尖、双仁，炒研）各二两　上二味，都用猪脂一升煎，去筋膜调涂。

葵根敷方：治刀斧伤疮，或至筋断。上取葵菜根，捣敷之。

金刃伤中筋骨

论曰：金刃所中，至于筋骨，所伤深矣，然折骨绝筋，亦可接续，要在乘血气未寒，急施治法，若不乘热，则风冷易入，疮纵暂愈，后必不仁，亦致痛烦而终身不完。至于小碎之骨，即当出之，不尔则脓血不绝，肌亦不敛矣。

续断散方：治金疮伤中筋骨。续断　生干地黄（焙）　地榆　芍药　蛇衔　甘草（炙锉）　当归（切焙）　芎劳　附子（炮裂，去皮脐）　人参　杜蘅　肉苁蓉（酒浸切焙）各二两　干姜（炮）　细辛（去苗叶）各一两　桂（去粗皮）一两半　蜀椒（去目并闭口者，炒出汗）半两　牡蛎（煅研）一两　上一十七味，除研者外，捣罗为散，再拌令匀，每服三钱匕，以温酒调下，空腹日午、夜卧各一服。

骨碎补丸方：治一切金刃伤及筋骨，风冷所中疼痛。骨碎补（炙去毛）三两　败龟（醋炙）　虎骨（酒炙）　泽兰叶　山芋　白薇各一两　自然铜（煅醋淬七遍）　山茱萸　桂（去粗皮）各一两　当归（切焙）　熟干地黄（焙）　五味子　干姜（炮）各半两　肉苁蓉（切焙）三分　白槟榔（生锉）　附子（炮裂，去皮脐）各一两　肉豆蔻（去壳）二枚　上一十七味，捣罗为末，炼蜜丸如梧桐子大，每服二十丸，空心温酒下，欲作散，每服一钱匕，温酒调下，并空心日午临卧服。

败弩筋散方：治金刃弓弩所中，筋急不得屈伸。败弩筋（烧作灰）　秦艽（去苗土）　熟干地黄（焙）各半两　附子（炮裂，去皮脐）一两　大枣（取肉焙）三枚　杜仲（去粗皮炙）半两　当归（切焙）一两　上七味，捣罗为散，每服二钱匕，温酒调下空腹，日午、夜卧各一服。

地菘苗散方：治金刃伤筋骨，止血。地菘　石灰末　旋覆苗　葛叶　青蒿苗　麦

门冬苗各五两　上六味，除石灰外，切碎，捣绞取汁，和石灰作饼子，暴干再捣罗为散，敷疮上，五月五日合佳。

葛叶散方：治金疮，续筋骨，敛血止痛。葛叶　地菘苗　续断　石灰末　旋覆花　地黄（生用）　益母草　麦门冬（去心）各五两　上八味，捣绞七味取汁，和石灰调作饼子，暴干再捣为散，敷所伤处。

槟榔散方：治金疮，接筋补骨。槟榔（锉）　黄连（去须并生用）　上二味等分，捣罗为散，干敷之。

百草散方：治金疮，续筋骨。上五月五日，取百草心，和石灰捣熟成块，凿桑木北面近下作孔，团药在内，外又以桑木补孔，并皮复，钉四畔令固，至七月七日，取出暴干为散，敷疮大良。

旋覆汁方：治金疮，续筋骨。上以旋覆根捣汁滴疮中，仍以滓封疮上，至半月筋自续，更不用易。

又方：上以石灰细筛，以麻油和之作团，如瓜蒌许大，以炭火烧赤放冷，捣筛为末，又以油和烧，凡如此十遍，为细散，敷疮神效。

又方：上取葵菜根，烂捣敷之，立瘥。

金疮烦闷及发渴

论曰：金疮烦闷者，以血出太甚，经络空虚而发热躁也。经所谓阴虚生内热，阳虚生外寒者如此。其有发渴者，亦以经络乏竭，津液枯燥，故欲引饮。

白薇散方：治金疮烦闷，疼痛不止。白薇　瓜蒌　枳实（去瓤麸炒）　辛夷（去毛）　甘草（炙锉）　石膏（研如粉）各一两　厚朴（去粗皮，生姜汁炙）　酸枣仁（炒）各半两　上八味，捣罗为散，每服二钱匕，温酒调下空心，日午临卧半夜各一服。

消石散方：治金疮烦闷欲死，大小便不通。消石（炼）　寒水石（研）　瓜蒌根　泽泻　白蔹　芍药各一两　上六味，捣罗为散，每服二钱匕，温水调下，空心、日午、临卧、半夜各一服。

瞿麦散方：治金疮烦闷及渴，内补。瞿麦穗　芍药　细辛（去苗叶）　桔梗（炒）　芎藭　当归（切焙）　甘草（炙锉）　干姜（炮）　熟干地黄（焙）　防风（去叉）　续断　蜀椒（去目并闭口者，炒出汗）　人参　辛夷（去毛）　牡蛎（煅）　瓜蒌根　白蔹各半两　桂（去粗皮）　厚朴（去粗皮，生姜汁炙）各一两　上一十九味，捣罗为散，每服二钱匕，熟水调下，空心，日午、临卧、半夜各一服，筋骨断者，加续断三分。

白芷散方：治金疮烦闷。白芷　甘草　芎藭各一两　上三味，细锉，炒令变色，捣罗为散，每服一钱匕，温熟水调下，空心，日午、临卧、半夜各一服。

石膏散方：治金疮烦闷，止烦。石膏（研）　甘草（炙锉）各二两　上二味，捣罗为散，每服二钱匕，温熟水调下，空心，日午、夜卧、半夜各一服。

大黄丸方：治金疮烦闷疼痛，大便不利。大黄（锉碎，微炒）　黄芩（去黑心）各一两　上二味，捣罗为末，炼蜜和丸，如梧桐子大，每服十五丸，加至二十丸，熟水下，空心，日午、临卧各一服。

苦酒煮豆方：治金疮烦闷。赤小豆半升　上以苦酒二升，熬至一升，去滓，色黑始服，每服二合，空心，日午、夜卧各一服。

磁石散方：治金疮烦痛。磁石五两　上一味，捣罗重研为细散，量疮口大小，以意敷之，止痛断血。

又方：治金疮出血必渴当忍，啖燥食，不饮粥，若犯房，即杀人。雄黄不计多少　上一味，研为细末，量疮口大小敷之，疮中恶汁出，即瘥。

金疮中风水及痉

论曰：金疮中风水者，以封裹不密所致也。中风之候，其疮卒无汁。中水之候，则出青黄汁，而又疼痛发作，肌肉肿鞕，将为痉状，可急治之。凡痉状口急背直，摇头马鸣，腰为反折，须臾又发，气息如绝，汗出如雨，治不可缓，缓则不救。

八仙散方：治金疮，辟风水，续筋骨，止血痛。石灰（风化者）十两　地菘苗（新者切研）半两　细辛（去苗叶）　旋覆根（切）　新葛叶（切研，无，即用葛粉）青蒿（新者切研）　麦门冬苗各半两　猪膏（去筋膜）半斤　上八味，除石灰、猪膏外，将六味，捣研绞取汁，和石灰并猪膏，搜研作饼子，暴干捣罗为散，再研之如粉，以敷疮口上，止血定痛生肌，五月五日合之。

熟干地黄丸方：治远年伤折，忽因风气不和，于旧伤处疼痛不可忍者。熟干地黄（焙干）四两　杏仁汤（退去皮尖、双仁炒，别研）　牛膝（去苗，酒浸焙）各一两半　苦参（细锉焙干）　菟丝子（酒浸焙捣）　肉苁蓉（酒浸切炒）　黄芪（炙锉）　草薢（炒）各一两　桂（去粗皮）　青木香（生用）各一分　诃黎勒（煨热去核）半两　升麻三分　上一十二味，除杏仁外，捣细罗为末，入杏仁别捣再罗匀，炼蜜和捣三千下，丸如梧桐子大，每服空心温酒下二十九至三十丸。

黑散子方：治金疮止血。大黄（童子小便浸三日后用纸裹煨）三两半　巴豆（半浆水浸七日，炒令黄）一两　半两钱（以铜线系，烧红，以酒五升淬尽）四十九文羊胫炭（米醋五升淬尽用之）一握七茎　上四味，捣研为细散，随伤损大小贴之，疼痛立止，更无瘢痕，及能出箭头止血大效。妇人一切败血，极者可服一字，温酒调下。

急风散方：治金疮中风，及破伤风。草乌头（将一两半，以火烧灰存性，于醋内蘸令冷，余一两半锉，生用）三两　生黑豆（同乌头一处杵为末）一分　丹砂（研）一两　麝香（研）一分　上四味，再合研令匀，如出箭头，先用酒一盏，调药半钱服之，后以药点箭疮上。如破伤风，以酒一盏，调半钱服。

鸡屎白豆淋酒方：治因金疮中风反张者。鸡屎白一合　大豆六合　上二味。炒令大豆焦黑，次入鸡屎白同炒，乘热泻于三升酒中，密盖良久，滤去滓，每服五合，如人行五里，更一服，汗出佳，未瘥，即更作服之，以汗出为度，服后宜吃热生姜稀粥投之。

涂封方：治金疮中风，角弓反张。生鸡子一枚　乌麻油三两　上二味，先将鸡子打破，与麻油相和煎之，稍稠待冷，即涂疮上封之。

羌活饮方：治伤折折骨诸疮肿者，慎不可当风卧湿及取凉。若为风湿所伤，别发痉口噤杀人；若已中风，觉颈项强，身中拘急。羌活（去芦头）一两　竹沥三盏　上二味，将羌活粗捣筛，以竹沥同煎去一半，去滓，分温三服。口噤者，发口灌之，作沥法，可将十余茎新竹青，每茎一尺五寸断，用火炙逼中央，使两头取其汁沥，亦可别作数束，烧取汁，可救急，立验，日夜可五六服。

浸酒方：治金疮中风发痉。鸡屎白（炒黄）三升　上一味，以生绢袋盛，入瓷瓶中，与酒六升，火煨浸半日，去滓，温服五合，日三夜一。并取莨菪根，捣作饼子，当疮上安着，以炙上热彻黄水出，取瘥。

必效酒方：治金疮中风。蒜（四破去心顶）一升　上一味，以无灰酒四升，煮蒜令极烂，每服取五合，并滓顿服之。

浸酒方：治金疮或打击破疮等，风入口闭牙噤，身强欲死。雀屎（炒研）半合　上一味，以酒七合，煮至五合，滤去滓，令温顿服，腹中转动，当时愈。若不能开口，发开灌之。

杏仁酒摩方：治金疮中风，角弓反张。杏仁（碎研，生用，不去皮尖）三斤　上一味。蒸令一馈饰物久，更研令极细，入酒三升，绞取汁，每服五合，日二夜一，汗出慎外风即愈，兼将杏仁酒汁摩疮上。

豆淋酒方：治金刃伤破见骨，中风口噤。大豆（炒去腥，半熟，勿使太熟）五升　上一味，粗捣筛，蒸一馈顷，倾出盆中，以酒一斗五升淋之，绞去滓，每温服五合至七合，日二夜一。衣复微汗出，别研生杏仁膏，敷于疮上。若脑髓出者难救。

苏木酒方：治被打伤损，因疮中风。苏木（椎令烂碎）二两　上一味，用酒二升，煎取一升，分三服，空心，午时、夜卧各一服。

蚕子酒方：治被打伤损，因疮中风。蚕子不拘多少　上一味，将刀子于纸上量刮，刮取约一钱匕，细研，暖酒三合至五合调服之。如人行十里，更一服。

蜀椒罨方：治金疮中风。蜀椒（生完用，去目）三两　上一味，量疮口大小，用面作馄饨，塘灰中炮令熟，及热开一孔，当疮上罨之，劫引风出，可作数十枚，更番用之，温冷即换。

法灸方：治因金疮中风，口噤不能语。蔓荆子（净洗）一升　上一味，捣令极烂，捏为炷，灸疮上三两炷，热彻即瘥。

莨菪根涂方：治金疮中风搐搦，角弓反张。莨菪根　上一味，量疮大小，截令平，如无大者，并缚数根，以称疮为度，别以猪脂一合，盐末一鸡子黄大，相和熟煎令如膏，将莨菪根平处蘸膏，温坐疮上，冷即易之，以瘥即止，宜避外风。

竹沥饮方：治伤折不能慎避，令人中风，发痉口噤，若已觉中风，颈项强直，身中拘急者，先服此。竹沥三升　上一味，先温暖分作五六服，拨口灌之。

麻根饮方：治金疮中风，骨痛不可忍。大麻根叶无问多少　上一味，捣研绞取汁，隐三合至四合，无青者，以干者煎取汁服。亦主堕坠打损，有瘀血在心腹，令人胀满短气也。

胡粉膏方：治金疮中风寒水肿。胡粉、炭灰各半两　上二味，以猪膏量药调和，涂疮孔上，出水便瘥。

葛根汤方：治金疮中风水痉欲死，兼治一切金刃箭镞等疮。生葛根一斤　上一味锉捣，以水一斗煮取五升去滓，每服一盏，空腹日午、夜卧各一服。无生葛，即用干者，捣为散，温酒调下二钱匕，若口噤，强开之，更宜以竹沥三合灌之。

方：治金刃一切伤损，辟风水等。五月五日平旦，使四人出四方，各于五里内，采一方草木茎叶，每种各半把，勿令漏脱一事，于正月元日午时，细切椎捣，并石灰极令烂熟，一石草，一斗石灰，先凿大实中桑木，令可受药，取药内孔中，实筑令坚，仍以桑木皮蔽之，以麻捣石灰极稠泥之，令不泄气，又以桑皮缠之使牢，至九月九日午时，取出阴干，百日药成，捣之。日暴令干，更捣绢筛贮之，凡一切金疮伤折出血，以药封裹治使牢，勿令动转，不过十日即瘥。不肿不脓不畏风，若伤后数日始得药，须暖水洗之，令血出即敷之，良。平生无事，宜多合之，以备仓卒。金疮之药，无出于此，他药不能此也。

方：治金疮肿痛，因中水及中风，仍冲寒露湿气，其肿入腹则杀人，宜熏之。上取黍瓤并牛马干粪，及桑条辈多烟之物，于坑中都烧令烟出，乃以板盖坑上，开板作小孔，以疮口痛处安孔上熏之，令疮上出汁乃瘥。

芎䓖汤方：治金疮中风，疼痛不可忍。芎䓖、防风（去叉）、当归（焙）、羌活（去芦头）各一两　甘草（炙）三分　上五味㕮咀如麻豆大，每服六钱匕，水二盏，煎至一盏，去滓热服，盖复出汗。若不汗，加麻黄（去节）一两，桂（去粗皮）三分，汤成又加竹沥半合。

盐韭敷方：治金疮因风水肿。上取韭并盐各等分捣，置疮上，以火炙药上，热彻即愈。

又方：上取栎木根皮三斤细锉，用水二斗煮沸，内盐一合，时以渍疮肿，脓血当出便瘥。

又方：上取蜡不计多少，熔了，入盐少许，滴在疮中，大验。

又方：上取鹿角，不限多少，烧灰细研，以腊月猪脂和涂之，久不瘥者，不过五七上瘥。

又方：上取白茅根，不限多少，烧为灰汤和，敷疮上，取瘥。

又方：上取牛膝末，不限多少，水调涂之，取效。

金刃肠出

论曰：金刃所伤，有肠出者，有肠出已断者，视其轻重之证，可决死生。肠有一头见者，不可续也，若腹痛不可忍，短气不能食，近则一日，远则三日，治无及已。肠有两头见者，可速以桑白皮捻为线，或以麻缕续之，仍取鸡血涂隙，勿令气泄，推内之，更以前线缕缀缝疮口，亦以鸡血涂之。肠有出而不断者，当以大麦粥取其汁，洗肠而内之，缀缝疮口，如前法。然后作研米粥饮，二十余日，稍作强糜，百日后始得饭，食不可饱，饱则肠痛，宜常以汤散助之。

治一切金刃箭镞伤中，及打扑伤损，猫犬咬伤，或至死者。急于伤处掺药，其血化为黄水，再掺药便活，更不疼痛。如内损，血入腑脏，热煎童子小便，入酒少许，调一大钱匕，服之立效。若牛抵肠出不损者，急内入，取桑白皮尖茸，捻为线，缝合腹皮，缝上掺药，血止立活。如无桑白皮，用生麻缕亦得，并不得封裹疮口，恐作脓血。如疮干，以津润之，然后掺药。妇人产后败血不尽，血迷血运，恶血奔心，胎死腹中，胎衣不下至死者，但心头暖，急以童子小便，调一钱匕，取下恶物，如猪肝片，终身不患血风血气。若膈上有血，化为黄水，即时吐出，或随小便出，立效。

花蕊石散方：花蕊石（捣为粗末）一斤　上色硫黄（捣为粗末）四两　上二味，拌和令匀，先用纸筋和胶泥，固济瓦罐子一枚，候泥干，入药在内，密封，口暴干，安在四方砖上，砖上书八卦五行字，用炭一秤，笼匝。自巳午时，从下生火，令渐向上，经宿炭消尽，放冷，细研罗过，瓷合盛，依法用。

磁石散方：治金疮肠出，宜入之。磁石（煅研）　滑石（研）　上二味等分，同研极细，每服一钱匕，以温酒调下，空腹日午、晚间各一服，夜卧二服。及以针砂涂肠上，其肠自收入。

铁精散方：治金疮肠出。铁精末（研）　磁石（研）　滑石（研）　上三味，等分，同研极细，粉肠上。后以温酒调下一钱匕。空腹日午、夜卧各一服，夜半再一服。

小麦饮噀疮方：治金疮肠出不能入。上以小麦三升，用水九升，煮取五升，绵滤过候冷，含喷疮上渐入，以冷水喷其背，不宜多令人见，亦不欲令傍人语，又不可令病人知，或尚未入，取病人卧席四角，令病人举身摇，须臾肠自入。十日内食不可饱，频食而少，勿使病人惊，惊则杀人。

方：治金疮肠脱出，令却入。上取人干屎末，不以多少掺肠，干取浓面浆湿肠上，即入肠，以冷水噀面，令吸气，即易入。

卷第一百四十　毒箭所伤门

毒箭所伤

论曰：箭镞毒药，入皮肤肌肉间，令人短气闷绝，口噤唇干，血虽止而腹满不能言，其人如醉者，为难治。若换血应时出，其疮温而热，开口能言，则可治也。巢氏论毒箭有三种：曰岭南夷俚人用焦铜作箭镞；岭北诸处以蛇毒螫物汁着管中渍箭镞，及有以茵药为之者。三种伤人，皆不易治。唯急饮粪汁，可以御其毒，小缓则毒气深入，不可救也。

蓝子散方：治中毒箭，解毒。板蓝子（生用）五合　升麻　甘草（炙）　王不留行各四两　上四味，捣罗为散，每服二钱匕，温水调下，不拘时候，日三，更以水调少许，涂于疮上。

半夏散方：治箭镞毒药在内不出。半夏（以生姜三斤取汁，浸三日）三两　白蔹三两　上二味，同炒为末，每服一钱匕，酒下，日三夜一，不拘时。浅疮十日出，深疮二十日出。

牡丹皮散方：治箭镞毒药入诸处不出。牡丹皮（为末）二分　白盐半两　上二味，同研匀为散，每服二钱匕，温酒调下，日三，其箭镞渐渐自出。

石灰敷方：治金刃箭镞疮，辟风，续筋骨，止血。风化石灰（细末）三两　生地菘苗　生旋覆花　生葛叶　生青蒿苗　生麦门冬苗各半两　上六味，除石灰外，研绞取汁，和石灰作饼子，暴干捣罗为散，用敷疮口，兼止血止痛，辟风水。重午日合，尤佳。

服贝子散方：治毒箭。贝子　上一味，捣罗为末，每服一钱匕，温酒调下，不拘时，日三四服。此方治中毒亦妙。

干姜散方：治毒箭。干姜末　盐　上二味等分，再同研匀，敷疮上，毒自出。

饮麻子汁方：治毒箭所伤，烦乱欲绝。大麻子三升　上一味，捣取自然汁，每服半盏许，日再服。

雄黄敷疮方：治毒箭。雄黄　上一味，捣研为细末，敷疮上。日四五度，汁出便愈。治毒蛇咬疮亦妙。

又方：上取芦根自然汁，每服半盏许，日二夜一，一方饮藕汁，唯多为妙。

甘草饮方：治毒箭。甘草三两　上一味细锉，用水二升，煎取一升绞汁，每服一小盏，温饮，日三服，仍淋疮上。

生姜饮方：治毒箭。生姜（切）半斤　上一味，研如泥，取自然汁，饮五分一盏，未退再服。

旋覆根散方：治毒箭。旋覆根不拘多少　上一味，捣罗为散，每服二钱匕，以温酒调下，日三服，不拘时候，仍用敷疮中。若无根花，只子亦可用。

地龙散方：治毒箭。地龙粪　上一味，研为末，熟水调服一钱匕，日三服，不拘时候。

雌黄散方：治药毒箭头，在身诸处未出。雄黄（细研）一分　粉霜（研）半两　蜣螂（为末生用）四枚　巴豆（去壳，别研如泥，生用）三粒　上四味，再同研为散，以铜箸头取乳汁，调点疮上，频频用之，七日疮热，箭头自出。

箭镞金刃入肉

论曰：凡箭镞金刃入肉，治宜速出之。或有碎骨，亦须去尽，然后涂敷诸药。不然其疮必不合，纵复少愈，亦常作疼痛。若神惊血乱气夺则死矣。

牡丹散方：治金疮箭头在骨，远年不出。牡丹（去心）　白蔹各一两　桑根白皮（锉）二两　藿香叶　丁香　麝香（研）各一分　上六味，捣罗为散，每服二钱匕，温酒调下，日三。浅者十日，深者二十日，箭头自出。

治箭头不出方：磁石（生捣研极细）　雄黄（研）各三分　上二味同研令匀，每服二钱匕，绿豆汁调下，空心，十日后轻拔便出。手足上用此药贴之，自出。

急风散方：治金疮止痛，急风及破伤风，出箭头。草乌头（将一两火烧存性，醋淬令冷；一两依前法烧，用新黄土罨，令冷；一两生用）三两　生黑豆一分　丹砂（研）一两　麝香（研）一分　上四味，捣罗二味为散，入丹砂、麝香，同研细。如出箭头，先以半钱匕，酒调下后，用药点箭疮。如破伤风，半钱匕或一钱匕，酒调下。小可病，只一字，量力加减。

虎舌丸方：治金疮点药，箭头令自出。干虎舌（用石臼杵捣为末）半两　生草乌头尖（末）三钱　磁石（性紧者，石臼杵捣为末）半两　水银（同磁石末一处研细，令水银星尽）三钱　硫黄（舶上者）一钱　消石（同硫黄研）二钱　楮实（末）二钱　硇砂（透明者，研）二钱　丹砂（研）一钱　金牙（石臼杵捣为末）半两　上一十味，一处于乳钵内，更研极细，石脑油为丸，如黍米大，用两头尖角合子盛贮。每出箭头一枚，用药一丸，于窍内将铜管点入箭疮内。即以好酒少许，摩疮四畔，次将红散子摩疮，须臾觉疮极热而痒，其箭头当日内自出，次以生肌金华散掺疮内，以紫金膏封之。

红散子方：治中箭头，摩疮口上。曼陀罗子　草乌头尖　麒麟竭　茄子花　蓖麻子（去壳细研）各半两　上五味，捣罗为细散，以好酒调如膏，于疮口上涂摩之，箭头自出。

二灰散方：治金疮刀箭入肉，骨碎不出，赤肿疼痛。马缰灰一两　弓弦灰一两　上二味同研令匀，每服一钱匕，用蓼蓝汁调下，日三。

当归续断膏方：治箭头入肉赤肿，辟风敛疮。当归　续断　骨碎补　桂（去粗皮）附子　泽兰　芍药　白及　牛膝　羌活　芎䓖　木香　麒麟竭　生干地黄　白僵蚕　白附子各一两　沉香　丁香各半两　瓜蒌（大者）二枚　乌蛇肉　白蔹　白芷　玄参各一两　杏仁　桃仁各三分　上二十五味并细锉，入麻油四斤，猪脂一斤半，驼脂三两，用文武火煎三日后，滤去诸药，入乳香三两，松脂六两，更煎一日，用生绢滤却粗滓，再用五斗大生铁锅，细罗铅丹三斤，炒令紫色，旋旋入前药油煎，以柳枝子搅令紫色，即旋退火，以药油滴少许水，碗内成珠子为度，以瓷石器密收，依前法用。

雄黄丸方：治箭镞不出。雄黄（研）　独角仙　硇砂（研）　不灰木　威灵仙（去土）　木槿花各一两　鼠（心头取血，研入众药内）一枚　上七味，除鼠血外，捣研为散，和匀炼蜜，丸如黄米大，内在疮内，箭头自出。

解骨丸方：治箭镞不出。雄黄（研）　蜣螂（研）　象牙末三味各等分　上三味，捣研为散，炼蜜丸如黍米大，内疮口内，复细嚼羊肾脂摩贴之，觉痒，箭头自出矣。

巴豆膏方：治箭镞入骨，不可拨，无计得出。巴豆（去壳生研）五粒　蜣螂（去足翅生用）一枚　上二味，同研匀如膏，用时丸如绿豆大，涂箭疮内，须臾痛定，微痒且忍之，待极痒不可忍，撼动箭镞即拔出，其效如神。

治箭镞不出方：蜣螂（五月五日取者佳）　斑蝥（刺棘上暴干细研）各七枚　砒黄（细研）半两　上三味和匀，入青竹筒三寸内，卷蜡纸塞口，更以蜡纸封定，厕浸三七日，取出洗暴干。每用一豆许，待痒按之自出。

白蔹散方：治箭头不出。白蔹二分　牡丹（去心）三分　上二味，捣罗为散，每服三钱匕，温酒调下，空腹日午、夜卧各一服。

马缰灰散方：治金疮，及箭入肉不出肿痛。马缰灰　弓弦灰各一两　上二味，共研为散，每服二钱匕，用蓼蓝汁调下，日再服。

葛根饮方：治箭镞不出。生葛根（锉）三斤　上一味细研，绞取自然汁，每服半盏，不拘时候，日三，治一切金疮，无不效者。

赤小豆饮方：治箭头入肉不出。赤小豆半斤　上一味，以水五升，煮令烂熟，绞取汁，每服一盏，空腹日午、夜卧服。

又方：上用鼠肝五具，细切烂研敷之，兼以鼠脑髓涂并良，亦治人针折在肉不出。

又方：上取蝼蛄脑十枚细研，量疮涂之即出。

又方：上以生鼠皮一枚，及前两足，烧作灰，用猪膏和涂之，即出。

又方：上捣牛膝，不限多少作末，以熟水调涂，箭疮即出。若火疮、灸疮不能瘥者，涂之亦效。

又方：上细刮象牙屑，不限多少，以水和贴之，及折针、竹木刺不出皆疗。

又方：上以白头蚯蚓十四枚，内铜器中，次入研细盐一两，于日中暴并化作汁，涂有箭镞并刃伤处，须臾痒则出。

又方：上嚼杏仁，不限多少涂之。

又方：上捣乌梅，不限多少，为散，水和涂之，即出。

又方：上取蛴螬，不限多少，细研取汁涂之，血止即出。

抵圣散方：治箭头不出。附子（重半两者，炮裂，去皮脐）二枚　槟榔（一生一熟）二枚　大黄（锉）　肉豆蔻（去壳）　木香　当归（锉焙）　吴茱萸（洗焙）　黄连（去须）　芎䓖　陈橘皮（汤去白焙）　干姜（炮）　桂（去粗皮）　芜荑　猪牙皂荚（酥炙，去黑皮并子）各一分　巴豆（去皮，以浆水煮三二十沸，麸炒黄，研出油）半两　仓鼠（锉焙干研末）一两　上一十六味，捣罗为细末，没药酒调下一字匕，只三服，箭头立出。

狐尿刺

论曰：狐尿刺者，狐狸尿草棘上，人有误犯，则发肿痛焮热，多在于手足指节，然亦有端居不出而被此毒者，盖毒气有相类之证，亦不必狐尿乃尔也。

白蔹膏方：治狐尿刺，久不瘥。白蔹　羊粪　瓜蒌根各半两　上三味，捣如膏，封裹疮上，一复时，其刺自出。

牛蒡根敷方：治狐尿刺，发肿痛焮热。牛蒡根　蘘根各二两　上二味，同捣烂敷肿上，其刺立出。

蜡滴方：治狐尿刺棘人，肿痛。黄蜡半两　上一味，熔汁，看冷热得所，滴肿痛处，即愈。

蒲公草涂方：拾狐尿刺，日夜躁痛，不得眠睡。蒲公草（连根茎叶）四两　上一味，捣烂绞取白汁，频涂之妙。

瓜蒌敷方：治狐尿刺，疼痛不可忍。生瓜蒌根　豉等分　上二味捣作饼敷之，干即易。

豉敷方：治狐尿刺，在手足指节间肿痛。豉一两　上一味，熟嚼敷之，少顷看豉中当有毛，不见，更嚼敷之，以毛出尽为度。

杏仁洗方：治狐尿刺人，焮热肿痛。杏仁二七粒　上一味，细研，煮一两沸，乘热以浸刺处，数易之良。

桂蜡丸方：治恶刺入肉。桂（去粗皮）　上一味，捣为末，熔黄蜡为丸，看疮大小，置疮内，湿纸三五重搭盖，以火燎，候药丸熔入肉，其刺自出。如无刺，即所伤者亦平也。

独栗涂方：治恶刺。独颗栗不拘多少　上一味烂嚼涂之，裹以帛，若有刺，自出。

恶　刺

论曰：恶刺初得，以蛇虺毒气，经由草木水泽间，有人染着，忽似刺劄，俄致肿痛，其肉溃烂，若手足上着，往往指节堕落，土人谙历既多，初觉刺时，以艾灸数壮，十愈七八，灸弗愈者，宜速以药涂敷之。

龙葵膏方：治恶刺。龙葵根　莨菪子　胡燕巢　独颗蒜　胡荽子　鼠粪　杏仁（汤浸去皮尖双仁，麸炒）　豉各半两　上八味，用浆水饭相和，烂捣醋调封之，每日一换，经五七次瘥。

葱蒲膏方：治恶刺。葱白一握　蒲公草五两　豉一合　上三味，烂捣涂疮上，用醋面纸封贴，头出即瘥。

野狐膏方：治恶刺。上用雄野狐唇，烂捣和盐封之。

苍耳洗方：治恶刺。上用苍耳捣汁洗之。

木虫涂方：治恶刺。上取木中虫，和醋研，封之。

无心草涂方：治恶刺。上用无心草根，烂捣醋和，封之。

蔓荆牛乳敷方：治恶刺。上五月五日，收蔓荆子，旋捣末，以乌牛乳和调敷之，人乳亦得。

莨菪浸方：治恶刺。上煮莨菪根水浸之，冷即易。

黑豆汁渍方：治恶刺。上浓煮黑豆汁渍之。

燕麦敷方：治恶刺。上捣燕麦二三两敷之。

苦瓜浸方：治恶刺。苦瓜一枚　上开口，内童子小便，煮二三沸，浸患处。

又方：李叶　枣叶　上二味，捣绞取汁涂之。

又方：取白马尿，温渍之。

又方：取乌父驴尿渍之。

竹木刺伤肌肉不出

论曰：竹木刺所伤、若为患浅，然入人肌肉，久不得出，则损动荣卫而作疮；或中风水，则肿痛成脓。淹留岁月，未易治也，刺伤之初，宜速去之，加以涂敷，无致风水之患。

方：治金疮水毒，及竹签刺，痈疽热毒等。糯米（入瓷盆内，于端午前四十九日，以冷水浸之一日，两度换水，换时轻淘辟去水，勿令搅碎，至端午日取出暴干，生绢袋盛，挂通风处）三升　上一味，每用旋取少许，炒令焦为散，冷水调如膏药，随大小裹定疮口，外以绢帛包缚，候疮愈解去。若金疮误犯生水，疮口作脓渐甚者，急以药膏裹定，良久其肿处即消，更不作脓，直至疮合。若痈疽毒疮初发。才觉焮肿赤热，急以此膏贴项下及肿处。若竹木签刺入肉者，临卧贴之，明日揭看，其刺出在药内。若贴肿毒，干即换之，常令湿为妙，惟金疮及水毒不可换，恐伤动疮口。

蔷薇灰散方：治竹木刺。蔷薇五斤　上一味，烧灰，细研为散，每服一钱匕，温酒调下，空腹日午、夜卧各一服。

凿柄灰散方：治竹木刺不出。凿柄　上一味，烧灰，细研为散，每服一钱匕，温酒调下。

王不留行散方：治竹木刺，久在肉中不出。王不留行五两　上一味，捣罗为散，每服一钱匕，温酒调下，空腹日午、夜卧各一服。

瞿麦散方：治竹木刺不出。瞿麦五两　上一味，捣罗为散，每服一钱匕，温酒调下，空腹日午、夜卧各一服。

蒜豆膏方：治竹木针刺，入肉不出，恶疮。大蒜一颗　巴豆（去皮）七枚　上二味，同研成膏敷之，日一易。

敷方：治竹木针刺入肉不出。羊粪　上一味为细末，猪脂和敷，日三五上，经宿自出。

栀子套方：治签刺在爪甲中，痛不可出。栀子壳（填车脂满壳中）半个　上套在指上，如痛处稍痒，刺自然出，以镊子取之，钳指亦依此法。

牛蒡叶散方：治一切金木竹所伤。牛蒡叶（恶实叶是六七月收者）　上一味，风干为散，每用，量疮口大小，干掺贴之，不得犯别药。如经暑月，蝇虫下蛆在疮上，或因肌肉合生成有小窍子者，即用杏研成膏，手拈作条子，入在窍内，其蛆虫自出。

象牙散方：治针折入肉不出。象牙屑　上一味，以鼠脑和敷之，立出。

皂荚灰贴方：治竹木刺作脓。皂荚一梃　胆矾一分　上二味，烧作灰细研，干贴之。

鹿角灰涂方：治竹木刺入肉。鹿角　上一味，烧灰细研，以猪膏和涂之。

方：治竹木刺入肉疼闷，百治不瘥。松脂　上一味，取流出如稀乳头香者，敷疮上，以帛裹，数日当自出。

卷第一百四十四　折伤门

伤折统论

论曰：诸脉从肉，诸筋从骨。骨三百六十有五，联续缠固。手所以能摄，足所以能步，凡厥运动，罔不顺从。若乃仓卒之际，坠堕倒仆，折伤蹉跌，患生不测，讵可弹举，究图疗治。小则消肿而伸挛，大则接筋而续骨。各有方剂存焉。

从高坠下伤损肿痛

论曰：凡坠堕伤损肿痛，轻者在外，涂敷可已；重者在内，当导瘀血养肌肉。宜察浅深以治之。

没药散方：治坠堕损伤筋骨皮肉，发热疼痛。没药（研）　泽泻　当归（切焙）

桂（去粗皮） 槟榔（锉） 甘草（炙锉） 白芷 蜀椒（去目并闭口者，炒出汗） 附子（炮裂，去皮脐） 芎劳各一两 上一十味，捣罗为散，每服三钱匕，温酒调下，不拘时。

续断散方：治从高坠堕，伤损筋骨，发热肿痛。续断（锉） 生干地黄（焙） 当归（切焙） 芎劳 附子（炮裂，去皮脐） 桂（去粗皮）各一两 泽兰叶 蜀椒（去目并闭口，炒出汗） 甘草（炙锉）各半两 上九味，捣罗为散，每服三钱匕，温酒调下，不拘时。

当归汤方：治从高坠堕，伤损肢体，发热疼痛。当归（切焙）四两 大黄（生锉）二两 生干地黄（焙）五两 上三味，粗捣筛，每服五钱匕，水一盏半，煎至七分，去滓温服，不拘时，微利为效。

荆芥汤方：治坠堕伤损烦闷。荆芥穗 淡竹叶（切） 当归（切焙）各半两 上三味，粗捣筛，水一碗，都煎取半碗，去滓入地黄汁一盏，再煎三五沸，分温三服，连服。

阿胶汤方：治坠堕伤损，气血瘀滞疼痛。阿胶（炙燥） 艾叶各二两 干姜（炮）半两 芍药一两 上四味，粗捣筛，每服三钱匕，水一盏，煎至七分，去滓温服，不拘时。

消石汤方：治从高坠堕，伤折肢体，瘀血不行，发热肿痛。消石（研） 桃仁（去皮尖、双仁研） 大黄（生锉） 甘草（炙锉）各一两 蒲黄一两半 大枣（去核）十枚 上六味，粗捣筛，每服三钱匕，水一盏，煎至七分，去滓温服，利瘀血为效。

阿胶汤方：治从高坠堕，伤折手足疼痛。阿胶（炙燥） 芍药各一两半 生干地黄（焙） 芎劳 当归（切焙） 艾叶各一两 干姜（炮） 甘草（炙锉）各半两 上八味，粗捣筛，每服三钱匕，水一盏，煎至七分，去滓温服，不拘时。

五伤接骨方：治一切伤折，及驴马坠堕、打扑闪肭，疼痛不可忍者。没药（研）一两 乳香（研） 蜀椒（去目闭口，炒出汗） 芍药 芎劳 当归（切焙）各一两 自然铜（煨醋淬七遍）一两半 上七味，捣研为末，用黄蜡三两半，熔为汁，次入药末，不住手令匀，丸如弹子大，每服一丸，用好酒一盏，煎药化温服，就疼处卧少时。

牵子牛散方：治从高坠下，伤折有瘀血不散，胁肋疼痛。牵牛子（生取末） 当归（切焙）各一两 槟榔（锉） 桂（去粗皮） 木香（炮）各半两 郁李仁（汤浸去皮，细研） 青橘皮（汤浸去白，焙）各一两 上七味，捣罗为散和匀，每服一钱匕，温酒调下，空心服，取下为效，外以败龟膏贴。

败龟膏方：败龟（醋浸炙）二两半 大黄（生锉）一两 木鳖子（去壳研）二两 当归（切焙）一两 桂（去粗皮）二两 上五味，捣罗为末，先用好酒一升，煎至半升住火，候酒稍冷，入药末半两，以匙不住手搅成膏，纸上摊，贴损处。

当归散方：治驴伤马坠，及他物伤折，痛楚不可忍。当归（切焙）三分 芎劳一

两半　桂（去粗皮）半两　甘草（炙锉）三分　附子（炮裂，去皮脐）泽兰叶　蜀椒（去目并闭口，炒出汗）各一分　上七味，捣罗为散，每服二钱匕，温酒调下，不拘时。

地黄糟裹方：治坠堕扑损，筋肉疼痛，瘀血凝滞，肿热不消。生地黄（洗切细杵）酒糟各一斤　上二味拌和令匀，随肿处用药，遂旋以大碗盛，甑上蒸热，用布绢之类裹肿处，日一易。

接骨膏方：治一切打扑，驴伤马坠，脱臼损折，兼定痛疼。续断一两　桂（去粗皮）附子（炮裂，去皮脐）白及　白蔹　当归（切焙）桑根白皮（锉）独活（去芦头）黑狗脊骨（烧作灰用）各半两　黄米（炒）三合　上一十味，捣罗为末，或打扑闪肭，及骨折碎，用药末三钱匕、酒半盏、白面二钱匕、生姜自然汁少许，同以慢火熬成膏，摊帛上贴之，三日一换，冬月用沙木箅子绵绳夹缚，夏月柳枝子五条夹缚。虽紧不妨。

活血丸方：治男子、妇人内外损伤，止诸疼痛，接骨和血，一切伤折，毒虫咬，阴气入腹，消诸水肿，血脉不通，左右摊缓，热疾等欲死，及腹中有瘀血，刺两胁痛，气筑心闷乱，妇人乳痛，产后败血，灌注四肢，积年痔瘘，但是疼痛，并宜服之。极痛者，只一丸；轻可者，只半丸。用无灰酒半升，乳香一皂子大，先磨乳香尽，次磨活血丸，同入铫子内，煎五六沸，临卧时温服。服了就痛处卧，如要出汗，衣被盖之，即汗出。若妇人诸疾，服时更用当归末一钱匕，依前法用乳香酒煎之。此药神验不可言，有孕妇人不可服。花桑枝（于五月五日正南，采南枝如臂膊粗，可十枝，以炭烧烟尽，旋旋投入酽醋中，取出焙干为末）雄黑豆（淘浸去皮暴干，三升，用袋子盛）乳香（旋研入）半斤　墨（旋研入）半斤　生栗屑（栗包中间一片子，号曰栗屑，双者不用，不拘多少，去皮取肉，暴干用袋子盛）每料用药如后：花桑枝末一两半　黑豆末一两　栗屑末一两半　墨末半两　乳香半两　上五味，于五月五日合，忌鸡犬、妇人见，先研乳香，以酽醋调，与四味相和，稀稠得所，拌和成剂，于净臼中捣三五百杵可丸，即丸如小弹子大，焙干，以纱葛袋盛，入瓷合内封，夜间面北极，烧香祷祝云：若男若女诸疾，服之病除悉愈。本法合成轻干后，水上浮为妙。

凡伤折已损，犹有败血，宜服之，服毕，次服败血散。

败血散：大黄（以生姜自然汁二两涂炙，汁尽焙干捣末）一两　杏仁（汤浸去皮尖、双仁，研如面）一两　上二味和匀，分作八服，每服用童子小便二盏，煎三五沸，临卧时，去滓温服。其败血一时取下，从大小肠中出。

续骨丸方：腊月猪脂十两　蜡（炼过）半斤　铅丹（重罗）自然铜（煅，醋淬七遍研）密陀僧（研细）各四两　白矾十二两　麒麟竭　没药　乳香　丹砂（研）各一两　上一十味，新鼎中先熔脂冷，下蜡，出鼎于冷处，入密陀僧、铅丹、自然铜，缓火再煎，滴入水中不散，更出鼎于冷处，下诸药，用柳蓖搅匀，泻入瓷盆内，不住手搅至凝，丸如弹子大，再用笋皮之类衬之，极冷收贮。凡折伤，用一丸，入少油，火上化开，涂伤痛处，以油纸帛护之，甚者以灯心裹木夹之。更取一丸，分作小丸，热葱酒下，痛即止。如药力尽，再觉痛，更一服，痛止即已。骨折者，再上便安，牙痛甚者，贴之即止。

黄芪散方：治伤折疼痛。黄芪（锉）　赤芍药　干姜（炮）　大黄（锉）　附子（炮裂，去皮脐）　当归（切焙）　续断　桂（去粗皮）　木通（锉）各二两　乌头（炮）半两　蜀椒（去目并合口，炒出汗）一分　熟干地黄（焙）一两　上一十二味，捣罗为散，每服二钱匕，温酒调下，不拘时。

延胡索饮方：治伤折疼痛，筋骨未合，肌肉未生。延胡索　麃药　黄芪　熟干地黄各一两半　桂（去粗皮）　当归（切焙）　白蔹　桑寄生各一两　上八味，粗捣筛，每服五钱匕，水一盏半，去滓温服，不拘时。

伤折恶血不散

论曰：脉者血之府，血行脉中，贯于肉理，环周一身。因其肌体外固，经隧内通，乃能流注，不失其常。若因伤折，内动经络，血行之道，不得宣通，瘀积不散，则为肿为痛。治宜除去恶瘀，使气血流通，则可以复完也。

黄芪汤方：治伤折恶血凝滞肿痛。黄芪　芍药　生干地黄（焙）　附子（炮裂，去皮脐）　当归（切焙）　续断　桂（去粗皮）各半两　干姜（炮）　椒（去目并闭口者，炒出汗）　大黄（生）各一两　上一十味，锉如麻豆，每服三钱匕，水一盏，煎至七分，去滓温服，不拘时候。

芎䓖汤方：治伤折恶血瘀结不散。芎䓖　大黄（生）　桂（去粗皮）　庵闾子　朴硝各一两　荷叶（十片烧灰）上六味，粗捣筛，每服三钱匕，水一盏，煎至七分，去滓温服，不拘时候。

虎杖散方：治伤折血瘀不散。虎杖（锉）二两　赤芍药（锉）一两　上二味，捣罗为散，每服三钱匕，温酒调下，不拘时候。

桃仁散方：治伤折，瘀血留结不散，肿痛。桃仁（去皮尖、双仁，炒，别研）　大黄（生）　芒硝（别研）各一两　桂（去粗皮）　当归（切焙）各三分　甘草（炙锉）半两　虻虫（去翅足，炒）　水蛭（炒）各十枚　上八味，捣罗为散，每服二钱匕，温酒调下，不拘时候。

芍药汤方：治伤折恶血不散，肿痛不消。赤芍药　黄芪　附子（炮裂，去皮脐）　当归（切焙）　续断　桂（去粗皮）　羌活（去芦头）　蜀椒（去目并闭口者，炒出汗）各一两　上八味，锉如麻豆大，每服三钱匕，水一盏，煎至七分，去滓温服，不拘时候。

大黄汤方：治伤折血瘀不散。大黄（生）　桂（去粗皮）　桃仁（去皮尖、双仁，炒）各半两　上三味，粗捣筛，每服三钱匕，水一盏，煎至七分，去滓温服。

涂敷方：治伤折恶血瘀滞肿痛。生地黄（切研）　藏瓜（姜糟）　生姜（洗研）各一斤　上三味，和研，随所患处多少，旋抄涂敷，日三易。

蚕沙膏方：治伤折恶血不散。原蚕沙（炒研）二升　麦麸三升　上二味，和匀，米醋四升煮稠，瓷器盛，量损处多少涂敷，以绢帛裹之，日再易。

糟米涂方：治伤折恶血不散、疼痛。酒糟二斤　糯米半升　上二味相和，酒煮稀稠得所，取出乘温涂患处，外封裹之，日再易。

草乌头膏方：治伤折恶血结滞不散、肿痛。草乌头　细辛（去苗叶）　蛇床子　独活（去芦头）　吴茱萸各半两　葱（切研）二十茎　生姜（切研）四两　上七味，除姜、葱别研外，捣罗为末，和匀再研，量患处多少，热酒调为膏涂之，以帛裹，日再易。

煨葱方：治伤折恶血不散。葱（青白俱用，去根不切）三十茎　上一味，灰火中煨透，众手乘热，木椎椎碎，裹患处，以软帛缚之，冷即易。

地黄膏方：治伤折恶血结滞肿痛。生地黄（细切）三斤　乌鸡（去毛、肠、肚并足和骨，细锉）一只　上二味，相和，捣一二千杵，量患处多少，摊帛上缚之，日再易。

外涂膏方：治伤折恶血瘀滞不散。鼠屎（烧存性）三两　生地黄（切焙）半斤　上二味，捣罗为末，猪脂油和涂患处，日三易。

蒲黄散方：治伤损腹内瘀血不散，不欲闻人声，胸中气塞，便利出血等。蒲黄一合　当归（切焙）　桂（去粗皮）　续断　白芷各一两　甘草（炙锉）半两　生干地黄（焙）二两　上七味，捣罗为散，空心温酒调服一钱匕，日再服。

白膏方：治一切坠落打扑，及肿毒疼痛。柳白皮（切）半两　白蜡四钱　铅丹二钱　胡粉三两　油四两　商陆根（切）三分　上六味，先以熟油入柳白皮、商陆根煎，候变色去滓，入诸药，数搅，良久膏成。每用看肿大小，以故帛或软纸摊贴。

筋骨伤折疼痛

论曰：人之一身，血荣气卫，循环无穷。或筋肉骨节，误致伤折，则血气瘀滞疼痛。仓卒之间，失于调理，所伤不得完，所折不得续。轻者肌肤瘀肿，重者髀臼挫脱。治法宜先整其骨，裨其所折，后施贴熁封裹之剂。

麒麟竭散方：治筋骨损伤疼痛。麒麟竭　没药（研）　自然铜（煅，醋淬七遍，研）　赤芍药　当归（切焙）　白芷　蒲黄　大黄（生用）各半两　桂（去粗皮）　细辛（去苗叶）各一两　骨碎补（去毛炒）二两　干荷叶三分　上一十二味，捣研为散，每服二钱匕，温酒调下，不拘时。

败龟散方：治伤折，定痛。败龟（酥炙，去裙襕）一两　没药（研）　桂（去粗皮）　自然铜（煅，醋淬七遍，研）　骨碎补（去毛炒）　当归（切焙）　白芷　防风（去叉）各半两　上八味，捣研为散，每服二钱匕，温酒调下，不拘时，日二。

芎劳散方：治伤折肿痛，气血不散。芎劳　甘草（炙锉）　蜀椒（去目及闭口者，炒出汗）　泽兰　附子（炮裂出皮脐）　桂（去粗皮）各一两　当归（切焙）　大黄（醋炒）各半两　上八味，捣罗为散，每服二钱匕，温酒调下，不拘时。

附子散方：治闪肭打扑，伤损，疼痛不可忍。附子（炮裂，去皮脐）　败龟（醋炙去裙襕）　虎脑骨（醋炙）　栗楔　千金藤（锉炒）　补骨脂　白芷　骨碎补（去毛炒）　自然铜（煅三遍，醋淬，研）　续断　赤芍药　当归（切，米炒）　桂（去粗皮）　牛膝（酒浸一宿，焙）　乌药各半两　没药（研）　乳香（研）各一分　上一十七味，捣研为细散，每服二钱匕，苏枋木酒调下，日进三五服。

接骨散方：治伤折筋骨。自然铜（火烧三度，醋淬，研）一两　木炭（火烧醋蘸二度）半斤　白丝（烧灰）三两　上三味，捣研为细散，每服一钱匕，煎苏木酒调下。病甚损伤折骨者，服讫，棉衣包裹了，次服没药丸。

没药丸方：没药（研）　丹砂（研）　牛膝（酒浸焙，捣罗为末）各一两　上三味研匀，面糊为丸，如梧桐子大，每服二十丸，木瓜汤下。日一服，午间服之，服五日后，渐减丸数。

没药散方：治伤折筋骨痛。没药（研）　虎骨（酒浸，炙）　当归（切焙）　白芷　补骨脂　败龟（酒炙）各半两　自然铜（火烧醋淬七遍，研）　麒麟竭（研）各一分　炭（内实者火烧一次，酒淬取）三分　上九味，捣为细散，每服一钱匕，温酒调下，不计时。

牛膝散方：治打扑伤折筋骨损痛。牛膝（去苗，酒浸一宿，烘）四两　黄芪　续断　当归（切焙）各一两　滴乳香（别研）　没药（别研）　琥珀各半两　上七味，捣研为细末，用黄米粥微热摊纸上，将药末两匙掺在粥上裹之，已减痛，更将此药，每服温酒调下一钱匕，日三五服。

五仙丸方：治伤折筋骨。自然铜（火烧醋淬二七遍）四两　大栗（去皮生用）一百枚　黑豆（汤浸去皮）一升　白桑柴灰二升　接骨木灰一升　上五味，一处大臼内，捣一千下取细，入炼蜜再捣，丸如弹子大，每服一丸，温酒嚼下，不拘时。

黑豆散方：治伤折疼痛。雄黑豆一两　桑条东枝（锉碎）一两　栗楔（锉碎）一两　以上三味，用醋拌于瓷器内，炒存性。枫香脂（研）一分　龙骨（研）一分　虎骨（酥炙）半两　上六味，捣研为散，每服一钱匕，麝香热酒调下，连进三服，后用八骨散裹之。

八骨散方：治筋骨损折。虎骨（醋炙）　牛骨（醋炙）　龙骨（碎研）　鸡骨（炙）　狗骨（炙）　兔骨（炙）　猪骨（炙）　羊骨（炙）　枫香脂（研）　自然铜（火烧醋淬二七遍）　上一十味等分，捣研为散，每有伤折处，掺药在疮上，用黄米粥匀摊帛上，裹疮口，用帛裹软绳缚之。

没药散方：治坠折伤损，疼痛不可忍者。没药（别研）　乳香（别研）　延胡索　当归（切焙）　甜瓜子各一两　丹砂（研）半两　上六味，捣研为细散拌匀，每服一钱匕，热酒调下，又取药散二三钱，以黄米作粥，摊作饼子，掺药散在上，用贴痛处，以帛包缚定，一二日换。佳。

虎骨膏方：治伤折，封裹。虎头连项锁骨一穿　鲮鲤甲连项锁骨一穿　败龟背骨　乌贼鱼骨（去甲）各二两　狗头骨一枚（以上五味，烧成灰，研为末）　日炙沙（雨后地卷皮是也，净者，火煅）二两　雄雀粪（尖者炒）一两　花乳石（煅令化）二两　上八味，捣罗为细末，每用一大匙，醋煮粟米粥，入药乘热搅匀，摊在帛子上，裹痛处。如得痛定，一日一度，洗换新药。

桂芸膏方：治打扑筋骨伤折，疼痛不可忍，接骨。桂（去粗皮）　芸薹子（研）　白芥子（研）　木鳖子（去壳，研）　大黄（锉）　败龟甲（酥炙）　虎脑骨（酥炙）　赤狗脑骨（烧灰）各一两　上八味，捣研为末，每用小黄米粥，于生布上摊匀，掺药末一匙头在上，于损折处裹之，以竹片夹定，用绳子缚，一复时解去换药。

穿山甲膏裹方：治伤折筋骨。穿山甲（烧灰）　虎胫骨（烧灰）各一两　鸡舌香（生用）一枚　麝香（研）少许　上四味，研为细末，每用一钱匕，看所患大小，以黄米粥摊在纸上，候温，掺药末在粥上，封裹所伤处，疼痛立止，隔日换贴之。

神授散方：治伤折，内外损。当归（净洗切，微火焙干）　铅粉（洛粉佳，研）各半两　蓬砂（研）二钱　上三味，捣研为散，再同研匀，每服二钱匕，浓煎苏枋木汁调下。若损在腰以上，先吃淡面半碗，然后服药；在腰以下，即先服药，后方吃面。仍不住，呷苏枋汁，更以糯米为粥，入药末三钱拌和，摊在纸上或绢上，封裹损处。如骨碎，则更须用竹木夹定，外以纸或衣物包之。

五骨散方：治落马堕车，腕折骨碎筋伤，压损疼痛不止。鲮鲤项骨一两　猕猴项骨一两　虎项骨一两　黄犬项骨一两　野猫项骨一两　天雄（炮裂，去皮脐）半两　肉苁蓉（酒浸一宿，刮去麸皮，炙干）半两　上五味骨细锉，用酒、醋各半升，浸一宿漉出，炙令黄色，候冷入二味药，同捣罗为细散。每服二钱，以温酒调下，不计时候。又将黄米半升作糊，入散药一分，调令匀，涂贴骨折筋伤处，疼痛立止。

伤折腹中瘀血

论曰：伤折腹中瘀血者，因高坠下，倒仆颠扑，气血离经，不得流散，瘀在腹中，速宜下之。迟即日渐瘀滞，使人枯燥，色不润泽，久则变痿痹血瘕之病。

蒲黄散方：治因坠堕内损，血结不行。蒲黄　当归（切焙）　芍药　桂（去粗皮）各一两　上四味，捣罗为散，每服二钱匕，温酒调下，不拘时。

通滞散方：治伤折，腹中瘀血。蒲黄二两半　当归（切焙）　干姜（焙）　桂（去粗皮）各二两　虻虫（去足翅炒）一两　大黄（锉炒）三两　上六味，捣罗为散，每服二钱匕，空心温酒调下，日再服。

大黄散方：治因打扑内伤，瘀血在腹。大黄（锉炒）　当归（切焙）　芎䓖（锉）各半两　上三味，捣罗为散，每服二钱匕，空心日午、临卧，温酒调下。

桃仁汤方：治堕扑腹中瘀血。桃仁（去皮尖、双仁，炒）四十枚　大黄（锉炒）　消石（研）　甘草（炙）各一两　蒲黄一两半　大枣（擘）二十枚　上六味，叹咀如麻豆大，每服五钱匕，水一盏半，煎至一盏，去滓温服。

甘草汤方：治诸伤损，恶血积滞腹中。甘草（炙锉）　白茯苓（去黑皮）　桂（去粗皮）　杏仁（去皮尖、双仁，炒）各一两　上四味，粗捣筛，每服三钱匕，水一盏，煎至七分，去滓温服，不拘时。

二黄丸方：治打损瘀血在腹中，久不消。大黄（锉炒）　生干地黄（焙）各二两　上二味，捣罗为末，炼蜜丸如梧桐子大，每服十丸，温酒下。

地黄酒：治伤损瘀血在腹。生地黄汁半升　酒一升　桃仁（去皮尖、双仁，炒）　牡丹（去心）　桂（去粗皮）各一两　上五味，以后三味捣罗为细末，与前二味一外煎熟，去滓，温饮一盏，不拘时。

麻布饮：治打损瘀血在脏，攻心烦闷。麻布（烧灰）一尺　牡丹皮　庵䕡子各一两半　桂（去粗皮）　当归（锉焙）　鬼箭羽　败蒲（烧灰）　赤芍药各一两　蒲黄半两　大黄（锉炒）三两　上一十味，粗捣筛，每服五钱匕，酒一盏半，煎至八分，入芒硝半钱匕，更煎一沸，去滓，空心温服。

虎杖散方：治损伤后瘀血腹中不行。虎杖三两　赤芍药二两　上二味，捣罗为散，每服二钱匕，温酒调下，不拘时。

桂心汤方：治伤损滞血在腹中。桂（去粗皮）　当归（切焙）　蒲黄各二两　大黄（蒸焙）一两半　上四味，粗捣筛，每服二钱匕，水一盏，煎至七分，去滓温服，不拘时，得血利为度。

黄芪汤方：治因颠扑坠堕，内损瘀血。黄芪（锉）　芎䓖　甘草（炙锉）　当归（切焙）　芍药　生姜（切焙）各一两　上六味，粗捣筛，每服三钱匕，水一盏，煎至七分，去滓温服，不拘时。

大黄饮方：治因打扑伤损，瘀血在腹内。大黄（锉蒸）　芎䓖　荆芥穗各一两　䗪虫（麸炒）　蒲黄　当归（切焙）　桂（去粗皮）　甘草（炙锉）　桃仁（去皮尖、双仁，炒）各一两半　上九味，粗捣筛，每服三钱匕，水一盏，煎至七分，去滓温服，不拘时。

地黄汤方：治因坠堕内损，大小便下血，经久不尽。生地黄汁五合　甘草（炙锉）　柏叶半两　黄芩（去黑心）一两　阿胶（炒燥）三分　上五味，除地黄汁外，捣罗为末，每服三钱匕，水一盏，地黄汁三分，同煎三五沸，去滓通口服。不拘时。

牡丹汤方：治因坠堕内损，瘀血在腹，使人瘦瘁。牡丹皮　大黄（切焙）　桂（去粗皮）　鬼箭羽　朴硝（碎）　蒲黄　芍药　当归（切焙）各一两　上八味，粗捣筛，每服三钱匕，水一盏，煎至七分，空心日午、卧时，去滓温服。

桂芎汤方：治因伤损瘀血不行，积在心腹。桂（去粗皮）　芎䓖　荷叶蒂（烧灰）　庵䕡子　大黄（锉炒）　朴消（别研）各一两　上六味，粗捣筛，每服二钱匕，水一盏，煎至七分，去滓温服，空心日午、临卧各一服。

香豉散方：治因器伤损，血积在内。豉（略炒）半升　苏枋木（细锉）一两　上二味，捣罗为散，每服二钱匕，温酒调下，不拘时。

当归散方：治扑损筋骨，恶血不散，迷闷疼痛，小便血下。当归（切焙）　芍药　续断　生干地黄（焙）　白芷　黄芩（去黑心）　甘草（炙锉）　牛膝（酒浸切焙）各一两　上八味，捣为散，每日空心，以酒调下二钱匕，日再服。

活血散方：治伤损瘀血在内，攻注刺痛。蝙蝠（炙干）一枚　当归（切焙）　骨碎补（去毛）　桂（去粗皮）　补骨脂（微炒）各半两　大黄（锉炒）二两　上六味，捣罗为散，每服三钱匕，空心温酒调下，薄荷醋汤下亦得。

鸡苏汤方：治坠堕扑损，肉伤吐血，又治暴热，胸背上烦热，心中欲吐，喉内先觉血腥气。鸡苏二两半　地黄汁五合　桑根白皮（锉）一两　生姜汁五合　葛根（锉）　小蓟根（切）　淡竹茹各二两　上七味，除地黄生姜汁外，粗捣筛，每服五钱匕，以水一盏半，煎取一盏，去滓入地黄汁、生姜汁各半合，更煎三五沸，去滓温服，每食后一服。

败蒲汤方：治坠扑腕折，瘀血疼痛。败蒲（烧灰）　当归各二两　牡丹皮　芎䓖　赤芍药各一两　豉心一合　桃仁（汤浸，去皮尖、双仁，炒）半两　陈橘皮（去白皮）一两　蒲黄（纸上炒）半两　上九味，粗捣筛，每服三钱匕，水一盏，煎至七分，去滓，入地黄汁一合，朴硝一钱匕，温服日三。

伤折风肿

论曰：凡肢节伤折，皮肉破裂，久而未合，为外风所触，则令肌肉受寒，既不得收敛，又与血气相搏，不得消散，故为风肿。风肿不散，即变脓血败坏之疾。

荆芥散方：治伤折风肿。荆芥穗　当归（切焙）　续断　芎䓖（锉）各一两　上四味，捣罗为散，每服二钱匕，温酒调下，不拘时候。

续断汤方：治因伤折，风冷所伤，发为风肿疼痛。续断　熟干地黄（焙）　泽兰叶　当归（切焙）　芎䓖　乌头（炮裂，去皮脐）　桂（去粗皮）各一两　上七味，粗捣筛，每服三钱匕，水一盏，煎至七分，去滓温服，不拘时候。

没药散方：治伤折风寒所侵，风肿不消。没药（别研）　当归（切焙）　芎䓖　白芷　甘草（炙）　椒（去目并闭口，炒出汗）　桂（去粗皮）　附子（炮裂，去皮脐）

槟榔（生锉）各半两　上九味，捣罗为散，每服二钱匕，温酒调下，不拘时候。

地黄散方：治伤折为风冷所浸，皮肉不合肿痛。熟干地黄（焙）　当归（切焙）羌活（去芦头）　独活（去芦头）各一两　上四味，捣罗为细散，每服二钱匕，温酒调下，不拘时候。

当归汤方：治伤折皮肉破裂，风毒攻肿痛不消。当归（切焙）　大黄（锉炒）　白芷　防风（去叉）　乌头（炮裂，去皮脐）各一两　上五味，粗捣筛，每服三钱匕，水一盏，煎至七分，去滓温服，不拘时候。

杏仁膏方：治伤折风肿。杏仁（汤浸，去皮尖、双仁，炒）三两　上一味，细研如膏，涂肿处，外以帛缚之，频易。

大豆膏方：治伤折皮肉破裂，风伤成肿。大豆（略炒去皮）不拘多少　上一味，捣罗为细末，生姜汁调加膏，涂肿处，频易之。

黄蜡膏方：治伤折风肿疼痛。黄蜡五两　桂（去粗皮）　吴茱萸（炒为末）各一两盐（火烧）一分　上四味，捣罗三味为细末，熔黄蜡并麻油五两，与药末同煎数沸搅匀，倾出瓷合收，每用看所伤大小摊贴，频易之。

芥子涂方：治伤折皮肉破裂，风肿痛。芥子（细研）不拘多少　上一味，酽醋调涂肿处，频易之。

卷第一百四十五　打仆损伤门

打扑损伤

论曰：凡打扑损伤，或为他物所击，或乘高坠下，致伤手足腰背等处，轻者气血凝滞，随处疼痛。重则聚为瘀肿，痛甚不可忍，当察其内外轻重以治之。

蓬莪术汤方：治伤扑疼痛。蓬莪术（煨）　白僵蚕（炒）各一两　苏枋木（锉）二两　没药（研）半两　上四味，粗捣筛，每服二钱匕，水一盏，煎至七分，去滓温服，日三。若捣为细末，热酒调下，亦得。

地黄散方：治打扑伤损，筋骨疼痛。熟干地黄（焙）　当归（切焙）各三两　羌活（去芦头）　苦参各二两　续断四两　上五味，捣罗为散，每服三钱匕，温酒调下，不拘时服。

乳香丸方：治打扑伤损疼痛。乳香一两　桂（去粗皮）　安息香　没药各半两　地龙（炒）　补骨脂（炒）各一两　当归（切焙）　白芷各半两　五灵脂二两　上九味，各捣罗为末，将乳香、没药、安息香三味，用酒研如糊，和余药丸如龙眼大，每服一丸，酒磨温服，不拘时。

乳香丸方：治打扑伤损疼痛。乳香一两　桂（去粗皮）　安息香　没药各半两　地龙（炒） 补骨脂（炒）各一两 当归（切焙） 白芷各半两 五灵脂二两 上九味，各捣罗为末。将乳香、没药、安息香三味，用酒研如糊，和余药丸如龙眼大，每服一丸，酒磨温服，不拘时。

延胡索散方：治打扑伤损疼痛。延胡索 桂（去粗皮） 没药（别研） 黄芪（锉） 当归（切焙） 白蔹 桑寄生 熟干地黄（焙）各一两 上八味，捣罗为散，每服三钱匕，温酒调下，不拘时候服。

续断丸方：治打扑筋骨疼痛。续断二两 防风（去叉） 黄芪 乳香（研） 没药（研）各半两 自然铜（煅，醋淬七遍）一两 牛膝（酒浸切焙）一两半 上七味，捣罗为末，酒煮面糊，丸如梧桐子大，每服三十丸，温酒下，不拘时。

白附子散方：治打扑内损，及坠马等伤。

白附子（炮） 续断 防风（去叉）各一两 上三味，捣罗为散，每服二钱匕，童子小便和热酒一盏调下，并三服，不拘时。

海金沙散方：治打扑内损疼痛。海金沙二钱 大黄（生） 乳香（研） 没药（研）各一钱 麒麟竭一分 上五味，除研外，捣罗为散，和匀。每服二钱匕，乳香温酒调下，不拘时服。

麻根汁酒方：治打扑损疼痛。大麻根及叶（生者去土）三斤 上一味细锉，捣绞取汁，每服半盏，和温酒半盏服，不拘时，无生麻根，即用干者，酒煎服。

木贼散方：治打扑损疼痛。木贼（锉炒）三两 麻黄（去根节）一两半 甘草（炙）三分 上三味，捣罗为散，每服五钱匕，热酒调下，随酒量饮至醉，候醒，折处觉不痛是效。未服药先整骨裹缚，方可服之。

甘松丸方：治打扑损伤，手脚筋骨疼痛。甘松（去土） 黄荆实 芥菜子（陈者） 赤蓼花 档子（炒） 白僵蚕（炒） 螺蛳壳各半两 上七味，捣罗为末，炼蜜丸如弹子大，每服一丸，温酒化下，不拘时候。

牡蛎散方：治打扑伤损疼痛。牡蛎（炭火烧红细研，水飞过，取一斤）一斤半 铅粉（洛阳者，炒黑细研）半斤 当归（切焙取末）半两 蓬砂（研） 乳香（研）各一两半 上五味研匀，先用醋煮小黄米粥，摊纸上，用药末三钱匕，匀掺粥上，裹贴患处，次用药末二钱匕，浓煎苏枋木汁一盏调下，不拘时候服。

治打扑伤损筋骨疼痛散方：铅粉（炒）半两 蓬砂（研）二钱 当归（切焙）半两 上三味，捣研匀，每服二钱匕，浓煎苏枋木汁调下。若伤损在腰以上，先吃淡面少许，后服药；如损处在腰下，先服药，后吃淡面少许。后只如常调药服，更用糯米或黄米作粥，拌药二钱，摊在纸上，以故纸竹夹，封裹损处。

摩膏方：治打扑内损疼痛。蓖麻子（去皮研）一两半 草乌头（生为末）半两 乳香（研）一钱 上三味，一处和匀，量多少，入炼成猪脂，研为膏，每取少许，涂伤处，炙手摩令热取效。如痛甚不可摩，即涂肿痛处。

木鳖裹方：治打扑损伤，瘀血不散疼痛。木鳖子（去壳研）半两　桂（去粗皮）三分　芸薹子（酒浸研）二合　丁香五十粒　上四味，将丁香、桂为末，与研者二味和匀，次用生姜汁煮米粥，摊纸上，将药末量多少掺入粥内，看冷热裹之，一日一换。

补骨脂裹方：治打扑伤损。补骨脂（微炒）二两　上一味，捣为末，用醋煮黄米粥，摊在纸上，封裹损处。

天南星贴方：治打扑损，瘀热疼痛。天南星一两　黄柏（去粗皮）半两　上二味，捣为末，用生姜汁调贴肿痛处。

知母裹方：治筋骨伤折，接骨。知母（焙）　贝母（去心）　白及　白蔹　桂（去粗皮）　乳香（研）各半两　上六味，捣研为细末，用好酒调如糊，摊药在新帛子上，裹所伤处，三五日一换。

治打损成疮不合方：蓖麻子（去壳）　上一味，生研贴所患处，如干，以津唾润之。

治破伤血出不止方：上用灯心烂嚼，和津唾贴之，或用帛裹缚之。

治打扑损伤疼痛方：蓬莪术（煨锉）　白僵蚕（炒）各一两　苏枋木（锉）二两　上三味，粗捣筛，每服三钱匕，水一盏，煎至七分，去滓，不拘时温服。

乌头丸方：治打扑伤损，止痛。乌头（去皮生为末）七枚　黄狗胆一枚　上二味，以胆汁和药末，丸如绿豆大，每以冷酒一盏，下三丸，酒须饮尽。

乳香散方：治伤损血入四肢，疼痛不可忍。乳香（研）　白芷　桂（去粗皮）　没药　安息香（研）　地龙（去土炒）　补骨脂（炒）　当归（炙锉）半两　上八味，捣研为散，热酒调下二钱匕。

白蔹熁药方：治伤损，止血。白蔹　白及　白芷　碧芦皮（炙黄）各一两　上四味，捣罗为末，鸡子清拌石灰炒干后，入前末研细，伤损处封之。

腕　折

论曰：凡举动不慎，为物所击，致腕折者，筋骨损伤，血气蹉跌，或留积成瘀，焮肿疼痛，宜速治之。外则敷贴肌肉，内加调养荣卫之剂，则肢体可完矣。

骨碎补散方：治腕折，手足热肿疼痛。骨碎补（去毛）　当归（切焙）　芎䓖（锉）　桂（去粗皮）　蒲黄　蜀椒（去目并闭口，炒出汗）各一两　泽兰叶　没药（研）各半两　上八味，捣罗为散，每服二钱匕，温酒调下，不拘时。

延胡索散方：治腕折，筋骨疼痛。延胡索　橘子仁　蒲黄　芸薹子　当归（切焙）　虎胫骨（酥炙）各一两　桂（去粗皮）半两　牵牛子（一半生，一半炒）三分　上八味，捣罗为散，每服二钱匕，温酒调下，不拘时。

地黄敷方：治腕折，骨损筋伤疼痛。　上以生地黄，不限多少，熟捣用醋熬，乘热摊于所伤处，以帛系定，每日一换。

黄芪散方：治腕折，气血瘀滞疼痛。黄芪（锉）　生干地黄（焙）　当归（切焙）各二两　桂（去粗皮）　乌头（炮裂，去皮脐）　续断（锉）　附子（炮裂，去皮脐）　芍药各半两　蜀椒（去目并合口，炒出汗）一分　干姜（炮裂）　大黄　木通（锉）各一两　上一十二味，捣罗为散，每服二钱匕，温酒调下，不拘时。

芍药散方：治腕折疼痛。赤芍药　黄芪（锉）各二两　附子（炮裂，去皮脐）　当归（切焙）　续断（锉）　桂（去粗皮）　羌活（去芦头）　虎骨（酥炙）　蜀椒（去目并闭口，炒出汗）　大黄（生）各一两　乌头（炮裂，去皮脐）半两　上一十一味，捣罗为散，每服二钱匕，温酒调下，不拘时。

青金散方：治腕伤骨折。生龙脑（别研）　麝香（别研）各一钱匕　丁香（炒，为末）　虎胫骨（白者，烧灰）各一两　鲮鲤甲（烧灰）二两　上五味，将虎骨并鲮鲤甲灰、丁香末，同研极细，次下龙脑、麝香和研令匀，用瓷合盛，每服半钱匕，用小黄米一合煮粥，入醋少许，搅匀下药。又取药随所伤多少，用帛子摊裹之，经宿一换。

附子膏方：治腕折伤损。附子（生去皮脐为末）　猪脂四两　上二味，先炼猪脂去滓，入附子末拌匀，酒少许调如膏，摊伤处，日一易。

没药散方：治腕折，止疼痛内损。没药（研）　麒麟竭　丁香（炒）　虎胫骨（酥炙）各半两　乳香（别研）一分　骨碎补一两　桑根白皮（锉焙）　赤小豆各二两　上八味，捣罗为散，每服二钱匕，热酒调下。

活血丸方：治腕折。桑枝（东南引鸡子大粗者，细锉一斗，内锅中，入米醋炒黑，存性为末）　雄黑豆（入米醋炒焦，存性为末）三升　栗子（连皮烧，入米醋内浸，再烧，再入醋内，存性为末）四百枚　乳香（细研）半两　上四味，捣研为末，以醋煮糯米粥，和捣千杵，丸如弹子大，阴干勿见日，后用米醋磨好，香墨为衣，候干，以布袋盛，挂当风处。每服一丸，与乳香酒同煎令化，温服，服讫向痛处卧。日再，疼痛自止。

黑散子方：治腕折，筋骨疼痛。香墨（煅醋淬三遍）半两　乌头（烧灰留性）　芎䓖　败龟（醋炙）各一两　木香二两　赤芍（药酒浸，焙锉）　桂（去粗皮）　没药（研）　自然铜（煅醋淬七遍）　当归（片切，酒浸，焙）　地龙（去土炒）　乳香（研）　骨碎补　白芷各一两半　上一十四味，捣罗为散，每服二钱匕，热姜酒调下，不拘时。

莨菪散方：治腕伤折，疼痛不可忍。莨菪子（黑色者炒）一两　乳香（研）半两　上二味，同为细散，每服二钱匕，热酒调下，不拘时，服讫向痛处卧。

方：治腕折，先用止痛白矾汤熨。白矾　上一味为细末，每用一匙，沸汤一碗泡化，以手帕子蘸，乘热熨伤处。少时痛定，排整筋骨，次用贴药。雄鼠粪（尖者是）　桂（去粗皮，为末）　上二味，等分研匀，量伤折大小，以冷水调药末，摊软帛上裹之，须臾如火暖。三日后损处极痒，是筋骨生长，切不可动摇搔抓。其药力常如火暖。如一两日后，觉药力不暖，即换新药裹之。

乳香膏方：治腕伤折。乳香三两　没药二两（二味锉如皂子大，用生绢袋盛，内黄米内蒸如胶，候冷别研）　铜钱（火煅醋淬数遍，捣末）四十九文　密陀僧　雄黄各半两　甜瓜子　当归（切焙）　骨碎补　虎骨（酥炙）　黑狗头骨　牛骨　人骨　木鳖子　麒麟竭各一分　上一十四味，捣研为末，拌匀，入绢袋子内蒸如饧，以瓷器盛。如有伤折者，旋取丸如豌豆大，每服二十丸，温酒下。

倒仆跌损

论曰：或因乘车马，或登陟危险，误多倒仆。轻则蹉跌，筋脉蹴损，不能伸屈，甚者乃至踒折筋骨。治宜速以养血脉、续筋骨之剂服之，则其效速矣。

虎骨散方：治倒仆蹴损，筋骨疼痛。虎骨（酥炙别为末）一两　酒一升　生地黄汁一升　上三味，将地黄汁并酒煎沸，入虎骨末，同煎数沸，每服一盏，温服，不拘时候。

当归汤方：治倒仆蹴损，筋骨疼痛。当归（切炒）　芎劳各二两　熟干地黄（焙）四两　上三味，粗捣筛，每服三钱匕，水一盏，煎至七分，去滓温服，不拘时候。

芍药散方：治倒仆筋脉蹴损。赤芍药　黄芪　附子（炮裂，去皮脐）　当归（切焙）　续断（锉）　桂（去粗皮）　羌活（去芦头）　虎骨（酥炙）　蜀椒（去目并闭口者，炒出汗）各一两　乌头（炮裂，去皮脐）半两　上一十味，捣罗为散，每服二钱匕，温酒调下，不拘时候。

芎劳汤方：治坠堕倒仆，蹴损筋脉。芎劳一两半　泽兰（取叶）　附子（炮裂，去皮脐）　牛膝（酒浸，切焙）各一两　蜀椒（去目及闭口者，炒出汗）　生干地黄（焙）各三分　桂（去粗皮）半两　上七味，锉如麻豆大。每服三钱匕，水酒共一盏，煎至七分，去滓温服，不拘时候。

地黄酒方：治倒仆筋蹴，不得舒展。生地黄（洗切研）八两　酒三升　上二味，共煎数沸去滓，每服一盏温服，不拘时候。

槐子煎方：治倒仆诸筋蹴损。槐子（炒为末，用酒一升浸一宿）　桂（去粗皮）　秦艽（去苗土）　白术（锉炒）　续断　附子（炮裂，去皮脐）各一两　上六味，除槐子外，捣为粗末，将槐子酒先煎，次入猪脂半斤，再煎沸，即入药末再煎熟，绞去滓，瓷合盛。每服一匙，温酒调服，不拘时候。

地黄酒方：治倒仆蹴损筋脉。生地黄汁一升　酒一升　桃仁（去皮尖，别研膏）一两　上三味，先将地黄汁并酒，煎令沸，下桃仁膏，再煎数沸。每服一盏温服，不拘时候。

被伤绝筋

论曰：凡肢体为物所伤，致筋断绝不相续者，使荣卫失道，血气留瘀而为肿痛。

宜治以活血续筋之法。

论曰：被伤绝筋者，须观其轻重治之，接续之法，要在气血未冷之际，外用续筋止痛药敷裹。内兼服药调治，庶几可救缓，则风冷入于里，则难治矣（选自《四库全书》文渊阁本）。

益母草方：治被伤筋断。益母草汁二升　生地黄汁半升　白蜜（生用）二两　上三味和匀，以绵绢滤去滓，入银石器中，慢火煎，不住手搅，候如稀饧，以瓷合盛，每服一匙，用温酒化下，不拘时。

蟹髓方：治被伤筋绝。蟹髓（取甲中并足，中者不拘多少）上一味略熬，内筋断处，外以物帛系缚，即捣葛根汁饮之。

干地黄散方：治骨折筋断。熟干地黄（焙）　当归（切炒）　羌活（去芦头）　苦参各二两　上四味，捣罗为散，每服二钱匕，温酒调下，不拘时。

旋覆根敷方：治被伤筋绝。旋覆根（洗，不拘多少）上一味，细捣烂，量所伤处多少敷之，一日一换。

腽肭脐散方：治筋伤骨损，补接。腽肭脐（酒炙）　熟干地黄（焙）　芸薹子（研）桑根白皮　没药（研）　当归（锉炒）各一两　桂（去粗皮）半两　上七味，捣研为散，每服二钱匕，温酒调下，不拘时。

黄芪散方：治坠车落马，踝折筋断疼痛。黄芪（锉）　赤芍药各三两　蜀椒（去目及闭口者，微炒去汗）　干姜（炮）　大黄（锉炒）各一两　当归（锉炒）　续断　桂（去粗皮）　附子（炮裂，去粗皮）　熟干地黄（焙）　木通（锉）各二两　乌头（炮裂，锉去皮脐）半两　上一十二味，捣罗为散，不拘时候，以温酒调下二钱匕。

桂附散方：治骨折筋断，伤损疼痛。桂（去粗皮）　附子（炮裂，去皮脐）　白僵蚕（微炒）　蒲黄　茅根（锉）　古铜（锉末）　当归（锉炒）各一两　上七味，捣罗为散，不拘时候，以温酒调下二钱匕。

地黄敷方：治腕折筋伤。生地黄（不拘多少）上一味，熟捣，用敷所伤处。

伤堕致损吐唾出血

论曰：凡坠堕打扑，内动心气，荣卫气血不至，为患多矣。若曝损胸胁，气留肓膜，损血入胃，停积不去，甚则咳唾吐血。治法当调其荣卫缓其中，逐去损血。

甘草汤方：治坠扑伤损肺气，咳唾血出。甘草（炙）一两　白茯苓（去黑皮）一两　杏仁（汤浸，去皮尖、双仁，炒研）三分　人参一两　上四味，除杏仁外，粗捣筛，入杏仁拌匀，每服三钱匕，水一盏，煎至七分，去滓温服，不拘时。

黄芪汤方：治一切伤损，吐唾出血，日渐痿瘦。黄芪（锉焙）　芎䓖　甘草（炙）当归（切焙）　芍药各一两　上五味，粗捣筛，每服三钱匕，水一盏，煎至七分，去滓温服，不拘时。

桂心汤方：治坠堕内损，吐唾出血。桂（去粗皮） 当归（切焙） 蒲黄各一两 大黄（切炒）半两 上四味，粗捣筛，每服三钱匕，水一盏，煎至七分，去滓温服，不拘时。

地黄汤方：治因打扑损伤肺气，或咳嗽有血，或吐出血。生地黄（洗切）二两 柏叶半两 黄芩（去黑心）一两 阿胶（炙燥）一分 甘草（炙）一两 上五味，锉如麻豆，每服三钱匕，水一盏，煎至七分，去滓温服，不拘时。

蒲黄散方：治打扑一切损伤血瘀，时吐唾中出血。蒲黄二两 当归（切焙） 桂（去粗皮） 人参 槟榔各一两 上五味，捣为细散，每服二钱匕，水一盏，煎至七分，去滓温服，不拘时。

艾叶汤方：治坠堕颠扑，内伤脏气，吐唾出血。艾叶（炒）半两 白芍药三分 熟干地黄（焙）一两 干姜（炮）半两 阿胶（炙令燥）一两 甘草（炙）一分 上六味，粗捣筛，每服三钱匕，水一盏，煎至七分，去滓温服，不拘时。

阿胶汤方：治伤损，血滞在内，吐唾中，血不止。阿胶（炙令燥） 熟干地黄（焙） 赤芍药 当归（切焙） 芎䓖各一两 干姜（炮）半两 上六味，粗捣筛，每服三钱匕，水一盏，煎至七分，去滓温服，不拘时。

荆芥汤方：治伤损吐唾出血。荆芥穗 淡竹茹 当归（切焙）各一两 上三味，粗捣筛，每服三钱匕，水一盏，煎至七分，临熟入生地黄汁少许，搅匀去滓，温服，不拘时。

消血散方：治从高坠下，内损吐唾出血。蒲黄 当归（切焙） 干姜（炮） 桂（去粗皮）各一两 虻虫（去足翅炒）一分 大黄（蒸锉）一两半 上六味，捣罗为散，每服三钱匕，温酒调下，不拘时候。

胡粉散方：治从高坠堕，吐唾出血，面青气短。胡粉一两 上一味研细，每服一钱匕，温水或酒调下。

伤损止痛生肌

论曰：凡肢节为物所伤，皮肉破裂，久而疼痛不已，肌肉不生者，以寒冷搏之。荣卫不温，津液不养故也。

论曰：伤折之候，皆因刑杖跌扑损伤，或焮肿痛，或血出不止，大抵最忌服冷物，恐物冷血凝入心之故，内服之剂，要在温补和血止痛为主，至于敛口生肌之外用，岂可偏废哉（选自《四库全书》文渊阁本）。

黄芪散方：治伤折气血凝滞，疮口不合，肌肉不生。黄芪（锉） 赤芍药 熟干地黄（切焙） 当归（切焙） 桂（去粗皮）各一两 姜（炮）一分 木通（锉） 续断（锉）各半两 附子（炮裂，去皮脐）一枝 上九味，捣罗为散，每服二钱匕，温酒调下，不拘时候。

紫檀香敷方：治伤折肉破，疮口不合，止痛生肌。紫檀香（锉） 山芋 铅丹（研）各二两 马齿苋（细切暴干）十两 上四味，除铅丹外，捣罗为末，再和研匀，每用随疮大小，干敷之。

槟榔散方：治伤损疮口不合，止痛生肌。槟榔（生锉） 黄连（去须） 木香各一两 龙骨（煅过）半两 上四味，捣罗为散，随疮大小敷之。

麒麟竭散方：治伤损皮破成疮，肌肉不生疼痛。麒麟竭一两 生人牙齿（火煅过） 密陀僧（煅过）各半两 上三味，捣罗为细散，随疮口大小敷之。

乌贼骨膏方：治伤损，止痛生肌。乌贼骨（去甲为末） 旧船灰（为末）各一两 铅丹二两半 麝香（研）一钱 麻油八两 上五味，先熬油令沸熟，次下船灰末、乌贼骨末，搅转良久，下铅丹不住手又搅，如稀稠得所黑色，即入麝香，便倾入厚瓷石器内，候冷涂所伤处。

当归膏方：治伤折损破，痛不止，肉不合。当归（为末）一两 阿魏（研）一分 绯帛（细剪）五寸 胎头发（细剪）半两 铅丹二两 麻油四两 上六味，先煎麻油令沸热，次入头发并绯帛，煎令焦，滤去滓，再煎油候沸，入铅丹、阿魏、当归，以柳枝搅令匀，候黑色，滴水中成珠子，即以厚瓷合盛之，涂疮口，或摊纸上贴之。

黄芪膏方：黄芪治一切伤损，止痛生肌。黄芪 当归（切焙） 附子（炮裂，去皮脐） 白芷 芎䓖 续断 细辛（去苗叶） 薤白（细切）各一两 猪脂切一斤 上九味，除猪脂外，捣碎，以酒半升拌一宿，焙干。次日先煎脂沸，下诸药，候色变，滤去滓，以合盛之，不拘多少，涂所伤处。

头伤脑髓出

论曰：凡脑为物所击，伤破而髓出者，治疗宜速。盖头者诸阳所会，囟者物有所受命。若脑破髓出，稽于救治，毙不旋踵。宜速以药封裹，勿为外邪所中。调养荣卫，安定精神，庶几可活。其证戴眼直视不能语者，不可治。

豚血灌方：治头为物所击，脑破髓出，闷绝，但有气在心者。豚子血（如无豚子，猪血亦得）一合 上一味，每用少许，灌脑中，立醒。

水银方：治脑破髓出欲死。水银二钱 上一味，每用一钱许，服之即活，须臾未觉，再服。

大豆酒方：治头破脑髓出，中风口噤。大豆一斗 上一味捣碎，安甑上蒸之，乘热以酒一斗淋下，每服一盏，连三五服，取汗为效。

诸伤折淋熨贴熁并膏药

论曰：凡伤折有轻重、浅深、久新之异，治法亦有服食、淋熨、贴熁之殊，当详所损之势而疗之。去毒散滞，生肌长肉，亦各有序。无致差爽，乃明伤折之本末也。

论曰：伤折之症，轻则肌肤肿痛，重则肉脱血出，既整其骨，内服去瘀生肌之剂，外必以贴熁膏药，并用可也（选自《四库全书》文渊阁本）。

桂附散方：治伤折筋骨，淋渫。桂（去粗皮）　附子（生，去皮脐）　白矾　细辛（去苗叶）　白芷各一两　五加皮（锉）　桑叶各二两　上七味，捣筛为散，每剂用三两，入葱连根十茎，以水一斗煎沸，遂旋淋渫，立效。

芫花粗散熨方：治伤折瘀血不散。芫花　原蚕沙各三两　生地黄二斤　生姜四两　蜀椒（去目及闭口）　当归各一两　牛膝　桑根白皮　艾叶　白芷各二两　上一十味，并细锉粗捣，以醋拌炒热，用青布裹熨之，立效。

芎劳汤方：治伤折疼痛，淋渫。芎劳　甘草（炙）　蜀椒（去目及闭口）　当归（切焙）　吴茱萸（浸炒）各一两　桑根白皮（炙锉）　泽兰各二两　松脂一两　黑豆（研碎入松脂内炒）一升　上九味，粗捣筛，每用药三两，水一斗煎沸，淋渫痛处，立效。

鲮鲤甲贴熁膏方：治伤折，接骨。鲮鲤甲（涂醋炙）三两　桂（去粗皮）　当归（切焙）各一两　生地黄汁　面一匙　附子（生，去皮脐）一两　生姜汁　上七味，除汁外，捣细罗为散，热暖地黄生姜汁，调散五钱匕，令匀，摊于绢上，乘热裹贴损折处，急系缚，每日一换。

木鳖子贴熁膏方：治折伤，接骨。木鳖子（去壳）二两　蜀椒（去目及闭口，炒出汗）　虎胫骨（酒炙）　龟甲（醋炙）各一两　松节（细锉，醋一升炒，令醋尽）三两　上五味，捣罗为散，用小黄米半升，作稠粥，调药五钱，摊于糊上，封裹损折处，立效。

桂附贴熁膏方：治接骨。桂（去粗皮）　附子（去皮脐，生用）　乳香（研）　蜀椒（去目及闭口，炒出汗）　白矾（碎）　吴茱萸（浸炒）各一两　生姜汁　酒各五合　上八味，捣研六味为散，将姜汁并酒各五合，共煎取七合，入药末调令匀，于油单子上摊贴患处，急裹缚之，其痛立定。

灵龟膏方：治折伤，接骨贴熁。龟甲（醋炙）五两　大黄（锉）　木鳖子（去壳）各三两　当归（切焙）　桂（去粗皮）各二两　上五味，捣罗为末，每用时，先将好酒一升，煎去一半，停冷后，入药末一两，以柳木篦不住手搅成膏，以油单子上摊贴伤损处，立效。

乳香膏方：治伤折皮肉破冷，久不合，宜用长肉合疮口。乳香（研）　续断　当归（切焙）　莨菪子　乱发（烧灰）　麒麟竭　熏陆香各二两　桂（去粗皮）一两　麻油七两　松脂　猪脂（腊月者）　铅丹各四两　上一十二味，除麻油、猪脂、铅丹外，并捣罗为末，先煎油并脂等令热，停冷下药末，以柳木篦搅令匀，用慢火更煎半日，后下铅丹，搅令匀，候成膏，瓷合盛，每用故绢摊贴，立效。

摩痛膏方：治伤筋骨，肿痛不可忍。丁香（别捣为末）　麝香（别研）　羌活（去芦头）芎䓖　防风（去叉）　细辛（去苗叶）　牛膝（去苗）各半两　驼脂十两　腊月猪脂二十两　木鳖子（去壳）　附子（去皮脐，生用）　瓜蒌根各一两　上一十二味，除驼脂、猪脂、丁香、麝香外，细锉，以米醋二升拌匀，经三宿，入铛中炒令干，下驼脂及猪脂等，以慢火再煎，候诸药焦黄色，即住火，用绵滤去滓，后下丁香、麝香搅匀，内瓷合中盛，旋取摩之。

诸骨蹉跌

论曰：凡坠堕颠扑，骨节闪脱，不得入臼，遂致蹉跌者，急须以手揣搦，复还枢纽。次用药调养，使骨正筋柔，荣卫气血，不失常度。加以封裹膏摩，乃其法也。

论曰：诸骨蹉跌者，坠堕倒扑伤折，致诸骨蹉跌，治之须扶骨对正，用止痛生肌接骨之剂封裹，内服药调治。倘骨碎者，便当出之，否则脓血不绝，肌肉亦不能收敛，则难愈也（选自《四库全书》文渊阁本）。

地黄散方：治诸骨蹉跌，补绝伤。生干地黄（焙）　桂（去粗皮）　干姜（炮）　芎䓖　甘草（炙锉）　当归（切炒）　芍药各一两　上七味，捣罗为细散，每服二钱匕，温酒调下，不拘时候。

大豆汤方：治诸骨蹉跌，补伤绝。大豆（炒去皮）　大黄　生干地黄（焙）　桂（去粗皮）各一两　上四味，粗捣筛，每服三钱匕，水酒共一盏，煎至七分，去滓温服，不拘时候。

大黄散方：治诸骨磋跌，血瘀肿热疼痛。大黄（蒸切）　大豆（炒去皮）各二两　桂（去粗皮）一两　上三味，捣罗为细散，每服二钱匕，温酒调下，日三服。

乌头膏方：治诸骨蹉跌，脱臼疼痛。草乌头（去皮尖，锉炒）　细辛（去苗叶）　独活（去芦头）　蛇床子（炒）各半两　吴茱萸（洗焙炒）一两　葱二十茎　生姜四两　上七味，捣罗前五味为末，次将生姜、葱二味研细，后入药末，同和令匀，乘湿摊绢帛上，裹所捐处，日一易。

地黄膏方：治骨节磋跌，不归臼疼痛。生地黄（洗细切）二斤　上一味，捣研细，用好醋一升，煎得所和之，乘热摊绢帛上，裹磋跌处，日一易。

地黄敷方：治骨节蹉跌，内伤疼痛。生地黄（洗研）二斤　芥菜子（研）四两　上二味，细研和匀，入酥四两，同煎沸，乘热敷损处，或以帛子系之，日一易。

地黄罨方：治伤损，骨磋跌。生地黄（洗切研）　藏瓜（姜内糟）　生姜（洗切研）各一两　上三味，同以慢火炒，乘热罨损处，以帛系之，日一易。

当归膏摩方：治骨出臼蹉跌，不复疼痛。当归（洗切焙）　续断（锉）　细辛（去苗叶）　木通（锉）　白芷（切）　芎䓖（锉）　甘草（锉）　蜀椒（去目及闭口者）　牛膝（去苗）　附子（去皮脐，生切）各一两　上一十味，粗捣筛，用猪脂半斤，先煎取油，次下诸药，煎如膏，以绢绞去滓，瓷合盛，每用少许，抹损处，热手摩之。

《太平圣惠方》

宋·王怀隐 编

治从高坠下伤折诸方

蒲黄散方：治从高坠下，落马坠车，辗着腕损，骨碎筋伤，内损，恶血攻心闷绝，坐卧不安。宜先须按摩，排正筋骨后，宜服止痛散血蒲黄散方。蒲黄一两　当归三分　桂心三分　延胡索一两　芎䓖三分　赤芍药一两　庵闾子三分　没药一两　附子（炮裂，去皮脐）一两　栗子（去壳，阴干）一两　川大黄（锉碎，微炒）一两　芸薹子一两　上件药，捣细罗为散。每服，以温酒调下一钱，不计时候频服。

葵根散方：治从高坠损，车辗马坠，筋骨蹉跌，甚者大小肠不通，皆被瘀血与卫气不和，致令不通。宜服葵根散方。葵根一两　木通（锉）三分　瞿麦三分　甘草（炙微赤，锉）半两　川大黄（锉碎，微炒）三分　粗葱叶并根一两　上件药，捣粗罗为散，每服四钱。以水一中盏，煎至六分，去滓。不计时候，温酒调下滑石末一钱。

附子散方：治从高坠下，落马车辗，一切伤折，理血止痛。附子散方。附子（炮裂，去皮脐）一两　没药一两　蒲黄一两　当归一两　芎䓖一两　姜黄一两　赤芍药一两　上件药，捣细罗为散，不计时候，以温酒调下二钱。

接骨草散方：治从高坠损，骨折伤筋。宜服接骨草散方。接骨草二两　紫葛根（锉）一两　石斛（去根，锉）一两　巴戟一（二）两　丁香一两　续断一两　阿魏（面裹，煨面熟为度）一两　上件药，捣粗罗为散，不计时候，以温酒调下二钱。

治从高坠损，恶血在骨节间，疼痛。宜服此方：荆芥二两　芸薹子一两　川芒硝一两　藕节（阴干）二两　马齿苋（阴干）二两　上件药，捣细罗为散，每服用苏枋木半两，以酒一大盏，煎至五分，不计时候，调下二钱。

干地黄散方：治从高坠下，伤损疼痛。干地黄散方。生干地黄一两　当归（锉，微炒）一两　附子（炮裂，去皮脐）一两　川大黄半两　续断半两　桂一两　琥珀半两　枳壳（麸炒微黄，去瓤）半两　桃仁（汤浸去皮尖、双仁，微炒）一两　上件药，捣细罗为散，不计时候，以温酒调下一钱。

芎䓖散方：治从高坠下，车马诸伤，腕折疼痛不可忍。芎䓖散方。芎䓖二（一）两　延胡索一两　桃仁（汤浸去皮尖、双仁，微炒）一两　泽兰半两　虎胫骨（涂酥，炙令黄）一两　肉桂（去粗皮）二两　当归（锉，微炒）二两　生干地黄一两　附子

（炮裂，去皮脐）一两　上件药，捣细罗为散，不计时候，以温酒调下二钱。

没药散方：治从高坠下，伤损筋骨，打破皮肉疼痛。没药散方。没药一两　当归（锉，微炒）一两　麒麟血一两　蒲黄一两　牡丹一两　骨碎补一两　橘仁（微炒）一两　上件药，捣细罗为散，不计时候，以温酒调下二钱。

桃仁散方：治从高坠下，伤损，腹中血瘀滞疼痛。宜服桃仁散方。桃仁（汤浸去皮尖，生研令细）半两　当归（捣末）一分　牵牛子（生捣末）半两　琥珀末一分　腻粉一分　上件药，都研令匀，分为三服。生地黄二两，生姜一两切细，炒令紫色，入小便一小盏，酒一大盏，煎至一大盏，去滓，空心调下一服。当取下恶血，疼痛立定。

治从高坠下，大便下血不止方。当归（锉，微炒）三分　川大黄（锉碎，微炒）三分　上件药，捣细罗为散，不计时候，以温酒调下二钱。

治坠落车马伤折诸方

治一切搕损，落马辗着伤折等，宜服接骨散恶血骨碎补散方：骨碎补一两　蒲黄一两　木香半两　延胡索一两　当归（锉，微炒）半两　桂心半两　芎䓖半两　槟榔一两　上件药，捣细罗为散，不计时候，以温酒调下二钱。

五骨散方：治落马坠车，腕折骨碎，筋伤压损，疼痛不止。五骨散。鲮鲤项骨一两　猕猴项骨一两　虎项骨一两　黄犬项骨一两　野猫项骨一两　天雄（炮裂，去皮脐）半两　肉苁蓉（酒浸一宿，刮去皱皮，炙干）半两　上五味骨细锉，用酒、醋各半升，浸一宿漉出，炙令黄色，候冷入二味药，同捣细罗为散，不计时候，用温酒调下二钱。又将黄米半升作糊，入散药八分，调令匀，涂贴骨折筋伤处，疼痛立止。

虎骨散方：治一切搕损，落马车辗，失坠伤折疼痛。虎骨散方。虎胫骨（涂酥，炙令黄）二两　桂心一两　牛膝（去苗）一两　庵䕡子一两　续断一两　栗子（壳炒令黄）二两　泽兰一两　郁李仁（汤浸去皮，微炒）一两　上件药，捣细罗为散，不计时候，以温酒调下二钱。

当归散方：治落马坠车诸伤，腕折，遍身疼痛。宜服当归散方。当归（锉，微炒）一两　附子（炮裂，去皮脐）半两　桂心半两　泽兰半两　芎䓖一两　槟榔一两　甘草（炙微赤，锉）半两　川椒（去目及闭口者，微炒去汗）半两　上件药，捣细罗为散，不计时候，以温酒调下二钱。

赤芍药散方：治坠落车马伤折，内损疼痛。赤芍药散方。赤芍药一两　买子木三分　夜合花一分　当归（锉碎，微炒）三分　骨碎补三分　芎䓖一两　桂心一两　质汗一两　上件药，捣细罗为散，不计时候，以温酒调下二钱。

牡蛎散方：治坠车落马伤损，筋骨疼痛，皮肉破裂，出血不止。牡蛎散方。牡蛎（一个，以湿纸裹后却以泥更裹，候干用大火烧通赤）一两　白矾（烧令汁尽）三

两　黄丹三两　腻粉一两　雄黄（细研）一两　雌黄（细研）半两　麝香（细研）二钱　麒麟血一两　上件药，都细研为散，仍于烈日中摊晒半日，后入瓷瓶子中盛。如有坠损及骨折筋断，用生油稠调涂之。如已成疮，干敷之。立效。

没药鸡子酒方：治坠落车马，筋骨疼痛不止。没药鸡子酒方。没药（研末）半两　生鸡子三枚　细酒一升　上先将鸡子开破，取白去黄，盛碗内，入没药，以酒暖令热，投于碗中令匀，不计时候温服。

又方：延胡索一两，上件药，捣细罗为散，不计时候，以豆淋酒调下二钱。

治腕折破骨伤筋诸方

黄芪散方：治坠车落马，腕折筋伤，骨碎，瘀肿疼痛。黄芪散方。黄芪（锉）三两　赤芍药三两　川椒（去目及闭口者，微炒去汗）一两　干姜（炮裂，锉）一两　川大黄（锉碎，微炒）一两　当归（锉，微炒）二两　续断二两　川乌头（炮裂，去皮脐）半两　附子（炮裂，去皮脐）二两　桂心二两　熟干地黄二两　木通（锉）二两　上件药，捣细罗为散，不计时候，以温酒调下二钱。

腽肭脐散方：治腕折骨碎筋伤，宜服接骨补筋，腽肭脐散方。腽肭脐（酒刷，炙微黄）一两　熟干地黄一两　芸薹子一两　桂心半两　桑根白皮（锉）一两　没药一两　当归（锉，微炒）一两　上件药，捣细罗为散，不计时候，以温酒调下二钱。

延胡索散方：治腕折筋骨疼痛。延胡索散方。延胡索一两　橘子仁一两　蒲黄一两　虎胫骨（涂酥，炙令黄）一两　芸薹子一两　桂心半两　牵牛子（一半微炒，一半生用）三分　当归（锉，微炒）一两　上件药，捣细罗为散，不计时候，以温酒调下二钱。

桂附散方：治腕折，筋骨伤损疼痛，桂附散方。桂心一两　附子（炮裂，去皮脐）一两　白僵蚕（微炒）　蒲黄一两　茅根（锉）一两　古铜末一两　当归（锉，微炒）一两。

沉香圆方：治腕折伤损，落马坠车蹉跌，筋骨俱碎，黯肿疼痛，烦闷。宜服补筋骨，益精髓，通血脉，止疼痛，沉香圆方。沉香一两　肉苁蓉（酒浸一宿，刮去皱皮，炙干）一两　牛膝（去苗）一两　当归（锉，微炒）一两　虎胫骨（涂酥，炙令黄）二两　栗子（去壳，微炒）二两　木香一两　骨碎补一两　附子（炮裂，去皮脐）一两　腽肭脐（酒刷，微炙）一两　甘草（炙微赤，锉）一分　续断一两半　熟干地黄一两　独活一两　白芷一两　刘寄奴一两　芎劳一两　黄芪一两（锉）　桃仁（汤浸，去皮尖、双仁，麸炒微黄）一两　牡丹一两　败龟（涂醋，炙微黄）一两　川大黄（锉碎，微炒）一两　上件药，捣罗为末，炼蜜和捣三二百杵，丸如梧桐子大，不计时候，以温酒下三十丸。

琥珀丸方：治伤折腕损及理血，补骨髓。琥珀丸方。琥珀一两　鳖甲（涂醋，炙令黄，去裙襴）一两　牛膝（去苗）三分　白芍药三分　白蒺藜（微炒，去刺）三分　当归（锉，微炒）一两　黄芪（锉）一两　附子（炮裂，去皮脐）三分　桂心三分　庵䕡子三分　鹿茸（去毛，涂酥，炙微黄）二（三）分　川大黄（锉碎，微炒）三分　上件药，捣罗为末，炼蜜和捣三二百杵，丸如梧桐子大，不计时候，以温酒下三十丸。

接骨膏方：治腕折伤筋损骨，疼痛不可忍，宜用接骨膏方。猕猴项骨二两　水獭骨一两　猫儿项骨二两　龟壳二两　上件诸骨等，都细捣，入瓶子内，不得透气，烧为灰，碾为末，入腽肭脐末半两，每用二钱，以小黄米粥相和，摊在油单子上，裹伤折处，三日一易。曾有人伤折，宜用生龟，寻捕得一龟，未用之间，患人忽然睡，梦见龟告言曰：勿相害，吾有奇方可疗。于梦中龟授此方。生地黄（切）一斤　藏瓜姜糟一斤　生姜（切）四两　上件药，都炒令匀热，以布裹掩伤折处，冷即易之，极妙也。

治伤折骨碎，割刺皮肉，有疮口，出血不止方：茅根灰三两　牛皮胶灰二两　麻（米凡）灰二两　上件药，细研为末，敷疮口上，止血甚效。

又方：干蝙蝠（烧灰）三枚　代赭（烧令紫色）一两　头发（烧灰）三两　红蓝花（入盐一分，炒令黄）一两　猬皮（烧灰）一两半　上件药，捣细罗为散，敷疮口上，其血立止为效。

治腕折，四肢骨碎筋伤，蹉跌疼痛方：豉三升　上以水五升，渍豉一宿，取汁，温服一中盏，日三服效。

又方：上以鹿角，不限多少，用桑柴灰汁煮，令微软，滤出暴干，捣罗为散，每服，以暖酒调下二钱，日三服。

治腕折骨损，痛不可忍方：上以大麻仁根及叶，捣取汁，饮半升。无生麻，煮干麻汁服，亦主坠损打扑瘀血，心腹烦满短气良。

治腕折，四肢骨碎，及筋伤，蹉跌疼痛：上以生地黄，不限多少，熟捣，用醋熬令热，乘热摊于所伤处，以帛系，每日换之。

治压砸坠堕内损诸方

没药散方：治被重物压砸，伤筋骨，疼痛，瘀血不散。没药散方。没药二两　虎胫骨（涂酥，炙黄）二两　当归（锉，微炒）二两　延胡索二两　补骨脂一两　白芷一两　生干地黄（微炒）一两　川大黄（锉，微炒）一两　蒲黄（微炒）二（一）两　独头栗子黄（干者）一两　上件药，捣细罗为散，不计时候，以温酒调下二钱。

治被压砸损，瘀血在腹中，疞痛不出，心胸短气，大小便不利，宜服此方：荆芥半两　川大黄（锉碎，微炒）一两　芎䓖一两　当归（锉，微炒）一两　蒲黄二两　桂心一两　木通（锉）一两　桃仁（去皮尖、双仁，微炒）四十枚　上件药，捣细罗为散，不计时候，以温酒调下二钱。

芸薹子散方：治压砸伤损筋骨，或坠堕内损，血瘀攻令（心）腹胀满，闷乱，下恶血。芸薹子散方。芸薹子一分　川大黄（锉碎，微炒）半两　没药一分　蒲黄一分　水蛭（炒令微黄）七枚　腻粉一分　生地黄汁四合　生姜汁（合）一分　酒二合　上件药，除汁药外，捣细罗为散，研入腻粉令匀。先将地黄、生姜等汁及酒，同煎三两沸，调散药二钱，空心服之，当转下恶血，疼痛立定。

又方：硼（硇）砂（研入）三分　腻粉（研入）二钱　虻虫（去翅足，炒微黄）七枚　水蛭（炒令微黄）七枚　干漆（捣碎，炒令烟出）半两　灶突墨半两　上件药，捣细罗为散，不计时候，以温酒调下二钱。

治或为兵杖所加，木石所伤，血在胸背，及腹胁中痛，气息出入有妨，宜服此方：青竹茹（鸡子大，炒令焦）二枚　乱发（鸡子大，烧灰）二枚　上件药，捣细罗为散，以酒一盏，煮二味（三沸）放温，和滓服，日三服。

地榆绢煎方：治刀刃所伤，内损大肠及两胁肋，并腹肚伤破，大便从疮口中出。并中大箭透射，伤损肠胃，及治产后伤损，小肠并尿囊破，小便出无节止，此方神验。饵至一服，其药直往损处，补定伤痕。隔日开疮口看之，只有宿旧物出，即无新恶物出。疮口内用长肉散子，作烬子引散药入疮裹面，候长肉出外，其痕自合，宜服地榆绢煎方。地榆（洗净，捣罗为末）八两　绢（小薄者）一匹　上件绢，用清水洗净绢糊，用炭淋清汁二斗煮绢，以灰汁尽为度。绢已烂熟，擘得成片，段五寸至三寸，即取出压尽灰汁，入于清水内，洗三五度，令去灰力尽，重入锅内，以水二斗，入地榆末煎。煮熟烂，以手指捻看，不作绢片。取入砂盆研之，如面糊得所。分减二服，用白粳米粥饮调，空心服之，服了仰卧，不得惊动转侧言语。忌一切毒食，只得食熟烂黄雌鸡、白米软饭，余物不可食之。其余一服，至来日空心，亦用粥饮调服。其将养一月内切须慎护。如是产后所伤，服此药绢一匹，分作四服，每服有粥饮一中盏，调服之，日三服，此方济命神验。

治从高坠下，及为木石所砸。凡是伤损血瘀，凝积气欲绝者，皆治之方：上取净土五升，蒸之令溜，分半，用故帛裹，以熨伤损之上，勿令太热，恐熨破皮肉，冷则易之，取差乃止。凡有损伤，皆以此方治之，神效，气欲绝不能言者亦瘥。

治一切伤折恶血不散诸方

当归散方：治伤折，下瘀血。当归散方。当归（锉，微炒）三分　蒲黄半两　芸薹子半两　生姜汁一合　好酒五合　生地黄汁三合　腻粉一分　上件药，捣罗为末。先煎生姜、地黄汁，并酒等三两沸，然后都下药末，和调令匀，分为三服，每日空心服之，当转下腹内恶血了，便宜服补药。

白马蹄散方：治伤折，化瘀血为水。白马蹄散方。白马蹄（烧令烟尽）三两　栗子黄（阴干）一两　桂心三分　蒲黄一两　龟壳（涂酥，炙微黄）二两　上件药，捣细罗为散，每服，以温酒调下二钱，日三服。

槟榔散方：接筋骨，通瘀血，止疼痛。槟榔散方。槟榔一两　刘寄奴一两　桑寄生一两　熟干地黄一两　赤芍药三分　当归（锉，微炒）三分　龟壳（涂酥，炙令微黄）一两　桃仁（汤浸，去皮尖、双仁，麸炒微黄）一两　上件药，捣细罗为散，不计时候，以温酒调下二钱。

琥珀散方：接骨化瘀血。琥珀散方。琥珀一两　生玳瑁一两　当归（锉，微炒）一两　蒲黄一两　生干地黄一两　京三棱（煨锉）一两　上件药，捣细罗为散，不计时候，以温酒调下二钱。

麒麟血散方：治伤折内损，瘀血不散，麒麟血散方。麒麟血一两　败蒲（烧灰）一两半　牡丹一两　蒲黄一两　当归（锉，微炒）一两　桂心一两　芎藭一两　赤芍药一两　没药一两　骨碎补一两　上件药，捣细罗为散，每日以温酒调下二钱，日三服。

内消方：治伤损，内有瘀血不散，疼痛。令内消方。生银（捣碎细研）一两　雄黄（细研）一分　婆娑石（细研）一两（分）　上件药，都研令细，不计时候，以温酒调下半钱。

蒲黄散方：治伤损，腹内、膈上、四肢瘀血不散，恶闻人声，气塞不通。蒲黄散方。蒲黄一两　当归（炒微黄）一两　桂心一两　续断一两　白芷一两　甘草半两（炙微赤，锉）　藕节二两　生干地黄二两　上件药，捣细罗为散，不计时候，以温酒调下一（二）钱。

芍药散方：治扑损筋骨，恶血不散，迷闷疼痛，小便血下。芍药散方。赤芍药一两　当归（锉，微炒）一两　续断一两　白芷一两　生干地黄一两　黄芩一两　甘草（炙微赤，锉）一两　牛膝（去苗）一两　蒲黄一两　上件药，捣细罗为散，不计时候，以温酒调下二钱。

通神散方：接骨续筋，散瘀血，止疼痛。通神散方。羊胫炭（烧令遍赤，入醋蘸，如此七遍）五两　木香一两　没药一两　当归（锉，微炒）一两　生干地黄一两　刘寄奴一两　桂心一两　补骨脂（微炒）一两　黑豆（炒熟）二合　赤芍药一两　桑根白皮（锉）一两　川大黄（锉，微炒）一两　败龟（涂醋，炙微黄）一两　上件药，捣细罗为散，不计时候，以温酒调下二钱。

牛黄散方：治大伤损后，化恶血，理好止疼痛。牛黄散方。牛黄（细研）一分　琥珀一两　真珠（细研）一分　牡蛎（烧为灰）一两　龙脑（细研）一分　朱砂（细研，水飞过）一两　麝香（细研）半两　金箔（细研）五十片　银箔（细研）五十片　桂心一两　当归（锉，微炒）一两　蒲黄一两　上件药，捣细罗为散，都研令匀，不计时候，以桃仁汤调下二钱。

荆芥饮子方：治伤损后，腹中疼痛，瘀血不出，令人短气，大小便不通。荆芥饮子方。荆芥一两 川大黄二两（锉碎，微炒） 芎䓖一两 蒲黄一两 当归（锉，微炒）二（一）两 桂心一两 甘草（炙微赤，锉）半两 虫（去翅足，微炒）三十枚 桃仁（汤浸，去皮尖、双仁，麸炒微黄）一两 上件药，细锉和匀，分为十服。每服，以水一大盏，煎至五分，去滓。每于食前温服，候下尽恶血为度，后便服补益丸散方。

败蒲散方：治伤折内损，瘀血不散。败蒲散方。败蒲（烧灰）一两半 牡丹一两 当归（锉，微炒）一两 芎䓖一两 赤芍药一两 豉心一合 蒲黄半两 生干地黄一两 川朴硝一两 陈橘皮（汤浸，去白瓤，焙）半两 桃仁（汤浸，去皮尖、双仁，麸炒微黄）一两 上件药，捣粗罗为散，每服四钱。以水一中盏，煎至六分，去滓，不计时候温服。

桃仁散方：治从高坠下，及落车马，胸腹中有恶血，喘息不得。桃仁散方。桃仁（汤浸，去皮尖、双仁，麸炒微黄）一两 蒲黄一两半 川大黄（锉碎，微炒）一两 川硝石一两 甘草（炙微赤，锉）一两 上件药，捣粗罗为散，每服四钱。以水一中盏，入枣二枚，煎至六分，去滓，不计时候温服。

桃仁散方：治伤损后，腹内有恶血不散，疠刺疼痛，大小便不通。桃仁散方。桃仁（汤浸，去皮尖、双仁，麸炒微黄）一两 川大黄（锉碎，微炒）一两半 虻虫（去翅足，微炒）十枚 水蛭（炒令微黄）十枚 川朴硝一两半 桂心一两 当归（锉，微炒）一两 甘草（炙微赤，锉）半两 上件药，捣粗罗为散，每服三钱。以水一中盏，煎至六分，去滓，不计时候温服，以利下恶物为效。

治伤损，瘀血不散疼痛方。

（此处有缺文，按原本缺一页，计二十六行）

杉木节散方：治从高坠损，心胸恶血不散。杉木节散方。杉木节（细锉）七两 苏枋木（细锉，以水一斗，煎取一升去滓，醋五合，入于苏枋木汁内）五两 上件药，将杉木于一砂盆内以慢火炒，旋滴苏枋木醋汁相和。炒令汁尽，停冷，捣细罗为散。每服，以童子热小便调下三钱，日三四服。化下恶血，醒醒神效。

松节散方：治从高坠损，恶血攻心，胸膈烦闷。宜服松节散方。黄松木节（细锉）五两 上用童子小便五合，醋五合，于砂盆内以慢火炒，旋滴小便并醋，以尽为度，炒令干。捣细罗为散。每服，以童子热小便调下二钱，日三四服。

法炼红花散方：治从高坠所伤，心下瘀血。法炼红花散方。红蓝花（以好醋二升浸二宿，滤出，火焙令干，又入醋内又焙令干，以醋尽为度）一十两 上件药，捣罗为末。每服，用童子热便调下三钱，日三服。兼治妇人月经不匀，产后诸疾，血晕闷绝，或狂语者。并与二服，便心胸爽利，开眼识人，神效。

治坠损，瘀血不散，肉色青黑方：深掘灶心中取好黄土三升，于铛中以水拌熬热。以青布裹于痛处熨之，冷即频易。

白僵蚕丸方：治骨折筋伤后，恶血攻，筋骨疼痛不止。白僵蚕丸方。白僵蚕（微炒）一两　当归（锉，微炒）一两　桂心一两　补骨脂（微炒）一两　神曲（炒令微黄）一两　芎䓖半两　薯蓣半两　半夏（汤洗七遍去滑）一两　槟榔一两　白附子（炮裂）半两　赤芍药一两　芫花（醋拌炒令干）半两　上件药，捣罗为末，炼蜜和捣三二百杵，丸如梧桐子大。每服，以温酒下二十丸，日三服。

神曲丸方： 治伤折，止疼痛，散瘀血。神曲丸方。神曲（捣碎，以醋少许拌，炒微黄）三两　肉苁蓉（酒浸一宿，锉，锉去皱皮，炙干）一两　虎胫骨（涂酥，炙微黄）二两　海桐皮（锉）一两　白僵蚕（微炒）二两　芎䓖一两　半夏（汤洗七遍去滑）一两　红蓝花一两　上件药，捣罗为末，炼蜜和捣三二百杵，丸如梧桐子大。每服，以温酒下三十丸，日三服。

泽兰丸方： 治诸伤折，腕损蹉跌，筋骨疼痛，散瘀血。泽兰丸方。泽兰二两　赤芍药一两　当归（锉，微炒）一两　白芷一两　蒲黄二两　芎䓖一两　细辛一两　延胡索一两　牛膝（去苗）一两　天雄（炮裂，去皮脐）一两　桃仁（汤浸，去皮尖、双仁，麸炒微黄）一两　桂心一两　川大黄（锉碎，微炒）半两　生干地黄一两　续断一两　皂荚（去皮，涂酥，炙令焦黄，去子，别捣罗为末）一两　上件药，捣罗为末，用酒醋各一升，先将皂荚末煎成膏，入前药末和丸，如梧桐子大，有计时候，以温酒下三十丸。

治伤折疼痛诸方

当归散方： 治伤折疼痛，青肿滞血，宜服当归散方。当归（锉，微炒）一两　桂心一两　败蒲（烧灰）一二两　没药一两半　赤芍药一两　骨碎补一两半　桃仁（汤浸，去皮尖、双仁，麸炒微黄）一两　川大黄（锉碎，微炒）一两　上件药，捣细罗为散。每服，以温酒调下二钱，日三四服。

麒麟血散方： 治伤损筋骨，疼痛不可忍，宜服止痛麒麟血散方。麒麟血一两　没药一两　当归（锉，微炒）一两　白芷二两　赤芍药一两　桂心一两　上件药，捣细罗为散。每服，以温酒调下二钱，日三四服。

接骨散方： 治伤折疼痛，接骨散方。栗黄（晒干）一斤　雄黑豆（炒熟）半斤　桑根白皮（锉）一斤　没药二两　麝香（细锉）半两　上件药，捣细罗为散。每服三钱，以醋一中盏，煎至半盏，用浆水二合。解服不通，三服疼痛立止。

桃仁散方： 治伤折疼痛，接骨止痛。桃仁散方。桃仁（汤浸，去皮尖、双仁，麸炒微黄）一两　桂心一两　当归（锉，微炒）一两　延胡索一两　川大黄（锉碎，微炒）一两　阿胶（捣碎，炒令黄燥）二两　乱发（如鸡子大）　生干地黄一两　芎䓖一两　川椒（去目及闭口者，微炒去汗）半两　上件药，捣罗为末。用酒二升，先煎发并阿胶如糖，用绵滤去滓，然后下诸药末。调令匀，焙干，捣细罗为散。每服，以温酒调下二钱，日三四服。

附子散方：治一切伤折，疼痛不可忍。附子散方。附子（炮裂，去皮脐）一两 败龟（涂酥，炙微黄）二两　虎胫骨（涂酥，炙微黄）二两　当归（锉，微炒）一两 芎䓖一两　桂心一两　没药一两　泽兰一两　乱发灰一两　甘草（炙微赤，锉）半两 麝香（细研）一分　槟榔一两　上件药，捣细罗为散，入麝香，研令匀。不计时候，以温酒调下二钱。

海桐皮散方：治伤折，辟外风，止疼痛。海桐皮散方。海桐皮（锉）一两　防风（去芦头）二两　黑豆（炒熟）一两　附子（炮裂，去皮脐）一两　上件药，捣细罗为散。每服，以温酒调下二钱，日三四服。

歙蛇龟酒方：治伤折疼痛不可忍。歙蛇龟酒方。歙蛇龟一枚　糯米（蒸作酿饭）五斤（升）　好酒二斗　上细锉龟，酿饭，同入酒瓮中，牢封一七日后，即每暖一中盏服之，日可三五服。

延胡索散方：治伤折疼痛，筋骨未合，肌肉未生，宜服延胡索散方。延胡索一两半　桂心一两半　没药一两半　黄芪（锉）一两半　当归（微炒）一两　白蔹一两 桑寄生一两　熟干地黄一两半　上件药，捣粗罗为散。每服四钱，以水一中盏，煎至五分，去滓，温服，日三四服。

治伤折疼痛，不可忍痛方：当归一两半　白芷一两　桂心一两　吴茱萸一两　上件药，捣细罗为散。锉生龟一枚，入散。捣令匀，用封裹伤折处。

内固接骨丹方：治伤折，筋骨疼痛。内固接骨丹方。古字钱（先于火内烧令通赤，醋内粹，如此十度）二两　自然铜一两　硫黄一两　以上三味，都捣罗为末，后入告车瓶子内，以坯子泥封口，候干。倒下瓶子，簇火烧令通赤，候冷取出，捣罗。入水银一两同研，水银星尽后，使白薄纸裹药似球子。后用盐一斤，入臼内，滴水烂捣。裹药球候干，入糠火内烧七日，冷了出之，细研。后入：朱砂末一分，麝香末一分，犀角末一分。上都研令匀，取生地黄，研绞取汁，于银器中熬为膏。和前药末，丸如酸枣大。如有患者，以温酒半盏，入地黄膏一钱，搅令匀，下药一粒，服了如吐清绿水，或泻清绿水三二合，勿怪，是病出也，更宜频服，好瘥为度。

地黄金粉煎方：治伤折筋骨后，疼痛不止，宜服散瘀血，理新血，续筋骨，止疼痛也。地黄金粉煎方。生地黄（净洗令干，切入酒内浸二复时，取出纸袋盛，火焙令干为粉）一（三）斤　天雄（炮裂，去皮脐）二两　桂心一两　当归一两　芎䓖一两 桃仁（汤浸，去皮尖、双仁，微炒）一两　上件药，捣罗为末，入金粉内和令匀，用酒二（一）斗，以文火煎成稠煎，每日空心，午前、夜卧时，各以温酒调下一匙头。

治伤折处疼痛方：上以麸和醋，蒸过，裹所伤之处，痛立止。

治马坠诸方

骨碎补散方：治马坠车辗，腕折呼叫，疼痛，声音不绝，宜服骨碎补散方。骨碎补一两　当归（锉，微炒）一两半　牡丹一两　虎胫骨（涂酥，炙令黄）一两　白芷一两　芎䓖一两　赤芍药一两　败蒲（烧灰）一两　上件药，捣细罗为散。每服，以暖酒调下二钱，日四五服。

败龟散方：治马坠伤折，止痛。败龟散方。败龟（涂醋，炙令黄）一两　虎胫骨（涂醋，炙微黄）一两　当归（锉，微炒）一两半　牡丹一两　赤芍药一两　熟干地黄一两　桂心一两　续断一两　上件药，捣细罗为散。每服，以暖酒调下二钱，日三四服。

神异立效方：治马坠损伤。神异立效。桃仁（汤浸，去皮尖、双仁，烂研）四十九枚　川大黄（锉碎，微炒）一两　败蒲（烧灰）一握　麻𥕢带（烧灰）一握　乱发（烧灰）一鸡子大　上件药，捣筛，以无灰酒三大盏，煎至一盏，去滓，分为二服，食前服之。

没药散方：治马坠扑损，内有败血，疠刺，疼痛不可忍者。没药散方。没药末　麒麟竭末　黄丹（微炒）　白矾（烧灰）各一分　上件药，都研为散，不计时候，以温酒调下一钱。

败蒲散方：治马坠伤损筋骨，疼痛，内有瘀血，腹中疠刺不可忍。败蒲散方。散蒲（细锉）一握　旧麻𥕢带（细锉）一握　乱发（烧灰）一鸡子大　当归（锉，微炒）一两　赤芍药　桂心各半两　桃仁（汤浸，去皮尖双仁，微炒）四十九枚　上件药，捣筛为散。每服四钱，以水一小盏，酒一小盏，煎、至一盏，去滓，不计时候热服。

治马坠伤损，腰肋疼痛不可忍方：益州麻布（烧灰细研）一尺　蒲索（烧灰细研，此索船家名涩索，如无，即以蒲黄代之）一握　川大黄（细切如豆大）三两　上件药，先以酒一大盏半，浸大黄一宿，煎三五沸，去滓，入前药灰搅匀。微温，分为二服。如人行三二里再服，当利出恶血，立效。

治被马坠损，肿疼痛不可忍方：羊脑一合　龟甲（屑）一两半　生地黄（切）三两　上件药，以酒醋和捣如泥，微热，裹损处，冷即易之。

又方：桑根白皮（细锉）一斤　上件药，以水三大盏，酒一大盏，煎取一盏，去滓。以故乌毡，可损处大小，温药汁裹，冷即易之。十遍，痛止肿消。

又方：上取好土和醋，蒸令热，封裹损处，斯须疼痛立止。

治马坠崩血，腹满短气方：黑豆（炒熟捣碎）二合　上以水一大盏，煎取五分，去滓，不计时候温服。

治马坠拗损方：桑根白皮（锉）五斤　上件药，捣罗为末，以水一斗，煎成膏，涂于损处，立便不痛，以后亦无宿血，终不发动也。

治落马后，心胸有积血，唾吐不止方：干藕节五两　上件药，捣细罗为散。每服，以温酒调下三钱，日三四服。

杏枝酒方：治马坠，杏枝酒方：东引杏枝不限多少　上件药，细锉。每服半两，以酒一大盏，煎至五分，去滓，每于食前温服。

治一切伤折烦闷诸方

蒲黄散方：治骨折筋伤，恶血攻心，烦闷。蒲黄散方。蒲黄三分　芎䓖半两　当归（锉，微炒）半两　桂心半两　白芷一分　细辛一分　上件药，捣细罗为散。每服，以生姜酒调下二钱，日三四服。

荆芥散方：治伤折，瘀血在内，烦闷刺痛。荆芥散方。荆芥一握　淡竹茹一鸡子大　当归（锉，微炒）一两　地黄汁一分（合）　上件药，以水一大盏半，煎至七分，去滓，下地黄汁。分为二服，常于食前服之。

镇心丸方：治因伤折后，惊悸，心神烦闷。宜服定魂魄，镇心丸方。虎睛（用生羊血浸一宿，滤出阴干）一对　金箔（细研）五十片　银箔（细研）五十片　朱砂（细研，水飞过）二两　茯神半两　羚羊角屑一两　远志（去心）半两　人参（去芦头）半两　麦门冬（去心，焙）一两　蒲黄一两　上件药，捣罗为末，用枣肉，入炼蜜同和。捣三五百杵，丸如梧桐子大，每于食后，并夜卧时，以茯神汤下三十丸。

治从高坠下，伤折疼痛烦闷，啼叫不得眠卧方：上以鼠粪烧为灰，细研，以猪脂和涂痛上，即以物急裹之。

治坠损吐唾血出诸方

阿胶散方：治从高坠下，犯伤五脏，微者唾血，甚者吐血，兼金疮伤肉者。宜服阿胶散方。阿胶（捣碎，炒令黄燥）二两　熟干地黄一两　赤芍药一两　干姜（炮裂，锉）半两　当归（锉，微炒）一两　芎䓖一两　艾叶（微炒）一两　甘草（炙微赤，锉）半两　上件药，捣粗罗为散。每服三钱，以水一中盏，煎至五分，去滓，温服，日三四服。

治坠损伤内，或时唾血，心烦疼痛，宜服此方：蒲黄一两　生地黄四两　上件生地黄入童子小便三合，烂研，绞取汁，于银器中，入蒲黄相和，慢火煎一两沸，分为三服，常于食前服之。

艾叶散方：治从高坠下，伤于五脏，微者唾血，甚者吐血，及金疮伤经，血出不止。宜服艾叶散方。艾叶（炒）三分　白芍药三分　熟干地黄一两　干姜（炮裂，锉）

半两　阿胶（捣碎，炒令黄燥）一两　甘草（炙微赤，锉）一分　上件药，捣粗罗为散，每服五钱，以水一大盏，入竹茹一分，煎至五分，去滓，温服，日三四服。

阿胶丸方：治从高坠下，伤折腕损，内伤五脏，微者唾血，甚者吐血。宜服阿胶丸方。阿胶（捣碎，炒令黄燥）二两　肉苁蓉（酒浸一宿，刮去皱皮，炙干）一两　艾叶（微炒）一两半　川椒（去目及闭口者，微炒去汗）一两　白芍药一两　当归（锉，微炒）一两　芎䓖一两　延胡索一两　熟干地黄一两　桂心一两　川大黄（锉碎，微炒）一两　牛膝（去苗）一两　牡丹一两　附子（炮裂，去皮脐）一两　黄芪（锉）一两　上件药，捣罗为末，先用酒一升，煎三五沸，将一半药末入酒内，调如面糊，以慢火煎令稠，入余上药末，和捣三二百杵，丸如梧桐子大。每服，以豆淋酒下三十丸，日三四服。

治被打损伤腹中有瘀血诸方

牡丹散方：治打损瘀血在脏，攻心烦闷。牡丹散方。牡丹一两半　庵䕡子一两半　桂心一两　当归（锉，微炒）一两　鬼箭羽一两　益州麻布（烧灰）一尺　败蒲（烧灰）一两　赤芍药一两　蒲黄半两　川大黄（锉碎，微炒）三两　上件药，捣筛为散。每服五钱，以酒一大盏，煎至五分，入川芒硝一分，搅令匀，空心温服，如人行三二里再服，可三服，当利出瘀积，宿血出尽永瘥。

又方：桃仁（汤浸，去皮尖、双仁）一两　桂心一两　庵䕡子一两　川大黄（锉碎，微炒）一两　荷叶蒂三七枚　上件药，捣筛为散。每服五钱，以水一大盏，煎至五分，入朴硝一分，搅令匀。空腹分为二服，以利下恶血为度。

治打伤内损，腹中有瘀血，疼痛烦闷，宜服此方：蒲黄二两　当归（锉，微炒）一两　桂心一两　上件药，捣细罗为散。每服，以温酒调下二钱，日三四服。

又方：刘寄奴一两　延胡索一两　骨碎补一两　上件药，都捣粗罗为散，分为五服，每服，以水一小盏，童子小便一小盏，同煎至一盏，去滓，每于食前温服。

䗪虫散方：治打损及伤坠，腹内有瘀血。䗪虫散方。䗪虫（微炒）三十枚　虻虫（去翅足，微炒）十枚　水蛭（微炒）十枚　桂心半两　桃仁（汤浸，去皮尖、双仁，麸炒微黄）五十枚　川大黄（锉碎，微炒）一两　上件药，捣粗罗为散。每服三钱，以酒水各半中盏，煎至六分，去滓，每于食前温服。

又方：虻虫（微炒）一分　牡丹一两　生干地黄一两　上件药，捣细罗为散。每于食前，以暖酒调下二钱。

又方：生地黄汁三合　川大黄一分（锉碎，微炒，捣罗为末）　上件药，入酒三合相和，微暖顿服之。每日空心一服，不过三日，即下恶血。

烦闷方：治打损，聚血腹中，不散。烦闷方。豉二（三）合　青竹茹一两　上件药，分为二服。每服，以水一大盏，煎至五分，去滓，温服，日三四服。

大黄散方： 治伤损散瘀血。大黄散方。川大黄（锉碎，微炒）半两　桃仁（汤浸，去皮尖、双仁，麸炒微黄）一分　乱发如一鸡子大（用四寸布裹，同烧为灰）上件药，捣细罗为散。每服，以温酒调下二钱，日三四服。

又方： 川大黄（锉碎，微炒）一两　桂心三分　桃仁（汤浸，去皮尖、双仁，麸炒微黄）三分　上件药，捣细罗为散，每服，以温酒调下二钱，日三四服。

治被损，瘀血不散方： 上用生地黄汁一盏，酒半盏相和，煎三五沸，食前温服。

治因打损，腹中瘀血不散方： 白马蹄（烧令烟尽）上捣，细罗为散。每服，以温酒调下二钱，日三四服。

又方： 庵䕡子二两，上件药，捣细罗为散，每服，以热酒调下二钱，日三四服。

又方： 上用大麻根和叶，捣取汁，每服三合。

治打扑损诸方

神验膏方： 治扑打损，神验膏方。头醋一斗　不蛀皂荚（去皮子）十梃　芫花二两　白矾一两　上件药，捶皂荚令熟，并芫花同于净锅内，入醋煎三分去二，以新绢绞去滓，洗锅净，却入汁，次入白矾，煎如饧，于瓷盒内贮之。凡有损处，以好纸上摊令匀，贴。日一换之，三两上瘥。

黑狗头骨散方： 治打扑损疮，多时不差。黑狗头骨散方。黑狗头骨（炙令微黄）一两　天灵盖（涂酥，炙令黄）一两　生牛皮（烧灰）一两　天南星（炮裂）一两　上件药，捣细罗为散。每服，以温酒调下二钱，日三四服。

石斛丸方： 治打扑损伤后，止疼痛，补虚损。石斛丸方。石斛（去根）一两　牛膝（去苗）一两　狗脊（去毛）三（二）分　杜仲（去皱皮，炙微黄，锉）一两　肉苁蓉（酒浸一宿，刮去皱皮，炙干）一两　鹿茸（去毛，涂酥，炙微黄）半两　附子（炮裂，去皮脐）一两　桂心一两　萆薢（锉）三分　羌活三分　木香一两　牡丹一两　人参（去芦头）三分　黄芪（锉）一两　山茱萸三分　防风（去芦头）半两　芎䓖半两　槟榔一两半　熟干地黄一两　上件药，捣罗为末，炼蜜和捣五七百杵，丸如梧桐子大。每服，以温酒下三十丸，日三服。

治打扑，头破脑出，中风口噤方： 上用大豆二升，熬去腥，勿使太熟，捣末蒸之气遍。合甑下，于盆中以酒一斗淋之。每服，暖一中盏，拗口灌之。如人行三二里，再服，以效为度。

治打扑，伤损疼痛方： 甜瓜子二合　橘子仁二合　上都微炒，捣细罗为散。每服，以暖酒调下二钱，日三服。

治被打，头面青肿方： 上炙肥猪肉，热搨于上，立瘥。

又方：上炙猪肝贴之，干即易之。

又方：上用新羊肉封之。

又方：上用大豆黄末，水调涂之。

又方：上用墙上朽骨，以唾，于石上磨涂之，干即再涂。

治打磕损，疼痛不可忍方：上用夜合花，捣罗为末。每服，以暖酒调下二钱，日三四服。

治一切伤损止痛生肌诸方

麒麟血散方：凡因伤折落马，车辗压损，一切伤，皮破肉作疮者，宜用止痛定脓生肌。麒麟血散方。麒麟血一两　生人牙齿半两　密陀僧半两　上件药，捣罗为末，以鸡毛拂于疮口内，却用膏药贴之，不得经着风水。

黑神散方：干疮止痛，长肉。黑神散方。乱发（如鸡子大，烧令烟尽）二团　露蜂房（烧令烟尽）三分　腻粉一分　突厥白（为末）三分　腊月猪脂一两　上件药，细研令熟，用猪脂和令匀。以柳木篦子涂于疮上，立效。

止血散方：干疮止痛，生肌长肉，及金疮。止血散方。风化石灰（细研，用小便浸三日三夜，浸滤出，晒干为末）七（十）两　麒麟血（去末，炒令紫色）三两　鸡子（取白，和风化灰为三丸，入炭火内烧令红色，取出，于地上出火毒一宿）十枚　上件药，都细研为末，旋旋掺于疮上，神效矣。

槟榔散方：长肉止痛，生肌。槟榔散方。槟榔一两　黄连（去须）一两　木香一两　上件药，捣细罗为散。薄贴于疮上，止痛，干疮，神效。

紫藤香散方：干疮长肉止痛。紫藤香散方。紫藤香二两　马齿苋（阴干）二两　薯蓣二两　黄丹（以猪脑髓和为白，以火煅令通红，地上出火毒一宿）二两　上件药，捣细罗为散。凡有伤损，疮痕久不差者，敷之即干。

黄芪散方：治伤折疼痛，去腹脏内伤损，毒气不散，止痛生肌。黄芪散方。黄芪（锉）一两　赤芍药一两　熟干地黄一两　干姜（炮裂，锉）一分　附子（炮裂，去皮脐）半两　续断半两　桂心一两　当归（锉，微炒）一两　木通半两（锉）　上件药，捣细罗为散。每服，以温酒调下二钱，日三四服。

止痛干疮长肉散方：治从高坠损，有疮口，止痛干疮长肉散方。黄连（去须）一两　槟榔一两　木香一两　麒麟血半两　密陀僧（细研）一两　上件药，捣细罗为散，于疮口上薄敷之，立效。

又方：石灰三两　盐一两半　铜青一两半　上件药，捣细入沙瓶内，以泥固济瓶四畔，候干。以一斤炭火，煅半日取出，埋地内三日，出火毒后，捣罗为末，敷疮，生肉干疮口，立效。

治一切伤折淋熨诸方

顽荆散方：治从高失坠，及一切伤折，筋伤骨碎，瘀血结痛，淋熨。顽荆散方。顽荆三两　蔓荆子二两　白芷二（一）两　细辛二两　防风（去芦头）二两　桂心二两　芎藭二两　丁香皮二两　羌活二两　上件药，捣筛为散。每服用药三两，盐半匙，葱白连根七茎，用浆水一斗，煎十余沸，去滓。通手淋熨痛处，冷即再换，淋熨了，宜避风，暖盖。

又方：黑豆二斤　乳香三两　白矾三两　接骨草五两　桑根白皮（锉）三两　上件药，捣罗为末。每用浆水一斗，药末三两，煎五七沸，去滓，通手淋熨患处，冷即换之。

熨药方：治伤折，腕损蹉跌，筋骨俱伤，黯肿疼痛，无疮口，宜用熨药方。生地黄（细切）一斤　生姜（细切）半斤　艾叶三两　芫花三（五）两　川椒（去目）三两　松脂五两　上件药，捣筛，入前二味搅和令匀。分为三分，用醋三合，于炭火炒令热，用热布裹熨痛处，冷即再炒熨之。

又方：生姜一斤　芫花五两　白芷三两　桑根白皮三两　故乌毡一尺　盐五两　上件药，都细锉，用醋一升，炒令热，以绢裹熨痛处，冷即再炒，熨之三二十度。

当归汤方：治伤折车辗，落马蹉跌，筋脉俱伤，疼痛不可忍，先用通和血脉，止痛淋熨。当归汤方。当归二两　顽荆二两　藁本二两　蔓荆子二两　白芷二两　芎藭一两　丁香皮一两　上件药，捣筛为散。每度用药三两，入盐半匙，葱白一握，浆水一斗。煎十余沸，渐添，淋熨痛处，日二用之。

桂附散方：治伤折筋骨疼痛，淋熨。桂附散方。桂心一两　附子（去皮脐，生用）一两　白矾二两　细辛一两　白芷一两　五加皮二两　桑叶二两　上件药，捣筛为散。每度用药三两，入葱连根十茎，以水一斗。煎十余沸，渐添，淋熨，立效。

虎骨汤方：治伤折后，或人脚、膝、腰、胯被冷风攻击疼痛，行李不得，淋熨虎骨汤方。虎胫骨二两　松木节十两　樟木节十两　川椒（去目）一两　桑根白皮（锉）二两　五加皮二两　白矾二两　上件药，捣筛为散，每度用药三两，以水一斗，煎十余沸，渐渐用淋熨痛处，立效。

芎藭汤方：治伤折疼痛，淋熨芎藭汤方。芎藭一两　泽兰二两　甘草二两　川椒（去目）一两　当归一两　吴茱萸一两　桑根白皮（锉）二两　松脂三两　黑豆（碎，捣入松脂内，微炒令香）一升　上件药，捣筛为散。每度，用药三两，以水一斗，煎十余沸，淋熨痛处，立效。

芫花熨药方：治伤折，瘀血不散。芫花熨药方。芫花三两　生地黄二斤　牛膝（去苗）二两　生姜四两　桑根白皮三两　艾叶二两　川椒（去目）二两　白芷二两

当归一两　蚕沙半（三）两　上件药，都细锉。以醋拌，炒热，用青布裹熨之，立效。

熨方：治伤折，腕损蹉跌，筋伤骨碎，黯肿疼痛，筋脉急肿，展缩俱难，坐卧不得，宜用熨方。生地黄（切研）二斤　川椒（去目捣末）一两　生姜（细切）半斤　白矾（捣末）一两　乳香（捣末）二两　蚕沙五两　芫花二两　上件药相和，于铛中，用醋拌炒令热，以青布裹熨痛上，并四向筋急肿痛处，冷即重炒熨之。熨后便用接骨止痛膏封贴。如是伤折骨碎，即先须依法度，排正碎骨，及蹉跌归原后，用绵裹柳木篦，系缚夹正，便服补益丸散，神效。

黑豆熨药方：治伤折法炼，黑豆熨药方。生黑豆（用醋二升浸一宿）三升　葱并根（细切）二十茎　上件药，用青布裹，分作两裹，入汤内煮，乘热替换熨痛处，立效。

治一切伤折疼痛贴熁诸方

猢猴骨熁膏方：凡一切伤折并蹉跌，骨碎压肿，晓夜疼痛不可忍，宜用应验涂贴。猢猴骨熁膏方。猢猴骨二两　穿山甲骨二两　狗食系骨二两　腽肭脐二两　虎胫骨二两　野狸骨一（二）两　水獭骨二两　猫儿食系骨二两　上件诸骨等，粗捣。以米醋拌，入瓶子，以泥密封头，令干。以大火烧令稍熟为度，候冷取出。捣罗为末，瓷器中密盛。每用时，先以醋煮黄米粥。看损折痛处大小，入药末半钱，调令匀，摊于油单子上，裹之。上面以绵裹，系缚。重者不过三度验。其伤折处骨，先依法度排正后，即封裹。如贴药时疼痛，先用温酒调药末半钱服之，药入口，其痛处立定，热如火熁，神效矣。

穿山甲骨贴熁膏方：治伤折接骨。穿山甲骨贴熁膏方。穿山甲骨（涂醋，炙令黄）三两　桂心一两　当归一两　生地黄汁三合　飞曲（面）一匙　附子（去皮脐，生用）一两　生姜汁五合　上件药，捣细罗为散。热暖地黄、生姜汁，调散五钱令匀，摊于绢上，乘热裹贴损折痛处，急系缚，每日换之。

木鳖子贴熁膏方：接骨，木鳖子贴熁膏方。木鳖子（去壳）二两　川椒（去目）一两　虎胫骨一两　龟甲一两　松节（细锉，醋一升，炒令醋尽）三两　上件药，捣细罗为散。用小黄米半升，作稠粥。调药五钱，摊于绢上，封裹损折处，立效。

桂附贴熁膏方：接骨，桂附贴熁膏方。桂心一两　附子（去皮脐，生用）一两　乳香一两　川椒（去目）一两　白矾一两　吴茱萸一两　生姜汁五合　酒五合　上件药，捣细罗为散。先将姜汁并酒煎取七合，入药末，调令匀，于油单子上摊，贴于患处，急裹缚之，其痛立定。

浮肿疼痛膏方：治伤折，浮肿疼痛膏方。厚朴（去粗皮）二两　槟榔一两　白芷二两　桂心二两　当归（锉，微炒）三两　芎䓖一两　没药半两　麒麟血半两　朱砂

（细研）三分　上件药，捣细罗为散。以酒二升，熬药成膏。于帛上摊贴于痛处，立效。如食前，热酒调下二钱，亦佳。

软骨涂药方：治伤折后多时，骨未归臼，软骨涂药方。海桐皮二两　五加皮一两半　远志（去心）一两　木鳖子（去壳）二两　陈橘皮二两　百合一两　上件药，捣罗为末。每用，以米醋调如膏，匀摊于帛上贴之。

又方：乳香二两　骨碎补一两　盐梅肉（炒令干）三两　绿矾二两　川朴硝一两　川椒（去目）一两　桔梗（去芦头）一两　白矾（烧令汁尽）一两　上件药，捣细罗为散。煎米醋调如膏，匀摊于帛上贴之，每日一易。

涂贴方：治伤折，跌损蹉跌，黯肿，皮肉疼痛，涂贴方。绿豆末五两　桂心二两　附子（生）二两　吴茱萸一两　当归（锉，微炒）一两　川椒（去目）二两　蛇床子二两　松脂二两　上件药，捣罗为末，用生姜汁调如膏，贴于患处，干即再换。如有疮口，不可用之。

败龟膏方：治伤折，止痛，消肿毒气，散瘀血。贴熁败龟膏方。败龟（涂醋，炙令黄）三两　百草霜二两　木鳖子仁二两　当归（锉，微炒）二两　桂心二两　没药三两　芎䓖二两　川大黄三两　上件药，捣细罗为散。每用之时，先以好酒一升，煎至半升，下火。停酒稍冷，然后入药末一两，却于火上重煎。以匙不住搅成膏，摊于纸上贴之。

乳香膏方：治伤折，筋骨疼痛不止，走马贴乳香膏方。乳香一分（二两）　蛇床子一两　皂荚（炙，去皮子）一两　桂心一两半　附子（生用）一两　芥菜子三合　赤小豆三合　上件药，捣罗为末。用生姜汁一中盏，调如膏。看伤损处大小，摊于油单上，封裹，候干即易之。

又方：松脂三两　当归（锉，微炒）一两　细辛一两　白芷一两　川椒（去目）二两　上件药，捣细罗为散。用生地黄汁并醋相和，调如膏。临时看患处大小，涂贴，每日换之。

治一切伤折膏药诸方

神验摩风麝香膏方：治伤折，蹉跌筋骨，黯肿疼痛，及伤外风，风毒偏风，口面不正，但是伤风等，宜用此软筋骨，润皮肉，止疼痛，神验摩风麝香膏方。麝香（细研）一两　虎胫骨一两　细辛一两　防风（去芦头）一两　独活一两　桂心一两　当归一两　芎䓖一两　白芷一两　白僵蚕一两　生干地黄一两　白及一两　白术一两　川椒（去目）一两半　附子（去皮脐，生用）一两　旋覆花一两　赤芍药一两　连翘一两　甘菊花一两　木鳖子（去壳）一两　天南星一两　瓜蒌根一两半　乌蛇一两半　牛膝（去苗）一两　踯躅花一两　甘松香一两　石斛（去根）一两　野驼脂十两　棘

针二两　蜡五两　腊月猪脂二斤　醋三升　好酒二（三）升　上件药，净洗暴干，细锉。入酒醋中浸三宿，滤出阴干即入腊月猪脂、驼脂内。以慢火煎，候白芷黄焦，药成。以绵滤去滓，入麝香末调匀，以瓷盒盛。有患者，火上熁手心，点药摩痛处五七度，亦用温酒调半匙服之，神效。

雄黄暖膏药方：接骨止痛，雄黄暖膏药方。黄丹四十八两　麻油五斤　猪脂二斤　松脂一升（斤）　羊脂十两　蜡十两　野驼脂十两　当归二两　乌蛇二两　生干地黄二两　连翘花一两　续断二两　白芷一两　露蜂房一两　川乌头（去皮脐）一两　细辛一两　棘针一两　芎䓖一两　羌活一两　人粪（干者烧灰）一两　紫草一两　虎胫骨一两　鲮鲤甲一两　猬皮一两　莨菪子一两　吴茱萸一两　白蔹三分　紫葛三（五）分　玄参三分　桑木耳三分　木通三分（锉）　杏仁（汤浸，去皮尖）三分　青绯帛（烧令烟尽）各七尺　白术三分　葱和根三七茎　槐树枝四两　杨柳枝四两　防风（去芦头）三分　桑根白皮三分　赤芍药三分　香附子三分　以上药，先将油猪脂、羊脂、野驼脂于锅内煎为油，入柳枝、槐枝、棘针、葱、紫草、露蜂房。先于脂油内，以慢火煎半日，滤去滓。其余诸药细锉，入于熟油内，慢火煎半日。次入松脂蜡，更煎半日。滤去滓，净拭锅内，细罗黄丹，炒令紫色，热下药汁中，以柳枝搅，不令住，候色变紫成膏，住火。次入诸药：雄黄（细研）三两　丁香三分（两）　乳香四两　沉香三两　木香三两　桂心三两　麒麟血三两　附子（去皮脐）三两　以上捣罗为末，入膏中调令匀，上件药，用瓷盒中盛。有患者，于绢帛上，微火摊贴于折损处。一日一度换之。

抵圣膏方：治伤折接骨，散瘀血，止疼痛。抵圣膏。麻油二斤　羊脂四两　野驼脂四两　腊月猪脂十两　当归二两　乌蛇二两　生干地黄二两　连翘二两　续断二两　白芷二两　白蔹一两　白及一两　玄参一两　鲮鲤甲一两　猬皮一两　露蜂房一两　桑木耳一两　木通一两　以上诸药细锉，并脂油等，煎半日去滓，然后下杏仁等：杏仁（汤浸，去皮尖）二两　丁香一两　桃仁（汤浸，去皮尖）二两　沉香一两　木香一两　桂心一两　松脂八两　芎䓖一两　羌活一两　附子（去皮脐）一两　蜡五两　以上细锉，下入前油内，以慢火再养半日，候药焦黄色，以绵滤去滓，即下后药：黄丹三十四两　乳香二两（末）　麒麟血二两（末）　上先以黄丹，纳于锅中，炒令紫色，旋下油，用柳木篦搅，不得住手，待变紫色，即下乳香、麒麟血末，搅令匀，停冷。凡有损伤处。用微火熁，摊于绢帛上，封裹，神效。

灵龟膏方：治伤折接骨，贴熁灵龟膏方。龟甲五两　川大黄三两　木鳖子（去壳）三两　当归（锉，微炒）二两　桂心一（二）两　上件药，捣细罗为散。每用时，先空煎酒一升，煎去一半，停稍冷，然后入药末一两，以柳木篦不住手搅成膏，以油单子上，摊贴伤损痛处，立效。

紫金膏方：治从高坠下，落马坠车，腕折骨碎筋伤等。紫金膏方。黄丹二十四两

麻油二斤半　猪脂四两　野驼脂四两　松脂一斤　乌蛇半两　白蔹半两　白芷半两　白及半两　连翘半两　续断半两　紫葛半两　牛膝（去苗）半两　生干地黄半两　鲮鲤甲一两　猬皮半两　露蜂房半两　木通半两　当归半两　桃仁（汤浸，去皮尖）一两　杏仁（汤浸，去皮尖）一两　乳香一两　丁香一两　木香一两　桂心一两　附子（炮裂生用，去皮脐）一两　芎䓖一两　羌活一两　麒麟血一两　上件药，细锉，入油脂内，并松脂，同以慢火煎养半日，候药焦熟，以绵滤去滓。用净锅，纳细罗黄丹，炒令紫色，旋下熟药汁，以柳木篦不住手搅，候变紫色，即油力尽，滴于水中成珠子，手内看，不污人手，即停火，收于瓷盒中，用纸上摊贴痛处，日一换之。

腽肭脐膏方：治伤折，接骨止痛。腽肭脐膏方。腽肭脐二两　当归二两　附子（去皮脐，生用）二两　桂心三（二）两　羌活一两　芎䓖一两　麒麟血一两　乌蛇一两　乳香一两　木香一两　续断一两　生干地黄二两　白芷一两　穿山甲一两　猬皮一两　桃仁（汤浸，去皮尖）一两　莨菪子二两　杏仁（汤浸，去皮）一两　紫草一两　棘针一两　柳枝一两　槐枝一两　赤芍药一两　白蔹一两　防风一两　细辛一两　葱白（连须）十四茎　黄蜡一（十）两　密陀僧一两　沥清香一（十）两　驼脂二（三）两　羊脂三两　猪脂二十两　清麻油五两（斤）　黄丹（炒令紫色）三升（斤）　上件药，细锉。先以猪羊驼脂等，于大锅内，文火煎，去清汁，去脂滓，后入麻油，煎令如鱼眼沸，次下棘针、柳枝、槐枝、葱白等四味，煎令黄焦，滤去滓，即下腽肭脐等药，以炭火养一七日后，绵滤去滓，即入锅内，旋下黄丹，用柳枝子搅不住手，候转紫色，稀稠得所，即膏成，于瓷盒中盛。每用，于纸上摊贴伤损处。

挺子膏方：治伤折，挺子膏方。麒麟血　没药　乱发灰　密陀僧　丁香　麝香　木香　腻粉　雄黄　雌黄　自然铜　黑狗肝胆各一两（干者）　上件药，捣罗细研，先于铛中溶黄蜡，热后，入药末，熬炼成膏，取小竹筒子，热灌之，待冷方可取出，于黄丹中出色。若有患者，先以热水洗病上，用生油，于漆碟中磨药，涂痛处，立效。

乳香暖膏方：治伤折皮肉，破冷久不合，宜用长肉，合疮口，乳香暖膏方。乳香二两　续断二两　当归二两　桂心一两　乱发（烧灰）二两　沥清香四两　麒麟血二两　熏陆香二两　莨菪子一两　麻油七两　黄丹四两　猪脂（腊月者）四两　上件药，除麻油、猪脂、黄丹外，并细锉，捣罗为末。先煎油脂等令熟，停冷下药末。以柳木篦搅令匀，用慢火更煎半日，后下黄丹，搅令匀，调膏成，于瓷盒内盛。每用，于白熟绢上摊贴，立效。

槐子膏方：治伤折，槐子膏方。槐子三两　黄丹二十四两　头发二两　麻油二斤半　猪脂二（一）斤　蜡五两　水杨白皮三两　桑根白皮一两　皂荚（去皮子）半两　巴豆（去皮心）半两　天雄（去皮脐）一两　当归一两　槐白皮一两　雄黄（细研）半两　麝香（细研）半两　上件药，细锉，入脂油内，以慢火煎养一日，焦熟后，用绵滤去滓，于净锅中炒黄丹，令紫色，即下熟药汁，用柳枝搅，不令住手，候药成紫色，滴入水中成珠子，油力尽，即住火，入雄黄、麝香和匀，收于瓷盒中。凡有伤折，逐日摊贴痛处，极效。

摩风膏方： 治筋骨俱伤后，夹风疼痛，宜用摩风膏方。羌活半两　防风（去芦头）三分　芎藭一两（分）　踯躅花半两　甘菊花半两　附子（去皮脐）一分　桂心三分　汉椒（去目）一两半　川乌头（去皮脐）一分　当归半两　皂荚（去皮子）一分　鲮鲤甲三分　甘草一两（分）　白及一分　瓜蒌根一分　紫葛一分　乌蛇半两　猬皮一分　莽草半两　细辛半两　杏仁（汤浸，去皮尖、双仁）一分　苦参一两　白蔹半两　蜡五两　露蜂房一分　猪脂三斤（切）　上件药，细锉，以米醋二升，拌匀，经二宿后，以火微微炒之，令干，用猪脂和药，以慢火煎一日，以绵滤，于瓷盒内盛，不令水污着。如有伤折筋骨处，将用摩之神验矣。

摩痛膏方： 治伤筋骨，肿痛不可忍。摩痛膏方。丁香（别捣罗为末）半两　麝香（细研）半两　野驼脂十两　腊月猪脂二十两　羌活半两　芎藭半两　木鳖子（去壳）一两　防风（去芦头）半两　瓜蒌根一两　附子（去皮脐，生用）一两　细辛半两　牛膝（去苗）半两　上件药，细锉，以米醋二升，拌令匀，经三宿，纳铛中炒令稍干，下野驼脂及猪脂等，以慢火煎，候诸药焦黄色，即住火，用绵滤去滓，后下丁香、麝香，搅令匀，纳瓷盒中盛，旋取摩之。

薤白膏方： 治磕打伤折，金疮生肌。薤白膏方。薤白两握　白蔹一两　赤芍药一两　杏仁（汤浸，去皮尖、双仁）一两　续断一两　芎藭一两　白芷一两　郁金一两　生地黄（切）二两　棘针一两　滑石三两　绯帛（烧灰）一尺　青布（烧灰）一尺　黄丹二十四两　上件药，除黄丹外，细锉。用麻油三升，先煎薤白、生地黄，后下诸药，用慢火煎半日。次下滑石、绯帛、青布灰等，再用慢火煎半日，以绵滤去滓，于净锅内炒黄丹，令紫色，旋下油内，以柳木枝不住手搅，成紫色，待油力尽，滴于水内成珠子，看不污人手，即停火，入盒中收，用纸摊贴痛上，日一换之。

白金膏方： 治伤折疼痛。白金膏方。桑根白皮三两　柳白皮二两　槐白皮二两　葽葱白（切）一握　白芷一两　当归一两　乳香一两　黄丹一三（一六）两　羌活一两　上件药，各细锉，用麻油二升（斤），以慢火煎油，次下三般白皮并葱，煎令焦黄色，去滓，即下诸药，煎半日，又去滓，次下黄丹，以柳枝子搅，令黑色成膏，以瓷盒贮。每用时，即以故帛上摊贴于疼痛损处。

金疮论

夫金疮失血，其人当苦渴，然须忍之。常令干食，可与肥脂之物，以止其渴。又不得多饮粥，则血溢出，杀人也。又忌嗔怒及大言笑，思想阴阳，动作劳力。若食碱酸饮酒，热羹臛辈，皆使疮痛冲发，甚者即死。疮差后犹尔，出百日半年，乃稍复常尔。凡金疮伤天窗、眉角、脑户、臂里、跳脉、髀内阴股、两乳上下、心、鸠尾、小肠及五脏六腑俞，此皆是死处，不可疗也。又破脑出，而不能语，戴眼直视，喉中沸声，口急唾出，两手妄举，亦皆是不疗。若脑出而无诸疾，亦难疗也。又疮卒无汁者，中风也；疮边自出黄汁者，中水也，欲作痉候，可急疗之。又痛不在疮处者，伤经也，亦死。又血出不止，前赤后黑，或自肌肉腐臭，寒冷坚急，其疮难愈者亦死也。

治金疮诸方

夫被金疮所伤，其疮多有变动。若按疮边干急，肌肉不生，青黄汁出，疮边寒痛，肉消臭败，先出赤血，后出黑血。如熟烂者，及备出白汁随出，此候多凶。若中络脉，髀内阴股，天窗眉角，横断腓肠，乳上下，及鸠尾，小腹，尿从疮出，气如奔豚，诸疮如是者，多凶少愈也。凡金疮出血太多，诊其脉虚细者生，数实者死。沉小者生，浮大者死。其所伤在阳处，失血过度，脉微缓者生，急疾者死也。

治金疮大散方：上五月五日平旦，使四人出四方，各于五里内，采一方草木茎叶，每种各半把，勿令漏脱一事。日正午时切，捶捣，用石灰一斗，捣令极烂。仍先选拣大实桑树三两株，凿作孔，令可受药，后分药于孔中，实筑令坚。后以桑树皮蔽之，用麻捣，石灰密泥，令不泄气。更以桑皮缠之令牢。至九月九日午时，取出阴干，百日药成。捣之，日曝令干，更捣绢罗贮之。凡有金疮伤折出血，用药封裹，勿令转动。不过十日差，不脓不肿，不畏风。若伤后数日始得用药，须暖水洗令血出，即敷之。此药大验，预宜多合之。金疮之要，无出于此，虽突厥、质汗、黄丹，未能及之。

当归散方：治金疮，辟外风，止疼痛。当归散方。当归（锉，微炒）半两　川椒（去目及闭口者，微炒去汗）半两　泽泻半两　芎䓖一两　附子（炮裂，去皮脐）一两　上件药，捣细罗为散，金疮有折瘀血，不计时候，以温酒调下一钱，日三四服止。

干姜散方：治金疮，止疼痛，辟风，干姜散方。干姜（炮裂，锉）一两　甘草（炙微赤，锉）　桂心一两　当归（锉，微炒）二两　芎䓖四两　川椒（去目及闭口者，微炒去汗）二两　上件药，捣细罗为散，不计时候，以温酒调下一钱。

獭胆丸方：治金镞出后，疮疼痛不可忍。獭胆丸方。獭胆　猯猪胆　鲤鱼胆（都为一处）各一枚　青黛　瓜蒌根　没药各一分　当归（锉，微炒）半分　上件药，捣罗为末，与胆汁研和令匀，入瓷盒中盛，收经七日后用之，每用一丸，如小豆大，旋旋取任在箭疮内，疼痛立止矣。

生肌止血立效方：治金疮，辟一切风冷，续筋骨，生肌止血立效方。石灰（捣生地黄、青蒿汁和作团，焙之令赤，细研）一（二）升　芎䓖　艾叶（熬黄）　狗头灰（细研）　地松　密陀僧以上各半两　黄丹一两　麒麟血（细研）三分　上件药，捣罗为末，都研令匀，密封之。每有金疮敷之，立效。

法炼石灰散方：治金疮止血，除疼痛，辟风，续筋骨，生肌肉。法炼石灰散方。地松　地黄苗　青蒿　苍耳苗　赤芍药（捣研，入少许水浓煎，换取汁）各五两　石灰（新者）三升　生艾汁三合　黄丹（后入）二（一）两半　上件药，取五月五日，或七月七日，于日中修合，以前药汁拌石灰令汁尽，候干，始研入黄丹令匀，密封，旋取敷金疮上，其血立止。

又方：

新石灰二升　青蒿（切）一斤　艾叶（切）一斤　上件药，先捣青蒿、艾叶，绞取浓汁，拌石灰令尽，暴干。研入黄丹、突厥、白术各三两，令匀，封金疮血止大效。

又方：杏仁（去皮捣如泥）、石灰等分　上件药同研。每用，以猪脂和敷之，日二三度即瘥。

又方：上烧青布作灰，敷疮上，裹缚之，数日后瘥矣。

又方：上取蛇衔草，烂捣敷疮上，裹缚之，数日瘥。

又方：上取狼牙草茎叶，烂捣敷之。

又方：五月五日。预取葛根，捣末令极细，密器收之。旋取敷疮上，止血止痛立效。

又方：取乌樟根晒干，捣细罗为散，薄敷疮上神效。

又方：上取紫檀末，以敷疮上，止痛止血生肌，其效。

治金疮，或肌肉断裂方：上剥取新桑皮，作线缝之。又以新桑皮裹之，又以桑白汁涂之，极验。小疮但以桑皮裹之便瘥。如断筋，取旋覆根捣封之。即续。

止痛牡蛎散方：治金疮，止痛牡蛎散方。牡蛎半两　石膏一分　上件药，捣罗更细研，用炼了猪膏调成膏，以封疮上，痛即立止。

紫葛汤方：治金疮，生肌破血补损。紫葛汤方。紫葛（细研）二两　上以顺流河水三大盏，煎取一盏五分，去滓，食前分温三服，以酒煎亦妙。

治刀伤斧斫等疮方：上取黑毡，烧为灰，细研。敷伤损处，封裹勿动，直待生肌为妙。

治金疮止痛方：上取马蹄烧灰，研令极细。不计时候，以暖酒调下二钱。

又方：上取杨木白皮，熬令燥，捣细罗为散。不计时候，以温酒调下一钱。更以末敷疮中即愈。

又方：上取雄黄末敷疮上，当有汗出即瘥。

又方：上取贝齿末，以温酒调下一钱，并主中箭毒。

又方：磁石，上捣罗为末，敷疮上，止痛断血。

治金疮血不止诸方

夫金疮血出不断，其脉大而止者，三七日死。金疮血出不止，前赤后黑，或黄或白，肌肉腐臭，寒冷强急者，其疮虽愈亦难疗也。

龙骨散方：治金疮血出不止，宜敷龙骨散方。龙骨三两　当归（微炒）一两　芎劳一两　续断一两　熟干地黄一两　鹿茸（去毛涂酥，炙令微黄）半两　乌樟根一两　突厥白一两　上件药，捣细罗为散，用敷疮上，血出即止。如服，即每服以温酒调下二钱，日三服。

麒麟血散方：治金疮疼痛，止血灭瘢。麒麟血散方。麒麟血一两　突厥白一两　密陀僧四两　小鹰粪二两　石灰（以小便五升浸三日后，飞淘暴干）一斤　上件药，捣细罗为散，瓷器中贮，封闭，勿令尘土污之。但是金刃伤损，厚敷散，以帛子封裹，勿令通风及沾水。三日后即开，不见瘢痕。凡金刃所伤，不令着风即瘥矣。

雄黑豆散方：治金疮疼痛血不止，宜敷雄黑豆散方。雄黑豆（紧小者是也）半升　黄柏（锉）半斤　芸薹子四两　桑根白皮（锉）四两　黄连（去须）二两　龙骨二两　乌贼鱼骨四两　上件药，捣细罗为散，每用敷疮上。

川大黄散方：治金疮，刀箭所伤，血不止，日夜疼痛。川大黄散方。川大黄（锉，生用）一两　甘草（锉，生用）一两　黄柏（锉）三（五）两　甘菊花一两　旋覆花一两　桑根白皮（锉）二两　槟榔一两　黄连（去须）一两　白芷二（一）两　蔓菁花一两　上件药，捣细罗为散，敷之神效。

治金疮，俱刀斧伤损，出血不止，宜用此方：石榴花半斤　石灰（炒）一斤　上件药，捣细罗为散。敷疮上，以帛裹，勿令着风水，疮合即差。

石灰散方：治金疮血不止，宜敷石灰散方。石灰（以小便浸五日，细淘过）二斗　大麻心五两　蘗叶一两　桑叶五两　青蒿叶半斤　刺蓟六两　益母草六两　芸薹子六两　上以端午日收采相和，石灰内臼中，杵令烂溶，作片，晒干。要用，即旋捣罗为散，以敷疮上。

治金疮血不止疼痛方：上以麒麟血捣罗为末，敷疮上。

又方：生栗子（晒干）一升　干姜（炮裂，锉）三分　白及五两　上件药，于端午日捣，细罗为散，瓷器中贮。每日疮上敷之，止痛极效。

又方：上取白芍药锉炒令黄，捣细罗为末，敷疮上极效。

又方：上以雄黄细研如粉，敷疮上即愈。

又方：上以龙骨捣末细研，敷疮上。

又方：上用桑根半斤，锉。以水一斗，煎取五升，不计时候，暖服一盏，服尽即效。

又方：上以石灰捣为末，厚敷疮上，用帛子裹之。若疮口深不合者，纳少许末，令疮渐渐合也。

又方：上用干盐梅烧作灰，细研，敷疮上即瘥。

又方：上用盐，三指撮，急熬，以温酒调服，立效。

又方：上用槟榔、黄连等分，捣末敷疮上，即血定矣。

治金疮，血出不止方：上取车前叶捣烂敷之，血即立止，连根取用亦效。

又方：上取小便，服三两盏即瘥。

治金疮内漏诸方

夫金疮通内血者，为内漏。两胁胀不能食者死，瘀血搏在于内，腹胀。脉牢大者生，其脉沉者死（也）。

虻虫散方：治金疮内漏，瘀血在腹中，胀满，宜服虻虫散方。虻虫（去翅足，微炒）三十枚　桃仁（汤浸，去皮尖、双仁，麸炒微黄）一两　桂心一两半　川大黄（锉碎，微炒）三两　水蛭（炒令微黄）三十枚　上件药，捣细罗为散。每服二钱，用童子小便一中盏，煎至五分。温温和滓服，日五服，夜三服。如卒无小便，用酒水代之亦得。

治金疮，内漏血入腹中方：大麻子一升　葱白二七茎　上件药相和，捣令熟。以水三大盏，煮取一盏五分，去滓，分为三服。若血出不尽，腹中有脓血，更令服，当下脓血效。

又方：蒲黄一两　当归二两（末）　上件药相和，更研令匀。每服，以温酒调下一钱，日四五服。

又方：虻虫（炒令微黄）一两　牡丹二两　上件药，捣细罗为散，每服食前，以温酒调下二钱，日四五服。

胡粉散方：治金疮，内漏血，宜敷胡粉散方。胡粉三分　干姜（炮裂，锉）一分　生栗子（阴干去壳）二分　上件药，捣罗为末，用敷疮上即差。

治金疮，内漏血在腹不出方：上以牡丹捣细罗为散，不计时候，以温酒调下二钱。

又方：上挼青蒿敷之，大止血，并止疼痛。

又方：上取猪膏毒捣敷之，断血生肉，除痛，消浮肿。或作汤，浸渍避风，并效。

又方：上以马齿苋捣取汁。每服，暖饮一小盏即止。兼治恶血在腹中。

又方：上以质汗末敷之，及用熟艾、麝香末等分，敷之亦佳。

治毒箭所伤诸方

夫被弓弩所伤，若箭镞有毒药，入人皮脉，令人短气，须臾命绝。口噤唇干，血已断绝。腹满不言，其人如醉，未死之间，为不可治。若荣卫有瘀血，应时出。疮边温热，口开能言，其人乃可治。凡毒箭有三种。岭南夷俚，用焦铜作箭镞。次岭北诸处，以蛇虫毒蝥物汁着管中，渍箭镞。此二种才伤皮，便红肿沸烂而死，唯射猪犬得活，以其啖粪故也。若中之，便即食粪，或饮粪汁，并涂疮即愈。不尔，须臾不可复救。毒箭着宽处者，虽因渐治必不死。若近胸腹，便宜速治，少缓毒入内，则不可救矣。

芦根散方：治卒中毒箭，立解，芦根散方。芦根（锉）一两　蓝叶一两　不灰木（以牛粪烧，火烧赤）二两　紫檀半两　上件药，捣细罗为散，不计时候，以蓝汁调下一钱，粥饮调服亦得。

解毒雄黄散方：治毒箭所伤，解毒雄黄散方。雄黄（细研）一分　芦根（锉）半两　白蔹半两　大麻仁（微炒）一分　上件药，捣细罗为散，都研令匀。每服，以温酒调下一钱，日四五服。

梨母子煎方：治毒箭所伤，皮内瘀肿疼痛，不可过时，宜服梨母子煎方。梨母子（细研去核）一升（斤）　盐麸子五两　蓝子五两　不灰木（牛粪火烧赤）三两　独颗栗子（干者）三两　甘草（锉，生用）二两　黑豆（炒熟）三两　黄连（去须）二两　绿豆（炒熟）三两　大粪灰五两　赤芍药三两　上件药，捣罗为末，用炼了蜜，入诸药，调为膏。每服，以温酒调下一茶匙，日三四服。

不灰木散方：治毒箭疮及马汗毒，宜敷不灰木散方。不灰木（以牛粪火烧赤）二两　密陀僧一两　黄柏（锉）半两　腻粉一分　麝香（细研）一分　上件药，捣细罗为散，每用时，先以盐水洗疮，后用药敷之，日一换之。

蓝子散方：治中毒箭，蓝子散方。蓝子五两　川升麻四两　王不留行四两　甘草（炙微赤，锉）四两　上件药，捣细罗为散。每服，以冷水调下二钱，日三服。又以水和涂疮，干则易之。

治中毒箭方：上服蓝汁一中盏，以渍敷之。无蓝汁，温水渍青布汁。并灌疮中镞不出，捣死鼠肝涂之，鼠脑亦得用之，即出。

又方：上以生地黄汁，煎作膏。每服，以热水调下半匙。

又方：上以芦根煮汁，日饮三两盏效。

又方：上以葛根煮汁，日饮三两盏效。

治箭镞金刃入肉及骨不出诸方

夫箭中于骨，骨破者。须出箭镞，仍应除碎骨尽，乃敷药。不尔者，疮永不合。纵合常有疼痛，若更犯触损伤，便惊血沸溃即死也。

雄黄丸方：出箭头。雄黄丸方。雄黄一分　蛈螂（研）一分　不灰木（以牛粪火烧令赤）一分　威灵仙一分　朝生花一分　鼠（去头取血）一枚　上件药，捣罗为末，入鼠血，并炼蜜和丸，如黄米大，纳疮口。其箭头，不计年远自出。

巴豆丸方：治箭头入肉。巴豆丸方。巴豆（去皮）一枚　腻粉一钱　砒霜（细研）少许　磁石（细研）半两　蛈螂一枚　上件药，捣罗为末，以鸡子清和为丸，如绿豆大。先以针拨破箭疮瘢，用儿孩奶汁化一丸。在拨破处上，用醋面纸封贴。当痒，痒极不可忍，其镞自出也。多年两上，当年者一上，皆出也。

又方：雄黄一分　蛈螂一分　腻粉一分　砒霜一分　巴豆（去皮）一分　上件药，都研为末。先以儿奶汁，湿筋头点药入疮内，当痒，不过三两上便出矣。

又方：斑蝥二七个　蛈螂一七个　硼砂一钱　上件药，捣细罗为散，都入竹筒内，封头，然后入厕中，七日取出，后于阴地内埋之七日，取，于瓷盒内盛之。每用时，取少许于疮上涂之，其箭镞自出。

半夏散方：治金疮，箭头在肉中不出。半夏散方。半夏（汤洗七遍去滑）一两　白蔹一两　牡丹一两　桑根白皮（锉）二两　上件药，捣细罗为散。每服，以温酒调下一钱，日三服。

治金疮，箭不出方：白蔹一两　半夏（汤洗七遍去滑）一两　上件药，捣细罗为散，每服，以温酒调下一钱，日三服，浅即十日出，深者二十日出。

蛴螬丸方：治金疮，箭镞在骨中，远年不出。蛴螬丸方。蛴螬（干者）五枚　蝼蛄（干者）三枚　赤小豆一分　赤鲤鱼一两　硼砂一钱　红花末一（三）钱　上件药，都研细，以鲊研和丸，如绿豆大。如疮口在，只于疮口内纴一丸。如无疮口，以针拨破，纳药，不过三丸至五丸，箭头自动，轻摇即出。

治箭镞入骨，取不出，疼痛不可忍，宜用此方：巴豆（去皮）三枚　蛈螂（生用）三枚　上件药相和，研令极细，涂所伤处，须臾痛定。微痒，但忍。待极痒不可忍，便撼箭镞，拔之即出，速以生肌膏贴之，神效。

治金疮，刀箭入肉，骨碎不出，赤肿疼痛方：马缰灰一两　弓弦灰一两　上件药相和，研令匀。每服，用蓼蓝汁调下一钱，日三服。

牡丹散方：治箭头不出，宜服牡丹散方。牡丹半两　盐半两　白蔹半两　上件药，捣细罗为散。每于食前，以温酒调下二钱。

治箭镞不出，立效方：上用黑羊粪，捣末敷之。待疮口开，即以生鼠刺取血，滴疮口中，须臾即出。

治箭头在咽喉胸膈中，及诸处不出方：上取鼠脑敷之，以鼠头血涂之，并效，亦治人针折不出。

又方：上用蝼蛄脑涂之即出。

治箭镞入腹不出方：上用小豆煮熟，取汁二升，和酒相次服之，服尽为度。

治箭入肉不出方：上取蝼蛄捣取汁，滴在疮中。如此三五度。箭头自出。

治金疮伤筋断骨诸方

夫金疮，始伤之时，半伤其筋，荣卫不通，其疮难愈，以后令不仁也。若被疮，截断诸解身躯肘中，及腕膝髀，若踝际，亦可连续，须在急及热疗之。其血气未寒，碎骨不去，令人痛烦。脓血不绝，日久不能得安。诸中伤人脏者，十死一生。

杜衡散方：治金疮，筋骨断令续，杜衡散方。杜衡二两半　蛇衔二两　地榆（锉）二两　生干地黄二两半　干姜（炮裂，锉）半两　川椒（去目及闭口者，炒令汗出）半两　桂心半两　当归（锉，微炒）一两半　芎䓖一两半　人参（去芦头）一两　肉苁蓉（酒浸一宿，去皱皮，炙令干）一两半　甘草（炙微赤，锉）一两　赤芍药一两半　附子（炮裂，去皮脐）一两　上件药，捣细罗为散，每服不计时候，以温酒调下二钱。

骨碎补散方：治金疮，伤筋断骨，疼痛不可忍，骨碎补散方。骨碎补（去毛，麸炒微黄）半两　自然铜（细研）半两　虎胫骨（涂酥，炙令黄）半两　败龟（涂酥，微炙）半两　没药一两　上件药，捣细罗为散，每服一钱，以胡桃仁半个，一处烂嚼，用温酒一中盏下之，日三四服。

没药散方：治金疮伤筋断骨，疼痛，没药散方。没药一两　当归（锉，微炒）三分　地龙（微炒）三分　肉桂（去皱皮）半两　自然铜（细研）三分　川乌头（炮裂，去皮脐）半两　干姜（炮裂）半两　上件药，捣细罗为散，每服不计时候，以温酒调下一钱。

熟干地黄散方：治金疮，弓弩所中，伤筋断骨，屈伸不得，宜服熟干地黄散方。熟干地黄三分　续断三分　杜仲三分（去粗皮，炙令黄，锉）　当归（锉，微炒）一两　附子（炮裂，去皮脐）一两　秦艽（去苗）一两　故败弩筋（烧灰）一两　上件药，捣细罗为散，每服不计时候，以温酒调下二钱。

麒麟竭散方：治刀箭伤筋断骨，止痛定血辟风，麒麟竭散方。麒麟竭半两　黄柏（锉）一两　甘草（炙微赤，锉）一两　白芷一两　白蔹一两　白及半两　当归（锉，微炒）一两　密陀僧一两　上件药，捣细罗为散，每用时，以少许干掺疮上，立效。

治伤筋断骨续筋方：上取旋覆根捣汁滴疮中，仍用滓敷疮上，封之十五日，即筋骨便续。

经验良方：上旋覆根汁，即金沸草根，擂汁，涂筋封之，即可相续。得效方同。

治金疮伤筋断骨，令还续方：上多取蟹头中脑及足中髓，熬之，敷疮中，筋骨即续生，立效。

《**卫生易简方**》：治金疮，用蟹黄及足中肉熬末，内疮中，筋断亦可续。

治金疮肠出诸方

夫金疮肠出者，谓矛箭所伤，若中于腹则气激，则肠随疮孔出也。

磁石散方：治金疮肠出，磁石散方。磁石（烧，醋淬七遍，捣碎，研如粉）三两　滑石三两　铁精末三两　上件药，捣细罗为散，粉于肠上，后别用磁石末，以粥饮调下一钱，日三四服。

治金疮腹破，肠胃突出却入法：上取干人粪为末，以粉肠，肠即入矣。

治被伤腹，肠出不断者方：作麦粥，取汁洗肠，推纳之，恒研米粥饮之，二十日稍食粥糜，百日后乃瘥。

治金疮中风痉诸方

夫金疮风痉者，此由血脉虚竭，饮食未复，荣卫伤损，风邪乘虚入于五脏，五脏受寒，则令痉也。其状：口急背直，摇头马鸣，腰为反折，须臾大发，气息如绝，汗出如雨，不及时救者，皆难疗也。凡金疮卒无汗者，中风也；疮边自出黄汁者，中水也，并欲作痉，急治之。又痛不在疮处者，伤经络亦死尔。

赤箭丸方：治金疮中风痉，口噤不语，宜服赤箭丸方。赤箭一两　桂心三分　防风（去芦头）三分　巴豆（去皮心研，纸裹压去油）三分　吴茱萸（汤浸七遍，焙干微炒）半两　天南星（炮裂）三分　白附子（炮裂）半两　朱砂（细研，水飞过）一两　干姜（炮裂，锉）三分　附子（炮裂，去皮脐）三分　干蝎（生用）半两　上件药，捣罗为末，用酽醋三升熬成膏，可丸即丸，如梧桐子大，每服不计时候，以热葱酒下三丸，服后汗出为效。

虎骨散方：治金疮中风痉，肢节筋脉拘急，虎骨散方。虎胫骨（涂酥，炙令黄）一两　黄豆五合　松脂二两　桂心三分　桃仁（汤浸，去皮尖、双仁，麸炒微黄）一两　败龟（涂酥，炙令黄）一两　当归（锉，微炒）一两　芎䓖一两　干蝎（微炒）一两　上件药，先将松脂并黑豆炒令熟，后和诸药，捣细罗为散，每服不计时候，以温酒调下二钱。

续断散方：治金疮中风痉，筋骨疼痛，续断散方。续断二两　蛇衔草二两　地榆

（锉）一两　当归（锉，微炒）一两　赤芍药一两半　细辛一两　干姜（炮裂，锉）一两　肉苁蓉（酒浸一宿，刮去皱皮，炙令干）一两半　桂心一两　川椒（去目及闭口者，微炒去汗）三分　熟干地黄一两　附子（炮裂，去皮脐）一两　人参（去芦头）一两　芎䓖一两　甘草（炙微赤，锉）一两　上件药，捣细罗为散，每服不计时候，以温酒调下二钱。

蛇衔草散方：治金疮中风痉，内伤疼痛，蛇衔草散方。蛇衔草三分　甘草（炙微赤，锉）三分　芎䓖三分　白芷三分　当归（锉，微炒）三分　续断一两　独活一两　泽兰一两　桂心一两　川乌头（炮裂，去皮脐）三分　上件药，捣细罗为散，不计时候，以温酒调下二钱。

治金疮中风痉，角弓反张者方：上取杏仁，捣碎，蒸令溜，绞取脂，服一小盏，兼以摩疮上，瘥。

又方：上取蒜半升，破去心皮，以无灰酒二升，煮令极烂，细研，每服一合以来，须臾得汗即瘥。

治金疮中风痉，口噤不语方：上取蔓菁子一升，净淘过，捣令极烂，以手撮为炷，以灸疮上三两度，热彻后即瘥矣。

治金疮中风痉：鸡粪二两　黑豆（洗净，炒令焦黄）一升　上件药，以酒三升，煎热，投药于酒中，更煎三五沸，去滓，时时随多少饮之令尽，得汗为佳，未汗即更作服，以汗出为度。

治金疮中风痉，角弓反张方：上取葽茹根，可疮大小，截令平，如无大者，并缚数根截之，补疮为限，猪脂半两，盐末一鸡子大相和，于火上温之，令膏盐相得，不用过热，热即伤肉，分为两炷，以暖疮上，冷即易之，以瘥为度。

又方：生鸡子三枚　乌麻油五合　上件药，煎之稍稠，待冷，即以涂疮上，极妙矣。

治金疮中风痉方：鸡粪（炒黄）二斤（升）　上以绢袋盛，以好酒五升，浸半日久，温服一中盏，日三服。兼取葽茹根，烂捣作饼子，搨疮上，灸之令热彻，有黄水出，即瘥矣。

治金疮中风痉致肿方：栎木根皮五升，锉。上以水二斗，煎取一斗，去滓，入盐一两，渍肿处效。

治金疮中风痉，迷闷方：上取雀儿粪一合研之，以酒一大盏调，分温三服，腹内转动，当时愈。纵不能开口，即拗开灌下，神效。

治金疮中风痉疼痛方：盐二两，上用水一碗，煎令热，以匙抄，看冷热，频频淋疮。

治金疮中风痉方：生葛根一斤，锉。上以水五升，煮取三升，去滓，每热服一小盏，日三四服。

治金疮烦闷诸方

夫金疮损伤血气，经络空虚，则生于热，热则心神烦满，疼痛不安也。

生干地黄散方：治金疮烦闷，宜服生干地黄散方。生干地黄一两　甘草（炙微赤，锉）一两　白芷一两　当归（锉，微炒）一两　桃仁（汤浸，去皮尖、双仁，麸炒微黄）一两　羚羊角屑一两　续断一两　黄芩一两　赤芍药一两　芎䓖三分　桂心三分
上件药，捣细罗为散，每服以温酒调下二钱，日四五服。

白薇散方：治金疮烦闷，不得眠卧，疼痛，白薇散方。白薇一两　栝楼根一两
枳实（麸炒微黄）一两　辛夷仁一两　甘草（炙微赤，锉）一两　赤芍药一两　酸枣仁（微炒）二两　上件药，捣细罗为散，每服以温酒调下二钱，日四五服。

地骨皮散方：治金疮，烦渴闷乱，头痛，地骨皮散方。地骨皮一两　石膏二两
黄连（去须）一两　麦门冬（去心）一两　甘草（炙微赤，锉）一两　生干地黄一两
上件药，捣粗罗为散，每服四钱，以水一中盏，煎至六分，去滓温服，日四五服。

酸枣仁散方：治金疮烦闷，酸枣仁散方。酸枣仁（微炒）二两　芎䓖一两　甘草（炙微赤，锉）二两　上件药，捣细罗为散，每服用温水调下二钱，日四服。

大黄丸方：治金疮，烦闷疼痛，大便不利，大黄丸方。川大黄（蒸三度）一两
桃仁（汤浸，去皮尖、双仁，微炒）一两　枳壳（麸炒微黄，去瓤）一两　上件药，
捣罗为末，炼蜜和丸，如梧桐子大，每服以温水下三十丸，日三服，以利为度。

又方：上取茅根，捣绞取汁，和酒各一中盏，分暖三服。

治金疮，烦满心闷方：上用赤小豆一升，以生地黄汁渍之，熬燥复渍，满三日，候干，捣细罗为散，每服以温酒下二钱，日四五服。

治金疮，腹中血留滞，满闷心烦方：上用生地黄捣汁取一升，川芒硝一两半相和，搅令匀，不计时候，暖服一小盏。

治金疮，弓弩所中，烦闷欲绝方：上以琥珀三两，捣细罗为散，不计时候，用童子小便调下二钱。

治金疮下血虚竭诸方

夫金刃中于经络者，下血必多，腑脏空虚，津液竭少，无血气以荣养，故须补之也。

肉苁蓉散方：治金疮出血多，内补肉苁蓉散方。肉苁蓉（酒浸一宿，刮去皱皮，炙令干）四两　白芍药四两　甘草（炙微赤，锉）四两　干姜（炮裂，锉）二两　当归（锉，微炒）一两　川椒（去目及闭口者，微炒去汗）三分　桂心一两　黄芩一两

芎䓖一两　白及一两　黄芪（锉）一两　吴茱萸（汤浸七遍，焙干微炒）一两　人参（去芦头）一两　厚朴（去粗皮，涂生姜汁，炙令香熟）一两　上件药，捣细罗为散，每服以温酒调下二钱，日三服，神效。

芎䓖散方：治金疮，伤筋骨，疼痛，下血多，食少，脏腑虚竭，内补芎䓖散方。芎䓖一两半　熟干地黄一两　蛇衔草三分　当归（锉，微炒）一两　肉苁蓉（酒浸一宿，刮去皱皮，炙干用）一两　白芍药一两　干姜（炮裂，锉）三分　续断三两　桂心三分　附子（炮裂，去皮脐）三分　细辛三分　上件药，捣细罗为散，每服不计时候，以温酒调下二钱。

当归散方：治金疮，去血多，虚竭，内补当归散方。当归（锉，微炒）半两　肉苁蓉（酒浸一宿，刮去皱皮，炙令干）二两　芎䓖半两　川椒（去目及闭口者，微炒去汗）半两　干姜（炮裂，锉）半两　甘草（炙微赤，锉）半两　白芍药半两　桂心半两　黄芩半两　人参（去芦头）二两　黄芪（锉）二两　厚朴（去粗皮，涂生姜汁，炙令香熟）半两　吴茱萸（汤浸七遍，焙干微炒）二两　桑根白皮（锉）半两　上件药，捣细罗为散，每服以温酒调下一钱，日三四服。

黄芪散方：治金疮去血多，虚竭疼痛，羸弱，内补黄芪散方。黄芪（锉）一两　当归（锉，微炒）一两　芎䓖半两　白芷半两　续断一两　干姜（炮裂，锉）半两　黄芩半两　鹿茸（去毛涂酥，炙微黄）三两　细辛半两　附子（炮裂，去皮脐）半两　上件药，捣细罗为散，每服不计时候，以温酒调下二钱。

当归散方：治疮去血，虚竭羸弱，内补止痛生肌，当归散方。当归（锉，微炒）半两　甘草（炙微赤，锉）一分　芎䓖半两　肉苁蓉（酒浸一宿，刮去皱皮，炙令干）半两　白芍药半两　吴茱萸（汤浸七遍，焙干微炒）一分　川椒（去目及闭口者，微炒去汗）一分　干姜（炮裂，锉）一分　桂心一分　白及一分　黄芪（锉）半两　厚朴（去皱皮，涂生姜汁，炙令香熟）半两　人参（去芦头）半两　上件药，捣细罗为散，每服不计时候，以温酒调下二钱。

泽兰散方：治金疮，内补泽兰散方。泽兰半两　防风（去芦头）二两　石膏（细切，水飞过）半两　附子（炮裂，去皮脐）半两　干姜（炮裂，锉）半两　辛夷仁半两　细辛半两　芎䓖半两　当归（锉，微炒）半两　甘草（炙微赤，锉）一两　上件药，捣细罗为散，不计时候，以温酒调下二钱。

地榆散方：治金疮，内补，止痛，地榆散方。地榆（锉）半两　白蔹半两　附子（炮裂，去皮脐）一分　当归（锉，微炒）一两　芎䓖三分　白芷三分　白芍药三分　上件药，捣细罗为散，每服不计时候，以温酒调下一钱。

治金疮，失血虚竭，内补散方：当归（锉，微炒）三两　白芍药一两　辛夷仁一两　干姜（炮裂，锉）三分　甘草（炙微赤，锉）三分　上件药，捣细罗为散，每服不计时候，以温酒调下二钱。

治金疮久不瘥诸方

夫金疮有久不瘥，脓汁不绝，肌肉不生者，其疮内有碎骨断筋，伏血腐肉，铁刃竹刺，久而不出者，令疮不愈，喜出清汁，当破出之，疮则愈矣。

白蔹散方：治金疮久不瘥，宜敷白蔹散方。白蔹二两　黄芩二两　艾叶二两　地松三两　石炭五两　狗头骨（烧灰）五两　上件药，捣细罗为散，用敷疮上，立效。

石灰散方：治金疮久不瘥，宜用辟风水，续筋骨，止脓血，生肌，石灰散方。石灰一升　地松苗汁　细辛末二两　旋覆根汁　葛叶汁　青蒿汁　麦门冬苗汁　莓苗汁以上各一合　猪脂（炼了者）一斤　上以诸药汁并石灰，入脂和作饼子，暴干捣末如粉，以敷疮上，五月五日合之更妙。

麒麟竭散方：治金疮久不瘥，伤筋骨，不止疼痛，麒麟竭散方。麒麟竭三两　黄丹（炒令紫色）五两　白蔹五两　白及五两　葛布（烧灰）三尺　上件药，捣细罗为散，于伤中处干敷之，立效。

没药散方：治金疮及内损久不瘥，宜敷没药散方。没药半两　干姜（炮裂，锉）半两　密陀僧半两　红蓝花子半两　麒麟竭半两　雌黄（细研）半两　猪胆（晒干）三枚　安息香半两　当归（锉，微炒）半两　墓里石灰（炒令黄）一两　上件药，捣罗为末，外贴，一日一换，内损，温酒调下一钱。

密陀僧敷散方：治金疮久不瘥，诸药未效，宜用密陀僧敷散方。密陀僧十一两黄丹（炒令紫色）一斤　生肌草一斤　白蔹半斤　突厥白十两　石灰（炒）一斤　上件药，捣罗为末，以敷疮上，帛封，勿令水湿。

又方：上取地榆松三四斤，捣如泥，作饼封疮上，即瘥。

又方：上以白杨木皮，细锉，熬令干，捣细罗为散，每服以温酒调下二钱，日三四服。

治金疮中风水诸方

夫金疮裹缚不密，为风水气所中，则疼痛不止而肿硬，内生青黄汁，即难瘥也。

苦瓠散方：治金疮中风水肿，疼痛不止，苦瓠散方。苦瓠一两　蛇脱皮（微炙）半两　黑豆（炒熟，去皮）半升　露蜂房（微炙）半两　梁上尘一合　上件药，捣细罗为散，以粥和调贴疮上，日三易之。

白石脂散方：治金疮中风水，久不成痂者，宜敷白石脂散方。白石脂一两　乌贼鱼骨一两　槟榔一两　上件药，捣细罗为散，时掺疮中，以成痂为度。

治金疮中风水肿毒方：苇灰一升　乌贼鱼骨三两　白龙骨（烧赤）三两　上件药，

同细研，敷于疮上，其水即自然出，敷之三五度，水尽肿消，即用酥调乌贼鱼骨末涂之，甚良。

治金疮中风水肿痛方：上用盐数合，炒过，急罨疮上，以火灸之令热透疮中，后熔蜡，令冷热得所，灌疮口中即愈。

又方：上捣薤白，敷疮上，以火热透疮中，即愈矣。

治金疮中风寒水露，肿痛入腹，宜用此方：上用黍穰，牛马干粪，干桑条，随多少，掘一地坑，一处烧之，用烟熏疮口，令疮中黄水出尽即瘥。

又方：上用蒲黄并旧青布，纳在小口瓶中，烧取烟熏，疮汁出愈。

治金疮中风水肿方：上以炭灰、胡粉等分，猪脂和涂疮孔中，水即出矣。

治金疮中风水，刺痛方：葱一握　盐一合　上以水三升，煮数沸，渍疮即止。

治金疮中风水，肿痛方：上用桑灰汁，热渍之，冷复温之，神效。

治金疮生肌诸方

生肌膏方：治金疮疼痛不瘥，宜生肌膏方。生地黄（捣绞取汁）一升　羊肾脂五合　乌麻油二升　石盐（细研）一两　松脂二两　熏陆香二两　杏仁（汤浸，去皮尖、双仁，麸炒微黄）二两　蜡二两　蜜二两　上件药，先下蜡、蜜，微火煎令消，次纳羊脂，次下油松脂、杏仁、熏陆香、地黄汁、石盐等，微火煎之，令地黄汁水气尽，以绵滤去滓，停凝，以敷疮上。

白芷膏方：治金疮生肌，白芷膏方。白芷一两半　生干地黄一两半　甘草半两　当归三分　白蔹三分　附子（去皮脐）三分　川椒二合　上件药，细锉，以绵裹，用猪脂三斤，煎白芷焦黄，膏成，滤去滓，收合器中，每取涂于疮上。

蛇衔膏方：治金疮生肌，蛇衔膏方。蛇衔二两　蔷薇二两　续断二两　野葛二两　当归一两半　附子（去皮脐）二两　防风一两　黄芩一两　泽兰一两　松脂三两　羊肾脂三两　上件药，细锉，以绵裹，用猪脂三斤煎，以白芷一寸，候色黄赤，即膏成，去滓，以密器中收之，以贴疮上，无问大小皆差。

生肌膏方：治金疮、灸疮、火烧疮等，宜用此生肌膏方。槟榔一枚　熏陆香半两　杏仁（去皮，研如膏）二七枚　上件药，捣细罗为散，以炼了猪脂二合，黄蜡如胡桃仁大，入杏仁膏同煎，令膏成，以瓷合盛，每用，摊于帛上贴之。

三白膏方：治金疮生肌，宜用三白膏方。白及半两　白蔹半两　白芷三分　熟干地黄三分　甘草（生用）半两　猪脂（炼了者）半斤　上件药，捣细罗为散，入猪脂内熬成膏，候冷，日三四度涂之。

生肌膏方：治金疮，兼治一切打损疮，生肌膏方。白芍药一两　熏陆香一两　胡粉一两　干姜（炮裂，锉）一两　油四两　蜡二两　上件药，捣细罗为散，以油蜡相和，煎如膏，用贴疮上，日二换之。

又方：乳香二两　羊肾脂一两　蜡二两　油半斤　上件药，以油和煎如膏，绵滤过，置不津器中，旋取涂于疮上，神验。

治恶刺诸方

夫恶刺者，是因毒蛇尿着草木，拂着人，似刺札，便肿痛肉烂，若手脚上着之，遂指节堕落也。

治恶刺方：狐骨灰一分　生蜜少许　胡葱少许　上件药，同研之，以醋面纸封三日，其刺自出矣。

龙葵膏方：治恶刺，龙葵膏方。龙葵根半两　莨菪子半两　胡燕窠半两　独颗蒜半两　胡荽子半两　鼠粪半两　杏仁（汤浸，去皮尖、双仁，麸炒微黄）半两　豉半两　上件药，用酱饭相和，烂捣，醋调封之，每日一换，经五度瘥。

又方：葱白一握　蒲公草五两　豉一合　上件药，烂捣贴之，用醋面纸封贴三五度，作头出，即瘥。

又方：上用雄野狐唇，捣和盐封之。

又方：上用苍耳汁洗之。

又方：上取木中虫，和醋研封之。

又方：上用无心草根烂捣，醋和封之。

又方：五月五日，取蔓荆子捣末，旋以乌牛乳和调敷之，无牛乳，人乳亦得。

又方：上用野狐粪，烧灰细研，以腊月猪脂和封之。

又方：上以砒霜细研，和胶清涂之。

又方：上用樗根白皮，锉，一斤米泔煮三二十沸，放温，淋孔中良。

又方：上用莨菪根，水煮浸之，冷复易之。

又方：上浓煮黑豆汁渍之。

又方：上用白马尿温渍之。

又方：上捣燕麦三二两敷之。

又方：上用硇砂和胶，清消贴其上，即拔出刺。

治肉刺诸方

夫脚指间生肉如刺，谓之肉刺，由著靴袜急，小指相揩而生也。

治肉刺方：肥皂荚一挺　没石子三枚　上件药，都烧令烟断，细研，以酽米醋于砂盆中别磨皂荚如糊，和末敷之。

又方：熏陆香　硫黄各一分　上件药，同研令匀，涂肉刺上，以烧钗烙之效。

又方：猪胰一两　白胶香一分　上件药，都研如膏，先挑剔刺处令净，后以此药敷之。

又方：柏树上白胶一两　松脂一两　黄蜡半两　上件药，合于火上熔成膏，将贴之，用物系定，明日自挺出落也。

又方：蟾酥五片（汤中浸湿）　腻粉一钱　上件药，用蟾酥于盏子中，以腻粉同和令匀，先用针拨破头边，然后涂药密裹之效。

治肉刺久不差方：松脂一升（分）　乳香一分　上同研令匀细，先用针拨破后，以药敷之，密封即效。

治肉刺结硬方：上用针挑破，以鸡子白点三两度，当落下效。

又方：上捣白芥子为粉，以醋调敷上，用帛子缠系之一宿，明日揭去，自然落也。

又方：上用羊脑髓敷之，立验。

又方：上以黑木耳贴之，自消。

又方：上薄刮刺上，以新熟酒醅，和羊脑髓敷一宿，瘥。

治狐尿刺诸方

夫狐尿刺者，云是野狐尿棘刺头上，人犯之者，则中多于人手指足指，肿痛焮热。端端居不出而着毒者，则不必是狐尿刺也，盖恶毒气尔，故方亦云恶刺毒也。

治狐尿棘刺人肿痛方：上用黄蜡溶汁，看冷热得所，滴于肿疼痛处。

治狐尿刺人，日夜燥痛，不识睡卧方：上用蒲公草茎叶根，捣绞取白汁，频频涂之瘥。

又方：上用好豉心，随多少，熟嚼以敷之，少顷，看豉中当有毛，不见，又更嚼豉敷之，以毛出尽即瘥。

又方：上用杏仁细研者，一两沸，承热以浸螫处，数数易之。

治狐尿刺人疼痛不可忍方：上用生栝楼根、香豉等分，捣作饼，敷上，干即易之。

治竹木刺在肉中不出诸方

治被刺入肉，或是针棘竹木等，多日不出疼痛方：人参（去芦头）一两　龙葵根（净洗取皮）一把　醋少许　腊月猪脂一两　上件药，和捣令匀，每用时取少许，敷疮上，其刺自出。

治狐尿刺，多时不瘥，宜用此方：石鼠一枚　白蔹半两　羊粪半两　栝楼根半两　上件药，捣如膏，封裹疮上一复时，其刺自出。

又方：上取牛蒡根及薤根捣敷之，其刺自出。

又方：上取松脂封之，其刺自出。

又方：上取蛇蜕皮贴之自出。

治刺久不出方：上以王不留行捣罗为末，不计时候，以温水调下二钱。

又方：上以瞿麦煮汁，饮一小盏，日三服。

又方：上以牛膝捣末，水调敷之，其刺即出。

又方：上嚼白梅敷于上，其刺自出。

又方：上以乌羊粪，水和厚敷之，刺当自出。

又方：上用蔷薇烧灰，细研为散，每服，以温水调下二钱，日三服。

又方：上烧凿柄灰，细研为散，每服，以温酒调下二钱，日三服。

治竹刺及木刺在肉方：上用鹿角烧灰，细三研，水和涂之。

又方：上取柳树上木耳煎汤，渐渐服之，其刺自出。

又方：上用槐白皮煮汤，渍之愈。

又方：上用醋二升，置于大口瓶中，取热烧灰一升投之，以刺处就瓶口熏之，勿令着醋，即以衣拥瓶口，勿使气泄。

又方：上用葱白和盐捣敷之，便出。

又方：上烂嚼栗子黄敷之，自出。

又方：上刮象牙末，水和，聚著刺上，即出。

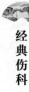

《世医得效方》

元·危亦林　撰

（本书以文津阁的《四库全书》与魏刻本互校为主本）

正骨兼金镞科

秘　论

骨节损折，肘臂腰膝出臼蹉跌，须用法整顿归元，先用麻药与服，使不知痛，然后可用手。

凡脚手各有六出臼，四折骨。每手有三处出臼，脚亦有三处出臼。手掌根出臼，其骨交互相锁，或出臼则是锉出锁骨之外，须是搦骨，须锁骨下归窠。或出外则须搦入内，或出内则须搦入外，方入窠臼。若只用手拽，断难入窠，十有八九成痼疾也。

手六出臼四折骨

凡手臂出臼，此骨上段骨是臼，下段骨是杵，四边筋脉锁定。或出臼亦锉损筋。所以出臼，此骨须拽手直。一人拽，须用手把定此间骨，搦教归窠。看骨出那边，用竹一片夹定一边，一边不用夹，须在屈直处夹。才服药后，不可放定。或时又用拽屈拽直，此处筋多，吃药后若不屈直，则恐成疾，日后屈直不得。

肩胛上出臼，只是手骨出臼，归下；身骨出臼，归上。或出左，或出右。须用舂杵一枚，小凳一个，令患者立凳上，用杵撑在下出臼之处，或低，用物簟起，杵长则簟凳起，令一人把住手尾，拽去凳，一人把住舂杵，令一人助患人放身从上坐落，骨节已归窠矣，神效。若不用小凳，则两小梯相对，木棒穿从两梯股中过，用手把住木棒，正棱在出臼腋下骨节蹉跌之，放身从上坠下，骨节自然归臼矣。

脚六出臼四折骨

或脚板上交（月牙）处出臼，须用一人拽去，自用手摸其骨节，或骨突出在内，用手正从此骨头拽归外；或骨突向外，须用力拽归内，则归窠。若只拽，不用手整入窠内，误人成疾。

脚膝出臼与手臂肘出臼同。或出内出外，不用一边夹定，此处筋脉最多。服药后时时用屈直，不可定放，又恐再出窠。时时看顾，不可疏慢。

脚大腿根出臼，此处身上骨是臼，腿根是杵。或出前，或出后。须用一人手把住患人身，一人拽脚，用手尽力搦归窠。或是锉开，又可用软绵绳从脚缚倒吊起，用手整骨节，从上坠下，自然归窠。

背脊骨折法

凡锉脊骨不可用手整顿，须用软绳从脚吊起，坠下身直，其骨使自归窠。未直则未归窠，须要坠下，待其骨直归窠。然后用大桑皮一片放在背皮上，杉树皮两三片安在桑皮上，用软物缠夹定，莫令屈，用药治之。

脚手骨被压碎者，须用麻药与服。或用刀割开。甚者用剪剪去骨锋，便不冲破肉。或有粉碎者，与去细骨，免脓血之祸。然后用大片桑白皮，以二十五味药和调糊药，糊在桑白皮上，夹在骨肉上，莫令差错。三日一洗，莫令臭秽。用药治之，又切不便轻易自恃有药，便割、便剪、便弄。须要详细审视，当行则行，尤宜仔细。或头上有伤，或打破，或刀伤骨碎，用药糊角缚，不使伤风。切须记之。

用药治伤，则用糊药封角。切不可使风入之浮肿，其恶血自消散，不攻疮口。

正骨金疮脉候

正骨金疮，须看脉候。如伤脏腑致命处，一观其脉虚促，危矣。伤处浅，命脉虚促，亦为后虑。伤至重，命脉和缓，永无虑也。脉有虚有实，有去来，有疏密，或被伤脏脉不死者，必关脉实重则无虑。或伤至死处，其关脉无，别脉洪大则难医。如用两件药后，脉不转动，急急住药。若脉渐渐随药转，此则可治无虑。或血出甚者，脉不要洪大，只要平正重实。其血不曾出者，亦无恶血在内者，其脉欲洪大，不要疏密，亦不要进退来去，恐其变凶。看伤脉每与内科脉不同，或伤内，或致命，或难医处被伤者，命脉便已去矣，此等切勿治之。

十不治证

颠扑损伤，或被伤入于肺者，纵为即死，二七难过。左胁下伤透内者，肠伤断一半可医，全断不可治。小肠下伤内者，症候繁多者，脉不实重者，老人左股压碎者，伤破阴子者，血出尽者，肩内耳后伤透于内者，皆不必用药。

用药加减法

伤有浅深，随其吉凶用药。如折骨者，则用后二十五味接骨方治之。再加自然铜、白芷、乳香、没药、川芎各五钱立效。

若伤脏腑，用清心药加川芎、当归、赤芍药各三钱。或肚肠伤破，加白及五钱，同后清心药服。或被伤浮肿不退，加皂角、黄柏皮半两，入紫金皮散内敷之。或头破伤风，亦用紫金皮散加皂角、黄柏皮敷之立退。或筋断接筋者，用二十五味加续断半两。或诸处伤痛不止者，仍用二十五味加川芎五钱。或恶血污心不下，用后清心药加大黄、枳壳五钱。或气触痛，加木通、丁香、藿香三钱同二十五味服之。凡加减，末者加末，散者加散。其余只依本方，不用加减。孕妇颠扑伤损，先用安胎药，后服二十五味接骨去草乌、川乌。余依本方。

肠肚伤治法

肚上被伤，肚皮俱破，肠出在外，只肠全断难医。伤破而不断者，皆可治疗。肠及肚皮破者，用花蕊石散敷线上，轻用手从上缝之，莫待粪出，用清油捻活，放入肚内。肚皮裂开者，用麻缕为线，或捶桑白皮为线，亦用花蕊石散敷线上，须用从里重缝肚皮，不可缝外重皮，留外皮开，用药掺，待生肉。

又用药加减法

凡损若不折骨、不碎骨，则不可有用自然铜，于药内除去。无痰则不用半夏。老人有伤者骨脉冷，每用加当归、川芎 川乌、木香、丁香、人参五钱。去白芍药、生地黄。此亦是二十五味内加减。老人即服此。

或伤脏腑者，不问老少，如有血并痰从口中出者，用清心药加丁皮、川芎、半夏，入二十五味内同服。退肿角血或皮冷。加干姜五钱，入退肿药内糊肿上，肿及血自然退散。或皮肤热者，加黄柏皮、皂角五钱，入肿药内，角肿处自然退。

用麻药法

颠扑损伤，骨肉疼痛，整顿不得，先用麻药服。待其不识痛处，方可下手。或服后麻不倒，可加曼陀罗花及草乌五钱，用好酒调些少与服。若其人如酒醉，即不可加药。被伤有老有幼，有无力，有血出甚者，此药逐时相度入用，不可过多。亦有重者，若见麻不倒者，又旋添些，更未倒，又添酒调服少许。已倒便住药，切不可过多。

用掺药法

疮口血出不止，则用方中止血药敷之。如洗开后，疮孔大甚，且先用降真香、龙骨、没药掺之，肉即生上。疮孔上须用油单贴，待脓血汁出，莫待蔽塞。如夏月用药，以薄荷叶贴疮孔，一日一度汤洗，又用药掺。如肉上满疮口，用手搦不痛，如好肉一般，即用收疮口药敷上。却莫贴，待风稍着疮口立收。若未生实肉，切不可先收疮口，里面恐为患也。

伤破肚皮用药法

如伤孔大，肚肠与脂膏俱出，放入内则用缝。如孔小，只有膏出，先用清心药与服，用手擘去膏，不用缝。此膏出者已无用了，不可复入肚中，反成祸。只须擘去不妨，此是闲肉，但放心去之。肚肉被伤者，专用退利大小肠，不可待秘，恐成重患。

打颠及树木压遍身痛者

打颠树木压，或自高处颠下者，此等伤皆惊动四肢五脏。必有恶血在内，专怕恶心。先用清心药、打血药及通大小肠药次第先服。临服加童子小便入药内立效。专用大小肠洗利，恐作隘塞，利害之甚。清心药加前方通利大小肠药服之，自然俱通，无闷烦，无恶血污心。以次用止痛药，服之即止。

去恶血法

颠扑伤，刀石伤，诸般伤扑至重者，皆先服清心药，次服清小便药，三服去血药。或被伤者血未结，打从疮口中出，或结在内，用药打入大肠时即泄出。或被打、被颠、被木压，恶血未积者，用药打散四肢。或归脏腑者，或归上膈者，打从口中吐出。或归中膈，打入大肠泄出。先用此急救，次服止痛药。止痛药，即二十五味药中加减用。

用药汤使法

　　凡药皆凭汤使，所使方先但用清心药煎，后用童便一盏同服，或止痛。重伤者则用姜汤、灯心汤调二十五味药服之，薄荷汤亦可。凡伤，或刀伤及损内脏腑，恐作烦闷崩血之患。如折骨者，用姜酒服，接骨药敷之。如骨碎被重打重颠重木及石压者，皆用先服汤使法，并末用酒服。如轻颠扑损伤，则用姜酒调下二干五味药立效。

通　治

　　颠扑刀伤接骨方（服敷）：腊月猪脂五两　黄蜡（洗煎）半斤以上　铅丹罗　自然铜（研）四两　密陀僧（研）四两　朱砂（研）一两　上用新铛鼎先熔脂，次下蜡。于冷处下密陀僧、铅丹、自然铜，缓火再煎。入水中不散，更出鼎于冷处下诸药，用柳箆搅匀，泻入瓷器内，不住手搅至凝，圆如弹子大。且用笋皮之类衬之，极冷方收。凡伤碎骨者，木石压碎骨者，先用此药火化开，糊骨上，然后夹定。用此药服之须作小圆，如梧桐子大，每服十圆，葱酒调下。或伤损深者，撚成条入孔中，浅者用油单为膏药贴之，甚者灯心裹木夹之。如药力散，再觉痛，更一服，痛即止。又痛甚者，贴之即止。

　　又方二十五味（服）：治颠扑损伤，骨碎骨折，筋断刺痛，不问轻重，悉能治之，大效。香白芷（醋炒加减）　紫金皮（醋炒）　刘寄奴　川当归（煨盐水炒）　赤芍药　白芍药（米水浸炒）　黑牵牛　生地黄（盐水浸炒）　川芎（米水浸）　川牛膝（茶水炒）　乳香（可加减）　没药可加减　破故纸（醋炒）　木通（去节）　自然铜（骨不碎折不用，临好时用）　木香（茶水炒）　藿香　木贼　官桂可加减　羌活　独活　半夏（水炒，无痰不用）五钱　骨碎补　草乌（醋炒，孕妇不用）　川乌（火煨，孕妇则不用）各一两　或加土当归、熟地黄（盐水炒）、杜牛膝（茶水炒）、土芎（米水浸）尤妙。金刃伤锉出白者，去自然铜，骨碎骨折者用之，然须于此方内且去自然铜，临欲好时却入用之，早服成他疾。上先择出自然铜、官桂、没药、乳香不炒者。其余药或炒、或火焙、或日晒干皆可。然后入不炒四味，同研为末，用蜜糊圆如弹子大，用黄丹为衣。或被颠扑伤损，金刃箭镞，不问轻重，每服一圆。如被刃伤全断损内重者，以薄荷汤或木瓜汤、姜汤、灯心汤吞下皆可。或颠碎骨及折骨用自然铜，其他不用。如骨折碎刺痛不止，加乳香、没药、白芷、川芎各五钱入诸药中，生姜酒下。或不作圆，为末亦可。功效如神。

　　又方（服敷）：治颠扑接骨刀伤。川当归（洗净别捣）半两　铅粉（洛粉为上）半

两　硼砂二钱　上为末，每服二钱，浓煎苏木汁调下。若损在腰上，先吃淡面半碗了服药。若在腰以下，先服药后吃淡面。仍不住呷苏木汁，更以糯米为粥。入药末三钱拌和，摊在纸上或绢上，封裹损处。如骨碎，更须用竹木夹定，以纸或衣包之。

清心药方（服）：降真香　香白芷（醋炒）　苏木（盐水炒）　枳壳（水浸去心）藿香（清油炒）　丁皮（盐水炒）　紫金皮　木香（茶水炒）　丁香（米泔水炒）　木通（去节）　山栀子　大黄　莲子肉（酒煮）　沉香　人参　当归（湿纸煨）　川芎（煨）羌活　独活　花蕊石（醋淬）　乌豆　灯心少许　赤芍药各等分　上为末，或大小肠不通服此。亦可用五膈宽中散同服，立效。或恶血污心，或烦闷暴死，每服二钱，薄荷汤或灯心汤调下，或童子小便尤好。为散，水煎服亦可。如瘀血口中出，加半夏。

自然铜散：治打颠折骨损断。正骨科中经验方也。乳香　没药　苏木　降真香川乌（去皮尖）　松明节　自然铜（火煅米醋淬七次）各一两　地龙（去土，清油炒）半两　真血竭三钱　龙骨（生用）半两　土狗（油浸，焙为末，本草名蝼蛄）十枚上为末，每服五钱，用无灰酒调下。如病在上，食后服。病在下，空心服。服之自顶心寻病至下两手。再周遍一身，下及两足。遇病处则飒飒有声，患人自觉力习习往来。

又方：自然铜（累累然相缀如乱丝者最佳）一两重，上研细，水飞过，同当归、没药各半钱和匀。每服三钱，酒调频服。仍以手摩痛处。

导滞散：治重物压连，或从高坠下，作热吐血下血，血出不能禁止，或瘀血在内，胸腹胀满，喘粗气短，兼能打去恶血。当归、大黄（炒过）各等分　上为末，每服二钱，不以时温酒调下。

鸡鸣散：凡坠压死者，急安好处，以手袖掩其口鼻上一食顷。眼开，先与热小便。若初觉气绝不能言，急擘开口，以热小便灌之。打扑闷绝亦用。先以此利去瘀血。

活血丹：治患者血脉不和，筋急，行步不可，服之宽筋。干地黄（酒煮）二两当归（煨）　白芍药　续断（面水炒）　白术（煨）　川芎（醋炒）各一两　上为末，面糊圆，梧子大。每服三十圆，温酒下。

大嶽活血丹：治男子妇人外伤内损，狗伤虫咬，车马扑坠，手足折伤，一切疼痛，腹中瘀血刺胁筑心，左瘫右痪，走注疼痛，痈疽痔漏，及妇人冷气入腹，血脉不通，产后败血灌注四肢，及吸奶肿痛。花桑枝（如臂大者，烧烟，淬米醋中，焙干）　栗楔（栗蒲中心扁薄者，薄切、日干各一斤）　细墨（一半用蓖麻三两，细研，涂墨上，涂尽纸包，黄泥固济，干炭火约七斤烧赤，冷地上出火两时；一半用醋化硇砂涂墨上，火炙令干）半斤　皂角刺（烧赤，淬醋中，炙干）一斤　大黑豆（湿布揩去垢黑皮，焙干秤）一斤　乱发（皂角水净洗，用清油二斤炒，频捻看掭即止为末）二斤　乳香（通明滴乳者，细研，入米醋一碗熬熟）四两　上和为末，杵三千下，圆如弹子大。如膏干，更入醋糊圆。痛甚一圆，轻者半圆，以无灰酒一盏。乳香一豆大，先磨乳香，次磨药尽，煎三五沸，临卧温服。以痛处就床，欲汗则被覆。仍用药涂伤处，切忌一切动风物。妇人服，入当归末一钱，孕妇勿服。

当归散：救急疗坠马落车，被打伤腕折臂。呼叫不绝，服此，呼吸之间不复大痛，三日筋骨相连。当归（炒令香） 桂心 甘草（炙） 蜀椒（去汗）各三分 芎䓖（炒）六分 附子（炮去皮脐） 泽兰（炒）各一两 上为末，酒服二三钱，日三服。如小儿被奔马所损，伤其膝，皮肉决，见骨节，绝死少苏，啼不可听闻，服之便睡。十数日便行走，其神验如此。忌海藻、菘菜、生葱、猪肉、冷水。

花蕊石散：治一切金刃斫伤，箭镞及打扑伤损身体，猫犬咬伤，或至死者。急于伤处糁药，其血化为黄水，再糁药便差，更不疼痛。如内损血入脏腑，热煎童子小便，入酒少许，调一大钱服之立效。若牛抵肠出不损者，急内入，细丝桑白皮尖茸尝线缝合肚皮，缝上糁药，血止立活。如无桑白皮，用生麻缕亦得。并不得封裹疮口，恐生脓血。如疮干，以津润之。然后糁药。

内　损

大紫金皮散：治打扑伤折，内损肺肝，呕血不止，或瘀血停积于内，心腹胀闷。紫金藤皮 降真香 续断 补骨脂 无名异（烧红，酒淬七次） 琥珀（别研） 蒲黄 牛膝（酒浸一夕） 当归（洗焙） 桃仁（去皮炒）各一两 大黄（纸裹煨） 朴消（别研）各一两半 上为末，每服二钱，浓煎苏木当归酒调。并进三服，利即安。

没药丸：治打扑内损，筋骨疼痛。没药 乳香 芍药 川芎 川椒（去子及合口者） 当归各半两 自然铜二钱半（炭火烧） 上为末，用黄蜡二两熔开，入药末不住手搅匀。圆如弹子大，每服一圆。用好酒煎开，乘热服之。随痛处卧霎时，连进有效。

打扑伤损

加味芎䓖汤：治打扑伤损，败血流入胃脘，呕黑血如豆汁。芎䓖 当归 白芍药 百合（水浸半日） 荆芥穗各等分 上锉散，每服四钱。水一盏、酒半盏煎。不以时服。

木香匀气散：治从高坠下，或打扑伤损腰胁，心腹作痛。加红曲末少许，童子小便同酒调，空心热服。如无红曲，红酒亦可。

麝香散：治从高坠下，及打扑损伤。麝香 水蛭各一两 上用水蛭锉碎，炒至烟出，研为末。入麝再研匀。每服酒调一钱匕。当下蓄血，未效再服，其应如神。又治折伤，用水蛭热酒调一钱，食顷知痛，更进一服，痛止。便将折骨药封，直至安平方去。

平胃散：治打扑伤损，不问爪破与暗伤，悉能治之。用冷水调涂则愈。

双乌散：治诸伤百损，如被打破伤损，久后时时疼痛。虽新被伤，纵不破皮而内损者，尤宜服此。川乌　草乌（略炮）各三钱　当归　白芍药　苏木　大黄　生干地黄　红曲（炒）各半两　麝香少许　上为末，用酒煮一瓦瓶，放冷服。如觉痹麻无害，但二乌头生用有力，恐太猛，所以用温火略炮。

救急方：疗坠马落车，伤腕折臂。当归（炒）　桂心　甘草（炙）　蜀椒（炒出汗）各七钱半　川芎两半　附子（炮）　泽兰（炒）各一两　上为末，每用酒服二钱，立效。忌海藻、菘菜、生葱、冷水等。

洗心散：治伤损瘀血凝滞，大痛，大便亦痛。

黑神散：治伤损大吐血，或因酒食饱，低头掬损，吐血至多，并血妄行，鼻口俱出，但声未失，无不效者。百草霜　蚌粉各等分　上为末，每一二钱，糯米饮调下。侧柏枝研汁尤效速。鼻衄搐一字，皮破灸疮出血，舌上出血，并干糁立止。

坠马方：细研铜末服之，顿愈。

苏合香丸：治从高坠下挟惊悸，血气错乱，昏迷不省，急服大效。

接骨散：治打扑伤损，折骨。半两古文钱不拘多少，以铁线贯之，用铁匣盛，以炭火煅通红。碗盛好酒、米醋各半升，铗钳开匣取钱，于酒、醋中淬尽。澄去滴醋，以温水淘洗。如此三次，淘洗数多尤妙。火毒未尽，令人患哑。既净，焙干研细。入乳香、没药、水蛭等分，同为末。每服半字或一字。生姜自然汁先调药，次用温酒浸平服。若不伤折，即时呕出。若损折则药径下。如金丝缠弓上之力，神效。初服忌酒三日。

刀斧棒杖伤

禁声饮子：治棒杖刀斧伤，疼痛不可忍者。防风（去芦）　南星（汤洗）　上锉散，每服三大钱。水酒各半盏，生姜捶碎同煎，通口服，甚者不过三服立效。

龙骨膏：治金疮。真龙骨　海螵蛸　五倍子　赤石脂　黄丹（煅过或不用，只使血竭尤佳）　石亭脂（一方不用，只用麝）　上斟酌或等分用。如伤大，先以冷盐水洗净，却用黄桑生浆涂四围，待水干皮敛即干敷，百发百中。若小伤，只以冷盐水略洗便敷，此直截妙甚。

夺香散：治刀刃所伤，及从高坠下，木石压损，瘀血凝积。心腹疼痛，大小便不通。红蛭（用石灰慢火炒令干黄色，半两用）　大黄　黑牵牛各三两　上为末，每服二钱，用热酒调。约人行四五里，再用热酒调牵牛末二钱催之。须下恶血成块，以尽为愈。

单方：治打扑伤，金疮闷绝。上用蒲黄不以多少，为末，热酒灌下。

取箭镞

天牛散：天水牛（一个独角者，尤紧以小瓶盛之，用硇砂一钱细研，水少许化开，浸天水牛自然成水） 上以药水滴箭镞伤处，当自出。

神仙刀箭药：妙不可言。上以桑叶阴干为末，干贴。如无，旋熨干贴之。

上方：土狗数个，捣取汁，滴上三五度，箭镞自出。

治箭镞入骨不可拔：巴豆半粒 蜣螂（去足翅，大者）一个 上各去壳，同微熬，研匀涂伤处，斯须痛定，必微痒，且忍之，候不可忍，便撼动，拔之立出。以黄连贯众汤温洗了，用牛胆汁风化石灰敷之。

针灸伤

内托黄芪圆：治针灸伤经络，脓流不止。黄芪八两 当归（洗）三两 肉桂 木香 乳香（别研） 沉香各一两 上为末，用绿豆粉四两，姜汁煮糊圆，梧桐子大，每服五十圆，不拘时候，热水下。

消 烦

四圣散：治伤重烦闷欲死者，用此打血，利大小便。花蕊石散 黑神散（二方见前） 大圣散 蒲黄散（以上二方并见妇人科） 当归（煨） 牛膝 川芎（米水炒） 白芷（醋炒） 苏木 大黄各半两 莲子肉（酒煮半两） 上为末，和圆，童子小便调服，或木通汤亦可，恶血立下。

敷 药

活血散：治打扑伤损手足。上用绿豆粉，新铁铫内炒令真紫色，新汲水调，令成膏，厚敷损处。须教遍满，贴以纸花。将杉木皮一片缚定，其效如神。

治刀伤磕损，血不止，痛难禁：用葱白一大握，炒熟捣烂，乘热缚定，痛与血随止。葱冷再易立效。

治伤损：用生骨碎补研烂取汁。以酒煎服，滓敷伤处。数日平复。及被笞捶，身无全肤，用之大效。

治折骨伤筋痛不可忍：生地黄一斤切 藏瓜糟姜一斤 生姜四两 炒令匀熟。以布裹罨伤处，冷则易之，奇效。肿重，加赤小豆半升。

地黄膏：治打扑伤损，臂臼脱出及一切痈肿未破，令内消。用生地黄研如膏，木香为末，以地黄摊纸上，掺木香末一层，又再摊地黄贴上。明旦痛即止效。

单方：治刀伤血出不止，欲死。用花蕊石散无效，则用绝好降真香一片，用瓷瓦片刮下，石碾碾细，敷之大效。

又方：白滑石二两　黄丹五钱（为末），干掺。

敛金疮，止疼痛：上以刘寄奴为末，掺之立效。

又方：以门扉后尘敷之。

铅粉散：治手足折伤，可服可敷，半日后痛止，手足坚牢立愈。上以川当归、铅粉各半两　硼砂二钱（同研细）　苏木煎汁，调化一大钱。损若在上，先吃淡粥却服。损在下，先服药后食，仍频呷苏木汁。别作糯米饮拌和药，摊贴损处，以绢帛裹之。骨碎，用竹木同夹甚妙。

白灰散：治恶疮刀斧伤见血。白石灰末不以多少，韭菜汁调，阴干为末，少许敷上，擦少时，血止便安。如肠溃出，桑白皮线缝合罨之，帛系，定效。

又方：晚蚕沙生用为末，掺匀绵裹之，随手疮愈血止。

黄丹散：治金疮并一切恶疮。上等黄丹　软石膏不以多少（火煅通红）上研细和匀，如桃花色，掺伤处甚妙。

又方：胡孙头草，黄花子如蒺藜骨朵者，村人谓之草血竭，以其能止血也。用其子烂研或烂嚼敷伤处，血立止。

又方：黄蘖半斤　半夏四两　上为末，每用半两，生姜半两、生地黄取自然汁调涂伤处。如折断，用绢帛封缚，次用杉木皮扎定。干则频上姜地黄汁润。

又方：治金刃或打伤，及碎骨血出不止。降真香、五倍子、镜面上削下铜青各等分　为末，敷伤处效。

又方：治刀斧伤。隔年四月苎麻，揉令极软，覆在伤处，缚定血止。用野苎叶亦可。

又方：水龙骨（即船上多年油灰）为末敷伤处，用帛片扎定。皮裂开，以桑白皮线缝合，用苏木五倍子末封之。

又方：治伤至重，但不得透膜者。海味中咸白鳔，拣大片色白而有红丝者，成片铺在伤处，以帛子扎之血止。如膏脂出，不伤内膜者，即剃去伤人顶心发，以热熨斗不令其知，于新剃顶上一荡，膏脂即入。以桑白皮线缝合。用血竭草、木腊叶、磁石为末，干敷疮上即合。

又方：五月五日采马鞭草、缺盆草、血见愁（即草血竭）擂烂，同风化石灰为末，涂之即愈。

治血聚皮不破方：萝卜叶研细罨伤处，以帛缚之。

灭痕方：治打扑有痕伤，瘀血流注。半夏为末，调涂伤处，一宿不见痕。

又方：治瘀血流注紫黑，或伤眼上，血紫黑。大黄为末，用姜汁调涂。一夜一次上药，一宿黑者紫，二宿紫者即白矣。

洗 方

荆叶散：治从高坠下，及一切伤折筋骨，瘀血结痛。顽荆叶两半 蔓荆子 白芷 细辛（去苗） 防风（去芦） 桂心 川芎 丁皮 羌活各一两 上为末，每用一两，盐半匙，连根葱白五茎，浆水五升，煎五七沸，去滓，通手淋洗痛处，冷即再换。宜避风。

破伤风

玉真散：治风自诸疮口入，为破伤风，强项，牙关紧，欲死者。防风（去叉） 天南星（汤泡）各等分 上为末，每服三钱，童子小便一大盏煎，热服。

香胶散：治破伤风口噤强直。鱼胶（烧留性）七分 麝香少许 上研匀，每服二钱。酒调，不饮，米饮下。一方苏木煎酒下。

急风散：治久新诸疮，破伤中风，项强背直，腰反折，口禁不语，手足抽掣，眼目上视，喉中锯声，及取箭头。麝香（研）一字 丹砂一两 生黑豆（同草乌为末）一分 草乌（生用，半烧存性，米醋同淬）三两半 上为末，和匀。破伤风以酒一盏调半钱服，神效。如出箭头，先用酒一盏调服半钱，却以药贴箭疮上。

破伤湿

牡蛎散：治破伤湿口噤强直。牡蛎取末粉敷疮口，仍以末二钱，煎甘草汤调下。

舒筋法

舒筋法治破伤后筋挛缩不能伸。他病筋缩亦可用。

大竹管长尺余，钻一窍，系以绳，挂于腰间，平坐贴，举足槎滚之。勿计工程，久当有效。

退 肿

苍术散：治打扑损伤，皮不破，浮肿者，及角血，用此退之。紫金皮 苍术 猪牙皂角（盐醋炒）　鸡脚风叶　骨碎补各等分　上为末，水调糊肿处。

紫金皮散：治一切打扑损伤，金刃箭镞浮肿，用此效。紫金皮（醋炒）　天南星　半夏　黄柏（盐炒）　草乌（炮）　川乌（炮）　川芎（茶水炒）　川当归（煨）　杜当归　乌药　川白芷（盐水炒）　破故纸　刘寄奴　川牛膝　桑白皮各等分　上为末，生姜薄荷汁兼水调，糊肿处或伤处。皮热甚，加黄柏皮　生地黄五钱。有疮口者勿封其口，四畔用此糊之。

麻　药

草乌散：治损伤骨节不归窠者，用此麻之，然后用手整顿。猪牙皂角　木鳖子　紫金皮　白芷　半夏　乌药　川芎　杜当归　川乌各五两　舶上茴香　坐拏草（酒煎熟）　草乌各一两　木香三钱（伤重刺痛，手近不得者，更加坐拏、草乌各五钱，及曼陀罗花五钱入药）　上并无煅制，为末，诸骨碎骨折出白者，每服二钱，好红酒调下。麻倒不识痛处，或用刀割开，或用剪去骨锋者，以手整顿骨节归元。端正，用夹夹定，然后医治。或箭镞入骨不出，亦可用此麻之。或用铁钳拽出，或用凿凿开取出。后用盐汤或盐水与服立醒。

合疮口

松皮散：治金刃箭镞，敷疮口，兼能生肉。老龙皮（末）二分　生石灰（二停矿者用瓦盛上，用瓦盖炭火四畔上下，炼一夜至晓，取研细）　上为末敷之，止血收疮口立效。又方合疮口，黄丹、白滑石研细敷之。

又方：黄连　木香　槟榔　为末敷之。

又方：降真香　牛膝　石灰　人骨（醋炒）　真龙骨　老松皮各一两　上用黄牛胆一枚，将小竹管插胆中，以石灰末从管中入胆内，挂高处日干。要用刀破开，同诸药为末，敷疮，肚中不痛自愈。

太乙膏：治金疮箭镞，不问轻重，用此敷之。并治痈疽疖毒。白芷　乳香（火制）　没药　苍术　白胶香　石膏（醋炒）　黄丹各五钱　上为末，用真清油四两，桐油真者亦可。以黄蜡一两，先煎油，柳枝搅，次入白芷等四味煎少顷，却入胶香、石膏等同煎。试欲成珠，却入蜡同煎片时。用生布滤过，瓦器后藏。用油单摊之，损伤敷疮口，自然肉不痛。速愈。

止血收疮口方：藏血用此。疮大者，以灯心蘸入孔中。白胶香（主接筋）　老松皮　白芷　龙骨　血竭各一两　为末敷之。

又方：土朱（用瓦盛瓦上，火炼一日）二两　人骨（火炼者）　老松皮　龙骨各

等分　上为末，敷之妙。

又方：鸡内金，焙为末，敷之立止。

乳香膏：老金疮、杖疮神效。乳香七钱　没药七钱　白芷　当归　羌活　独活　川牛膝　川芎　自然铜　石膏　刘寄奴　黑牵牛　黄柏皮　破故纸　白胶香　生地黄　熟地黄　赤芍药　白芍药　黄丹　紫金皮各五钱　黄蜡一两　上为末，用真清油四两煎沸，却入药同煎。留胶香、黄蜡、黄丹末入，用柳枝不住手搅，试将欲成膏，却入三味，更试成膏。生布滤净，用瓦器盛水，倾在水中，用篦摊开，贴敷疮口。孔深者，捻成膏条，穿入孔中。不问浅深，放疮上作热，加轻粉、梅花脑子、朴硝入膏内贴。（久留可再用瓦下盛，须封裹）

断　筋

小香胶散：白胶香末敷之。

又方：金沸草根擂汁涂筋。封之可相续。

止　痛

乳香散：治打扑伤损，痛不可忍者。白术（炒）　当归（炒）　粉草　川白芷　没药（另研）　交趾桂　明乳香（另研）　上为末，入别研药令匀。每服二钱，酒调，不以时服。

应痛圆：治折伤后为血气所侵，手足疼痛。生苍术半斤　破故纸（半生半炒）半斤　舶上茴香（炒）六两　骨碎补（去毛）半斤　穿山甲（去腹桑灰炒胀为度，柴灰亦可）　生草乌（锉如麦大）半斤　上除草乌半斤，用生葱一斤，连皮生姜一斤，擂烂。草乌一处淹两宿，焙干，连前药同焙为末。酒煮面糊圆，梧桐子大。每服五十丸，酒或米饮下。忌热物。片时，麻无妨。

寻痛圆：止痛清心，行气活血，如神。草乌（去皮尖，生用）　乳香（火熨）　没药（火熨）　五灵脂各三两　生麝香少许　上为末，酒糊丸，如指头大，朱砂五钱研为衣。每服一丸，薄荷、生姜研汁磨化。止痛。

《普济方》

普济方·卷三百九

折伤门

总论

夫诸脉从肉，诸筋从骨。骨三百六十有五，联续缠固，手所以能摄，足所以能步，凡应运动，罔不顺从。若乃仓促之疗坠堕倒扑、折伤蹉跌，患生不测，讵可殚举究图疗治，小者消肿而舒挛，大则接筋而续骨，各有方剂存焉。

凡从高坠下，伤损肿痛；凡坠堕伤损肿痛，轻者在外，涂敷可已；重者在内，当导瘀血、养肌血，宜察浅深以治之。若伤损恶血不散，脉者血之府，血行脉中，贯于肉理，环周一身，因其肌体外固，经隧内通，乃能流注，不失其常。若因伤折，内动经络，血行之道不得宣通，瘀积不散则为肿为痛，治宜除去恶瘀，使气血流通，则可复完也。伤折腹中瘀血者，因高坠下倒仆，气血离经，不得流散，瘀在腹中，速宜下之，迟则日渐瘀滞，使人枯燥，色不润泽，痿瘁血瘕之病。骨节损折，肘臂腰膝出臼蹉跌，须用法整顿归元，先用服麻药，使不知痛，然后可用手。凡脚手各有六出臼、四折骨；手有六处出臼、四折骨；手脚亦三处出臼，手掌根出臼，其互交骨相锁或出臼，则是锉出锁骨之外，须是搦骨相锁，骨不归窠或出外则须搦入内，或出内则须搦入外，方归窠臼。若只用手搓，断难入窠，十有八九成痼疾也。手六出臼、四折骨，手臂出臼，此骨上段是臼，下段是杵，四边筋脉锁定，或出臼亦锉损筋，所以出臼。此骨须拽手直，一人拽，须用手把定此间骨，搦教归窠。看骨出哪边，用竹一片夹定，一边不用夹，须在屈直处夹，才服药后，不可放定，或时又用拽屈拽直，此处筋多，吃药后若不屈直，则恐成疾，日后曲直不得。肩胛上出臼，只是手骨出臼归下，身骨出臼归上，或出左，或出右，须用春杵一枚，小凳一个，令患者立凳上，用杵撑在下出臼之处，或低用物垫起，杵长则垫凳起，令一人把住手尾拽去，一人把住春杵，令一人抱住患人，放身从上坐落，骨节已归窠矣，神效。若不用小凳，则用两小梯相对，

《普济方》

097

木棒穿从两梅股中过，用手把定木棒正棱，在出白腋下骨节蹉跌之处，放身从上坠下，骨节自然归白矣。脚六出白、四折骨，或脚拔上交脤处出白，用一人拽去，自然手摸其骨节，或骨突出在内，用手止从此骨头拽归外，或骨突向外，须用力拽归内则归窠。若只拽，不用手整入窠内，误人成疾。脚大腿根出白，此处，身上骨是白，脚根是杵，或出前或出后，须用一人手把住患人身，一人拽脚，用手尽力搦归窠，或是锉开，又可用软绵绳从脚倒吊起，用手整骨节，从上坠下身直，其骨便自归窠。背脊骨折法，凡锉脊骨不可用手整顿，须用软绳从脚吊起，坠下身直，其骨便自归窠；未直，则归窠须要坠下，待其骨直归窠，然后用大桑皮一片放在背皮上，杉皮两三片安在桑皮上，用软物缠夹定，莫令屈，用药治之。脚手骨被压碎者，须麻药与服或用刀割开；甚者用剪去骨锋，便不冲破肉；或有粉碎骨者，与去细骨，免见脓血之祸，然后用大片桑白皮，以二十五味药和调糊药，糊在桑白皮上，莫令差错，三日一洗，莫令臭秽。用药治之，又切不可轻易自恃有药便割剪便弄，须要详细审视，当行则行，尤宜仔细。或头上有伤，或打破，或刀伤骨碎，用药糊角缚，不使伤风，切须记之。用药治伤，则用糊药封角，切须不可使风入，乳肿其血自消散，不攻疮口。正骨金疮须看脉候，始知伤痛脏腑致命处。一观其脉虚促，危矣。伤处浅，命脉虚促，亦为后虑。伤至重，命脉和缓，永无虑也。脉有虚实，有去来，有疏密，或被伤脏脉不死者，必关脉实，重则勿虑。或伤至死处，其关脉无别脉洪大，则难医。如用两件药后，脉不转动，急急住药；若脉渐渐随药转，此则可治无虑。或出血甚者，脉不要洪大，只要平正重实；其血不曾出者，亦无恶血在内者，其脉洪大，不要疏密，亦不进退来去，恐其变凶。看伤脉，每与内科脉不同，或伤内，或致命，或难医处，被伤者命脉，便已去矣，此等切勿治之。颠扑伤损，或被伤入肺者，纵未即死，二七难过。左胁下伤透内者，肠伤断一半可医，全不可治；小腹下伤内者、证候繁多者、脉不实重者、老人左股压碎者、伤碎破阴子者、血出尽者、肩内耳后伤透于内者，皆不必用药。打颠及树木压偏身痛者，打颠树木压，或自高处擻下者，此等伤皆惊四肢五脏，必有恶血在内，专怕恶心，先用清心药、打血药及通大小肠药，次第先服，临服童子小便入药内，立效。专用大小肠泄利，恐隘塞利害之甚，清心药加前方通利大小肠药服，自然俱通，无烦闷，无恶血害心，以次用止痛药服之，即止。

接骨（附论）

夫正骨续筋方法，备急非虞，断筋折骨之疼，㖞㖞闪胁稍止。相当覆涂之药，绵缠水温净息，永通玄府，开舒汗隙，药归肿散痛消，血脉旋流，布周荣卫，省身爱力，以时中养气，痊平余月而已。

接骨手法

下颏骨脱落法

令人低坐，用一手帕裹两大拇指，插于病人口里，内外捏定大斗根，往左布上下摇动，令病人咽唾一口，往下送之入臼，腮外用膏药贴之，再用一手帕往上兜之，内服没药乳香散，痛者黄芪散，忌硬物十数日。

缺盆骨损折法

令病者正坐，提起患人胳膊，用手揣捏骨平正，用乳香消毒散敷贴，以软绢掩如拳大，兜于腋下，上用一薄板子，长寸阔过半，软纸包裹按定止，用鹰爪长带子拴缚定，七日换药，内服乌金散，定痛疼肿破消后，次伸舒起指，以后骨可如旧。

肩胛骨脱落法

令患人服乌头散麻之，仰卧地，左肩脱落者，用左脚蹬定，右肩落者，用右脚蹬。用软绢如拳大，抵于腋窝内，用人脚蹬定，拿病人手腕近肋，用力倒身扯拽，可再用手按其肩上，用力往下推之，如骨入臼，用软绵卷如拳大，垫于腋下，用消毒散敷贴，内服降圣丹，痛者黄芪散，三日一换药，定痛肿消，换膏药贴之。常以伸舒起指演习，如旧。

臂膊骨伤折法

令患人正坐，用手拿患人胳膊，伸舒揣捏平正，用消毒散敷贴，外用薄板片纸裹之，绢缚定，内服接骨乌金散，痛者乳香黄芪散，二七日定可换药，依前扎缚，痊可为妙。

胳膊骨伤折法

令患人正坐，用手按捏骨正，依前法用药扎缚，凡病人手面于仰看可，为妙。

肋肢骨折损法

令患人服乌头散麻之，次用手按捏骨平正，用乳香消毒散数贴服之，导滞散并复元活血汤下之，以利为度，再用接骨乌金散、降圣丹调治，后用膏药贴之，以后骨可如旧。

胯骨脱落法

令病人服乌头散麻之，仰卧倒，看比两腿膝盖高者，蹉在下也，一手拿定脚腕右蹉，在下往上动摇送之。若蹉在上，往下伸舒扯拽，如骨入臼，再用比双脚根齐，用走马散贴，内服降圣丹、没药乳香散，如疼定肿消，用膏药贴之，后次演习行步。

腿胫伤折法

令病人仰卧倒，比根齐，恐胯骨出臼，用手拿病人膝下，一手拿脚腕，伸舒扯拽，脚根对齐，如骨折出，再用手按捏骨平正，用消毒散敷贴，外用长板子纸包裹，绢带子扎缚裹，外用砖靠定，勿令腿摇动，脚头抵正。二七日方可换药时，轻手解开，用葱椒汤软绢揾洗，再敷药，用铜匙柄穿带子，勿令腿动，以后伸舒演习行步。

膝曲盖损破骨法

令病人正坐，用一竹蒐圈比膝盖大小，上用软纸缠圈。如皮破者，用玉真散敷贴破处，并敷贴药用纸蒐圈绢带子缚定，内服乌金散、黄芪散。如不破者，五七日一换；如破者，待疮口成脓，香油润起，用葱椒汤洗，软绢揾洗，再用敷贴药定疼痛肿消，常以演习行步，方得完全。

臁韧骨伤折法

令病人正坐，一手拿病人膝下，一手拿脚腕，用力伸舒扯拽，捏骨平正。如皮破者，玉真散贴之，上用敷贴药，外用薄片纸包裹，绢子扎缚，过三五日，待疮口成脓，香油润起，用葱椒汤揾洗，上用生肌散并太乙膏贴之，后扎缚留疮口，恐有脓血出，内服乌金散加味通圣，膝下软衣垫之；如太破者，二七日一换药，用砖裹外靠定，勿令腿动，痊可为妙。

破伤骨折法

如破伤折骨，服乌头散麻之。如骨折签出皮者，用铜匙柄挑起皮，皮披如旧，用玉真散敷贴，如骨折低者，往上抬之；如骨折高者，往下按之；揣捏骨平正，用油搽皮肤，或蜜亦可，用敷药干掺揾洗，用生肌散并太乙膏贴之。初服导滞散下之，后服止痛祛风药方，并接骨药、托里散调治；如皮破骨折者，髓血相混成脓，接不正，以后次演习行步，终不得定完成全。

脚腕蹉跌出臼法

令病人正坐倒，一手拿病人脚腕，一手拿脚大趾，拽摇动按，捏骨入臼平正，用走马散敷贴，外用长片板子，绢带缚于脚腕并小腿上，恐脚不正，用软衣垫之，内服降圣丹、乳香散，以后行步演习，痊可为妙。

用麻药法

凡撷扑损伤，骨肉疼痛，整顿不得，先用麻药服，待其不知痛处，方可下手，或服后麻不倒，可服曼陀罗花及草乌五钱，用好酒调些少与服；若其人如醉，即不可加药。被伤有老有幼，有无力，有血出甚者，此药逐时相度入用，不可过多，亦有重者。若已见麻不倒者，又旋添些，更未倒，又添酒调服少许，已倒便住药，切不可过多。

去恶血法

凡撷扑刀伤石伤，诸般伤损至重者，皆先服清心药，次服清小便药，三服去血药；被伤者血未结，打从疮口中出，或结在内，用药打入大肠时，即泄出。或被打破、撷破、木压，恶血未积者，用药打散，四肢或归脏腑者、或归上膈者，打从口中吐出；或归中膈，打入大肠泄出。先用此急救，次服止痛药，即二十五味药中加减用。

用药加减法

凡伤有浅深，随其吉凶用药。如折骨者，则用后二十五味接骨方治之，再加自然铜、白芷、乳香、没药、川芎各五钱，立效。若伤脏腑，用清心药加川芎、当归、赤芍药各二钱。或肚肠伤破，加白芷五钱，同后清心药服。或被伤浮肿不通，加皂角、黄柏皮半两，入紫金皮散内敷之。或头破伤风，亦用紫金皮散加皂角、黄柏皮敷之立退。或盘断接骨者，用二十五味加续断半两。或诸处伤痛不止者，仍用二十五味加川芎五钱。或恶血污心不下，用后清心药加大黄、枳壳五钱。或气触痛，加木通、丁香、藿香三钱，同二十五味服之。凡加减，末者加末，散者加散，其余只依本方，不用加减。孕妇颠扑伤损，先用安胎药，后用二十五味接骨去草乌、川芎，余依本方。

又用药加减方

凡损若不折骨、不碎骨，则不可用自然铜，于药内除去；无痰涎，不用半夏；老人有伤，骨脉冷，每加当归、川芎、川乌、木香、丁香、人参五钱，去白芍药、生地黄，此亦二十五味内加减，老人服此。或伤脏腑者，不问老少，如有血并痰从口中出者，清心药加丁皮、川芎、半夏入二十五味内同服。腿肿角血或皮冷，加干姜五钱入退肿药内糊肿上，肿及血自然退散。或皮肤热者，加黄柏皮、皂角五钱入肿药内，角处自然退。

用药汤使法

凡药皆凭汤使，所使方，先但用清心药，煎后用童便一盏同服，或止痛重伤者，则用姜汤、灯心汤调二十五味药服之，薄荷汤亦可。凡伤或刀伤及损内脏腑，恐作烦、恼闷、崩血之患；如折骨者，用姜汤酒服，接骨药敷之；如骨碎破、重打重颠、木石压者皆用，先服汤使法末并用酒服，如轻颠扑损伤，则用姜酒调下二十五味药，立效。凡碎进颈骨，用手巾一条，绳一茎系在坊上垂下来，以手巾兜缚颏下于后脑壳，缚接绳头，却以瓦罂一个，五六寸高，看碎捽入浅深，斟酌高低，令患人端坐于其罂上，令伸脚坐定，医用手揉擦平正，说话不觉，猝然以脚一踢，踢去罂子，如在左，用手左边掇出，在右，右边掇出。又一法，令患人卧床上，以人捺其头，双足踏两肩即出。

凡左右两肩或擳坠失落，若脑骨叉出在前，可用布袋腕系在前，如出在后，腕系手在背后，若在摺向右胧，右出左胧，骨即入。接左摸右髻，接右摸左髻。

凡背上被打伤处带黑，单调肉桂末贴热肿，用一黄散；血不出内疼痛者，乳香没药酒调一黄散贴，却不用破血药。

凡手胗腕骨痕搁直，拽出药，用手抬起手胗腕，以患人手本身膝头垫定，医用手于头项肩处按下，其骨还臼，用药敷贴；若手腕失落，或在上在下，用手拽身，伸却便手捻住，方可贴药夹缚；若手胗骨出，用大椅横番向上，医用足踏定，将病手在横椅校曲入腕内，以文书贴定平稳，用绢兜缚，兜时要手向上，若手盘出臼，不可牵伸，用衣服向下承住，用手搏按入臼，摇三次，脚用夹缚，下用衬夹。凡手骨出向右，则医以右手拔入，骨出向左，则左拔之，一伸一折，摇动二三次。凡手与脚骨皆有两筋，前一筋断可治，若皆断不可治。凡手足骨断者，中间一坐缚，可带紧两头，放宽些，庶气血流阴。又法，肿若如截竹断，却要两头紧，中间带宽便，益血气聚断处。又手盘出向下，将掌向上，医用手撙损动处，将掌曲向外，用夹向背一片长，托在手背后，向西面一片短，在掌按处。向小指一片长，在指曲处，向大指一片短，在高骨下，三度缚，去却贴药。凡两手臂骨，打断有碎骨，跌断骨无碎骨。凡手指打碎，用油润，以薄笋箨管定，看冷热，用一黄散或黑龙散贴之。凡腰骨损断，先用门扇一片于斜一头，令患人覆睡，以手捍上下，用三人拽伸，医以手按损处三时久，却用贴药，病人浑身动作一宿，至来日，患处无痛，却可自便左右翻转，仍用痛贴药，若前后不便，听其施溺，更用内外住痛神授乳香散在后。

凡臂膀左右跌出骨者，右入左，左入右，用脚踏进。如跌入内，令患人盘脚按其肩头，用膝旅入，虽大痛一时无妨，却用贴药，从缓仰卧，用手捺衬，再加贴药吃药，未可翻卧大动，后恐成损腰腿伤，全用酒佐通气血药。凡胯骨从臀上出者，用三二人捉定腿拔伸，仍以插送入，如在裆内出者，则难整。凡脚骨伤甚难整。

凡两腿左右或打或跌者，多用葱；打断者不用姜葱。以手法整其骨，左上于前，右于后，以手拽正七分，不拽五分。整定用贴药后，以松皮夹缚，缚时先缚中，坐后缚上下，外用副夹竹绳。若上下有肿痛无虑，五日方可解外缚，约一七方可转动，解外缚未可换药，仍浑用消服药。凡辨腿胯骨出，以患人比并之，如不粘膝便是出向内，如粘膝不能开，便是出身。

凡脚盘出臼，用人以脚从腿上踏，一搬双手，一撙摇二三次，以药夹。凡膝盖或左右损断，用手按直，用贴药夹一月；若肿痛，须用针刀去血，却敷贴用夹，或外胫踝骨兀折，左右脚盘，用脚踏直，或针患处，却敷贴，吃住痛药，不得令冷；若膝骨跌出臼，牵合不可大曲，直则不见其骨积，曲亦然，可半直半曲，以竹箍住，以帛缚之。

凡胸前跌出骨不得入，令患人靠实处立，用两腿踏患人两脚，却以手于其肩掬起其胸脯，其骨自入，用药封缚，亦在随机应变。凡胸脯有拳搥伤，外有肿，内有痛，外用贴药，内服化血药；如刀伤，可用刀安骨、定皮、合口，外用贴药掺口，内用吃药。

凡胸骨肋断，先用破血，却用黄云膏贴胸胁，伤血作不通，用生绿豆汁、生姜自然汁和服，以一壮力在后挤住，自吐出其血也。凡肠出，可以病手搭在医肩背，随其左右抖起，以热油润疮口、整入肠，打喷一个，却用桑白皮为线，打曲针向皮内缝合后，内用断血合口药固济，用绢袋缚定，再贴绢上再缚。若秋冬间有此证，先用断血合口，后用狗子一只，割取狗口皮贴疮口，割候封药联口用；若腹上有损，针鼻大，以灯火照之，肠中有气射灯，证不可治。

又法肠出，吊起病人手，用醋煎山豆根汁服一口至二口，却以针于病人颈上一刺，肠自入。凡肠上必有热黑紫斑，及有曲缝痕者，以肠也，如上有膏，一重黄，一重肉，更用胰子肉出也。肠若出不割，如实是膏不得入，可割除，须详辨认。凡拔伸掺上纸布绢软物单正，仍拔伸，当近在骨损伤，不得前去一节骨上，仍拔伸，相度左右。骨有正拔者，有斜拔者，搏捺在手便法快，要皮骨相就正平整拔，要相度难易，或用一人二人，已上彭氏口教骨者，可用肥株去皮弦子膜，以童便煮生姜一味打烂入飞罗面，加入前独活八味打和，用纸布绢片，却用前正副夹，须仔细整顿其骨，紧缚后，看上下肿痛消者，方可换药，仍服住痛药，且贴了此肥株一番，便如铁钳牢者，宜斟酌日子，看有无动作，方可换药。

凡断筋骨者，先用手寻采伤处，整顿其筋，如前方贴药及药用正副夹正，用杉皮副用竹片。

凡骨断皮破者，不用良姜、肉桂，只用葱汁调贴，或损在内，可用童便、姜葱、生油和通药服，如通以过，只用顺血上气药，余血在腹作胀，更进前药无事。一方用损药，仍看病人虚实，若断骨皮不破，整其骨，先用贴药，加良姜、肉桂在贴药内，以葱汁调涂。

凡皮破骨差出灸，拔伸不入，搏捺皮相近三分，用快剞刀割开此捺入，骨不须割，肉内自碎了，以可入骨，骨入用黑龙散敷贴疮四旁肿处，留疮口，用风流散填之；若不破，用黑龙散敷贴之，用风流散；破者，因血出，用力整时，最要快便。

凡骨碎看本处平正如何，大抵骨低是不曾损左右骨，高骨定损，要拔伸捺平，用药敷贴，束缚要平正，捺了曲处，时时曲转，便活处不强（僵）。

凡敷贴，用板子一片，就板子上将皮纸或油单纸摊黑龙散在上，移在损处，皮肉有碎骨，后来皮肉自烂，碎骨自生；若破断皮肉，用风流散填涂，用线缝合，用黑龙散敷贴。

凡脑骨伤碎，轻轻用手搏捺平正。若皮不破，用黑龙散敷贴；皮若破，用风流散填涂疮口，用绢帛包，不可见风着水，恐成破伤风。如水及风入脑成破伤风，必发头疼，则难治，急用玉真散贴服。

凡脑骨伤碎在硬处可治，若伤太阳穴不可治，如在发际，须剃去发，用药内入，看皮破不破，依上用药服或填；若欲洗，只可用熟油洗，髓出多，用脑麝末掩。

凡脑及两角后摺，或两眉有伤可治，眼睛伤不突，瞳人不碎可治；头顶心有损伤，难治。

搓滚舒筋法： 道人詹志水者，信州人，初应募为卒，隶镇江马军，二十二岁，因习骁骑坠马，右胫折为三，困顿欲绝，军帅命舁归营医救，凿出败骨，半年稍愈，扶杖缓行，骨空处皆生，独脚生筋挛缩不能伸，既落军籍，沦于乞丐。经三年，遇朱道，亦旧在辕门，问曰：汝伤未复初，何不医救？对曰：穷无一文，岂能办此。朱曰：正不费钱，但得大竹管长尺许，钻一窍，系以绳，挂于腰间，每坐则置地上，逢足搓滚之，勿计工程，久当有效。詹用其说，两日便觉骨髓宽畅，试猛伸足，与日差远，不越两月，病筋悉舒，与坠时等。又顷，见丁子章，以病足卒故作转轴脚踏用之，其理正同，不若此为简便，无力者立可办也。

方

紫金丹：治打伤损骨折。川乌（炮）　草乌（炮）各一两　五灵脂　木鳖子（去壳）　骨碎补　威灵仙　金毛狗脊　自然铜（醋淬七遍）　防风各五分　地龙（去土）　乌药　青皮（去白穰）　陈皮（去白穰）　茴香各半钱　乳香　没药　红娘子　麝香　黑牵牛各半钱　余粮石（微炒）　上为细末，醋麦糊丸梧桐子大，每服十至二十丸，温酒送下，病在上，食后服，病在下，食前服。

接骨丹：乳香　没药　川椒　半两钱（醋煅七次）五文　白芷　马兰花　川乌　自然铜（醋煅七次）　胶香　广木香　当归　赤芍药　草乌　密陀僧　川芎　红豆　上除半两钱外，其余药各二两半，为细末合匀，用好酒打麦糊丸，如弹子大，每服作一百丸，捣碎，好酒化开吃了，再吃酒数杯，须令护病。如患伤处良久药性行，病人惊，勿令转动，其骨响时是自正矣。此药有力打扑跌腿，食后服，在下，食前服，如不折者，服半丸。

敷贴药：自然铜（火煨黄了醋淬）　生地黄　木鳖子（去壳醋浸）　川当归　赤小豆　骨碎补（去毛）　荆芥　苏木　苍术　草乌（生）　接骨草　续断　乌药　没药（随意加）　川乌　上为末，米粉并黄子醋熬成膏子，敷贴痛处，外用杉木板夹定损处。

接骨火龙丹：治一切打扑伤损、骨碎筋痛肿胀者。降真香　苏木各半两　自然铜（火煅）半两　没药七钱　乳香　川乌　草乌　龙骨　虎骨各半两　全蝎四钱　血竭半两　骨碎补七钱　水蛭（去毛）四钱　地黄四钱　上为末，醋糊丸如梧桐子大，或绿豆大，朱砂为衣，每服五七丸，温酒下。

接骨神效方：百合　白蔹　白及　乳香　没药　赤小豆　甜瓜子　自然铜　糯米　白芷　血余炭　赤芍药各一两　川乌　草乌各五钱　上为细末，好酒调一钱，服后骨折处听之有声，不过三服止。

草乌散：一名麻药方，出危氏方。凡伤损骨节不归白者，此药服之，麻不知痛，然后用手整骨。猪牙皂角　木鳖子　紫金皮　白芷　半夏　乌药　川芎　杜当归　川乌各五钱　舶上茴香　坐拿（酒煎热）　草乌各一两　木香三钱　上并煅制为末，每服二钱，好红酒调下，若伤重刺痛，手近不得者，更加坐拿草、姜、曼陀罗花各五钱。入药即倒，不知痛处，然后或用刀割，或用剪刀以去骨锋，用手整顿骨节归元端正，用夹夹定，任从医治。其或箭镞入骨不能得出，亦可用此麻之，任从用钳拽，或凿开取出，后用盐水与服，立醒。

金丝接骨丹：水蛭（炒去烟尽）　自然铜（烧细醋淬七次）　当归（去芦）　没药　无名异　南乳香　已上各三钱　透罗绵（烧灰）三钱　血余（头首男发烧灰）三钱　苍术（去皮）九钱　五灵脂九钱　草乌头九钱半　半两钱（烧红醋淬七次）五文　上为细末，醋糊为丸如小弹子大，每服一丸，温酒化开，再用温酒一大盏，按之疼痛立止，自然接上，大有神效。如合药时，绵裹药磁器内盛，于药干时，搥碎一丸，温酒化下后，再用温酒投之。

接骨神应丹：水蛭（砖上焙干）一钱　没药一钱　乳香一钱　木鳖子（去油壳）一个　藿香一钱　木香一钱　附子（炮）二钱　半两钱（醋淬七次）三文　草乌（炮）半钱　绵子灰二钱半　自然铜（醋淬五次）二钱　孩儿胎头发一个　上为细末，每服二钱，温酒调服，随病上下服效。

接骨丹（出《济生拔粹方》）：金半两钱（烧红醋淬，如无，古老钱代）一文　木当归　藿香叶各一钱　血竭一钱　水蛭（同糯米炒紫色为度）三钱　绵（烧灰）二钱　大虎骨（酥炙）一钱　木乳香　麝香　没药各一钱　血余（微焦，即孩儿胎头发也）二钱　上为细末另裹，若损折甚者，每服三钱，轻者每服二钱半；如无损折，除蛭一钱。服药时，令病人先饮好酒三五盏，后更饮三二次，用纸裹，以绳穿板子缚之。

当归丸（出《百一选方》）：接骨定痛。当归　赤芍药　川椒（去目及开口者）　败龟壳　千金藤　骨碎补　川芎（并生用）　乳香（别研）　虎骨（慢火炮黄）　没药（研）　自然铜（火煅通红，醋淬三次）　上等分为末，炼好黄蜡丸如弹子大，每服一丸，筋伤骨折，用无灰酒半升入药，以东南柳枝搅匀，同煎三五次，空心热服，五十岁已上不过十服，旬日如旧，五十已下不过五服，秘方。

接骨膏：治擦折手足兼治疼痛。官桂　没药　干姜　龙骨　已上一两　白芷　川山甲　已上各二钱　乳香　接骨草　不拘多少　酒二碗　肥角（搥碎取汁五碗）七十二个　醋二碗　上除没药、乳香另研为细末外，余药同为末，将醋、肥角同煮，文武火煎三遍。文武火谓候滚去火，少停再燃，候心滚又去火。如是三遍，方下众药，或应掩贴患处，如燥则用姜汁和酒，掀起膏烂内再贴，再润膏外。

自然界铜散（出《医方大成》）：治打扑折骨损断。乳香　没药　苏木　降真香　川乌（去皮尖）　松明节各一两　地龙（去土，青油炒）半两　真血竭三钱　龙骨（生用）半两　自然铜（火煅米醋淬）一两　土狗（本草名蝼蛄，油浸焙为末）一十枚　上为末，每服五钱，用无灰酒调下，如病在上食后服，病在下空心服，服之觉药自顶心寻病至下两手，再周遍身下两足，遇病处则飒飒有声，患人自觉药力习习往来。其家重誓，不许传授，后以说死报恩，广好生之心，博传累试，无不神效。一方加水蛭（油炒）半两。

接骨丹（出德生堂）：接骨不问骨节疼痛。当归（酒浸）　黄芪　赤芍药　牛膝　肉桂　白芷各一两半　紫金皮（童子小便浸）四两　川乌（炮净）一两　乳香　没药（别研，三钱，醋淬）各半两　上为细末，酒糊为丸如桐子大，每服二十五丸，量虚实加减酒下，病上食后服，病下空心服。

接骨忌拐丸：乳香（研）　没药（研）　虎胫骨（醋炙黄）　当归　川乌（去目）　川芎（极大者）　败龟壳（酒蘸炙黄）　赤芍药　雀李根（取皮）　自然铜（醋淬）　上

各三钱，为细末，熔黄蜡约度多少，丸如弹子大，每服一丸，用好酒一盏，银石器煎，以东南柳枝搅散热服；骨碎者服一丸，些小闪肭服半丸。

接骨丹：何首乌半斤　大附子（炮去皮脐）一个　乳香　没药　木香　当归（焙）各三两　甘草（一半炒，一半生）三两　五灵脂五两　自然铜（醋淬）二两　川乌头（生三个，熟二个）五个　上用好黄蜡四两溶开前药末和丸，每斤作十六丸，每一丸温酒下。

整骨定痛散：天花粉（炒）一斤　甘草（炒）二两半　没药　木香一两　当归一两半　乳香一两半　陈皮二两半　血竭一两半　大附子（炮去皮脐）一个　上为细末，每服五钱，热酒调服，敷贴亦可。

接骨没药散：治打扑伤损疼痛折骨碎者。川独活　川牛膝（浸酒）　川续断　杜仲草薢　防风（去芦）　甘草各等分　乳香　没药（另碾）各半两　上为末，每服三钱，温酒调下。

没药散：治伤折筋骨痛。没药（研）　虎骨（酒浸炙）　当归（切焙）　白芷　败龟（酒炙）各半两　补骨脂　自然铜（火烧醋浸七次）　麒麟竭（研）各一分　炭（内实者，火烧一次，酒淬）取二分　上为细末，每服一钱，温酒调下，不计时。

内托散：当归半两　熟地黄（并酒浸）　本鳖子　川芎　草乌　芍药　细辛各一两自然铜（火煅醋淬为末）二钱　上为末，酒煮糊为丸，如弹子大，每服三十丸，温酒下无时，一半末木瓜酒调下。

败龟散：治折伤定痛接骨。败龟（醋炙去裙重）一两　没药（研）　桂（去芦皮）自然铜（煅淬醋七遍研）　当归（切焙）　骨碎补（去皮炒）　白芷　防风（去叉）各半两　上为散，每服二钱，温酒调下，不拘时，日二。

米壳散：米壳三钱　当归　乳香　没药　血竭　甘草　川芎　已上各一钱半　半两钱（火烧七次醋淬）一个　上为粗末，每服三钱，用好酒一大盏，煎至七分，去滓温服。

接骨散：并治恶疮。金丝水蛭（每个三截，瓦上去气透为度）半钱　没药（研细）三钱　铜钱（用半两者，取三文或五文，烧红醋取淬细末）　金头蜈蚣一个　金色自然铜（烧红醋淬，研为细末用之）半两　乳香（研细末用之）一钱　上为细末，以津调半钱涂患处止痛。如出脓，先用粗药末少许，油少半匙，同研匀，再入少半匙，再匀，又入前药接骨散半钱，用银钗子打成膏，以鸡翎扫在疮肿处，痛立止，天明一宿自破；如打折骨头并损伤，可用接骨散五分，加马兜铃末五分，酒一大盏，热调连滓服之，立即定疼；如不折，立止疼痛，以食前后药，又外用后药贴。一方无没药。

接骨药：陈烂麻根两把　羊耳朵一对　乳丝（多者更妙）一握　上取肥松节劈碎，约量多少，先放，三两根于新瓦上，以药同在上烧存性，研为末，如生，再烧研，更加灵脂半两；如疼，入乳香少许，和药如茶褐色为度，用布条子约缠一遭，先摊小黄米粥匀，上撒末匀，缠定折处，上又用帛三五重，上又用竹篦子缠勒，紧慢得中，约二日换上一次，再后五日换一次，又七日换上一次，如此无不接者。

接骨丹：半夏二两　南星四两　木鳖子（烧去皮）一两　红豆半两　没药　自然铜（炒）各一两　上为细末，生姜汁四两，同醋打面糊二钱，涂处俾正，绵裹之，温热令汗孔开而药力入。

接骨敷药：牛皮胶　生姜自然汁各二十文重　先将生姜自然汁入铫内，火炖热入胶，在汁内熔开，打令匀，如稀糊，入后药：白及　白蔹　草乌头　官桂各二十文重　上为细末，同入前药汁内打匀，先用葱汤洗患处，却敷药用绵帛扎定，如觉热行，则药效。

朱砂膏：治撷扑刀伤接骨。腊月猪肺（洗煎）五两　黄蜡（洗煎）半斤　松丹（罗）　自然铜（研）四两　密陀僧（研）四两　朱砂（研）　上用新铛鼎先熔脂，次下蜡，停冷再下密陀僧、松丹、朱砂、自然铜，缓火仍煎，入水中不散，取出鼎放冷处，用柳篦搅匀，泻入磁器内，不住手搅至凝，丸如弹子大，且用笋皮之类衬之，极冷方收。凡伤碎骨者、大石压碎骨者，先用此药化开，然后夹定，用此药服之。须作小丸如梧桐子大，每服十丸，葱酒送下，或伤损深者，捻成条子入孔中，浅者用油单者纸贴之，甚者凳裹木夹之。如药方散，再觉病痛，更一服痛即止，又痛甚者，贴之即止。

赤芍药丸：治打伤筋骨，或闪肭，或伤损折疼痛不可忍。芍药（用赤的）一两　好乳香半钱　接骨木（乃蒴藋也）半两　川当归一两　川芎　自然铜各一两　上为末，用黄蜡四两，熔入前药末，搅令匀，候温软，众手丸龙眼大，每服一丸，以好无灰酒一盏，浸开服之，痛绝便止；若大伤碎折，先整骨用后药贴了，然后用此药，表里两攻，无不效也。此后一方是一副，不可分开。

治打破伤损接骨方：川乌　草乌各一两　上为末，用姜汁调作掩子贴损处，又将绵缚定，良。

黑豆散：治伤疼痛。雄黑豆一两　桑条东枝（锉碎）一两　粟楔（锉碎）一两　以上三味用醋拌，醋拌于瓷器，炒存性。　上捣碎为散，每服三钱，热酒调，连进三服，后用八骨散。

八骨散：治筋骨损折。虎骨（醋炙）　龙骨（碎研）　牛骨　鸡骨（炙）　狗骨（炙）　兔骨（炙）　猪骨（炙）　羊骨（炙）　枫脂香（研）　自然铜（火烧醋淬二七次）上各等分，捣研为散，每有伤处，掺药在疮上，用黄米粥匀摊帛上裹疮口，用帛裹轻绳缚之。

接骨散：米壳（去顶蜜，炒黄色）一两　麻黄一两　乳香一钱半　当归一钱半　甘草　芍药各三钱半　上为细末，酒煎熬至七分，和滓温服，病上食后，病下食前。

接骨方：好绵灰　无油头发灰各一钱　乳香一钱　木鳖子（去壳去油）一钱　麝香少许　南水蛭（不用糯米，于瓦上炒黄为度）　上为末，作一服，好酒下，验病上下服之，能饮酒者大醉亦可，只一服，不许二服。

鸡鸣散：治内外撷伤损骨。当归须　赤芍药　大黄各五钱　降真　苏木　甘草只少许　上咬咀，水二盏，煎七分去滓，食前温服，加小便。

治打扑伤损接骨方：川乌　草乌　白僵蚕　半夏　南星　桂（去粗皮）上各等分为末，取生姜自然汁并酽醋各半调药，稀稠得所，就绵上摊匀，裹痛处，如干，再将醋并姜汁润；如药落再换，或伤损甚者，用药后以杉木板夹定，此药用后止痛，然后服药。当归（去芦煨干称）　乳香（细研）上各等分为末，每服二三钱，酒调下。

接骨知母方：治筋骨伤折。知母（焙）　贝母（去心）　白蔹　桂（去粗皮）　乳香（研）各半两　上为细末，用好酒调如糊，摊药在新帛子上，裹所伤处，三五日一换。

接骨乌金散：半两钱（醋淬碎）一百足　锦文水蛭（炒烟尽水使不利）半两　南乳香（另研）一钱　麝香一钱　自然铜（醋淬研）半两　上为细末，每服半钱，生姜自然汁、温酒少许同服之。如损在腰上食后服之，腰下食前服；如筋骨无伤，药即吐出无忌。一方有没药。

乌金散：治接骨。水蛭（炒黄）一两　自然铜（碎研，内将一两生用，一两炒）三两　水竹青（炒灰）半两　硝黄（二味同烧灰）半两　乳香三钱　上为末，每服一钱或半钱，小儿一字，入麝少许，热酒送下。

神效点金丹：即筋骨药。苍术　红面末　香附子　白芷　草乌各一两　上为末，水糊为丸，如鸡头大，每服五丸，用酒或茶盐送下，不可多服，恐麻人。

接骨服药：苏枋　松节（黑角节者）各半两　自然铜（干锅内煅）　没药　乳香（滴乳香）各一钱　上各细末和匀，每服二钱，无灰酒下，服罢便用刷牙子灌漱，恐刺。若骨损甚者，先以木夹定，次服药一服止痛，二服骨有声，三服完如入臼。

接骨敷贴药（出《济生拔粹方》）：天南星四两　木鳖子三两　没药半两　官桂一两　乳香半两　上为细末，生姜一斤去皮，取自然汁，入米醋少许，白面为糊，同调摊纸上贴伤处，以绵系之，用篦子篦住，麻索子缠。

五仙丸（出《圣济总录》）：治伤折筋骨。自然铜（火烧醋淬二次）四两　大栗（去皮生用）一百枚　黑豆（去皮汤浸）一升　白桑柴灰二升　接骨木灰一升　上一处大臼内捣一千下，取细入炼蜜，再捣丸弹子大，每服一丸，温酒嚼下不，拘时服。

接骨敷贴方：以石楠叶碾为末，用大活鲫鱼一个，从脊破开，去尽粗骨，满装楠末于内，湿纸裹煨熟，去纸，将鱼带药热贴于损处，用直性木夹定扎缚，随即接之。

接骨药（出《儒门事亲》书）：半两钱（醋蘸烧碎为末）　麝香少许　自然铜各一钱　上为极细末，如在上食后服，如在下食前服，三篦头嚼丁香一枚、乳香一粒、无灰酒一小盏。如不折，其药反出罢，其痛不可忍，勿凝待一日，如骨未接，再服。如前老者十余日，少者不过五七日。

治骨折伤损法方：活虾蟆一个　活鲫鱼一个　杜牛膝（根洗净）　小粉（炒焦黄）

上捣烂，下小粉和成如泥，患处用一层护之，后搽前药，夹板缚夹定，仍服诸药。

定痛一字散： 何首乌　草乌各二两　乳香　没药各一两　上为末，每一字，盐酒调，日进二服。

筋骨药： 草乌一两　苍术五两　青皮　白芷各二两　上为末，面糊丸如鸡头大，每服三丸，温酒送下。

走马散（出《医方大成》）： 治接骨定痛。诗曰：青柏干荷叶，此药最为强。皂角并碎补，此痛绝为良。柏叶（生）少许　荷叶（生）　皂叶（生，或肥皂）多用　骨碎补（去毛）　上各一两为末，于跌处揣定骨入元，以杉木板子量大小，以纸衬于杉内，生姜调药如糊，摊就纸上，贴骨断处，以绳缚定夹，外更以熟绢缠之，莫令骨动，三日或七日开看，以葱汤洗，不可令水大热，若无动，再贴药，复夹七日，除七日，换药贴，如痛甚，加没药少许贴，一方有白及。

接骨禁声膏： 肉桂（不见火为末）　牛皮胶（截碎）　马屁勃（擦末）　独核肥皂上用生姜自然汁添少水煎，胶化搅之，却入马屁勃、肥皂搅为稀膏，离火略温，入桂在内再搅细，摊纸上，须用纸背贴患处，不用药贴。痛甚者热贴，微痛者温贴，上用油纸包贴，外用帛缚，第二三日取下，刮旧药贴，生姜汁熬热再贴，如此二三次平复，皮上必有生热疮，用薄荷、甘草、白及为末调敷。

接骨丹（出《卫生家宝方》）： 治筋骨折损。自然铜（生用别研）　川楝子（锉碎）　黑牵牛（炒）　川乌头（生用）各等分　上为末，酒糊丸如梧桐子大，每服五丸至七丸，伤损在上食后服，伤损在下食前服，日进二服。

敲鸡散： 水蛭（炒）半两　麝香少许　半两钱（醋蘸淬七次）十文　金色自然铜（醋蘸淬）半两　上为细末，先以汤洗，用竹木夹定，后复服药，每用半字，好酒调下，多用则吐，不受服药，约人行二十里则完常。以鸡敲折颈骨，略与些药治，隔宿杀鸡，视之伤处如丝绕，诚可信矣。

接骨膏： 乌鱼骨（烧烟尽）　木鳖子（去皮油）一两　白及一钱　白蔹一两　上为细末，新水调为膏，摊夹纸上贴损处，上用竹片夹定，内服：乳香　没药　自然铜各等分　古老铜（烧赤酥为度醋淬七次）一钱　上为细末，每服二钱，温酒调下。

接骨丹： 纯黄丝（烧灰）一两　虎骨（烧存性）一两　古铜钱（火煅醋淬数十次，钱酥为度）一两　鳖甲（烧灰存性）一两　上为末，用淬钱醋煮糊为丸，每一两作二十四丸，以朱砂为衣，每服一丸，用热酒嚼下，随病上下服之，效。

接骨药： 吴茱萸　官桂　厨屋内吊（用剪剪下，勿令犯手）　芥子　上等分为末，以六钱炼蜜一两为丸，用生姜四两擂汁，入无灰酒内化服，须一时吃尽，若作两次吃，在后必成拥节不平，服药后须忌饮酒一月，仍以杉木夹缚，即效。

四骨散： 治一切折了腿、胳膊骨节。龙骨　虎骨　豹骨　穿山甲　上等分，入乳香、没药少许，一处为细末，用黄米面浆摊在细稀布上，药末掺上，先将折处理料的正，却用药贴在患处，用火烤湿毡一匝，又用竹劈四下，劈住后用带子或细索拴牢三五日，看有不著处，从头再捏遍其药贴上，即时不疼，十数日接住。一方有乳香、没药。

治撷骨折伤方：麻皮　糯米　黑豆　粟子（无粟壳亦得）　上等分，烧灰为末，酒调服效。

接骨散（《百一选方》）：治打扑伤损折筋骨出者，须要揣接骨归原位，然后服此药，用半两古文钱，不拘多少，以铁线贯之，用铁匣盛，以炭火煅通红，碗盛好酒、米醋各半升，铁铃开匣，取钱于酒、醋口淬，再淬尽，去酒、醋，以温水淘，数多尤妙，恐火毒不尽令患哑，焙干研极细，入乳香、没药、水蛭等分，同为细末，每服半字或一字，生姜自然汁调药，次用温酒平服；若不伤折，即时呕吐；若伤折，则药径下缠缴，如金线丝，如弓上之力，神效验。初服忌酒三日。一方无水蛭，有麝香。昔王丞相在东府时，施些接骨药，极有效验。

草乌敷贴药：草乌　绿豆粉　白胶香　上等为末，煎牛皮胶，调药摊纸上，贴痛处。

接骨药：草乌末一两　吴茱萸一两　白面（炒）二两　上为末，和匀米醋，却调敷损处。

没药自然铜散（出危氏方）：治折骨伤筋，痛不可忍。当归　没药各半钱　自然铜（火煅醋淬为末，又用水飞过）一钱　上为细末，以酒调服，仍以手摩痛处。《衍义》云：有人养折翅鹰，饲以自然铜散，遂飞去。

神授散：一名接骨散，一名铅粉散。当归（洗净，焙为末）　铅粉各半两　蓬砂二钱　上研细末令匀，浓煎苏枋汁，调服一大匕。若损在腰以上，先食淡面半碗，然后服药；在腰以下，即先服后食，仍频频呷苏枋汁，别作糯米粥，入药三钱，拌匀摊纸上或绢上，封裹伤处；如骨碎，则用竹木夹定损处，却以药敷贴，或衣物包之，其妙如神。内翰之子梓，为豫州仓官，尝以治一瘦人娄度，当下黑血数升而安。

治跌折手足敷贴方：跌伤先服前方神授散，次用此方敷贴损处。面四两　天南星（为末）三两半　生姜（取汁同和）四两　上先将杉木板夹定损处，却以药敷贴，外用纱帛包裹。内翰之子为豫州仓官，尝以治一瘦人娄度，其妙如神。

小接骨散：治打扑闪肭损骨。牡蛎（洗）一两　青蛤粉一两　木鳖子仁五钱

骨碎补散：治折骨。乳香　没药各一钱半　骨碎补（燎去皮）一两　上为细末和匀，分作三服，用童便调，下酒亦可，外仍以后药敷贴。

正骨散：治伤折骨损疼痛，主活血止痛，正骨续筋。木贼（去节）三两　广黄一两半　甘草三两　上为末，每服五钱，热酒调下，须先整骨夹端正，然后服散亦可。

接骨散：治伤折筋骨。木炭（火烧醋蘸三度）半斤　白丝（烧灰）三两　自然铜（火烧三度，醋淬研）一两　上为细末，每服一钱，煎木瓜酒调，病甚损伤折骨者，服

榫讫裹了，次服没药丸。

没药丸：没药　丹砂（研）　牛膝（酒浸焙干，罗为末）各一两　上研匀，面糊丸如梧桐子大，每服二十丸，木瓜汤下，日一服，午间服之，五日后渐减丸数。

乌金石散：治伤折骨。乌金石　谷精草　小地黄　上为细末，用好陈醋加绿豆粉少许，入铜器内熬成稀糊住火，入药末和匀，稍添火熬滚，随时摊纸上患处贴之，候患处觉冷，其疼即止。内损血不出者，以银杏去壳，好酒热调服。

乳香接骨散：治折骨条。肉桂（去粗皮研）二两　乳香　没药（为末）各一两　上拌匀，用黄米煮稠粥，量疮大小，剪纸花子摊粥在上，然后将药糁在粥上，热搭在疮处。如脚胫折，把脚拽直，用药少顷不疼，脚痒时以水湿帛子沥干裹著，药饼子上用熨斗火熨，不痒为度。

接骨丹：茴香一钱　五灵脂一两　上为细末，另研乳香为细末，于极痛处糁上，用小黄米黄粥涂了后，又用二味药末糁于上，再用帛子裹了，用木榫子榫了，少壮人二日效，老者五六日效。

敷贴方：木鳖子（去壳研）七枚　自然铜末二钱　上用生姜自然汁半盏、面五匙，同研熬成膏，摊纸上。先用杉木节火煅草煎汤，倾盆中，将损处待热气熏，候温洗之，然后贴上药散。

神仙立效散：治骨头内损接骨如神。半两钱　自然铜各等分　上各用火煅醋淬七次，以酥为度，去火毒为细末，将患所折骨处用软旧衣片或带亦得衬裹，外用杉木板一寸许，活者数片周围裹了，外用带缚须是实急得所，太急则缚住血脉，恐药不行，每用一字，用生姜自然汁少许，调在药注内，或手心内，令患人服之，即用无灰酒一盏送下，一服定疼，二服接骨，三服平复，却更用本类后乌金散调理。

治打扑伤损骨折：芥菜子（炒）一两　夜合树（即合欢也，去粗皮取白皮，锉碎炒，令黄微黑色）四两　上为细末酒调，临夜服，粗渣掩疮上扎缚定，神效。越州人谓之乌颗树，一方葱白、砂糖相等，烂研敷之立止，仍无瘢痕。

黄柏散：一名白皮膏。治打扑伤损筋骨折及上跌扑疼痛。黄柏一斤　半夏半斤　上为细末，每用半两，生姜自然汁调如稀糊，以鹅翎敷之，用纸压贴，如干，再敷折，先用绢帛封缚，次用杉木扎定，良久痛止，即痒觉热，乃是血活，即得筋骨复旧。轻者三五日即愈，重者不过旬月。干，频上姜汁尤佳。苏纬光云："用，全在生姜。"

接骨方：半两钱（火煅）十二文　麝香少许

治擮伤折骨：鼠粪　糯米（炒黄色，碾细为粉末）　上用好醋调为膏，以笋箬摊之贴下，疼不可忍，后即愈，再贴。

接骨丹：用头发一块洗净烧灰，乳香好酒调下，大效。

接骨药：不问骨节疼痛。用粟米、熟铁、陈葱、好醋同钵内炒烟，用碗覆之存性，外敷贴，内吃。

卓氏膏：疗折跌腕跷。以附子四枚，生用去皮切，以炼成猪脂一斤，以三年苦酒渍三宿，以脂膏煎三上三下，膏成欲敷时，以木匕摩之，或摊贴处日一易。亦疗卒中风，口禁颈项强。

又方：治擿骨折伤。用苏枋搥碎常煎服，或以童子小便，或热酒调麻皮灰服之，皆良。

乌金散：接骨。以黑豆二两，桑柴十根，铺黑豆，再同以火烧，候桑柴已过，取二味灰为末，次入麝香少许，每服二钱，酒调下。

白膏子：治接骨。用牡蛎少许为末，用糯米粥调涂其上，即用杉木板夹，即愈。

治骨折及坠马：用铜末调酒，服之佳。

接骨神效一字散：用蚵蚾虫（一名土鳖子，一名异名生）不拘多少，用纸裹，放锅上焙干为末，每服一字，好酒调下，热服亦可，不可太多。

续骨方：一名煨葱方，一名仁存方。兼治脑、四肢骨碎及打伤瘀血不止，治指拇并爪甲因伤擘裂。用葱一束布袋盛，釜中悬煮熟，取出截去根白，以葱青众手乘热擘开内涎就于伤处频贴，以骨接不痛为度。如骨碎难接，用糯米粉热汤搜和成饼，乳香糁之，加盒上方煨透，乘热搥葱碎贴患处。一方炒热罨伤处。

接骨方：以芷可作草履者，以刀近根割去，待其长新生者割取之，焙干为末，或捣敷之，以软帛扎定效。

治擿骨折伤方：用生韭自然汁服碗许恶血从大便中下。

治折骨：用水蛭，新瓦上焙干，为细末，热酒调下半钱，食顷痛，可再服，痛止，便将折骨药封，次以物夹定，直候至效。

疗凡脱折：折骨诸疮肿者，或当风，或多用扇中风，发痓口禁，头项强，身中急痛者。用竹沥饮三二升，若已口禁者，以物发内之，忌冷饮及酒，竹沥卒烧难得，可合束十许枝并烧，中央两头承取收之。

疗骨折：接令如故，不限人畜。取古锛（上柯鲁切，下母郎切，温器也），铜错取末，捣以绢筛，和少酒服之，亦可食物和服之，不过两方寸匕，以来任意斟酌之。

治四肢碎破及筋伤蹉跌方：用生鱼热捣以敷折上，日三易。

又方：生鳖熟捣敷折上，日三易。

又方：取活鼠破其腹背，及热以敷之愈，又去鼠五脏敷之良。一方热捣以敷折上，日三易。

凡跌扑伤损骨者。用黄牛角炙焦刮去末，须去焦者二钱，以好酒调下，上损食后服，下损食前服，左伤用左角，右伤用右角。此法因同老王千户在余千州镇平，以箭射折周霸都腿，即以此药服之，三五次接上完复，予目见之后用，果效。

接骨方：用豆粉炒，将葱白、生姜擂烂，再同于铫内炒热敷，冷则换。

跌折肢体并颠仆损伤筋骨折者。以肥皂炒枯为末，用旋煮糯米糕同捣为膏子敷贴患处，以杉木片绑缚，仍酒调肥皂末一捻许咽下，即时接上。

治伤出肠肚在外，不破不伤肚者。以针穿桑根白皮，缝合其患可痊。如无桑白皮，用丝线缝合亦得也。如不入，以手剥肋，肠自入也。

又方：治人头骨断，不伤气喉食喉，随时用物系住，用正三二日，其骨自接，仍随证以药治之。

治跌骨断：用白及一味为末，酒调服，神効。

又云：其功不减自然铜与五铢钱。

接骨丹：治颠仆伤折。钱（五十文，炭火煅，醋淬碎）半两　乳香（透明者）半两　五灵脂半两　羊胫骨炭半两　上为末，每服半钱，蜜调成膏，以酒化开服之，次吃独栗三两箇，只可一服，次进乌金散。撷拿。

乌金散：伤折接骨如神。桑白皮（焙锉）一两　独栗连壳（切焙炒）一两　自然铜（煅淬研）一两　羊胫炭二两

上为末，每服二钱，无灰酒调下，日三服，伤折在上食后服，在下食前服。

止痛方：乳香　没药（盐炒）　当归（火煨）　紫金皮（醋炒）　白芷　刘寄奴　黑牵牛　上等分，依前大接骨方煅制，伤痛不止者，先服此即止。

又方：麻黄（内去一两节）三两　甘草三钱　上为末，每服五钱匕，整骨了，热酒下令醉。

补骨脂丸：接骨止痛生肌肉续筋脉。补骨脂（炒香）　乳香（别研）　自然铜（烧红酒淬七遍）　石亭脂（别研）　续断（酒浸）　木鳖（酒浸去壳去肉别研上六味）　乌雄鸡（去毛去肠，肚内皆不用，只取血并骨入药）一只　木鳖（剐去肠胃，如无，只使鳖甲代之亦可也）一枚　上件鳖或鳖甲和鸡血骨就砧上剁烂，令极细烈，焙干为末料，与前药末等分拌和匀，酒煮面糊为丸，如梧桐子大，每服五十丸加至一百丸，温酒盐汤任下，不拘时候。

又方：乳香　没药　苏木　川芎　当归　血竭　赤小豆　石南藤　紫金皮　小含笑花叶　白茅根

又缚敷药：南星　黄蘗皮　赤小豆　上用姜黄末、生姜汁调敷。

又方：治骨折。败龟版（百孔已上不妨，火煅白为度）一个　生姜（肥大者自然汁）　上碾龟壳为末，入乳香匀，用药末一合，浸少时，煮粥研细入姜汁，更研方用药两匙入研匀，再于瓦内蒸令极热，上骨折处，仍先用葱汤洗，令骨内热，筋骨活络，方可敷之，候干再换，三五度即瘥。

又方：用苎根、竹跟切片，无灰酒一盏，整骨了，日进三服。

又方：用雄蟹壳不拘多少，用水蛭去两头尖同蟹壳炒焦，尽去水蛭，研壳为末，热酒调连尽三服毕，吃白汤饹䬾一碗，不用盐，不问寒暑，被盖取汗为度。

又方：用木鳖子肉细磨，水调抹之。

彭氏黑龙散：治伤损筋骨碎断差爻，每用先用葱汤药水淋洗，整拔平正，看热令用姜汁，或纸或帛，随大小裹贴，有破留口别用饮药，如骨断碎，斟酌夹缚，三日一次，淋洗换药，不可去夹，以待骨续。如刀箭兽龁成疮，坏烂擦践肿痛，用姜汁和水调贴，有破留口。川甲六两　丁皮六两　当归二两　百草霜　枇杷叶（略用）皆一字　上为细末，姜汁和水调和。

又方：用川乌一个，先将好腊糟入紫油缸内，次用糟盒了盍定，有患取此，川乌如梧桐子大，用饭三五粒为丸，冷水下糟抹患处。

桃红散（出《永类钤方》）：贴伤折筋骨肿痛。草乌（去皮，见血者不可用）三个　飞罗面半斤　国丹三钱　贝母半两　天南星半两　上为细末，生姜自然汁调贴，如作潮热，茶清调贴，如皮破见血者，去草乌，恐坏皮肉，若轻者血聚以罗卜叶研罨患处，帛缚之。

治胸胁诸骨伤断（出《永类钤方》）：上以黄云膏、木菖蒲、炒常红内消，如肿加生者五两（即何首乌），白芷生用，风加一两，赤芍药生二两，痛亦加土独活三两，常用为末，温热酒调塗。

诸损敷贴（出《永类钤方》）：当归三两　白芷三两　肉桂半两　薰陆香　没药各一两　上为末，姜汁调白芷一味，自佳。

欧阳氏贴损（出《永类钤方》）：白芷　赤芍药　南星　天花粉　木腊叶　牡丹皮少许　上为末，姜汁调贴。

彭氏风流散（出《永类钤方》）：石膏（泥固济火煅）十个　白矾（飞）二两　枇杷叶少许　松脂　黄丹各一两　上为末，伤经久者，药水洗后用，疮干用油调敷，新破伤忌风湿。

治损折骨活血住痛虚弱及经久未安（出《永类钤方》）：附子（炮）八分　泽兰一两　川椒（去目及第二重皮炒，放冷）半两　甘草半两　当归　川穹　独活各半两　白芷一两　川乌八钱　上为细末，细嚼，生姜酒调，如刀伤，不用酒，骨断皮不破，加乳没浸酒调，体弱伤损气痛，茴香姜酒调，看虚实，每服加川乌末，脑上有伤头痛不止，荆芥、川芎各半两、白芷一两、荜澄茄二钱为末，热酒调。

治伤损筋折骨先用趁痛散止痛（出《永类钤方》）：川独活　川五灵脂（别研）乳香（别研）　白芷　北茴香各一两　防风　百草霜　没药各半两　净生地黄二两半　赤芍药二两　杜百芷三两　桔梗　草乌（小麦汁煮透去皮尖焙）二钱　上为细末，每一大钱煨葱头，或炒松节，姜酒调下。

接骨散（出《永类钤方》）：治诸伤筋折肿痛，服之住痛消肿。白芍药二两　破故纸（炒）一两　自然铜（醋淬）　没药（别研）　羊胫骨各一两　白茯苓　骨碎补（去皮）各一两　川乌（炮）　木鳖（去壳并油煨）各半两　虎骨（醋煮别研）随多少　上为末，每一大钱依前汤使，调下烧羊胫骨炭法，四五月取麻羊粪，用茆一层又加粪一层，尽意烧之存性，合了烟令作炭，先办姜汁、童便，候炭成，将入汁内淬，晒干为末。

筋骨散（出《永类钤方》）：治新旧损，除痛壮筋骨。生地黄　赤芍药　当归　石南藤各二两　杜白芷　骨碎补（炒去毛）各三两　五灵脂　肉桂　山桂皮　荆芥穗各一两　桔梗四两　川乌　雄黑豆（煮去皮）四两　草乌（制）半两　上为末，姜汁和酒调，妇人风损痹痛，煨葱酒调下。

接骨续筋，住痛生血，周心竹传甚神密，之内加玉真散二味，又胜诸方（出《永类钤方》）：乳香　没药　自然铜（醋淬七次）　南木香　生地黄　熟地黄　川羌活　川穹　当归　防风　南星　松嫩心（去皮）　粉草　侧柏叶（醋煮加倍用）　草乌（制，去皮尖，痛加作五七个）数个　柘木（火中煨存性作炭）　上前药各等分，侧柏、柘炭加一倍，细末，生姜自然汁调下，或蜜丸如弹子大，生姜和酒调，细嚼之。

神效接骨丹（出《卫生宝鉴》）：治男子妇人老幼筋折骨扑损，及治寒湿脚腿疼，或一切恶疮疼痛不止。南乳香　没药　南白胶　密陀僧（另研）四两　香柏芷　红豆　大豆　赤芍药　当归（水洗三遍）　瓜子仁　水蛭已上各等分　自然铜（火烧过令通红，醋淬，红烧如银为度，用之）　上为细末，黄蜡为丸如弹子大，每服一丸，用黄米酒一盏煎开和淬温服，年少者又一服，老者加添服，病在上食后，病在下食前，此药内自然铜、水蛭、瓜子加桂花、川楝子、茴香为细末，酒面为丸如桐子大，每服十五，酸石榴汤送下，食前日进二服，治小肠如神。一切脐腹疼痛并皆治之，此药功效不可具述。

神仙透骨丹（出《永类钤方》）：骨断八分，可用此药。当归四两　川独活三两　乳香　白胶（熔过，用制生熟地黄各一两）半两　自然铜（醋淬）半两　侧柏叶（酒蒸焙）四两　肉桂半两　石南藤二两　上为细末，糯米糊弹子大，国丹为衣，每一丸炒松节或番降节酒下，看损上下服，亦可如梧桐子大，每三十丸药加松条节、好土珠、荆芥、桔梗各二两；脚气入骨痛，木瓜浸酒，黑豆炒烟起浸酒。

小红丸（出《永类钤方》）：治诸伤劳损蹉折筋骨，风湿挛拳，壮筋骨，活经络，生气血。川乌　何首乌　苍术　蛇床子　五灵脂　白胶香　赤小豆　牛膝　当归（各制净）一两　乳香二钱　酒糊丸，如绿豆大，每服三十丸，酒下。

大红丸（出《永类钤方》）：治证同上，不问新旧经年诸损伤，孕妇勿饮。赤白芍药（兼用）一斤　何首乌（焙）一斤　川乌头（炮）一斤七两　当归七两　骨碎补（面制）一斤　牛膝十两　净北细辛八两　青桑灰（或不用）三斤　赤小豆二升　自然铜（醋淬）二两　细末，醋丸梧子大。信州朱砂为衣，每服二十丸，温酒下。

黑神丸（出《永类钤方》）：治证同上。白蔹一斤　白及四两　当归四两　白芍药（锉）　南星六两　川乌三两　骨碎补（制）八两　牛膝九两　百草霜半两　赤小豆一升　上为末，醋糊丸如桐子大，汤使，同上一方，加细辛或白鲜皮。

接骨散（出《白一选方》）：治折伤。黄狗头骨（汤去毛，便以泥皮去之，炭煅过，去泥为末）一个　官桂末　牡蛎（亦泥固火煅）上三味各为细末，每用狗头末五钱、入牡蛎末三钱、桂末二钱，并抄以糯米粥铺绢帛上，掺药在粥上裹损伤处，大段折伤者，上更以竹片夹之，少时即痒，不可抓之，轻以手拍，三两日效。

治四肢骨破及筋伤蹉跌及跪折（出本草）：以水二升，豉三升，渍之搅取汁饮之，及止心闷。

治腕折骨不可忍（出本草）：用火麻根及叶捣取汁三升饮之，非时即煮干，麻汁服亦同，主挝打瘀血，心腹满气短，皆効。麻根即今人绩布麻种子也。

疗骨（出本草）：取虎头为末，水服方寸匕。

治筋骨疼痛（出本草）：用马接、脚皮并续筋金棱藤三味，洗净去麁皮，焙干等分，捣罗为末，温酒调服二钱匕，续筋即蓄旋根也。

普济方·卷三百十

折伤门

续筋（附论）

被伤绝方，论曰：凡肢体为物所伤，致筋断不相续，须养之。

方

补骨膃肭脐散（出《圣惠方》）：治筋伤骨损。膃肭脐（酒炙）　熟干地黄（焙）芸薹子（研）　桑根白皮（锉）　没药（研）　当归（锉、炒）各一两　桂（去粗皮）半两　上为散，每服二钱，温酒下，不拘时。

桂附散（出《圣惠方》）：治骨折筋断伤损。桂（去粗皮）　附子（炮裂，去皮脐）白僵蚕（微炙）　蒲黄　茅根（锉）　古铜（醋淬锉末）　当归（锉、炒）各一两　上为散，不拘时候，以温酒调下二钱。

益母草煎（出《圣惠方》）：治被伤折筋。益母草汁二升　生地黄汁半升　白蜜（生用）二两　上和匀，以绵绢滤去渣，入银石器中慢火煎，不住手搅，候如稀饧，以磁合盛，每服一匙，用温酒化下，不拘时。

蟹髓方（出《十便良方》）：治被伤筋绝。以蟹髓取甲中并足中者，不拘多少略熬，内筋断处帛紧缚，即更捣葛根汁饮之；一方生捣蟹炒窨良。

治救急续断筋法：以旋覆草根洗净土，捣，量疮大小敷之，日一二易，以瘥为度。

治被伤筋绝（出《圣济总录》）：用葛根汁饮之，葛白屑熬令黄，敷疮止血。

小香胶散（出《鲍氏方》）：治断筋。用白胶香末敷之。

116

治髋折续筋骨（出本草）：以牡鼠捣敷之，三日一易。

治疗筋骨断碎疼痛瘀血（出草部）：用栗子生嚼涂疮上。

治续筋骨长肉止痛（出草部）：以柳叶煎膏涂之。

治被破筋断者：以旋覆花根捣汁沥疮中，仍用滓封疮上，十日五易，即断筋便续。此方出苏景仲家，獠奴用旋覆花上等，田野人呼为金钱花，叶如柳，茎细，六月开花如小钱大，又有近水生似红蓝。

治折伤续筋骨，除风痒：用接骨木煎汤浴之（接骨木高三丈许，花叶都似陆英水芹辈，故一名蒴藋，其木轻虚无心，斫枝上便生，人家亦用之。

治伤折跌筋骨、生肌、破血、止痛：用折伤木（味甘咸平），以酒水浓煎汁饮之（折伤木生资州资山谷，藤生绕木生，叶似茵草，叶有尖圆，八月九月采。

伤损止痛生肌（附论）

凡肢节为物所伤，皮肉破裂，久而疼痛不止，肌肉不生者，以寒冷搏之，荣卫不温，津液不养故也。

方

黄芪散（出《圣惠方》）：治伤折气血凝滞，疮口不合，肌肉不生。黄芪（锉） 赤芍药 熟干地黄（切焙） 当归（切焙） 桂（去粗皮）各一两 黄姜（炮）一分 木通（锉） 续断（锉）各半两 附子（去脐炮裂）一枚 上为散，每服二钱，温酒调下，不拘时服。

黄芪膏（出《圣济总录》）：治一切损伤，止痛、生肌。黄芪（锉） 当归（切焙） 附子（炮裂，去皮脐） 白芷 芎䓖 续断 细辛（去苗叶） 薤白（细切）各一两 猪脂（切）一斤 上除猪脂外捣碎，以酒半升拌一宿，焙干，次日先煎，脂沸下诸药，候色变，去滓，以盒盛之，不拘多少，涂所伤处。

寻痛丸（出危氏方）：止痛清心、行气和血，如神。草乌（去皮尖生用） 乳香（火熨） 没药（火熨） 五灵脂各三两 生麝香少许 上为末，酒糊丸，如指头大，朱砂五钱研为衣，每服一圆，薄荷、生姜研汁，磨化止痛。

黑神散（出《圣惠方》）：干疮止痛、生肌、长肉。乱发（如鸡子大，烧烟尽）二团 露蜂房（烧烟尽）三分 腻粉一分 猪脂一两 上研细，用猪脂和匀，以柳木蓖子涂于疮上。

长肉散（出《圣惠方》）：治从高坠损，有疮口、止痛、干疮。黄连（去须） 槟榔 木香 蜜陀螺（细研）各一两 麒麟竭半两 上为末，于疮口扑之。

紫檀香传方（出《圣惠方》）：治伤折肉破、疮口不合、止痛生肌。紫檀香（锉） 山芋 铅丹（研）各二两 马齿苋（细切暴干）十两 上除铅丹外为末，再和研匀，每用随疮大小敷之；一方有紫藤香。

槟榔散（出《圣惠方》）：治伤损、疮口不合、止痛生肌。槟榔（生锉）　黄连（去须）　木香各一两　龙骨（煅过，一方无）半两　上为散，随疮大小敷之。

麒麟竭散（出《圣惠方》）：治伤损皮破成疮、肌肉不生、疼痛。麒麟竭一两　生人牙齿（火煨过）　蜜陀螺（煅过）半两　上为细散，随疮口大小敷之。

止血散（出《圣惠方》）：干疮、止痛、生肌、长肉及金疮。麒麟竭（为末，令紫色）三两　鸡子（取白和风化石灰为三团，入炭火内烧，令红色，取出于地上出火毒一宿）十枚　风化石灰（研细，用小便浸三日三夜后，滤出晒干为末。）十两　上为极细末，旋掺于疮上。

又方（出《圣惠方》）：石灰三两　盐　铜青各一两半　上捣细，入砂瓶内，以泥固济瓶四畔，候干，以十斤炭火煅，半日取出，埋地内三日出火毒后，为末敷疮上，生肌肉，干疮口。

疗堕损骨肉苦痛不可忍：以故马毡两段，其毡须故腻者，于铛中以酒五六斤，著一抄盐煮，令热即纳毡于当中，看毡热，便用裹所损处，冷即易之，勿令久热伤肉，如是三五遍，痛定即止，仍服止痛药即渐瘥。

止血生肌方：用恭菜捣汁，人及禽兽有伤折，敷之良，立愈。

打扑伤损（附论）

凡打扑损伤或为他物所击，或乘高坠下致伤手、足、腰、背等处，轻者气血凝滞，随处疼痛；重则聚为瘀肿痛，甚不可忍，当察其内外轻重以治之。折伤者，谓其有所伤于身体者，也或为刀斧所刃，或坠堕地打扑身体，皆能使出血不止，又恐瘀血停积于脏腑结而不散，去之不蚤，恐有入破攻心之患，治疗之法：须外用敷贴之药散其血、止其痛，内则用花蕊石散之类化利其血，然后徐徐调理生肌，或因折伤而停郁其气，又当顺之。

方

紫金皮丸：紫金皮（醋炒）　刘寄奴　川当归（煨盐、水炒）　香白芷（醋炒加减）赤芍药　白芍药（米泔炒加减）　黑牵牛　生地黄（盐煨浸炒）　川芎（米水浸）　川牛膝（茶水炒）　乳香（可加减）　没药（可加减）　破故纸（醋炒）　木通（去节）　木香（茶水炒）　自然铜（骨不碎折不用，临好时用）　藿香　木贼　官桂（可加减）　羌活　独活　半夏（水炒，无痰不用）五钱　骨碎补　草乌（醋炒，孕妇不用）　川乌（火煨，孕妇则不用）各一两　金刃伤锉出白者，去自然铜、骨碎补；折者用之，然须于此方内且去自然铜，临欲好时却入用之。服成他疾，上先择出自然铜、官桂、没药、乳香不炒者，其余药或炒或火焙或日晒干皆可，然后入不炒四味，同研为末，用蜜糊丸如弹子大，经黄丹为衣，或被擂扑损伤金刃箭镞，不问轻重，每服一丸。如被金刃伤断损内重者，以薄荷汤或木瓜、姜、灯心诸汤吞下。若擂碎用自然铜，其他伤不用，用之恐生他疾。如骨折损，赖痛不止，加乳香、没药、白芷、川芎各五钱，生姜酒下，或不作丸为末亦可，或加土当归、熟地（黄盐水炒）、杜牛膝（茶水炒）、川芎（米水浸炒）。一方，若筋断加入续断五钱。

清心药方： 降真香　香白芷（醋炒）　苏木（盐水炒）　枳壳（水浸去瓤）　藿香（清油炒）　丁皮（盐水炒）　紫金皮　丁香（米泔水炒）　木香（茶水炒）　木通（去节）　山栀子　大黄　沉香　莲子（煮酒）　人参　当归（湿纸煨）　川芎（煨）　羌活　独活　花蕊石（醋炮）　乌头　灯心（少许）　赤芍药（各等分）　上为细末，或大小肠不通服此，亦可用五隔宽中散同服，立效。或恶血污心，或烦闷暴死，每服二钱薄荷汤，或灯心汤调下，或童子小便尤好，为散水煎服亦可，如痰血口中出，可加半夏。

定痛没药散： 治一切打扑伤损，筋骨疼痛。苍术（刮去黑皮炒紫色）一斤　桂（去粗皮）　熟干地黄（焙干）　没药　甘草（炙微赤锉）　蒲黄各一两　上为细末，每服二钱，温酒一盏调下，不拘时候，日二服。

活血丸： 治患者血脉不和，筋急行步不可，服之宽筋。干地黄（酒煮）二两　当归（煨）　白芍药　续断（面水炒）　白术（煨）　川芎（醋炒）各一两　上为细末，面糊丸如梧桐子大，每服三十丸，温酒下。

石斛丸： 治打扑损伤后，止疼痛、补虚损。石斛（去根）　牛膝（去苗）　杜仲（去绉皮，炙微黄，锉）　肉从蓉（酒浸一宿，刮去皱皮，炙干）　附子（炮裂，去皮脐）　桂心　木香　牡丹皮　黄芪（锉）　熟干地黄各三分　狗脊（去毛）　川萆薢（锉）　羌活　人参（去芦头）　山茱萸各三分　鹿茸（去毛涂酥，炙微黄）　防风（去芦）　芎䓖　槟榔一两半　上为末，炼蜜丸如梧桐子大，每服三十丸，温酒送下，日三服。

附子散： 治闪朒打扑伤损，疼痛不可忍。附子（炮裂，去皮脐）　败龟（醋炙，去裙栏）　虎脑骨（酥炙）　粟樜　千金藤　补骨脂　白芷　骨碎补（去毛炒）　自然铜（煅三遍，醋淬）　续断　赤芍药　当归（切）各一两　牛膝（酒浸一宿，焙）　桂（去皮）　乌药各半两　没药　乳香（研）各一分　上为细末，每服二钱，苏枋木酒调，日进三五服。

紫金皮散（出《鲍氏方》）： 治一切打扑损伤、金刃箭镞、浮肿。紫金皮（醋炒）　天南星　半夏　黄柏（盐水炒）　草乌（炮）　川乌（炮）　川芎　川当归（煨）　杜当归　乌药　川白芷（盐水炒）　破故纸　刘寄奴　桑白皮　川牛膝各等分　上为末，生姜、薄荷汁兼水调糊肿处，皮热甚加黄柏皮、生地黄五钱，有疮口者勿封其口，四畔用此糊之。

紫金散（出《医方大成》）： 治打扑伤折，内损肺肝，呕血不止，或有瘀血停积于内，心腹胀闷。降真香　续断　补骨脂各一两　紫金藤皮二两　琥珀（别研）　蒲黄牛膝（酒浸一夕）　无名异（烧红酒淬七次）　当归（焙）　桃仁（去皮尖炒）各一两大黄（纸裹煨）　朴硝（别研）各一两半　上为末，每服三钱，浓煎苏木、当归，酒调下，并进三服利即安。

乳香黄芪散：治打扑伤损筋骨及疮肿焮作疼痛。乳香（另研）五钱　没药（别研）五钱　黄芪　当归（酒浸）　赤芍药　川芎　甘草　麻黄　陈皮各一两　人参（去芦）一两　栗壳（去顶蒂蜜水炒）二两　上㕮咀，白水煎，病上食后服，病下食前服。

乳香消毒散（出《御药院方》）：治一切伤折蹉跌，焮肿疼痛不可忍者。乳香（另研）　没药（另研）　白蔹　白芍药各一两　白芥子　当归　滑石　二两　黄柏（另研细末）三两　黄丹三钱　如另血竭（另研）半两　上为细末，入另研者一处再研匀，每用新水调如稠膏，摊在纸花上，贴患处。

接骨膏（出《圣惠方》）：治一切打扑、驴伤马坠、脱臼折骨、兼定疼痛。续断一两　桂心（去皮）　附子（炮裂，去皮脐）　白及　白蔹　当归（切焙）　桑根白皮（锉）　独活（去芦头）　黑狗脊骨（烧作炭用）各一两　黄米（炒三合）上为末，或打扑闪肭及骨折碎，用药末三钱，酒半盏，白面二钱，生姜、自然汁少许，同以慢火熬成膏，摊帛上贴之，三日一换，用米沙木篦子绵绳夹缚，夏月柳枝子五条夹缚，虽紧不妨。

又方一字散（出《百一选方》）：治一切打扑伤损筋骨折，有人醉亡，酒坠悬崖之下昏不醒，手臂已折，异归得此药遂愈。五灵脂（另研）　没药（别研）　乌头（去皮脐生用）　草乌（去皮脐生用）各四两　地龙　乳香（另研）各半两　麝香（别研）半钱　朱砂（别研）三分　白胶香（后四味加减些不用）一两　上为细末，每一字温酒调下，为丸如梧桐子大，加减自少至多服之，亦可腰以上损食后服，腰以下损食前服，觉麻为验，如未加药，麻甚即减。昔赵叔恭名公寅，以善锤铁著名，其父宰嵊县，日因与族人聚饮超化寺，醉亡酒坠悬崖之下，亟视之昏不醒人事，臂已折，异归得此药治之，遂愈。其后运锤如故，叔恭尝知大宁监云。

大续筋接骨丹：治打扑闪肭，筋骨锉者。肉苁蓉　川山甲　黄丹（飞）　龙骨（炙）　白及　木鳖子仁　天灵盖各半两　寒食面一两　上为末，醋熬为膏，摊绢帛上涂折处，绵缠竹篦正，一日一换，效。

治跌扑伤损：乳香　没药　白芍药　乌头（水浸去皮）　当归（酒浸一宿）　骨碎补（去毛）　自然铜（火煅醋淬七次）各一两　川芎　生地黄各一两　上为末，生姜自然汁和蜜炼熟为丸，一两作四丸，酒半盏、苏木汁半盏，化药服。

双乌散（出《朱氏集验方》）：治诸伤百损，如被打破伤损之后，时时疼痛，虽新被伤后不破皮而肉损者，尤宜服之。川乌　草乌（略炮）各三钱　白芍药　苏木　生干地黄　大黄　红面　当归半两　麝香少许　上为末，用酒煮一瓦瓶，放冷服，如觉痹麻无害，但二乌头生用有力，恐其太猛，所以用温火略炮。

乳香丸（出《圣济总录》）：治打扑损伤疼痛。乳香一两　桂（去粗皮）　安息香

没药各半两　地龙（炒）　补骨脂（炒）各二两　当归（切焙）　白脂　五灵脂二两　上为末，将乳香、没药、安息香三味用酒研如糊，和余药丸如龙眼大，每服一丸，酒磨温服，不拘时。

续骨丸：腊月猪脂十两　蜡（炼过）半斤　铅丹（重罗）　自然铜（煅醋淬七次研细）　密陀僧（研细）各一两　白矾十二两　麒麟竭　没药　乳香　丹砂各一两　上新鼎中先熔脂，次下蜡，出鼎放冷处，入密陀僧、铅丹、自然铜，缓火再煎，滴入水中不散，更出鼎放冷处，下诸药，用柳篦搅匀，泻水入磁盆内，不住手搅至凝，丸入弹子大，且用笋皮之类衬之冷收。凡折伤用一丸，入少油火上化开涂伤处，以油单护之。甚者以灯心裹木夹之，更取正已骨折者，两上便安；牙疼甚者，贴之即止。

没药降圣丹（出《医方大成》）：治打扑闪朒、筋断骨折、挛急疼痛、不能屈伸、及荣卫虚弱、外受游风、内伤经络、筋骨缓纵、皮肉刺痛、肩背拘急、身体倦怠、四肢少力，并皆治之。自然铜（火煅醋淬十二次，研细，水飞过，焙）　川乌头（生去皮脐）　骨碎补（去毛）　白芍药　没药（研）　乳香（别研）　当归（焙炒）一两　生干地黄　川芎各一两半　上并生用为末，以生姜自然汁与蜜等分炼熟和丸，每一两作四丸，每服一丸捶碎，水酒各半盏，入苏木少许，同煎至八分，去苏木，热服一丸，空心食前。

定痛丸（出《宣明论》）：治打扑伤损筋骨疼痛，如骨损者，先用竹夹正骨定后，用好酒下麻黄三钱，然后服此药，大效。乳香一分　荫藘根（白皮干）　川椒　当归　没药　赤芍药　川芎　自然铜以上各半两　上为末，熔蜡为丸，如弹子大，细嚼酒下一丸，骨碎者先用竹夹夹定，三五日依蒨小可与服。

乳香定痛散（出《医方大成》）：治打扑伤损落马坠车一切疼痛。乳香　没药　川芎　白芷　芍药　甘草　牡丹皮　生地黄　上为细末，每服二钱，酒并童子小便调下，不拘时候。

如圣散（出《百一选方》）：治打扑伤损，筋断骨折，接骨定痛。良姜　吴茱萸　金毛狗脊（去皮）　木鳖子（去壳）　白胶香（别研）　败龟（醋蘸炙黄）　牛膝　当归各半两　上为细末，入面同药末酒熬成膏子敷贴，用纸七重封系定，筋骨自然相连，七日一换，酒面皆不可多用，以面熟为度，熬过恐乏力。

没药四生丸：治打扑闪朒，损伤筋骨疼痛及寒热湿骨痛。防风　当归（焙）　川乌（炮去皮脐）　萆薢（细切）　自然铜（醋淬七次）　骨碎补（去毛）各半两　乳香　没药各一分　上为细末，醋糊为丸如小豆大，每服二十丸温酒下，食前日进二服。

延胡索散（出《圣济总录》）：治打扑伤损疼痛，筋骨未合，肌肉未生。延胡索　桂（去粗皮）　没药（别研）　乳香各一分　当归（切焙）　白蔹　桑上寄生（生）　熟干地黄各一两　黄芪（锉）一两　上为散，每服三钱，温酒调下，不拘时候，煎服亦可。

乳香散（出《圣济总录》）：治伤损血入口，四肢疼痛不可忍。乳香（研）　白芷　桂（去粗皮）　没药（研）　安息香（研）　地龙（去土炒）　补骨脂（炒）　当归（炙）半两　上为散，热酒调下二钱。

封裹虎骨膏：治伤折。虎骨连项锁一穿　鲮鲤甲连项锁骨一穿　败龟背骨（以上五味烧成灰，研为极细净末）一枚　日炙沙（雨后地卷皮是也，净者火煅）二两　花乳石（煅令化）二两　狗头骨一枚　雄雀粪（尖者炒）一两　上为细末，每用一大匙醋煮粟米入药，乘热搅匀，摊在帛子上裹痛处，如是痛定，一日一度洗换新药。

接骨桂芸膏：治打扑筋骨伤折，疼痛不可忍。桂（去粗皮）　芸薹子（研）　白芥子（研）　木鳖子（去壳，研）　大黄（锉）　败龟甲（酥涂炙）　赤狗脑骨（烧灰）各一两　上为末，每用小黄米粥于布上摊匀，掺药一匙头在上，于损处裹之，以竹片夹定，用绳子缚，一复时解去换药。

没药乳香散（出《医方大成》）：治打扑伤损，疼痛不可忍。白术（锉，微炒）五两　当归（切焙）　甘草（锉炒）　没药（别研）　白芷各二斤　桂（去粗皮）　乳香（别研）各一两　上为细末，入研药再研令匀，每服二钱，温酒一盏调下，不拘时候，日进二三服。

乳香丸：治打扑伤损，或从高坠下，跌扑伤损及臂虚寒湿搏于骨节之间，疼痛不可忍者并皆治之。乳香　苍术（去黑皮炒）五两　天仙子（炒黑）　泽乌头（生去皮脐）三两　自然铜（醋淬七次）　黑牵牛（微炒）　官桂（去粗皮）以上四味三两二钱半　上为细末，水面糊为丸，如梧桐子，每服十丸至十五丸，食前空心温酒送下。

五伤接骨丸：一名没药散。治打扑内损、筋骨疼痛及治一切伤折驴马伤坠。没药　乳香　芍药　川椒（去子及闭口者）　川芎　当归各半两　自然铜（炭火烧）二钱半　上为末，用黄蜡二两熔开入药末，不住手搅匀，如法丸弹子大，每服一丸，用好酒煎开，乘热服之，随痛处卧霎时，连进有效。

治打扑伤损骨头方：乳香　没药各三钱　木绵灰一钱　黄柏一钱　童子头发（烧成灰）　水蛭（炒）各一两　上为细末，每服三钱，温酒调服，骨头碎者再服。

续断丸：治扑打筋骨疼痛。续断二两　防风（去叉）　黄芪（锉）各一两　乳香（研）　没药（研）各半两　自然铜（煅醋淬七次）一两　牛膝（酒浸切焙）一两五钱　上为末，酒者面糊丸如梧桐子大，每服三十丸，用温酒送下，不拘时候服。

甘松丸：治扑打损伤，手足筋骨疼痛。甘松（去土净）　黄荆实　芥菜子（陈者）赤蓼花　白僵蚕（炒）　檽子　蟛蚼壳各半两　上为末，炼蜜丸如弹子大，每服一丸，温酒化下，不拘时候。

治被打系头眼青肿方：以肥猪肉炙令热撮上，或炙猪肝亦可。

乳香没药散：治打扑伤磕损。乳香　没药　当归　缩砂仁　枳壳（用米炒）　甘草各等分　每用白水盏半，煎三四沸，用温无灰酒三两点便服，在上食后服，在下空心服。

治打扑伤损：苦丁香（甜瓜蒂是）十个　草乌五钱　没药三钱　自然铜半钱　青皮二钱　上为末，每服二钱，用温无灰酒调下，服后除黑牛肉、萝卜二味以盐食外，其一应肉物并忌，效。

神效膏：治打扑伤损、筋动骨折，不问手足腰背，并皆治之。糯米粉一合　飞罗面一合　马屁勃（即灰菰）一碗　上三味拌匀，和于生布上筛，用生姜自然汁半碗调，却入后项药：牛胶二两　酸米醋一碗　上先用醋熬牛皮胶，化便入前所调三味药，不住手搅成膏子，以磁器盛之，每遇磕损，以药膏摊于纸上，贴被伤处，却用杉木片夹定，用厚衣服裹之勿令动，三两日一换，若初折者只三次效。

加味芎䓖汤：治打扑伤损，败血流入胃脘，呕黑血如豆汁（方见本门伤堕致损吐唾出血类）。

治打伤折损，一切疼痛，及血气搅刺，内伤血聚，以麒麟竭为末，酒调服之。

又敷药方：紫金皮　苍术　猪牙皂角（切焙）三两　鸡角枫叶　骨碎补各等分　上为末，糊水调糊肿处。

地黄散：治打扑伤损，筋骨疼痛。熟干地黄（焙）　当归（切焙）各三两　羌活（去芦头）　苦参各一两　续断四两　上为散，每服三钱，温酒调下，不拘时候。

海金沙散：治打扑内损疼痛。海金沙二钱　大黄（生）　乳香（研）　没药（研）各二钱　麒麟竭一分　上为研，外罗为散，和匀，每服二钱，乳香温酒调下，不拘时候。

牡蛎散：治打扑伤损疼痛。牡蛎（炭火烧红细研，水飞过取一斤）一斤半　铅粉（洛阳者炒黑细研）半斤　硼砂（研）　乳香（研）各一两半　上研匀，先用醋煮小黄米粥，摊纸上，用药末三钱匀掺粥上，裹贴患处，次用药末二钱浓煎，苏枋木汁一盏调下，不拘时候。

活血散（出《三因方》）：治童子妇人内外损伤、止诸疼痛、接骨和血、一切伤折、毒虫咬、阴气入腹、消诸水肿、血脉不通、左右瘫痪、热痱等欲死，及腹中有瘀血，刺两胁疼，气筑心闷乱、妇人乳痛，产后败血灌注四肢，积痔痔瘘，但是疼痛，并宜服之。极痛者只一丸，轻者只半丸，用无灰酒半升、乳香一皂子大，先磨乳香尽，次磨活血丸，同放铫子内煎五六沸，临卧时温服，服了就痛处卧，如要出汗，衣被盖之即汗出。若妇人诸疾，服时，更用当归末一钱，依前法用乳香酒煎之，此药神验不可言，有孕妇人不可服。　花桑枝（于五月五日正南采南枝，烧烟尽，旋投入酽醋中，取出焙干为细末）一两五钱　雄黄豆（淘浸去皮暴干，或入米醋炒焦，存性为末）一两　乳香（旋研入）半两　墨两（旋研入）半　生粟屑（粟包中间一片子，号曰粟屑，双者不用，去皮取肉暴干为末，或作粟子四百个连皮烧，入米醋浸，再烧再入醋内又烧，存性）一两半　上于五月五日合，忌鸡犬、妇人见，先研乳香，以酽醋调与四味相和，稀稠得所拌和成剂，于净臼中捣三五百杵可丸，即丸如小弹子大，焙干，以纱葛袋盛入磁合内封，夜间面北极，烧香祷祝云："若男若女诸疾服之，病悉除愈。"本法合成轻干后水上浮为妙应，折已损犹败血宜服之，服毕即服败血散，即鸡鸣散方，见本门从高坠下类。

又方：治打扑伤损。当归尾　赤芍药　肉桂　苏木　生地黄　上各等分酒煎服。

神验膏（出《圣惠方》）：治打扑伤损。头醋一斗　不蛀皂荚（去皮子）十个　芫花二两　白矾一两　上捶皂荚令熟，并芫花同于净锅内，入醋煎三分去二，以新绢绞去滓，洗锅净却入汁，次入白矾煎，如饧于磁合内贮之，凡有损处，以布绢上摊令匀贴，日一换之，两三上便瘥。

黑狗头骨散（出《圣惠方》）：治打扑伤损成疮，多时不瘥。黑狗头骨（炙令微黄）　天灵盖（酥涂炙令黄）　生牛皮（烧灰）　天南星（炮裂）一两　上为细末，每服以温酒下二钱，日三四服。

牛膝散：治打扑折伤，筋骨损痛。牛膝（去苗，酒浸一宿烘）四两　黄芪　续断　当归（切焙）各一两　滴乳香（别研）　没药（别研）　琥珀各半两　上为细末，用黄米粥微热摊纸上，将药末两匙掺在粥上裹之，已减痛，更将此药每服温酒调下一钱，日三五服，不必拘定时候。

螵蛸散：治跌破出血。用乌贼鱼骨为细末敷之，亦治汤火伤烂（乌贼鱼骨用不经盐淹者）。

治伤筋动骨打扑伤痛（出《百一选方》）：生硫黄　官桂（为细末）各三两　生姜约四两许　面　上研碎，带湿罨在损处，其热如火，外用帛缚定，一日一换，昼夜贴六七日即愈，硫黄、桂能发散，姜、面能和筋脉活血。

乌金散（出《儒门事亲》）：治打扑伤损。当归一两　乌金石（铁灰是）一两　大黄（童子小便浸用）一两　自然铜（金色者，研碎醋熬）一两　上为末，每服二钱，红花酒半盏、童子小便半盏同调下，食前日三服。

木鳖子（出《圣济总录》）：治打扑损伤，瘀血不散疼痛。木鳖子（去壳研）半两　桂（去粗皮）三分　芸薹子（酒浸研）二合　丁香五十粒　上将丁香、桂为末，与研者二味和匀，热裹之，一日一易。

白蔹封药方（出《圣济总录》）：治损伤止血。白蔹　白及　白芷　碧芦皮（炙黄）各一两　上为末，鸡子清拌石灰，炒干后，入前末研细，伤损处封之。

穿山甲膏裹方（出王氏《博济方》）：治伤折筋骨。穿山甲（烧灰）　虎胫骨（烧灰）各一两　鸡舌香（生用）一个　上为细末，每用一钱，看所患大小，以黄米粥摊在纸上候温，掺药末在粥上封裹所伤处，疼痛立止，隔日换贴之。

治伤折，大小闪肭，心胸不利，及二便不通：水马儿三个　琥珀　麝香　寒水石各一钱　上重煎大黄汤，空心下，多于道间得之，令人心腹疼痛，胀气冲心胸，不即治之，亦能害人，好黄丹方寸匕，蜜调服，口噤即灌之。

接骨丹（出《济生总类》）：治打扑伤损皮骨者。苏木（研极细末）一钱　定粉一钱　南硼砂（别研）一钱　半两钱（烧红醋淬为末）一钱　上为末同匀，作一服，煎当归酒，调三二服，痛止勿服（施舍备方有当归，无半两钱）。

至圣黑龙膏（御药院方）：治因损伤筋脉，时发疼痛，遇寒则甚。米粉（紧者少用，砂锅内炒，勿令熟焦）一斤　香白芷　甘松各半两　滑石三两六钱　黄柏　黄丹　上为细末，每用滴水调成黑强膏子，摊在皱纸条儿上，可于内损疼痛处敷贴，每日一换。

治抹损伤（出《医方大成》）：天南星　白芷　半夏　白及　黄柏皮　赤小豆各半两　上为细末，姜汁敷患处，蜜糖亦好。

治打扑伤损（出草本）：用生葛根捣烂，以陈米醋调开，摊在痛处，帛缚定。

治打扑伤损定痛掩肿（出《本事方》）：木瓜　苍术　密陀僧各等分　上为末，入面少许调作糊，贴痛处。

又方（出《本事方》）：草乌　白僵蚕　苍术各等分　上为末，姜汁调贴痛处。

又方（出《本事方》）：治打扑伤损肿痛。天南星　半夏　地龙各等分　上为末，用薄荷、生姜汁调，贴痛处。

小乌沈汤：治撷扑伤损，外贴膏，内服此药。乌药二两　香附子一两　乳香半两　沉香三钱　上为细末，每服二钱，以热酒调，随病上下服之。

茴香酒（出《医方大成》）：治打扑内损及坠伤肢体凝滞、瘀血、腰胁疼痛。破故纸（炒）　茴香（炒）　辣桂各等分　上为末，每服二钱，食前服，热酒调下。

白附子散（出《圣济总录》）：治打扑内损及坠马等伤。白附子（炮）　续断　防风（去叉）各一两　上为散，每服二钱，童子小便和热酒一盏调，并三服，不拘时。

摩膏（出《圣济总录》）：治打扑内损疼痛。篦木麻（去皮研）一两半　草乌头（生为末）半两　乳香（研）一钱　上和匀，量多少入，加炼成猪脂研为膏，每取少许涂伤处，炙手摩令热，彻效。如痛甚不可摩，即涂肿处。

治打扑伤损疼痛方（出《圣惠方》）：甜瓜子　橘子仁各二合　上为细末，每服以暖酒调下二钱，日三服。

神效膏（出御药院方）：治损扑著筋骨疼痛。川椒（炒黄）二两　乳香（另研）八钱　上为细末，用好醋打面糊调药，涂在痛处上，用纸贴之。

内消散（出《鲍氏方》）：治打扑伤损，瘀血肿痛不可忍者及杖疮。黄药　朴硝上等分为细末，用新汲水和蜜调，稀稠得所，扫损处，内消立见效。

治打扑内损亦治损骨肿痛不止（出《鲍氏方》）：马屁勃（新瓦上焙成末）一两　牛皮胶半两　上用生姜半斤取汁，同胶入铫子内熬成膏，入马屁勃末调，用纸裹三重涂之，立效。一方用米醋同熬膏敷损处，昔绍兴牢厅二吏，用之得效。

治打扑伤损筋骨（出本草）：用夜合树皮四两，炒干为末，入脑麝、乳香各一钱，每服三大钱，温酒调下，不饥不饱时服。

　　地黄膏（出危氏方）：治打扑伤损及一切痈肿未破，令内消，又臂臼脱出。生地黄（研如泥）　木香（细末）　上以地黄膏随肿大小摊贴纸上，糁木香一层，又再摊地黄贴肿上，不过三五度即愈。

　　血醒散（出经验良方）：治打扑损伤。用生地黄、苎根去皮，或苎烧亦可，杵烂半酒半童便滤药汁调，小便酒灌之，生鸡鸭血调，同服尤佳。

　　治打扑伤损蹉手臼骨，以此敷之，即不痛，遂复旧（出《医方大成》）：猴姜（以少）　生姜（半之）　上捣烂罨损处，用帛包，干即易之；又方以胡姜研烂取汁，同酒煎服，或为末，酒调服亦可。昔长乐县一盗，因役笞棰身无全肤，以此药敷疮，不数日平复如故。

　　治磕损刀抓破（出《百一选方》）：轻粉一钱　软石膏（煅令通红，放地上以去火毒，细研）半两　上用清麻油调敷，止痛不作痕。

　　黑神散（出《百一选方》）：治打扑伤损，筋断骨折接骨。黄牛胫骨（带髓者，不以前后脚，用炭火烧，酒尽为度，取出用好陈米醋浸于地上，盆覆令冷）　定真器（炭火煅红，米醋淬七遍，以酥为度）　上为细末，以牛骨末七分、定真器末三分拌匀，如是扑损，用好米醋调曲酒入药末，如稠糊贴损上，以纸三重封贴；如骨折，于纸上更用竹片封扎绢缠不得动；若初扑损，先以热酒调服二钱，伤在腰下食前日进二服，伤在腰上食后服。

　　治摘扑伤致筋骨损者（出本草）：用肥皂不以多少捣细，入鱼胶煎熬成膏，纸摊贴妙，摘损百节疼痛者，一夜愈。

　　治打扑伤损皮肉青肿（出《卫生家宝方》）：老黄茄（切片焙干）一个　没药（研）半两　上为末，每服三钱，温酒调服，临卧时服，来日即消。

　　治打伤止痛肿赤色：半夏　南星各等分　上为末，水调敷贴，加官桂。

　　朱砂丸（出《直指方》）：治打扑惊汁血入心窍，不能语言。以朱砂为细末，雄黄、猪心生血和丸，如麻子大，晒干，每服七丸，石菖蒲汤、枣汤俱可送服。

　　天南星贴方（出《圣济总录》）：治打扑损伤，瘀血热疼痛。天南星一两　黄柏（去粗皮）半两　上为末，用生姜汁调贴肿疼处。

　　乌头丸（出《圣济总录》）：乌头（去皮生为末）七个　黄狗胆一枚　上以胆汁和药末丸，绿豆大，每以温酒一盏下三丸，酒须饮令尽。

　　夺命丹（一名接骨散，出《朱氏集验方》）：治打扑伤损，微有气者能治。乳香没药各一两　上为末和匀，每服三钱，温酒调灌，连进三五服，少刻小便，利血乃止。

　　又方：用真川椒、丝瓜缠小藤儿，用盐一撮、水二小碗，煎至一碗，呷在口嗽含之，吐出立愈。

治打扑伤折手足（出《医方大成》）： 用绿豆粉，新铁铫内炒令紫色，用新汲水调稠厚敷，损处贴以纸，将杉木片缚定立效。

又方（出本草）： 用金樱子细嚼咽之，血止。

治打伤刀伤血出不止（出本草）： 用血竭草炒热罨伤疮处。

治打扑伤损（出本草）： 用野柿树根细杵，米醋调开摊痛处。

治折伤见血（出《百一选方》）： 用槐花，不以多少，内一半炒焦色烟出，却将先者一半拌匀，入沙合子中同罨令冷为末，饭饮调下，仍用极细者敷破处；一方用陈槐花入血竭同为末，干糁。傅公实之仆，忽折足，得之于一军人，遂愈。

芭蕉膏（出《百一选方》）： 用糯米粥摊布帛上，以芭蕉根放粥上，乘热裹患处，虽时下甚痛，即便无事。

又方（出《百一选方》）： 治一切坠压、撷扑伤损至重困者。用无名异三五块研细，入温酒中调药服吃，温酒半盏投之，伤在头去枕卧，余皆就所伤卧。吴内翰初得此方，倩女户限上损脑痛呼，试令服之立止；又当坠马失脚损腰至重，服十余块，饮酒一二升，其病皆愈。后以救人无不效；一方用无名异末热酒服，赶下手摩，血皆散矣。

四妙散（出《永类钤方》）： 治打破跌损内伤。骨碎补（锉） 生姜 乳香 当归上擂酒热服，接骨加自然铜。

治打扑磕伤损（出《百一选方》）： 用石榴叶细研罨损处，一方用榴皮研。

又方： 治打扑伤损。以盐梅捶涂疮口，永无破伤风，黑神散蜜和生姜自然汁调敷，加官桂尤良。

又方： 治撷扑伤损。用白芥子为末，和童便服之，死者复苏。

治撷扑肿痛： 用米粉炒黄为末，放地上出火毒气，用醋调罨之，肿消痛止即愈。

灭痕方（出《经验良方》）： 治打扑有伤痕，瘀血流注。以半夏为末，用水调涂伤处，一宿不起痕。

又方（出危氏方）： 治瘀血流注紫黑，或伤痕上血紫黑。用大黄为末，以姜汁调涂，一夜一次上药，一宿黑者紫，二宿紫者即白矣。

治打伤疮（出本草）： 用老鼠一个自死腊月者，和肠肚劈锉，油半斤煎，令焦黑，用罐收之，使时以鸡翎惹油敷于疮上，即干瘥。

治打磕伤损瘀血，腰痛骨疼骨冷（出本草）： 以生姜研，微暖涂贴，心痛酒醋服之。

治打磕损疼痛（出《圣惠方》）： 用夜合花为末，酒调服二钱炒（与合欢同）。

治脑骨破及骨折： 用葱白细研，和蜜厚封损处，立瘥。

治扑损： 用胡桃肉合破故纸捣筛蜜丸，朝服，梧桐子大三十丸，疗压扑损伤，捣肉和酒温顿服，便瘥，用陕洛间者。

治打损折去瘀血（出本草）： 用甜瓜叶为末酒服之，或捣敷之。

治一切伤损不可者，止血生肌无瘢痕（出本草）：用杨梅核和盐杵之如泥，成挺子竹筒中收，遇破即填小可即敷之，此药之功神圣绝妙。

治坠伤扑损瘀血烦闷（出《肘后方》）：用蒲东末，空心热酒调下三钱，服之即瘥。

治有中伤，因损者腹中瘀血（出本草）：用热酒调狗胆半个服之，瘀血尽下。

治一切伤折（出《肘后方》）：用寒食蒸饼，不限多少为末，酒服之验。

治多年伤折不瘥（出《肘后方》）：以炒冬瓜子末，温酒服之。

治扑损：取龟血作酒，食肉生研厚涂之，立效。

补骨脂裹方（出《圣济总录》）：治打扑伤损。以补骨脂二两微炒，捣为末，用醋煮黄米粥摊在纸上，封裹损处。

治打损成疮不合，并竹椿戳破手足：以蓖麻子去壳生研，贴患处，如干以津唾润之。

治有病呵欠口不合，及卒然牙关紧，滴水不能入以致死者（出《经验良方》）：用盐梅二个，擦之牙关即开，复又口不合者，亦用盐梅肉擦两牙框即合，此是风证。

闪肭（附论）

凡举动不慎，为外物所击致死，腕折者，筋骨损血气蹉跌，或留积，或瘀瘀肿疼痛，宜速治之，外则敷贴肌肉，内加调养荣卫之剂，则肢体可完矣。

方

补痛丸：治闪肭筋骨诸痛。川芎　附子　赤小豆各三钱　乳香　没药各三钱　赤土　苏木各三钱　降真香　木鳖　草乌各二钱　乌药三钱　上为细末，酒糊丸如梧桐子大，每服三四十丸，用酒任下，取温暖为度。

淹闾子丸（出德生堂）：治坠堕闪肭，气滞腰疼之症。淹闾子半两　没药（另研）二钱　杜仲（去粗皮）半两　乳香（另研）三钱半　破故纸（炒半两，酒浸一两炒）威灵仙（洗净）一两　八角　茴香二两　川练子（去核七个，用巴豆仁炒，七个海金砂二钱炒，七个斑蝥去毒炒，过后用）二十一个　牵牛（止取头末，每一两炒取二钱）四两　穿山甲（四升蛤粉炒）　吴茱萸（洗净再炒）四两　上为细末，酒糊丸如梧桐子大，每服三十丸，空心盐汤下，干物压之。

治打破血出不止方（出《圣济总录》）：用灯心烂嚼和津唾贴之，或用帛裹之，血立止。

疗打破青肿方（出《圣惠方》）：以水磨桂涂之，赤则以墙中朽骨磨涂之，立效。

又方（出《圣惠方》）：治坠伤瘀血不散，肉色青黑方。取釜脐下土细末涂之，一方深掘灶中心好土三升于铛，以水拌熬热，用青布裹于痛处熨之，冷即频易。

又方：用羊上卧之。

治打扑伤损（出《海上名方》）：以炒松枝节磨用，无灰酒下；一方井华新水磨涂患处，或用酒煎亦可服。

治礓损久年烂者（出本草）：用茯女草叶如天郎机一般研细，用盐些少盦患处，二三伏即可。

治打扑伤损：用糟和红豆末炒热罨伤处，杉板夹之。

治皮破：用烧盐泡汤调四围，蜜亦可。

治一切打扑跌伤，肢体碎折者：用梧树向阳根上皮锉碎，同酒糟一处捣烂铫内炒，若先将损骨搭上，次用药乘热厚敷上，却用杉木厚皮杉木片亦可夹住，以麻烂编绳缠缚定勿动，以黄蜡熔为丸如桐子大，酒送百十粒，日二服，夜以甜瓜子炒焦色，为末，酒调服，至三五十服不妨。

治伤折及肭闪折筋骨伤损：用骨碎补石上生者，如无，用树上生者，取其根，拭其毛后，加生姜捣筛，以煮黄米粥和敷损处。

治打扑伤损及刀斧所伤，生血生肌定痛：用好降真香碾为细末，临用看疮口大小，干糁上便不疼。亦可作脓，或以好酒，须无灰者同煎服，尤佳。发背疮、恶疮等疾，洗去脓水，亦可干贴，须用结实色深者。

治打扑伤损出血不止：用紫苏研烂，盦之疮口自合；一方以叶为末，干糁良。

治打扑伤损：用牡蛎火煅数次为末，浓煎苏木酒下四五钱，如损上体则食后服，损在下则食前服。

治被打击头面青肿方：用新雄羊肉乘热封之。又方：以苠䔡子为末，敷疮上；一方用大豆黄末，水调涂之。

治打扑伤损：以柑橘叶、白酒糟杵细敷痛处，或烧地令红，用醋并泼地上，急铺荐令患人卧，蒸出汗，内则服药，外则贴掩，则易安。

治跌扑内损，昏闷不醒者：用生料木香调气散一贴，再加羌活、独活、蓬木，用水一盏半、童子小便一盏同煎，连进三服，立效。

治打扑伤损：以葱新折者便入炉火中煨，乘热剥擘开，其开有涕，便将窨损处，仍多煨取续上易热者。崔给事云：顷在泽潞，与李抱真并判官李相方，以球杖球子，其军将以杖相格，乘势不能止，因伤李相拇指并爪甲擘裂，遽索金疮药裹之，强坐频索酒饮，至数杯已过量，而面色愈青，忍痛不止。有军吏言：取葱新折者，使人塘灰火煨热，剥皮擘开，其间有涕，取罨损处。仍多煨取，续续易热者。凡三易之，面色却赤。斯须云：已不痛，凡十数度，用热葱并涕缠裹其指，遂毕席笑语。

金丝膏：治打扑伤，止痛散血。上将松脂嫩者四两，先熔二两，倾入水中候冷取出，将已入水者再熔成汁，谓之两熟，却以二两生者一处熔成汁，入麻油半两，冬月多些，用油纸摊，随所用大小贴之。

治伤损成疮中风，亦治伤损成弓风：以蜀椒面裹作馄饨，灰中炮之，使热断开口，封其疮上，冷易热者，三五度易之。

治诸伤损血气并心不省：白芷一两　大黄　木通各半两　山栀十个　百草霜二钱
上为细末，每服二钱，苏木汤下，血作潮热，大艾煎汤醋调。

治诸伤便不通：猪苓　滑石　车前子各半两　天花粉三钱　海金沙三钱　上为细
末，麦门冬煎汤，大小便俱不通，生大黄末三钱、当归尾二钱、红花二钱、熟枳壳半
两，煎熟，大黄末入加童便酒煎，有潮热除酒用水。

治伤紫痕：紫金皮小便浸七晒作末，痕青肿黑紫色用地黄、生姜汁调，不肿用葱
汁，闪腰痛，神曲火煅，红酒淬，温服，或米醋和平胃散，罨痛处，或杜仲制及莳萝
末酒调。

治打扑损筋骨折伤：用胡量草捣筛，与松脂、乳香、花桑、柴炭、乱发灰同熬，
如弹子大，如有其病，以热酒磨一丸服之，其疼痛立止。

鬼代丹（出《经验良方》）：治打不痛。乳香　没药　无名异　自然铜（火煅醋淬）
木鳖子（去皮）　地龙各等分　上为细末，蜜丸弹子大，酒送一丸，遇打著体不痛。

治擉扑伤损至折筋骨出者，须揣骨归元位（出《经验良方》）：五铢钱（火煅醋淬）
十个　乳香　没药各半两　上为细末，每服一钱，入麝香少许，空心温酒调下，以食
压之。

治一切损刺伤，诸虫咬，诸疮口染著风水毒，忽癫肿疼痛，忽如有一条红线随脉
上出入脏腑，宜用此方（出《活命方》）：皂角子（瓶内煅过）半两　麝香一分　上为
细末，先煮甘草，柳枝水淋拭干，著药在疮口中，用旧罩碎纸裹定便效。

治一切打扑折伤，腹中碎痛，血气昏闷，大肠秘热，数日不出后，宜服此方（出
《获命方》）：桂心　木香　当归　槟榔　芍药　连翘　荆芥穗各一分　牡丹皮（去心）
半两　牵牛　大黄（醋炙香熟）各一两　上细杵罗为末，每服二钱半，食后葱汤调下。

返魂神白散（出王氏《博济方》）：治打扑及伤。花乳石（捶碎如皂子大）五斤
硫黄（捶碎如皂子大）六两　上用磁合十一个，先入乳石，次入硫黄，一重重铺尽，
浮上用鸭舌草（独帚是也）、赤石脂和涂合子口缝，又用盐泥固济，勿令有小缝纹，用
新砖一块，四面书金木水火字，中央书土字，上放合子，用炭火二秤烧之，耗及三分，
渐渐去之，取出合子，地坑内埋一宿，细研为末。但是刀刃伤损至死者，于伤处掺药，
其血为黄水，更掺药，其人复活，更不痛不疼。如妇人产后血晕至死，但心头暖，即
以童子小便调下一钱，取下恶血如猪肝片，终身不患血风气。若膈上有血，化为黄水
吐出，及随小便出，便立效。若牛角抵人肠出者，急内入，以桑白皮缝合肚皮，于缝
上掺药可活。亦不得封裹，如损血入脏腑，热煎童子小便及入酒少许，用一钱服之，
此药真神仙所传，如逢仁德者传之。

神仙饼子（出《宣明论》）：治一切打扑伤损，金石刀刃，血出不止者立效，此药
敷上无脓，退瘢便愈。乌鱼骨（五月五日前先准备下）一两　青蓟草（一握一虎口，
人手取团圆是也）一握　莴苣菜一握　韭菜一握　石灰四两　上以五月五日未出，本

人不语，将取三味同杵烂，次后下余药味，杵得所抟作饼子，晒干，用时旋刮用敷之。

正骨散（出《杨氏家藏方》）：治打扑伤折，筋挛骨损。苏木（细锉）四两　当归（洗焙）四两　无名异一两　白莴苣菜二两　没药（别研）半两　乳香（别研）半两　上件㕮咀，每服三钱，水一盏煎至半盏，去滓，再入酒半盏和匀，温服，不拘时候。

大活血丹（出《卫生宝鉴方》）：治打扑折损，筋骨俱损，痛楚呻吟，瘀血不散，内或病气转侧不得，或下恶血，皮肤青肿，破损伤风，手足腰膝不能举及，牛触人伤，刀斧所损，恶血凝结，疼痛不止，又治痈疽发背脑痈，一切恶毒疮疖，每服一圆，浓煎苏木酒磨下，忌一切动风物一七日，妇人温酒磨下，孕妇不可服。当归（研为末）三两　陈欓子一两半　无名异（别研）一两　麻黄（去根节）一两　香墨一两　生地黄（研为末）三两　芥菜子一两　附子香二两　芍药二两　乳香（别研）半两　上用生姜一斤取自然汁，熬当归、地黄末成膏，入众药末拌匀，圆如大弹子大，阴干，至妙至妙。

中兴活血方（出《卫生家宝方》）：治打扑伤损等疾，神效。没药（不焙，别研）一两　乳香（不焙，别研）一两　麻黄（切细，炒黄色）四两　五月蚕沙（炒）二两　菱角（烧成灰）二两　川归（切焙）二两　五月桑条（烧灰，用五月五日收）秤二两　土当归（切焙）二两　上为末，用生地、姜各二两，研细入酒醋共一升，去滓，煮膏丸，前药如弹子大，每服一丸，生地黄十寸、生姜三片，先研细入酒一盏，去滓，入药再研细，入酒半升同煎三五沸，温服便睡，须忌生冷油面、无鳞鱼等物，及牛马驴肉六十日，如牛马等扑伤，以半丸灌之，亦效。

补骨丹（出《卫生家宝方》）：治打扑伤损腰痛。山踯躅三两　何首乌（酒浸）三两　黄丝瓜（烧灰）五两　云母石（研细入药）二两　自然铜（煅醋淬取胞为度）二两　上焙碾为末，糯米糊为丸，如梧桐子大，每服三十丸至五十丸，当归、乳香末酒调送下。

当归散：治跌扑伤损。川芎　当归各二两　没药（别研）一两　乳香（别研）一两　苏木一两　上各锉为粗末，酒二升水一升同煎至升半，旋饮尽为度，后食临卧服，服讫再依方煎，常服如肿消血散，即不用苏木，极佳。

六珍汤：治跌损，生血气，常服至愈。川当归　熟地黄　川芎　白芍药　乳香（别研）　没药（别研）　上各等分为细末，每服二钱，以酒调服，不拘时候，神效。

伤损方：自然铜（累累然相缀如乱丝者最佳）一两　上研，细水飞过，同当归、没药各半钱和匀，每服三钱，酒顿服，仍以手摩痛处。《衍义》云："有人养折翅鹰，饲以自然铜，遂飞去。"

透骨丸：治打扑伤损，闪肭筋骨，手足无力，四肢沉重。乳香（别研）　没药（别研）　川乌头（生去皮脐）　破故纸（瓦上炒熏）　晚蚕沙　川芎　荆芥穗　海桐皮　自然铜（火煅醋淬）上九味各一两　草乌头（生去皮脐）三两　赤小豆一两半　上件为末，酒醋面粗为丸，如梧桐子大，每服一十丸至二十丸，煎苏木、当归酒下，食后服。

治疗打跌血滞腰胁疼：破故纸、茴香（各炒）、辣桂，等分为末，热酒调下。

五神丸：治打扑伤损，整骨续筋，生肌止痛。自然铜（火煅醋淬研细）半两 川椒（去目，炒出汗）二钱半 当归（洗炒）半两 没药（别研） 乳香（别研）二味各一钱 上为细末，取青蒿自然汁和丸如绿豆大，每服五十丸，热酒调下。

当归散：治打扑伤损。当归 没药各一两 芍药 木香 川白芷 川乌各半两 川芎 生地黄各三钱 郁金二钱 上为末，空心酒调，每服二钱，如未愈，加川牛膝、红花、苏木各半两，调服。

又方：以晚蚕沙生用，细末糁匀，绵裹之，随手疮愈血止。

治伤损打扑伤筋骨：以胡孙姜（即骨碎补石上生者、补损樟树上生者）通气治风损，各用一半，研烂取汁，以酒煎或调服，留渣敷伤处。制法：去皮毛，切片微炒，常用煮酒，内损七日后饮之。

治打扑伤损后三五日水食不入口者：用生猪肉二大钱，口中嚼烂或用刀打烂，却以温水洗去血水，又再擂烂，用阴阳汤灌下之，其食虫闻此香味窦开，瘀血寻上贪食，胸中自然开解，却用通药，此损血凝聚心间，其虫食血饱，病人心隔闷，他虫不来探，故用此活法。

治诸伤损：生独活一两 草乌二钱 南星半两 紫荆皮 尖尾 黄橙叶（又名木葛叶，能散血） 粉葛 麦菜（生者佳） 蓝菜（能住痛） 上此五味倍用，不拘等分细末，如打伤有大紫赤色未破血，可加良姜、山桂皮、自然生姜汁调贴，无姜水亦可，若紫黑色已退，除姜桂姜汁，却用后药煎汤泡洗，上用前药以葱汁、茶清调敷温贴，或有痛，可用饼酒麸，调药不用姜，痛肿即除，仍喫药消之。若伤跌磕骨，仍用桂乘热贴之，药气透骨痛止。

治打扑伤损或骨折者：粪土边寻小黄蛤蟆，如指头大者七枚，入沙钵内研细，入生姜自然汁，再研如泥，用酒调作一服下，屡用有效。赵怡夫官常德曾用此疗二折足者，月余能行。

治攧扑伤损歌：半两青铜火里飞，却将醋淬最为奇。更添乳没并香麝，能接残生断续肢。 上五铢钱，大者十文，诸药各一两，小者十文，诸药各半两，研细，每服一字，空心温酒调下，以食压之，妻侄方恂所传，大有奇效。

苏木酒（出《圣济总录》）：治被打伤损，因疮中风。用苏木椎令烂研二两、酒二升煎取一升，分三服，空心午时夜卧一服。

蚕子酒（出《圣济总录》）：用蚕子不拘多少，将刀子于纸上量事，刮取约一钱匕，细研，暖酒三合至五合调服，如行里许更一服。

熟大黄汤：治打扑腰痛，恶血蓄瘀，痛不可忍。大黄 生姜（同炒如豆大）各半两 上同炒令焦黄，以水一大盏浸一宿，五更去滓，顿服，天明所下如鸡肝，即恶物也。

活血丹（出《永类钤方》）：治打扑伤折，骨碎筋疼，瘀血肿痛，烦闷风痰，瘫痪顽痹，妇人血风，产后败血浮肿，血气亏痛，劳发四肢酸疼，孕妇勿服。青桑灰（好醋杀火，大栗间焙干）一斤　骨碎补（制焙）　南星（生姜汁浸一宿，焙）　赤白芍药（兼焙）　牛膝（洗焙）　川乌（炮）　雄乌豆各一两六钱　自然铜（醋淬）　木鳖子肉（切和面炒赤）各八钱　净细辛（焙）一两　没药四钱　乳香（并别研）六钱　白胶香三钱　血竭（或番降节代）六钱　上为末，糯米粉醋煮丸，杵千下急成丸，缓则发裂，大丸重六钱，湿中丸三钱，湿后干，以漆擦手上，将两三丸柳漆为衣收用，每服半丸，无灰酒磨化，渐煎三五沸温服，无时，以纱葛袋收挂净处，经久不坏。

治伤损皮肉破及刃伤：急用未经水葱白细切，炒极热裹伤处，血止痛定，或用晚蚕蛾为末，和石灰罨伤处，住痛止血合口。

通灵黄膏（出《杨氏家藏方》）：治打扑伤损，驴伤马坠，痈疽瘰疬，鬼箭骨疽，漏疮，软节眉发背，脚膝生疮，远年恶疮臁疮，缠喉风，五般痔漏，耳鼻内生疮，牙疼等疾，须是腊前七日浸药，于腊日修合。木香　当归（洗焙）　金毛狗脊（去毛）防风　白及　白蔹　香白芷　白术　乳香（别研）　松脂（别研）　枫香（别研）　杏仁（去皮尖及双仁者别研）各一两　上件除乳香、枫香、松脂外，各焙干细锉，用清油三斤炼熟，放冷浸药于银石器内，文武火养三日，勿令大沸，恐损药力，常似鱼眼，候香白芷黄为度，滤过别入净锅内，入黄腊八两、细罗黄丹二两，次入已研者枫香、乳香，用槐柳枝子不住手搅，再上慢火熬少时，候凝成，每先用膏药，半分蛤粉为衣，温酒送下，次用药摩病处，如损者，以竹夹夹直，用药摩之。患缠喉风服药不下者，先用药于喉外摩之，候喉宽然后服之。牙疼齿浮出血者，以药填齿缝，如有清水吐之，耳内停风气，疼痛作声，纸捻住药在耳内。

续骨膏（出《朱氏集验方》）：治打扑伤损骨折。黄柏　半夏　桂花　上为末，生姜自然汁调涂肿痛处，其功全在生姜，如药干，频上姜汁为佳。

治诸损丸子药，健筋骨，生气血，养百脉，疏风顺气，升降阴阳，虚弱常宜：川牛膝　宣木瓜　天麻　苁蓉　当归　川续断（酒浸焙）　狗脊（制）　淮乌（姜葱炒）骨碎补（去毛酒浸炒）　川独活（净）一两　大川乌　附子（焙）各一两　乳香　嫩茸酥（炙）　没药（别研）　自然铜（醋淬）　川芎各一两　菟丝子（淘净酒蒸）　杜仲（姜汁炒）　苍术（半生半熟）上二味各四两　全蝎（炒）半两　破故纸（酒浸用）三两　虎骨（酥炙）　北五味子　威灵仙（水洗酒浸）　京芍药　川山甲　蚌粉（炒）　细辛　龟板（酥炙）各一两半　上为细末，酒糊丸，常服即补下元药破伤水方，糯米生用三之二、甘草末用三之一、沙糖调搽肿处，先自肿赤，尽搽敷，至疮口水皆从疮口出，即安。

治诸伤至重，但不透膜者（出《永类钤方》）：以海味中咸白螵，拣大片色白而有丝红色者，成片铺在伤处，以绵扎之，血即止。如膏脂出不伤内膜者，即去患人头心发，不令患人知，以热熨汁于顶上，熨膏脂自入，以桑白皮线缝合，用给草木、蜡叶、磁石为末，干糁之即合。

应痛乳香丸（出《永类钤方》）：治诸损。乳香　没药　信朱（别研）半两　白胶香（同乳香熔）一两　草乌（制）四两　石楠藤二两　骨碎补（炒去毛）　桔梗　白芍药各二两　熟干地黄一两　川乌二钱　暗松节（烧过存性）一两　荆芥穗一两　上为细末，醋糊丸如梧桐子大，每服三十丸，煨葱或松节酒下。

治伤折损等疾方（出《朱氏集验方》）：自然铜（醋淬）　木鳖（去油）　草乌　川乌

治打扑腕折：用菴闾（味苦微温）煮汁服之甚效。

治打扑并磕著，疼不可忍：无名异一味为末，用二钱温酒调下，极妙；一说辨无名异用磨盏口，注水弥满不溢，出效。

治一切打扑并杖痈疼痛：上用败龟为末，打糯米糊贴之。

治磕扑损，骨节疼痛不可忍：上用大鲫鱼一尾，去肠肚煨熟，入生姜一小块，同罨损处，有殊效。

治磕扑伤损，肌肤青肿：用茄子（味甘寒）、老黄芪一枚切作片，如指厚，新瓦上焙干为末，欲卧酒服二钱匕，一夜消尽，无痕迹也。

普济方·卷三百十一

折伤门

伤折疼痛（附论）

凡筋骨伤折疼痛，人之一身血荣气卫循环无穷，或筋肉骨节所致伤折，则血气淤滞疼痛，仓卒之间失于调理，所伤不得完，所折不得续，轻者肌肤焮肿，重者髀臼挫脱。治法：宜先整其骨折之所，然后施贴熁封裹之药。

方

麒麟竭散方（出《圣济总录》）：治筋骨损伤疼痛。麒麟竭　没药（研）　自然铜（煅醋淬七次研）　赤芍药　当归（切焙）　香白芷　蒲黄　大黄（生用）各半两　桂（去粗皮）　细辛（去苗叶）各一两　骨碎补（去毛炒）十两　干荷叶三分　上为散，每服二钱，温酒调下，不拘时候。

附子散（出《圣惠方》）：治一切伤折疼痛不可忍。附子（炮裂，去皮脐）　当归（锉微煨）　芎䓖　桂心　没药　泽兰　乱发灰　槟榔各一两　败龟（涂酥炙微黄）　虎胫骨（涂酥炙微黄）各二两　甘草（炙微赤锉）半两　麝香（细研）一分　上为细末，入麝香研令匀，不拘时候，以温酒调下二钱。

桃仁散（出《圣惠方》）：治伤折疼痛，接骨止痛。桃仁（汤浸去皮尖及双仁者，麸炒微黄）　桂心　当归（锉，微炒）　元胡索　生干地黄　芎䓖各一两　川大黄（锉研微炒）　阿胶（捣碎炒令黄燥）各二两　乱发（如鸭子大）　川椒（去目及闭口者微炒出汗）半两　上为细末，用酒二升先煎发并阿胶如糖，用绵滤去滓，然后下诸药末调匀、焙干，捣细为散，每服以温酒调下二钱，日三四服效。

趁痛散（出"德生堂"）：治男女跌伤疼痛不可忍者。草乌（炮裂碎，别炒入药）　白芷　川芎各一两半　杜当归二两　杜乌药五两　乳香半两　紫金皮（大块童子小便浸，春夏三日，秋冬五日，）用半斤　没药半两　天南星半斤　上为细末，每服二钱或半钱，温酒调下，病在上食后服，病在下食前服。

当归散（出《圣惠方》）：治伤折疼痛，青肿血滞。当归（锉，微炒）　桂心　桃仁（汤浸去皮尖双仁，麸炒微黄）　川大黄（锉碎，微炒）　赤芍药各一两　败蒲（烧灰）二两　没药　骨碎补各一两半　上为细末，每服以温酒调下二钱，日三四服。

桂附散（出"御药院"）：治因伤损后筋骨疼痛。桂（去粗皮）　附子（去皮脐，生）　白矾　细辛（去苗叶）　五加皮　白芷　桑叶各二两　上为散，每服二两，入连根葱白十茎、水一斗，煎四五沸，淋洗立效。

地黄金粉煎（出《圣惠方》）：治伤折筋骨后疼痛不止，宜服散瘀血、理折伤、续筋骨、止疼痛。生地黄（净洗令干，却入酒内浸二宿，复取出，纸袋盛，火焙令干为度）三斤　天雄（炮裂，去皮脐）二两　桂心　当归　芎䓖　桃仁（汤浸去皮尖，双仁微炒）各一两　上为末，入金粉内和令匀，用酒一斗，以文、武火煎成稠膏，每日空心午前夜卧时各以酒调一匙，温服之。

当归血竭散（出《圣惠方》）：治伤折筋骨疼痛不可忍。麒麟竭（别研）　没药（另研）　当归　赤芍药　桂各一两　白芷一两　上为细末，每服二钱，用温酒调下，不拘时候。

应病丸（出《医方大成》）：治伤折后为血气所侵，手足痛疼。破故纸（炒一半）一斤半　生苍术一斤　骨碎补（去毛）一斤　舶上茴香（炒）十二两　穿山甲（去膜皮炒焦为度，紫色亦可）　生草乌（锉如麦大）一斤　上除草乌一斤，用生葱、连皮生姜各二斤擂烂，草乌一处淹两宿，焙干连前药，一处为末，酒煮面糊丸如梧桐子大，每服五十丸，酒汤任下，忌热物。

内固接骨丹（出《圣惠方》）：治伤折疼痛。古字钱（先于火内烧令通赤，醋淬如此十度）二两　自然铜　硫黄各一两　以上三味为末，入车瓶子内，以坯子泥封固瓶口，候干，倒下于火烧令通赤，候冷取出捣罗，入水银一两同研，水银星尽后，用白薄纸裹药似球子，后以泥入臼内滴水烂捣裹药球入糠火内烧七日，冷了出之，细研入后药：朱砂末　麝香末　犀角末各一分　上研令匀，捣生地黄绞取汁，于银器中熬为膏，和药末丸如酸枣大，如有患病者，以温酒半盏入地黄膏一钱搅匀，下药一粒服了。如吐清绿水或泻清绿水二三合勿怪，是病出也，宜频服，瘥牢为度。

接骨如神散：治伤骨损折疼痛者。水蛭（糯米炒黄去米）　白绵（烧灰）　没药（别研）　乳香（别研）各等分　血余（小儿胎发十五团烧灰，如无童子发亦可）　上为末，五十以上服一钱，二十以下服半钱，小儿服半字，温酒调下。

接骨散（出《圣惠方》）：治伤折疼痛。粟黄（晒干）一斤　雄黄豆半升　没药二两　麝香（研极细）半两　桑根白皮（锉）一斤　上为散，每服三钱，以醋一中盏煎至半盏，用浆水二合调服，不过三服，疼痛即止。

筋骨药：治一切疼痛及诸风。川乌一个　草乌（去皮生用）二两　乳香　当归　天麻各半两　虎骨（醋炙）　没药　自然铜　芍药　川芎　草薢　独活各一两　上为末，酒打面糊为丸如桐子大，每服十数丸，温酒下。

干地黄散（出《千金方》）：治骨折筋断伤疼痛者。干地黄　当归　羌活（一方用独活）　苦参各等分　上㕮咀，每服七钱，白水煎服，或为末，酒调下。

海桐皮散（出《圣惠方》）：治伤折辟外生风疼痛。海桐皮（锉）　黑豆（炒熟）　附子（炮裂，去皮脐）各一两　防风（去芦头）二两　上为细末，每服以温酒调下二钱，日三四服。

治伤折疼痛不可忍（出《圣惠方》）：当归一两半　白芷　桂心　吴茱萸各一两　上为细末，锉生龟一枚，入药捣令匀，用封裹伤折处。

至圣黑龙丹（出《御药院方》）：治一切筋骨损伤疼痛。米粉（于银器内炒成块子，黄色，放冷，研为极细末，后入二味）四两　乳香（细研）　没药（研细）各半两　上研极细，每用以好酒或醋调如膏，摊在纸上，贴患处。

紫金散：京三棱（锉炒黑色）　连翘半两　黄芪三钱　甘草（炙）三钱　羌活半两　上为粗末，作一服，水一盏，煎去渣，食后服。

饮蛇龟酒（出《圣惠方》）：治一切筋骨肌肉折伤疼痛。饮蛇龟一枚　糯米（蒸作酿饭）五升　好酒二斗　上锉龟酿饭同入酒瓮中封七日即好，每暖一盏服之。

双灵膏（出《御药院方》）：治一切筋骨肌肉疼痛。良姜（炒锉）一两　白芥子（微炒）半两　上为细末，每用药二钱半、头白面半两，水调成膏，摊在纸花上，贴患处。

没药散（出《圣济总录》）：治坠折伤损，疼痛不可忍者。没药（别研）　乳香（别研）　元胡索　当归（切焙）　甜瓜子各一两　丹砂（研）半两　上为细散拌匀，每服一钱，热酒调下。又取药散二三钱，以黄米作粥，摊作饼子，掺散药在上，用贴患处，以帛封扎定，一二日换佳。

治折骨伤筋痛不可忍（出《经验良方》）：生地黄　藏姜瓜旧糟各一斤　赤小豆半

升　生姜六两　上研烂同炒匀令热，以布帛裹罨伤处，用杉板夹缚，不过三日令安。

圣灵丹（出《御药院方》）：治一切打扑伤损及折伤疼痛不可忍者。乳香五钱　乌梅（去核）五个　白米一捻　莴苣子（大盏炒黄取用）二两八钱　上为细末，炼蜜为丸如弹子大，每服一丸，细嚼，热酒下，如痛再服；一方米汤送下。病在上食后服；在下食前服。

托里止痛散：黄芪　白茯苓各一两　甘草半两　乳香（别研）一钱　上为细末，每服二钱，酒半盏，慢火煎成膏子，再入酒一盏，调匀温服。

蓬莪散：治扑伤疼痛。白僵蚕（炒）一两　苏枋木（锉）二两　没药（研）半两　上粗捣筛，每服一钱，水一盏煎至七分，去滓，温服，日三服。若为细末，热酒调下亦得。一方无没药。

乌梅煎（出《肘后方》）：治伤折疼痛坠扑瘀血方。用乌梅（去核）五升，以饴糖五升煮，稍稍食之自消。一方乌梅煎汤，调百草霜服。

又方：取白茅根叶，捣绞取汁三升服之，不过三四服愈，冬用根。

太狱活丹（出《和济》）：治男子、妇人外伤、内损、狗伤、虫咬、车马扑坠、手足折伤、一切疼痛、腹中瘀血刺胁筑心、左瘫右痪、走注疼痛、痈疽痔漏及妇人冷气入腹、血脉不通、产后败血灌注四肢及吹奶肿痛、血气撮痛病宜服之。花桑枝（如臂大者烧灰尽淬，米泔中焙干）　粟楔（粟蒲中心扁者薄片日干）各一斤　细墨（一半用蓖麻子三两细研涂墨上，尽黄纸包泥固济干，炭火五十七斤烧赤，冷地上出火两时；一半用醋化硇砂涂墨上，火炙令干燥）半斤　皂角刺（烧赤淬醋中炙干）一斤　大黑豆（湿布揩去垢，黑皮焙干）一斤　乱发（皂角水洗净用清油二斤炒顿捻看色即止为末）二斤　乳香（通明者乳钵细研，入米醋一碗熬熟）四两　硇砂（洗净者醋化涂墨上）三两　上为末，拌令匀，杵二三千下丸如弹子大，醋糊丸，重者一丸，轻者半丸，以无灰酒一盏、乳香一豆大，先磨乳香，次磨药，尽煎三五沸，临卧温服，以痛处就床欲汗则被覆，仍用药涂伤处，切忌一切动风物。妇人服入当归末一钱，孕妇勿服。一方无硇砂。

治折伤：取栝蒌根捣烂，以布裹之，热除痛即止。

熟干地黄丸（出《圣济总录》）：治远年伤折，忽因血气不和，旧伤处疼痛难忍。熟地黄（焙干）四两　杏仁（汤浸去皮尖并双仁）　牛膝（去苗酒浸焙）各一两五钱　苦参（细锉焙干）　菟丝子（酒浸焙干）　肉苁蓉（酒浸切焙）　草薢（炒）各一两　桂（去粗皮）　青木香（生用）各一分　诃梨勒（煨熟去核）半两　升麻三分　上除杏仁外捣细为末，入杏仁别捣再罗匀，炼蜜和捣三千下，丸如梧桐子大，每服空心温酒下二十丸至三十丸。

治折伤：以水獭一个，用罐子内以泥固济放干，烧灰为末，以黄米煮粥于伤折处摊，以水獭末一钱上掺，便用帛子系裹，立止疼痛。

治折伤止痛化血（出本草）：取能（奴来），生捣其肉及血敷之（能即三足鳖也）。

治伤折筋骨，生肌破血（出本草）：用每始王木酒水煮浓汁饮之。

治折伤先用止痛汤法（出本草）：捣白矾为末，每用一匙匕，汤沸一碗冲了，以手拍醮乘热熨伤处，以时止，然后排整筋骨贴药。

治断指（出本草）：以蛇含草膏封之。抱朴子云：连已断之骨。

治刀伤及折伤（出《朱氏集验方》）：上用乌狗血和酒连吃数碗，盖犬血能散恶血也。淮西总管李贵见效，邕莞易倅因会客于南楼，坠楼者二十余人，亦用此救之，见功。

治折伤：用荙菜捣敷之。

伤折恶血不散（附论）

夫脉者，血之府，血行脉中，贯于肉理，环周一身，因其肌体外固，经络内通，乃能流注不失其常。若因伤折，内动经络，血行之道不得宣通，瘀积则为肿、为痛，治宜除去恶瘀，使气血流通，则可以伤完也。

方

牛黄散： 治大损后化恶血、理好血、止疼痛。牛黄（细研）　真珠（细研）　龙脑（细研）各一分　琥珀　牡蛎（烧为粉）　朱砂（细研水飞过）　桂心　当归（锉，微炒）　蒲黄各一两　麝香（细研）半两　金箔　银箔（细研）各五十片　上研令匀，不拘时候，以桃仁汤调下二钱。

白僵蚕丸： 治骨折筋伤后，恶血攻疼痛不止。白僵蚕（炒）　当归（炒）　桂心　补骨脂（炒）　神曲（炒黄）　半夏（汤泡七遍去滑）　槟榔　赤芍药各一两　芎䓖　薯蓣（炒黄）　白附子（炮）　芫花（醋拌炒）各半两　上为末，炼蜜和捣三二百杵，丸如梧桐子大，每服以温酒下二十九，日三服。

黄芪散： 治伤折恶凝滞肿痛。黄芪　芍药　生干地黄（焙）　附子（炮）　当归（切焙）　续断　桂（去皮）各半两　干姜（炮）　大黄（生）各一两　椒（去目并闭口炒出汗）　上锉如麻豆，每服三钱，水一盏煎至七分，去渣温服，不拘时候。

芍药散： 治打扑筋骨，恶血不散，迷闷疼痛，小便血下（一名当归散）。赤芍药　当归（锉，微炒）　续断　白芷　生干地黄　黄芩　甘草（炙微炒锉）　牛膝（去苗）　蒲黄各一两　上为细末，不拘时候，以温酒调下二钱；一方无蒲黄。

芍药汤： 治伤折恶血不散，肿痛不消。赤芍药　黄芪　附子（炮裂，去皮脐）　当归（切焙）　续断　肉桂（去粗皮）　羌活（去芦头）　蜀椒（去目并闭口者）各一两　上锉如麻豆大，每服三钱，水一盏煎至七分，去渣温服，不拘时候。

芎䓖汤： 治伤折肿痛，气血不散。芎䓖　甘草（炙锉）　蜀椒（去目并闭口者炒出汗）　泽兰　附子（炮裂，去皮脐）　桂（去皮）各一两　当归（切焙）　大黄（醋炒）

各半两　上为散，每服三钱，温酒调下，不拘时候。

蒲黄散：治骨折筋伤，恶血攻心烦闷。蒲黄三分　芎藭　当归（锉，微炒）　桂心各半两　白芷　细辛各一两　上为细末，每服以生姜酒调下二钱，日三四服。

草乌头膏（一名乌头膏）：治伤折恶血结滞不散肿痛（方见诸骨跌蹉类）。

桃仁散：治从高坠下及落车马，胸腹中有恶血，喘息不得。川大黄（锉碎，微炒）川硝石　甘草（炙微赤锉）各一两　蒲黄一两半　桃仁（汤浸去皮尖双仁，麸炒微黄）上为散，每服四钱，以水一盏，入枣十枚，煎至六分去渣，不拘时候温服。

芎藭汤：治伤折恶血瘀结不散（方见伤折腹中瘀血类，一名桂藭汤）。

蒲黄鲤鱼散：治车马坠扑伤折，恶血冲心迷闷。蒲黄二两　鲤鱼鳞（炒灰）五两芸薹子（末）一两　生地黄汁五合　上先将蒲黄、芸薹子于盆内以慢火炒，旋滴地黄汁于内，炒令汁尽，以干为度，并鲤鱼鳞灰一时研为末，不拘时候，以童子热小便调下二钱。

杉木节散：治从高坠损，心胸恶血不散。杉木节（细锉）七个　苏枋木（细锉，以水一斗煎取五升去渣）五两　醋（入于苏枋木汁内）五合　上将杉木节于一砂盆内，以慢火炒，旋滴苏枋木、醋汁相和炒，令汁尽停，冷，捣为细末，每服，以童子小便调下二钱，日三四服，化去恶血为效。

蚕沙膏：治伤折恶血不散。原蚕沙（炒研）二升　麦麸三升　上和匀，以米醋四升煮稠，磁器内盛，量损处多少，以绢帛裹，日再易。

糟米涂方：治伤折恶血不散疼痛。酒糟二升　糯米半升　上同和，酒煮稠，得所取出乘温涂患处，外封裹之，日再易。

地黄膏（出《圣济总录》）：治伤折恶血结滞肿痛。生地黄（细切）三斤　乌鸡（去毛肠肚并足和骨，细研）一只　上用和捣一二千杵，量患处多少，摊帛上缚之，日再易。

外涂散膏（出《圣济总录》）：治伤折恶血瘀滞不散。鼠粪（烧存性）三两　生地黄（切焙）半斤　上为末，猪脂油和涂患处，日三易。

治血久不除变成脓方：大黄（如鸡子）一枚　蚯蚓屎一合　上以酒半升煮三沸服之。

虎杖散：治筋骨伤损，腹中疼痛，瘀血不行。虎杖（锉）二两　赤芍药（锉）一两　上为细末，每服三钱，温酒调下，不拘时候。

神效熨方（出《十便良方》）：疗从高坠下，被木石所笮，或因落马伤损，血瘀凝聚，气急欲绝，损肿疼痛者。以净土五升蒸之，令热分半，以故布数层裹之，熨病上，勿令大热，恐破肉，冷易之，以痛止即已。凡有损伤者，皆以药法治之，神效。已死不能言者，亦活三十年者亦瘥。一方和醋蒸热，封裹所伤处。

治恶血不除，被打扑瘀血在骨节及胁外不去：以铁一斤、酒三升，煮取一升服之，或烧赤投酒服之。

治血聚皮不破者（出《百一选方》）：用萝葡叶研细罨，以绢帛包缚伤处。

治因伤损血瘀不散（出《肘后方》）：取牡丹皮八分，合豆虫二十一枚，熬过，同为末，每旦温酒和服寸匕，血当化为水下。

松节散（出《圣惠方》）：治从高坠损，恶血攻心，胸膈烦闷。用黄松木节五两细研，童子小便五合、醋五合，于砂盆内慢火炒，旋滴小便、醋，以尽为度，炒令干，捣细为散，每服，以童子热小便调下二钱，日三四服。

甘草汤：治诸伤恶血积滞肠中。甘草（炙锉）　白茯苓（去黑皮）　肉桂（去粗皮）　杏仁（去皮尖双仁）各一两　上粗捣筛，每服三钱，水一盏煎至七分，去渣温服，不拘时候。

治伤损瘀血不散疼痛（出《圣惠方》）：蒲黄四两　附子（炮裂，去皮脐）一两　上为细散，不计时候，以温酒调下二钱。

治伤折止痛散（出本草）：用小麦粉和醋煮之裹伤处便定，重者再蒸裹之，甚良。

治破伤血不止（出《永类钤方》）：真血竭（或用番降节中油代亦可）三钱　五倍子一两　陈紫苏叶三钱　白芷半两　海金沙一两　上为细末糁之，不可著水，至效。

治久血不除变脓者（出《肘后方》）：大黄三两　杏仁　桃仁各四十粒　上以酒水各五升，分三服，当下脓血止，不尽，更须服。

伤折腹中瘀血（附论）

夫伤折腹中瘀血，因高坠下、倒仆、颠扑，气血离经不得流散，瘀在腹中，速宜下之，迟，即日渐瘀滞，使人枯燥，色不润泽则变瘦瘁、血瘕之病。

方

泽兰丸（出《圣惠方》）：治诸伤折跐损，蹉跌筋骨，止疼痛，散瘀血。泽兰　蒲黄各一两　赤芍药（锉，微炒）　当归（微炒）　白芷　芎䓖　细辛　延胡索　牛膝（去苗）　天雄（炮去皮脐）　桃仁（汤浸去皮尖双仁，麸炒黄）　桂心　生干地黄　续断　川大黄（锉碎，微炒）半两　皂荚（去皮涂酥，炙令焦，去子别捣为末）各一两　上为末，用酒醋各一升，先将皂荚末煎成膏，入药末和丸如梧桐子大，不拘时候，以温酒下三十丸。

通神散（出《圣惠方》）：接骨续筋，散瘀血，止疼痛。木香　没药　当归（微炒）　生地黄　刘寄奴　桂心　补骨脂（炒）　赤芍药　桑根白皮　川大黄（锉，微炒）　黑豆（炒熟）二合　败龟（涂酥炙微黄）各一两　羊胫骨（炒令变赤，入醋蘸如此七遍）五两　上为细末，不拘时候，以温酒调下一钱。

败蒲散（出《圣惠方》）：治伤折内损，瘀血不散。败蒲（烧灰）一两半　牡丹皮　当归（锉，微炒）　芎䓖　赤芍药　生干地黄　川朴硝　桃仁（汤浸去皮尖双仁，麸炒微黄）　蒲黄半两　陈橘皮（汤浸去白穰，炒微黄）半两　上为末，每服四钱，水一中盏煎至六分，去渣，不拘时候。

麒麟竭散（出《圣惠方》）：治伤折内损，血瘀不散。麒麟竭　牡丹皮　蒲黄　当归（锉，微炒）　桂心　芎䓖　赤芍药　没药　骨碎补各一两　败蒲（烧灰）一两半　上为细末，每服二钱，以温酒调下，日三服。

神曲丸（出《圣惠方》）：治伤折内损，血瘀不散。神曲（捣碎，醋少许拌炒微黄）三两　虎胫骨（涂酥炙微黄）二两　海桐皮（锉）　肉苁蓉（酒浸一宿，刮去皮炙）　芎䓖　半夏（汤浸七遍去滑，法制）　红蓝花各一两　白僵蚕（微炒）三两　上为末，炼蜜，捣三二百杵，丸如梧桐子大，每服，以温酒下二十丸，日三服。

蒲黄散（出《圣惠方》）：治伤损腹中瘀血，不欲闻人声，胃中气塞，便利出血者。蒲黄一两　当归（切焙）　桂（去粗皮）　续断　白芷各二两　甘草（炙锉）半两　地黄（生用）一两　上为散，空心酒调服一钱，日再服。一方有藕节二两。

当归散：治伤折下瘀血。当归（锉，微炒）三分　蒲黄半两　芸薹子半两　生姜汁一合　好酒五合　生地黄汁三合　腻粉子一分　上为细末，先煎生姜、地黄汁并酒等三两沸，然后入药味和调匀，分为三服，每日空心服之，当转下腹内恶血了，便宜服补药。

琥珀散：接骨化瘀血。琥珀　生玳瑁　当归　蒲黄　生干地黄　京三棱（煨锉）各一两　上为细末，不拘时候，以温酒下二钱。

买子木汤（出《圣惠方》）：治瘀血聚于腹中，不便服药，多有血结颗块冲心。买子木　当归（锉，微炒）　桃仁（汤浸去皮尖双仁，麸炒微黄）各一两　红雪　赤芍药各一两半　东日桃枝（锉）三两　上为散，每服四钱，以水一盏，入生姜半合煎至六分，去渣温服，日三四服。

䗪虫散（出《圣惠方》）：治打损及伤堕腹内有瘀血。䗪虫　水蛭各三十枚　桃仁五十粒　桂心（去皮）二两　大黄五两　上㕮咀，以酒水各五升，煮分五服。

夜合枝散（出《圣惠方》）：治马坠有瘀血聚于腹胃之中，不便服药，多有击血结成颗块冲心。夜合枝（锉）　杏枝（锉）　甜瓜子各一两　赤芍药一两半　上为散，每服五钱，以水酒各大半盏，煎至五分，去渣温服，日三四服。

四圣散（出《鲍氏方》）：治伤重烦闷欲死者，用此打血利大便、小便。花蕊石　黑神散　蒲黄散（各贴）　当归　牛膝　川芎（米水炒）　白芷（醋炒）　苏木　大黄各半两　莲子肉（酒煮）半两　上为末，童子小便调服，或木通汤下亦可，恶血立下。

麻布散（出《圣惠方》，一名牡丹散）：麻布（烧灰）一尺　牡丹皮　淹闾子各一两半　桂（去粗皮）　当归（切焙）鬼箭羽　败蒲（烧灰）　赤芍药各一两　蒲黄半两　大黄（锉炒）三两　上粗捣筛，每服五钱，以好酒一盏半煎至八分，入芒硝半钱，更煎一沸，去渣空心温服。

败蒲汤（出《圣济总录》）：治坠扑踠折瘀血疼痛。败蒲（烧灰）　当归各二两　牡丹皮　芎劳　赤芍药各一两　豉心一合　蒲黄（纸上炒）半两　陈橘皮（去白瓤）一两　桃仁（汤浸去皮尖双仁）半两　上粗捣筛，每服三钱，水一盏煎至七分，去渣，入地黄汁一合、朴硝一钱，温服。

　　桃枝汤（出《圣惠方》，一名桃仁汤）：疗堕落积瘀血不散，疼痛，大小便不通。桃枝（锉碎）中指长一握　芒硝五分　大黄四两　当归　甘草（炙）桂心各三两　虻虫（去翅足熬）二十枚　桃仁（去皮尖熬）五十枚　水蛭（熬）二十枚　川朴硝一两半　上㕮咀，以水八升煮取三升，去渣，分三服，内消。忌海藻、松菜、生葱等。一方无朴硝、桃枝。

　　桃仁汤（出《圣惠方》，一名荆芥饮子）：治腹中瘀血在内，痛满短气，大小便不通。桃仁　蛀虫（去尖熬）二十枚　水蛭（熬）二十枚　川朴硝一两半　桂心　当归　甘草各二两　蒲黄五两　上㕮咀，以水一斗煮取三升，分三服，瘀血在腹令人瘦瘁服此效。

　　牡丹汤（出《圣济总录》）：治因坠堕内损。牡丹皮　大黄（切焙）　桂（去粗皮）鬼箭羽　朴硝　蒲黄　芍药　当归（切焙）各一两　上粗捣，每服三钱，水一盏煎至七分，空心日午卧时去渣温服。

　　槟榔散（出《圣惠方》）：接筋骨，通瘀血，止疼痛。槟榔　刘寄奴　桑寄生　熟干地黄　龟壳（涂酥炙微黄）各一两　赤芍药　当归（锉，微炒）各三分　桃仁（汤浸去皮尖双仁，麸炒黄为度）一两　上为细末，不拘时候，以温酒下二钱。

　　理中膏：疗堕落积瘀血，主消血。大黄二两　猪脂二斤　桂心一两　干姜一两　当归二两　通草　乱发各一两　上先以猪脂煎发令消尽，次捣各药筛细，一同搅匀，微火煎之三上三下，即药成去渣，以好酒服一两，日二服。一方不去渣，是生膏子。

　　黄芪汤（出《圣济总录》）：治因摊颠坠堕，内损瘀血及吐血，日渐羸瘦。黄芪（锉）　甘草（炙锉）　当归（切焙）　芍药　生姜（切焙）各一两　上粗捣筛，每服三钱，水一盏，煎至七分，去渣服，不拘时候。一方无生姜。

　　桂芎汤（出《圣济总录》）：治伤瘀血不行，积在心腹。桂（去粗皮）芎劳　荷叶蒂（烧灰或用荷叶）淹闾子　大黄（锉碎）朴硝（别研）各一两　上粗捣筛，每服三钱，水一盏煎至八分，去渣温服，空心日午卧时各一服。

　　活血散（出《圣济总录》）：治伤损瘀血在内，攻心注刺痛。蝙蝠（炙干）一枚　当归（切焙）　骨碎补（去毛）　桂（去粗皮）　补骨脂（微炒）各半两　大黄（锉炒）三两　上为散，每服二钱，空心温酒调下，薄荷汤下亦得。

　　地黄酒（出《圣济总录》）：治伤损瘀血在腹。生地黄（汁）三升　酒一升　桃仁（去皮尖双仁炒）　牡丹皮　桂（去粗皮）各一两　上以后三味捣罗为末，与前二味一处煎，每服去粗，温饮一盏，不拘时候。

地黄汤（出《圣济总录》）：治坠堕内损，大小便下血，经久不尽，兼瘀血，不时吐唾出血。生地黄汁五合　柏叶半两　甘草（炙）半两　黄芩（去黑心）一两　阿胶（炒）一两　上除地黄汁外为末，每服三钱，水一盏、地黄汁三分，同煎三五沸去渣，通口服，不拘时候。

桃仁桂心汤（出《圣惠方》）：治打损瘀血在藏，攻心烦闷。桃仁（汤浸去皮尖双仁）桂心　淹闾子各一两　川大黄（锉炒）二两　荷叶蒂三七枚　上为散，每服五钱，水一大盏煎至五分，入朴硝一分，搅令匀，空心分二服，以利下恶血为度。

荆芥散（出《圣惠方》）：治伤折瘀血在内，烦闷刺痛。荆芥一握　淡竹叶一鸡子大　当归（锉，微炒）一两　地黄汁一合　上为末，以水一大盏煎七分去渣，入地黄汁，食前为二服。

大黄散（出《圣惠方》）：治打扑内伤，瘀血在腹。大黄（炒）　当归（切焙）　芎劳（锉）各半两　上为散，每服二钱，空心日午、临卧温酒调下。

治有瘀血者（出《千金方》）：其人喜忘，不欲闻人声，胸中满塞短气。甘草一两　茯苓二两　杏仁五十枚　上咬咀，以酒二升煮丸，合为二服。

虻虫散：治伤内损处，腹中有瘀血，疼痛烦闷。虻虫（微炒）一分　牡丹皮　生干地黄各一两　上为末，每服，于食前暖酒调下二钱。

治打扑伤损，聚血腹中，不散烦闷：豉三合　青竹茹一两　上为散，分三服，以水一大盏煎五分，去渣温服，日三四。

香豉散：治调诸伤损血在内。豉（略炒）半斤　苏木（细锉）一两　上为散，每服，二钱温酒下，不拘时候。

二黄散：治打损及伤堕，腹内有瘀血，久不消。大黄（熬）一两　生地黄（熬）二两　上以水酒二升煮，频服之，或为末，炼蜜为丸，如梧桐子大，每服十丸，酒下。

桂枝酒：治打扑伤坠瘀血遍身，遍体疼痛。以辣桂为末，每二钱温酒调下，或用辣桂一分、大黄、丹、桂各半分，每三钱姜紫苏煎服，下黑物即安。或未有药，仓促，且服米醋一小盏，亦散瘀。

桔梗散：治被打击，瘀血在腹内，多不消散时发动者，用桔梗末熟水下。

玉质汗方：治折伤内损有瘀血，天阴则疼痛，兼妇人产后诸疾。以三月采益母草，一名重檐，或名夏枯草，拣去诸草及干叶，以新水净洗，于箔上摊晒，令草干尽，则用手摘断，可长五寸许，勿用刀，即置镬中，量水两石许，可令草水深三二寸，则纵火煎，候草烂，加水三分，减二分，以上则沥去草，取五六斗汁泻入盆中，澄半日，以绵滤清汁于小釜中慢火煎，取一斗许如稀饧，每服，取梨汁烧酒化下，日再和美粥吃，亦得。如远行不能将稀煎去，即更炼令稠硬，停作小丸服之，七日内则疼痛渐瘳，二七日平复。或有产妇恶露不尽及血晕，一两服即瘥。其药兼疗风，益心力，无所忌，按本草质汗出西方色类玉凝血者入煎，甘草、松泪、柽乳、地黄并热血盛之，令以益母煎成，故名玉质汗也。

白马蹄散：治伤折化瘀血为水。白马蹄（烧令烟尽）三两　栗子黄（阴干）一两　桂心三分　蒲黄一两　龟壳（涂酥炙微黄）三两　上为细末，每服以温酒调下二钱，日三服。

大黄丸：疗被打有瘀血。大黄二两　桃仁（去皮尖熬）　虻虫（去足翅熬）各二十一枚　上捣，以蜜为丸，内酒一升中煎取七合，服之。

青竹茹散：疗若为人所折，举身尽瘀血。刮青竹茹二斤　乱发（如鸡子大，烧灰）四枚　玄胡索二两　上为散，以水酒各一升煎三沸频服，日三四。一方无玄胡索。

内消散：治打损内有瘀血，不散疼痛。生银（捣碎细研）一两　雄黄（细研）　婆娑（研细）各一分　上研匀，不拘时候，以温酒调下半钱。

玄胡索散：治车马坠损，瘀血不散，攻刺疼痛。玄胡索　蒲黄各一两　肉桂（去皱皮）半两　上为细末，每服用米沥半盏调下二钱，日三四服。

疗被打有瘀血方：姜叶（切）一斤　当归三两　上为末，以酒服方寸匕，日三服。

蒲黄散：治被打伤破，腹中有瘀血。蒲黄一两　当归　桂心各二两　上捣，以酒服方寸匕，日三夜一。

又方：刘寄奴　玄胡索　骨碎补各三两　上咬咀，以水二升，煎取七合，复内酒及小便各一合，热令温频服。一方莨菪子为末，傅疮上。

法炼红花散：治从高坠下所伤，心下瘀血。以红花一十两，以好醋二升浸二宿沥出，火焙干，又入醋内，又焙干，以醋尽为度，焙干为末，每服用童子小便调下三钱，日三服。兼治妇人月水不匀，产后诸疾，血晕闷绝或狂语者，并与二服，便心胸爽利，开眼识人，神效。

白马蹄散（出《圣惠方》）：治打破腹中，瘀血腹满烦闷。用白马蹄烧灰令烟尽，捣筛，酒服方寸匕，日三夜一服。

香豉汤（出《肘后方》）：治被打殴击损伤聚血，腹中满闷。用豉一升，以水三升煮三沸，分再服；不瘥，重作更取麻子，煮如豉法，不瘥；更煮豉如上法。

又方（出《海上名方》）：治被殴击损伤聚血，腹满烦闷。用鱼胶烧灰存性为末，酒调一钱，空心服。

又方：用骨碎补为末，酒调服。一方研烂取汁，以酒煎服，渣敷损处，尤佳，数日平复，及被蒡捶身无全肤，用之大效。

水仙散（出《圣惠方》）：治打扑坠损，恶血攻心，闷乱疼痛。用未展荷叶阴干为末，食前以童子热小便一小盏，调下三钱，以利下恶血为度。一方用干荷叶五斛，烧令尽，细研，食前以童子热小便一小盏，调三钱匕，日三夜一。一方以童子小便和热酒调服。

治颠扑伤损瘀血流经络间成痼疾（出《经验良方》）：用老黄茄种薄切，瓦上焙干

144

为细末，热酒调下二钱，日二服，虽十余年积，亦荡去矣。

治被伤损瘀血不散方（出《圣惠方》）：上用生地黄汁一中盏相和，煎三五沸，食前温服。

治扑损瘀血（出本草）：用芥子和生姜研，微暖涂贴。

治折伤内损，瘀血不止，烦闷欲死者（出本草）：用石药酒磨服之（石药似碎，硇砂之类。）

治扑损瘀血（出本草）：用糟罨之。

治打损瘀血（出本草）：以饴糖熬令焦，和酒服之。

治扑损瘀血（出本草）：以白树皮酒渍之。

治扑损伤折瘀血（出本草）：以白树皮酒渍之。

治扑损伤折瘀血（出本草）：用小麦麸醋炒贴。

治消扑损瘀血（出本草）：以菩萨石用水磨服之。

治主踠跌折伤瘀血（出本草）：以羊脂涂上。

治折伤损内瘀血生肤止痛（出本草）：取阖药以乳及水煮服之，敷伤折处。

治扑损瘀血（出本草）：桑叶煎汁服之

治诸伤气血膨胀，大便不通，肚腹筑痛（出《永类方》）：雄黄　腻粉各三钱　巴豆（五粒去油生用，五粒油烧存性）十粒　真蒲黄一钱　上为末，饭丸绿豆大，每服十丸，冷茶下，过一时未通，用水边乌桕根研汁下十五丸，即通。

治诸损伤（出《永类钤方》）：草药健径毛蛇藤存血瘀多一两　打破大青根半两　化气矮樟柳半两　熟骨草半两　作葱（长七茎）七寸　住痛多，加紫金藤，又加山甘草用一两，加姜三两，拌和牛膝根半两；消血瘀加用过路蜈蚣节过墙枫一两、松圃圊一两、左缠接骨一两　上生研，酒浸开，去渣，加童便服。体弱温热服，有瘀血在内，麻油葱同酒后用渣盦伤处，皮破血不出用贴。

六神丸（出《杨氏家藏方》）：治打扑闪肭坠落车马，伤折筋骨，瘀血不出，腹胀气满，不得安卧。当归（洗焙）　没药（研）　水蛭（烧焦）　附子（炮）　川乌头（炒去皮脐）已上五味各一两　草乌（炮去皮脐）十枚　上件并为末，酒煮面糊为丸，如梧桐子大，每服三十丸，加至五十丸，温酒、盐任下。如伤折筋骨，酒熬膏子调药摊故帛上贴之。

治卒血攻心，被打内有瘀血（出本草）：以人尿煎服之，一升一服。

治扑损瘀血晕绝及困乏，皮肤破裂及蛇犬等咬：上并用热尿淋患处。

治濯瘀血：用麻青皮淋汤于损处濯洗，瘀血即散（麻皮乃今人绩布麻种子也）。

治打扑伤损瘀血疼痛：用自然铜（味辛平），以酒磨服，散血止痛续筋（自然铜出信州铅山县银场深坑中深处有铜矿，多年矿气结成，似马勃色紫而重，食之味涩，是自然铜也。

治瘀血不散变成痈者：用生淹闾子（味苦温）捣取汁一升服之。

治打磕损，心腹血瘀，伤折筋骨疼痛，金刃所伤不可忍者：用没药一味，量病轻重，温酒服佳。

伤折风肿（附论）

凡肢节伤折，皮肉破裂，久而未合，为外风所触，则令肌肉受寒，既不得收敛之，与血气相搏，又不得消散之，故内为风肿不散，即便脓血败坏也。

方

没药散（出《圣济总录》）：治伤折为风寒所侵，风肿不消。没药（细研） 当归（切焙） 芎䓖 白芷 甘草（炙） 椒（去目并闭口炒出汗） 桂（去粗皮） 附子（炮裂，去皮脐） 槟榔（生锉）各半两 上为散，每服二钱，温酒调下，不拘时候。

续断汤（出《圣济总录》）：治因伤折风冷所侵发为风肿疼痛。续断 熟地黄（焙） 泽兰叶 当归（切焙） 芎䓖 乌头（炮裂，去皮脐） 桂（去粗皮）各一两 上粗捣，每服三钱，水一盏煎七分，去渣温服，不拘时候。

当归汤（出《圣济总录》）：治伤折皮肉破裂，风毒内攻，肿痛不消。当归（切焙） 大黄（锉炒） 白芷 防风（去叉） 乌头（炮裂，去皮脐）各一两 上捣筛，每服三钱，水一盏煎至七分，去渣温服，不拘时候。

荆芥散（出《圣济总录》）：治伤折风肿。荆芥穗 当归（切焙） 续断 芎䓖（锉）各一两上为散，每服三钱，温酒调下，不拘时候。

地黄散（出《圣济总录》）：治伤折风冷所侵，皮肉不合，肿痛。熟干地黄（焙） 当归（切焙） 独活（去芦头）各一两 上为细末，每服二钱，温酒调下，不拘时候。

黄蜡膏（出《圣济总录》）：治伤折风肿疼痛。黄蜡五两 桂（去粗皮） 吴茱萸（炒为末）各一两 盐（烧）一分 上捣罗三味为细末，熔黄蜡并麻油五两，与药末同煎数沸，搅匀倾出，磁合收之，每用看所伤大小摊贴，频易之。

玉真散（出《永类钤方》）：治破伤风及打扑伤损。天南星（汤浸去皮脐） 防风（去叉） 上等分为末，如破以药贴疮口上，后以生姜自然汁少许温服调一钱。如牙关紧急，角弓反张，用药二钱，以童子小便下；或斗打伤损，以二钱温酒调下；伤重至死，但心头温，以童子小便调二钱灌下，并三服可活。

杏仁膏（出《圣济总录》）：治伤折风肿。以杏仁（汤浸，去皮尖、双仁，炒）三两，细研如膏，涂肿外，以帛缚，频易之。

大豆膏（出《圣济总录》）：治伤折，皮肉破裂，风伤成肿及被打击头眼青肿。以大部略炒去皮，不拘多少捣罗为末，姜汁调如膏涂肿处，频易。一方用水调涂。

荆芥子涂方（出《圣济总录》）：治伤折皮肉破裂肿痛。用芥子细研，不拘多少，酽醋调涂肿处，频易之。

治诸风折伤损（出《永类钤方》）：干姜（洗）一两半　僵蚕（生水洗）二两　木鳖（水洗去壳）二两　独活三两　藁本二两　乳香（水浸）半两　没药（水浸，二味另研）一两　抚芎　制枳壳　赤芍药　破故纸（炒）　川续断（酒浸炒）　黑牵牛　川山甲（灰炒）各二两　白芷　肉桂　良姜　净细辛　当归（酒浸）　川牛膝（酒浸焙）各一两　羌活半两　草乌（去皮尖）三两半　苍术（炒）半斤　骨碎补（炒去毛）三两　海桐皮（酒浸炒）三两　附子　川乌（炮）各一个　后二味看虚实加。上为末，每药味一斤，用面二两，酒水煮糊，丸如桐子大，每服二十丸，壮实加二十五丸。有臂膊头痛，生葱姜酒细嚼吞下；两胁腰腿疼痛，茴香姜酒空心下；脚膝肿痛，木瓜姜酒下。四五月，加荆芥；春月，去破故纸；夏月，去牵牛。

羌活饮（出《圣济总录》）：治伤折损骨，诸疮肿者，慎不可当风卧湿及取凉，若风湿所伤，则发痉口噤杀人，若已中风，觉头项强直，身中拘急。羌活（去芦头）一两　竹沥三钱　上将羌活粗捣筛，以竹沥同煎去渣，分三服，温服。若口噤者，撬口灌之。作竹沥法，可将十余茎新竹青，每茎一尺五寸截断，用火炙逼中央，使两头取其竹沥，别作数束烧取汁，亦可救急，立验。

治诸风损伤折，疏风顺气，匀血住痛（出《永类钤方》）：当归一两半　川芎一两　白芷　乌药　木瓜　牛膝各一两半　赤芍药　牡丹皮　净陈皮　细辛　玄胡索（炒）　川续断　茴香（炒）　破故纸（炒）　石菖蒲　穿山甲　蚌粉（炒）各一两　交趾桂七钱　桃仁（炒去皮）半两　粉草一两　五加皮（酒浸或加丁香皮）二两　槟榔（锉）　枳壳（制）各一两　上咬咀，姜酒浸，没药、乳香各半两加入，或加老松节炒乌豆、老姜煮酒服。

当归散（出《永类钤方》）：治诸风损伤折或作痈疽，或因损中风。泽兰　当归　牛膝　续断各十两　细辛　芍药　白芷　川芎　肉桂各五两　桔梗　甘草各四两　川乌　川椒　白杨皮（或不用）三两　上为细末，酒调下。

乳香散（出《永类钤方》）：治证同上。干姜　肉桂各三两　牛膝　羌活　川芎　杜细辛　姜黄　芍药　草乌　川乌各四两　当归　骨碎补　苍术　木鳖肉各六两　没药五两　何首乌十四两　桔梗　乳香半两　赤小豆一升　白芷　海桐（不用亦可）各二两　上为细末，酒调下。

治诸损红黑二散（出《永类钤方》）：当归　川芎　白芷　陈皮　赤芍药　茴香　牡丹皮　桂枝各一两　嫩松枝（蒸过去毛）　当归身各四两　生地黄（研细末）三两　草乌（酒醋炒）　自然铜（酒醋淬）各一两　苍术　良姜　骨碎补（制）各二两　独活四两　柘木灰　松香（此药加倍，各作黑末）　随病重轻，打和茴汤，或姜、葱、酒调，常合和剂石南丸兼服。

又方（出《永类钤方》）：草乌　细辛　羌活　独活　白芷　牛膝　白胶香　五灵脂　藁本　川芎　甘草　茴香　骨碎补　干姜　当归　肉桂各等分　细末，酒调用。

如伤重去石南藤，加当归；脚伤重加木瓜；手伤重加木鳖子；腰伤重加茴香、牵牛。夏月减姜桂，加百药煎石南藤；秋单接骨散、姜黄、骨碎补，炒无名异，煅生地黄、生姜，各自然汁一两为末，酒调外用，生姜、癞蛤蟆一个，研如泥，数贴。

头伤脑髓出（附论）

凡脑为物所击伤，破而髓骨出者，治药宜速。盖头者，诸阳所会；脑者，物所受命。若脑破髓出，稽于救治，毙不旋踵，宜速以药封裹，勿为邪所中，调养荣卫，安定精神，庶几可活。若其证戴眼直视，不能动者不可治。

方

豚血灌方（出《肘后方》）：治头为物所击，脑破髓出，闷绝，但有气在心者。以豚子血一合，如无豚子，猪血亦得，每用少许，灌脑中立醒。

水银方（出《肘后方》）：治脑破肌出欲死，宜服。以水银二钱，每用一钱许，服之即活，须臾未觉，再服。

大豆酒（出《圣惠方》）：治头破脑髓出，中风口噤。以黑大豆一斗捣碎，安甑上蒸之，热以酒一斗淋之，取汁，每服一盏，连三五服，取汗为效。

伤堕致损吐唾出血（附论）

凡堕坠打扑，内动心气，荣卫气血不至，为患多矣。若暴损胸胁，气留肩膜，损血入胃，停积不去，甚者咳、唾、吐血，治法当调其荣卫，缓其中，逐去损血。

方

阿胶丸（出《圣惠方》）：治从高坠下伤折跞损，内伤五脏，微者唾血，甚者吐血。阿胶（捣碎，炒令黄燥）三两　肉苁蓉（酒浸一宿，刮去皱皮炙干）　川椒（去目及闭口者，微炒出汗）　白芍药　当归（锉，微炒）　芎䓖　玄胡索　熟地黄　桂心　川大黄（锉碎，微炒）　黄芪（锉）以上各一两　艾叶（微炒）一两半　牡丹皮　附子（炮裂，去皮脐）各一两　牛膝（去苗）一两　上为末，先用酒一升煎三五沸，将一半药末入酒内，调面糊，以慢火煎令稠，入余药末和捣三二百杵，丸如桐子大，每服以豆淋酒下三十丸，日三四服。

鸡苏汤（出《圣济总录》）：治坠马跌损内伤吐血，暴热背上烦热，心中欲吐，喉内先觉血腥气者。　鸡苏二两半　地黄汁五合　桑根白皮（锉）一两　生姜五合　葛根（锉）　小蓟根（切）　淡竹茹各二两　上除生姜、地黄汁外，粗捣筛，每服五钱，以水一盏半煎取一盏，去渣，入地黄、生姜汁各半合，更煎三五沸，去渣温服，每食后一服。

消血散（出《圣济总录》）：治从高坠下内损，吐唾出血兼腹中瘀血。蒲黄　当归（切焙）　干姜（炮）　桂（去粗皮）各一两　虻虫（去足翅炒）一分　大黄（蒸锉）一

两半　上为散，每服三钱，温酒调下，不拘时候。

阿胶汤（出《圣济总录》）：治伤折血滞在内，吐唾中血出不止。阿胶（炙令燥）熟干地黄（焙）　赤芍药　当归（切焙）　芎䓖各一两　干姜（炮）半两　上粗捣筛，每服三钱，水一盏煎至七分，去渣温服，不拘时候。

艾叶汤（一名艾叶散，出《圣惠方》）：治坠堕颠扑，内伤藏气，吐唾出血，甚者吐血及金疮伤经血不上。艾叶（炒）半两　白芍药三分　熟干地黄（焙）一两　干姜（炮）半两　阿胶（炙令燥）一两　甘草（炙）一分　上粗捣筛，每服三钱，水一盏煎至七分，去渣温服，不拘时候。一方有竹茹三分。

蒲黄汤（出《圣济总录》）：治打扑一切损伤血瘀，时吐唾中出血。蒲黄二两　当归（切焙）　桂（去粗皮）　人参　槟榔　上为细散，每服三钱，温酒调下，不拘时候。

加味芎䓖汤（出《医方大成》）：治打扑伤损，败血流入胃脘，呕吐黑血或如豆汁。因坠堕闪肭致伤五脏损裂，出血停留。胃脘脏热则吐鲜血；脏寒则吐瘀血，此各内伤。川芎　当归　白芍药　百合（水浸半日）　荆芥穗各等分　上锉为散，每服四钱，水一盏、酒半盏煎七分，去渣温服，不拘时候。

甘草汤（出《圣济总录》）：治坠扑伤损肺气，咳唾出血。甘草（炙）一两　白茯苓（去黑皮）一两　人参一两　杏仁（汤浸去皮尖双仁，炒研）三分　上除杏仁外，粗捣，入杏仁拌匀，每服三钱，水一盏煎至七分，去渣温服，不拘时候。

桂心汤（出《圣济总录》）：治坠堕内损，吐唾出血兼腹中瘀血。桂（去粗皮）　当归（切焙）　蒲黄各一两　大黄（切焙）半两　上粗捣筛，每服三钱，水一盏煎至七分，临熟入地黄汁少许搅匀，去渣温服，不拘时候。一方用淡竹叶切代竹茹。

黑神散（出《朱氏集验方》）：治伤损大吐血，或因醉饱低头掬损，吐血至多，并血妄行，鼻口俱出，但声未失者，无不有效。百草霜　蚌粉各等分　上为末，每服一二钱，糯米饮调下。侧柏枝研汁尤效速。鼻衄搐一字，皮破炙疮出血，舌上出血，干掺之。

治坠损伤内，或时吐血，心烦疼痛（出《圣惠方》）：蒲黄一两　生地黄四两　上将生地黄入童子小便三合，烂研绞汁于银器中，入蒲黄相和，慢火煎一两沸，分为三服，食前服之。

胡粉散（出《肘后方》）：治从高坠下，吐唾出血，面青气短及瘀血抢心。以胡粉一两研细，每服一钱，温水或酒调下。

治坠落车马间心腹积血，唾吐无数方（出《圣惠方》）：取干藕根为末，以酒服方寸匕，日三服。如无，取新藕汁服，藕根即节。

治从高坠下伤折，疼痛烦闷，啼叫不得卧方及跐折四脚骨破，或筋伤蹉跌方（出《圣惠方》）：取鼠屎烧为灰细研，以猪脂和涂痛上，即以物急裹之，捣地黄一把，须以酒渍之，稍稍饮之即愈。

黄芪汤（出《杨氏集验方》）：治伤损大吐血，或因酒食醉饱，低头掬损，吐血至多，并血妄行，口鼻俱出，但声不失，无有不效。枳实（炒为末）三十个　黄芪二两　甘草半两　红枣（同枳实末捣烂，慢火焙焦黄色）三十个　上为末，用米饮调下二钱，食后服。

治堕损筋骨蹉跌碎破（出本草）：取生地黄熨热，裹三日，夜数易。若血聚以针决之。

杏枝酒（出《圣惠方》）：治堕伤及坠马扑损，瘀血在内烦闷。以杏枝一握，水一大升煮半升，酒三合，分再服，大效。其实不可多食，伤神损筋骨。一方取东引杏枝三两，细锉微熬，好酒二升煎十余沸，去渣温服，分二次，如人行二三里再服。

诸骨蹉跌（附论）

凡坠堕颠扑，骨节闪脱不得入臼，遂致蹉跌者，急须以手揣搦还复关纽，次用药调养，使骨正筋柔，荣卫气血皆不失常度，加以封裹膏摩，乃其法也。

当归膏（出《圣济总录》）：治骨出臼蹉跌不复疼痛。当归（洗切焙）　续断（锉）　细辛（去苗叶）　木通（锉，一作通草）　白芷　苇茹（锉）　甘草（锉）　蜀椒（去目及闭口者）　牛膝（去苗）　附子（去皮脐生切各）一两　上粗捣，用猪脂半斤，先煎取油，次下诸药，煎如膏，以绢绞去渣，磁合盛，每用少许抹损处，热手摩之。

地黄散（出《圣济总录》）：治诸骨蹉跌补绝伤。生地黄（焙）　桂（去粗皮）　干姜（炮）　苇茹　甘草（锉炙）　当归（切炒）　苇药各一两　上为细散，每服二钱，温酒下，不拘时候。

乌头膏（出《圣济总录》）：治诸骨蹉跌，脱臼疼痛，兼伤折，恶血结滞肿痛。草乌头（去皮尖微炒）　细辛（去苗叶）　独活（去芦切）　蛇床子（炮）各半两　吴茱萸（炒）半两　葱二十茎　生姜四两　上捣筛，前五味为末，次将生姜、葱二味细研，后入药末，同和匀，令乘湿摊绢帛上裹伤处，日一易。

羊脑膏（出《千金方》）：治四肢骨碎，筋伤蹉跌。羊脑一两　发灰　胡粉　胡桃脂各半两　上捣和，调如膏敷上，生布裹。

大豆汤（出《圣济总录》）：治诸骨蹉跌。大豆（炒去皮）　大黄（炮）　生干地黄（焙）　桂（去粗皮）各一两　上粗捣筛，每服三钱，酒水共一盏煎至七分，去渣温服，不拘时候。

大黄散（出《圣济总录》）：治诸骨蹉跌，血瘀肿痛。大黄（蒸切）　大豆（炒去皮）各二两　桂（去粗皮）一两　上为细散，每服二钱，温酒调下，日三服，忌生葱。

地黄傅方（出《圣济总录》）：治骨节蹉跌，内伤疼痛。生地黄（洗研）二斤　芥菜子（研）四两　上细研和匀，入酥四两同煎服，乘热敷损处，或以帛子系之，日一易。

疗踠折，四肢骨碎破及筋伤蹉跌方（出本草）：上捣大豆末，合猪脂和涂之，干即易之。

治呵欠颊骨蹉开张不合（出《千金方》）：一人以手指牵其颐，渐推之则复入矣。推当疾出其指，恐误啮伤人物指也。

治呵欠颊骨蹉方（出《千金方》）：上硝蜡和水敷之。

治筋骨闪痛方：以麦麸炒热盛布袋，熨患处瘥。

没药膏（出《御药院方》）：治筋骨闪肭疼痛。没药　乳香（研）　虎骨（酥炙）各半两　吴茱萸　白芥子　白及　白蔹　米粉各一两　生姜汁　酒各五合　上为细末，生姜汁并酒同煎至七合，旋入药末，调匀，乘热摊纸上，敷贴痛处，一日一换，用绵裹护。

鲮鲤甲骨贴胁膏（出《御药院方》）：治闪肭疼痛。桂（去粗皮）　当归（切焙）各一两　面一匙（秤九两）　鲮鲤甲（醋涂炙）三两　附子（生去皮脐）一两　生姜汁　生地黄汁　上除汁外捣为细末，将地黄汁、生姜汁各拌和匀，暖酒调药如膏，摊于软纸上，乘热敷贴患处，用绵系之，每日一换。

乳香丸：治闪肭、脚气、疼痛等病。白胶香（为末）四两　草乌二两　赤小豆半斤　白芍药二两　木鳖子三两　加乳香、没药各二两　上为细末，醋糊和丸如梧桐子大，每服三四丸，温酒任下，或木瓜汤亦可随病服。

松节散（出《御药院方》）：治闪扑筋骨肿痛。松节　桑白皮　蚕沙　香附子　朴硝各等分　上为粗末，每用药一两，水一碗半煎至一碗，热濯痛处。

轻体丸：治一切闪肭，筋骨疼痛，并宜服之。乳香　没药各一两　草乌　山栀子　芍药各二两　上为细末，用酒面糊丸如梧桐子大，每服十丸，温冷酒送下。

生熟地黄散：治闪肭肿痛。生地黄　熟地黄　桂　白芷　上等分为末，酒调服。

紫金膏：治腿脚闪肭。紫金皮六两　乳香一两　木鳖子十个　麝香少许　上细末，生姜自然汁调成膏摊纸上，贴患处。

应痛散（出《传信适用方》）：治身体偏痛无力，主宣通经络，使血气和畅。延胡索（炒）　当归（去芦）　桂（去皮）各等分　上为细末，以酒调下，不拘时候，每服三钱或四五钱，量病如何用药多少，频进些酒，亦随人量，以醉为度，寻常闪著、筋力挫气疼痛，一服即效。

壮骨丹：治肭闪筋脉无力，不能立者，并宜服之。赤曲　芸香各二两　上为末，酒糊为丸如梧桐子大，每服三四十丸，用酒任下。

杜仲散：治一切诸气闪肭，腰脚不能转侧。杜仲（去粗皮锉碎，生姜自然汁浸一宿，慢火炒）二两　莳萝（微炒）一两　上为细末，每服二钱，温酒调服。闪肭气痛陈皮汤下，心气脾疼煨姜汤下，妇人血气艾醋汤下，小肠气茴香汤下。

沉香丸（出《圣惠方》）：治踠折损伤，落马坠车蹉跌，筋骨俱碎，黯肿疼痛烦闷，宜服补筋骨、益精髓、通血脉、止疼痛。沉香一两　肉苁蓉（酒浸一宿，刮去皱皮，炙干）一两　牛膝（去苗）一两　当归（锉，微炒）一两　虎胫骨（涂酥，炙令黄）二两　栗子（去壳炒令黄）二两　木香一两　骨碎补　附子（炮裂，去皮脐）　腽肭脐（酒刷微炙）各一两　甘草（微炙赤锉）一分　续断一两半　熟干地黄　独活　白芷　黄芪（锉）　桃仁（汤浸去皮尖及双仁，麸炒微黄）　牡丹　败龟（涂酥炙微黄）　刘寄奴　川大黄（锉碎，微炒）各一两　上为细末，炼蜜和捣三二百杵，丸如梧桐子大，不拘时候以温酒下三十丸。

黑散子（出《圣济总录》）：治跗折筋骨疼痛。香墨（火煅淬三遍）半两　乌头（烧灰存性）　芎䓖　败龟（醋炙）各一两　赤芍药（酒浸焙锉）　没药（研）　自然铜（火煅醋淬七遍）　地龙（去土炒）　乳香（研）　当归（切片酒浸焙）　骨碎补　桂（去粗皮）　白芷各一两半　上为散，每服十钱，热姜酒调下，不拘时候。

乳香膏（出《圣济总录》）：乳香三两　没药（二味锉如皂子大，用生绢袋盛黄米内蒸如胶，候冷别研）三两　铜钱（十九文，火煅醋淬数遍捣末）　密陀僧　雄黄各半两　甜瓜子　当归（切焙）　骨碎补　虎骨（酥炙）　黑狗头骨　牛骨　人骨　木鳖子　麒麟竭各一分　上为末拌匀入绢袋子内蒸，如饧以磁器内盛，如有伤折者，旋取丸如豌豆大，每服二十丸，温酒下。

琥珀丸（出《圣惠方》）：治伤折跗损及理血补骨髓。琥珀一两　鳖甲（涂酥炙令黄，去裙栏）　牛膝（去苗）三分　白芍药三分　白蒺藜（微炒去刺）三分　淹闾子三分　鹿茸（去毛，涂酥炙微黄）三分　川大黄（锉碎，微炒）三两　当归（锉，微炒）一两　黄芪（锉）一两　附子（炮裂，去皮脐）三分　桂心三分　上为末，炼蜜和捣三十百杵，丸如梧桐子大，不拘时候，以温酒送下三十丸。

黄芪散（出《圣惠方》）：治跗折筋骨伤碎，瘀肿疼痛。黄芪　芍药各三两　当归　干地黄　通草各二两　大黄一两　桂心　附子　续断　干姜各二两　蜀椒一合　乌头半两　上治下节，食前酒服五分，日三服。《千金翼》无大黄。

芍药散（出《圣济总录》）：治跗折疼痛。赤芍药　黄芪（锉）各二两　附子（炮裂，去皮脐）　当归（切焙）　续断（锉）　桂（去粗皮）　羌活（去芦头）　虎骨（酥炙）　蜀椒（去目并闭口炒出汗）　大黄（生）各一两　乌头（炮裂，去皮脐）半两　上为散，每服二钱，温酒调下，不拘时候。一方无大黄。

延胡索散（出《圣惠方》）：治跗折筋骨疼痛。延胡索　橘子仁　蒲黄　芸薹子　当归（切焙）　虎胫骨（酥秋）各一两　桂（去粗皮）半两　牵牛子（一半生一半炒）三分　上为散，每服二钱，温酒调下，不拘时候。

没药散（一名虎骨散，出《杨氏家藏方》）：治闪朒折伤及风湿客搏，盘骨疼痛。没药（研）　麒麟竭　丁香（炒）　虎胫骨（酥炙）各半两　乳香（别研）一分　骨碎补一两　桑根白皮（锉焙）　赤小豆各二两　上为散，每服二钱，热酒调下；一法苏木、当归酒调下，空心临卧乘热服。

骨碎补散（出《圣济总录》）：治跻折，手足热肿疼痛。骨碎补（去毛）　当归（切焙）　芎䓖（锉）　桂（去粗皮）　蒲黄　蜀椒（去目并闭口炒出汗）各一两　泽兰叶　没药（研）各一两　上为散，每服二钱，温酒调下，不拘时候。

槐子膏：疗折跻伤筋骨。槐子中仁　秦艽　白术　续断各一两　桂心（去皮净）六分　巴豆（去皮心熬出油）十枚　大附子（炒）一枚　上㕮咀，以醇酒、苦酒渍一宿，以炼成猪脂二斤同煎三上三下，候膏成，绞去滓，温酒服，杏子许一枚，日三并涂敷，忌葱、冷水、芦笋、桃李、猪雀、肉物。

止血散（出《圣惠方》）：干蝙蝠（烧灰）三枚　代赭（烧令紫色）一两　头发（烧灰）三两　红蓝花（入盐一分炒令黄）一两　猬皮（烧灰）一两半　上为细末，傅疮上其血立止。

青金散（出《圣济总录》）：治跻伤骨折。生龙脑（别研）　麝香（别研）各一两　丁香（炒为末）　虎胫骨（白者烧灰）各一两　鲮鲤甲（烧灰）二两　上将鲮鲤甲、虎胫骨灰、丁香末同研极细，次下龙脑、麝香，和研令匀，磁合盛，每服半钱，用小黄米一合煮粥入醋少许，搅匀下药。又取药随所伤多少，用帛子摊裹，经宿一换。

接骨膏（出《圣惠方》）：治跻折伤筋骨，疼痛不可忍。猕猴项骨二两　水獭骨一两　猫儿项骨二两　龟壳二两　上细捣入瓶子内不得透气，烧为灰，碾为末，入腽肭脐末半两，每用二钱，以小黄米粥相和，摊在油单纸上，裹伤折处，一日一易。

三灰散（出《圣惠方》）：治伤折骨碎割刺皮肉有疮，出血不止。茅根灰三两　牛皮胶灰二两　麻秕灰二两　上为细末，敷疮口上止血。

大黄散（出《圣惠方》）：治跻折瘀血。桃仁四十枚　乱发一握　大黄（如指节大）一枚　上以布方广四寸，以绕发烧之，㕮咀桃仁、大黄，以酒三升煮取一升尽服，血尽出，或作米酒调服。

《肘后》云：仲景方用大黄三两、绯帛子如手灰、乱发如鸡子大灰、又用炊单布方一尺灰、桃仁四十九枚、败蒲席一握（长三寸）、切甘草一根如指大，以童子小便，量多少煎汤成内，酒一大盏，次下大黄，分温为三服，别锉败蒲席半两煎汤，以浴衣被重覆，服药通利数行，痛楚立瘥，利及浴水赤，勿怪，即瘀血。

又方（出《圣惠方》）：桃仁六十枚　大黄六两　桂心二两　上㕮咀，以酒六升煮三升，分三服，当下血瘀，或为细末，以酒调服。

梦授方（出《圣惠方》）：治跻折伤筋骨，损骨疼痛不可忍。生地黄（切）一斤　生姜（切）四两　藏瓜姜糟一斤　上都炒令匀热，以布裹罨伤折处，冷则易之。曾有人伤折，宜用生龟，寻捕一龟，将杀，患人忽梦见龟告言曰：勿相害，吾有奇方可疗。于梦中授得此方。

又方（出《肘后方》）：治跻折瘀血在腹，久不消，时时发动者。蒲黄一斤　当归

二两　上治下节食前酒服，方寸匕，日三。

治踠折瘀血及久宿血在诸骨节及外不出时（出《千金方》）：虻虫二十枚　牡丹一两　上治下节酒，服方寸匕，血化为水。《备急方》云：治久宿血在诸骨节。

莨菪散（出《圣济总录》）：治踠折疼痛不可忍。莨菪子（黑色者炒）一两　乳香（研）半两　上为细末，每服二钱，热酒调下，不拘时服，讫向痛自卧。

白矾汤熨方（出《十便良方》）：治踠折，先用止痛。以白矾一味为细末，每用一匙，沸汤一碗，泡化以手帕子醮，乘热熨伤处，少许痛定，排整筋骨，次用贴药：雄鼠粪（尖者是）、桂（去粗皮为末），上等分研匀，量伤折大小，以冷水调药末，摊软帛上裹之，须臾如火暖，三日后损处极痒，是筋骨生长，切不可摇动搔抓，其药力常如火暖，一两日后，觉药力不暖，即换新药裹之。

麻根汁酒方（出《圣惠方》）：治踠折骨损痛不可忍，并打扑损伤，或坠堕瘀血腹满气短者。以大麻根及药捣取汁，饮一升，无生麻，酒煮干麻汁服，或温酒服。

地黄膏（出《圣惠方》）：治踠折四肢及骨碎筋伤，蹉跌不归臼疼痛。以地黄不限多少熟捣用，敷所伤损处，或熬之以裹伤处，以竹片夹裹，又遍缚令急勿转动，一日可十易，三日瘥。若血聚在所伤处，以刀子破出血。一方用好醋熬，乘热摊于所伤处，以帛系之。

鹿角散（出《圣惠方》）：治四肢骨碎筋伤蹉跌，或从高堕下被重物顿笮得瘀血者。以鹿角不限多少，用桑叶灰汁煮令微软，漉出暴干，捣罗为末，以暖酒调下二钱，日三服。

治朒闪腰痛不能转侧：用神曲一块如拳大，烧通红，酒二大盏，淬酒中，觉酒温便饮尽，仰卧少顷取效。

治蹉折（出本草）：以通草煮酿酒饮之。

治闪朒及伤折（出本草）：用葱白入盐擂烂炒，乘热敷。

治闪朒著（出《百一选方》）：用米醋糟和平胃散罨患处，一方用冷水调涂。

治闪出臼骨即拽入之后（出《百一选方》）：以一色黄土及新蒲黄、生姜同捣成泥，罨损伤处，日三四换之，甚妙。

治男子妇人闪著脚手（出本草）：用羖羊粪烧灰为末，用猪脂搅和搽痛处立效。

治筋骨伤或被打瘀血在腹不消者（出《千金方》）：以马屎敷之，或烧水煮热敷。一方用肥猪肉炙令热，揾伤处。

又方（出《圣惠方》）：治踠折瘀血。取淹闾草汁饮之，子亦可为末，以酒调二钱，日三四服。

又方（出《千金方》）：凡被打及产后恶血，及一切血瘀，煮续筋骨木汁三升饮之。

专治闪朒担闪挫腰不可忍者，不可行动者及治阴冷阳虚腰痛：破故纸二两，上瓦上炒香为末，每服二钱，酒调下，不拘时。一方酒浸一宿，炒酒煮为丸，仍用破故纸少许炒为末，酒调下。

妙应散（出《家藏经验方》）：治闪䏶动骨者。黄柏（一片如掌大） 草乌头两个 赤小豆一合 上为细末，以生姜自然汁调敷频换，势退肿止为度。此方的于谢守伯任渠云：昨有僧因监修造，扑损，用此十数次遂安。又有李享冲者，溺水䏶脚膝后渐愈，而损处极热微痛，亟两易之遂凉，亦向安好，仆亦屡试之。

五白散（出《杨氏家藏方》）：治打扑闪䏶及风热攻注，一切肿痛。白及 白芷 白僵蚕（炒去丝嘴） 白芍药 白蔹 天南星 上六味各半两 上件为细末，以生姜汁调敷肿上，干即再敷。

普济方·卷三百十二

折伤门

从高坠下（附论）

黄帝曰：中风有所坠堕，恶血留内，若有所大怒，气上而不行，下积于胁则伤肝；又中风及有所击仆，若醉入房，汗出当风，则伤脾；又头痛不可取于腧者，有所击堕，恶血在内，伤痛未已，可则刺不可远取之也。夫从高堕下，恶血留于内，不分十二经络，圣人俱作风中肝经，留于胁下，以中风疗之。血者，皆肝之所主，恶血必归于肝，不问何经之伤，必留于胁下，盖肝主血故也。痛甚则必有自汗，但人有汗出，皆为风证。诸痛也属于肝，况败血凝结，从其所属入于肝也。从高坠下，逆其上之血气，非肝而何？非伤寒无汗，既自汗必是风化也，以破血出经药治之。夫肝胆之经俱行于胁下，经属于厥阴、少阴，宜以柴胡为引用为君；以当归活血脉，又急者痛也，甘草缓其急，亦能生新血，阳生阴长故也，为臣；穿山甲、栝楼根、桃仁、红花，破血润血为之佐；大黄酒制，以汤涤败血，为之使；气味相合，使血气各有所归，痛自去矣。

方

蒲黄散（出《圣惠方》）：治从高坠下、落马坠车，捻着腕损、骨碎筋伤、内损恶血攻心闷绝、坐卧不安。宜先须按摩，排正筋骨，宜服此药，止痛散血。蒲黄一两 当归三分 玄胡索一两 芎䓖三分 赤芍药一两 淹闾子三分 没药一两 附子（炮裂，去皮脐）一两 栗子（去壳阴干）二两 川大黄（锉碎微炒）一两 芸薹子一两 上倒罗为散，每服以温酒调下二钱，不拘时候频服。

没药散（出《圣济总录》）：治坠堕损伤筋骨皮肉，发热疼痛。没药（研） 泽泻（焙切） 桂（去粗皮） 槟榔 甘草（炙锉） 白芷 蜀椒（去目并闭口者，炒出汗） 附子（炮裂，去皮脐） 芎䓖各一两 当归三分 上为散，每服三钱，温酒调下，不拘时候。

镇心散（出《圣惠方》）：治因伤折后惊悸、心神烦闷，宜服定魂魄。虎睛（用生羊血浸一宿，漉出阴干）一对　金箔　银箔（细研）各五十片　茯神　远志（去心）人参（去芦头）半两　麦门冬（去心焙）　蒲黄　羚羊角屑各一两　朱砂（细研水飞过）二两　上为末，用枣肉入炼蜜同和，捣三五百杵，如梧桐子大，每服于食后，并夜卧时，以茯神汤下三十丸。

续断散（出《圣济总录》）：治从高坠下，伤损筋骨，发热肿痛。续断（锉）　生干地黄（焙）　当归（焙切）　芎䓖　附子（炮裂，去皮脐）　桂（去粗皮）各一两　泽兰叶　蜀椒（去目并闭口者炒出汗）　甘草（炙锉）各半两　上为散，每服三钱，温酒调下，不拘时候。

破血散痛汤：治从高损伤，坠马恶血流于胁下痛甚，不能转侧，妨其饮食。羌活　防风　中桂各一钱　柴胡　连翘各二钱　当归梢二钱　麝香（少许别研）　苏子（一方无）一钱半　水蛭（炒去烟尽别研）　上分为二服，每服酒二大盏，除水蛭、麝香外，另研如泥，煎余药，依一大盏去滓，上火令稍热，调二味，饥服之。

干地黄散：治从高坠下，伤损疼痛。生干地黄一两　当归（锉微炒）一两　附子（炮裂，去皮脐）一两　川大黄半两　续断半两　桂心一两　琥珀半两　枳壳（麸炒微黄去瓤）半两　桃仁（汤浸去皮尖双仁微炒）一两　上为细散，温酒调下一钱，不拘时候。

芎䓖散：治从高坠下，车马诸伤，腕折疼痛不可忍。芎䓖　玄胡索　桂肉（去粗皮）　桃仁（汤浸去皮尖双仁微炒）　附子（炮去皮脐）各一两　泽泻半两　虎胫骨（涂酥炙黄）二两　上为细末，温酒调下二钱，不拘时候。

大胶艾汤：治男子伤绝，或从高坠下伤五脏，微者唾血及金疮伤经者。阿胶　艾叶　甘草　当归　芎䓖各一两　干姜一两　干地黄　芍药各三两　上以水八升煮，取三升去滓，内胶令烊分服，羸人分三服，兼治妇人产后崩伤下血过多，虚喘欲死，腹中激痛，下血不止。

复元活血汤：治从高坠下恶血流于胁下及疼痛不可忍。柴胡五钱　当归三钱　甘草　川山甲（炮）　红花　瓜楼根各二钱　大黄（酒浸）一两　桃仁（去皮尖）五十粒　上桃仁研烂，余药锉如豆大，每服一两，水二盏半，酒半盏，煎至七分，去查，温服，食前，以利为度，得利后痛或不尽，服乳香神应散，方见《本类后》黄帝针经云：有所坠堕，恶血流内，若有所大怒，气上而不行，下积于胁则伤肝，肝胆之经俱行于胁下，经属厥阴、少阳，宜以柴胡为引用为君；以当归和血脉，又急者痛也，甘草缓其急，亦能生新血，甘草生血，阳生阴长，故也为臣；山甲、瓜楼根、桃仁、红花破血润血为之佐；大黄酒制，以汤涤败血，为之使。气味和合，气血各有所归，痛自然去矣。

接骨丹：治从高坠堕伤损疼痛。当归（切焙）二两　甘草（锉炒）三两　桂（去粗皮）一两半　没药（另研）　乳香（另研）各半两　泽兰一两　自然铜（火烧红淬七次研）一两　上为细末，入研药令匀，水面糊和丸如梧桐子大，每服三十丸，温酒调下，不拘时候，日进三服。

牵牛子散：治从高坠下，伤折有瘀血不散，胁肋疼痛。牵牛子（生取末）　当归（切焙）各一两　槟榔（锉）　桂心（去粗皮）　木香（炮）各半两　郁李仁（汤浸去皮细研）　青橘皮（汤浸去皮白）各一两　上为散，和匀，每服一钱，空心温酒调下，取瘀血为效；外以败龟膏贴，方见《本类后》。

附子散：治从高坠下落马车碾，一切伤折，理血止痛。附子（炮裂，去皮脐）　没药　蒲黄　当归　芎劳　姜黄　赤芍药以上各一两　上为细散，温酒调下二钱，不拘时候。

接骨草散：治从高坠下损骨折筋伤肉。接骨草　巴戟各二两　紫葛根（锉）　石斛（去根锉）　丁香　续断　阿魏（面裹煨面熟为度）以上各一两　上为细散，温酒调下二钱，不拘时候。

没药膏：治从高坠下伤损筋骨、打破皮肉疼痛。没药　当归（锉微炒）　麒麟竭　蒲黄　牡丹皮　骨碎补　橘仁（微炒）各一两　上为细末，以温酒调下二钱，不拘时候。

葵根散：治从高坠堕损折、车碾、马坠、筋骨搓跌甚者；大小肠不通，皆被瘀血与卫气不和致令不通。葵根一两　木通　瞿麦　川大黄（锉碎微炒）各二两　甘草（炙赤锉）半两　鹿葱叶并根一两　上捣粗罗为散，每服四钱，以水一盏煎至六分，去渣，不拘时候，温酒调下，滑石末一钱。

桃仁汤：治从高堕下，落大木车马间，胸腹中有血，不得气息者。桃仁四十枚　大枣二十枚　大黄　硝石　甘草各一两　蒲黄一两半　上㕮咀，以水三升煮取一升，绞去渣，适寒温尽服之，当下下不止，渍麻汁一杯饮之，即止。

乳香神应散：治从高坠下，疼痛不可忍及腹中疼痛者。乳香　没药　雄黑豆　桑白皮　独科栗以上各一两　破故纸（炒）三两　上为末，每服五钱，醋一盏，砂石器内煎至六分，入麝香少许，温服。

巴戟汤：治从高坠下及打扑内损、昏冒嗜睡、不能饮食，此谓血闭及脏腑不通。巴戟（去心）半两　当归　地黄　芍药　川芎各一两　大黄半两　上为粗末，水煎服，以利为度。

桃仁散：治从高堕下伤损，腹中瘀血滞疼痛。桃仁半两（汤浸去尖，生研细）　当归（捣末）一分　牵牛子（生捣）半两　琥珀末一分　腻粉一分　上研令匀，分为三服，生地黄二两、生姜一两切细炒令紫色，入小便一小盏，酒一大盏，煎至一大盏，去滓，空心调下一服，当取下恶血，疼痛立定。

芸薹散：治从高坠下堕损，恶血在骨节间疼痛。荆芥　藕节（阴干）各二两　净芸薹子　马齿苋（阴干）　川芒硝各一两　上为细末，用苏枋木半两，酒一大盏，煎至七分，调下二钱，不拘时候。

　　败龟膏（一名灵龟膏）：治从高坠下伤折，有瘀血不散，胁肋疼痛。败龟（酒浸炙）二两半　大黄（生锉）一两　木鳖子（去壳研）二两　当归（切焙）一两　桂（去粗皮）二两　上为末，好酒一升，煎至半升，住火，稍冷入药末半两，以柳木榫不住手搅成膏，以油单纸上摊，贴伤损痛处，立效。

　　阿胶汤：治从高堕下，伤五脏微者，唾血甚者，吐血及疮经、伤金、崩中，皆主之。阿胶　艾叶　干姜各二两　芍药三两　上㕮咀，以水八升煮，取三升去滓，内胶，令稍冷，分二服，羸人分三服，兼治女人产后崩伤下血过多，虚喘，腹中绞痛下血不止者，服之悉愈。

　　蒲黄散：治因坠堕内损，血结不行。蒲黄　当归（切焙）　赤芍药（锉）　桂（去粗皮）各一两　上为细末，每用二钱，温酒调下，不拘时候。

　　接骨散（一名神授散）：治从高堕下，遂至伤折、筋断、骨碎痛不可忍，接骨续筋、止痛活血（方见本门接骨类）。

　　夺命散：治金疮、打损及从高坠下，木石所压，内损瘀血，心腹疼痛，大小便不利，气绝欲死。大黄　黑牵牛皮各二两　水蛭（石灰漫火炒，令焦黄色）半两　上为末，每服三钱，热酒调下，如人行四五里，再用热酒调牵牛末二钱催之，须脏腑转下恶血成块成片，其恶血净，既愈。

　　当归汤：治从高坠堕伤损，肢体发热疼痛。当归（切焙）四两　大黄（生锉）二两　生干地黄（焙）五两　上粗捣筛，每服五钱，水一盏半煎至七分，去滓，温服，不拘时候，立效。

　　苏合香丸：治从高坠下，挟惊悸，血气错乱，昏迷不省，急服大效（方见诸气门）。

　　没药散：治被重物压砟伤，筋骨疼痛，血不散。没药　虎胫骨（涂酥炙黄）　当归（锉微炒）　玄胡索各二两　补骨脂　白芷　生干地黄（微炒）　川大黄（锉微炒）　蒲黄（微炒）　独头栗子黄（干者）各一两　上为细末，不拘时候，以温酒调下二钱。

　　芸薹子散：治压砟伤筋骨或坠堕内损，瘀血攻心，腹胀满闷乱，下恶血。芸薹子　没药　蒲黄　腻粉各一分　水蛭（炒令微黄）七枚　生姜汁一合　酒二合　生地黄汁四合　川大黄（锉碎微炒）半两　上除汁药外，为细末，研入腻粉，令匀，先将地黄、生姜等汁及酒同煎三两，沸，调药散二钱，空心服之，当转下恶血，疼痛立止矣。

　　桃仁散：治被压，损瘀血在腹中，疞痛不散，心胸短气，大小便不通。荆芥半两　大黄（生用）　蒲黄各二两　芎䓖　木通　当归　桂各一两　桃仁（汤浸去皮尖麸炒）四十枚　上为细末，每服二钱，酒调下，不拘时候，微利为度。

又方（出《圣惠方》）：治压，伤损筋骨，或坠堕内损，瘀血攻心，腹胀满闷，乱下恶血。水蛭（令微黄）七枚　硇砂三分　腻粉（研入）二分　虻虫（去翅足炒微黄）七枚　干漆（捣碎炒令烟出）半两　灶突墨半两　上为细末，不拘时候，以温酒调二钱。

又方（出《肘后方》）：治被砟坠堕骨断，车碾、马踏、牛触胸腹破陷，四肢摧折，气闷欲死。以乌鸡一只，合毛杵一千二百杵，好苦酒一升相和得所，以新布揭病上，取药涂布，干再易，觉寒振欲吐，不可辄去药，须臾复上一只，少则再作，并以地黄酒佳。

荆芥汤（出《圣济总录》）：治坠堕损烦闷（方见本门伤堕吐唾出血类）。

蒲黄散（出《千金方》）：治从高堕下有瘀血。蒲黄八两　附子一两　上为末，酒服，方寸匕，日三服，不止增之，以意消息。

导滞散（出《圣惠方》）：治伤重物压砟，或从高坠下作热，五内吐血不禁，或瘀血在内，胸腹胀，喘麆气短崩中。当归　大黄（或加桃仁，或苏木，或芒硝亦可，如大便实，可加大黄半两，别后下）　上等分炒为末，温酒调下，每服二钱，不拘时候，或㕮咀水酒各一盏，煎一盏空心服。

鸡鸣散（出《医方大成》）：治从高坠下及木石所压，凡是伤损瘀血凝积，气绝欲死并久积瘀血，烦躁疼痛，叫呼不得，并以此药利去瘀血即愈，推陈致新，治知伤神效。大黄（酒蒸）一两　杏仁（去皮尖）三七粒　应验加红花一钱、当归二钱　上研细，酒一盏煎至六分，碗滤去滓，鸡鸣时服，次日取下瘀血即愈。若便觉气绝，不能言，取药不及，急撅开口，以热小便灌之。

麝香散（一名接骨散出《肘后方》）：治从高坠下及打扑损伤。麝香　水蛭各一两　上用水蛭锉碎，炒烟出，研为末，入麝香再研匀，每服酒调下一钱，当下蓄血，未效再服。又治折伤，用水蛭，热酒调一钱，食顷知痛，更进一服，痛止，便将折骨药封，直至安平方去。

地黄糟裹方（出《圣济总录》）：治坠堕扑损，伤内疼痛，瘀血凝滞，肿热不消。生地黄（洗切细杵）　酒糟各一斤　上拌和令匀，随肿处用药，逐旋以大碗盛甑上蒸热，用布绢之类裹肿处，日一易。

桃仁散（出《圣济总录》）：疗从高坠下，伤内血在腹聚不出，疗下血方。好大黄二两　桃仁（去皮尖及双仁者）三十枚　上捣以水五升煮，取三升，分为三服，去血后作地黄酒服，随能服多少，盆血过百日成微坚者，不可复下之，虚极杀人也，或用酒一碗煎，去滓服之。

治从高坠下，或打扑损伤，腰胁心痛（出危氏方）：用木香调气散加红曲末少许，童子小便同酒空心热服，如无曲酒亦可。

治破血从高坠下损瘀在腹刺痛（出本草）：以蒲席，可常用此令卧，破败者良，取蒲黄、赤芍药、当归、大黄、朴硝煎服；一方蒲席烧灰二钱，酒服。

橘子酒（出《圣济总录》）：治坠堕打扑，闪肭腰痛，恶血蓄瘀痛，不可屈伸。以橘子炒去皮破细，每服二钱酒调，未止，再作或用猪腰子一只，去筋膜，破开入药，用葱白、茴香、盐，湿纸裹，熟煨，细嚼，温酒下。一方治气滞腰痛，橘核炒香研，酒滤去滓，下青木香丸。一方橘核入大蒜内，湿纸裹，煨令香熟，酒吃一半盏，研烂入少炒面为丸，用蒜白炒，酒吞下，俱治风气腰痛及肭闪腰痛。

豆汁方：疗足痛，从高坠下，瘀血胀心，面青气短欲死。用大豆或小豆，令熟，饮汁数升，和酒服之。一方以大豆五升，水一斗，煮二升，去豆，服令尽，或黑豆炒熟，水煎服，即苏。加芎归芍药酒煎更妙。

又方（出《朱氏集验方》）：治坠堕腕折，瘀血留滞，衄鼻吐血。用生地黄捣取汁，服一升或二升尤佳；一方用米醋调敷疮上。

又方（出本草）：治从高坠下瘀血胀心，面青气短者。用乌鸦翅羽二七枚，烧末酒和服，如吐血即见效，如得左翅羽尤佳。

又方（出《圣惠方》）：疗从高堕下，若为重物所顿，管得瘀血。用豉三升，沸汤二升渍之，食顷绞去滓，内蒲三合投中搅调，顿服之，不过三四服，神良。

鸡鸣散（出《三因方》）：治坠堕欲死，兼打扑闷绝者。急以手袖掩其口鼻，一食顷眼开，先与热小便服，若觉气绝不能言，急擘开口，以热小便灌，或以酒小便服，火伤冷小便灌，皆能起死，甚验。

治为重物所顿　欲死（《出十便良方》）：以半夏如大豆者为末，内鼻孔中，此疗五绝法，五绝：一曰溺绝；二曰墙壁所绝；三曰压绝；四曰自缢绝；五曰产乳绝。并可用内鼻孔，立活，虽经一日而心温者，亦可救。

竹皮汤（出《十便良方》）：治为兵杖所伤、加木石所伤，血在胸背及胁中，痛不得气息。青竹（刮取茹）乱发（各如鸡子大）二枚　上放炭火炙焦燥，合捣筛，以酒一升煮三沸，上一服尽之，三服愈。

治从高坠下，伤损筋骨，疼痛叫唤不得，瘀血著在内（出本草）：以鼠屎烧为末，以猪脂和，敷痛上急裹，不过半日乃止。

苦杖散（出《保命集方》）：治从高坠下，涎潮昏冒，此惊恐并也。以苦杖不拘多少为细末，热酒调下，如产后瘀血不散，或聚血皆治之。

疗压扑损伤（出本草）：捣胡桃肉和酒，温，频服便瘥。

治人忽被坠肠出（出本草）：以冷水喷之，令身噤肠自入也。

治坠扑内损，散败血止痛及恶疮发背等（出本草）：以重阳日收取茄子百枚，去蒂，四破切之，硝石十二两碎捣，以不津器皿大小，约可盛内茄子者，于器中先铺茄子一重，乃下硝石一重覆之。如此令尽，然后以纸数重密封之，安置净处，上下以新砖垫覆，令得地气，不犯地气，至有五月后取出，去纸两重，日中暴之，逐日如此，至二三月度已烂，即开瓶倾出，滤出滓，别入新器中，以薄纸盖头，又暴直成膏乃可用，内损酒调半匙空腹饮之，再恶血散，则痛止而愈矣。诸疮肿亦先饮酒半匙，又用膏于疮面涂之，当觉冷如冰雪，疮干便瘥，其有根本在肤腠者，亦可内消，若膏久干硬，即以饭饮化动涂之。

整骨丸（出《杨氏家藏方》）：治从高坠下，筋断骨折，内外皆损，疼痛难忍，不问轻重，并皆治之。白矾（飞过）一十二两　黄蜡六两　黄丹　密陀僧（另研）　自然铜（另研为末）以上三味各四两　乳香（另研）　朱砂　没药（另研）以上三味各一两　猪脂（腊月者）一十二两　上件用银石器或新锅内，先下猪脂熬成膏，去筋膜滓，次下蜡候熔退火熬，以柳木篦子搅，候滴入水不散为度。抬下锅子于冷地上，入朱砂、乳香、没药、白矾，更以篦子搅匀，丸如梧桐子大，每服二十丸，热葱酒送下（葱白切如丝，于热酒中以盏合少时，勿出气）。如昏困不能咽药者，即用葱酒化开灌下，仍将二三十丸切开于纸下，以火炙之，如不化，入油少许，随所伤大小摊成药屦，恐此药不粘，以云母膏涂屦周围贴之，良久痛变成痒。若骨碎及蹉跌者，并皆平正不成芦节，其伤破处便生肌肉，多年伤折，每遇阴晦发作疼痛者，亦可服，不拘时候。

又方（出《永类钤方》）：用水蛭、茴香各一两，先以茴香三钱同水蛭炒，去茴香，又以茴香七钱微炒，共为末，用水煎，苏木加酒和，调乌药顺气散一帖，作三服；又法硇砂、水蛭、竹膜、丝头四味，将砂炒蛭，去砂用蛭为末，竹丝烧灰和葱酒调服。

治从高坠下，瘀血胀心，面青气短，欲死者：用飞驳鸟翅羽（味甘寒，烧末）七枚，酒服之，得右翅者最良（飞驳鸟即雄鹊也，若烧作灰，以右接中散解者是雄也，又烧毛作屑内水中沉者，是雄也，又其翼左覆者是雄）。

又方：用韶粉（味辛寒）一钱匕和水服之即瘥。

治从高坠下，头破脑出血，中风口噤：用黑豆（味甘平，炒去腥）一升，勿使太熟，杵末，覆被，取汗，敷膏疮上。

坠车落马（附论）

夫或因乘车马，或登涉危险，误多倒扑，轻则磋跌筋脉，蹴损不得伸屈；甚者乃至蹉折筋骨，治宜速以养血脉，续筋骨之剂服之，则其效速矣。

方

乳香乌龙丹：治落马坠车，打仆闪肭，损伤筋骨，疼痛闷乱，活血止疼，及中风瘫痪，口眼㖞斜，妇人血风，腰腹四肢走注痛痹等疾。骨碎补　葫芦巴（炒）　破故纸（炒）　川乌（炮去皮脐）　苁蓉（酒浸）　牛膝（酒浸）　金毛狗脊　自然铜（烧赤醋蘸七次）　川楝子　茴香（炒）　牡丹皮　五灵脂　白芍药各一两　苍术（去皮炒）二两　官桂半两　细墨七钱　木鳖子七个　没药二钱半　乳香二钱　上为细末，研匀，醋面糊丸如梧桐子大，每服七丸至十九丸，温酒下，日三服。

神圣膏（出德生堂）：凡跌伤后用此药敷贴，仍服后药。赤小豆　木鳖子（去壳另研）　蓖麻子（去壳另研）　羌活　姜黄　草乌　血竭　大黄　知母　白芷　川乌　白及　白蔹　防风各一两　上为细末，和匀，随病大小，用好米醋密调，敷伤损处，干再敷，即痛止骨接。

当归散（出德生堂）：治落马坠车伤损。当归　桂心　川椒　附子各二钱　泽兰一钱　芎劳六钱　甘草五钱　没药　乳香（另研）各二钱半　上为细末，每服二钱，温酒调，病上食后服，病下空心服，三日筋骨相连，二十日痊可。

止痛虎骨散（出《圣惠方》）：治马坠伤损。虎胫骨（涂酥炙微黄）三两　败龟（涂酥炙微黄）　当归（锉微炒）　阳起石（酒煮半日细研）　骨碎补　自然铜（细研）　赤芍药　甜瓜子　没药　姜黄各一两　上为细末，每服以暖酒调下二钱，日三四服。

芍药散：治倒扑筋脉蹁损（方见本门闪肭类）。

芎劳汤（出《圣济总录》）：治坠堕倒仆，蹁损筋脉。芎劳一两半　泽兰（取叶）一两　生干地黄（焙）三分　桂（去粗皮）半两　附子（炮裂，去皮脐）　牛膝（酒浸切焙）一两　蜀椒（去目并闭口者炒出汗）　上锉如麻豆大，每服三钱，水酒共一盏，煎至七分，去滓，温服，不拘时候。

淮子煎（出《圣济总录》）：治倒仆诸筋蹁损。淮子（炒为末，用酒一升浸一宿）　桂（去粗皮）　秦艽（去苗土）　白术（锉炒）　续断　附子（炮裂，去皮脐）各一两　上除淮子外，捣为麓末，将淮子酒先煎，次入猪脂半斤，再煎沸入药末，再煎热，绞去渣，磁合盛，每服一匙，温酒调服，不拘时候。

虎骨散（出《圣济总录》）：治倒仆蹁损筋骨疼痛。虎骨（酥炙别为末）一两　酒一升　生地黄汁一升　上将地黄汁并酒煎沸，入虎骨末同煎，数沸，每服一盏，温服，不拘时候。

当归汤（出《圣济总录》）：治倒仆蹁损筋骨。当归（切焙）　芎劳各二两　熟干地黄（焙）四两　上麓倒筛，每服三钱，水一盏，煎至七分，去滓，温服，不拘时候。

地黄酒（出《肘后方》）：治倒仆筋蹁不得展舒，及瘀血不散，亦疗马坠。生地黄（洗切研）八两　酒三升　上共煎数沸，去滓，每服一盏，温服，不拘时候。

桃仁地黄酒（出《圣济总录》）：治倒仆蹁损筋脉。生地黄汁一升　酒一升　桃仁（去皮尖别研）一两　上将地黄汁酒煎沸，下桃仁，再煎数沸，每服一盏，温服，不拘时候。

骨碎补散（出《圣惠方》）：治一切磕损落马碾著伤折等服之，接骨散恶血。骨碎补一两　木香半两　蒲黄一两　玄胡索一两　当归（锉微炒）半两　桂心　芎劳各半两　槟榔一两　上为细末，不拘时候，以温酒调下二钱。

虎骨散（出《圣惠方》）：治一切磕损、落马车碾、失坠伤折疼痛。虎胫骨（涂酥，炙令黄）二两　桂心　牛膝（去苗）　淹闾子　续断　泽兰　郁李仁（汤浸去皮微炒）

各一两　上为细末，不拘时候，以温酒调下二钱。

赤芍药散（出《圣惠方》）：治坠车落马伤折，内损疼痛。赤芍药　芎䓖　桂心各一两　买子木　夜合花　当归（锉微炒）　骨碎补各三两　上为细末，不拘时候，以温酒调下二钱。

牡蛎散（出《圣惠方》）：治坠车落马伤损筋骨疼痛，皮肉破裂出血不止。牡蛎（湿纸裹后，却以水洗，更裹候干，用大火烧通赤）一斤　白矾（烧令汁尽）三两　黄丹三两　腻粉　雄黄（细研净）　麒麟竭各一两　雌黄（细研）半两　麝香（细研）二钱　上为细末，仍于烈日中摊晒半日，后入磁罐中盛，如有堕损及骨折筋断，用生油稠调涂之，如已后疮干敷之。

骨碎补散（出《圣惠方》）：治马坠车碾，腕折呼叫疼痛，声音不绝。当归（微炒锉碎）一两半　骨碎补　牡丹皮　虎胫骨（涂酥，炙令黄）　白芷　芎䓖　赤芍药　败蒲（烧灰）各一两　上为细末，每服以暖酒调下二钱，日四五服。

败龟散（出《圣惠方》）：治马坠伤折止痛。败龟（涂醋炙，全黄）　虎胫骨（涂醋炙，全黄）　牡丹皮　赤芍药　熟地黄　桂心　续断各一两　当归（锉微炒）一两半　上为细末，每服以温酒调下二钱，日三四服。

败蒲散（出《圣惠方》）：治马坠伤损筋骨疼痛，内有瘀血，腹中疞刺不可忍。败蒲（细锉）　旧麻甋带（细锉用）各一榼许　乱发（如鸡子大，火烧灰）一团　赤芍药　桂心各半两　桃仁（浸去皮尖双仁微炒）四十九枚　上为散，每服四钱，以水一小盏煎至半盏，去滓，不拘时候，热服。

当归散（出《圣惠方》）：治落马坠车诸伤，腕折臂脚痛不止，呼叫不绝，服此药，呼吸之间一服止痛，三日筋骨相连，昔公实钱季毅皆曾合以救人。当归（炒）　桂心　蜀椒（炒出汗）　附子（炮去皮脐）各二分　泽兰一分　芎䓖六分　甘草五分　上并熬，令香，筛酒服方寸匕，日三丸，是伤损皆服之，十日愈。如小儿被奔车马所损，裂其膝，皮内决见骨，即绝死，小苏，啼不忍闻，服之便睡十数日，便行走，其神验如此。一方有槟榔一两，忌生葱、猪肉、冷水、菘菜、海藻。

五伤接骨丸：治坠马伤折及闪肭疼痛不可忍（方见本门打扑伤损类）。

五骨散（出《圣惠方》）：治落马坠车，腕折骨碎筋伤，压损疼痛不止。鲮鱼项骨　猕猴项骨　虎项骨　黄犬项骨　野猫项骨各一两　天雄（炮裂，去皮脐）半两　肉苁蓉（酒浸一宿，刮去皱皮，炙干）半两　上味骨细锉，用酒醋各半升浸一宿，漉去炙令黄色，候冷，入二味药，同为细散，每服二钱，以温酒调下，不拘时候，又将黄米半升作糊，入散药一分，调令匀涂贴骨折筋伤处，疼痛立止。

大黄汤（出《肘后方》）：治堕马一切筋骨损伤，腹中有惊风瘀血，烦闷不省人事，此药利大便，去惊风或血。大黄（切浸汤盛下）一两　绯帛（烧灰用）如手大　乱发（烧灰用）如鸡子大一团　败蒲一握三寸　桃仁（去皮尖）四十九个　甘草（炙锉）如

中指节一段　久用纱丹布（烧灰）一尺　上以童子小便量多少煎汤，盛内酒一大盏，次下大黄去渣三分温服。先锉败蒲席半领，煎汤浴衣被覆，斯须通利数行，痛楚立瘥，利及浴水赤，勿怪，即瘀血。

治坠马扑伤痛不可忍者：用仙鼠屎（细研）三两，以热酒投之，取其清酒服之，立可止痛，更三两服便瘥。仙鼠屎即蝙蝠屎也。

疗落马坠车及坠屋坑，蹉伤身体头面四肢内外刺痛，烦躁叫唤，不得卧方（出《肘后方》）：急觅鼠屎，无问多少烧末，以猪膏和涂封痛处，急裹之，仍取好大黄如鸡子大，以乱发如鸭子大，以人所裁白越布衫领巾，余布以裹发外，乃另火烧烟断，捣末屑，以薄酒服，日再三。无越布可强用常布，当预备此物为要紧急用。

疗坠马内损方：取盖药一小两，捣为末，牛乳一盏，煎五六沸，和服，或以羊肉汁和服，一日内忌菜，极效（盖药见陈威本草）。

白膏：治一切坠落打扑及肿毒疼痛。柳白皮（切）半两　白蜡四钱　铅丹二钱胡粉三两　油四两　商陆根（切）三分　上先以熟油入柳白皮、商陆根煎，候变色，去滓入诸药，数搅良久膏成，每用看肿大小，以故帛或软纸摊贴。

神异立效方：治马坠损伤。桃仁（汤浸去皮尖双仁烂研）四十九粒　川大黄（切锉碎微炒）一两　败蒲　麻带（烧灰）各一握　乱发（烧灰）如鸡子大　上为散，以无灰酒三大盏煎至一盏，去滓，分为二服，食前服。

没药散：治马坠扑损，内有败血，疗刺疼痛不可忍者。没药末　麒麟竭末　黄丹（微炒）　白矾（烧灰）各一分　上为细末，不拘时候，以温酒调下一钱。

没药鸡子酒：治堕落车马筋骨疼痛不止。没药（研末）半两　生鸡子三枚　细酒一升　上先将鸡子开破，取白去黄，盛碗内，入没药，以酒暖令热，投于碗中，令匀，不拘时候，温服。

治马坠伤损腰肋疼痛不可忍方：盆州麻布（烧灰细研）一尺　蒲索（烧灰细研，此索船家名缆索，如无即以蒲黄代之）一握　川大黄（切细如大豆）三两　上先以酒一大盏半浸大黄一宿，煎三五沸去滓，入前药灰搅匀微温，分为二服，如人行三二里，再服，当利出恶血片效。

羊脑方：治被马坠损，肿疼痛不可忍。羊脑一合　龟甲（屑）一两半　生地黄（切）三两　上以酒醋和捣如泥，微热裹损处，冷即易之。

乌头散：治一切坠马伤损者，先服此药，然后用手接骨。当归　草乌　白芷各二钱半　上为细末，每服半钱至一钱，用温酒调下，微麻，用手整骨平整，方可用药敷贴患处。

当归导滞散：治落马坠车，打扑损伤，瘀血大便不通，洪肿暗伤，疼痛昏闷，畜血内壅欲死。川大黄一两　川当归一分　麝香少许　上除麝香另研外，为极细末研匀，每服三钱，热酒一盏调下，食前，内瘀血去，或骨节伤折疼痛不可忍，以接骨类紫金丹服之，或以醋煎服亦可。

治堕车马间马鞍及诸物隐体肉断疼痛方：以醋和面涂之；一方，如肢体碎折者，用小麦粉子炒黄，好酒调敷，趁热用杉木夹住；一方，用小麦和醋蒸之，捣烂，裹所伤处；一方，面和醋蒸，裹伤处亦可。

治坠车失足或为物所压，痛极不可忍：先用香白芷末和降真等分，童子小便和酒调服二钱外，以泽兰同当归末擂烂，微炒盦伤处止痛。

治坠马折伤：用没药一味，能推陈置新，生好血，久服此，皆须研烂，以热酒调下，效。

治坠车落马筋骨疼痛不止：用玄胡索一两，捣罗为散，不拘时候，以豆酒调下二钱。

治坠马拗损疼痛不可忍方：以桑根白皮五片为末，水一斗煎成膏，敷于损处，已后终无宿血，亦不发动；一方用桑根白皮一片，以水三大盏，酒一大盏煎，取一盏去滓，以故乌靼可于损处大小搵药汁裹，冷即易之，十遍痛止肿消。

治坠马扑损：用稻秆烧灰，用新熟酒未压者和糟，入盐和淋煎灰，取汁以淋痛处，立瘥，直至骨损亦可淋好，糟灰亦得，不必新压酒也。

摩风膏（出《圣惠方》）：羌活 踯躅花 甘菊花 当归 乌蛇 莽草 细辛 白蔹各半两，防风（去芦） 桂心 鲮鲤甲各三分 附子（去皮脐） 川乌头（去皮脐） 皂荚（去皮子） 芎䓖 白芷 露蜂房 白及 栝蒌根 紫葛 猬皮 杏仁（汤浸去皮尖双仁）各一分 汉椒（去目）一两半 苦参一两 蜡五两 猪脂（切）三斤 上细锉，以米醋二升拌匀，经二宿后，以火微微炒之，令干，用猪脂和药，以慢火煎一日，以绵滤于磁合内盛，不令水污，如有伤折处，将用摩之。

挺子膏（出《圣惠方》）：治伤折。麒麟竭 没药 乱发灰 密陀僧 丁香 麝香 木香 腻粉 雄黄 雌黄 自然铜 黑狗肝胆 上各一两细研，先于铛中熔黄蜡，然后入药末熬链成膏，取一小竹筒子热灌之，待冷方可取出于黄丹中出色，若有患者，先以热水洗，病上用生油于漆，捺中磨药涂痛处立效。

乳香膏：治伤折皮肉破，冷久不合宜，用长肉合疮口（方见膏药门疮肿伤折类）。

摩痛膏（出《圣惠方》）：治伤折筋骨肿痛不可忍。细辛（去苗叶） 牛膝（去苗）各半两 驼脂十两 腊月猪脂十二两 木鳖子（去壳） 丁香（别捣为末） 麝香（别研） 羌活（去芦头） 芎䓖 防风（去义） 附子（去皮脐，生用） 栝蒌根各一两 上除驼脂、猪脂、丁香、麝香外细锉，以米醋二升拌匀，经三宿入铛中炒令干，下驼脂及猪脂等，以慢火再煎，候诸药焦黄色，即住火，用绵滤去滓，后下丁香搅匀，内磁合中盛，伤折处取摩之。

治为马坠内损（出本草）：用锦纹大黄一两，杵罗以为末，用头醋半斤同熬成膏，丸如梧桐子大，患者用温醋七分盏，化五丸服之，良久下瘀血。

长安石史居尝至通衢，有从后呼其姓第者曰："吾无求于人，念汝有难，故来救汝。"出一纸卷授石曰："有难即用之，乃治折伤内外损方书也"。明年因趋朝坐马，为他马所踢，折足坠地，又踢一臂折，家人急合此药，且灌且裹，至夜半痛止后，手足皆坚牢，如未伤时，方出良方。用川当归、铅粉各半两、硼砂三钱同研令细，浓煎苏木汁，调服一大钱匕，损在腰以上，先契淡粥半碗，然后服药；在腰以下即先药后食，仍频频呷苏枋汁，别以糯米饮入药末拌和，摊纸上或绢上，封裹伤处，如骨碎用竹夹之，乃以纸或衣物包之，纸闭气口宜纱绢之类，其妙如此，故表而出之。

治坠马扑损，瘀血在内烦闷：上取东引杏枝三两细锉，微熬，好酒三升煎十余沸，去滓，分为三服，空心下，如人行三四里，再服。

治诸伤折淋熨贴焠（附论）

凡伤折有轻重、浅深、久新之异，治法亦有服食淋熨贴焠之殊，当详所损之势而药之去毒散滞生肌长肉，亦各有序，无致差紊，乃明伤折之本末也。

方

神验摩风麝香膏（出《圣惠方》）：治折伤蹉跌筋骨，黯肿疼痛及伤外风毒风口，面不正，但是伤风等，宜用此软筋骨，润皮肉，止疼痛。麝香（细研）　虎胫骨　细辛　防风（去芦）　独活　桂心　当归　芎䓖　白芷　白僵蚕　生干地黄　白及　白蔹　附子（去皮脐，生用）　旋覆花　赤芍药　连翘　甘菊花　木鳖子（去壳）　天南星　牛膝（去苗）　踯躅花　甘菘香　石斛（去根）各一两　川椒（去目并闭口者）　栝蒌根　乌蛇各一两半　野驼脂十两　蜡五两　鍊针二两　腊月猪膏二斤　醋　好酒各三升　上净洗沥干，细锉入酒，醋中浸三宿，沥出阴干，却入腊月猪脂、驼脂内，以慢火煎，候白芷黄焦，药成以绵滤去滓，入麝香末调匀，以磁合盛，有患者火上焠，手心点药摩痛处五七度，亦用温酒调半匙服之。

芫花麄散熨方：治伤折瘀血不散。芫花　原蚕沙各三两　生地黄二斤　生姜四两　蜀椒（去目及闭口者）　当归各一两　牛膝　桑根白皮　艾叶　白芷各二两　上细锉麄捣，以醋拌炒热，用青布裹熨之，立效。

淋煠芎䓖汤：治伤折疼痛。芎䓖　甘草（炙）　蜀椒（去目及闭口者）　当归（切焙）　吴茱萸（浸炒）各一两　桑根白皮（炙锉）　泽兰各二两　松树脂一两　黑豆（研碎入松脂内炒）一升　上麄捣筛，每用药三两水一斗煎沸，淋煠痛处，立效。

淋煠顽荆散：治从高失坠及一切伤骨碎并瘀血结痛。顽荆叶一两半　蔓荆子　白芷　细辛（去苗）　防风（去芦）　桂心　川芎　丁皮　羌活各二两　上为细末，每用药二两，盐半匙，葱白连根无茎，将水五升煎五七沸，去滓，用手淋煠痛处，冷则再换淋煠时，宜避风暖盖，量病大小，临时加减用药。

治伤折浮肿疼痛膏：厚朴（去粗皮）　白芷各二两　槟榔　芎䓖各一两　桂心二两

半　没药　麒麟竭各半两　当归（锉微炒）三两　朱砂（细研）三分　上为散，以酒二升熬药成膏，于帛上摊贴于痛处，立效，如食前热酒调下二钱亦佳。

桂附贴熁膏：治接骨，因伤损筋脉时发痛楚，遇寒则甚。一名止痛贴熁膏。桂（去粗皮）　附子（去皮脐生用）　乳香（研）　蜀椒（去目闭口者炒出汗）　白矾（研）　吴茱萸（浸炒）各一两　生姜汁　酒各五合　上捣碎六味为散，将姜汁并酒各五合共煎，取七合入药末，调匀于油单纸上，摊贴患处，急裹缚之，其痛立定；一方无白矾有白及。

应验涂贴猢狲膏：治一切伤折并蹉跌骨碎，压肿晓夜疼痛不可忍者。猢狲膏　穿山甲膏　狗食系骨　虎胫骨　野狸骨　水獭骨　猫儿食系骨各三两　腽肭脐三两　上麁捣，以米醋拌入瓶子，以蜜封头，令干，以文火烧，令稍热为度，候令冷，取出捣罗为末，磁器中密盛，每用时先以醋煮黄米粥，看损折痛处大小入药末半钱调令匀，摊于油单纸上裹之，上面以绵裹系缚，重者不过三度，验其伤折处，骨先依法度排正后，即封裹，如贴药时疼痛，先用温酒调药末半钱，服之，药入口其痛立定。

涂药方：乳香　绿矾各二两　骨碎补　川朴硝　川椒（去目并闭口者）　桔梗（去芦）　白矾（烧令汁书）各一两　盐梅肉（炒干）三两　上为末煎米醋，如膏匀摊于帛上贴之，每日一易。

涂贴方：治伤折，腕损蹉跌，黯肿皮肉疼痛。绿豆末五两　桂心　附子　川椒（去目）　蛇床子　松脂各二两　吴茱萸　当归（锉微炒）各一两　上为末，用姜汁调如膏，贴于患处，干即再换，如有疮口，不可用之。

贴熁败龟膏：治伤折止痛消肿，化毒气，散瘀血。败龟（涂酥，炙令黄）　没药　川大黄各三两　百草霜　木鳖子仁　当归（锉微炒）　桂心　芎䓖各二两　上为散，每用之时，先以好酒一升煎至半升，下火停，酒稍冷，入药末一两，却于火上重煎一时，不住搅成膏，摊于纸上贴。

走马贴熁乳香膏：治伤折骨筋，疼痛不止。乳香二两　蛇床子　皂荚（炙去皮子）　附子（生用）各一两　桂心一两半　芥菜子　赤小豆各三两　上为末，用生姜汁一中盏，调如膏，看伤损处大小，摊于油单上封裹，候干即易之。

当归汤：治伤折，车碾落马蹉跌，筋脉俱伤，疼痛不可忍，先用通和气血脉止痛。当归　顽荆　藁本　蔓荆子　白芷各二两　芎䓖　丁香皮各一两　上为散，每度用药三两，入盐半匙，葱白一握，浆水一斗，煎十余沸，渐添淋煤痛处，日二用之。

桂附散：治伤折筋骨疼痛（方见本门伤折疼痛类）。

洗疮汤：治伤损。

乌鹊饮：老干根　松树儿　樟叶　忍冬藤　鸡脚草　乌揿树儿　令洗者用之煎汤。

虎骨汤（出《圣惠方》）：治伤折后，或人脚膝腰胯被冷风攻击，疼痛行履不得。虎胫骨　桑根白皮（锉）　五加皮　白矾各二两　松木节　樟木节各十两　川椒一两

（去目）上为散，每度用药三两，以水一斗煎十余沸，渐渐煤痛处。

熨药方（出《圣惠方》）：治伤折，腕损蹉跌，筋伤骨碎，黯肿疼痛，筋脉急肿，展缩俱难，立坐不得。生地黄（切研）二斤　生姜（细切）半斤　川椒（去目研末）白矾（捣末）各一两　蚕沙五两　乳香（捣末）芫花各二两　上相和于铛中，醋拌炒令熟，以青布裹，熨痛上，并四向筋急肿痛处，冷即重炒熨，后便用接骨止痛膏封贴。如是伤损骨碎，即先须依法度排正碎骨及蹉跌归原后，用绵裹柳木蔑系缚夹正，便服补益丸散，神效。

软骨涂药方（出《圣惠方》）：治伤折。海桐皮　木鳖（去壳）陈橘皮各二两　五加皮两半　远志（去心）百合各一两　上为末，每日以米醋调如膏，匀烫帛上贴之。

熨药方（出《圣惠方》）：治伤折，腕损蹉跌，筋骨俱伤，黯肿痛，无疮口。生地黄（细切）一斤　生姜（细研）半斤　艾叶　川椒（去目闭口）各三两　芫花　松脂各五两　上捣筛入前二味，搅和令匀，分为三分，用醋三合于铛内，炒令热，用热布裹，熨痛处，冷则再炒熨之。

又方（出《圣惠方》）：生姜一斤　芫花　盐各五两　白芷　桑根白皮各五两　故乌毡一尺　上细锉，用醋一升炒，令热以绢裹熨之痛处，冷即再炒熨之三二十度。

木鳖子贴烧膏（出《圣惠方》）：治折伤筋骨。木鳖（去壳）二两　蜀椒（去目及闭口炒出汗）虎胫骨（酒炙）龟甲（醋炙）各一两　松节（细锉，醋一升炒令醋尽）二两　上为细散，用小黄米半升作稠粥，调药五钱，摊于绢上，封裹损折处效。

又方（出《圣惠方》）：治伤折筋骨疼痛不止。松脂三两　当归（锉微炒）细辛　白芷各一两　川椒二两　上为散，用生地黄汁并醋相和调如膏，临时看患处大小涂贴，每日换之。

又方（出《圣惠方》）：治从高失坠及一切伤折，筋骨伤碎，瘀血结痛。黑豆二升乳香　白矾　桑根白皮（锉）各三两　接骨草五两　上为末，每用浆水一斗，药末三两煎至七沸，去滓，用手淋煤患处，冷即换之。

法炼黑豆熨药方（出《圣惠方》）：治伤折。生黑豆三升　葱并根（细切）三十根上用青布裹之，汤内煮，承热替换，熨痛处立效。

淋使方（出《永类钤方》）：上用生葱切、荆芥、蓼杜、当归等入煎汤，放温洗，或连翘、防风、白芷、黄连。

又方（出《永类钤方》）：用南蓼杜、独活、藁本、黄柏、生姜煎洗，如有口，除姜蓼，捐而青肿，用此二味，若肉冷痹，骨断而肿，不可洗伤口，有脓水，别用合口药，如前风流散。

治凉血消肿（出《永类钤方》）：上用千金草，即荆芥、山查皮、藁本、石南藤、皂角、连根葱，煎水洗。

普济方·卷三百二

金疮门

金刃所伤（附论）

夫金刃所伤，疮有微甚，生死所系，要在原经络所在，观变动之形，察微妙之脉。昔人谓天囟、眉角、脑户、臂里、跳脉、髀内阴股、两乳上下、心鸠尾、小肠及五脏六腑腧皆不可伤此，所谓原经络所在也。破脑出血，戴眼直视，不能语言，咽中沸声，口急唾出，两手妄举，肌肉不生，按之干急，或青黄汁出、或疮边寒清，肉消臭败，或前出赤血后出黑血、或血出不止，白汁随出，此所谓观变动之形也。诊其脉虚细小者生，微缓者迟者生，反此谓难愈，此所谓察微妙之脉也。三者兼得则治药庶几矣。夫金疮有久不差，脓汁不绝，肌肉不生者，其疮内有碎骨断筋、伏血腐肉、缺刃竹刺久而不出者，令疮不愈，喜出清汁，当破出之，疮则愈矣。治金疮者无大小、冬夏及始初，伤血出便以石灰厚敷裹之，既止痛又速愈，无石灰，灰亦可用。若疮甚深未宜速合者，内少滑石令疮不时合也。

方

治金疮白药：黄皮　黄芩　赤芍药　甘草　木鳖（去壳）　当归　生地黄　黄芪　黄连　牡丹　地骨皮　桑白皮各一钱半　白芷　马蓼梢叶（生者，火煅过）一钱　上桐油三两煎焦黄色，少停用疏生布滤去滓再煎，油稍热入细白版松香一斤熳火煎，须频频柳枝搅匀，却又入乳香、没药、虢丹各七钱，煎数沸出火顷时，以少绵敷于前滤药滓布上滤过，先用瓦钵满盛清水八分，却滤药于钵水中将去清水中如绷面状，绷三二百度愈绷愈白，故名白药。常以清水浸放于冷地上，用物遮盖，勿令尘入，五七日一换，水刀斧一应金伤，量伤孔大小取一块填于伤孔中，以白纸护之，随手不痛，日一换，五日生肉，筋断加杜仲、续断各二钱同煎，收疮口加龙骨半钱，碎了煎入药内，打损只敷于油纸上贴之即愈，却不须入接筋龙骨之剂。

治金疮及些小出血（出本草）：用通草煮汁酿酒饮之；一方起了通草贴之，血止疮合，草须以滑面贴疮乃佳。

治金疮伤折瘀血内损补筋肉消恶血（出本草）：用质汗以酒消服之，亦敷病处。

治金疮（出本草）：用枸杞根去上浮方麓皮一重，近白者一重，色微紫极薄，阴干末敷疮有神验。

如圣散：治一切金刃伤及诸般伤损中风等疾。苍术（米泔浸一宿）六两　雄黄（通明者佳）五钱　白术一两五钱　川乌（炮裂，去皮脐）四两　草乌（同上制）一两

半　两头尖（不用白心者炮）四两　细辛（去土净）二两半　蝎梢（微炒）五钱　川芎（去芦）一两半　白芷　一两半　防风（去芦）二两半　上碾为细末，如金刃箭伤，先以药末一钱重干贴疮口，后用温酒调一二钱服之，仍以软帛封裹疮口；腹破肠出，先剪去指甲，润油于手上，将肠款款纳入，以细桑白皮缝合疮口，然后敷上药末，温酒调服二钱，不可多服。一切金刃伤并打扑损，中风搐倒，牙关紧闭，以剪股揭开口，温酒调二钱灌下即愈，再休服，若再发则再服。

没药散（出《圣惠方》）：治金疮及内损久不差。没药　干姜（炮裂、锉）　密陀僧　红蓝花子　麒麟竭　雄黄（细研）　安息香　当归（锉、微炒）各半两　墓裹石灰（炒令黄）一两　猪胆（晒干）三枚　上为末外贴，一日一换，内损温酒调下一钱。

定痛乳香散：专治金伤病证并折骨打搏伤损。虎骨（酥炙）半两　穿山甲（火炮）少许　乳香二钱　没药　二钱　败龟板一两　当归须半两　紫金皮二两　半两铜钱（无自然铜火炼醋浸）五个　骨碎补半两　上为细末，好酒调下，每服一钱重，病沉二钱重，损上者食后服，损下者食前服为妙。

王不留行散（出金匮方）：治身有疮被刀斧所伤。王不留行（八月八日采）十分　蒴藋细叶（七月七日采）十分　桑东南根（白皮十分，三月三日采）　甘草十八分　川椒（除目及闭口者炒出汗）三分　黄芩二分　干姜二分　芍药二分　厚朴二分　上桑根皮以上三味烧灰存性，勿令灰过，各别杵筛合治之为散，服方寸匕，小疮即粉之，大疮但服之，产后亦可服，如风寒，桑东根勿取之，前三物皆阴干，百日用。

生肌止血立效方（出《圣惠方》）：治金疮，辟一切风冷，续筋骨。石灰二升（捣生地黄、青蒿汁和作团，焙之令赤，细研）　芎劳　艾叶（黄熬）　狗头灰（细研）　地松　密陀僧各半两　黄丹一两　麒麟竭（细研）三分　上为细末，研匀密封之，每有金疮敷之。

如圣散：治金疮、破伤风、蛇蝎螫、狗咬、肿疖、丹瘤诸疔、发背搭手、脑疽臁疮、汤火、牙疼、杖疮、雷头风癫、干风、遍身麻木常服甚妙，一切小血伤无口者皆治之。川乌头　防风（去芦）　白芷各二两　川芎一两钱半　草乌头半两　细辛（去苗土净）钱半　苍术（去皮实者）二两　上俱不见火都生用，晒干研为末敷之，如金刃所伤，初伤者药到血定，以帛片系定其疮，如日久不可去疮口痂，口噙浆水净洗搵干，贴三二次即愈。如破伤初发时，用药一钱，热酒一盏，不拘时调服，用被盖取汗为验。如病重每一钱半，如多时汗不出，再加药一钱，依前取汗或涎出为验。如或男妇洗头感风疼痛，用药一钱温酒调服，汗出即愈。

太乙膏（出危氏方）：治金疮箭镞，不问轻重，因此敷之，并治痈疽疔毒。白芷　乳香　没药　苍术　白胶香　石膏（醋炒）　黄丹各五钱　上为末，用真清油四两、桐油真者亦可，以黄蜡一两先煎油，柳枝搅，次入白芷等四味，煎少顷，然后入胶香、石膏丹同煎，试欲成珠，却入蜡同煎片时，用生布滤过，瓦器内藏用，油单摊之，损伤敷疮口自然肉不痛速愈。

獭胆丸（出《圣惠方》）：治金镞去后疮疼痛不可忍。獭胆　貒猪胆　鲤鱼胆（为一处）各一枚　青黛　栝楼根　没药各一分　当归　半两（锉、微炒）　上为末，与胆汁研和令匀，入瓷合中盛收，经七日后用之，每用一丸如小豆大，旋取任在箭疮内，疼痛立止矣。

木香槟榔散（《出儒门事亲》）：治刀箭所伤。木香　槟榔　黄连　乳香　轻粉　密陀僧各等分　上为细末，干掺之，先以口嚼浆水洗疮敷；一方加黄柏、麝香。

干姜散（出《圣惠方》）：治一切金疮，止痛辟风。干姜　甘草（炙）　桂心各一两　当归三两　芎䓖四两　蜀椒（汗）三两　上捣散，以酒服方寸匕，日三，忌海藻、菘菜、生葱。

又方（出《圣惠方》）：治金疮久不差，宜敷。白蔹　黄芩　艾叶各二两　狗头骨灰五两　地松三两　石灰五合　上捣筛为末，粉疮上立愈。

龙骨膏（出危氏方）：治金疮。真龙骨　海螵蛸　五倍子　赤石脂　黄丹（煅过，或不用，只使血竭尤佳）　石亭脂（一方不用石亭脂，只用麝香）　上等分为末，涂患处，如伤大先以冷盐水洗净，却用黄桑生浆涂四围，待水干皮敛，即干敷；若小伤，只以冷盐水略洗敷之。

密陀僧敷散（出《圣惠方》）：治金疮久不差，诸药未效。密陀僧十两　黄丹（炒令紫色）一斤　生肌草一斤　白蔹半斤　突厥白十两　石灰（炒）一斤　上为细末，以敷疮上，帛封，勿令水湿。

铅白霜散（出《儒门事亲》）：治刀箭所伤。铅白霜　干臙脂　寒水石各等分　脑子　轻粉各少许　上为末，干掺患处

当归散（出《圣惠方》）：治金疮辟风止痛方。当归（锉，微炒）半两　川椒（去目微炒出汗拣去合口者）半两　泽泻半两　附子（去皮脐炮）一两　川芎一两　上为末，若金疮有折瘀血，用酒调下一钱，日三服。

刀箭药：牛胆　大灰不以多少　白及半两　乳香　血竭各少许　上用新牛胆内盛药物，窨干为末，每少许干贴，不得犯妇人手开。

麒麟竭散：治金疮久不差，伤筋骨不止疼痛。麒麟竭三两　黄丹（炒令紫色）　白蔹　白及各五两　葛布（烧灰）三尺　上为细末，于伤中处干敷之，立效。

雄黄散：治刀箭所伤。雄黄　乳香　没药　麝香少许　上为末，量疮大小干贴。

治刀镰所伤：千人心（香灰）　千人手（门扉后尘）　千年土（门档土）　青龙（葱汁）　上捻和作一块，如有刀镰所伤，旋割为末贴之。

治破血在心腹：苏木半两　南乳香　没药各一钱　生姜（长约二寸）一块　上捶破，用瓦器以湿纸遮口，不与走气，好酒慢火温，时服一盏。

金疮药：白龙骨一两　密陀僧五钱　千古石灰一两　大黄（作块子煅灰了大用大

黄）一两　上为细末，干贴疮口上。

急风散：治久新诸疮，破伤风、项强背直腰返折、口噤不语、手足抽掣、眼目上视、喉中锯声及取箭头（方见诸风门破伤风类）。

治剥马驴伤手：以热鸡血及热浸。

治中刀箭闷绝：取嘴蜱刺血饮便瘥。

治刀矿箭伤：赤石脂　白茯苓　龙骨各一两　上为细末，敷疮口立愈。

刀箭药：石灰（多年者）一斤　龙骨四两　刺蓟一小束　上为末，杵作泥为饼子，或为散贴患处，端午日合尤良。

续断膏：治金疮。蜀续断　蛇御　防风各三两　上切，以猪脂三斤，于东向露灶煎之，三上三下，膏成去滓，若深大伴随者，但敷四边，未可使合；浅小疮者，俱通敷便相连，能止血住痛，亦可为丸以酒服之。

黑虎散：治一切金疮。黑狗头一个　猪牙皂角三个　盐梅五个　上用香油十二两，用浸一宿，前药九炙九浸，如煎至一伏时，须视炙油干存性，研细为用。

黄柏散：治寒湿金疮举发，打扑伤损。黄柏　黄芩等分为末　萝卜子（捣细，如无，松子亦可）一撮　上为末，以酸米醋调敷患处，多多用药，干醋解之。

治金疮：木贼三两　麻黄（去节）一两　甘草七钱半　上为末，每服五钱，热酒调下，先整骨了夹定，饮之令醉。

排脓散：枳实十六枚　芍药六分　桔梗二分　上为散，取鸡子黄一枚，以药散与鸡黄相等揉和，令相得饮和服之，日一服。

排脓汤：甘草二两　桔梗三两　大枣十枚　上㕮咀，以水三升、生姜一两煮，取一升温服，五合日再服。

新石灰散：治金疮止血除疼痛，辟风，续筋骨，生肌肉。新石灰二升　青蒿（切）艾叶（切）各一斤　上先捣，青蒿、艾叶绞取浓汁，拌石灰令尽，暴干研入黄丹、突厥、白木各三两令匀，封金疮血止立效。

治刀疮及合口神验，金疮深者若以药速合则溃，宜用：滑石（一方用一两）四两黄丹一两　上同研细，干掺患处。

五真散：一名神助散，出《杨氏家藏方》。治金刀伤打扑伤损及破伤风。天南星防风各半两　上为细末，掺上疮口后，以温酒调下一钱，如牙关紧，身似弓用药二钱，童子小便调下，但斗殴内伤，二钱酒调下，伤欲死者，童子小便灌下并进立效。一方敷疮口仍不作脓，神验。

又方：五倍子（烧灰存性）　灯草（烧灰存性）上共乳香为末，敷伤处，仍以帛子扎定。

槟榔散：治金疮。方见金刃伤中筋骨类。

黄丹散：一名桃红散，出危氏方。治金疮并一切恶疮。上等黄丹　嫩石膏（不以多少、火煅通红）　上研细和匀，如桃花色，掺伤处甚妙。

治金疮定疼痛方：以紫皂角针二两，用麦麸炒黄黑色，碾为细末，次入乳香、没药末各半两令匀，每服二钱，用酒调下。

神妙丸（出《朱氏集验方》）：以葳灵仙根和乌煮焙干为末，酒面糊丸，空心下五十丸见效。广东冯师翰云：渠当年腰下为金疮所伤，遇春则发痛入小腹，有不可忍忽，敷此方疗之神妙。

治刀箭金疮药：紧龙骨　紧赤石脂　上为细末，贴疮上定血辟风。

治金疮（出危氏方）：黄柏半斤　半夏四两　上为末，每用半两、生姜半两、生地黄、自然汁调涂撅处，如折断用绢帛封缚，次杉木皮扎定，干则频搽姜地黄汁润之。

百草散：一名备急百灵膏，一名大散，方出《圣惠方》。治金疮。以五月五日平旦，使四人出四方，各于五里内采一方草木茎叶，每种各半把，勿令漏说一事，日正午时，细切碓捣，并石灰极令烂熟，一石草断一斗石灰，先凿大实中，桑树令可受药取药，内孔中实筑令坚，仍以桑树皮蔽之，以麻油捣石灰极粘，蜜泥之令不泄气，又以桑皮缠之使牢，至九月九日午时取出，阴干，百日药成，捣之日晒令干，更捣绢筛贮放。凡一切金疮、伤折、出血登时以药封裹，治使牢勿令动转，不过十日即瘥，不肿不脓不畏风。若伤后数日始得药，须暖水洗令血出，然后敷之此药，大验。平时无事宜多合，以备仓卒金疮之要无出于此，虽突厥质汗黄末未能及之。一方云：采时不得回顾，任意摘取方回，入杵臼内烂捣如泥，量药多少以意，入石灰和匀，取出搜成膏，日中暴干，遇用旋取捻碎，若刀斧伤干敷取血止为度，汤火伤冷水调开涂敷。蛇、蝎、大鼠咬伤，先以温水洗，以津液调敷疥疮，先抓损以药末干敷，湿癣以醋调敷之，其效如神。

紫金散（出危氏方）：治金疮中藏刀斧伤见血欲死者。用紫藤香即降真香也，刮末碾细敷之。一方用花蕊石散。《朱氏集验方》云：周宗班缘捕海寇，被寇以提刀所伤，血出不止，分明筋如断骨如折，用花蕊石散掩之，血不止痛不定。有兵士李高言其在军中被人伤中欲死，见统领以药掩之血止痛定，明日疮靥如铁，遂安。又无瘢痕，告统领其此方只用紫藤香瓷刮下，石碾碾细敷之，若却万千人也。

又方（出危氏方）：用门扉后尘敷之立瘥。

治刀伤斧斫方：一名血竭散，出《百一选方》。用五倍子一味为末，干贴疮上效。一方炒黑为细末，掺疮口妙，亦名小血竭。

凡杀伤不透膜者：用乳香、没药各一皂角子大研烂，以小便半盏，好酒半盏同药通口服，然后用花蕊石散，或乌贼鱼骨，或龙骨为末，敷疮口立止。

杀伤气偶末绝：取葱白热锅炒熟便敷伤处，顷即再易，其痛自止，但青叶亦可。

灰弹散（出《圣惠方》）：治刀斧伤及多年恶疮并金疮止血。用多年石灰细碾，鸡子清调成团，煅过俟冷，再碾细，若刀斧伤掺之患处，若多年恶疮以姜汁调敷。一方单用石灰掺上患处裹定并瘥，如无石灰，灰亦可用。

治金疮方：用磁石、厚朴、白药，或槐花入沙窝中泥裹，烧存性，但得一味为末敷之立愈。

又方：用新桑白皮、松叶、车前根叶，并捣烂敷之。

刀斧伤：用隔年四月柠叶揉令极软，覆在伤处，缚定止血也。

又方：以紫苏麻末敷之良。

治金疮伤至重但不透膜者：用海味中咸白鳔，捡大片色白而有红丝者，成片铺在伤处，以帛子扎血止，如膏脂出，不伤内膜者，即剃去伤人顶心发，以热熨斗不令伤人知之，或于新剃顶上一熨，膏脂即入，以桑白皮线缝合，用血结草、木腊叶、磁石为末，干敷疮上即合。

又方：以五月五日采马鞭草、缺盆草、血见愁擂烂，同风化石灰为末合和，候干再为细末涂，之即愈。

神仙刀箭药妙不可言：一名桑叶散。取桑叶阴干为末干贴，如无，旋熨干末敷之。一方用新桑叶研取，白汁涂之，能合金疮。

治金疮并一切恶疮：用云母粉敷之绝妙。

治金刃所伤疮若深未宜速合者：用少滑石末敷之。

治人仓促中金刃：刮花乳石为末敷之亦效。

治金疮：用冬葵子叶烧灰及捣干叶末，并取根捣敷之皆妙。

治疗金疮：用苦芙，五月五日采，暴干烧作灰，水和服之，甚验。一方，春初采艾叶阴干为饼，用时入生姜汁服之良。一方，熟艾塌敷之。

治金疮伤折瘀血：用天南星根为末，敷伤处。

治刀斧折伤及一切金疮：以白僵蚕，不以多少，炒令黄色，细研为末，敷之立愈。

又方：用狼牙草茎叶熟捣，敷之兼止血（一方烬草灰敷之）。

又方：用蛇全捣敷之佳。

蓝汁饮：治金疮，方见毒箭方门类，治金刃初伤。取生青蒿捣敷上，以帛裹创，血止即愈。

阳起石散：治刀箭所伤。用阳起石烧研末，新水调涂肿病处。

白灰散：治刀斧所伤见血及恶疮。用石灰不以多少，端午日午时取百草，捣汁滤过和作饼子，入韭菜汁调，阴干为末，少许敷上擦，少时血止便安。五月五日取灰尤佳，如肠溃出，桑白皮线缝合掩之，帛系定效。一方用晚蚕沙（生）为末，掺匀绵裹之，疮愈血止。一方，苏木、五倍子末封之（吴内翰父少保守南雄州，有刃伤人肠者，以此药治之，全二人之命，只用韭汁和石灰，一端午日合）。

治刀斧伤磕擦及破伤风浮肿者：用姜汁调平胃散敷涂，若急卒，只以生姜和皮烂捣合患处，止痛截血，且无疤痕，仓促易得。

疗金疮方：割毡方一寸烧灰研细以敷之，瘥，黑毡尤妙（封裹勿动直待生肌）。

杏仁方：一名石灰膏。用杏仁去皮尖捣如泥，石灰等分，以猪脂和之，淹足合煎，令杏仁黄，绞去滓，以涂疮上，日五六遍愈。一方亦主犬马被金刃所伤并皆治之。

又方：以蛇衔草捣敷之，瘥。晋《异苑》云：昔有田父见蛇被伤，又见蛇衔一草著其伴随上，经日伤蛇乃去，田父因取其草以治疮皆验，遂名曰蛇含草。

又方（出《圣惠方》）：用五月五日掘葛根暴干捣末，敷疮上，止血止痛。

又方（出草本）：用钓樟根刮取屑敷疮上神验，五月五日采。

又方：烧牡蛎末敷之佳。

桑皮方（出《圣惠方》）：治金疮或压损断裂及金疮血出不止者。剥取新桑皮作线缝之，又以新桑皮裹之，以桑折汁涂之极验，小疮但以桑皮裹即瘥。

又方（出草本）：以桑白皮烧灰和马粪涂疮上并瘥，治金疮。若惊疮血复出，及未愈而交接血涌出，多死，急以蒲黄敷之。

又方：取所交妇人衣带三寸烧灰末服，亦以粉疮炙手令热，以熨疮上良。若惊而肿者，烧小铁出灼疮中，不疗则须更煞之（出《肘后方》）。

治金疮即瘥方（出《肘后方》）：取生地松三四升，捣如泥饼，封疮上，无问大小即合，神良。

治刀斧伤并磕破血出方：用头发一两、皂角二两，皆烧存性为末，加倒吊灰贴上即止。

又方：刮杉条皮穰贴之尤妙。

治刀箭伤（出《海上名方》）：用香折芷烂嚼和生土敷之，途成道者不可用。

治金疮血出：用胡椒末随即掺之妙。

又方：用海船缝内久年油灰，碾碎掺之佳。

治刀刃伤：用旱莲子即水枯蒌，以香油一处揉之敷疮上。

药蛆方：治金疮内烂生蛆者，出《济生拔粹方》。以皂矾飞过，干贴其中，蛆即死。

治金疮（出《千金方》）：烧干梅炭捣末敷之，一宿即瘥，亦治打伤止血，一作白梅、干盐梅亦可。

又方（出《千金方》）：用麻叶三斤，以水三升熟煮，取二升半为一服。

又方（出《千金方》）：取蚯蚓屎以水服方寸匕，日三，亦治金疮疼烦闷。

治金疮（出《百一选方》）：用猢狲头草，黄花子如蒾莉骨朵者，一名草血竭，用其子烂研或烂嚼，敷伤处血立止。

治破血在心腹：用蓟叶焙干掺疮中亦止血。

治金疮血痢：用猪黄猪野脂碎锉，以酒服之瘥。

胡堇草方：治五脏，荣卫肌肉，皮肤中瘀血，止疼痛，散血。用胡堇草绞汁涂金疮上良。

糯米膏（出《圣济总录》）：治金疮。用糯米三升，拣去粳，入米瓷盆内，于端午前四十九日以冷水浸之，一日两度换水，轻以水淘转逼去水，勿令搅碎，浸至端午日取出阴干，生绢袋盛，挂通风处，旋取少许炒令焦黑碾为末，冷水调如膏药，随大小裹定疮口，外以绢帛包定，更不要动，直俟疮愈。若金疮误犯生水，疮口作脓、红肿渐甚者，急以药膏裹定一二日，食久其肿处已消，更不作脓直至疮合。若竹木签刺者，临卧贴之，明日看其刺出在药内。若金疮及水毒不可换药，恐伤动疮口。

治金疮久不瘥（出《圣惠方》）：以白杨木皮细锉，熬令干，捣细为末，每服以温酒下二钱，日三四服。

治金疮金伤皮肉裂开方：用黄蝎热酒溶化服之，其口自合。

花蕊石散（出《和济局方》）：一切金刃箭镞伤中及打扑伤损，猫狗咬伤或至死者，及急于伤处掺药，其血化为黄水，再掺药便活，更不疼痛。如内损血入脏腑，热煎童子小便入酒少许，调一大钱服之，立效。若牛羝肠出不损者，急内入，细丝桑白皮尖茸为线缝合肚皮，缝上掺药，血止立活。如无麻白皮用生麻缕亦得，并不得封裹疮口，恐作脓。血如疮干，以津液润之，然后掺药。妇人产后败血不尽，血迷血晕，恶血奔心，胎死腹中，胎衣不下至死者，但心头尚暖，急以童子小便调一钱，取一恶物如猪肝片即终身不患血风血气。若膈上有血化为黄水，即时吐出或随小便出立效。用硫黄上色明净者四两、花蕊石一两，捣为麓末相拌令匀，先用纸筋和胶泥固济瓦罐子一个，内可容药，俟泥干入药内密泥封口，焙笼内焙干，令透热，便安在四方砖上，砖上书八卦五行字，用炭一秤笼叠周匝，自巳午时从下生火，令渐渐上撤，有坠下火旋夹火上，直至经宿火冷炭消尽，又放经宿罐冷定，取出细研，以绢罗子罗得至细，瓷盒内盛，依前法使用，一法用盐固济。

治金疮止血疼痛辟风续筋骨生肌肉（出《圣惠方》）：取乌樟根晒干，捣细罗为末，薄敷疮上神效。

治寒湿金疮举发打搏伤损：用盐梅浸水后，用陈石灰九烧九浸研细，黄丹入少许，后涂患处。

地榆绢煎：治刀刃所伤，内损大肠及两肋痛，腹肚伤破大便从口中出，并中大箭，透射伤损肠胃，及治产后伤损小肠，并尿囊破小便出无节止，此方神效。饵至一服其药直往损处补，定伤痕，隔日开疮口看之，只有宿旧物出，即无所恶物出，疮口内用长肉散子作烬子引散药入疮裹面，俟长肉出外，其痕即自合。地榆八两（洗净捣罗为末）绢（一疋小薄者）上用清水洗兆绢，糊以炭灰，淋清汁二斗，煮绢灰汁尽为度，绢已烂熟，擘得成片段，五寸三寸即取出，压尽灰汁，入于清水内洗三五度，令去灰力尽，重入锅内，以水二斗，入地榆末煎煮熟烂，以手撚看，不作绢片，取入砂盆研之如面糊得所，分为二服，用白粳米粥饮调，空心服之，服了仰卧，不得惊动转侧言语，忌一切毒食，只得食熟烂黄雌鸡、白米炊饭，余物不可食之，其余一服至来日空心，亦用粥饮调服，其将养一月内，切须慎护，如是产后所伤，服一匹分作四服，每用粥饮一中盏调服之，日二服。

治金疮（出《瑞竹堂》）：黄柏四两（好者，去麄皮） 黄连（去须净锉）三两 黄葵花（焙干）三两 降真香末一两 槟榔（鸡心者佳）二两 白芍药少许 已上六味同研为细末。木鳖子半两 乌贼鱼骨三两 二味研为末，旋入密佗僧（细研）一两 真龙骨（乳钵旋令研入）一两 真血竭一两 麝香（旋入）一钱 轻粉一钱 韶粉一两 滴乳（另研，同于乳钵内再细研，旋入黄丹）二钱 黄丹（飞过研）三两 上为一处，合和令匀，用好纸包裹，令密勿令透气，俟三日方可用，须十分研细为佳。凡遇金刃所伤血不止者，作急用药干贴，血痛立止，或所伤日久，用葱盐汤洗去恶物，提干用唾津调药贴，用纸封盖疮口，留一窍出脓水，又被伤血流太多，恐伤断脉胳血筋急措出血，用药干贴之立止。

内补泽兰散（出《圣惠方》）：治金疮。泽兰 石膏（细研飞过） 附子（炮制去皮脐） 干姜（炮制锉） 辛夷仁 细辛 芎䓖 当归（锉，微炒）各半两 防风（去芦头）二两 甘草（炙微赤锉）一两 上为末，不计时候，以温酒调下二钱。

又方（出《鲍氏方》）：治刀箭伤。龙骨 寒水石 赤石脂 半夏 五倍子 上为末，干掺贴皆可。

主治伤刃箭药方：乌鱼骨（五月五日前准备下）一两 石灰四两 莴苣菜一握 在地青蓟草（药一虎口手指团圆是也）一握 韭菜一握 上于五月五日平旦，本人不语，旋取后三味同杵，于日末出，搏作饼子，晒干用，用时旋刮削敷之，早用并不作脓。

又方（出《肘后方》）：烧马矢敷上瘥。

又方（出《肘后方》）：山行伤夹血出，无药可得，挼葛叶敷之，又即尿中亦好。

又方（出《肘后方》）：疗金疮初伤。五月五日取百草心，和石灰捣熟，凿桑北面下作孔，团药了内孔中以大桑皮掩孔，钉四畔令固，七月七日开阴干，末用敷疮大良。但百草心阴干亦佳，此当令桑白汁入药中。

治金伤（出《如宜方》）：宜五月五日樟木草和石灰捣烂，晒干为末，掺之。

又方（出如宜方）：用蛀虫蛀屑掺。

又方（出《如宜方》）：宜五月五日，以墨同韭菜和研汁，调石灰令干为末，掺之。

又方（出《如宜方》）：炒石灰令沸，后温入大黄末炒匀，要如桃花色，名利水桃花散。

又方（出《如宜方》）：腊月牛胆入龙骨、金毛狗脊毛，悬当风处用。

又方（出《鲍氏方》）：治刀刃伤或负重所伤。即时嚼青刺芥草贴伤处，止用目前青草细嚼涂之，亦可入汤水无妨。

经
典
伤
科

又方（出《鲍氏方》）：用白面盐各一撮，新水调涂疮。

治金疮妙方（华陀《中藏经》）：以石灰，不以多少，和人血作饼，厚两指许，风干，旋切敷之。

治刀伤及竹木刺血（《传信适用方》）：急以自己小便淋洗三两次立止，不妨入水。

刘寄奴散（出《杨氏家藏方》）：治刀箭所伤。赤石脂　无名异（炒红）　风化石灰　寒水石　磁石（烧红七遍）已上五味各一两。王不留行　刘寄奴　地松　地榆　黄柏皮　已上五味各半两。上件为细末，干掺患处，如刀伤肉开者，以药掺后，更用软帛微敛，即时肉合，更不痛作，亦无脓血甚妙。凡耳或斫落上脱下粘，下脱上粘，用封口药封贴，却以线对缚住，看脱落所向，用鹅翎横夹定，却用竹夹子直上横夹定鹅翎，用药封其耳后（出《永类钤方》）。

治人中铁刀入肉（出本草）：取蛇鸟矢，敷之立消。

治金疮痛（出本草）：用生牛膝捣敷疮上，立瘥。

治金刃所损痛不可忍（出本草）：用没药烂研，以热酒投饮之，良。

治金疮（出本草）：用红蜀葵叶烧为末，敷之。

治刀刃所伤：以北庭硇砂窨敷定，当时生痂，亦名狄盐者。

治金疮（出本草）：用蔷薇灰末一方寸匕，日三服之。

治金疮折伤（出本草）：用天明精捣敷之。昔刘尽宋元嘉中射一麕，剖五脏以此草塞之，蹶然而起，尽怪而拔草便倒，如此三度，因名刘尽草。

治刀刃不伤（出本草）：以朱鳖带之。

合金疮（出本草）：以小蓟作煎和糖服。

治金疮并折伤止暴痛（出本草）：以莲藕捣窨其上，良。

治刀斧诸疮（出本草）：用络石草捣封之立瘥。

治金疮（出本草）：以当归煮饮之。

治金疮（出本草）：以牛蒡子叶贴之，永不畏风，亦不脓，又捣敷之。

治金疮（出本草）：用白槟榔、黄连少许为末，敷之即瘥。

金刃伤中筋骨（附论）

夫金刃所中，至于筋骨所伤深矣，然折骨绝筋亦可接续，要在乘血气未寒急旋治法，若不乘热则风冷易入疮，纵暂愈后必不仁，亦致痛烦而终身不完。至于小碎之骨，即当出之，不尔，则脓血不绝，肌亦不敛矣。夫金疮始伤之时，半伤其筋，荣卫不通，其疮难愈，已后令不仁也。若被疮截断，诸解身躯肘中及腕膝髀，若踝际亦可连续，须在急及热疗之，其血气未寒，碎骨不去，令人痛烦，脓血不绝，日久不能得安，诸中伤人脏者，十死一生。

方

续断散：治金疮伤中筋骨。续断　生地黄（焙）　地榆　芍药　蛇衔　甘草（炙锉）　当归（切焙）　芎藭　附子（炮制去皮脐）　人参　杜蘅各二两　干姜（炮）一两　肉苁蓉（酒浸切焙）二两　细辛（去苗叶）一两　桂（去粗皮）一两半　牡蛎（煅研，一方无牡蛎）一两　蜀椒（去目并闭口者炒出汗）半两　上为散，每服二钱，温酒调下，空腹，日、午、夜、卧各一服。

骨碎补丸：治一切金刃及筋骨风冷所中疼痛。骨碎补（炙去毛）三两　败龟（醋炙）　虎骨（酒炙）　泽兰叶　山芋　白薇各一两　自然铜（煅醋淬七遍）　山茱萸　桂（去粗皮）各一两　当归（切焙）　肉苁蓉（切焙）三分　熟干地黄（焙）五味子　干姜（炮）各半两　白槟榔（生锉）　附子（炮制去皮脐）各一两　肉豆蔻（去壳）二枚　上为末，炼蜜丸如梧桐子大，每服二十丸，空心温酒下，欲作散，每服一钱七，温酒调下，并空心日午临卧服。

杜衡散：治金疮筋骨断令续。杜衡　生干地黄各二两半　蛇衔　地榆（锉）各二两　干姜（炮制）半两　川椒（去目及闭口者一钱令汗出）　桂心　各半两　当归（锉，微炒）　芎藭　赤芍药　各一两半　肉苁蓉（酒浸一宿去皱皮炙干用）一两半　人参（去芦）　甘草（炙微赤锉）膊上阵　附子（炮制去皮脐）各一两　上为细散，每服不计时候，以温酒调下二服。

葛叶散：治金疮续筋骨敛血止痛。葛叶　地菘苗　续断　石灰末　旋覆花　地黄（生用）　益母草　麦门冬（去心）各五两　上捣绞七味取汁，和石灰调作饼暴干，再捣为散敷所伤处。

麒麟竭散：治刀箭伤筋断骨，止痛定血，辟风。麒麟竭　白及各半两　黄蘗（锉）　甘草（炙微赤锉）　白芷　白蔹　当归（锉微炒）　密陀僧各一两　上为细末，每用时以少许干掺疮，立效。

败弩箭散：治金刃弓弩所中，筋急不得屈伸（即地黄散）。败弩箭（烧作灰）　秦艽（去苗切）　熟干地黄（焙）各半两　附子（焙制去皮脐）一两　大枣（肉焙）三枚　杜仲（去粗皮）各半两　当归（切焙）一两　上七味捣罗为散，每服二钱匕，温酒调下，空腹，日、午、夜、卧各一服。一方有续断无大枣。

没药散：治金疮伤筋骨疼痛。没药一两　当归（锉微炒）　地龙（微炒）　自然铜（细研）各三分　肉桂（去粗皮）　川乌头（炮制去皮脐）　干姜（炮制）以上各半两　上为细末，每服不计时候，以温酒调下一钱。

地菘苗散：治金刃伤筋骨，止血生肌。地菘苗　石灰末　旋覆苗　葛叶　青蒿苗　麦门冬苗各五两　上除石灰外，切碎捣绞取汁，和石灰作饼子暴干，再捣罗为散敷疮上，五月五日合佳。一方有益母苗。

骨碎补散：治金疮伤筋断骨疼痛不可忍。骨碎补（去毛麸炒微黄）　自然铜（细研） 虎胫骨（涂酥，炙令黄） 败龟（涂酥炙微黄）各半两 没药一两 上为细末，每服一钱以胡桃仁半个一处烂嚼，用温酒一中盏下之，日三四服。

催潮散：治针铁箭头等锋刃气入皮肉筋骨，害人不能出。天南星 半夏（生）各一两 上为细末，每服一钱，热酒调下，先嚼生姜少许，后嚼生姜少许以外敷曲廉。

槟榔散：治金疮接筋补骨并血不止。槟榔（锉） 黄连（去须并生用） 上等分，捣罗为散，干敷之疮上，如疮口干，用香油润疮口，掺药疮上。

续骨妙方：用马兰草花叶去根，以五月五日采取阴干为细末，酒调服立效。

治金疮续筋骨：方见金刃所伤类。

治金疮续筋骨：方见毒箭所伤类，一名庭实散方。

又方（出《肘后方》）：用石灰细筛，以麻油和之作丸如栝蒌许大，以炭火烧赤，放冷，捣筛为末，又以油和烧丸，如此十遍，为细散，敷疮神效。

又方（出《圣济总录》）：取葵菜根捣烂敷之立瘥。

治金疮续筋断骨令还续方（出《圣惠方》）：多取蟹头黄及脑并足中肉，熬末内疮内。

治伤断筋骨续筋方（出《圣惠方》）：取旋覆根捣汁滴疮中，仍用滓敷疮上封之十五日，即筋骨便续，更不用易。

金刃肠出（附论）

夫金刃所伤有肠出者，有肠出已断者，视其轻重之证可决死生。肠有一头见者不可续也，若腹痛不可忍，短气不能食，近则一日，远则三日，治无及已；肠有两头见者，可速以桑白皮接为线，或以麻缕续之，仍取鸡血涂隙，勿令气泄推内之，更以前线缕缀缝疮口，亦以鸡血涂之；肠有出而不断者，当以大麦粥取其汁先肠而内之，缀缝疮口如前法，然后作研米粥饮，二十余日稍作强糜，百日后始得饭食，不可饱，饱则肠痛，宜常以汤散助之。被伤肚皮俱破肠出在外，只肠全断难医，伤破者不断皆可治疗。肠及肚皮破者，用花蕊石散敷之，线上轻用手从上缝之，莫待粪出，用油撚活放入肚内，肚皮裂开用麻缕为线或捶桑白皮为线，亦用花蕊石散敷，线上须用从里重缝肚皮，不可缝外重皮，留外皮开用药掺待生肉。如伤孔大，肚肠与脂膏出，放入内则用缝，如孔小只有膏出，先用清心药与服，用手擘去膏不用，缘此膏出者已无用了，不可复入肚中反成祸，只须擘去不妨，此是闲肉，但放心可去之，肚肉被伤者，专用退利大小肠，不可待秘，恐成重患。

方

磁石散（出《圣惠方》）：治金疮肠出宜入之。磁石（煅研） 滑石（斫） 铁精各三两 上等分同研细末，每服一钱匕，以温酒调下，空腹，日、午、晚间各一服，夜卧二服，及以针砂涂肠上，其肠自收入。一方用白米饮服，一方无铁精。

治金疮肠出方（出《圣惠方》）：取人屎干为末，以粉肠即入，若肠干取浓面浆湿肠上即入，肠以冷水噀而令吸气即易入。

治被伤肠出不断出欲燥而草土肠著（出《圣惠方》）：作大麦粥取汁洗肠推内之，常研米粥饮之二十日，稍稍作强糜，百日后乃可瘥。草土当蹙在皮外，及以干马屎敷疮上。

治金疮中肠出不能入者（出《圣济总录》）：以小麦三升用水九升煮，取五升绢滤过，候冷，含喷疮上渐入，以冷水喷其背，不宜多令人见，亦不欲令傍人语，又不可令病人知或尚未入取，病人卧席，四角令病人举身摇，须臾肠自入，十日内食不可饱，频食而少，勿使病人惊则杀人。

缝金疮肠出者：方见金刃所伤类桑皮方。

又方（出本草）：治金疮肠出者。以桑白皮作线缝之，更以热鸡血涂上立愈，唐安藏剖腹用此法效。

毒箭所伤（附论）

夫箭镞毒药入皮肤肌肉间，令人短气闷绝，口噤唇干，血虽止而腹痛不能言，其人发醉者为难治，若瘀血应时出，其疮温而热，开能言则可治也。巢氏论毒箭有三种，曰岭南夷俚人用焦铜作箭镞，岭北诸处以蛇毒螫物汁着管中渍箭镞，及有以毒药为之者三种，伤人皆不易治，唯急饮粪汁，可以御其毒，小缓则毒气深入，不可救也。

方

梨母子煎（出《圣惠方》）：中毒箭后皮肉瘀肿。梨母子（去核烂研盐面捣，暴干再捣，用绢罗之去粗）一斤　渎子（一作盐麸子）五两　绿豆（炒熟）三两　不灰木（以牛粪火烧赤）三两　蓝子五两　黄连三两　独颗栗（生用）三两　黑豆（炒熟）三两　大粪烧五两　赤芍药三两　上为末，炼蜜为膏，每一匙温酒下，日三四服。一方加甘草锉生用。

治毒箭及马汗方不灰木散（出《圣惠方》）：不灰木（以牛粪火烧令赤色）二两　密陀僧一两　黄柏（锉）半两　腻粉一分　麝香一分　上为末，盐水洗患处敷搽，日一换之。

雄黄散（出《圣济总录》）：治药毒箭头在身未出。雄黄（细研）一分　粉霜（研）半两　蛜蝌（为末生用）四枚　巴豆（去壳别研为末，生用）三粒　上再同研为散，以铜筋头取乳汁调点疮上频用之，七日疮热，箭头自出。

解毒雄黄散（出《圣惠方》）：治毒箭所伤。雄黄（细研）　大麻仁（微炒）一分　芦根（锉）半两　白蔹半两　上为细末，每服以温酒调下一钱，日四五服。

治中射罔箭蓝子散（出《圣惠方》）：蓝子五合　升麻八两　王不留行　甘草各四两　上治下筛冷水服二方寸匕，日三夜二，又以水和涂疮干易之。

治中毒箭方：一名芦根散，出《圣惠方》。芦根一两　蓝叶一两　紫檀半两　不灰木（以牛粪火烧令赤色为末）二两　上为末，每用一钱以蓝汁调下，粥饮亦得，不拘时候。

干姜散（出《肘后方》）：治毒箭。干姜末（干葛末）一作　盐　上等分，再同研匀，敷疮上毒自出。

蓝汁散（出《圣惠方》）：治毒箭所中。捣蓝汁一升饮之，并以敷疮上，若无蓝取青布渍绞汁服之，并淋疮中，镞不出，捣死鼠肝涂之，鼠脑亦得用之即出。

又方：（出《圣惠方》）煎地黄汁作丸，以热水服之，百日箭出，或作膏调服亦得。

葛根饮：治毒箭所中，方见箭镞金刃入内类。

贝子散（出《圣济总录》）：治毒箭。用贝子捣罗为末，每服一钱匕，温酒调下，不拘时候，日三四服。此方治中毒并治金疮止痛。

又方（出《圣惠方》）：取雄黄末敷疮上，日四五度，汁出便愈，治毒蛇咬疮亦妙。

又方（出《圣惠方》）：取芦根自然汁，每服半盏许，日二夜一，一方饮藕汁，唯多为妙，芦根煮汁亦可，一方贝齿末，服一钱匕，大良。

甘草饮（出《圣济总录》）：治毒箭。用甘草三两细锉，用水二升煎，取一升绞汁，每服一小盏温饮，日三服，仍淋疮上。

生姜饮（出《肘后方》）：治毒箭。用生姜半斤切研如泥，取自然汁饮，五分一盏，未退再服，更无疤痕。一方煮姜汁饮三二升，甚佳。

旋覆散方（出《圣济总录》）：治毒箭。用旋覆根不拘多少捣为散，每服二钱，必以温酒调下，日三服，不拘时候，仍用敷疮中，若无根花并子亦可用。

治毒箭所伤烦乱欲绝（出《肘后方》）：用大麻子三升，捣取自然汁，每服半盏许，日再服。

秦龟散：治俚人毒箭伤。用秦龟血饮之良。

治卒被毒箭及金疮方（出《千金方》）：用麻菁仁数升，杵，饮汁，瘥。

又方（出《肘后方》）：煮藕取汁饮之，饮多益良。

疗毒箭方（出《千金方》）：以盐满疮中，炙盐上三十壮，一方多饮猪血良。

治毒箭及马汗方：用大虻虫于端午日收之，阴干为末，每服一钱，挑破疮口敷之，后以醋糊膏子贴之，即追出毒。

治卒被毒箭中人才破肉烂者即死人：饮人粪汁，以粪涂疮上良。

治着药弩药箭：用曲蟮泥为末，捣豆豉和匀为丸，桐子大，每服五十丸，随伤上下用五六服，一日安。

治毒箭所伤（出本草）：以菩萨石为末，敷之良。

治中药箭方（出本草）：交广夷俚人用焦铜作箭，岭北诸处以蛇毒螫物汁着筒中渍箭镞，此二种才伤皮便溃浓沸烂而死，若中之者。以饮月水屎汁，并以敷之亦可，食惟此最妙。

治毒箭镞及深山大腹中人（出本草）：速取病者当顶上十字嫠之，令皮断出血，以石药末疮上，并敷所伤处，其毒必攻，上下泄之，当出黄汁数升，则闷解。

治毒箭虫蛇咬（出本草）：以芋麻根捣汁罨之。

治毒箭（出本草）：以荞苞捣罨之。

治毒箭（出本草）：以柠叶窨敷之，一方用生芋同盐研细敷之。

解药箭毒（出本草）：用鹅绒筛末，以酒调服之有效。

箭镞金刃入肉（附论）

大凡箭镞金刃入肉，治宜速出之，或有碎骨亦必须去尽，然后涂敷诸药，不然其疮必不合，纵复少愈亦常作疼痛，若神惊血乱气夺则死矣。

方

续断膏：一名当归续断膏，出《圣济总录》。治箭头入内，赤肿辟风敛疮。当归 续断 骨碎补 桂（去粗皮） 附子 泽兰 芍药 白及 牛膝 羌活 芎䓖 木香 麒麟竭 生干地黄 白僵蚕 白附子各一两 沉香 丁香各半两 栝蒌（大者）二枚 乌蛇肉 白蔹 白芷 玄参各一两 杏仁 桃仁各三分 上细锉，入麻油四斤、猪脂一斤半、驴脂三两，用文武火煎三日，滤去诸药，入乳香三两、松脂六两，更煎一日，用生绢滤却粗滓，再用五斗大生铁锅细罗铅丹三斤，炒令紫色，旋入前药中煎，令紫色即旋退火，以药油滴少许水碗内，成珠子为度，以磁石器密收，依前法用。

只圣散（出《圣济总录》）：取出箭头。附子（重半两者，炮制去皮脐）二枚 槟榔（一生一熟）二枚 大黄（锉） 木香各一分 巴豆（去皮浆水煮三二十沸麸炒黄研出油）半两 肉豆蔻（去壳） 吴茱萸（洗焙炒） 当归（锉焙） 黄连（去须） 猪牙皂荚（酥炙去黑并子）各一分 苍鼠（锉焙干研末）一两 芎䓖 陈橘皮（浸去白，焙） 干姜（炮） 桂（去粗皮） 芜荑各一分 上为细末，没药酒调下一茶匙，只三服箭头卒出。

虎舌丸（出《圣济总录》）：点药箭头令自出。干虎舌（用石臼杵捣为末）半两 生草乌头尖（末）三钱 楮实（末）三钱 磁石（用石臼杵捣为末，性紧者）半两 水银（同磁石末一处研细，令水银星尽）三钱 丹砂（研）一钱 硫黄（舶上者）一钱 硇砂（透明者研）二钱 金牙（石杵臼捣为末）半两 消石（同硫黄研）二钱 上一处于乳钵内更研极细，石脑油为丸，如黍米大，令两头尖角盒子盛贮，每出箭头一枚用药一丸，窍内将铜筋点入箭疮内，即以好酒少许摩疮四畔，次将红散子摩疮，须臾觉疮极热而痒，其箭头当日内自出，次以生肌金黄散掺疮内，以紫金膏封之。

红散子（出《圣济总录》）：摩疮上。曼陀罗子 草乌头尖 麒麟竭 蓖麻子（去壳细研） 茄子花各半两 上为细散，以好酒调下如膏，于疮口上涂摩之，箭头自出。

雄黄丸（出《圣济总录》）：治箭镞不出。雄黄（研） 独角仙 硇砂（研） 不灰木 威灵仙（去壳） 木槿花各一分 鼠（心头取血，研入众药内）一枚 上除鼠血外，捣为散和匀，炼蜜丸黄米大，内在疮内，箭头自出。

牡丹散（出《圣济总录》）：治金疮箭头在骨远年不出。牡丹（去心） 白蔹各一两 桑根白皮（锉）二两 藿香叶 丁香 麝香（研）各一分 上为散，每服二钱匕，温酒调下，日三，浅者十二日，深者二十日，箭头自出。

雄黄丸（出《杨氏家藏方》）：治骨中箭头方。雄黄一分 蜣螂（研）一分 不灰木（以牛粪火烧赤色）一分 威灵仙一分 朝生花一分 鼠（去头取血）一枚 上为末，入鼠血并炼蜜和丸如黄米大，内疮口，其箭铁不计远年自出。

蛴螬丸（出《圣惠方》）：治金疮箭镞在骨中远年不出。蛴螬（干者）五枚 蝼蛄（干者）三枚 赤小豆一分 赤鲤鱼鲊一两 硇砂一钱 红花末三钱 上研细，以鲊研丸如绿豆大，如疮口在，只于疮口内纴一丸，如无疮口，以针拨破内药，不过三丸至五丸，箭头自动轻摇即出。

巴豆丸（出《圣惠方》）：治肉中箭头。巴豆（去皮）一枚 腻粉一分 砒（细研）少许 磁石（细研）半两 蜣螂（为细末）一个 上以鸡清和丸绿豆大，先以针拨开疮口，用男子乳汁化一丸在拨开处上，用醋面纸封贴上，当痒痒极不可忍，则其铁自出也，多年者两上，新者一上，箭铁自出。

治箭镞入肉（出《圣惠方》）：雄黄 蜣螂 腻粉 砒霜 巴豆（去皮）各一分 上为末，先以儿妳汁湿筋头，点药入疮内，当痒不过三两，上便出矣。

半夏散（出《圣惠方》）：治金疮箭头在肉中不出。半夏（汤洗七遍去滑） 白蔹 牡丹各一两 桑根白皮（锉）二两 上为末，每服以温酒调下一钱，日三服。

出箭头方：蜣螂（自死者）十个 土狗子三个 妇人发灰少许 上蜣螂去壳取白肉，与三味同研如泥，用生涂中箭处，如膏搽后内微痒，即以手蘑之，其箭头自出。

解骨丸（出《圣济总录》）：治箭镞不出。雄黄（研） 蜣螂（研） 象牙末各等分 上捣研为散，炼蜜丸如黍米大，内疮口内，后细嚼羊肾芝麻摩贴之，觉痒箭头自出。

治箭镞不出（出《圣济总录》）：蜣螂（五月五日取者佳） 斑猫（棘刺上暴干细研）各七枚 砒黄（细研）半两 上和匀，入青竹筒三寸内，卷蜡纸塞口，更以蜡纸封定，厕中浸三七日取出，洗暴干，每用豆许，待痒按之自出。

出箭头方（出《济生拔粹方》）：角蜣螂（全用）不计多少 乳香 麝香不计多少 上为细末，拨动箭头，拨药于疮口内。

治箭镞入肉（出《圣惠方》）：斑猫二七个 蜣螂一七个 硇砂一钱 上为末，都入竹筒内封头，然后入厕中七日取出，于阴地内埋之七日取，于磁盒内盛之，每用时服少许，于疮上涂之，其箭镞自出。

白蔹散（出《圣惠方》）：治金疮箭在肉中不出。白蔹 半夏各等分 上治下筛，酒服方寸匕，日三，浅疮十日出，深疮二十日出，终不住肉中。

牡丹皮散（出圣金方）：治箭镞及诸刀刃在咽喉、胸膈诸隐处不出者。牡丹皮一分白盐二分（一方作白豉） 上治下筛，以酒服方寸匕，日三服出。

取箭镞入骨取不出疼痛不可忍宜用此方（出《圣惠方》）：巴豆三枚 蜣螂三枚上研涂所伤处，俟痛定微痒忍之，极痒不可忍，即撼动拔出，以生肌膏药敷之，以黄连贯众汤洗毕，以牛胆制风化石灰敷之，兼治恶疮。夏侯郸云：初在润州得之方，镞箭出后，速以生肌膏敷之，说者云：兼治疮，郸得方后至洪州旅舍，主人妻患背疮呻吟，郸遂用此方试之愈。

治箭头不出（出《圣济总录》）：磁石（生捣研极细） 雄黄（研）各三分 上同研令匀，每服二钱匕，绿豆汁调下，空心，十日后轻拨便出，手足上用此药贴之自出。

白豉散：一名丹散，出《圣惠方》。治箭头不出。白豉三分 牡丹（去心）三分上为散，每服三钱匕，温酒调下，空腹，日、午、卧各一服，一方加盐等分。

万类灰散（出《圣惠方》）：治金疮及箭入肉不出肿痛。万类灰 弓弦灰各三两上共研为散，每二钱匕，用蓼蓝汁调下，日再服。

治刀箭伤紧闭者：血竭一枚 消石 上为末，敷之出血不止，立效。

又方：龙骨二钱 船灰六两 乳香一两 上为末，敷之立效。

治箭簇方：用射罔以涂之。

治卒中箭不出或肉中有聚血（出《千金方》）：取女人月经布烧灰屑，酒服之。

治箭镞及诸刀刃在咽喉胸膈诸隐处不出（出《千金方》）：用酒服瞿麦方寸匕，日二瘥。

又方（出《千金方》）：以栝蒌汁涂箭疮上即出，一方用根捣敷疮日三易。

治针入肉中并箭诸物刺（出《千金方》）：刮象牙为末，水和聚着折针上，即出。

又方（出《千金方》）：用磁石吸铁者着上即出。

取箭镞方（出危氏方）：用天水牛一个，独角小者尤妙，用小瓶盛之，用硼砂一钱研细末，用水些少滴在内浸自然化水，以药水滴在伤处箭头自然出也。淮西总管赵，领卫名属殿，严密之子云：仇防御方张循王屡求不得，因奏知德寿，宣取以赐之有奇效，与杨氏方中用巴豆、蜣螂者大率相似。

赤小豆饮（出《圣惠方》）：治箭头入肉及入腹不出。用赤小豆半升，以水五升煮，令烂熟绞取汁，每服一盏空腹，日、午、夜、卧服一方，和酒相次服之，尽为度。

治箭头在咽喉中或胸膈中及诸处不出者（出《圣惠方》）：用鼠肝五个，细切烂研敷之，兼以鼠脑髓或鼠头血涂之并良，兼治人针折在肉不出，并刀刃伤。

又方（出《圣济总录》）：以生鼠皮一枚，及前两足作灰，用猪膏和涂之即出。

牛膝膏（出《圣济总录》）：治箭在咽喉中或胸膈中及诸处不出者。捣牛膝不限多少作末，以热水调涂箭头即出，若火疮、炙疮不能愈者，涂之效。

又方（出《圣济总录》）：以白项蚯蚓十四枚，内铜器中，次入研细盐一两，于日中曝并化作汁者，涂之箭镞与刃伤处，须臾痒则出。

疗箭头及诸刃头在咽喉胸膈诸隐处不出者（出葛洪《肘后方》）： 嚼杏仁不限多少涂之，研杏仁细敷之。

又方（出《圣济总录》）： 捣乌梅不限多少为散，水和涂之即出。

又方（出《圣济总录》）： 取蛴螬不限多少，细研取汁涂之，血止即出。

箭镞中伤在喉咽胸膈不出者及针刺不出者（出《圣惠方》）： 用蝼蛄即土狗虫干者，浓煎汁滴上三五度，箭头自出，一方以蝼蛄脑十枚细研，涂疮上亦出。

治出箭头（出本草）： 以栗肉生喫七个，又生嚼罨可出，亦罨恶刺。

治箭头不出及恶刺破痈（出本草）： 以人牙齿垢和虱研涂之，出箭头。

治折箭刺入脓囊不出坚燥及鼠损： 取蔷薇灰末方寸匕服之，十日鲠刺皆穿皮出效。

万圣神应丹（出《卫生宝鉴》）： 出箭头、鱼骨、针麦芒，远近治之。用莨菪科一名天仙子，取著中一科服，本枝华花实全者，好于端午日前一日，特不语，寻见莨菪科言道：先生你却在这里那道罢，用柴灰自东南为头围了，用木楔子橛了根周细二次，日端午日未出时，依前特不语，镢只一镢取出土，用净水洗了，不令鸡犬及妇人见，于净室中，以石臼捣为泥丸如弹子大，黄丹为衣，纸袋封了，悬于高处阴干，如有人着箭不能出者，用绯绢盛此药干于脐中，用绵裹肚系了，先用象牙末于疮口上贴了，后用前药，如疮生合，用刀子割开，贴之最验。

葛根饮： 治箭镞不出及治毒箭所伤。用生葛根三斤锉细，研绞取自然汁，每服半盏，不拘时候，日三，治一切金疮，无有不效者，又云：葛白屑熬黄敷疮，止血立效。

治箭镞石不出立效方： 用黑羊粪捣末敷之，待疮口开，即以生鼠刺取血滴疮中，须臾即出。

神铃散： 箭头在骨内取不出。大雄鼠一枚　上件去皮骨取精肉，薄劈焙干碾为细末，每服二钱，热酒调下，若觉箭疮痒不得抓，忍痒少时，箭头自出，不拘时候。

磁石丸： 出箭头。斑猫（全者）五十枚　屈盘虫（去头翅）五十枚　磁石（四面紧者）一两　硇砂（别研）一两　巴豆（去壳不用）二十枚　川乌头（生用不去尖）二十枚　上件为细末，以枣肉为丸如鼠粪大，妊疮口内，箭头自出，如疮口生合不见，于旧瘢上炙三十壮，以津液化药敷在炙疮上，用湿纸贴定候肉疮，以物枕疮口卧，良久箭头自出。

鼠油膏： 出箭头。鼠（熬取油）一枚　蜣螂　皂角（烧灰）　定粉　龙骨上四味各一钱　乳香（别研）少许　上件为细末，以鼠油和成膏子，点药疮口内其上，更用磁石末盖之，箭头自出。凡箭金及诸竹刺没肉中头尾犹可揣得者：应破上以钩锋引出之，若深藏不见者，难疗多死。又箭中骨，骨破碎者，须全出去，碎骨尽得，药敷之，不尔疮永不合亦死。

铁汞丹： 治金箭头入腹内，及在身体诸处禁，或着骨断折不能取者。獭胆（如无，只用赤鲤鱼胆一十四枚）七枚　磁石（四边紧者）　血竭（别研）　泽泻　赤小豆　紫

葛根　苍耳子　赤芍药已上七味各半两　樟柳根三两　以上并生用，焙干为细末，酒煮赤小豆、面糊入胆汁，同和为丸，如梧桐子大。如在腹内，每服二十丸，浓煎赤小豆、樟柳根汤并酒各半盏送下，不拘时候，日三四服，立出；如在骨节禁穴内，不可取者，用后药：硇砂（别研）　砒（别研）　巴豆霜　斑猫上四味各一字　蜣螂十枚　蝼蛄七枚　蛴螬七枚　上七味研细，入前药二十丸，一处再研，用石脑油为丸，如绿豆大，每用一丸，妊疮口内，上用云母膏盖口，日一换药，不过三五日，其箭自出矣。

涌铁膏：取箭头一切针刺入肉，尽皆治之。粪鼠头一个　蝼蛄四十九个　芫青一两　土消虫十个　巴豆一两　马肉蛆（焙干）一两　信一两　酱蛆（焙干）一两　夏枯草一两　硇砂一两　磁石一两　黄丹一两　地骨皮一两　苏木一两　蜣螂一两　石脑油三两　蒿柴灰汁三升　上将灰汁、石脑油用文武火熬成膏，次下地骨皮等末令匀，磁器内收，临用时看疮势大小点药，良久，箭头自然涌出。

神圣膏：取针铁误入皮肤。车脂不以多少　上成膏子者，好摊在纸上如钱许，二日一换，三五次其针自出，大有神验。

乌翎散：取针铁误入皮肤。乌翎三五枚（火炙焦色）　上碾为末，好醋调成膏子，涂在疮上纸盖，一两次其针自出，神效。

金疮门

金疮血不止（附论）

夫血行脉中，周行灌溉而无穷矣，金刃所伤者，深则其流湍激，若海沸河决御之，至难要在杜其冲溢之势，外观其形，内订其脉之如何，若血出不断，其脉大止者为难治，若血出不止，前赤后黑，或黄或白，肌肉腐臭寒冷喘急者，亦为难治，不可不察也。夫金疮去血，其人苦渴，然每忍之，常令干食并肥之物以止渴，慎勿咸食，若多饮粥辈则血溢出杀人，不可救也。又忌愤怒大言笑，思想阴阳，行动作劳，勿多食酸咸，饮酒热羹臛辈皆使疮痛肿发，甚者即死，疮差后犹尔出百日半年乃稍常耳。凡金疮伤天囟、眉角、脑户、臂裹、跳脉、髀内阴股、两乳上下心为尾、小肠及五脏六腑腧，此皆是死处，不可疗也。又破脑出血而不能言语，两眼直视，咽中沸声，口急唾出，两手妄举，亦皆死候，不可疗。若脑出而无诸候者，可疗。又伴随卒无汁者，中风也；疮边自出黄汁者，中水也，并欲作痉候可急疗。又疮卒无汁者，中风也；疮边自出黄汁者，中水也，不可止，前赤后黑或白肌肉腐，自寒冷坚急者，其疮难愈亦死也。口血出不止，则用方中止血药敷之，如洗开后疮孔大甚，且先用降真香、龙骨、没药掺之，肉即生上，疮孔须用油单贴，待脓血汁出，莫待敝塞。如夏月用药，以薄荷叶贴疮孔，一日一度汤洗，又用药掺。如肉上满疮口，用手搦不痛如好肉一般，即用收疮口药敷上，却莫贴，待风稍疮口立收。若未生实肉，切不可先收疮口，里面恐为患也。夫金疮血出不断，其脉大而止者，三七日死；金疮血出不止，前赤后黑或黄或白，肌肉腐臭、寒冷强急者，其疮虽愈亦难疗也。夫金刃中于经络者，出血必多，脏腑空虚，津液竭少无血气，以荣养故须补之也。

方

当归散：一名内补散，一名苁蓉散，出《千金方》。治金疮出血多虚竭，此药内补。当归（锉微炒）芎䓖 川椒（去目及闭口者，微炒去汗）干姜（炮制锉）白芍药 桂心 甘草（炙微赤，锉）黄芩 吴茱萸（汤浸七遍，焙干微炒）桑根白皮（锉）各半两 肉苁蓉四两（酒浸一宿（锉去皱皮炙令干）人参（去芦头）黄芪（锉）厚朴（去麤皮涂姜汁炙令香熟）各二两 上为细末，每服以温酒调下二钱，日三、四服。一方有白及无黄芩、桑根白皮。

麻黄散（出《圣济总录》）：治金疮止血闷及疼痛。麻黄（去节）半两 甘草（炙）白芷 附子（炮制去皮脐）干姜（炮）当归（切焙）续断 黄芩（去黑心）芍药 芎䓖 桂（去麤皮）各半两 上为散，每服二钱，温酒调下，空腹，日、午、夜各一服，可加至三钱。

内补芎䓖散（出《圣惠方》）：治金疮伤筋骨疼痛，下血多，食少，脏腑虚竭。芎䓖一两半 熟干地黄 当归（锉微炒）白芍药 肉苁蓉（酒浸一宿刮去皱皮炙干用）以上各一两 蛇衔草 干姜（炮裂锉）各三分 续断三两 桂心 附子（炮裂，去皮脐）细辛各三分 上为细末，每服不计时候，以温酒调下二钱。

内塞散：亦名黄芪散，出《圣惠方》。治金疮去血多虚竭，疼痛羸弱，内补。黄芪 当归 芎䓖 白芷 干姜 黄芩 芍药 继断各二两 附子半两 细辛一两 鹿茸三两 上治下筛，先食酒服五分匕，日三，稍增至方寸匕，一方无芍药。

川大黄散（出《圣惠方》）：治金疮刀箭所伤血不止，日夜疼痛。川大黄（锉，生用）甘草（锉，生用）甘菊花 旋覆花 槟榔 黄连（去须）白芷 蔓菁花各一两 黄柏（锉）五两 桑根白皮（锉）二两 上为细末，敷之神效。

蒲黄散（出《圣济总录》）：治金疮血出，腹胀欲死。甘草（炙锉）三分 黄芪（锉）一两 蒲黄 生干地黄（焙）各一两半 当归（切焙）芎䓖 白芷 续断各一两 上为散，每服三钱匕，空心温酒调下，日三四服，血化为水而下，若口噤，斡开口与之，仍加大黄一两半。

龙骨散（出《圣惠方》）：治金疮出血不止。龙骨 乌樟根各三两 当归（锉微炒）芎䓖 续断 熟干地黄 突厥白各一两 鹿茸半两（去毛涂酥炙令微黄）上为末，敷疮上血即止，如服即每服以温酒调二钱，日三服。

石灰散（出《圣惠方》）：治金疮血不止。石灰（以小便浸五日细淘过）二斗 大麻心 桑叶各五两 橛叶一两 青蒿叶半斤 刺蓟 益母草 云苔子各六两 上以端午日收采，相和石灰，内臼中杵令烂，摊作片晒干，要用即旋捣为散，以敷疮上。一方无大麻心、桑叶、檞叶。

如神散（出王氏《博济方》）： 治一切刀斧所伤，血出不止，并患恶疮。龙骨（研）半两　虎骨（炙研）半两　丹砂（研）一钱　铅丹（以火烧令通赤）半两　腻粉一钱　麝香（研）少许　乳香（一块皂子大，研）　上研极细，一切疮以黄连汤或盐汤洗拭干，掺药在疮上，不得以液沾著疮口。

治金疮出血不止方： 川芎　续断　熟干地黄各一两　鹿茸（涂酥去毛炙微黄）半两　乌樟根三两　突厥白一两　上捣为末，敷疮血即止，如服，温酒调二钱，日三服。

雄黑豆散（出《圣惠方》）： 治金伴随疼痛血不止。雄黑豆（紧小者是也）半升　黄叶（锉）半升　云苔子　桑根白皮（锉）　乌贼鱼骨各四两　黄连（去须）　龙骨各二两　上为细末，每用敷疮上。

治金疮下血（出本草）： 以青黛摩敷之。

治刀斧折伤生肤止血痛（出本草）： 以会州白药为末，敷疮上，药如白蔹出会州也。

金伤散（出御药院方）： 治金刃箭簇所伤，血出不止，及落马打伤，内绽血出，亦皆治之。白及　白蔹　乳香各一两　龙骨半两　黄丹少许　石灰（远年者佳）半斤　上为细末，入黄丹有如淡红色，每用干捻在患处上，用软纸更以绢帛裹护者，忌风水，干痂为效。

定血散（出《杨氏家藏方》）： 治一切刀伤血出不止，收敛疮口。天南星（生）　槐花（炒黄）　郁金　上三味各四两。　半夏（生用）二两　没药（别研）　乳香（另研）各二钱半　上为细末，以入没药、乳香同研令匀，如有伤处干贴疮，切忌水洗。

治金疮出血多虚竭内补（出《千金方》）： 当归三两　干姜三分　芍药　辛夷各五分　甘草二分　上治下筛，酒服方寸匕，日三夜一。

没药散（出《医方大成》）： 治箭伤止血定痛。定粉一两　枯白矾（另研）三钱　没药（另研）　风化石灰　乳香（别研）各一两　上为末，和匀掺上。

当归散： 治金疮去血多虚竭，内补方。当归三两　芍药　细辛各五分　干姜三分　甘草二分　上为散，以酒服方寸匕，日三夜一，忌海藻、菘菜、生菜。

黄连散（出《圣济总录》）： 治金刃所伤血出不止。黄连（去须）　槟榔（锉，生用）　木香　白芷各半两　上为散，掺所伤处，血即止效。如妇人血晕，以童子小便调下一钱匕，如脏毒泻血，以水煎服。

刀箭药（出《圣济总录》）： 治金疮血不止。石灰（远年船上者烧）一两　龙骨（研）半两　铅丹（炒）三钱　狗脑骨（烧灰）半两　上捣罗末，敷疮上。

风化散（出《圣济总录》）： 治金疮止血定痛。风化石灰一升　干姜（生用）三分　生栗子末　白药各五分　上以端午日捣罗为末，敷患处。

雄矾散（出《杨氏家藏方》）： 治金疮血出不止。雄黄（别研）　乳香（别研）　五

倍末　腻粉（别研）　上等分为末，依疮口大小掺之，血出立止，其疮不许封，即干敛不痛，一方有白矾。

黑散子（出《圣济总录》）：治金疮止血。大黄（童子小便浸三日，后用纸裹煨）三两半　巴豆（浆水浸炒令黄）一两半　半两钱（以铁线系烧红，以酒五升淬尽）四十九文　羊胫炭（一握七茎，米醋五升，淬尽用之）　上为细散，随伤损大小贴之，疼痛立止，无瘢痕及能出箭头，止血大效，妇人一切败血极者，可服一字，温酒调下。

神仙止血散：龙骨（五色紧者）一两　诃子一两　白石脂半两　柠麻叶（系五月午时采来阴干者）半两　上为细末，水调服之，如修合时不得令妇人鸡犬见之。

灰韭散：治金刃止血。新石灰　韭菜　柠麻叶　小奇花　上等分，先捣三味，烂汁着石灰，再捣烂和成饼子，乱草裹放起阴处，用时碾碎末干掺如神，五月五日午时修合，一方无小奇花。

治金刃或打伤血出不止（出危氏方）：降真香（末）　五倍子（末）　铜末（是削下镜面铜于乳钵内，研细等分）　上拌匀敷伤损处，昔安丰斗殴朱嵩碎首，用此药而愈。

黄金散：治金刃伤止血定痛。郁金　半夏各一两　风化石灰四两　上为末，凡有损伤干掺之。

治刀箭伤血出不止并折骨：槟榔一个　木香　胡黄连各二钱重　上为末，敷疮上立止，亦接得损骨伤中便贴之，如研下指血未定，速将药裹定便得，却相连接。

治金疮血不止疼痛：生栗子（炒干）一升　干姜（炮裂锉）三分　白及五两　上于端午日捣细为散，瓷器中贮，每用时于疮上敷之，止血止痛极效。

治金疮出血不止（出《圣惠方》）：蒲黄一斤　当归二两　上治下筛，酒服方寸匕，日三。

桃红散：治金疮出血。石灰一升　大黄（锉作骰子块）四两　上同炒至石灰淡红色，去大黄用石灰，加当归、海桐皮为末敷之。

南星散（出《圣济总录》）：治刀刃所伤血出不止。天南星（切焙）三枚　铅丹半钱　上为散，干贴立定。

槟榔散（出《圣济总录》）：治金疮出血痛甚（方见金刃伤中筋骨类）。

桃红散（出《圣济总录》）：治金疮或竹木所刺，出血不止及疼痛。干葛粉　染胭脂各一两　上研细，干掺在疮上，又用青绢以鸡清涂，绢可疮口大小贴，仍先用篦子按去血，令药与肉平，方以青绢蘸鸡清贴之。

石榴花散（出《圣惠方》）：治金疮伤破血流不止。石榴花（暴干半两，一方用半斤）　石灰（炒一升半，一方炒一升）　上为散，取少许敷疮上，搽少时血断便差。

治金疮血不止方（出《千金方》）：煮桑根十沸，服一升即止。

又方（出《千金方》）：捣车前汁敷之，血即绝，连根取用亦效。

又方：用柳絮封之。

又方：以蜘蛛幕贴之，血即止。

又方（出《圣惠方》）：饮人尿五升愈。

治金疮血不止：取豉三升，热汤浸食，顷绞去滓，内蒲黄三合顿服之。

葱白方（出《朱氏集验方》）：治金疮定痛止血。以葱白煨烂乘热缚，定痛血自止，葱冷再易，后全无痕，神效。伤者亦可以煨葱淹之使活。一方以葱叶汁取涂疮上即止，或用葱茎叶煨热烂研署敷之，亦治金疮水入靸肿。若为妇人所惊者，取妇人中衣火炙令热以熨疮上。

张氏经验方：二人云：荆门军点头录石城乡人，戴尧臣作尉试马，被马劣拶人于篱，戴损大指甲，离肉血淋，将葱白煨烂乘热缚，痛与血随止，葱冷再易，不复痛后，亦无痕迹；小木匠姓雷脚跟为斧所伤，乘急用泥塞后，攻注成肿，发寒热不可立，遂剔去旧土令血再出，却用煨葱白敷之，不移时痛住血止；推官宋琢定验，两处杀伤，气偶未绝，亟令取葱白锅内炒热以敷伤处，继而呻吟，再易葱而伤者无事矣；药平人好斗多伤，乐平鲍宰每有杀伤，公事未暇诘问，先将葱白敷伤损者，活人甚众。大辟遂减伤损，不必他求，无葱处以叶亦可，只要炒热为上，时易为佳，若伤多煨炮不及，但以干锅内且烙且杵令涎出葱热，用之为妙。

如圣千金散（出《卫生家宝方》）：治金疮出血痛不可忍。海金砂 滑石各半两生郁金一分 上一处为末，每服二钱，用砂糖一块，新汲水调下，不拘时候。

治金疮血不止（出《儒门事亲》）：用薇末贴之立止。

治金疮血出：用孩儿茶捣末敷之随愈。

治刀疮血不止：取杨梅树皮嚼极细，盦刀疮上立愈。

治金疮伤损血出（出《百一选方》）：用生牛胆入石灰末后，干掺疮即止，以腊月牛胆入风化石灰，悬当风处佳，候干用。

百草散：治金疮止血（方见金刃所伤类）。

桑皮方：治金疮止血（方见金刃所伤类）。

灰矿散：（出《圣济总录》）：治金疮止血。用古窑石灰紫矿各半两，同为散敷之。

灰弹散：治金疮止血速差（方见金刃伤类）。

治金疮血不止兼痛方（出《圣惠方》）：用麒麟竭末敷之止。

治金中经脉伤皮及诸大脉，血出多，心血冷则杀人（出本草）：用炒盐三撮，酒调服之。

治金疮止血生肌及恶疮入水并无妨绝妙，人号为上血竭也（出《圣惠方》）：急刮真紫檀末敷之，凡裹缚疮用，故布帛不宽不急，如絮衣带即好。一方用降真香为末敷之，亦佳。

治金疮止血止痛出刀方（出《肘后方》）：用甄带烧灰封之患处，江南以蒲为甄带，取久者烧灰入药，味辛温无毒，甄带久被蒸气，故能散气通气。

治金疮血涌出：取月水衣炙热熨之，又烧末敷之。

治金疮血出不止：以筛过石灰，用旋杀猪血就盆内搅匀，捻作饼筐穿熬干末贴之。

治刀箭疮止血并痛方（出本草）：用茅香花置之，良。一方以白茅针生接敷疮上。

治金疮生肤止血（出本草）：以研合子捣碎敷疮上。

又云：昔汉高祖战时用此敷军士金疮，故名研合子。

旋覆散：治金疮止血（方见毒箭所伤类）。

葛根饮：治金疮筋脉伤，及诸大脉皆血出，多不可止。

血冷则杀人：方见箭镞金刃入肉类。

治金疮血不止痛（出《圣惠方》）：用白芍药一两熬令黄，杵令细为散，酒或米饮下二钱并得，初三服，渐加。一方为末敷之。

治金疮血流破血（出本草）：用苋煮汁饮之良。

治刀箭疮有血不止方：以小儿屎涂封之，三日即差并不伤人。

五倍散（出《圣济总录》）：治金疮血不止，亦治痔疮。以五倍子生用，为散干贴血立止。

治金疮血不止疼痛（出《圣惠方》）：以龙骨捣末细研敷疮上。

又方（出《千金方》）：治金疮血出不止，以人精涂之。

神奇散（出《圣济总录》）：治刀斧所伤并箭伤血出不止，诸药贴不住者。麒麟竭（研） 没药（研） 自然铜（煅令紫） 天南星（炮） 干姜（烧灰） 铅丹（炒黑） 腻粉 瓦藓 麝香（研）少许 上为散拌匀，每用药贴疮，先以盐水洗过，烧葱研汁涂疮上，然后干掺药贴之。

治金疮出血（出本草）：用楮纸烧灰止之甚效。

治金疮止血（出本草）：以地松挼敷之。

治刀箭伤止血（出本草）：用白梅研敷之。

芎䓖散：治一切出血过多，金疮疼痛欲倒者。川芎（好者） 当归（酒浸）各等分上咬咀，白水煎服。

救生丹（出《卫生家宝方》）：治刀刃所伤出血不止，及打扑伤损，及恶虫所伤，及发背疮疽等疾，无不效者。寒食面（及寒食日用搜作饼阴干）四两 千口土（即蚁穴土）四两 土马骏（乃墙上长须青苔）四两 茴苣心四十九个 荆芥心（若嫩小者则添一握）四十九个 纥勒蔓心四十九个 雄黄（水研飞过）一两 乳香（别研多为妙）一两 上于五月五日午时修合，用砂石擂盆内烂研令匀，丸作弹子大，暴干当风处用葛布袋盛挂起。如治疮及毒，以一丸为率细研，用新汲水调饮，清者浓者用鸡鹅翎扫肿处，欲散则遍扫，欲聚则留头，纔干再扫，甚效。如刀伤血出干掺修合，日忌鸡犬妇人见。

治刀斧伤（出《卫生家宝方》）：黄连一两（去须） 槟榔一分 石灰（细罗）一分

膈茶末一分　上为细末，凡伤者不拘深浅干糁，用绵缠之，血立止，三日疮口合，不得用水与汤洗。

军中一捻金散（出《永类钤方》）：金樱叶二两　桑叶一两　嫩柠叶一两　上捣烂敷，若欲致远，阴干作末敷上，帛缚血止口合，名草蝎经进方，以五月五日或闭日收药良。

治金疮犯房，血出不止死，急以汤泡绵帛拓疮口，令血散四肢活，仍服（出《永类钤方》）：川芎　当归　人参　龙骨等分

止血住痛生血：煎前药，灌以苏合香丸服。

治金疮或杂伤出血不止《永类钤方》：用新头等钞角擘少许，茸碎敷疮口上。

又方（出《永类钤方》）：嫩紫苏叶和桑叶捣烂贴效。

又方（出《永类钤方》）：次陈紫苏叶蘸所出血，接烂敷疮口，血不作脓甚效，仍且愈后无痕。

治金刃及杂伤血出不止（出《永类钤方》）：用降真末、五倍子末、镜面上削下铜末细研等分，敷伤处。

治金疮止血（出本草）：用花乳石刮末敷之即合，仍不作脓溃。

治金疮下血不止出本草：取壁钱虫汁点疮上，或捣烂敷疮上。

治金疮止血（出本草）：以小蓟绞取汁服。

治金疮血不止（出本草）：用小蓟叶挼封之。

治金疮伤刺血不止：用葛叶挼敷之甚效。

金疮内漏血不出（附论）

夫金疮通内血者为内漏，两肋胀不能食者死，瘀血搏在于内，腹胀脉牢大者生，其脉沉者死也。

方

治金疮内痛方虻虫散（出《圣惠方》）：桃仁（汤浸，去皮尖双仁，麦炒微黄）一两　桂心一两半　川大黄（锉碎微炒）二两　水蛭（微炒）三十个　虻虫（去足微炒）三十枚　上为细末，每服二钱，童子小便一中盏煎至五分温，日五服，夜三服，如无童子小便，酒并水代之，服讫后，以胡粉散敷之。

胡粉散（出《圣惠方》）：治金疮漏血。胡粉二两　干姜　生姜（阴干去皮）二分　上为末，敷疮上。一方生栗子阴干去壳，不用生姜。

治金疮内漏方（出《千金方》）：还自取疮中血著杯中，水和服之。蒲黄二两　麻勃一两（用七月七日摘者）　上酒服一钱匕，日三服夜二。

又方（出《圣惠方》）：虻虫（炒微黄）一两　牡丹二两　上为细末，每服食前以温酒调下二钱，日四五服。

治金疮内漏血不出方（出《圣惠方》）：用牡丹皮为散，水服三指撮，立尿出血，或温酒调下亦得。又服蒲黄一方寸匕，血立下。

治金疮内漏（出《肘后方》）：还自取疮中血著杯中水和服之，愈。又以器贮汤熨腹令热达，则内消。

雄黄散（出《肘后方》）：治金疮血内漏。以雄黄末如大豆，内疮中敷之亦得。一方治卒中鬼击及刀兵所伤，血漏腹中不出，烦满欲绝，酒服五钱匕，血皆化为水，卒以小便服之。

治金疮出血内漏：用蝙蝠二枚，烧烟尽末，以水调服方寸匕，令一日服尽，当下如水血消也。

治金疮内漏血在腹不出（出《圣惠方》）：取猪膏莓捣敷之，断血生肉，除痛消浮肿，或作汤浸渍避风并效。

又方（出《圣惠方》）：以马齿苋敷汁，每服暖饮一小盏即止，兼治恶血在腹中。

又方（出《圣惠方》）：以质汗末敷之，及用热艾麝香末等分敷之亦佳。

治诸疮伤瘀血不散：以五六月收野柠苏叶擂烂金疮上，如瘀血在腹，用顺流水擂烂服即通，血皆化水，以死猪血试之可验，秋月恐无叶早收。

二物汤：治金疮腹中瘀血。大麻子二升　大葱白（茎）二七　上使数人各捣令熟，着九升水煮一升半顿服，若血出不尽，腹中有脓血更服，当吐脓血。

金疮烦闷及发渴（附论）

夫金疮烦闷者，以血出太甚，经络空虚而发热躁也，经所谓阴虚生内热，阳虚生外寒者如此，其有发渴者，亦以经络乏竭津液枯燥，故愈引饮。

方

蘧麦散：治金疮烦闷及渴内补。蘧麦穗　芍药　细辛（去苗叶）　桔梗（炒）　芎藭　当归（切焙）　甘草（炙锉）　干姜（炮）　熟干地黄（焙）　防风（去叉）　续断　人参　蜀椒（去目并闭口者，炒出汗）　辛夷（去毛）　牡蛎（煅）　栝蒌根　白蔹各半两　桂（去粗皮）　厚朴（去粗皮生姜汁炙）各一两　上为散，每服二钱匕，熟水调下，空心日午临卧半夜各一服，筋骨断者加续断三分。

生干地黄散：治金疮烦闷。生干地黄　甘草（炙微赤，锉）　白芷　当归（锉，微炒）　续断　桃仁（汤浸去皮尖双仁，麦麸炒微黄）　羚羊角屑　黄芩　赤芍药各一两　芎藭　桂心各三分　上为细末，每服以温酒调下二钱，日四五服。

白薇散：治金疮烦闷疼痛不止。白薇　栝蒌　枳实（去穰麸炒）　辛夷（去毛）　甘草（炙锉）　石膏（研如粉）各一两　厚朴（去粗皮生姜汁炙）　酸枣仁（炒）各半两　上为散，每服二钱匕，温酒调下，空心日午临卧半夜各一服。

白薇散：治金疮烦闷不得眠卧疼痛。白薇　栝蒌根　枳实（麸炒微黄）　辛夷仁甘草（炙微赤，锉） 赤芍药各一两 酸枣仁 二两（微炒） 上为细末，每服以温酒下二钱，日四五服。

消石散：治金疮烦闷欲死，大小便不通。消石（炼） 寒水石（研） 栝蒌根 泽泻 白蔹 芍药各一两 上为散，每服二钱匕，温水调下，空心日午、临卧各一服。

地骨皮散：治金疮烦渴闷乱头痛。地骨皮 黄连（去须） 麦门冬（去心） 甘草（炙微赤，锉） 生干地黄各一两 石膏二两 上为细末，每服四钱，以水一中盏煎至六分，去滓温服，日四五服。

白芷散：治金疮烦闷。白芷 甘草 芎䓖各一两 上细锉，炒变色捣散，每服一钱匕，热水调，空心日午、临卧、半夜各一服。

酸枣仁散：治金疮烦闷。酸枣仁（微炒） 芎䓖 甘草（炙微赤，锉）各二两 上为细末，每服用温水调下二钱，日四服。

大黄丸：治金疮烦闷疼痛，大便不利。川大黄（蒸三度）三两 桃仁（汤浸去皮尖双仁，微炒）一两 枳壳（麦炒微黄，去穰）一两 上为末，炼蜜和丸如梧桐子大，每服温酒下三十丸，日三服，以利为度。

治金疮烦痛大便不利：大黄 黄芩各等分 上为末，蜜和丸如梧桐子大，先食服十丸，日三。

石膏散：治金疮烦闷止烦。石膏（研） 甘草（锉）各二两 上为散，每服二钱匕，温熟水调下，空心日午、临卧、半夜各一服。

治金疮烦痛（出《千金方》）：用赤小豆一升，以苦酒渍之，熬令燥，复渍满三日，令色黑，服方寸匕，日三。

磁石散（出《圣惠方》）：治金疮烦痛。用磁石捣罗重研五两为细散，量疮大小，以意敷之，止痛断血。

秦龟饮：治中刀箭闷绝，方见毒箭所伤类。

琥珀散（出《圣惠方》）：治金疮弓弩箭中闷绝，无所识。用琥珀研如粉，以童子小便调一钱，三服瘥。高祖时，宁州贡琥珀枕，碎以赐军士，敷金疮。

蒲黄散（出危氏方）：治打扶伤金疮闷绝。用蒲黄不以多少为末，热酒灌下。

治金疮烦满心闷方（出《圣惠方》）：用赤小豆一升，以生地黄汁渍之熬燥，复渍满三日，候干为末，每服以温酒调下二钱，日四五服。

又方（出《圣惠方》）：用茅根捣，绞取汁，和酒各一中盏，分三服。

生地黄汁方（出《肘后方》）：治金疮腹中血留滞，满闷心烦方。用生地黄捣取汁一升，川芒消一两半，相和搅令匀，不计时候，缓服一小盏。

金疮中风水及痉（附论）

夫金疮中风水者，以封裹不密所致也，中风之候其疮卒无汁，中水之候，则黄汁而又疼痛发作，肌肉肿硬，将为痉状，可急治之。凡痉状，口急背直，摇头马鸣，腰为反折，须臾大发气息如绝，汗出如雨，治不可缓，缓则不救矣。

　　夫金疮风痉者，此由血脉虚竭，饮食未复，荣卫伤损，风邪乘虚入于五脏，五脏受寒，则令痉也其状，口急背直摇头马鸣腰为反折溃更大发气息如绝，汗出如雨，不及时救者皆难疗也。凡金疮卒无汗者，中风也，疮边自出黄汁者，中水也，并欲作痉急治之，又痛不在疮处者，伤经络亦死尔。

　　方

　　续断散（出《千金方》）：治金疮中风痉，筋骨疼痛。续断　蛇衔草各二两　地榆（锉）　当归（锉微炒）　细辛　干姜（炮制锉）　桂心　熟干地黄　附子（炮制皮脐）　人参（去芦头）　芎䓖　甘草（炙微赤，锉）各一两　赤芍药一两半　肉苁蓉一两半（酒浸一宿，刮去皱皮，炙令干）　川椒（去目及闭口者，微炒去汗）三分　上为细末，每服不计时候，以温酒调下二钱。

　　疗金疮已中水及恶露风寒肿痛（出《肘后方》）：以盐数合急抑著疮上，以火炙之令热透疮中，毕以腊月竹管插热灰中令烊，以滴入疮中即愈，若无盐，用韭白亦良。一方治金疮中风，用煎盐令热，以匙抄沥取水热洗疮上，冷更著一日许勿住，取差为度。

　　又方（出《圣惠方》）：以桑灰汁温之，以清疮良，大治金疮止痛，以灰敷疮上尤妙。

　　赤箭散（出《圣惠方》）：治金疮中风痉口噤不语。赤箭一两　桂心　防风（去芦）　巴豆（去皮心研，纸裹压去油）各三分　吴茱萸（汤浸七遍，焙干微炒）半两　附子（炮制，去皮脐）三分　干蝎（生用）半两　上为末，用酸醋三升熬成膏，可丸即丸梧桐子大，每服不计时候，以热葱酒下三丸，服后汗出为效。

　　蛇衔草散（出《圣惠方》）：治金疮中风痉内伤疼痛。蛇衔草　甘草（炙微赤，锉）　芎䓖　白芷　当归（锉微炒）　川乌头（炮制，去皮脐）已上各三分　续断　独活　泽兰　桂心各一两　上为细末，不计时候，每服以温酒调下二钱。

　　虎骨散（出《圣惠方》）：治金疮中风痉肢节筋脉拘急。虎胫骨（涂苏炙令黄）一两　黑豆五合　松脂二两　桂心三分　桃仁（汤浸去皮尖双仁，麦炒微黄）一两　败龟（涂酥，炙令黄）一两　当归（锉微炒）一两　芎䓖一两　干蝎（微炒）一两　上先将松脂并黑豆炒令热，后和诸药捣细罗为散，每服不计时候，以温酒调下二钱。

　　八仙散：治金疮辟风水，续筋骨，止血敷之。一名石灰散。石灰（风化者）十两　地松苗（新者切研）半两　细辛（去苗叶）　旋覆根（切研）　新葛叶（切研无即用葛粉）　青蒿（新者研切）　麦门冬苗各半两　猪膏（去筋膜）半斤　上除石灰猪膏外，将六味捣研绞取汁，和石灰并猪脂，搜研作饼子，暴干，捣罗为散，再研之如粉，以敷疮口上，止血、定痛、生肌。五月五日合之。一方加莓苗汁。

经典伤科

苦瓠散：治金疮中风水肿疼痛不止。苦瓠一两　蛇脱皮（微炙）半两　黑豆（炒热去皮）半升　露蜂房（微炙）半两　梁上尘一合　上为细末，以粥和调贴疮上，日三易之。

芎劳汤：治金疮中风疼痛不可忍。芎劳　防风（去叉）　羌活（去芦头）各一两　甘草（炙）三分　当归（焙）一两　上㕮咀如麻豆大，每服六钱匕，水二盏煎至一盏，去滓，热服，盖覆出汗，若不汗，加麻黄去粗皮三分，去节一两，桂汤成，又加竹沥半合。

白石脂散：治金疮中风水久不成痂者。白石脂　乌贼鱼骨　槟榔各一两　上为细末，时掺疮中，以成痂为度。

治金疮中风水肿毒方：卫灰一升　乌贼鱼骨　白龙骨（烧赤）各三两　上细研，敷于疮上，其水即自然出，敷之三五度，水尽肿消，即用酥调乌贼鱼骨末涂之，甚良。

豆淋酒：治因金疮中风反强者。鸡屎白一合　大豆六合　上炒豆令焦黑，次入鸡屎白同炒，乘热泻于三升酒中，密盖良久，滤去滓。每服五合，如人行五里，再服汗出佳，未瘥，即更服之，以汗为度，服后宜吃热生姜稀粥投之。

当归散（方见金刃所伤类）：治金疮辟风止痛。

涂封方：治金疮中风角弓反张。生鸡子一枚　乌麻油三两　上先将鸡子打破与麻油和煎，稍稠冷即涂疮上封之，治金疮中风痉欲死者，及诸脉皆血出不可止，血冷则杀人，用生葛根一斤锉碎，以水五升煮取三升，去滓，每服热服一小盏，日三四服，若干者捣末温酒服三指撮，若口噤不开，但多服竹沥即止。

瓠芦方：疗金疮得风，身体至强，口噤不能语，或因被打而得，及釜刀所伤，得风临死，服此并瘥。取未开瓠芦一枚，长柄者开其口，随疮大小开之，令疮相当可绕四边闭塞，勿使通气，上复开一孔，如盏口取浮麻子蜀两条并熏瓠芦向上，烛尽更续烛熏之，不过半日即瘥，若不止，亦可经一两日熏之，以瘥为度，若烛长不得内瓠芦可中折用之。

葱白方：治金疮水入靫肿，方见本门金疮血不止类。

胡粉膏：治金疮中风寒水肿。胡粉　炭火各半两　上以猪膏量药调和涂疮孔上，出水便瘥。

治外风入疮口肿痛：全蝎一个　白僵蚕（去丝）三个　蝉蜕三个　上为末，擂生葱自然汁调涂，自愈。

治金疮中风水刺痛方：葱一握　盐一合　上以水三升煮数沸，渍疮即止。

浸酒方：治金疮中风痉。用鸡屎白三升炒黄，以生绢盛入瓶中，与酒六升，火煨，浸半日去滓，温服五合，日三夜一，并取莨菪根，捣作饼子，当疮上安著，以炙上热微，黄水出取瘥。

必效酒：治金疮中风角弓反张者。用蒜擘破，去心顶，一升，以无灰酒四升煮烂并滓，每服五合，顿服之，须臾得汗即瘥。

治金疮浸酒方：或击破等疮中风，口闭牙噤，身强欲死。用雀粪炒研半合，以酒七合煮五，滤去滓，令温顿腹中转动即愈，若不能开口，斡开灌之。

杏仁酒摩方：治金疮中风角弓反张者。用杏仁碎研，生用，不去皮尖，三斤，蒸令一炊，久更研令极细，入酒三升绞取汁，每服五合，日二夜一，汗出即愈。慎外风，兼将杏仁酒汁摩疮上。一方不用酒亦得。

豆淋酒：治金刃伤破见骨，中风口噤。宜用大豆炒半熟，五升粗捣筛，蒸一馈顷倾盆中，以酒一斗五升淋之，绞去滓，每服五七合，日二夜一，汗出，研生杏仁膏敷之。若脑髓出者，难救。

又方：治金疮因风水肿。取蜡不计多少，熔了入盐少许，滴在疮中，大验。或先以盐奄疮上，后熔蜡，令冷热得所，灌疮中亦可。

又方（出《圣济总录》）：取鹿角不限多少，烧末细研，以腊月猪脂和涂之，久不瘥者，不过五七日差。

椒奄方：治金疮中风。用蜀椒生完者，去目三两，量疮口大小，用面作馄饨塘灰中炮，令熟及热开一孔，当疮上奄之，却引风出，可作数十枚更番用之，温冷即换。

蔓青子方：治因金疮中风口噤不能语。用蔓青子净洗一升捣极烂，捏为炷灸疮上，热彻即差。

莨菪根方：治金疮中风搐搦角弓反张。用莨菪根量疮大小截令平，如无大者并缚数根，以称疮为度，别以猪脂一合、盐末一撮许，相和热煎，令如鸡子膏，将莨菪根平处蘸膏，温坐疮上，冷即易，以瘥即止，宜避外风。

牛膝膏：治金疮因风水肿（方见箭铁金刃入肉类）。治暴风口噤金疮。用垣衣酒渍服之效。

麻根饮：治金疮中风骨痛不可忍。用大麻根叶无问多少，捣研绞取汁，饮三合至四合，无青者以干者煎取汁服，亦主堕坠打损有瘀血在心腹，令人胀满短气，并宜服之。

黍瓢方（出《圣惠方》）：治金疮肿痛，因中水及中风，仍冲寒露湿气，其肿入腹则杀人，宜熏之，或中狐尿刺。取黍瓢并马牛干粪及桑条辈多烟之物于坑中，都烧令烟出，乃以板盖坑上，开板作小孔，以疮口痛处安孔上熏之，令疮上出汗，乃瘥。

盐韭敷方（出《圣惠方》）：治金疮因风水肿。取韭并盐捣各等分置疮，以火炙药上，热彻即愈。

又方：取机木根皮三斤细锉，用水二斗煮沸，内盐一合，时以渍疮肿，脓血当出便差。

又方：取白茅根不限多少，烧为灰，汤和敷疮上取差。一方治金疮止血，煮汁服之。

艾叶方：治金疮中风制疼痛不仁不遂。用艾叶生熟者令揉团，得所内瓦甑中塞诸孔，独留一目以通气，熏蒸患处良久，身体自知立愈。

治八九月刺手足，金疮及诸疮中寒露水冷，毒皆杀人：用生苦竹、桑枝两条，惟得一物爵著火中为推引之，令极热，以头烓疮口热气尽，更易一枚尽，此二枚则疮当烂，乃取韭白捣，以绵裹着热灰中，使极热去绵，以韭白敷疮上，布帛急裹之。

治金疮中风口噤欲死（出本草）：竹沥半大升，微微暖服之。

金疮止痛生肌（附论）

夫金疮者乃肌肤之损，要害甚重，不可不疗，若不急治，敛合疮口，溃去脓血以生肌肉，日久必为风水所害，愈难治矣。

方

龙骨散：治金疮刀箭伤，生肌长肉，定痛止血，诸疮敛口。龙骨　寒水石　滑石　枯矾　乳香　没药　轻粉些少　黄丹（炒）各半分　上为细末，每要干掺，外用膏药贴之，效。

止血生肌方：繁蒌　葛叶　鹿活草　槲叶　芍药　地黄　苍耳　青蒿　以五月五日采，取陈石灰为团，暴干，碾为细末，掺于患处。

金伤散：治刀镰斧伤，辟风止痛生肌。白及二两　龙骨　白附子　天南星各一两　桑白皮各二两　陈石灰（风化）二两　上为细末，每用干贴之。

地黄膏：一名生肌膏，出《圣惠方》。治金疮火疮炙疮不能瘥者。松脂　杏仁　蜡各二两　熏陆香二两　生地黄（切一升捣绞取汁三合）　石盐（研如粉）一两　羊肾脂（煎）五合　乌麻油二升　上先下蜡，微火令消，次内羊脂，次下油，次下松脂令消，次下杏仁，次下熏陆，次下地黄汁，次下石盐，以微火煎，令地黄汁水气尽，以绵滤停凝。一切诸疮，初伤皆用敷之，日三夜二，慎生冷猪鸡鱼肉。一方加蜜二两。此膏治疮法：先去恶肉不著痂，先从内瘥，乃至平复无痂，不畏风，不脓水，大要妙。

地黄散：亦名石灰散，出《圣惠方》。治金疮止血，除疼痛，辟风，续筋骨，生肌肉。　地黄苗　地松　青蒿　苍耳苗　生艾汁三合　赤芍药（入水取汁）各五两　石灰三升　上五月五、七月七午时修合，以前药汁拌石灰阴干，入黄丹三两，更杵罗细。凡有金疮伤折出血，用药封包，不可动着，十日瘥，不肿不脓。

地榆散（出《圣惠方》）：疗金疮内塞止痛。地榆　白蔹各二分　当归四分　芎䓖　白芷　芍药各三分　附子（炮）一分　上捣散，以酒饮服方寸匕，日三服，忌猪肉冷水。

治金疮内塞逐痛方：黄芩　当归各三两　甘草（炙）一两　细辛　乌头（炮）各二两　干姜一两　白芷四两　上捣筛，以酒饮服一钱匕，日三，可至二钱匕，忌生菜、海藻、菘菜、猪肉、冷水等。

牛膝散（出危氏方）：治金刃箭镞，敷疮口兼能生肉。降真香 牛膝 石灰 人骨（醋炒） 真龙骨 老松皮各一两 上用黄牛胆一枚，将小竹管插胆中，以石灰末从管中入胆内，桂高处日干，要用刀破开，同诸药为末，敷疮口中，不痛自愈。

完肌散：阵石灰二两 麝香（另研）一钱 黄丹半两 桑白皮（新者） 密陀僧 龙骨各四两 上为细末，干掺之。

双金散（出《杨氏家藏方》）：敷贴金疮，敛口定痛生肌。乳香（研）半两 槟榔 黄连 黄丹（火飞） 龙骨 诃子（去核焙）一两 上为细末，干贴疮口。

三白膏（出《圣惠方》）：治金疮生肌。白及 白蔹 甘草（生用）各半两 白芷 熟干地黄各三分 猪脂（炼了者）半斤 上为细末，猪脂内熬成膏，候冷，日三四度涂之。

生肌膏（出《圣惠方》）：治金疮兼治一切打损疮。白芍药 熏陆香 胡粉 干姜（炮制）各一两 油四两 蜡二两 上为细末，以油蜡相和煎如膏，用巾疮上，日二换之。

止血收疮口方（出危氏方）：白胶香（主接筋） 老松皮 白芷 龙骨 血竭各一两 上为末敷之，如疮大者，以灯心蘸入孔中。

止血收疮口（出《鲍氏方》）：上朱（用瓦盛瓦上火炼一日）二两 人骨（火炼者） 老松皮 龙骨各等分 上为细末，敷之妙。

麒麟竭散（出《圣惠方》）：治金疮定痛止血灭瘢。麒麟竭（别研） 突厥白（别研）二两 密陀僧（别研如面）一两 石灰（以小便一斗浸三五日后，飞淘极细，暴干秤）一斤 上合研令细，但是金刃所伤厚以散敷之，以帛封裹实，勿令着风及露水，三日后开不见瘢痕。一方加小鹰粪二两。

治金疮兼治一切打损方（出《圣惠方》）：乳香二两 羊肾脂一两 蜡二两 油半斤 上以油和煎药如膏，绵滤过，置不津器中，旋取涂于疮上，神验。

生肌膏（出《圣惠方》）：治金疮炙疮火烧疮等。槟榔一枚 熏陆香半两 杏仁（去皮研如膏）七枚 上为细末，以炼了猪脂二合、黄蜡如胡桃仁大，入杏仁膏同煎令膏成，以瓷盒盛，每用，摊于帛上贴之。

槟榔散（出危氏方）

治长肉止痛生肌：槟榔 黄连 木香各等分 上为细末，敷巾疮上神验。一方无木香。

金疮生肌散（出《十便良方》）：甘草（炙）一斤 黄柏八两 当归四两 上捣末，以封疮上，日再。

禁声饮子（出危氏方）：治棒杖刀爷伤，疼痛不可忍者。防风（去芦） 南星（汤洗） 上锉散，每服三大钱，水酒各半盏，生姜捶碎同煎，通口服，甚者不过三服立效。

灰韭上血收疮口方：见金疮血不止类。

牡蛎散（出《圣惠方》）：治金疮止痛。牡蛎（熬）二分　石膏一分　上下筛，以粉疮，痛即止，或用炼了猪脂调敷亦妙。

松皮散（出危氏方）：治金刀箭镞，敷疮口兼能生肉。老龙皮（末）二分　生石灰（二停矿者用瓦盛上，用瓦盖炭火，四畔上下炼一夜冷取，研细）　上为末敷之，止血收疮口立效。

治金疮苦痛（出《千金方》）：用杨木白皮熬，令燥为末，以温酒服方寸匕，日三，又以敷疮上愈。

治金疮及刺疮痛不可忍者（出）：用葱一把以水三升煮数沸，取渍洗之，能止痛。

治金疮止血生肉方（出《圣惠方》）：用青木绵布烧灰，干掭患处，如旧者洗净烧灰妙。

生机敛疮方：用白附子为细末，急贴伤破处。

治金疮并敛疮口（出《仁存方》）：用千年石灰不拘多少为末，炒烟出，用油纸捻点烧搅白，放冷研细末，任意用之，或以新石灰为末敷之亦得。

刘寄奴散（出危氏方）：治欢金疮口止疼痛。取刘寄奴一味为末，掺患处。一方治汤火疮以刘寄奴为末，先以糯米桨鸡翎扫伤处后，掺药末在上，并不痛亦无痕。大凡汤着急用炙盐末掺之烂肉上面，然后药敷之。

《朱氏集验方》云："宋高祖刘裕微时伐狄，见大蛇，长数丈，射之伤，明日复至，闻有杵臼声，往视之，见青衣童子数人，于臼中捣药，问其故，答曰：'我寄奴王者不死，不可杀帝。'叱之皆散，收药而反，每遇金疮敷之，良验。寄奴，高祖小字也。"

治金疮生肌破血补损（出《圣惠方》）：用紫葛二两细锉，以顺流水三大盏，煎取一盏半，去滓，食前分温三服，酒煎亦妙。

疗金疮生肌肉：生捣韭白，以火封之，更以火烘炙令热气撤疮中，干则易之，白色者好亦治金疮中水肿痛。

止血收疮口方（出《圣惠方》）：用鸡内金焙为末敷之立止。

治金疮止痛（出《圣惠方》）：用马蹄烧灰三指撮，以酒和服之，或用烧酒亦得。

治刀镰斧所伤经年不可者：用皂角一梃水浸打碎，春五夏三秋七冬十，用文武火熬膏贴。

又方：用甘遂三四月采一担，以水大锅熬一桶半熬半碗，用磁器盛，放膏药旋摊。

治钉铁戳伤手足肿痛不可忍：用合薁细嚼，敷于伤处，一日三次换，贴即愈。

金疮药草灵散（出家藏经验方）：韭菜　刺蓟草　试剑草　上于五月五日各取一斤，不用根洗择净，同捣烂如泥，次入绢筛石灰，不拘多少，再捣令十分匀，捏作饼子，以瓦盆盛贮，安置净室中至六日，煞令极干收，如常用之。儿妇之兄，李中父晓药性云：刀疮药无出于此。

治葛蛇衔膏（出《圣惠方》）：治金疮生肌。蛇衔　蔷薇根　续断　治葛各二两　当归　附子（去皮）各一两半　防风　黄芩　泽兰各一两　松脂　柏脂各三两　上咬咀，以猪脂三斤煎之，别以白芷一枚内中，候色黄即成膏，去滓滤，密器收之，以涂疮，无问大小皆瘥，不生脓汁也。一方用羊肾脂，不用柏脂。

生地黄散（出《朱氏集验方》）：生地黄　川芎　赤芍药　生藕节　当归　芸薹子　川芒硝　荆芥　马齿苋各一两（阴干）上为细末和匀，酒煎苏木，取酒调药二大钱，无时候服，如血不甚发热，减芒硝加桃仁、荷叶。

干桃花散贴法（出《朱氏集验方》）：干地黄（生）桃木（取白皮）刘寄奴（叶）枯桐皮（取白皮）生姜　左缠藤叶　国丹各等分　上为细末和匀，用生饼酒调涂损处，如因损而成风，则加服风损药。

天蛾散（《外台秘要》）：治刀爷伤止血定痛生肌。用晚蚕蛾不以多少为细末，每服用药贴于疮上，用绵裹，不须再动，一上便可，亦治一切金疮。

治金疮生肌止血（出本草）：以当墨研涂疮侧面，慎勿涂令墨入肉成印。

治金疮止痛断血生肉（出本草）：用猪膏莓捣封之。

治金疮止血生肌（出本草）：取五月五日采露草，取之一百种，阴干烧作灰，井华水和石灰为团，烧令白刮敷疮上。

治金疮止血生肉令疮黑（出本草）：以灯花末敷之。

治金疮折内损生肌肉（出本草）：以无名异以醋磨涂敷所苦处。

治金疮止痛止血生肌（出本草）：取桑柴灰研敷疮上，佳。

治金疮止血生肌合肤（出本草）：用墨以醋磨敷之。

治金疮止血长肉（出本草）：以漏芦捣敷之。

治金疮止血生肉止疼痛（出本草）：以青蒿生捼敷疮，良也。

治金疮长肉（出本草）：用铅丹敷之。

治金疮疥癣生肌止血（出本草）：以栟榈木皮烧灰敷之。

治金疮止血长肌（出本草）：取金疮小草顺捼碎敷之，又预加石灰杵为丸，日干，临时括敷。

治金疮（出本草）：取火槽头炭刮取敷之疮上。

止血生肉定血散：治刀爷伤止血定痛生肌。密陀僧半斤　乌贼鱼骨　白矾灰　龙骨各二两　桑白皮一斤　黄丹一两　上为细末，每用干掺定血如神。

白芷膏（出《圣惠方》）：治金疮止血生肌。白芷　熟干地黄（焙，一作生者）当归（切焙）各一两半　白蔹一两　芎䓖一两一分　蜀椒（去目并闭炒去汗）二合　附子（炮制去皮脐）三分　甘草半两　上细锉，以猪脂五斤合和煎，三上三下药成膏，去滓，软鞭得所，每日涂疮上，频涂即效。一方无芎䓖。

治金疮止血生肌：用琥珀和大黄、龟甲为末，酒下方寸匕，能下恶血，妇人腹内血尽即止。

石灰膏： 一名杏仁方，出《圣济总录》。治金疮止血定痛生肌（方见本门金刃所伤类）。

治金疮生肌破血补损： 用琥珀研为细末敷之。

又方： 用石蚕摩敷之。

刺疮门

竹木针刺（附论）

夫竹木刺所伤，若为患浅然入八肌肉久不得出，则损动荣卫则作疮，或中风水则肿痛成脓，淹留岁月未易治也，刺伤之初宜速去之，加以涂敷无致风之孽。

方

绿矾散（出危氏方）： 治竹草刺疮发肿作疼，伤时不曾出血，尽被毒气壅，住痛不止，夜卧不安，初破时其疮紫赤黑色，复时起，三五重皮是也。绿矾（小便烧热，放矾于肉，候冷取出，日干）半两　丹参二钱半　马兜铃根一钱半　麝香一钱　上为末，将水洗净疮口，上敷立效。

治被刺入肉或是针刺竹木等，多日不出疼痛方（出《圣惠方》）： 人参（去芦头）一两　龙葵根（净洗取皮）一把　醋少许　腊月猪脂一两　上和令匀，每用时取少许敷疮上，其刺自出。

治手足卒中刺中水毒方（出《千金方》）： 韭蓝青，上捣置疮上，以火炙热澈，即愈。

蒜豆膏（出《圣济总录》）： 大蒜一颗　巴豆（去皮）七枚　上同研成膏敷之，日一易。

皂荚灰（出《圣济总录》）： 治竹木刺作脓贴。皂荚一挺　胆矾一分　上烧作灰，细研干贴之。

治竹木刺在皮中出者（出《千金方》）： 以蔷薇灰水服方寸匕，日三服，十日刺出，温酒调下亦得。

又方（出《千金方》）： 以鐾柄烧灰，酒服二寸。

又方（出《千金方》）： 以头垢涂之即出。

治刺在肉中不出方（出《千金方》）： 用牛膝根茎生者并捣以敷之，即出。疮已合，犹出也。一方嚼牛膝根，奄之即出，或为末，水调服亦得。

又方（出《千金方》）： 用白茅根烧末，以膏和之，亦治疮因风致肿者。一方捣白茅根敷之。

又方（出《千金方》）： 用鹿角烧末，以水和涂之，立出，外者不过一夕。一方用鹿脑厚敷之，燥复易之，即出。

又方（出《圣惠方》）：用嚼白梅涂之，其刺自出。一方用乌梅。

又方（出《圣惠方》）：嚼豉不以多少，涂之良。若治狐尿刺人者，当看豉中有毛为度，如无再敷之。

又方（出《千金方》）：用温小便渍之，妨入水大妙。

治诸竹木刺在肉者（出《外科精要》）：以蛴螬虫，研敷之，立出。

治骨刺入肉不出者（出《仁存方》）：及茱萸细嚼敷之，骨当烂。

治竹签在脚腿或四肢皮肤内无缘可出：一名白档酒，出《百一选方》。用白档树根槌碎细研，酒浸平服，滓奄患处，神妙。

治竹木针刺入肉及杂物铁骨者：以象牙屑水研敷之，立出，疮即愈。有人手中指为竹刺痛甚敷之愈。一方以鼠脑和敷之。

又方（出《百一选方》）：用乌牛粪烂捣水和奄伤处，厚敷之佳。曾有一庄仆脚上中刺不得出，痛若欲死，以此药黄昏敷上痛尤甚，至四更其刺出遂安。一方用猪脂和敷，日三五上，若不出重涂，乃言不觉刺出时。一云：用干羊屎末。

独栗膏治竹刺及针刺入内（方见恶刺）。

又方：用真白鱼鳔贴伤处，然后以鳔胶烧存性灰，用酒调服。

治竹木刺不出者：烂研草麻以绢帛衬伤处，然后敷药，时时看见，若觉刺出即拔之，恐药太紧并好肉努出也。一云：不用绢衬出，即拭之。

治针入肉不出：用蝼蛄脑追烂涂上即出。一方以蝼蛄加盐打烂涂患立出。

又方：用硫黄研细调贴，以纸花贴定，觉痒其针即出。

又方：用双杏仁捣烂，以车脂调匀，贴在针疮上即出。

治竹木刺不出：用九里光覆上莫不即出。

治竹刺签脚不出方：用苦薏菜捣细盦敷，肿立消，毒自散，刺即出。

治菱角伤方：上以生姜自然汁饮之绝妙。

取入肉刺：用针挑伤处，真桐油少许滴其上，其刺突出，镊拔之。

王不留行散：治竹木刺久在肉中不出。用王不留行五两，捣罗为散，每服一钱匕，温酒调下，空腹日午夜卧各一服，兼取根为末贴之，或水服之亦得。

蘧麦散：治竹木刺不出。用蘧麦五两，捣罗为散，每服一钱匕，温酒调下，空腹日午夜卧各一服，或水煮亦得。

栀子套方：治签刺在爪甲中痛不可出。别用栀子壳半个，填车脂满壳中，套在指上，如痛处稍痒，刺自然出，以镊子取之，甜指亦依此法。

牛蒡叶散：治一切金木竹所伤。用牛蒡叶、恶实叶六七月收者，风干为散，每用量疮口大小干掺贴之，不得犯别药，如经暑月蝇虫下蛆在疮上，或因肌肉生合有成窍子者，即用杏仁研成膏，手捻作条子入在窍内，其蛆虫自出。

治铁刺竹木诸刺在肉中不出及治针折入肉中（出《肘后方》）：以鼠脑捣如膏，厚涂则出。

治竹木入肉：用蠼螋生研罨之。

糯米膏：治竹木簽刺及金疮水毒方（见金疮门金刃所伤类）。

治八月九月中刺手足，犯恶露肿，多杀人：以桑枝三条，内塘灰中炮令极热，破断以头柱疮口上，令热尽即易之，尽二条则疮自烂，仍取韭白敷疮上，以布帛急裹之，若有肿者，更作用韭白佳。

治刺伤中风疼肿（出本草）：鲤鱼目为灰，研敷患处，汗出即愈，诸鱼目皆可，鲗鱼目尤佳。

治竹木等物伤者：用五爪龙擂细敷之，即愈。

松脂方：疗刺入肉疼闷百理不瘥。用松脂流出如细，乳香敷疮上，以帛裹三五日，当有根出，不痛不痒，不觉自落，甚良。

治针入肉方：刮指甲末同酸枣仁捣烂唾调涂上，次日定出。一方单用酸枣核为末，服之。

治竹木刺在肉方：取椰树上木耳煎汤渐渐服之，其刺自出。

又方：用槐白皮煮汤渍之愈。

又方：以醋二斤置于大口瓶中，取热塘灰一升投之，以刺处就瓶口熏之，勿令着醋，即以衣拥瓶口，勿使气泄。

又方：用葱白和盐捣敷之便出。

又方：上烂嚼栗子黄敷之自出，极效。

治木刺入肉中不出痛（出本草）：取干羊屎烧灰和猪脂调涂，不觉自出。

治竹木刺：以铁花粉敷之。

治竹木入肉经久不出者：取鲦鲲鱼白敷疮四边，肉烂即出刺（一名鳎生南海）。

恶刺（附狐尿刺，附论）

夫恶刺盖蛇虺毒草气经由草木水泽间有人染者，忽似刺剳俄肿痛，其肉溃烂，若手足上着，致指节隋落，土人谙历既多，初觉刺时，艾灸数牡十，愈七八，灸弗愈者，宜速成以药敷之。夫狐尿刺者云是野狐尿棘刺头上，人犯之则中，多于人手指肿焮热，有端居不出，而着此毒者，则不必是狐尿刺也，盖恶毒气尔，故方亦云恶刺毒也。

方

龙葵膏（出《圣惠方》）：治恶刺。龙葵根　莨菪子　胡荽子　鼠粪　杏仁（汤浸去皮尖双仁面炒）　豉各半两　独颗蒜半两　胡燕窝半两　上用浆水饭相和，烂捣醋调封之，每日一换，经五七次瘥。

治狐尿刺多时不差方（出《圣惠方》）：石鼠一枚　白鼓　羊粪　菰蒌根各半两

上捣如膏封裹疮上，一伏时，其刺自出。

治恶刺方（出《圣惠方》）：狐骨灰一分　生蜜少许　胡葱少许　上同研之，以醋面纸封三日，其刺自出矣。

葱蒲膏（出《圣惠方》）：治恶刺。以葱白一握、蒲公草五两、豉一合捣烂，将醋面纸封贴即出。

治恶刺方（出《千金方》）：李叶　枣叶　上捣绞取汁点上，即效。

野狐膏（出《圣惠方》）：治恶刺。用雄狐肾烂捣和盐封之。

苍耳洗方（出《圣惠方》）：治恶刺。用苍耳捣汁洗之。

木虫涂方（出《圣惠方》）：治恶刺。取木中虫和醋研封之。

无心草涂方（出《圣惠方》）：治恶刺。用无心草根烂捣醋和封之。

蔓菁牛乳敷方（出《圣惠方》）：治恶刺。以五月五日收蔓青子旋捣末，以乌牛乳和调敷之，人乳亦得。

黑豆汁渍方（出《圣惠方》）：治恶刺。以浓煮黑豆汁渍之。

燕麦敷方（出《圣惠方》）：治恶刺。捣燕麦二三两敷之。

治恶刺方（出《千金方》）：以苦瓠开口，内小儿尿，煮两三沸，浸病上。

又方（出《圣惠方》）：以莨菪根水煮浸之，冷复易之。

治恶尿刺并狐尿刺方（出《千金方》）：以乌叫驴尿渍之。

又方（出《千金方》）：以热蜡内疮中，新疮亦善，又以烟熏之，令汁出即便愈。

又方：又凫公英草摘取根，韭白汁涂之，惟多涂为佳，以瘥为止。

孙思邈云：“余以贞观五年七月十五日夜，左手中指触着庭树至晓，遂患病不可忍，经十日，痛日深，疮日高大，色如热小豆色，常闻长者，论有此方，试复为之，手下愈痛即除，疮即瘥，不过十日寻得平复，此大神效。”故疏之蜀人名耳瘢菜，关中名苟乳奴苟切，一方用蒲公草。

治恶刺（出《圣惠方》）：取黑駮马尿热浸，当有虫出为验。一方用黑马尿热渍当愈，数洗之。一方用温白马尿清之。

又方（出《圣惠方》）：取狐尿烧灰，腊月猪膏和封也立愈。

治蛇骨刺人毒痛：以铁精粉如大豆以管吹疮内。

治乌雄鸡刺在肉中不出者及治竹木针刺：用乌鸡尾二七茎烧作灰，以乳男子奶汁和封疮刺当出。

桂蜡丸（出《圣济总录》）：用桂去粗皮捣为末，用熔黄蜡丸，看疮大小置疮内，湿纸三五重搭盖，以火熁，候药丸熔入肉，其刺自出，如无刺所伤者尤见愈速。

独栗膏（出《圣济总录》）：治恶刺涂方。用独颗栗不拘多少，烂嚼涂之，裹以帛，若有刺自出。

又方：取未煮饼油纸以面和油调，须臾着疮上即愈。

治恶刺（出《圣惠方》）：以砒霜细研和胶清涂之。

又方（出《圣惠方》）：用棱根白皮锉一斤，米泔煮三二十沸，放温淋孔中良。

治狐尿刺人日夜燥痛不识睡卧方：用蒲公草叶根捣绞取白汁，频涂之瘥。

又方：用杏仁细研煮一两沸，叶热以侵螫处，数数易之。

治狐尿刺人疼痛不可忍方：用生菰蒌根、香豉等分，捣作饼敷上，干即易之。

治狐尿刺多时不出者：取牛蒡根及韭根捣敷之，其刺自出。

又方：取蛇脱皮贴之自出。

治恶刺：用硇砂和胶清清贴其上，即拔出刺。

治狐尿棘刺人肿痛欲死：用打破鸡子敷之瘥。

治狐尿疮：以蓼叶捣敷之。

玳瑁散：治狐尿疮。用面末和独头蒜杵如玳瑁，簪头内疮孔中，虫出愈。

治狐刺：用土中饶磁片上，色细白，向阳日色所照者，不以多少，背阴者不可使，不用底足揩去土，不须洗，以黄泥作一窝子，盛磁处在内，复以黄泥固济成团，于嗣灶内以木柴烧令通红，只须于饭锅下烧，候饭熟，已通红矣。取出入净地上候冷，打开去泥，将磁片刮令极净，捣或研为细末，然后入乳钵研如粉，无声乃止，每用一少许，掺疮上即愈。凡狐刺多因手足间被物签触损而成疮，痛不可忍，甚至于隋指。仍有二种雄狐刺只一个疮头，母狐刺七个疮头，逐旋发出其疮头，内黄水出不止，向日视之，疮头及四边若有丝纲，其上疮内亦如乱丝痛楚，手不可近，如其间有刺者是也。用药时先口含温盐汤洗疮，以软帛吸干，挑药在疮口即安，其余疮不须贴也。滁州李直学尝施此药，所治已千百人矣。研时须用铙钵，若使石槌钵，即反被药研下上末，不可敷贴也。

治狐刺：用炉中炭灰干奄在肿处上赤，以好米醋浇之，二物多用不妨，无力即易之，赤退肿散立可见效。

肘候疗狐尿棘刺，人肿痛欲死方：用热桑柴灰汁渍之，冷复易永瘥。

集验狐尿刺方：用热鱼汁灌疮中。

治患恶刺：取燕窝末，以醋和如泥裹之，三两日易便瘥。

治恶刺疮及浸淫疮达身至心者死：以胡燕窝中草烧为灰敷之。

治狐刺疮：用蚁穴中出土，取七枚如粒和醋搽之。

治狐尿刺疮：取露蜂房煮汤洗之。

治狐刺毒肿：用狐瓜根捣敷。

治剥马被骨刺破中毒欲死：取剥马腹中粪及马尿洗，以粪敷之大验，绞粪汁饮之效。

治狐刺疮：以麻鞋网绳如枣大，妇人内衣有血者，手大钓头棘针二七枚，二物并烧作灰，以猪脂调敷疮上出虫。

杖疮门

总论

论曰：凡杖疮入水则两胁外臁作疮，年深未瘥，脓汁常有涓涓不干之状，盖由中焦有绿水之注故也。且人被杖之时，感惊气入腹，惊则胆伤足少阳经也，兼两外臁皆少阳之部，此胆中甲木受邪，甲木色青，当有绿水，少阴在中焦，如沤即伏惊涎在中焦，饮冷水咽为惊涎所阻，水随经而旁入疮中，故饮水则疮中水出，乃上涌寒痰，汗如水流，若绿水下尽而痂自干，证亦无患矣。昔一男子被杖疮痛焮发，毒气入里，惊涎堵塞，牙禁不开，粥药不下，前后月余，百治无功，遂以三圣散吐青苍惊涎，次以利膈丸百粒，下臭恶燥粪，复煎通圣散数钱热服之，又以酸辣葱醋汤发其汗吐交出，其人自活。

杖疮

方

乳香膏（出危氏方）：治老金疮杖疮神效。乳香 没药各七钱 白芷 当归 羌活 独活 川牛膝五钱 川芎 自然铜七钱 石膏 刘寄奴 黑牵牛 熟地黄 赤芍药 黄丹 紫金皮各五钱 黄蜡一两 上为末，用清油四两煎沸，即入药同煎，留胶香、黄蜡、黄丹末入，用柳枝不住手搅，试将欲成膏，却去三味更试成膏，生布滤净，用瓦器盛水倾在水中，用箅摊开贴敷疮口，孔深者捻成膏条穿入孔中，不问浅深放疮上，作热加轻粉、梅花、脑子、朴硝入膏内贴之。

湿掺药：没药三钱 乳香三钱 轻粉 密陀僧 自然铜 血竭各一钱 黄蜡四钱 磁片末（分细）少许 药油少许 膏药少许 上先以药油膏药于铫内熬，次入黄蜡令化，诸药不住手搅匀，然后倾在瓦盏内，如杖疮有孔者，用滚汤泼开候温倾少许，加于疮孔内，仍以膏药贴之。

洗药：天南星 草乌 大黄 贝母 荆芥 刘寄奴 川椒 降真香 野紫苏 上不以多少，用水半小桶煎滚熟，去粗，倾于桶内，入炒盐煨葱，布帛蘸汤淋洗疮，罨上候疮微痒，然后徐徐揭，罨以汤淋洗。

治杖疮：脑五分重 麝香五分重 龙骨 胭脂 密陀僧 轻粉 熟寒水石 乳香 没药（为末）各一钱 上为细末，干掺疮上，周围用生面糊定，次用绯红绢帛贴之。

乳香散（出《儒门事亲》）：治贴杖疮肿痛。大黄 黄连 黄柏已上各三钱 乳香（另研） 没药（另研）已上各一钱 脑子少许 上为末，后入三味，冷水调匀，摊于绯绢上贴杖疮上。

杖丹：大黄 黄连 黄芩 栀子 白芷 芒硝 南星各等分 上先将油纸用皂荚

汤煎去油水洗净，却用药锉碎布汁中煮三二次，除干入白及末，掺煮依旧捞起阴干，若敷时用水浸湿贴于杖疮上。

神让散：亦名鬼代丹，出德生堂方。治打着不痛。地龙二两　密陀僧三两　无名异三两　自然铜（火煅）三两　木耳一两　乳香　没药各半两　上为细末，临受杖时，先用热酒调服，不然惊气奔心，恶血入腹，若杖疮少差，以药油调此药敷之，用膏药贴之。一方无木耳、密陀僧，用木鳖子蜜为丸，弹子大，每服一丸，葱汤送下，温酒亦可。

杖疮有血：一名如圣散方，见金疮门。金刃所伤类七味如圣散。

杖疮药：真绿豆粉一斤　槐树皮四两　上同入锅内，文武火炒令黄色，去槐枝加乳香少许为末，用井花水调，立刻不疼痛。

五黄散：一名乳香膏，出济生拔卒方。治杖疮定痛拔毒消肿。黄丹　黄连　黄芩　黄柏　大黄　乳香各等分　上为细末，新水调成膏，用绯绢帛上摊贴。一方无乳香。

治杖疮方：血竭　轻粉　干胭脂　密陀僧　乳香　没药　上各等分为末，冷水洗净拭干，猪脂调搽，扯碎红纸贴自愈。

龙脑润肌散（出《宣明论》）：治杖疮热毒疼痛。黄丹一两　密陀僧半两　麝香半两　轻粉一钱半　龙脑一钱　上为细末，掺药在疮上，用青帛子涂之，内留一孔。

治杖疮神效方：一名乳香散，出《济生拔粹》。乳香　没药各三钱　茴香四钱　自然铜（火烧醋熏七遍）　当归各半两　上为细末，每服五钱，温酒调下。

治金疮及棒疮：风化石灰（入黄丹狗血研细，作饼子，挂当风令待干）　血竭　乳香　龙骨　没药（炒）　上为细末敷伤处，立愈，加赤石脂尤良，一方有葱无石灰。

治棒疮方：黄连　黄柏　白蔹　白及　五灵脂　上等分为末，井水调涂绵贴，不用洗，一服便好。

没药散：治杖疮，止疮痛，令疮不移。密陀僧　没药　乳香各一两　干胭脂一两半　腻粉半两　上为细末，次入龙脑少许，若多更妙，烧葱与羊骨髓生用，同研如泥，摊在绯帛上贴之。

灵异膏：治杖疮金疮，颠扑皮破，汤火所伤，久年恶疮。川郁金（真者）三两　生地黄（去土）一两　粉草一两　腊月猪板脂一斤　上锉如豆粒大，入脂内煎黑焦色，滤去药渣，入明净黄蜡四两熬化，逐旋入搅匀，用磁器盛贮水浸之，久去水收之。每用时先以冷水洗疮疤，干却敷药在疮上，外用白纸贴之，止血定疼且无瘢痕，汤炮火烧不须水洗，治陈疮尤妙。

没药散（出《济生拔粹》）：治杖疮。干胭脂　乳香　没药　轻粉各等分　上同研极细，冲洗了掺疮上。

围药：治若四下肿胀不破，用于四下不破处，围定消肿定疼痛。无名异（炒）一钱半　木耳（去土，炒）一钱半　大黄（炒）一钱半　上研极细，用蜜并药油调围肿处。

治杖疮及诸般肿毒：白及　黄连　黄丹　上为末，入磁碗内，用新水搅打，候药澄结去水，以黑伞纸摊膏药贴上，其冷如冰，神效。

治杖疮（出《千金方》）：石灰七斤　新猪血一升　上和为丸，熟烧之，破更丸烧三遍止，为末敷上。

治杖疮方：木耳　生芝麻　上捣碎，围于杖疮上，其出血小毒甚妙。

治杖疮（出《千金方》）：用斧脐下土为细末，以油和涂讫，卧羊皮上瘥。

又方（出《千金方》）：服小便甚良。

治杖疮不作瘢止痛（出本草）：用黍米烧为灰，和油涂之，治杖疮。

治杖疮（出本草）：以爵床汁涂患处立瘥，俗名赤根老母草。

治杖疮并打损疮中风疼痛者（出本草）：炒马驴湿粪，分取半替换热熨之，冷即易之，日五十遍，极效。

治杖疮方：用冬青树叶捣汁取乳，鸡毛刷数次，即效。

又方：用平胃散嚼带壳银杏，用蜜调敷之。

鬼代丹：疗人打着不痛甚妙。用地龙去土炒为细末，每服三钱温酒调下，后食黄蜡为丸，如桐子大，每服三十丸，细嚼温酒一盏、生葱三五茎，临决时用之。

神效杖疮恶疮膏（出《永类钤方》）：黄丹（水飞）二两　清油六两　白胶香四两净黄连半两　槟榔六个　杏仁（生用）一十个　如作膏法。一方加桃仁、乳香、没药，有损加白胶香。

治棒疮（出《永类钤方》）：用连须葱煨热擦，甚妙。

杖疮不问轻重，先逐寒邪方，治疮口切不可与酒，则寒邪不散，生他证不能便愈。看老弱，先服香苏散，元有热，服败毒散三四服，然后服十宣散，除杖疮上用水调膏，用菜豆粉、清油白水各半，调涂住痛，用一黑散，赤龙鳞煅存性，采即古松皮。退肿用一黄散，郁金四钱、赤石脂三钱、白芷二钱、天花粉三两，肿甚加荆芥，一云红内消，如不用白芷加独活，并用搽调贴疮口，外留口，其它疮如无脓，热酒调贴，如有脓姜汁三分、茶清七分调杖疮，用乳香煎油调敷，疮口内外皆有用。仍加善应等膏药贴肉溃烂，用生肉药掺，或肿不消，用破血药，外以针刺去瘀血，用一黄散敷贴，一黄散逐时调下，早调下则不验。如臭，洗药中加藿香，或杖后被人施毒药，急烧百沸汤候温，以芒扫梗五六寸二百茎，干净一横一直磊病臀上，用二人于病腿上压出瘀血，扛出于熟冷水中净洗，至无血为度，忌毒食、行房、不净席卧、登厕、熏触，或有杖后苦痛，只加乳没二药（出《永类钤方》）。

治杖疮（出本草）：以七仙草捣枝叶敷之。

治杖疮（出本草）：取牛蒡叶贴之，永不畏风，不脓亦捣敷之。

治杖疮（出本草）：取古厕木烧烟于疮上熏之，冷风不入。

治杖疮（出本草）：用马齿苋捣敷之。

普济方·卷三百十五

膏药门

诸疮毒肿

黑虎膏：治疗一切痈疖疽毒。发背、脑疽、肠痈、痔漏、疔疮、乳痈，虎狼刀剑所伤，一应无名肿毒及攧仆损伤，车马磕伤，杖伤，悬痈，并贴之。如痔瘘丸如枣核扑纤入，肠痈丸如鸡实大，甘草汤送下三丸。当归　防风各一两　大黄　赤芍药　黄芩　黄柏　生地黄　黄连　玄参　桔梗　官桂　白芷　木鳖子仁　杏仁　血竭　猪牙皂夹　没药　乳香（别研）各半两　香油二斤　黄丹（别研）一斤　上㕮咀，药入油浸三日，铫内同煎，油药候白芷焦色为度，每用槐柳枝各数条搅动其油，文武火熬，却用布帛滤去滓丹，入铫下丹并乳没末，不住手搅，熬至紫色及有青烟起，急去火，紧搅，滴水中成珠为度，看时候冷热加减油并丹，临时通变，倾于净器盛之，修合时于净室，勿令鸡犬妇人见。

神妙膏：治诸般疮疖痈疽、攧伤损及折伤。乳香　没药　头发　大黄　肉桂　当归　玄参　续断　莪术　生地黄　赤芍药　白芷　射干　巴豆　明矾　黄芩　柳枝各半两　香油一斤　黄丹八两　麝香一钱　上锉如豆大，油浸一宿煎，柳枝搅令色黑，滤去滓油，再入铫微冷下丹煎，不住手搅，黑色滴水中不散不粘手为度，下乳没、麝香搅匀取出，每用油纸安刀上摊，以药量大小贴患处，治杖疮宜中间贴，此膏药用大黄、黄柏皮、黄芩三味，焙干为末，鸡子清调涂四边，用皮纸条封，第三日葱椒盐汤熏洗疮，一日一次，换膏药忌醋、面、肉，服乌药倾气散（方见诸气门）。

木香膏：木香八钱　川乌一两　地骨皮六钱　羌活一两　甘草　白芷　八角回香　天南星各半两　蓖麻（去壳油）八十五粒　官桂八钱　巴豆（去壳油）八十五粒　细辛　大黄　荆芥　黄连　防风各半两　苦参半两　生姜一两　生葱（连根）一两半两钱五七文　上锉碎，依法浸煎。

韶粉膏：韶粉一两　银珠　樟脑各半两　青盐四钱　松香一两　龙骨　虎骨（油炙）各半两　白丁香　地龙（瓦焙去上）各二钱　川山甲二钱半　全蝎（瓦煅去梢）五枚　乳香　没药各一两　血竭六钱　脑子半钱　轻粉六钱　麝香半钱　蛤粉二钱　上诸药锉如豆大，入油内浸三宿，文武火熬药色焦黄，滤去滓，再上火煎沸，先下黄丹，次下银珠，用柳枝三两根不住手搅，候药色略变，抬下，不住手搅成膏，滴水中成珠不散，看药得所温冷，却次第下药末，第一松、乳、没、血竭，第二龙骨、虎骨、韶粉、蛤粉，第三白丁、蝎、山甲、地龙，第四轻粉、脑麝、樟脑。加狗脑骨烧灰末，搅匀入磁罐内，掘坑埋三宿，去火毒，摊贴。此膏治男子妇恶疽、疮毒、疬漏、发背、脑疽、瘰疬、疔疮、牙麻肿痛、打扑伤损、筋骨动损、刀斧割伤、杖疮、汤火所伤、小儿头面疮疖、丹流热毒、蜈蚣蜂蝎蛇犬伤、毒痔、葱疮、诸般疮疖、无名肿毒及治风湿、脚气、小肠疝气、劳瘵咳嗽、风虚、头痛耳鸣、腰腹疼痛、妇人血气刺痛、吹奶肿毒。

神效胜金膏：清油三斤　黄丹（飞）一斤半　当归一两　白及　黑牵牛各半两　木鳖子（去壳油）六十枚　独活一两　川牛膝半两　川楝子八钱　清藤半两　猪牙皂荚　嫩松枝　桃枝　槐枝　柳枝　石榴枝　上药依法煎制。

玉容膏：治中皮肤骨疮、癣瘙、唇裂、面皱、风刺及打扑伤损，舒筋骨通，流血消肿，止痛发散邪毒，每用少许，涂摩热为度。如耳鼻中有疮，用绵杖儿点少许在疮上。黄芪（去粗皮锉）　当归（去芦锉）　白芍药（锉）　白芷（锉）　川芎（锉）　藿香叶　零陵香　白檀香（锉）　白附子（锉）　白及（锉）　白蔹（锉）　杏仁（洗去皮尖研）各一两　瓜蒌一枚　龙脑二钱　清油四两　上除龙脑，其十三味入清油浸三日，用银器内慢火熬药焦黄色，绵滤去滓，放温入黄蜡熔令匀，再用绵滤过，入龙脑，不住手用柳木篦搅，候冷密封如法用，冬用油三两、蜡一两；夏油五两、蜡三两；如腊月熬腊油入蜡。

中黄膏：治男妇人风湿脚气疼痛贴疼处，受风寒咳嗽贴背心，风寒腰疼贴腰上，眼肿贴太阳，心气疼痛贴缺盆，诸气疼痛贴疼处，打扑伤闪胁疼痛并贴患处，疮疖肿毒贴患处，杖臀疮贴患上。草乌　防风　藁本　大黄　白芷　当归　苦参　生地黄　玄参　乳香　没药各半两　木鳖子仁二十五枚　蓖麻子（去壳）二百枚　猪牙皂夹十斤　桐油四两　松香（春用十二两，夏用十八两，秋十一两，冬十两）上药依法制。

玉龙膏：治摩风止痛消肿化毒，一切伤折疮肿。栝蒌（去壳）大者一枚　松脂（研）一钱半　黄蜡一两半　白芷（锉）半两　麻油六两　麝香（研）一钱　零陵香　藿香各一两　杏仁（去皮尖）　升麻　黄芪　赤芍药　白及　白蔹　甘草（净拣锉）各一两　上以油浸七日，却出油，先炼令香熟，放冷入诸药，慢火煎黄色，用绢滤去滓，入银石锅内入蜡并麝香、松脂，熬少时，磁器盛，每用少许，薄摊绢帛上贴之，头面风癣、痒疮肿疼痛并涂摩令热频用之，如耳鼻中间，用纸捻子每日点之，至一月愈，如灸疮及小儿瘤疮，涂之兼灭瘢痕。

一善膏：治小儿脾证，大人一切风气、气积、食冷积气块，但有形之痃疽疔毒、疔肿杖疮之类。木通　绵黄芪　羌活　川芎　生地黄　桃仁　白芷　连翘　玄参　防风　木鳖子仁　当归（同）　乳香（另）　没药（另）各二两　上除乳没、当归外，余并锉，用真麻油四斤半炒黄丹二十四两，续续挑入油内，以柳枝三五条不住手搅之，丹不可老，火不可猛，直候丹变黑色，滴水不散为度，取出稍冷，即下乳没、当归末，再搅匀，慢火养一时许，露宿出毒，蛤粉养之，旋摊用，凡贴上数日不可揭去，速则作痛。

乳香膏：治伤折皮肉破，冷久不合。乳香　续断　当归（切焙）　莨菪子　乱发（烧灰）　麒麟竭　熏陆香各二两　桂（去粗皮）一两　麻油七两　松脂　猪脂（腊月）　铅丹各四两　上药除麻油、猪脂、铅丹外，并为末，先煎油脂，等令熟，停冷下药，以柳木篦搅匀，用慢火更煎，半日后下铅丹搅匀，候成膏，磁盒盛，每用故帛摊贴。

观音膏：香油四两　松香（明净者）一斤　乳香四钱　没药　龙骨各四钱　白芷　木鳖子七枚　柳枝　川山甲（炙）　蓖麻二十一粒　贝母　上以清油浸没药、龙骨、白芷、木鳖子，却以火煎三五沸，再入松乳末，将柳枝不住手搅熬三五沸，滴水不散为度，又滴地上随取起不粘手上，膏成矣。

善应膏：治一切疮疽及伤折损痛。巴豆（去壳）七粒　僵蚕（去系嘴）　赤芍药　白芷各五钱　五倍子二钱　黄连一钱　乱发（鸡子大）　桃柳枝各七条　蓖麻子（去壳）三十粒　猪膏一指面大　上清油半斤浸药三日，慢火煎熬，令乱发焦烂出火，候冷用绢滤去滓再澄，却入铫内火熬，次下飞过黄丹四两，以桃柳枝不住手搅，青烟微出为度，滴水不散即膏成矣，即出火搅令温，再入乳香、没药末各五钱、桂心末三钱，略上火搅匀，收磁器，贴使用。一方无乳香、没药、桂心。

善应膏：治诸般恶疮、肿毒发背、脑疽疬子、牙肿、打扑接骨、闪肭、刀斧伤、杖疮、蛇虫、毒犬、马咬、汤火、漆疮、疥癣，贴之即愈，及治妇人吹你丸药，如梧桐子大，新汲水下二十丸，产前催生、产后败血、经脉不调，温酒下二十丸，不得犯荤，手及火焙。黄丹（细研）八两　没药　乳香　白及（生）　木鳖子仁　白蔹子　当归　杏仁　白芷（并生用）　官桂（去粗皮）各一两　清油一斤　新柳枝（搅叶用）两三条　上药依法煎熬，内官桂为极细末，同乳没一并下。

八宝膏：治诸般恶疮肿毒、伤折疼痛。杜牛膝　马鞭草　血见愁　煎刀草　稀莶草　灯笼草　醋浆草　螺面草　苍耳草各一把　上于端午日采阴干，香油一斤、黄丹六两，后入乳没、松香各五钱，依法熬贴。

金丝膏：治闪肭并寒湿疼痛、一切肿毒。白芷半两　木鳖　蓖麻各十枚　竹茹一两　柳条（长一寸）十茎　没药　乳香（夏一两，秋半两，冬二两）　白胶香六两　上药入桐油煎，令黄色，去滓，绰子重滤净，下白胶香再煎匀，下乳没搅匀，用新汲井水一盆，将药倾入水中，持杖千余遍，如银丝为度，柳稍正。此在手第一指不通，用过节只虎口长，蓖麻、木鳖不去壳，每个作两三块。

神应膏：治一切恶疮，消毒目痛，活血溃脓，去风生肌，亦治杖疮疼痛。清油三斤　桃柳槐枝各半斤　木鳖子仁半两　当归一两　黄丹一斤　乳香　没药（另研细末）各半两　上将油慢火熬，续续下三枝，焦，去滓不用，下鳖子、当归，焦，去不用，冷定，下丹乳、没药，枝搅丹性绝，再用慢火熬，不住手搅休溢，出滴水内成珠不散为度，磁器盛之，旋摊贴之。

没药膏：治一切痈疽发背、疔毒、伤折、接颠、坏脓、生肌止痛，贴灸疮。麒麟竭　乳香　没药（研）各一分　当归（去芦）半两　黄丹六两　杏仁　木鳖子仁（细研）半两　乱油头发二两　上先以油一斤石器内或砂锅中，露天底炼油热，先下木鳖、当归、杏仁、头发，慢火熬黄焦，油耗五分离火，绵滤去滓，再入锅内煎数沸，下上三味研药，再搅匀，磁盒盛，放地上，以盆盖一宿出火毒，如用或帛或绵摊贴，日易之。

长肉膏：桑枝　柳枝　桃枝　槐枝　榆皮　枸杞枝　上各四十九寸　先以真麻油一斤熬滚，下枝在内煎黄赤色去枝，入黄丹十两，柳枝不住手搅匀，滴试水中不散为度，倾入水盆内候冷，磁器盛贮，凡用摊纸上化开贴长肌肉无痕，此膏治肉瘤、疔疮、痈疽发背、脑疽、蜘蛛蛇犬伤、蜈蚣蝎毒蜂蜇、草刺竹木屑、小儿梅花秃疮、面有诸般恶疖疮、及箭镞毒并十指面目无名肿毒恶肉，悉依法治。凡疔疮其患四畔俱赤，中间或青或白或黑或凸或陷者是也。痛如入心，彻骨不可忍，身如火热，头如斧劈，昏间不省不爽，其病三日不疗，病丧身命，急用铍针于疮头上刺入一分许，作十字，用药一粟点之，黄水出为度，少顷将生菊叶一握，研冷水一二盏与服，吐泻为度，如虚弱人多服内补十宣散数日，疔疮自然坠地，暑月尤速。若脓水不干，用麝香散掺之四畔长肉膏，但肉满平复如初是也。痦子大者如银杏，小者如鸡头，先用麻布擦令血热，以绵系定，将药于根头旋转点之，若暑月即时落，痈疽发背脑疽等，不问有头无头，但要肿处知痛，用药一粟许于疮头上点之，少顷再点，便觉肉地软痒，内服黑神散和复元通气散，须用局方，有白牵牛、川山甲者，二药打和匀，以无灰酒一二碗调服，即时脓溃痛减，次服十宣散内补，如脓水不止，麝香散掺之，用膏贴，忌食毒物及房室等事，切须将理，不得失宣一待，疮合愈矣。治蜘蛛蜂蜇等，不问咬硬皮或见血，以药一粟点所伤处，候黄水出尽为度，其毒已消，毒气不行于四脚，随见便可治。草刺竹木刺屑以药一点滴之，少顷黄水流痛止，刺屑自出。小儿梅花秃疮，以先剃头令净，若有脓血，用帛拭干，却将油纸一张摊药面，清水在上，以托纸罨放小儿头上，不住手旋转扶之，其虫即死，后用水洗令洁净，二三日来结，薄痂自落也。面痣用筋子杵令血热，将药随痣大小点之，待痂干落，即可赘痣，先剪去硬皮，以药点之，痣落即去，大者内捻去，丙疔子仍须擦令血热，方可用药。疥癣待痒时抓破，以药面清水拂之，其虫即死。痢疮，凡疾后有此疮，盖余毒不散，生于壳道，四傍有若痒癣，其痒无休时，当依癣法治。筋镞毒、蜘蛛蝎毒同治，无名肿毒、恶肉与瘤同法治之。

乳香膏：治一切恶疮、打扑走注疼痛。乳香（研）　黄蜡各半两　白胶香二两　杏子油一斤　珠子沥清半两　上将沥清于木灰火上先熔开，下白胶香、黄蜡入油搅匀，以绵滤去滓，于井花水中持援白色如银，再熔乳香，在内援白色，收磁盒内，依常法摊用。

膏药方：真香油一斤　黄丹半斤　巴豆七十粒　木鳖子五枚　穿山甲五片　上香油用铁锅熬滚，下川山五片煎黄色取出，却下木鳖子亦煎黄色取出，然后下巴豆熬黄色取出，将生绢滤去滓，将油入砂锅内浸火再熬，下丹用柳枝三条不住手搅一时久后，沫高三寸可住手，将油滴水中不散成珠为度。

走马膏：治诸疮一切打损肿毒。皂夹（猪牙者捶碎）十挺　芫花五两　生姜（取自然汁）五两　生地黄（取自然汁）一斤　上用上好米醋一斗入诸药，煎至三升，绞去滓再煎，以柳篦搅稀稠得所如膏，磁盒盛，埋地内五日取出，故帛上涂贴患处，日二上。

膏药方：沥青　蓖麻各一两　上同捣烂，摊纸上贴疮。

神应膏：治脚气疼痛不可忍及寒湿。皂夹（肥大者）二十挺　蓖麻（为末）一两　上将皂夹炙过捶细，好米醋二碗同煎五七沸，揉去滓，熬成稀膏，入乳末搅匀，次加木鳖、草乌、南星等末匀，熬一沸取下，再入没药、血竭、轻粉匀放温，量患处约一分厚纸贴上。

膏药：治诸般恶疮、打扑伤损及心痛遍体疮疼痛。木鳖二十枚　白芷二十枚　上咀作小片，同油四两半，慢火煎焦黄色为度，绵滤去滓，秤油见数，凡油四两，入嫩松香六两，柳枝搅松香熔尽，入水中去毒用。

乳香膏：治诸疮肿硬疼痛及脓溃肌肉腐烂兼治腐肉不退。南乳香一两　没药半两　松脂五两　天台乌药一两　赤芍药三钱　木鳖子（用人去皮二钱）三钱　当归三钱　小油一两　加血竭三钱　上九味，除乳香、没药、松脂、血竭等四味外，用前项小油浸乌药等四味计五日，慢火同煎数十沸，滤去滓，澄清一宿，入南乳香等，用柳木篦子不住手搅成膏。

大红膏方：乳香　当归各二两　琥珀　香白芷　没药　白芍药　白及　白蔹　绵子各一两　沥青十六两　黄丹十两　小油　木炭三斤　定磁碗二只　上八味为细末，同沥青一处放在磁内，用文武火熬，以沥青熔开，次下小油，徐徐下之，看取硬软得所，用绵滤在水盒内放温，次下丹熬成膏，若用时摊于纸上用之。

跌扑伤折方

金丝膏：治打扑伤闪胁疼痛湿气。当归　川芎　苍术　香白芷　赤芍药　木鳖子　大黄　草乌头各一两　香油半斤　沥青一斤　松香一斤　乳香（另研）五钱　没药（另研）五钱　前八味同香油熬去滓，沥青、松香熬看软硬，冬软些，夏硬些，乳香、没药摊膏药时用之。

黄气膏：治跌扑内胁打扑伤损。苍术　赤芍药　白芷　当归　苦参　乳香　独活　川芎　南星　草乌　没药　天花粉　木鳖子　上咬咀，以香油二斤，冬月用此数，夏月一斤半，槐柳枝各二十一寸，入油煎焦去滓，下丹搅令相入，又煎一两沸，下蜡候黑软硬得所，膏成，帛上摊贴，日二换。

乌麻膏：治一切痈疽发背生肌止痛。乌麻油一斤　黄丹七两　熏陆香一两　麝香（细研）半两　松脂一两　黄蜡三两　上先煎油沸，下松脂、熏陆香及蜡候消，以绵过却安铛内，下丹煎搅令黑色，滴水中为珠软硬得所，去火下麝香搅令匀，磁盒盛，看疮大小帛上摊贴。

黄芪膏：黄芪　赤芍药　当归　川大黄　芎䓖　独活　白芷　韭白各一两　生地黄二两　麝香（细研）二钱　上药并细锉，先用猪膏二升煎三五沸，下药煎白芷色赤，以绵滤过去滓，入麝香搅匀，收磁盒中，日三四度涂摩疮上。

抵圣雄黄膏：治一切恶毒疮毒。雄黄（细研）一两　黄丹二两　乳香（细研）　没药（细研）　麒麟竭（细研）各一分　密陀僧（细研）半两　麝香（细研）　丁香（末）各半分　红芍药（锉）　白芷（锉）　白蔹（锉）　不灰木（锉）各一分　槐柳条（冬用根夏用条）各二十一寸　乱发（如毯子大净洗并槐柳条一处水浸一日滤出）　油半斤　蜡四两　上药，从芍药已下以油煎，令白芷焦赤，滤去滓，入蜡并雄黄，已下八味不住手以柳木篦搅，候色变黑即倾入磁盒中，看疮大小，于故帛上涂贴。

蛇膏：治一切远年恶疮发背、冷偏疔疮、刀箭所伤，以乌蛇一条去皮骨炙，用松香一斤加香油二斤同熬枯，却用布滤清，又以甘草末二两同熬，滴水成珠不散，可摊膏用。

活络内灸膏：治闪朒筋骨疼痛、一切无名肿毒。当归　黄芪　芍药　白芷　半夏　铜青　木鳖子　乳香　没药各一　白胶香一斤半　上除白胶香外为粉末，用麻油一斤同煎至黑色，滤去滓入乳香、没药令匀，次下白胶香，煎至黑色为度，白剟纸看病大小摊贴。

大红膏：治从高坠下，落马伤损，瘀血结滞，筋脉挛急，肌肉肿硬，疼痛不可忍者并皆治之。当归　赤芍药（锉）　天台乌药（锉）各一两　小油（已上三味油浸七日七夜）半斤　没药一两　乳香二两　琥珀（已上同研为细末）一两　沥青一斤　黄丹十两　上先将沥青以银石器内慢火熬，铁钹子搅化开为度，时月看硬软，旋入浸药，油硬软停当，次下研药三味搅匀，绵滤在净水盆内，以手持援如锡白色，次下黄丹再持援令匀，盛在磁盒内，每用热铁钹摊柔纸上贴患处。

金丝膏：治筋骨伤损时发疼痛不已。松脂（通明者）四两　良姜（一两取末八钱）乳香（另研）三钱　木鳖子（大者去壳为末）四枚　川乌头（锉如麻豆）三枚　小油半斤　杏仁（锉如豆大）一百枚　上将小油煎热，下乌头、杏仁熬焦黄色为度取出，以绵滤去滓极净，再用银石器内慢火熔松脂化开，再下良姜、乳香、木鳖子末，不住手搅匀，旋旋入乌头、杏仁油，看硬软得所，再用绵滤，在器盒内放贮，如用摊纸上贴患处。

当归膏：治伤折损破痛不目肉不合。当归（末）一两　阿魏（研）一分　绯帛（细剪）五寸　胎头发（细剪）半两　铅丹二两　麻油四两　上先煎麻油令沸热，次下头发、绯帛煎令焦，去滓再煎油候沸，入铅丹、阿魏、当归，以柳枝搅匀候黑色，滴水中成珠子，以磁盒盛之，涂疮口或摊纸上贴之。

万全膏：蜡　乱发　轻粉　油　白及　上将油入连根葱二根、发少许、白及熬黄去滓，下轻粉丹熬黑色为度，下蜡为膏。

金丝膏：治打扑伤损目痛散血。上将松脂嫩者四两，先熔二两，倾入水中候冷取出，将已入水者再熔成汁，谓之两熟，却下二两生者一处，熔成汁入麻油半两，冬月加少些，用油纸摊随大小贴之。

雄黄暖膏：接骨止痛。黄丹四十八两　麻油五斤　猪脂二斤　松脂一斤　羊脂蜡野驼脂各十两　当归　乌蛇　生干地黄　续断各二两　连翘花　白芷　露蜂房　川乌头（去皮脐）细辛　棘针　芎䓖　羌活　人粪（干者烧灰）紫草　虎颈骨　鲮鲤甲　蝟皮　茛菪子　吴茱萸各一两　白蔹　紫葛　玄参　桑木耳　木通（锉）杏仁（汤浸去皮尖）白术　防风　桑根白皮　赤芍药　香附子各三两　青绯布（烧灰烟尽）各七寸　槐根　柳枝各四两　葱（连根者）七十根　上将油、猪脂、羊脂、野驼脂于锅内煎为油，入柳槐枝、棘针、葱、紫草、露蜂房于油内慢火煎半日去滓，其余诸药各细锉入热油内慢火煎半日，次入松脂、蜡更煎半日，滤去滓，净拭锅内，细罗黄丹，炒金紫色热下药汁中，以柳搅不住手，候色变紫色成膏矣，住火，次入雄黄、沉香、丁香、木香、桂心、麒麟竭、附子（去皮脐）各三两、乳香（已上研细入膏中）四两，上调令匀，用磁盒中盛，凡有患者，于绢帛上微火摊，贴于折损处，一日一度换之。

腽肭脐膏：治伤折接骨止痛。腽肭脐　当归　附子（去皮脐生用）桂心　生干地黄　茛菪子各二两　羌活　芎䓖　麒麟竭　乌蛇　乳香　木香　续断　白芷　穿山甲　蝟皮　桃仁（洗净去皮）紫草　杏仁（洗净去皮）棘针　柳枝　槐枝　赤芍药　白蔹　防风　细辛　密陀僧各一两　葱白（连根）十四茎　黄蜡　沥青各十两　驼脂羊脂各三两　猪脂二十两　清麻油五斤　黄丹（炒紫色）二斤　上细锉，先以猪羊驼脂等于火锅内文火煎取清汁去滓，后入麻油煎，如鱼眼沸，次下棘针、柳枝、槐枝、葱白等四味煎令焦黄去滓，即下腽肭脐等药，以炭火养一七日，后绵滤去滓，却入锅内旋下黄丹，用柳枝搅不住手候转色紫，稀稠得所，即成膏矣，于磁盒中盛，每用纸上摊贴患处。

抵圣膏：治伤折接骨、散瘀血止疼痛。麻油二斤　羊脂　野驼脂各四两　腊月猪脂十两　当归　乌蛇　生干地黄　连翘　续断　白芷　露蜂房　桑木耳　木通各一两已上诸药细锉，并脂油等煎半日去滓后下。杏仁（洗净去皮尖）桃仁（洗净去皮尖）各二两　丁香　沉香　木香　桂心　芎䓖　羌活　附子（去皮脐）各一两　松脂八两已上细锉，入前油慢火再养半日，候药焦黄色，以绵滤去滓，即下后药：黄丹（炒紫色）二十四两　乳香（末）二两　麒麟竭（末）二两　上先以黄丹旋下油内，用柳木铍不住手搅待变紫色即下乳香、麒麟竭末，令匀停冷，凡有损折处微火熠摊于帛上封裹之。

紫金膏：治从高坠下，落马堕车，腕折骨碎筋伤。黄丹二十四两　麻油三斤半　猪脂　野驼脂各四两　松脂　乌蛇　白蔹　白及　白芷　连翘　续断　紫葛　牛膝（去苗）　生干地黄　鲮鲤甲　蝟皮　露蜂房　木通　当归各半两　桃仁（洗浸去皮尖）杏仁（洗净去皮尖）　乳香　丁香　木香　桂心　附子（去皮脐生用）　芎藭　羌活麒麟竭各二两　上细锉，入油脂并松脂同以慢火煎养半日，候药焦熟，绵滤去滓，净铛内，细罗黄丹，炒紫色，旋下熟药汁，用柳木铍不住手搅，候变紫色即油力尽，滴于水中成珠，入手不污即停火，收于磁盒中，用纸摊贴痛处，日一换之。

槐子膏：治伤折。槐子　水杨白皮各三两　黄丹（炒紫色）　二十四两　麻油二斤半　猪脂一斤　蜡五两　头发　桑根白皮　皂夹（去皮子）　天雄（去皮脐）　当归槐白皮各一两　巴豆（去皮心）　雄黄（细研）　麝香（细研）各半两　上细锉，入脂油内慢火煎养一日焦熟，用绵滤去滓，即下黄丹熟药汁内，用柳木铍搅莫令住手，候药成紫色，入水中成珠，油力尽即住火，入雄黄、麝香和匀，收于器中，凡有伤折，遂日摊贴痛处，极效。

韭白膏：治磕伤折金疮生肌。韭白两掘　白蔹　赤芍药　杏仁（洗净去皮尖双仁）续断　芎藭　白芷　郁金　棘针各一两　生地黄二两　滑石三两　绯白　青布（烧灰）各一尺　黄丹二十四两　上除黄丹外细锉，用麻油三斤，先煎韭白、生地黄，后下诸药，以慢火煎半日，次下滑石、绯帛、布灰等，再用慢火煎半日，绵滤去滓，于净锅内炒黄丹紫色，旋下油，内，柳木铍不住手搅成紫色，待油力尽，滴水内成珠，入手不污即停火，入盒中收用，纸摊贴痛上，日一换之。

白金膏：治伤折疼痛。桑根白皮三两　柳白皮　槐白皮各二两　葱白（切）一握白芷　当归　乳香　羌活各一两　黄丹十六两　上细锉，用麻油二斤慢火煎油，次下三般白皮并葱煎令焦黄色，去滓即下诸药煎半日，又去滓，次下黄丹，以柳枝子搅令黑色成膏，磁盒放贮，每用时，故帛上摊贴患处。

乳香膏：治打扑闪肭、伤损及气疰痛。青娘子　红娘子（去头翅）各一对　蓖麻（去壳）十五粒　当归不拘　白芷不拘　山栀一枚　乳香半斤　松香半斤　香油四两上除松香外，将六味锉入香油内煎，以柳枝搅，候蓖麻熟，滤去滓，却将松乳熔开，次倾入煎药油，桃柳枝搅匀，候油滴水不散，牵拽不断，磁罐收，热贴。

金丝万应膏：治颠仆伤损手足及背，并寒湿脚气疼痛不可忍，小儿脾疳泻痢，咳嗽不肯服药者，宜贴。沥青三斤半　威灵仙二两　蓖麻子（去皮壳另研）一百枚　黄蜡二两　木鳖子（去壳，切片，研烂）二十八枚　没药（另研）各一两　乳香（另研）一两　小油（夏一两，春秋三两，冬四两）　上先将沥青同威灵仙下锅内熬化开，以槐柳枝搅，候焦黑色为度，重帛滤过，以沥青入水盆内，候冷透再取出，秤三斤净，下锅熔开，下小油、黄蜡、蓖麻、木鳖子泥，不住手槐柳枝搅匀，须慢火滴数点入水中试金丝状方可，如硬再旋加油少许，软加沥青，试得如法，却下乳没末，起锅在水盆内扯拨如金丝频换水，浸二日，却用小铫盛顿，如落马坠车于被伤疼痛处火上炙热贴透骨内为验，连换热水数次淋之，则热血聚处自然消散；小儿癖疳贴患处，泻痢腹肚上贴，咳嗽背心上贴。

金丝万应膏：治颠仆伤损，外贴膏药内服小乌沉汤加乳香热酒调，随病上下服之。上依疮肿伤折类，黑虎膏松香八斤，如法煎熬，倾于水盆内浸一宿，净器盛之，不用黄丹。凡治跌扑伤损，外贴膏药毕，内服小乌沉汤加乳香，热酒调，随病上下服之。

穿山甲骨贴熁膏：治伤折接骨。穿山甲骨（涂醋炙令黄）三两　桂心一两　当归一两　生地黄汁三合　飞面一匙　附子（去皮脐用）二两　生姜五两　上件药捣细罗为散，熟暖地黄、生姜汁调五钱，令摊于绢上，秉热贴熁折痛处，急系缚，每日换之。

蓖麻膏：治打扑闪朒。蓖麻子（去壳另研）　木槵子（去壳另研上二味）各二两　苍耳（烧去烟）一两　雄黄（另研）一两　金毛狗脊（去毛）半两　上件药各研为末和匀用半两，骨髓二两和成膏得所，每用蓖子挑在手心内醋调，量疮口大小涂遍，用薄纸盖了上，用以木板夹定，频用醋扫，此药兼消一切痛肿，或因酒后卧湿地，或原有寒湿臂膊冷麻，依前调药涂，用纸盖了，频用扫即愈。

神应膏：治闪扑伤折、消肿定痛。牛皮胶（捶碎）一斤　生姜（取汁）一斤　内桂（去粗皮，为细末）一两　上先将胶放铫内用水煎熔，次下姜汁在内搅熬稀稠得所，即遂旋炒肉桂末在内，慢火搅极匀，倾入瓷罐子内密封贮，每月用药，摊于患处，以纸花子三两重盖覆，其痛即止，渐渐平复。如药熬下多日干硬，再于火上锅动，如大沸即入生姜自然汁搅极匀，摊贴用。

木鳖膏：治打扑闪朒。木槵子（去壳）一百枚　大鲫鱼（去鳞并头尾肚肠）一枚上件同捣成膏涂在痛处。

抵圣大白膏：治折伤闪朒疼痛不已，消肿熁毒、却邪止痛及疔痈疽，初生肿疼难忍，疮疡肿疖、赤焮发毒、气结搏肌肤痛急。白胶香（研为细末）十四两　乳香（另研）一两　定粉二两　白芷（锉碎）六钱　白蔹（锉碎）六钱　上件以麻油四两炼白芷，候焦黄色，漉去二物，次下白胶香，候熔退火，次入乳香、定粉再搅匀，倾入磁器内，候凝密封贮，每用慢火炙动，量患处大小，纸上摊贴。

木香膏：治一切打扑伤损、痈肿疼痛、滞血不散、并远年过月疮肿、遍身热疮，并可贴散，神效。木香（切碎）　槟榔（捶碎）　当归（薄切）各一分　上使清油四两煎上件药，令焦黄色漉出，以绵滤过不使滓，却将油入黄丹二两在内，入铛中文武火重炼，以柳枝筋不食手搅，候烟白，滴一二滴在水碗内，以手取丸之，不泥手，丸得成，丸即倾出也。

接骨膏： 赤小豆三合　草乌头二两　天南星一两　生白姜一两　白蔹一两　桂一两　黄丹一钱　上为末，用生姜自然汁调膏贴患处。

接骨膏： 治手脚骨折。上取嫩细柳条，量所用，短截数十条，以绵穿廉裹于损折处，缠一遭，就绵头系定，用好皮纸一长条，量柳廉高下裁剪，即于纸上摊熔黄蜡匀，掺肉桂末在蜡上，厚半寸许，即于廉子上缠药纸三四重，上用帛子软物缠缚系定，其痛渐止，相接即获平复。如折骨先服当归、炮草乌、白芷等分末，温酒下二钱，略身麻，后整疗揣接，用糯米粥调牡蛎末涂伤处，以杉木板夹之缚定，却宜服乳香、没药、芍药、川芎、川椒、当归半两、火煅自然铜二钱为末，熔黄酒煎开热服，随痛处卧少时，连追数服，又宜南星、防风等分为末，温酒入姜汁调一钱服，伤处及此药敷贴盖，大治破伤风。

神仙接骨膏： 黄丹（飞过）　密陀僧　自然铜各四两　辰炒　血竭　乳香　没药各一两　黄蜡　白凡（飞过）　腊月猪脂各十三两　上件新锅子先下脂熔，滤去筋膜，次下蜡于油，将锅放冷处，次下密陀僧、黄丹、自然铜末，更慢火煎，滴水中不散为度，便出锅于冷处，下诸药，柳木蓖子搅匀入瓷器中不住手搅至凝丸如弹子大，候极冷收贮于瓷盒内，不得泄气，若一切折伤，不问内外轻重，虽已无气，但心头尚暖者，分一弹作十五丸，热葱酒吞下；如已绝不能吞，即以热葱酒磨灌，但下喉即自省识人。伤损痛肿赤处，仍取十丸入活油火炙，软摊在帛上贴痛伤处，如伤损处大用二丸以上，此药不能粘肉，即加寻常胶占膏黍药。

神验膏： 治打扑伤损筋骨动，不问手足腰背并治之。糯米粉一合　飞过面一合　马屁孛（即灸菰）一碗　上二件拌和，于生布上筛下，用生姜自然汁半碗调，却入后药：牛皮胶三两半　酸米醋一碗　上先用醋熬牛皮胶化，便入前所调三味药，不住手搅成膏子，以瓷器盛之，每迁磕损，以药膏摊于纸上贴上伤处，却用杉木片夹定，用厚衣服裹之勿令冷，三两日一换，若只伤筋骨，贴上如火，若筋损骨碎贴上而痛，如虫行为妙，初折伤者只三次效。

应痛膏： 治大腿伤折痛。白槟榔二枚　白豆蔻一枚　官桂半两　柳枝一分　木鳖子二十枚　香白芷二钱　当归一两　丁香三钱　南天星一个　白附子一两　黑附子（大者）一个　黄蜡　上味都为末，一两蜡用药末一两，同于铛内煎，紫花上来药方熟，后用井泉水一盏，将铛内药倾入水盆内，然后以手扯拔其药，直须熟软，并不得分毫结硬，捻为饼子，裹在伤处，其药三日后，却将药重于火上炙团一处，依旧捻饼子裹旧伤损处。

金疮方

金疮膏： 川当归五钱　杜当归二两　白芍药　赤芍药各一两　香白芷一两半　紫金皮一两半　黄蜡一两　乳香（另研）　没药（另研）各半两　白胶香二斤　真桐油半

斤　上切细，入油煎熬，用文武火下，文武火煎，次下川当，再次下乳香，三下白胶香，四次下黄蜡，五次下没药，如法煎成膏，用布滤去滓，倾入水盆中，净处煎，忌鸡犬妇人。

金伤膏（一名败毒膏）：治贴诸般疼，刀砍斧伤皆可纴入贴之。桐油二斤　紫金皮白芷各半斤　赤芍药四两　白芍药四两　独活一斤　上药先下净锅内，文武火熬，看白芷嫩黄色，下当归三两，白芷老黄色，下黄松香八两，次下黄蜡四两，次下乳香三两，次下没药二两，次下血竭二两，文武进退火熬，捧挑珠侣珀色，入水中不散粘方好，用麻布滤去余药，扯拔黄色为度，水养之。治镰斧所伤经年不瘥。用皂夹一锭水浸打，春三夏三秋十冬十，用文武火熬膏。

又方：取甘遂，三四月采一担，用火锅熬一桶，半碗用磁器盛，旋摊用之。

内外诸疾方

万应膏：治一切恶疮及刀斧所伤，蛇咬狗咬虫伤，心痛牙痛眼腹痛，脚气骨节疼痛，大人小儿痹癣悉皆贴之。心痛丸梧桐子大。温醋汤送下三十丸。肚腹痛温酒送下三十丸。当归　芍药　白蔹　白及　白芷　木鳖子　杏仁　轻粉　乳香　黄芪各一两　巴豆（去皮）六钱　雄黄（研）一两　白矾少许　没药（研）一两　黄丹二斤　血余（净）三两　好油三斤　蓖麻子二百余个　上先将乳香、没药、黄丹雄黄、白矾另研极细外，将余药锉碎，同槐柳条各二两锉碎，蓖麻三百五十个去皮研碎，先入油内浸一二日，于铁锅内熬，用槐柳条各二根二尺长，不住手搅微黑色，滴水中不散，捞去粗滓，再用绵滤净，再入锅内熬滚，先下黄丹，次下血余，次下白矾、雄黄，又下乳香、没药，不住手搅至烟尽微热，下轻粉搅匀，倾入水盆内浸一宿，出尽火毒，于磁器内盛之。

青膏：治年久风头眩、鼻塞清涕泪出、霍乱吐逆、伤寒、咽喉痛、脊背头项强偏枯拘挛，或缓或急，心腹久寒，积聚疼痛，咳逆上气，往来寒热，鼠漏瘰疬，骨节疼肿，关节尽痛，男子七伤，胃胀腹满，羸瘦不能饮食，妇人生产，余疾诸病，癞疥恶疮，痈疽肿阴蚀，黄疸发背，马鞍牛领疮肿（一名卫候青膏）。当归　栝蒌根　干地黄甘草　蜀椒各六两　半夏　桂心　芎䓖　细辛　附子各四两　黄芩　桔梗　天雄　藜芦　皂夹各一两半　厚朴　乌头　莽草　干姜　人参　黄连　寄生　石南　戊监各三两　黄野葛二合　生竹茹六斤　巴豆　续断　杏仁各一两　猪脂三斗　苦酒一斗六升上咬咀诸药，以苦酒渍一宿，将猪脂微火上煎之，三上三下膏成，病在内以酒服，如半枣在外摩之，日三丸作膏，常以破除，勿令丧孝污秽，产妇下贱人，鸡犬禽兽见之。

胜金膏：专治男子妇人筋寒骨痛，坠堕闪肭，打损伤结聚，伤筋骨碎，中风入脑，头痛湿痹，骨节酸痛，四脚邪气不仁，百节筋挛不能屈伸，腰脚软弱，冷嗽气促咳逆，牙疼腹痛，冷气腰脊痛疼，寒湿脚气，游风走气，膝腿脚酸疼并皆治之。艾四两　当

归须　白芷　牛膝　黄芪　木鳖子　皂夹刺　蓖麻　防风　桑白皮　白僵蚕　川续断　延胡索　官桂（去皮）　黄连　蜂脂　独活　赤芍药　川芎　细辛　南星　巴豆（去壳）三十枚　桔梗　蓬莪术　牡丹皮　白鲜皮　狗脊　天麻　蔓荆子　接骨木　蛇床　木香　威灵仙　白及　白蔹　杜仲　骨碎补　羌活　草薢　破故纸　漏芦　海桐皮　五加皮　薏苡仁　荆芥各五钱　槐柳条（向南者）　桃枝（向东北枝）　已上各味并锉碎，用香油浸，春五夏三秋七冬十日，然后用慢火将前药于铫内温火热，不可用骤火，如此三日三夜，次用文武火煎沸掇下，使沸静掇上，用柳槐枝搅，看白芷黄色为度。黄蜡四两　松香五斤　芸香二斤半　姜汁　连根葱汁　陈米醋各一大盏　香油（四时用）三斤　已上先用松香、芸香于锅内熬化，滤去滓后，将葱姜汁并陈米醋各一盏并五十味药，油四时用，春秋冬用多，夏用少，自宜斟酌。　蜂真香　五灵脂　自然铜（醋净七次白色为度）　无名异　雄黄（明净）五钱　乳香一两　没药　黄丹（火飞）全蝎　血竭　琥珀　麝香三钱半　露蜂房（烧灰）　虎骨（醋炙黄）　穿山甲（火锻焦黄）五斤　败龟板（醋炙黄）五钱　上十六味碾细末，同煎药在锅内慢火化，不住手搅，待松芸香匀后，下六味末药，除麝香、黄丹，又下乳香、没药，急搅匀滴水中试老嫩，然后倾入水中，手扯百余遍，盛在磁器内，出火气三日方用。

阴膏：草乌头　槐枝　厚朴　当归　牙皂　白及　龙骨　黄芩　木鳖子仁　没药（另研）　黄薜　龟甲九肋　乌鱼骨　白蔹　黄连　苦参　白芷　柳枝　川芎　乳香　生地黄　大黄　玄参各二两　清油（冬月四斤）一斤　黄丹十四两　上各锉如豆大，于银石器内，将诸药于油内浸，春五夏三秋七冬十日，将诸药于锅内用文武火三上三下，熬至紫色，用绵滤去滓，候少时再上火油滚下丹，用柳枝搅至黑色，点于水中不散成珠为度，熬时须要慢火，无令过火，为如过火硬时，再入少许清油，不住手搅，不粘手已成。忌产妇孝子，鸡犬生人见之。

无比神应膏：治诸般恶毒疮肿发背，瘤疽瘰疬，臁疮脚气，打扑伤损，刀斧伤，汤浇火烧，马犬蛇虫，蜈蚣蜂蝎，多年咳嗽，口内吐血，贴背败毒愈，心疼腹痛，小肠疝气，赤白痢泄不止，于脐下贴即痊，牙痛贴腮上止，肉溃流脓，顽癣腰痛姤痛，瘊杖疮重者，两贴安。　白杨蔹　白及　木鳖子仁　香白芷　官桂　杏仁　当归　乳香　没药各一两　桂花半两　苏合油一丸　黄丹二斤半　真香油五斤　槐柳条各半斤　上锉碎，除乳香、没药、黄丹、苏合种丸另研外，其余药于油内浸，春秋五日，夏三日，冬七日，过冬减黄丹三两，新铁锅内浸至日期，用文武火熬一时搅，槐柳条变黑色尽去其滓，放温入乳香、没药、苏合香丸，将药再熬，不住手搅，微滚两三沸放温，一面下黄丹令匀，文武火熬滚，停一时再滚，如此五七次，不住手搅至数千次，烟尽黑色为度，滴水不散方可，切不可过火，辰火日熬，忌妇人难犬见。

善应膏：治诸般恶疮，肿毒发背，脑疽疬子牙肿，打扑接骨闪肭，刀斧伤杖疮，蛇虫毒狗马咬，汤火漆疮，疥癣，贴之即愈。又治妇人吹乳，以药丸如梧桐子大，新汲水下二十丸，肺痈肠痈亦可为丸服，温酒米饮，或桔梗甘草煎汤皆可服，不可犯荤，手及火焙。黄丹（研极细）八两　白胶香　明没药　滴乳香（并研另）大当归　川白芷　杏仁（去皮尖）大黄　草乌　川乌　赤芍药　槟榔　生干地黄　川芎　沥青（另研入）乱发（净洗）各一两。

上除乳香、没药外，将磁石铫盛，香油一斤浸药一宿，慢火煎熬诸药黑色，再入葱白、乱发煎少时，用生绢滤去滓，留下一两药油，复将所滤油于慢火上熬，却将黄丹入油内，用长柳槐条不住手搅后，有微烟起药铫，将柳条点滴在水面上凝成珠不散方成膏，如不成珠再熬，直待成膏提起药铫，搅无烟出，却入乳香、没药、白胶香末搅匀，倾入磁器内，将原留下浸药铫一并收拾器内，用新汲水，一日一换，将药器坐在水内三日出火毒方可用之。

阳膏： 川羌活　黄芪　当归　川芎　杏仁　生地黄　木鳖子仁　全蝎　穿山甲牙莢　白芷　大黄　乳香（另研）没药（另研）木通各二两　连翘二两　上如豆，每料用清油五斤重炒，黄丹二斤于银石器内，春五夏三秋七冬十日，用文武火熬至稍沸，三上三下火候，药黑紫色为度，用绵滤去滓放温再上火，次下炒黄丹，作三次下，滴水中不散成膏矣，忌生产妇人孝子鸡犬等见。

陈元膏： 治下湿身病苦痹，饮食衰少，医疗不差及堕马腰痛，天阴即复发，心腹积聚，用膏摩之即愈。头眩取膏摩之，三日即愈。当归（陇西者佳）二两　生地黄（取汁）二斤　附子（十二铢）二两　细辛二两　桂心（一铢）一两　天雄（二铢去皮）二两　干姜（十七铢）二两　丹砂（研）一两　芎䓖二两　雄黄（研）二两半乌头（十七铢）二两　苦酒三斤　白芷一两　松脂半两　不中水猪脂（炼去滓）十斤上㕮咀，以地黄汁苦酒浸一宿，取猪脂内诸药微火煎之，令十五沸，膏成去滓，内朱砂等，不住搅，勿令妇人、鸡犬、孝子、恶疾不具足、人小儿等见。

善应膏： 治一切痈疽肿毒、脚节漏疮、发背脑疽、疬子寒湿、冷痹顽麻，贴疮不痛，牙痛外贴，打扑伤损内肭，瘀血毒气不散、金疮小儿头疮、发丹痛毒、大小便毒、蜈蚣蝎蜇，贴取毒气下散，臁疮诸般恶疮及疥癣、妇人吹乳，丸梧桐子大，新汲水下二十丸，产前催生，产后赶下败血，脐伤疼痛，经脉不行，温酒下二十丸，此药不可犯荤，手火上熔化，净纸摊贴。凡用药，先须净洗疮，然后贴药。黄丹（水飞）一斤没药　乳种　白蔹　木鳖子（去皮）白及　当归　官桂　杏仁　白芷各一两　血竭半两　槐枝五两　柳枝（每条三寸）五两　真麻油五斤　上除乳香、没药外，七味锉碎，入油浸三日，文武火铁锅内熬黄色，滤去麤药下黄丹，以新柳枝长五六寸如小钱大搅匀，令熬丹褐色，掇下锅子在地，却用柳枝搅药出尽烟，方入乳香、没药、血竭，搅匀三五十遍，候药冷，倾在磁器内，春三月间合如常贴用。

金丝膏： 治伤筋动骨、损痛闪肭、风毒恶疮、风湿筋寒诸病。当归尾　川白芷杏仁　猪牙皂莢（去皮弦）玄参　草乌（生用锉）各三钱　白胶香（明者）八个连须叶葱（肥者）十根　沥青（明者）半斤　乳香　没药（另研）各半两　黄蜡一两　男子头发（洗净）如鸡子大　上用清油半斤将七味锉碎，依法熬滤，却入胶香、沥青搅匀，下黄蜡又搅，无烟方下乳香、没药，一方无玄参、乱发。

神应膏：治一切疮肿、伤损、汤火烧，摩风止痛痒，用薄绢摊贴患处，癣以药涂擦热彻为度，鼻中耳中肉铃，用纸捻点一豆大，一月取下，并不疼痛，除瘢痕退。栝蒌（去皮）一枚　零陵香　藿香　芍药　甘草　黄芪　杏仁（去皮）各一两　白芷三分　龙脑　麝香（并研）各一钱　黄蜡一两半　清油六两　上除龙脑、麝香外，并细锉放于锅内，用油浸七日却出药，将油炼令香熟，放冷秤六两，却再入诸药煎令黄，用生绢袋滤去滓，再入锅内旋下蜡搅匀，滴水中成珠即止，去火毒候温，入龙脑、麝香打匀倾出热瓷盒内。

救苦膏：治贴一切风湿疼痛、无名肿毒、死胎不下，凉水吞下七丸。川牛膝　白芷　黄丹　乳香各五钱　当归　没药各一两　白蔹　贝母　茯苓　槐角各二两　川乌　杏仁（去皮尖）各二两　上为细末，加沥青八两，同入木臼内，用香油四两随模捣杵，一气千余下方成膏。

白膏：治百病中风恶气及头面诸病，青盲风目，烂眦眼，医耳聋鼻塞，龋齿根肿痛，及痈痔疮癣疥（一名神明白膏）。吴茱萸　蜀椒　白术　白芷　前胡（一作白前）各一斤　附子三十枚　桂心　当归　细辛各二两　芎䓖一斤　上㕮咀，淳苦酒于铜器中，淹浸药一宿，以猪膏一斤炭火上煎三沸，三上三下，白芷色黄为度，病在腹内，酒服弹丸一枚，日三服，痛取如黍米，内两眦中，以目向风，无风可以扇之。诸疮痔、龋齿、耳鼻、百病之背，皆以膏敷，病在皮肤，炙手摩之，日三。一方无桂心。

善应膏：治恶疽疮肿，毒疬漏发背，脑疽痞子，寒湿气，冷瘘痹顽麻，贴药不疼；小儿头面疮疖丹瘤，聚热杂疮，蜈蚣蜂儿蜇，净洗敷贴消停；取毒牙肿外贴，打扑骨闪肭，歇血毒气不散，镰刀铁器所伤，枚疮，药到不疼；马犬咬、虫蛇所伤，汤火漆疮，甜脂水毒下痄臁疮，诸般疮肿，药到毒滋润止痛；干湿疥癣，拨动贴药；妇人吹妳丸，如梧桐子大，新汲水下二十丸，产前催生，产后赶下败血；脐腹刺痛，经脉不调，温酒下二十丸，不得犯荤手火上焙化，净纸摊贴。黄丹（罗细上等者）二斤　没药（研）　南乳香（研）　白蔹（生）　木鳖子（生用）　白及（生用）　白芷（生用）　桂（三寸生用）各一两　新柳枝（如箭头大）一斤　上除黄丹、乳香、没药外，其余药材用好芝麻油五斤浸一宿，入铁锅内用炭火慢熬，令药材变黄色滤去滓，次将黄丹入锅内，用新柳枝一条长四寸如小钱大，搅令黄丹微变褐色掇下锅，再用柳枝搅出烟火尽，入没药、乳香在内，再用柳枝搅匀略冷，倾在瓷盆中，候药硬可切用，刀子取出药，切成块，将油纸裹，然后使用修合，宜春三秋八月间。

神仙太乙膏：治八发痈疽及一切恶疮软疖，不问年月深远，已成脓未成脓并宜贴之。蛇虎伤、蝎蜇、犬咬、汤火、刀斧所伤，皆可内服外贴。如发背，先以温水洗疮净，用软帛拭干，却将绯帛摊膏贴疮，如服冷水下血气不通，温酒送下，赤白带下，当归酒下，咳嗽及喉闭、缠喉风并用新绵裹膏药置口中含化，一切风赤眼，用膏稔作小饼贴大阳穴后，如服用山栀子汤送下，打扑伤损外贴内服橘皮汤，下腰膝病者，患处贴之，内服用盐汤下，唾血者桑白皮汤下，诸漏先以盐汤洗净诸疮，并量大小，以纸摊贴，每服一粒，旋丸如樱桃大，蛤蚧为依，其膏可收，十年不坏，愈久愈烈，一切久远瘰病及痔瘘疮，盐汤洗贴，酒下一丸；妇人血滞，木通甘草汤下，一切疮疖并肿痛及疥劳，另炼油少许，摊膏贴之。玄参　白芷　川当归（去芦）　肉桂（去粗皮）大黄　赤芍药　生干地黄（俱锉）各一两　上用麻油二斤浸诸药，春五夏三秋七冬十，滤滓，油熬得黑色，取出不用，将油滤过，然后入黄丹一斤，用青柳枝不住手搅，候滴于水中成珠，不粘手为度，倾磁器中，以砖盖口，掘窑子埋树阴下，以土覆三日出火毒，欲服丸如鸡头大。

乳香膏：止痛及追脓血消恶毒。木鳖子（去壳细研）　当归各一两　柳枝（寸寸锉之）二八寸　乳香　没药各半两　白胶香（明净者去研细）四两　上以麻油四两将前三味慢火煎令黑色，次用研药入油煎化，绵滤去滓，将药铫令极净，再倾药油在内，候温入黄丹一两半，以新柳枝搅令得所，再上火煎，不住手搅，候油沸起住搅，直待注水中成珠不散为度，秋冬欲软，春夏欲坚，倾在水盆内出火毒，搜成剂收之，过用贴开。

金丝膏：痢药。清油（夏二两）三两　松香五两　蜡三钱半　丹二钱半　乳香半两　当归须　上以油煎，转色去滓，下松香蜡乳末，用槐条搅，顺手五百遍，入丹熬滴水成珠，水盆内拔千遍，磁器收之，用油纸摊贴脐下，加草乌、木鳖子大妙。

莲子草膏：治一切风耳聋眼阇，生发变白，坚耳延年。莲子草汁十三斤　生巨胜油一斤　生乳（不食糟也）一斤　甘草（末）一大两　上和于锅内煎之，缓火才令鱼眼沸数，搅之勿住手，看上沫尽消澄滤不津，磁器中贮之。本方有青连药六分、龙脑花三分、郁金香二分，并未先煎诸药三分减一，次下汁及油等膏成，每欲点，即仰卧垂头状，下一孔中，各点如小豆，许久起，有唾却勿咽之，起讫即啜少热汤饮，点经一年，白发尽黑，秃处并生。

大黄膏：治大人小儿瘭癣。大黄　朴消各等分　上为细末，同蒜泥和成膏，用绢把膏贴于病处，其瘭病自消也。

黑虎膏：治腹痛、妳痛、骨疽者，每服十五丸，如梧桐子大，甘草汤或漏芦汤下，外贴患处；眼目赤疼痛肿者，以茶清或山栀子煎汤下，仍点两大阳穴；妇人胎衣不下，瘀血冲心，童子小便下；月候不通，红花汤下。槐条　柳条（每长七寸半）各七十茎　巴豆（去皮）八十粒　当归三钱　木鳖子仁五枚　白芷三钱　自然铜（为末）少

许　小油一斤一两　黄丹八两　上先将小油锅内煎沸，下前药煎黄色，滤去滓，入丹熬成膏。

三仙膏：治贴金伤，肚痛泻痢，皆可贴肚上。香油二斤　黄丹一斤　白巴豆四百八十枚　上将油于铅锅内煎热，入桃枝二十根煎枯取出，次下柳枝二十根，每长二寸煎枯取出，三次下巴豆煎枯取出放温，入砂锅内煎油热下丹，文武火搅匀一个半时辰，熬丹起，置下于地，再搅滴水成珠沉下，膏成矣。就锅番合地上三日，至第四日可用。

碧霞膏：治内刺。铜碌（研）二两　乳香（研）二钱　没药（研）一钱　松脂四两　黄蜡一字　白胶香（研）一钱半　芝麻油（另熬炼熟，冬添夏减）　上先炼松脂滤去滓，次下白胶香，又下芝麻油搅匀，看硬软得，所续次下黄丹，再搅匀，下乳没、铜碌末搅匀，冷放磁盆内盛，每用火上爆药摊纸上贴患处。一方轻粉一钱。

木鳖子膏：治经络受风，寒邪入脉，牵连皮肤疼痛，结聚成核，拘挛麻痹者。木鳖子（去皮锉如小豆大）一两　乳香（另研）一钱　上清油二两，浸木鳖一宿，然后慢火熬至减半，去木鳖下黄蜡一钱搅匀，绢滤去滓，待欲凝，急投乳末在内，不住手搅匀，收磁器内，每用少许擦肌肉皮肤疼痛聚硬处，不住手以极热为度。

成膏药方：以清麻油十三两、菜油一斤、黄丹七两，二物锅铛中文火煎，蘸湿柳篦搅不停，至黑色加武火以扇之，搅不停烟断沫尽看渐稠，膏成矣。煎时须于净处，勿令鸡犬见，齿疮贴之，痔疮敷之。

久疮膏：当归　防风各一两　黄芪　芍药　白芷各半两　乳香一分　黄丹半两　黄蜡一两　上以油四两煎前药，候色变入丹成矣，蜡收之相合成。

防风膏：炙疮。当归　防风　黄蜡各一两　黄丹（飞过炒）半两　上以油四两先煎当归、防风，候紫黑色却入炒过黄丹一二沸，以绵滤过，入黄蜡收之，若要止疼痛，加乳香一两、麻油半斤、黄丹三两、乳香一两、柳枝一握　上如常法熬成，然后入乳香搅匀贮器中。

生肌膏：治一切炙疮取脓水，须是取得脓水方得病好。上取生杨柳枝一握，碎锉如豆大，以清油四两煎令黄色漉出，以新绵滤过，入黄丹二两在油内重炼，以柳枝筋不住手搅，令烟青白，滴一两滴在水碗中，以丸得为度，须丸成不泥手方可泻出也。

冷金膏：治汤火疮并瘘疮瘰疬恶疮全疮等。油一斤　杏仁（去皮尖、双仁，炒，捣研）半斤　乱发灰五两　黄药三两半　石灰半两　黄狗脂少许　鼠（去皮切）一枚　上先煎油，次下鼠及发，待鼠肉尽，即去鼠骨又煎，入诸药更煎令黑色，若稀下蜡三五两，候得所，故帛或纸上摊贴。

水柳膏：治炙疮赤肿痛不可忍。水柳枝（锉碎，春夏取枝皮，秋冬取根皮用）二两　甘草（捶碎）二两　白胶香（细研）半两　麝香（细研）半两　松脂　黄蜡各

半两　黄丹（炒紫色）三两　油八合　上先取油安铛内，以文武火炼香熟，渐入柳枝、甘草煎令黑色去滓，次下白胶香、松脂、蜡，等候化，即以绵滤过，净拭铛，却倾油于铛内，渐下黄丹不住手搅，转急著火上变色，滴于水中成珠子膏成，入麝香令匀，用磁盒盛，于熟绢上摊贴神验。

润肌膏：治手足皱裂疼痛。沥青四两　黄蜡八钱　乳香二钱　上三味同于铁锅内文武火熬，次入小油一二匙，旋滴于水中试之，如硬更入油，硬软合宜，滤于水中，磁器内放，每用火上炙软，裂子上贴纸封。

秘传膏药：治阳衰气性，补益甚多妙，长老秘传用之效验，然修合多者不能成膏药，予尝亲督，药生至诚，修炼道地真药，依法制炼，如熬膏密地，不令妇人鸡犬见之，乃获成效。　赤石脂　舶上疏黄　天门冬（去心）　麦门冬（去心）　熟地黄（酒浸）　菟丝子（酒浸）　木香（醋炙）各二钱　肉苁蓉（酒浸）　没药（另研）　紫梢花　杏仁（去尖皮，另研）　鹿茸　虎骨（生用）　牛膝（酒浸）　阳起石　远志（去心）　川续断　蛇床子　壳精草　龙骨（煅）各二钱　附子（不炮去皮脐）　乳香（另研）五钱　蟾酥（另研）　麝香（另研）各一钱　雄黄（另研）四钱　生地黄　沉香　母丁香各二钱　官桂（另研）　三钱　甘草（一碗）三钱　松香（明净另研）三两　木鳖子（重去壳碾）一两　上为末，除甘草、杏仁、木鳖子、官桂四味，用水六斤四两，于砂锅内用桑紫火熬至一碗，去粗净，先将松香末、小油二两、白及末一两下砂锅内化开数沸，却下其余药末，以槐柳桑条不住手搅成膏，药稠黏为度，要用则以绯绢裁帛逐旋厚摊如小面碗大，贴脐上、腰上，则与寝有益无损。

熬膏药法（诚验已效）

凡膏药中鲜有不用虢丹，其货卖者，多用硝与盐杂和在内，重秤，若不飞过而用，反有害，熬药方法于后。用虢丹，即黄丹，先以冷水漂过，去其盐硝水，再用水漂，再去其水，澄干，微火炒紫赤色，将纸摊在地上出火毒，秤净用，再研细无声，用乳香、没药，须用灯心同于乳钵内研细，不然难为研细，候熬药成膏，提起药铞仍搅，无烟，起去灯心，却下此二味入油内，不住手搅匀，熬药用磁器或铜铁铞，盛油浸药一宿，慢火煎熬诸药黑色，生绢帛滤去滓，留下一两重药油，复将所滤油于慢火上再熬，却将黄丹入油内，用长条槐柳枝不住手搅，候有微烟起，即提起药铞，就柳条点药油滴在水中，面上凝结成珠不散，方成膏矣。如油熬散，不成珠，再熬，直待成膏，提起药铞，搅无烟出，却入乳香、没药搅匀，倾出磁器内，将后留下油洗铞，一并收拾器内，用新汲水一日一换，将药器置水内三日，出火毒方可用。如膏硬，酌量加黄蜡、清油入膏内，搅令得所，其黄蜡等油减半用。熬膏极难于火候，须耐烦看火紧慢，火猛则药中火发，不特失药性，又燎伤制药人面目。

贴膏药法

如疮有脓血不净，痂瘢不合，须用药水洗净，如法拭干，候片时，水气干尽，却用膏贴，贴后有黄水及脓血流出，用指揩擦，从侧畔出，一日一换膏，黄水脓血出，两日一换或三日一换，立愈。

《正体类要》

（明刻《薛氏医案二十四种》本为底本）

明·吴郡　薛己（立斋）著

清·鄞县　曹炳章　校订

丁继华　王宏　整理

序

世恒言：医有十三科，科自专门，各守师说，少能相通者，其大较然也。然诸科方论，作者相继，纂辑不遗，而正体科独无其书，岂非接复之功妙在手法，而按揣之劳率鄙为粗工，而莫之讲欤。昔我毅皇帝因马遗伤，诸尚药以非世业莫能治，独吾苏徐通政镇侍药奏效，圣体如初，而徐亦由此遭际，擢官至九列，子孙世以其术仕医垣。此其所系，岂小小者而可以弗讲也！且肢体损于外，则气血伤于内，营卫有所不贯，脏腑由之不和，岂可纯任手法，而不求之脉理，审其虚实，以施补泻哉！太史公有言：人之所病病疾多，医之所病病道少。吾以为，患在不能贯而通之耳。秦越人过琅琊，即为带下医，过洛阳，即为耳目痹医，入咸阳，即为小儿医，此虽随俗而变，岂非其道固无所不贯哉！立斋薛先生，以痈疽承家，而诸科无所不治，尝病正体家言独有未备，间取诸身所治验，总而集之，为《正体类要》若干卷，极变析微，可谓详且尽矣。而处方立论，决生定死，固不出诸科之外也。然则学者，又岂病道之少乎？先生尝著《外科枢要》，余既为之序以刻矣，将复刻是书，备一家言，余叹其用心之勤，乃复为缀数语于卷首，使后世知先生之术，固无所不通，而未尝不出于一也，学者其勿以专门自诿哉。先生名己，字新甫，官位出处详《外科枢要》序中，兹不更列。

前进士礼部主事陆道师著

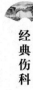
经典伤科

目　录

上　卷

吴郡　薛己　著

新都　吴玄有　校

正体主治大法

胁肋胀痛，若大便通和，喘咳吐痰者，肝火侮肺也，用小柴胡汤加青皮、山栀清之。若胸腹胀痛，大便不痛，喘咳吐血者，瘀血停滞也，用当归导滞散通之。《内经》云：肝藏血，脾统血。盖肝属木，生火侮土，肝火既炽，肝血必伤，脾气必虚。宜先清肝养血，则瘀血不致凝滞，肌肉不致遍溃；次壮脾健胃，则瘀肉易溃，新肉易生。若行克伐，则虚者益虚，滞者益滞，祸不旋踵矣。

肚腹作痛，或大便不通，按之痛甚，瘀血在内也，用加味承气汤下之。既下而痛不止，按之仍痛，瘀血未尽也，用加味四物汤补而行之。若腹痛，按之不痛，血气伤也，用四物汤加参、芪、白术补而和之。若下而胸胁反痛，肝血伤也，用四君、芎、归补之。既下而发热，阴血伤也，用四物、参、术补之。既下而恶寒，阳气伤也，用十全大补汤补之。既下而恶寒发热，气血俱伤也，用八珍汤补之。既下而欲呕，胃气伤也，用六君、当归补之。既下而泄泻，脾肾伤也，用六君、肉果、破故纸补之。若下后，手足俱冷，昏聩出汗，阳气虚寒也，急用参附汤。吐泻手足俱冷，指甲青者，脾肾虚寒之甚也，急用大剂参附汤。口噤手撒，遗尿痰盛，唇青体冷者，虚极之坏症也，急投大剂参附汤，多有得生者。

　　肌肉间作痛，营卫之气滞也，用复元通气散。筋骨作痛，肝肾之气伤也，用六味地黄丸。内伤下血作痛，脾胃之气虚也，用补中益气汤。外伤出血作痛，脾肺之气虚也，用八珍汤。大凡下血不止，脾胃之气脱也，吐泻不食，脾胃之气败也，苟预为调补脾胃，则无此患矣。

　　作痛，若痛至四五日不减，或至一二日方痛，欲作脓也，用托里散。若以指按下复起，脓已成也，刺去其脓，痛自止。若头痛时作时止，气血虚也。痛而兼眩属痰也，当生肝血、补脾气。

　　青肿不溃，用补中益气汤以补气。肿黯不消，用加味逍遥散以散血。若焮肿胀痛，瘀血作脓也，以八珍汤加白芷托之。若脓溃而反痛，气血虚也，以十全大补汤补之。若骨骱接而复脱，肝肾虚也，用地黄丸。肿不消，青不退，气血虚也，内用八珍汤，外用葱熨法，则瘀血自散，肿痛自消。若行血破血，则脾胃愈虚，运气愈滞。若敷贴凉药，则瘀血益凝，内腐益深，致难收拾。

　　发热，若出血过多，或溃脓之后脉洪大而虚，重按全无，此阴虚发热也，用当归补血汤。脉沉微，按之软弱，此阴盛发躁也，用四君、姜、附。若发热烦躁，肉𥆧筋惕，亡血也，用圣愈汤。如汗不止，血脱也，用独参汤。其血脱脉实，汗后脉躁者难治，细小者易治。《外台秘要》云：阴盛发躁，欲坐井中，用附子四逆汤加葱白。王太仆先生云：凡热来复去，昼见夜伏，夜见昼伏，不时而动者，名曰无火，此无根之虚火也。

　　作呕，若因痛甚，或因克伐而伤胃者，用四君、当归、半夏、生姜。或因忿怒而肝伤者，用小柴胡汤加山栀、茯苓。若因痰火盛，用二陈、姜炒黄连、山栀。若因胃气虚，用补中益气汤、生姜、半夏。若出血过多，或因溃后，用六君子汤加当归。

　　喘咳，若出血过多，面黑胸胀，或胸膈痛而发喘者，乃气虚血乘于肺也，急用二味参苏饮。若咳血衄血者，乃气逆血蕴于肺也，急用十味参苏饮，加山栀、芩、连、苏木。

　　作渴，若因出血过多，用四物、参、术。不应，用人参、黄芪以补气，当归、熟地以养血。若因溃后，用八珍汤。若因胃热伤津液，用竹叶黄芪汤。胃虚津液不足，用补中益气汤。胃火炽盛，用竹叶石膏汤。若烦热作渴，小便淋涩，乃肾经虚热，非地黄丸不能救。

出血，若患处或诸窍出者，肝火炽盛，血热错经而妄行也，用加味逍遥散，清热养血。若中气虚弱，血无所附而妄行，用加味四君子汤，补益中气。或元气内脱，不能摄血，用独参汤加炮姜以回阳；如不应，急加附子。或血蕴于内而呕血，用四物加柴胡、黄芩。凡损伤，劳碌怒气，肚腹胀闷，误服大黄等药伤经络，则为吐血、衄血、便血、尿血。伤阴络，则为血积、血块、肌肉青黯。此脏腑亏损，经隧失职，急补脾肺，亦有生者。但患者不司此理，不用此法，惜哉！

手足伤损，若元气虚弱，或不戒房劳，或妄行攻伐，致死肉上延；或腐而不痛，黑而不脱者，当大补元气，庶可保生。若手足节骱断去者，无妨。骨断筋连，不急剪去。若侵及好肉则不治。若预为调补脾气，则无此患。大凡脓瘀肉烌者，即针之而投托里散。或口噤遗尿而似破伤风者，急用十全大补汤加附子，多有生者。

腐肉不溃，或恶寒而不溃，用补中益气汤。发热而不溃，用八珍汤。若因克伐而不溃者，用六君子汤加当归。其外皮坚硬不溃者，内火蒸炙也，内服八珍汤，外涂当归膏。其死肉不能溃，或新肉不能生而致死者，皆失于不预补脾胃也。

新肉不生，若患处夭白，脾气虚也，用六君、芎、归。患处绯赤，阴血虚也，用四物、参、术。若恶寒发热，气血虚也，用十全大补汤。脓稀白而不生者，脾肺气虚也，用补中益气汤。脓稀赤而不生者，心脾血虚也，用东垣圣愈汤。寒热而不生者，肝火动也，用加味逍遥散。晡热而不生，肝血虚也，用八珍、牡丹皮。食少体倦而不生，脾胃气虚也，用六君子汤。脓秽而不生者，元气内伤也，用补中益气汤，如夏月，用调中益气汤。作泻，用清暑益气汤，秋令作泻，用清燥汤。

伤重昏聩者，急灌以独参汤。虽内瘀血，切不可下，急用花蕊石散内化之，恐因泻而亡阴也。若元气虚甚者，尤不可下，亦用前散化之。凡瘀血在内，大小便不通，用大黄、朴硝。血凝而不下者，急用木香、肉桂末三二钱，以热酒调灌服，血下乃生。如怯弱之人，用硝、黄，须加肉桂、木香同煎，假其热以行其寒也。

大便秘结，若大肠血虚火炽者，用四物汤送润肠丸，或以猪胆汁导之。若肾虚火燥者，用六味地黄丸。肠胃气虚，用补中益气汤。

伤损症用黑羊皮者，盖羊性热，能补气也。若杖疮伤甚，内肉已坏，欲其溃者贴之，成脓固速，苟内非补剂壮其根本，毒气不无内侵；外非砭刺，泄其瘀秽，良肉不无伤坏。受刑轻，外皮破伤者，但宜当归膏敷贴，更服四物、芩、连、柴胡、山栀、白术、茯苓。又丁痂不结，伤肉不溃，死血自散，肿痛自消。若概行罨贴，则酝酿瘀毒矣。胸闪挫，举重劳役恚怒，而胸腹痛闷，喜手摸者，肝火伤脾也。用四君、柴胡、山栀。畏手摸者，肝经血滞也，用四物、柴胡、山栀、桃仁、红花。若胸胁作痛，饮食少思，肝脾气伤也，用四君、芎、归。若胸腹不利。食少无痕，脾气郁结也，用加味归脾汤。若痰气不利，脾肺气滞也。用二陈、白术、芎、归、栀子、青皮。若咬牙发搐，肝旺脾虚也，用小柴胡汤、川芎、山栀、天麻、钩藤钩。或用风药，则肝血易伤，肝火愈炽；若用大黄等药，内伤阴络，反致下血。少壮者必为痼疾，老弱者多致不起（以上若胸胁作痛，发热晡热，肝经血伤也，用加味逍遥散）。

破伤风，河间云：风症善行数变，入脏甚速，死生在反掌之间，宜急分表里虚实而治之。邪在表者，则筋脉拘急，时或寒热，筋惕搐搦，脉浮弦，用羌活防风汤散之。在半表半里者，则头微汗，身无汗，用羌活汤和之。传入里者，舌强口噤，项背反张，筋惕搐搦，痰涎壅盛，胸腹满闷，便溺闭赤，时或汗出，脉洪数而弦，以大芎黄汤导之。既下而汗仍出，表虚也，以白术防风汤补之，不时灌以粥饮为善。前云乃气虚未损之法也。若脓血太泄，阳随阴散，气血俱虚，而类前症者，悉宜大补脾胃，切忌却风之药。

发痉，仲景云：诸痉项强，皆属于温。又云：太阳病，发汗太多，致痉风病。下之则痉复发，汗则拘急。疮家发汗则痉，是汗下重亡津液所致。有汗而不恶寒，曰柔痉，以风能散气也，以白术汤加桂心、黄芪。无汗而恶寒，曰刚痉，以寒能摄血也，宜葛根汤。皆气血内伤，筋无所营，而变非风也。杖疮及劳伤气血而变者，当补气血；未应，用独参汤；手足冷加桂、附，缓着不救。

扑伤之症治验

血脱烦躁

有一患者，两胁胀闷，欲咳不咳，口觉血腥，遍身臀腿胀痛，倦怠不食，烦咳胀大，此血脱烦躁也，与童便、酒及砭患处，出死血糜肉甚多，忽发热、烦躁、汗出，投以独参汤三剂少止，又用补气血、清肝火之药数剂，饮食稍进，后用独参汤间服，诸症悉退，饮食顿加，但不能多寐，以归脾汤加山栀、竹茹四剂而熟睡。因劳心遂烦渴自汗，脉大无力，以当归补血汤二剂而安。又以十全大补汤去川芎，加麦门、五味、牡丹、地黄、麻黄根、炒浮麦，数剂而汗止，死肉且溃。又二十余剂而新肉生。

血虚发躁

有一患者，烦躁面赤，口干作渴，脉洪大，按之如无。余曰：此血虚发躁也。遂以当归补血汤，二剂即止。后日晡发热，更以四物加柴胡、牡丹、地骨、黄柏、知母治之，热退而疮敛。东垣云：发热恶寒，大渴不止，其脉大而无力者，非白虎汤症，此血虚发躁也，宜用当归补血汤治之。裴先生云：肌热躁热，目赤面红，其脉洪大而虚，此血虚也，若误服白虎汤，轻则危，重则毙。

气虚血热

有一患者，头额出汗，热渴气短，烦躁骨痛，瘀肉不溃，遂割去之，出鲜血。服芩连之药益甚，其脉洪大而微，此气血俱虚，邪火炽盛所致。以四物加参、芪、术、炙草，少用柴胡、炒芩，二剂头汗止。又加麦门、五味、肉桂，二剂诸症悉退。后用参、芪、归、术、炒芍、熟地、麦门、五味十余剂，瘀血溃而脓水稠矣。但新肉不生，以前药倍用白术而敛。

瘀血泛注

有一患者，瘀血流注腰膂，两足俱黑，随饮童便酒，砭出瘀血糜肉，投以小柴胡汤去半夏，加山栀、芩、连、骨碎补，以清肝火；用八珍、茯苓以壮脾胃。死肉溃而新肉生。后疮复溃，得静调治，年余而痊。

有一患者，瘀血攻注阴囊，溃而成漏，脓水清稀，所服皆寒凉之剂。诊其肝脉短涩，余脉浮而无力，此肝木受肺金克制，又元气虚，不能收敛，遂用壮脾胃生气血之方，元气少复，后终殁于金旺之日。

瘀血作痛

有一患者，肿痛发热，作渴汗出。余曰：此阴血受伤也。先砭去恶秽，以通壅塞，后用四物、柴胡、黄芩、山栀、丹皮、骨碎补，以清肝火而愈。

有一患者，伤处揉散，惟肿痛不消。余曰：此瘀血在内，宜急砭之。不从。余以萝卜自然汁调山栀末敷之，破处以当归膏贴之，更服活血之剂而瘥。数年之后，但遇天阴，仍作痒痛，始知不砭之失。

有一患者，臀腿黑肿，而皮不破，但胀痛重坠，皆以为内无瘀血，惟敷凉药可以止痛。余诊其尺脉涩而结，此因体肥肉厚，瘀血蓄深，刺去即愈。否则内溃，有烂筋伤骨之患。余入针四寸，漂黑血数升，肿痛遂止。是日发热恶寒，烦渴头痛，此气血俱虚而热也，以十全大补之剂，遂瘥。

肝火作痛

有一患者，瘀血内胀，焮痛发热，口干作渴，饮食不甘，四肢倦怠。余曰：此肝火炽盛，脾土受制，故患前症。喜其禀实年壮，第用降火清肝活血之剂而愈。

肝火忿怒

有一患者，患处胀痛，悲哀忿怒，此厥阴之火，为七情激之而然耳。遂砭去瘀血，以小柴胡汤加山栀、黄连、桔梗而安，后用生肝血养脾气之药，疮溃而敛。

肝火胁胀

有一患者，患处胀痛，发热欲呕，两胁热胀，肝脉洪大。余曰：肝火之症也。但令饮童便，并小柴胡汤加黄连、山栀、归梢、红花，诸症果退。此症若左关脉浮而无力，以手按其腹反不胀者，此血虚而肝胀也。当以四物、参芩、青皮、甘草之类治之。若左关脉洪而有力，胸胁胀痛者，按之亦痛，此怒气伤肝之症也。以小柴胡、芎、归、青皮、芍药、桔梗、枳壳主之。盖此症不必论其受责之轻重，问其患处去血之曾否。但被人扭按甚重，努力恚怒，以伤其气血，瘀血归肝，多致前症。甚则胸胁胀满，气逆不通，或血溢口鼻，卒至不救。

肝胆虚症

有一患者，愈后口苦，腰胁胀痛，服补肾行气等药不愈。余按其肝脉浮而无力，此属肝胆气血虚而然耳。用参、芪、芎、归、地黄、白术、麦门、五味治之而愈。

血虚腹痛

有一患者，杖后服四物、红花、桃仁、大黄等剂以逐瘀血，腹反痛，更服一剂，痛益甚，按其腹不痛。余曰：此血虚也，故喜按而不痛，宜温补之剂，遂以归身、白术、参、芪、炙草，二剂痛即止。

气虚不溃

有一患者，瘀血已去，饮食少思，死肉不溃，又用托里之药，脓稍溃而清，此血气虚也。非大补不可，彼不从。余强用大补之剂，饮食进而死肉溃，但少寐，以归脾汤加山栀，二剂而寐。因劳心烦躁作渴，脉浮洪大。以当归补血汤，二剂而安。

寒凝不溃

有一患者，受刑太重，外皮伤破，瘀血如注，内肉糜烂，黯肿上彻胸背，下至足指，昏溃不食。随以黑羊皮热贴患处，灌以童便酒薄粥，更以清肝活血、调气健脾之剂。神思稍苏，始言遍身强痛。又用大剂养血补气之药，肿消食进，时仲冬，瘀血凝结，不能溃脓。又用大补之剂壮其阳气，其脓方熟，遂砭去，洞见其骨，涂以当归膏，及服前药百余剂，肌肉渐生。

脾虚不敛

有一患者，溃而不敛，以内有热毒，欲用寒凉之药。余曰：此血气俱虚，而不能敛耳，非归、术、参、芪之类培养脾土，则肌肉何由而生，岂可复用寒凉克伐之药，重损气血耶。遂用前药治之而愈。

血虚筋挛

有一患者，腹胀呕吐眩晕，用柴胡、黄芩、山栀、紫苏、杏仁、枳壳、桔梗、川芎、当归、赤芍、红花、桃仁，四剂而定。后又出血过多，昏聩目黑，用十全大补等药而苏。时肌肉溃烂，脓水淋漓，筋挛骨痛，予切其脉浮而涩，沉而弱，此因气血耗损，不能养筋，筋虚不能束骨，遂用养气血之药治之而愈。

肾虚气逆

有一患者，杖疮愈后失于调理，头目不清，服祛风化痰等药反眩晕，服牛黄清心丸又肚腹疼痛，杖痕肿痒，发热作渴，饮食不思，痰气上升，以为杖疮余毒复作。诊左尺脉洪大，按之如无。予曰：此肾经不足，不能摄气归原，遂用人参、黄芪、茯苓、陈皮、当归、川芎、熟地、山药、山萸肉、五味、麦门、炙草服之而寻愈。后因劳热渴头痛，倦怠少食，用补中益气汤加麦门、五味而痊。

湿热乘肝

有一患者，愈后腿作痛。余意脓血过多，疮虽愈，肝经血气尚未充实，而湿热乘虚也。遂以八珍加牛膝、木瓜、苍术、黄柏、防己、炙草以祛湿热，养阴血，痛渐止，乃去防己、黄柏服之，遂瘳。

肝经郁火

有一患者，瘀血失砭，胀痛烦渴，纵饮凉童便，渴胀顿止。以萝卜细捣涂之，瘀血渐散。已而患处作痒，仍涂之，痒止。后口干作渴，小腹引阴茎作痛，小便如淋，时出白津，此肝经郁火也。遂以小柴胡汤加大黄、黄连、山栀饮之，诸症悉退，再用养血等药而安。夫小腹引阴茎作痛等症，往往误认为寒症，投以热剂，则诸窍出血，或二便不通，以及危殆，轻亦损其目矣。

痛伤胃呕

有一患者，痛甚发热，呕吐少食，胸膈痞满，用行气破血之剂益甚，口干作渴，大便不调，患处色黯。余曰：此痛伤胃气所致。遂以四君、当归、炒芩、软柴、藿香二剂，诸症渐愈。又用大补之剂溃之而瘳。

药伤胃呕

有一患者，发热焮痛，服寒凉药，更加口干作渴，肚腹亦痛，自以为瘀血，欲下之。余按其肚腹不痛，脉微细而迟，饮食恶寒，此凉药伤胃而然也。急用六君加芍药、当归、炮附子各一钱，服之前症益甚，反加谵语面赤。余意其药力未至耳，前药再加附子五分，服之即睡，觉来诸病顿退而安。

气血不损

有一患者，瘀血虽去，饮食形气如故，但热渴焮痛，膈痞有痰。以小柴胡汤加天花粉、贝母、桔梗、山栀二剂少愈，又加生地、归尾、黄芩、柴胡、山栀、花粉而愈。余治百余人，其杖后血气不虚者，惟此一人耳，治者审之。

行气之非

有一患者，服行气之剂，胸痞气促，食少体倦，色黯脓清，此形气俱虚之症也。先用六君、桔梗二剂，胸膈气和。后用补中益气去升麻，加茯苓、半夏、五味、麦门治之，元气渐复而愈。若用前剂，戕贼元气，多致不救。

下血之非

有一患者，去其患处瘀血，用四物、柴胡、红花治之，焮痛顿止，但寒热口干，饮食少思。用四物、白术、茯苓、柴胡、黄芩、花粉四剂，寒热即退。用六君、芎归、藿香而饮食进，腐肉虽溃，脓水清稀。以前药倍用参、芪、归、术、茯苓二十余剂，腐肉俱溃，脓水渐稠。误服下药一盅，连泻四次，患处色黯，喜其脉不洪数，乃以十全大补倍加肉桂、麦门、五味数剂，肉色红活，新肉渐生。喜在壮年，易于调理。又月余而愈，否则不救。凡杖疮跌扑之症，患处如有瘀血，止（只）宜砭去，服壮元气之剂。盖其气血已损，切不可再用行气下血之药复损脾胃，则运气愈难，营达于下而反为败症，怯弱者多致夭枉。

寒药之非

有一患者，肿痛敷寒凉之药，欲内消瘀血，反致臀腿俱冷，瘀血并胸腹痞闷。余急去所敷之药，以热童便酒洗患处，服六君、木香、当归，敷回阳膏，臀腿渐温。又以前药去木香，加川芎、藿香、肉桂四剂，瘀血解，乃刺之。更以壮脾胃、养气血得痊。盖气血得温则行，得寒则凝，寒极生热，变化为脓，腐溃深大，血气即败，肌肉无由而生。欲望其生难矣。

不砭之非

有一患者，发热烦躁，用四物、黄芩、红花、软柴、山栀、花粉，烦热已清，瘀血深蓄，欲针出之，不从。忽牙关紧急，患处作痛，始针去脓血即安，用托里养血，新肉渐长。忽患处瘙痒，此风热也，用祛风消毒之剂而痊。

不补之非

有一患者，臀腿胀痛，发热烦躁。刺去死血，胀痛少宽，热躁愈甚。此血脱邪火旺而然也，急用独参汤补之，少愈。又以健脾胃、养气血药治之，腐肉渐溃，遂愈。大抵此症宜预调补，以顾收敛，切不可伐其气血，不行补益，以至不能收敛矣。

破伤风表症

有一患者，仲夏误伤手，腰背反张，牙关紧急，脉浮而散，此表症也，遂用羌活防风汤，一剂即解。此症若在秋冬，腠理致密之时，须用麻黄之类以发汗。此乃暴伤，气血不损之治法也。

破伤风里症

有一患者，杖处略破而患此，脉洪大而实，此里症也。用大芎黄汤一剂，大便微行一次，悉退。若投表药，必死。宜急分表里虚实而治之，庶无误矣。

脓内焮类破伤风

有一患者，寒热口干，用四物、参、芪、白术、软柴、炒芩、麦门、五味，四剂少退。余欲砭去瘀血，不从。后怔忡不寐，饮食少思，牙关牵紧，头目疼痛，恶寒发热，此脓内焮也，遂砭去之即安。以八珍、枣仁、麦门、五味二十剂，前症渐愈。又用前药及独参汤，瘀肉渐溃，后因劳又少寐盗汗，以归脾汤、麦门、五味、远志而愈。后牙关胀闷，面目焮赤，又似破伤风，仍以为虚，用八珍等药亦安。

脓溃类破伤风

有一患者，腹胀喘促，作渴寒热，臀腿糜烂，与死血相和，如皮囊盛糊。用童便煎四物、桃仁、红花、柴胡、黄芩、麦门、花粉，服之顿退。彼用黑羊皮贴之益甚，后砭去脓血甚多，气息奄奄，唇口微动，牙关紧急，患处色黯，或欲用破伤风药。余曰：此气血虚而变症也，用参、芪、芎、归、白术并独参汤、人乳汁，元气复而诸症愈，乃用十全大补汤调理而安。此症若脓瘀内燉者，宜针之。若溃后口噤遗尿，而类破伤风等症者，乃气血虚极也，急用大补之剂。若素多痰，患风症者，宜清痰降火。若因怒而见风症者，宜清肝降火。若人不慎房劳而忽患前症，此由肾水不足，心火炽甚，宜滋阴补气血为主。若误作风症治之，即死。

内虚变症（痉当作痓）

有一患者，内溃，针出脓三五碗，遂用大补之剂，翌日热甚，汗出足冷，口噤，腰背反张，众欲投发散之剂。余曰：此气血虚极而变痓也，若认作风治，则误矣。用十全大补等药而愈。此症多因伤寒汗下过度，与产妇溃疡，气血亏损所致，但当调补气血为善。若服克伐之剂，多致不救。

有一患者，两月余矣，疮口未完，因怒发痓，疮口出血，此怒动肝火而为患耳。用柴胡、芩、连、山栀、防风、桔梗、天麻、钩藤钩、甘草治之顿愈。刘宗厚先生云：痓有属风火之热内作者，有因七情怒气而作者，亦有湿热内盛，痰涎壅遏经络而作者，惟宜补虚降火，敦土平木，清痰去湿。

坠跌金伤治验

瘀血腹痛

有一患者，仲秋夜归坠马，腹内作痛，饮酒数杯，翌早大便自下瘀血即安。此元气充实，挟酒势而行散也。

一男子跌伤，腹痛作渴，食梨子二枚益甚，大便不通，血欲逆上。用当归承气汤加桃仁，瘀血下而瘥。此因元气不足，瘀血得寒而凝聚也。故产妇金疮者，不宜食此。

一男子孟秋坠梯，腹停瘀血。用大黄等药，其血不下，反加胸膈胀痛，喘促短气。余用肉桂、木香末各二钱，热酒调服，即下黑血，及前所服之药而苏。此因寒药凝滞而不行，故用辛温之剂散之。

脾伤腹痛

陈侍御坠马，腿痛作呕，服下药一剂，胸腹胀痛，按之即止，唯倦怠少气，诊其脉微细而涩。余曰：非瘀血也，乃痛伤气血，复因药损脾气而然耳。投养脾胃生气血之药而愈。

血虚胁胀

李进士季夏伤手，出血不止，发热作渴，两胁作胀，按之即止，此血虚也。用八珍加软柴胡、天花粉治之顿愈。更用养气血之药，调理而痊。

血虚烦躁

吴给事坠马伤首，出血过多，发热烦躁，肉瞤筋惕，或欲投破伤风药。余曰：此血虚火动所致，当峻补其血为善，遂用圣愈汤，二剂即安，又养气血而疮瘥。

亡血出汗

张进士季秋坠马，亡血过多，出汗烦躁，翌日其汗自止，热躁益甚，口噤手颤，此阴血虚，阳火乘之而汗出，为寒气收敛腠理，故汗不得出，火不得泄，怫郁内甚，而益增他症也。余用四物，加柴胡、黄芩、山栀，四剂少止。又用四物、参芪、软柴胡、五味、麦门治之而愈。

亡血昏瞆（二条）

一妇人孟冬伤足，亡血头汗，内热作渴，短气烦躁，不时昏瞆，其脉洪大，按之微弱，此阴血虚于下，孤阳炎于上，故发厥而头汗也。以四物合小柴胡汤一剂，汗即止。以四物去川芎，加参、芪、麦门、五味、炙草，少用肉桂四剂，诸症悉去。又三十余剂，血气复而愈。

一男子孟夏折腿，出血过多，其初眩晕眼花，后则昏瞆。此阴血伤损，阳火炽甚，制金不能平木，木旺生风所致。急灌童便，更用人参、当归各五钱，荆芥、川芎、柴胡、芍药、白术各二钱，山栀、黄柏、黄芩、桔梗各一钱，甘草五分，服之随爽。又用四物、参、芪各三钱，生地、柴胡各一钱，四剂，烦躁悉去。

湿痰作痛（三条）

大宗伯沈立斋，孟冬闪腰作痛，胸间痰气不利，以枳壳、青皮、柴胡、升麻、木香、茴香、当归、川芎、赤芍、神曲、红花四剂而瘥。但水食不甘，微有潮热，以参、芪、白术、陈皮、白芍各一钱，归身二钱，川芎八分，软柴胡、地骨、炙草各五分，十余剂而康。

刘尚宝体微臂闪作痛，服透骨丹，反致肢节俱痛，下体益甚。以二陈、南星、羌活、防风、牛膝、木瓜、苍术、黄芩、黄柏治之，身痛遂安。以前药再加归尾、赤芍、桔梗治之而痊。

郑吏部素有湿痰，孟冬坠马，服辛热破血之药，遍身作痛，发热口干，脉大而滑，此热剂激动痰火为患耳。治以清燥汤，去人参、当归、黄芪，加黄芩、山栀、半夏、黄柏，热痛顿去，患处少愈。更用二陈、羌活、桔梗、苍术、黄柏、姜制生地、当归，遂痊。

肝火作痛

杨司天骨已入臼，患处仍痛，服药不应，肝脉洪大而急。余曰：此肝火盛而作痛也。用小柴胡汤，加山栀、黄连，二剂痛止。用四物、山栀、黄柏、知母调理而康。

血虚作痛

一妇人磕臂出血，骨痛热渴，烦闷头晕，日晡益甚，此阴虚内热之症。用八珍，加丹皮、麦门、五味、骨碎补、肉桂，及地黄丸，治之悉愈。却去桂，加牛膝、续断，二十余剂而疮愈。

骨伤作痛（二条）

一小儿足伤作痛，肉色不变，伤在骨也。频用炒葱熨之，五更用和血定痛丸，日间用健脾胃生气血之剂，数日后服地黄丸，三月余而瘥。

一小儿臂骨出臼接入，肿痛发热，服流气等药益甚，饮食少思。余以葱熨之，其痛即止。以六君、黄芪、柴胡、桔梗、续断、骨碎补治之，饮食进而肿痛消。又用补中益气，加麦门、五味治之，气血和而热退，愈矣。

气虚血滞

戴给事坠马，腿肿痛而色黯，食少倦怠，此元气虚弱，不能运散瘀血而然耳。遂用补中益气，去升麻、柴胡，加木瓜、茯苓、芍药、白术，治之而痊。

气虚不溃

少宗伯刘五清臁伤一块微痛，少食。用六君子汤，倍加当归、黄芪，其痛渐止。月余，瘀血内涸而不溃，公以为痊。余曰：此阳气虚极，须用调补，不从。至来春头晕，痰涎壅塞，服清气化痰，病势愈盛，脉洪大而微细，欲以参、芪、归、术、附子之类补之，不信。至秋初因怒昏聩而厥。

气虚壅肿（三条）

一妇人闪臂，腕肿大已三月，手臂日细，肌瘦恶寒，食少短气，脉息微细，属形病俱虚也。遂投补中益气，加肉桂，引诸药以行至臂，再加贝母、香附，以解久病之郁，间服和血定痛丸，以葱熨之，肿消二三。因怒，患处仍胀，胸膈两胁微痛，以前汤更加木香、山栀、半夏、桔梗，服之少可。复因惊不寐，少食盗汗，以归脾汤加五味、麦门，二十余剂而安，肿消三四。手臂渐肥，但经水过期而少，此心脾之血尚未充足而然也。乃用八珍加五味、麦门、丹皮、远志、香附、贝母、桔梗，四十余剂，诸症悉愈。后因怒，发热谵语，经水如涌，此怒动肝火，以小柴胡汤加生地黄二钱，一剂遂止。以四物加柴胡调理而康。

州守陈克明子，闪右臂，腕肿痛，肉色不变，久服流气等药，加寒热少食，舌干作渴。余曰：伤损等症，肿不消，色不变，此血气虚而不能愈，当助脾胃，壮气血为主。遂从余法治之。不二月形气渐充，肿热渐消，半载诸症悉退，体臂如常。

一小儿闪腿，腕壅肿，形气怯弱。余欲治以补气血为主，佐以行散之剂，不信。乃内服流气饮，外服寒凉药，加寒热体倦。余曰：恶寒发热，脉息洪大，气血虚极也，治之无功。后内溃，沥尽气血而亡。

瘀血肿痛（二条）

一男子闪伤右腿，壅肿作痛。余谓：急砭去滞血，以补元气，庶无后患，不信。乃外敷大黄等药，内服流气饮，后涌出秽脓数碗许，其脓不止，乃复请治。视其腿细而脉大，作渴发热，辞不治，后果殁。

窗友王汝道，环跳穴处闪伤，瘀血肿痛，发热作渴，遂砭去瘀血。知其下焦素有虚火，用八珍加黄柏、知母、牛膝、骨碎补，四剂顿止。用十全大补汤，少加黄柏、知母、麦门、五味，三十余剂而敛。

筋伤壅肿

李考功子十四岁，脚腕闪伤，肿而色夭，日出清脓少许，肝脉微涩，此肝经受伤，气血虚而不能溃，难治之症也。急止克伐之剂，不信，乃杂用流气等药，后果出烂筋而死。

肺火衄血

张地官坠马伤腿，服草乌等药，致衄血咳嗽，臂痛目黄，口渴齿痛，小便短少，此因燥剂伤肺与大肠而致。余用生地、芩、连、黄柏、知母、山栀、山药、甘草，以润肺之燥而生肾水，小便顿长，诸症并止。以山药、五味、麦门、参、芪、芎、归、黄柏、黄芩、知母、炙草，以滋阴血、养元气而疮敛。

肝火出血（三条）

俞进士折腿，骨已接三月，尚发热出血不止，正体医治不应。左关脉洪数，此肝火炽甚，血得热而妄行也。遂投小柴胡汤，加山栀、芍药、生地、防风，血止热退。又用八珍、五味、麦门治之，疮口即愈。

田宗伯姪，仲秋因怒跌仆，遍身作痛，发热衄血，肝脉洪大。余曰：久衄脉弦洪，乃肝火盛而制金也，至春则肝木茂盛而自焚，或戕贼脾土，非易治之症。当滋肾水以生肝木，益脾土以生肺金。乃杂用泻肝火等药，殁于仲春之月。

一妇人因怒仆地，伤面出血，痰盛昏瞆，牙关紧急。余曰：此怒动肝火，气逆拂郁，神明昏冒而卒倒也。两手脉洪大而无伦次，以小柴胡汤，加黄连、山栀、芎、归、橘红、茯苓、姜汁，治之而苏。

胃火作呕

一膏粱之人，跌腿青肿作痛，服辛热之药，反发热作喘，患处益痛，口干唇揭。余曰：膏粱之人，内多积热，更服热之热剂，益其胃火而使然也。频饮童便，以清胃散加山栀、黄芩、甘草，治之顿止。患处以葱熨之，肿即消散。

阴虚作喘

举人杜克弘坠马，服下血药反作喘，日晡益甚，此血虚所致耳，非瘀血为患。遂以四物加参、芪、五味、麦门治之，其喘顿止。又用补中益气加五味、麦门而愈。此症果系瘀血蒸熏于肺而喘，只宜活血行血，亦不可下。若面黑胸胀，或膈痛作喘，当用人参一两，苏木二两，作一剂，水煎急服，缓则不治。产妇多有此疾。

阴虚发热

杨进士伤手指，焮痛发热，服寒凉之药，致饮食顿减，患处不溃。余用托里养血之药，食进疮溃。后因劳，每日晡发热，此阴虚而内热也。以四物、软柴胡、地骨皮，乃退。更用养血气之药而疮敛。

气血虚热

一男子坠马，腹有瘀血，服药下之，致发热盗汗自汗，脉浮涩。余以为重剂过伤气血所致，投以十全大补汤益甚，时或谵语，此药力未及而然也。以前药加炮附子五分，服之即睡，觉来顿安，再剂而痊。

血不归经（二条）

大尹刘国信，金疮出血，发热烦躁，属阴虚为患。用圣愈汤治之，虚火息而血归经矣。

梁阁老姪，金疮肿痛，出血不止，寒热口干，此气虚，血无所附而不归经也。用补中益气、五味、麦门主之，阳气复而愈。

气无所附

举人余时正，金疮焮痛，出血不止，恶寒发热，用败毒等药愈甚，此亡血过多，气无所附而然耳。遂以四物、黄柏、知母、软柴胡、玄参、五味、麦门治之即愈。

气血俱虚

余北仕时，有留都贾学士子，年十六，患流注已二载，公陞北宗伯邀余治。诊其脉，洪大而数，脓清作渴，食少盗汗，朝寒暮热。余曰：此气血俱虚也。先以固气血为主，午前以四君、芎、归、炙草，午后以四物、参、芪、麦门、五味，两月，诸症遂可一二。有一医用渗利之剂，保其必生，治之三月，气血极虚，而形体骨立，复恳治，余被命南下，后果殁。

阳气脱陷

梁阁老姪跌伤腿，外敷大黄等药，内服破血之剂，遂致内溃。余针出秽脓三碗许。虚证悉具，用大补之剂两月余，少能步履。因劳心，手撒眼闭，汗出如水，或欲用祛风之剂。余曰：此气血尚未充足而然也。急以艾炒热，频熨肚脐并气海穴处，以人参四两、炮附子五钱煎灌，良久臂少动，又灌一剂，眼开能言，但气不能接续，乃以参、芪、归、术四味共一斤，附子五钱，水煎徐徐服之，元气渐复，饮食已进。乃去附子，服之而疮愈。

胆经血少

一女子年十七，闪右臂，微肿作痛，寅申时发热。余决其胆经血虚火盛，经水果先期而至，先以四物合小柴胡汤，四剂热退。更以加味四物汤加香附、地骨皮、山栀各五分，芩、连、炙草各三分，二十余剂，其肿亦消。乃去黄连、山栀，又五十余剂，经水调而元气充矣。

肾经虚怯（二条）

儒者王清之跌腰作痛，用定痛等药不愈，气血日衰，面耳黧色。余曰：腰为肾之府，虽曰闪伤，实肾经虚弱所致。遂用杜仲、补骨脂、五味、山茱、苁蓉、山药，空心服。又以六君、当归、白术、神曲各二钱，食远服，不月而瘥。

一三岁儿闪腰作痛，服流气等药，半载不愈。余曰：此禀肾气不足，不治之症也。后果殁。

痛伤胃呕

一妇人伤指，手背俱肿，微呕少食，彼以为毒气内攻。诊其脉沉细，此痛伤胃气所致也。遂刺出脓碗许，先以六君、藿香、当归，而食进。继以八珍、黄芪、白芷、桔梗，月余而疮愈。

气遏肉死（二条）

一男子修伤足指，色黑不痛而欲脱。余曰：此因阳气虚，不能运达于患处也。急去之，速服补剂以壮元气，否则死肉延足，必不救矣。不信，果黑烂上胫而死。大抵手足气血罕到之地，或生疮，或伤损，若戕其元气，邪气愈盛，溃烂延上必死，不溃而色黯者亦死。若骨断筋皮尚连者，急剪去之。

一女年数岁，严寒上京，两足受冻不仁，用汤泡渍。至春，十指俱烂，牵连未落。余用托里之剂助其阳气，自溃脱，得保其生。此因寒邪遏绝，运气不至，又加热汤泡渍，故死而不痛也。余尝见人之严寒而出，冻伤其耳，不知痛痒，若以手触之，其耳即落，当以暖处良久，或热手熨之无恙。若以火烘汤泡，其耳即死，至春必溃脱落矣。北方寒气损人若此，可不察之？

凉药谒经（三条）

云间曹子容，为室人中风灌药，误咬去指半节，焮痛寒热，外敷大黄等药，内服清热败毒，患处不痛不溃，脓清，寒热愈甚。余曰：此因凉药遏绝隧道而然也。遂敷玉龙膏以散寒气，更服六君子汤以壮脾胃。数日后，患处微痛，肿处渐消，此阳气运达患处也，果出稠脓。不数日，半指溃脱，更服托里药而敛。

上舍王天爵伤足，焮肿内热作渴，外敷内服，皆寒凉败毒，患处益肿而不溃，且恶寒少食，欲作呕吐。余曰：此气血俱虚，又因寒药凝结隧道，损伤胃气，以致前症耳。遂用香砂六君子、芎、归、炮姜，外症悉退。惟体倦晡热，饮食不甘，以补中益气汤加地骨皮、五味、麦门，治之而愈。

州守王廷用伤指，即用帛裹之，瘀血内溃，焮肿至手。余谓：宜解患处，以出瘀血，更用推陈致新之剂。不信，乃敷凉药。痛虽少止，次日复作。又敷之，数日后，手心背俱溃，出瘀秽脓水。尚服败毒之剂，气血益虚，色黯脓清，饮食少思。仍请余治，投以壮脾胃生气血之剂，由是脓水渐稠而愈。

汤火所伤治验

火毒刑肺金

一男子孟冬火伤臂作痛，喘嗽发热，此火毒刑肺金之症。用人参平肺散治之，喘嗽乃止。因劳又恶寒发热，此气血虚也。以八珍汤加桔梗、白芷治之而退，再加薄桂三分以助药势、温气血，坏肉溃之而愈。若初起焮赤作痛，用神效当归膏敷之，轻者自愈，重者自腐，生肌神效。或用侧柏叶末，蜡油调敷亦效。若发热作渴，小便赤色。其脉洪数而实者，用四物、茯苓、木通、生甘草、炒黄连；脉虽洪数而虚者，用八珍；若患处不溃而色黯者，四君、芎、归、黄芪之类；若肉死已溃而不生肌者，用四君、黄芪、当归、炮姜；若愈后而恶寒，阳气未复也，急用十全大补，切不可用寒凉，反伤脾胃。

火毒焮作

一男子因醉，被汤伤腿，溃烂发热，作渴饮水，脉洪数而有力，此火毒为患。用生地、当归、芩、连、木通、葛根、甘草，十余剂，诸症渐退。却用参、芪、白术、芎、归、炙草、芍药、白芷、木瓜，新肉将完。因劳忽寒热，此气血虚而然也。仍用参、芪之药，加五味子、酸枣仁而安，又月余而疮痊。

火毒行于下焦

一男子火伤，两臂焮痛，大小便不利，此火毒传于下焦。用生地黄、当归、芍药、黄连、木通、山栀、赤茯苓、甘草，一剂二便清利，其痛亦止。乃以四物、参、芪、白芷、甘草，而坏肉去。又数剂而新肉生。

火毒乘血分

一妇人汤伤胸大溃，两月不敛。脉洪大而无力，口干发热，日晡益甚，此阴血虚，火毒乘之而为患耳。用四物汤加柴胡、丹皮，热退身凉。更用逍遥散加陈皮以养阴血、壮脾胃，腐肉去而新肉生矣。

下 卷

方 药

四君子汤：治脾胃虚弱，或因克伐，肿痛不散，或溃而不敛，或饮食少思，或欲作呕，大便不实等症。

人参　白术　茯苓各二钱　甘草（炙）一钱

上作一剂，姜、枣，水煎服。

小柴胡汤： 治一切扑伤等症，应肝胆经火盛作痛，出血自汗，寒热往来，日晡发热，或潮热身热，咳嗽发热，胁下作痛，两胁痞满。

柴胡二钱　黄芩一钱五分　半夏一钱　人参一钱　甘草（炙）三分

上姜水煎服。

神效葱熨法： 治跌扑损伤。

用葱白细切，杵烂炒热，敷患处，如冷易之，肿痛即止，其效如神。

八珍汤： 治伤损等症，失血过多，或因克伐，血气耗损，恶寒发热，烦燥作渴等症。

人参　白术　白茯苓　当归　川芎　白芍药　熟地黄各一钱　甘草（炙）五分

上姜、枣，水煎服。

犀角地黄汤： 治火盛血热妄行，或吐衄不止，大便下血。如因怒而致。加山栀、柴胡。

犀角（镑末）　生地黄　白芍药　黄芩　牡丹皮　黄连各一钱五分　用水煎熟，倾于盅内，入犀末服之。

十味参苏饮： 治气逆血蕴上焦，发热气促，或咳血衄血，或痰嗽不止。加黄芩、山栀，即加味参苏饮。

人参　紫苏　半夏　茯苓　陈皮　桔梗　前胡　葛根　枳壳各一钱　甘草（炙）五分

上用姜水煎服。

二味参苏饮： 治出血过多，瘀血入肺，面黑喘促。

人参一两　苏木二两

用水煎服。

四物汤： 治一切血虚，日晡发热，烦燥不安者，皆宜服之。

当归　熟地黄各三钱　芍药二钱　川芎一钱五分

上水煎服。加白术、茯苓、柴胡、丹皮，即加味四物汤。

桃仁承气汤： 加当归即当归承气汤。治伤损血滞于内作痛，或发热发狂等症。

桃仁　芒硝　甘草各一钱　大黄二钱

用水煎服。大黄更量虚实。

加味承气汤： 治瘀血内停，胸腹胀痛，或大便不通等症。

大黄　朴硝各二钱　枳实一钱　厚朴一钱　甘草五分　当归　红花各一钱
用酒水各一盅，煎至一盅服。仍量虚实加减，病急不用甘草。

独参汤：治一切失血与疮疡溃后，气血俱虚，恶寒发热，作渴烦躁者，宜用此药补气。盖血生于气，阳生阴长之理也。

用人参二两、枣十枚，水煎服。

归脾汤：治跌仆等症，气血损伤，或思虑伤脾，血虚火动，寤而不寐，或心脾作痛，怠惰嗜卧，怔忡惊悸，自汗盗汗，大便不调，或血上下妄行，其功甚捷。

白术　当归　白茯苓　黄芪（炙）龙眼肉　远志　酸枣仁（炒）各一钱　木香五分　甘草（炙）三分　人参一钱

上姜枣水煎服。加柴胡、山栀，即加味归脾汤。

润肠丸：治跌扑等症，或脾胃伏火，大肠干燥，或风热血结等症。

麻子仁一两　桃仁（去皮尖，研）一两　羌活　当归尾　大黄（煨）皂角刺　秦艽各五钱

上为末，炼蜜丸桐子大，猪胆汁丸尤妙。每服三五十丸，食前白滚汤送下。凡怯弱之人，先用猪胆导之，不通，宜补气血。

当归补血汤：治杖疮金疮等症，血气损伤，肌热大渴引饮，目赤面红，昼夜不息，其脉洪大而虚，重按全无。此病多得于饥渴劳役者，若误服白虎汤，必死。

黄芪（炙）一两　当归（酒制）二钱

用水煎服。

圣愈汤：治杖疮、金疮、痈疽，脓血出多，热燥不安，或晡热作渴等症。

熟地黄（酒洗）生地黄（酒洗）人参各一钱　川芎一钱　当归（酒洗）黄芩各五分

用水煎服。

十全大补汤：治杖疮，气血俱虚，肿痛不消，腐而不溃，溃而不敛；或恶寒发热，自汗盗汗，饮食少思，肢体倦怠。若怯弱之人，患处青肿而肉不坏者，服之自愈。若有瘀血，砭刺早者，服之自消。或溃而浓水清稀，肌肉不生；或口干作渴而饮汤者，尤宜服之。

白茯苓　人参　当归　白术　黄芪　川芎　白芍药（炒）熟地黄各一钱　肉桂五分　甘草（炙）各一钱

用姜、枣，水煎服。

参附汤：治金疮、杖疮，失血过多，或脓瘀大泄，阳随阴走，上气喘急，自汗盗汗，气短头晕等症。

人参四钱　附子（炮去皮脐）三钱

用水煎服。阳气脱陷者，倍用之。

清胃散：治血伤火盛，或胃经湿热，唇口肿痛，牙龈溃烂，或发热恶寒等症。

升麻一钱　生地黄五分　牡丹皮五分　黄连五分　当归（酒洗）五分

用水煎服。如痛未止，黄芩、石膏、大黄之类皆可量加。

清燥汤：治跌扑疮疡，血气伤损；或溃后气血虚怯，湿热乘之，遍身酸软；或秋夏湿热太甚，肺金受伤，绝寒水生化之源，肾无所养，小便赤涩，大便不调；或腰腿痿软，口干作渴，体重麻木；或头晕眩，饮食少思；或自汗体倦，胸满气促；或气高而喘，身热而烦。

黄芪一钱五分　苍术一钱　白术　陈皮　泽泻各五分　五味子九粒　白茯苓　人参　升麻各五分　麦门冬　当归身　生地黄　神曲（炒）　猪苓　酒柏各五分　柴胡　黄连　甘草（炙）各三分

上姜水煎服。湿痰壅盛，参、芪、归、地之类，可暂减之。

生脉散：治金疮、杖疮等症，发热体倦气短，或汗多作渴，或溃后睡卧不宁，阳气下陷，发热烦躁。若六七月间，湿热大行，火土合病，令人脾胃虚弱，身重气短；或金为火制，绝寒水化源，肢体痿软，脚软眼黑，并宜服。

人参五钱　五味子一钱　麦门冬一钱　用水煎服。

二妙散：治下焦湿热肿痛，或流注游走，遍身疼痛。

苍术　黄柏各等分

上为末，每服二三钱，酒调服，作丸亦可。

四斤丸：治肝肾精血不足，筋无所养，挛缩不能步履，或邪淫于内，筋骨痿软。

肉苁蓉（酒浸）　牛膝（酒洗）　天麻　干木瓜　鹿茸（炙）　熟地黄　菟丝子（酒浸煮杵）　五味子各等分

上为末，用地黄膏丸，桐子大。每服五七十丸，空心温酒送下。

补中益气汤：治跌扑等症，损伤元气，或过服克伐，恶寒发热，肢体倦怠，血气虚弱，不能生肌收敛。或兼饮食劳倦，头痛身热，烦燥作渴，脉洪大弦虚，或微细软弱，自汗倦怠，饮食少思。

黄芪（炙）　人参　白术　甘草（炙）各一钱五分　当归一钱　陈皮五分　柴胡　升麻各三分

用姜枣水煎服。

四生散：治肾脏风毒，遍身瘙痒，或脓水淋漓，耳鸣目痒，或鼻赤齿浮，口舌生疮。妇人血风疮更效。

白附子　独活　黄芪　蒺藜各等分

上为末，每服二钱，用腰子一枚，劈开入药，湿纸包裹煨熟，细嚼，盐汤下，酒服亦可。

竹叶黄芪汤：治气血虚，胃火盛而作渴者。

淡竹叶二钱　黄芪　生地黄　当归　麦门冬　川芎　甘草　黄芩（炒）　芍药　人参　石膏（煅）各一钱

用水煎服。

竹叶石膏汤：治胃火盛而作渴者。

淡竹叶　石膏（煅）　桔梗　木通　薄荷　甘草各一钱

用姜水煎服。

人参平肺饮：治心火克肺，咳嗽喘呕，痰涎壅盛，咽喉不利等症。

人参　陈皮　甘草各一钱　地骨皮　茯苓　知母各八分　五味子　青皮　天门冬　桑白皮各五分

上水煎服。

滋肾丸：治肾经阴虚，发热作渴，足热腿膝无力等症。凡不渴而小便闭者，最宜用之。

肉桂三钱　知母（酒炒）　黄柏（酒炒）各二两

上为末，水丸桐子大。每服七八十丸，空心白滚汤下。

六味地黄丸：加肉桂、五味各一两，名加减八味丸。治伤损之症。因肾、肺二经虚弱，发热作渴，头晕眼花，咽燥唇裂，齿不坚固，腰腿痿软，小便频赤，自汗盗汗，便血诸血，失瘖，水泛为痰之圣药，血虚发热之神剂。若损重伤骨，不能言，如瘖者，用此水煎服之，亦效。

熟地黄（杵膏自制）八两　山萸肉　干山药各四两　牡丹皮　白茯苓　泽泻各三两

上为末，和地黄丸桐子大。每服七八十丸，空心食前滚汤下。

清心莲子饮：治发热口渴，白浊，夜安静而昼发热等症。

黄芩一钱　麦门冬　地骨皮　车前子（炒）　甘草各一钱五分　石莲肉　茯苓　黄芪（炙）　柴胡　人参各一钱

上水煎服。

七味白术散：治脾胃虚弱，津液短少，口干作渴，或中风虚热，口舌生疮，不喜饮冷，最宜服之。

人参　白术　木香　白茯苓　甘草（炙）　藿香各五分　干葛一钱

用水煎服。

黑丸子：一名和血定痛丸。治跌扑坠堕，筋骨疼痛，或瘀血壅肿，或风寒肢体作痛。若流注膝风初结，服之自消。若溃而脓清发热，与补气血药兼服自敛。

百草霜　白芍药各一两　赤小豆一两六钱　川乌（炮）三钱　白蔹一两六钱　白及　当归各八钱　南星（炮）三钱　牛膝（焙）六钱　骨碎补（焙）六钱

上各另为末，酒糊丸，桐子大。每服三十丸，盐汤温酒送下。孕妇不可服。

白丸子：治一切风痰壅盛，手足顽麻，或牙关紧急，口眼㖞斜，半身不遂等症。

半夏（生用）七两　南星（生用）二两　川乌（去皮脐，生用）五钱

上为末，用生姜汁调糊丸，桐子大。每服一二十丸，姜汤送下。

六君子汤：治金疮、杖疮等症。因元气虚弱，肿痛不消；或不溃敛，或服克伐伤脾，或不思饮食，宜服之以壮营气。

此方即四君子汤加陈皮、白术。更加香附、藿香、砂仁，名香砂六君子。

回阳玉龙膏：治跌扑所伤，为敷凉药，或人元气虚寒，肿不消散；或不溃敛，及痛肿坚硬，肉色不变，久而不溃，溃而不敛，或筋挛骨痛，一切冷症并效。

草乌二钱　南星（煨）一两　军姜（炒）一两　白芷一两　肉桂五钱　赤芍药（炒）一两

上为末，葱汤调涂，热酒亦可。

复原活血汤：治跌扑等症，瘀血停凝，胁腹作痛，甚者大便不通。

柴胡　当归　红花各二钱　穿山甲（炮）五分　大黄（酒炒）一钱　桃仁二十枚
甘草五分　瓜蒌根一钱

用酒水各半煎服。

复原通气散：治打扑伤损作痛，及乳痈便毒初起，或气滞作痛。

木香　茴香（炒）　青皮（去白）　穿山甲（酥炙）　陈皮　白芷　甘草　漏芦　贝母各等分

上为末，每服一二钱，温酒调下。

愚按：前方治打扑闪错或恼怒气滞血凝之良剂。《经》云："形伤作痛，气伤作肿。"又云："先肿而后痛者，形伤气也；先痛而后肿者，气伤形也。"若人元气素弱，或因叫号，血气损伤，或过服克伐之剂，或外敷寒凉之药，血气凝结者，当审前大法，用温补气血为善。

神效太乙膏：治痈疽、发背、杖疮，及一切疮疽溃烂。

玄参　白芷　当归　肉桂　赤芍药　大黄　生地黄各一两

用麻油二斤，入铜锅内，煎至药黑，滤去渣，徐入净黄丹十二两，再煎，滴水中捻软硬得中，即成膏矣。

乳香定痛散：治杖疮、金疮，及一切疮疡溃烂疼痛。

乳香　没药各五钱　滑石　寒水石（煅）各一两　冰片一钱

上为末，搽患处，痛即止，甚效。

猪蹄汤：治一切痈疽，杖伤溃烂。消肿毒，去恶肉。

白芷　当归　羌活　赤芍药　露蜂房（蜂儿多者佳）　生甘草各五钱

用猪蹄一只，水五碗，煮熟取清汤，入前药，煎数沸去渣，温洗，随用膏药贴之。

神效当归膏：治杖扑汤火疮毒，不问已溃未溃，肉虽伤而未坏者，用之自愈。肉

已死而用之自溃，新肉易生。搽至肉色渐白，其毒始尽，生肌最速。如棍杖者，外皮不破，内肉糜烂，其外皮因内燉干缩，坚硬不溃，爬连好肉作痛，故俗云丁痂皮，致脓瘀无从而泄，内愈胀痛，腐溃益深，往往不待其溃，就行割去，而疮口开张，难以溃敛。怯弱之人，多成破伤风症，每致不救。若杖疮内有瘀血者，即用有锋芒磁片于患处砭去，涂以此药，则丁痂自结，死肉自溃，脓瘀自出，所溃亦浅，生肌之际，亦不结痂，又免皱揭之痛，殊有神效。盖当归、地黄、麻油、二蜡，主生肌止痛，补血续筋，与新肉相宜。此方余已刊行，治者亦多用之。

当归一两　麻油六两　黄蜡一两　生地黄一两

上先将当归、地黄入油煎黑去渣，入蜡熔化，候冷搅匀，即成膏矣。白蜡尤效。

托里散： 治金疮、杖疮，及一切疮毒，因气血虚不能成脓，或脓成不能溃敛，脓水清稀，久而不瘥。

人参（气虚多用之）一钱　黄芪（盐水拌炒）一钱　白术（炒）　陈皮各七分　当归身（酒拌）一钱　芍药（酒炒）　熟地黄　白茯苓各一钱

用水煎服。

加味芎归汤： 治跌扑坠堕，皮肤不破，瘀血入胃作呕。

芎劳　当归　百合（水浸半日）　白芍药　荆芥穗各二钱

用酒水煎服。

当归导滞散： 治跌扑瘀血在内，胸腹胀满，或大便不通，或喘咳吐血。

大黄　当归各等分

上为末，每服三钱，温酒下。气虚须加桂。

花蕊石散： 治打扑伤损，腹中瘀血，胀痛欲死，服之血化为水，其功不能尽述。

硫黄（明色者）四两　花蕊石一两

上为末和匀，先用纸筋和盐泥固济瓦罐一个，候干入药，再用泥封口，安在砖上，虚书八卦五行，用炭三十斤煅之，罐冷取出。每服一钱，童便调下。

愚按： 前方若被伤炽盛，元气亏损，内有瘀血，不胜疏导者，用前药一服，气血内化，又不动脏腑，甚妙，甚妙！

经验方： 治跌扑瘀血作痛，或筋骨疼痛。

黄柏一两　半夏五钱

上为末，用姜汁调涂患处，以纸贴之。如干，姜汁润之，周日易之。

消毒定痛散： 治跌扑肿痛。

无名异（炒）　木耳（炒）　大黄（炒）各五分

上为末，蜜水调涂。如内有瘀血，砭去敷之。若腐处，更用当归膏敷之，尤好。

药蛆方： 治杖疮溃烂生蛆。

用皂矾煅过为末，干掺其内，蛆即死。如未应，佐以柴胡栀子散，以清肝火。

洗药：凡伤重者，用此淋洗，然后敷药。

荆芥　土当归　生葱（切断，一方用生姜）

上煎汤温洗。或止（只）用葱一味煎洗，亦可。

黑龙散：治跌扑伤损，筋骨碎断。先用前汤淋洗，以纸摊贴。若骨折，更以薄木片夹贴，以小绳束三日，再如前法，勿去夹板，恐摇动患处，至骨坚牢，方宜去。若被刀箭虫伤成疮，并用姜汁和水调贴口，以风流散填涂。

土当归二两　丁香皮六两　百草霜（散血）六两　穿山甲（炒黄或炼存性）六两
枇杷叶（去毛，一云山枇杷根）半两

上焙为细末，姜汁水调。或研地黄汁调，亦好。

洪宝丹：一名济阴丹。治伤损焮痛，并接断。

天花粉三两　姜黄　白芷　赤芍药各一两

上为末，茶汤调搽患处。

金疮出血不止：治金疮出血不止。用牛胆、石灰，掺之即止。以腊月牛胆入风化石灰，悬当风，候干用。

又方：金疮出血不止，以五倍子生为末，干贴。如不止，属血热，宜用犀角地黄汤之类。大凡金疮出血不止，若素怯弱者，当补气；若素有热，当补血；若因怒气，当补肝；若烦热作渴昏聩，当补脾气；若筋挛搐搦，当养肝血。不应，用地黄丸，以滋肾水。

又方：皮破筋断者，以白胶香涂之，或以金沸草汁频涂，自然相续。

没药降圣丹：治伤损筋骨疼痛，或不能屈伸，肩背拘急，身体倦怠，四肢无力。

没药（别研）　当归（酒洗，炒）　白芍药　生地黄　骨碎补（挼去毛）　川乌（去皮脐，炮）　川芎各一两半　自然铜（火煅醋淬十二次，研为末，水飞过，焙）一两

上为细末，每一两作四丸，以生姜自然汁与炼蜜为丸。每服一丸，捶碎，用水酒各半盏，入苏木少许，煎至八分，去苏木，空心服。

愚按：脾主肉，肝主筋。若因肝脾二经气血虚弱，或血虚有热而不愈者，当求其本而治之。

万金膏：治痈疽及坠扑伤损，或筋骨疼痛。

龙骨　鳖甲　苦参　乌贼鱼骨　黄柏　黄芩　黄连　猪牙皂角　白及　白蔹　厚朴　木鳖子仁　草乌　川芎　当归　白芷各一两　没药（另研）　乳香（另研）各半两
槐枝　柳枝（各四寸长）二十一条　黄丹（炒过，净）一斤半　清油四斤

上除乳、没、黄丹外，诸药入油内，煎至黑色去之，称净油。每斤入丹半斤，不住手搅令黑色，滴水中不粘手，下乳、没再搅，如硬，入油些少，以不粘手为度。

接骨散：治骨折碎，或骨出骱，先整端正，却服此药。如飞禽六畜所伤，亦能治。

硼砂一钱五分　水粉　当归各一钱

上为末，每服二钱，煎苏木汤调服，后但饮苏木汤，立效。

《本事》接骨方：治打折伤损。

接骨木（即蒴藋也）半两　乳香半两　赤芍药　当归　川芎　自然铜各一两

上为末，用黄蜡四两溶入前末搅匀，众手丸龙眼大。如打伤筋骨及闪痛不堪忍者，用一丸，热酒浸开，热呷，痛便止。若大段伤损，先整骨，用川乌、草乌等分为末，生姜汁调贴之。夹定服药，无不效者。

愚按：前三方俱效验者，备录之，以便修用。

没药丸：治打扑筋骨疼痛，或气逆血晕，或瘀血内停，肚腹作痛，或胸膈胀闷。

没药　乳香　川芎　川椒　芍药　当归　红花　桃仁　血竭各一两　自然铜（火煅七次）四钱

上为末，用黄蜡四两溶化，入前末，速搅匀，丸弹子大。每服一丸，酒化服。

愚按：接骨散、没药丸，元气无亏者宜用。若肾气素怯，或高年肾气虚弱者，必用地黄丸、补中益气汤，以固其本为善。

羌活防风汤：治破伤风，邪初在表者，即服此药以解之，稍迟则邪入于里，与药不相合矣。

羌活　防风　甘草　川芎　藁本　当归　芍药各四两　地榆　细辛各二两

上每服五钱，水煎。

防风汤：治破伤风，表症未传入里，即宜服之。

防风　羌活　独活　川芎各等分

上每服五钱，水煎，调蜈蚣散服，大效。

蜈蚣散

蜈蚣一对　鳔三钱

上为细末，用防风汤调下。

羌活汤：治破伤风，在半表半里，急服此汤。稍缓，邪入于里，不宜用。

羌活　菊花　麻黄　川芎　石膏　防风　前胡　黄芩　细辛　甘草　白茯苓　枳壳　蔓荆子各一两　薄荷　白芷各五钱

上每服五钱，水煎。

地榆防风散：治风在半表半里，头微汗，身无汗，不可发汗，兼治表里。

地榆　防风　地丁草　马齿苋各等分

上为细末，每服三钱，米汤调服。

大芎黄汤：治风在里，宜疏导，急服此汤。

川芎　羌活　黄芩　大黄各一两

上五七钱，水煎温服，脏腑通和为度。

白术防风汤：治服表药过多，自汗者。

白术　黄芪各一两　防风二两

上每服五七钱，水煎服。脏腑和而自汗者，可服。若脏腑秘，小便赤者，宜用大芎黄汤下之。

白术汤：治破伤风，汗不止，筋挛搐搦。

白术　葛根　升麻　黄芩　芍药各二两　甘草二钱五分

上每服五钱，水煎，无时服。

谦甫朱砂丸：治破伤风，目瞪口噤不语，手足搐搦，项筋强直，不能转侧，目不识人。

朱砂（研）　半夏（洗）　川乌各一两　雄黄五钱　凤凰台三钱　麝香一字

上为末，枣肉丸，桐子大。每服一丸或二丸，冷水下，以吐为度。如不吐，加一丸。或吐不住，煎葱白汤止之。汗出为效。

左龙丸：治直视在里者。

左盘龙（野鸽粪）　白僵蚕　江鳔（炒）各五钱　雄黄一钱

上为末，烧饭丸桐子大。每服十五丸，温酒下。如里症不已，当用前药末一半加巴豆霜半钱，烧饭丸桐子大，每服加入一丸，如此渐加，以利为度。利后服和解药。

江鳔丸：治破伤风，传入里症，惊而发搐，脏腑秘涩。

江鳔（锉，炒）半两　野鸽粪（炒）半两　雄黄一钱　白僵蚕半两　蜈蚣一对　天麻一两

上为末，作三份。二份烧饭丸桐子大，朱砂为衣；一份入巴豆霜一钱，亦用饭烧丸。每服朱砂者二十丸，入巴豆者一丸，渐加至利为度，后止（只）服前丸。

养血当归地黄汤

当归　地黄　芍药　川芎　藁本　防风　白芷各一两　细辛五钱

上依前煎服。

广利方：治破伤风发热。

瓜蒌子九钱　滑石三钱半　南星　苍术　赤芍药　陈皮　炒柏　黄连　黄芩　白芷　甘草各五分

用姜水煎服。上二方，用竹沥、瓜蒌实辈，治破伤风，热痰，脉洪者。前方用南星、半夏、草乌、川乌辈，则治破伤风，寒痰，脉无力者。

白丸子：治一切风痰壅盛，手足顽麻，或牙关紧急，口眼歪斜，半身不遂等症。

半夏（生用）七两　南星（生用）二两　川乌（去皮脐，生用）五钱

上为末，用生姜汁调糊丸，桐子大。每服一二十丸，姜汤下。

《本事》玉珍散：治破伤风，及打扑损伤，项强口噤，欲死。南星有防风制其毒，不麻人。

天南星（汤泡七次） 防风等分

上为末，先以热童子小便洗净疮口，拭干掺之。良久浑身作痒，疮口出赤水是效。又以温酒调下一钱。如牙关紧急，腰背反张，用药二钱，童子小便调服。至死心头微温者，急灌之，亦可救，累验累效。

又方：治打扑伤损，肿痛伤风者。

天南星 半夏 地龙各等分

上为末，用生姜、薄荷汁调搽患处。

《证治准绳》

（以明万历年间刊本及清金坛虞氏补修本为底本，清乾隆间敬修堂刊本为主校本）

明·王肯堂（念西居士）

卷之六

损伤门

跌扑损伤（金疮　杖疮　箭头入骨　竹木刺针入肉）

瘀血停积论

《素问》云：人有所坠堕，恶血留内，腹中满胀，不得前后，先饮利药。此上伤厥阴之脉，下伤少阴之络，刺足内踝之下、然骨之前血脉出血；刺足跗上动脉，不已；刺三毛上各一痏，见血则已，左刺右，右刺左。善悲惊不乐，刺如右方（《缪刺论》）。《灵枢》云：有所堕坠，恶血留内，有所大怒，气上而不行下，积于胁下，则伤肝。又中风及有所击仆，若醉入房，汗出当风，则伤脾。又头痛不可取于腧者，有所击堕，恶血在内，若肉伤，痛未已，可侧刺不可远取之也（邪气脏腑及厥病篇）。

东垣《医学发明》论曰：夫从高坠下，恶血留于内，不分十二经络，医人俱作中风肝经，留于胁下，以中风疗之。血者皆肝之所主，恶血必归于肝，不问何经之伤，必留于胁下，盖肝主血故也。痛甚则必有自汗，但人人有汗出，皆属风证，诸风皆属于肝木，况败血凝泣，逆其所属，入于肝也，从高坠下，逆其上行之血气，非肝而何？非伤寒无汗。既曰：汗必自风化之也，故以破血行经药治之。

亡血过多论

《灵枢》又云：身有所伤，血出多，反中风寒，若有所坠堕，四肢懈惰不收，名曰体惰。取小腹脐下三结交，阳明、太阴也，脐下三寸，关元也（寒热篇）。三结交者，即关元穴是也。

刘宗厚曰：打扑金创损伤，是不因气动而病生于外，外受有形之物所伤，乃血肉筋骨受病，非如六淫七情为病，有在气、在血之分也。所以损伤一证，专从血论，但须分其有瘀血停积，而亡血过多之证。盖打扑坠堕，皮不破而内损者，必有瘀血，若金创伤皮出血，或致亡血过多，二者不可同法而治。有瘀血者，宜攻利之，若亡血者，兼补而行之。又察其所伤，有上下轻重浅深之异，经络气血多少之殊，唯宜先逐瘀血，通经络，和血止痛，然后调气养血，补益胃气，无不效也。顷见围城中，军士被伤，不问头面、手足、胸背轻重，医者例以大黄等药利之；后大黄缺少，甚者遂以巴豆代之，以为不于初时泻去毒气，后则多致危殆，至于略伤手指，亦悉以药利之。殊不知大黄之药，惟与有瘀血者相宜，其有亡血过多，元气胃气虚弱之人，不可服也；其巴豆，大热有毒，止能破坚逐积，用于此疾，尤非切当。所以有服下药过后，其脉愈见坚大，医者不察，又以为瘀血未尽而后下之，因而夭折人命，可不慎欤。

脉法

《内经》云：肝脉搏坚而长，色不青，当病堕。若搏因血在胁下，令人呕逆。《脉经》云：从高颠仆，内有血，腹胀满，其脉坚强者生，小弱者死。

《金匮》云：寸口脉浮微而涩，然当亡血，若汗出。设不汗者，其身有疮被刀斧所伤，亡血故也。《脉经》云：金疮血出太多，其脉虚细者生，数实大者死。金疮出血，脉沉小者生，浮大者死。砍疮出血一二石，脉来大者，二十日死。砍刺出血不止者，其脉止，脉来大者七日死，滑细者生。

上破伤之脉，若瘀血停积者，坚强实则生，虚细涩则死。若亡血过多者，虚细涩则生，坚强实则死。皆为脉、病不相应故也。

治法

戴院使云：仆踏不知曰撷，两手相搏曰扑，其为损一也。因撷扑而迷闷者，酒调苏合香丸灌之；因撷扑而损伤，宜逐其恶血，酒煎苏木，调苏合香丸，或鸡鸣散，或和气饮加大黄，入醋少许煎，或童便调黑神散，不用童便，用苏木煎酒调亦得。撷扑伤疼，酒调琥珀散极佳，乌药顺气散亦可。

大法固以血之瘀失，分虚实而为补泻，亦当看损伤之轻重。轻者顿挫气血，凝滞作痛，此当导气行血而已。重者伤筋折骨，此当续筋接骨，非调治三四月不得平复。更甚者，气血内停，阻塞真气不得行者，必死。急泻其血，通其气，亦或有可治者焉。《伤损论》曰：夫伤损必须求其源，看其病之轻重，审其损之浅深。凡人一身之间，自顶至足，有斫伤、打伤、跌伤及诸创伤者，皆有之。凡此数证，各有其说，有当先表里，而后服损药者，为医者当循其理治之。然医者意也，不知意者，非良医也。或者禀性愚昧，不能观其证之轻重，明其损之浅深，未经表里通利，先服损药，误人多矣。有因此痰涎上攻，有因此大小脏腑闭结，差之毫厘，谬以千里，所谓医不三世，不服其药。信哉！此论治损伤之大纲也，然用药固不可差，而整顿手法尤不可孟浪，今以人之周身，总三百六十五骨节，开列于后。

人身总有三百六十五骨节。以一百六十五字都关次之首，自铃骨之上为头，左右前后至辕骨，以四十九字，共关七十二骨。骨巅中，为都颅骨者一：有势微有髓及有液。次颅为髑骨者一：有势，微有髓。髑前为顶威骨者一：微有髓，女人无此骨。髑后为脑骨者一：有势微有髓。脑左为枕骨者一：有势，无液。脑右为就骨者。枕、就之中附下，为天盖骨者一：下为肺系之本。盖骨之后，为天柱骨者一：下属脊，有髓。盖前为言骨者一：言上复合于髑骨，有势，无髓。言下为舌本骨者，左右共二：有势，无髓。髑前为凶骨者一：无势，无液。凶下为伏委骨者一：俚人讹为伏犀骨是也：无势，髓。伏委之下为俊骨者一：附下即眉宇之分也，无势，髓。眉上左为天贤骨者一：无势，髓，下同。眉上右为天贵骨者一：眉上直目睛也。左睛之上，为智宫骨者一：无势，髓。右睛之上，为命门骨者一：两睛之下中为鼻。鼻之前为梁骨者一：无势，髓。梁之左为颧骨者一：有势，无髓，下同。梁之右为纠骨者一：颧、纠之后，即耳之分。梁之端为嵩柱骨者一：无势，髓。左耳为司正骨者一：无势，无髓，下同。右耳为纳邪骨者一：同上。正、邪之后，为完骨者，左右共二：无势，无髓。正邪之上附内，为嚏骨者一：无势，少液。嚏后之上，为通骨者，左右前后共四：有势，少液。嚏上为腭骨者一：无势，多液。其腭后连属为颔也，左颔为乘骨者一：有势，多液。右颔为车骨者一：同上。乘、车之后，为辕骨者，左右共二：有势、有液。乘、车上下，出齿牙三十六事：无势，髓，庸下就一则不满其数。复次铃骨之下为膻中，左右前后至䕅，以四十字关九十七骨。辕骨之下左右，为铃骨者二：多液。铃中为会厌骨者一：无势，髓。铃中之下，为咽骨者左、中及右共三：无髓。咽下为喉骨者左、中及右共三，同上。喉下为咙骨者，环次共十事：同上。咙下之内，为肺系骨者，累累然共十二：无势，髓。肺系之后为谷骨者一：无髓。谷下为偏道骨者，左右共二：同上。咙外次下，为顺骨者共八：少液。顺骨之端，为顺隐骨者共八：同上。顺下之左，为洞骨者一：女人无此。顺下之右，为棚骨者一：女人无此。洞、棚之下，中央为髑髅骨者一：无髓，俚人呼为鸠尾。髑髅直下，为天枢骨者一：无髓。铃下之左右，为缺盆骨者二：有势、多液。左缺盆前之下，为下厌骨者一：无髓。右缺盆前之下，为分膳骨者一：下同。厌、膳之后附下，为仓骨者一：同上。仓之下左右，为髎骨者共八：有势、无液。髎下之左，为胸骨者一：男子此骨大者，好勇。髎下之右，为荡骨者一：女了此骨大则大夫。胸之下，为乌骨者一：男子此骨满者，发早白。荡之下，为臆骨者一：此骨高，多讹妄。铃中之后，为脊穷骨者，共二十二：上接天柱，有髓。脊穷次下，为大动骨者一：上通天柱，共成二十四椎。大动之端，为归下骨者一：道家谓之尾闾。归下之后，为纂骨者一：此骨能限精液。归下之前，为䕅骨者一：此骨薄者，多处贫下。复次缺盆之下，左右至衬，以二十五字关六十骨：此下止分两手臂，至十指之端众骨。支其埑盆之后，为伛甲骨者，左右共二：有势，多液。伛甲之端，为甲隐骨者，左右共二：此骨长则至贤。前支缺盆，为飞动骨，左右共二：此骨短，病痹缓。次飞动之左，为龙臑骨者一：有势，无髓无液。次飞动之右，为虎冲骨者一：同上。龙臑之下，为龙本骨者一：虎冲之下，为虎端骨者一：俱有势，有髓。本端之下为腕也，龙本上内，为进贤骨者一：男子此骨隆，为名臣。虎端上内为及爵骨者一：女人此骨高，为命妇。腕前左右，为上力骨者共八：有势、多液。次上力为驻骨者，左右共十：同上。次驻骨为搦骨者，左右共十：同上。次搦，为助势骨者，左右共十：左助外为爪，右助外为甲。爪甲之下，各有衬骨，左右共十：无势，无液。复次，髑髅之下，左右前后至初步，以五十一字关一百三十六骨，此下至两乳下，分左右自两足心，众骨所会处也。髑髅之下，为心蔽骨者一：无髓。髑髅之左，为胁骨者，上下共十二：居小肠之分也。左胁之端，各有胁隐骨者，分次亦十二：无髓。胁骨之下，为季胁骨者共二：多液。季胁之端，为季隐骨者共二：无髓。髑髅之右，为肋骨者共十二：处太阳之分也。肋骨之下，为胑肋骨者共二：各无隐骨，惟兽有之。右肋之端，为肋隐骨者共十二：无髓。蓧骨之前，为大横骨者一，有势，少髓。横骨之前，为白环骨者共二：有势，有液。白环之前，为内辅骨者，左右共二：有势，有液，下同。内辅之后，为骸关骨者，左右共二：下同。骸关之下，为捷骨者，左右共二：同上。捷骨之下，为髀枢骨者，左右共二：有势，多髓。髀枢下端，为膝盖骨者，左右共二：无势，多液。膝盖左右，各有侠升骨者共二：有势，多液。髀枢之下，为胻骨者，左右共二：有势，多髓。胻骨之外，为外辅骨者，左右共二：有势，有液。胻骨之下，为立骨者，左右共二：同上。立骨左右，各有内外踝骨者共四：有势，少液。踝骨之后，各有京骨者，左右共二：有势，少液。下力之前，各有释欹骨者共十，释欹之前，各有起仆骨者共十：有势。起仆之前，各有平肋骨者，左右共十：有势。平肋之前各有衬甲骨者，左右共十，无势，少液。释欹两旁，各有核骨者，左右共二：有势，多液。起仆之下，各有初步骨者，左右共二：有势无髓，有液。女人则无此骨。凡此三百六十五骨也。天地相乘，惟人至灵，其女人则无顶威、左洞、右棚及初步等五骨，止有三百六十骨。又男子女人一百九十骨，或隐、或衬，或无髓势，余二百五十六骨，并有髓、液以藏诸筋，以会诸脉，谿谷相需，而成身形，谓之四大，此骨度之常也。

头目鼻耳伤

凡脑骨伤破，轻手搏捺平正，若皮不破者，用退肿膏敷贴，若皮破肉损者，先用封口药掺之，外以散血膏贴之。若皮破血流者，用止血散掺之。若肿痛者，用葛叶毛、藤叶、枫叶尾砍烂敷之，不可见风著水，恐成破伤风。

凡脑骨伤碎，在硬处可治。若伤太阳穴，不可治。如在发际，须剪剃去发，看皮破不破，依上用药敷。若欲洗，宜用熟油和药水洗，或和温茶洗之。

凡面目伤青黑色，用一紫散敷，或紫金膏贴。伤重者用补肉膏敷贴。

凡脑两角及后枕或两眉有伤，可治。眼睛伤，瞳神不碎，可治。或眼泡伤紫黑色，用一紫散敷贴，或紫金膏敷贴。伤重者，用补肉膏敷贴。或头顶心有损，则难治。

凡鼻两孔伤凹者，可治。血出无妨，鼻梁打扑跌磕凹陷者，用补肉膏敷贴。若两鼻孔跌磕伤开孔窍，或刀斧伤开孔窍，用封口药掺伤处，外以散血膏贴之，退肿。

凡耳斫跌打落，或上脱下粘，右下脱上粘，内用封口药揪，外用散血膏敷贴，及耳后看脱落所向，用鹅翎横夹定，却用竹夹子直上，横缚定，缚时要两耳相对，轻缚住。

舌唇口喉齿腮伤

凡唇口刀斧斫磕跌堕等伤，破皮伤肉者，先用桑白皮线缝合，却以封口药涂敷，次以散血膏敷贴，牵住所封药，不令开落，仍少言语。凡跌破唇耳鼻而拔缺者，即以封口药揪，外以散血膏敷贴。若缺唇缺耳，先用麻药涂之，却以剪刀剪去外些皮，即以绢线缝合，缺耳作二截缝合，缺唇作三截缝合，以鸡子黄油涂，次以金毛狗脊毛薄掺些于上，次以封口药涂抹之。次日，以茶轻洗就揪末。一日换一次，至八日剪彩去线，又揪末。

凡腮颊颧刀斧斫磕跌堕等伤破皮肉者，用封口药填疮口，外以散血膏敷贴。或跌磕损伤未破皮肉者，用补肉膏敷贴。

凡刀斧斫磕跌破上唇而拔缺者，用绢片一小条，从脑后缚，向前来缚合缝定，次揪封口药，外以散血膏敷贴。如下唇整法，却以绢片从下颏兜缚，及如前法整顿，次抹末敷药。或无肿，不须敷药。

凡偶含刀在口内戏耍，误割断舌头，未全断者，用封口药敷，一日换二三次药，七八日全安。

凡两脸涎囊被刀斧斫磕跌堕等伤，伤开涎囊者，用绢线缝合，却以封口药涂敷，外以散血膏敷贴，七八日接住肉，剪去线，抹封口药。

凡牙齿被人打跌砍磕，去了牙齿者，只用补肌散掺，及封口药揪，服破血药止痛药，并用水煎药服，不宜用酒煎药，须知此法，乃大有功。

凡牙龈跌磕斫伤，牙齿未动者，用芙蓉膏末掺。如齿动者，用蒺藜根烧存性为末，常揩搽之，即牢。

凡割喉者，用脚骑患人头项，以丝线先缝内喉管，却缝外颈皮，用封口药涂敷，外以散血膏敷贴换药。或喉被子人打歪，以手摇正，却以前膏敷贴。若结喉伤重，软喉断，不可治，以汤与之，得入肠者可治，若并出者不可治。

颈骨肩胛胁肋伤

凡高处跌堕，颈骨摔进者，用手巾一条，绳一条，系在枋上垂下来，以手兜缚颏下，系于后脑杀，缚接绳头，却以瓦罂一个，五六寸高，看揪入浅深，斟酌高低，令患人端正坐于其罂上，令伸脚坐定，医者用手擎揪平正，说话令不知觉，以脚一踢，踢去罂子，如在左用手左边掇出，如在右用手右边掇出，却以接骨膏、定痛膏敷贴。又一法，令患人卧床上，以人挤其头，双足踏两肩即出。

凡左右两肩骨跌堕失落，其骨叉出在前，可用手巾系手腕在胸前，若出在后，用手巾系手腕在背后，若左出摺向右肱，右出摺向左肱，其骨即入。接左摸右鬓，接右摸左鬓，却以定痛膏、接骨膏敷之。

凡肩井骨及胁下有损，不可束缚，只捺令平正，用补肉膏、接骨膏、定痛膏敷贴。两肋骨亦然。

凡肩胛骨出，相度如何整，用椅一个，令患人于椅后伸两手于椅，手圈住，及以软衣被盛垫胁下，使一人捉定，两人拔伸，却坠下手腕，又着曲着手腕，按捺平正，却以定痛膏、接骨膏敷贴，绢片缚之。

手伤

手有四折骨，六出臼。凡手臂出臼，此骨上段骨是臼，下段骨是杵，四边筋脉锁定，或出臼亦挫损筋，所以出臼，此骨须拽手直，一个拽，须用手把定此间骨，搦教归窠，看骨出那边，用竹一片，夹定一边，一边不用夹，须在屈直处夹。才服药后，不可放定，或时又用拽屈拽直，此处筋多，吃药后，若不屈直，则恐成疾，日后曲直不得。

肩胛上出臼，只是手骨出臼归下，身骨出臼归上，或出左，或出右，须用舂杵一枚，矮凳一个，令患者立凳上，用杵撑在于出臼之处，或低用物垫起，杵长则垫凳起，令一人把住手，拽去凳，一人把住舂杵，令一人助患人放身从上坐落，骨节已归窠矣，神效。若不用小凳，则两小梯相对木棒穿，从两梯股中过，用手把住木棒正棱，在出臼腋下骨节蹉跌之处，放身从上坠，骨节自然归臼矣。

凡手静手腕骨脱，绷直拽出，医用手抬起手腕，以患人本身膝头垫定，医用手于颈项肩处，按下其骨还窠，却用定痛膏、接骨敷贴。若手腕奄落，或在上、在下，用手拽伸，却使手捻住，方可用前膏，敷贴药夹缚。若手静骨出，用圆椅横翻向上，医用足踏住椅，将病人手在椅横内，校曲入腕，内以小书簿上下夹定平稳，却用前膏敷贴，用绢布兜缚，兜缚时要掌向上。若手盘出臼，不可牵伸，用衣服向下承住，用手撙按动摇，挪令平正，却用前膏敷贴夹缚，下用衬夹。

凡手骨出向左，则医以右手拔入；骨出向右，则医用左手拔入。一伸一缩，摇动二三次，却用接骨膏、定痛膏敷贴夹缚。

凡手脚骨只一边断则可治；若两手脚骨皆断者不可治。

凡手足骨断者，中间一坐缚可带紧，两头放宽些，庶气血流荫；若如截竹断，却要两头紧，中间放宽些，庶使气血聚断处。

若接缚手者，前截放宽缚些，使血散前去。若接足者，下截放宽些，使气血散下去。

凡用盘出向下，将掌向上，医用手撙损动处，将掌曲向外捺令平正，用前膏贴，再用夹，向背一片长下，在手背外，向面一片短下，在掌按处。向小指一片长下，在指曲处，向大指一片短下，在高骨处，三度缚之。

凡两手臂骨，打断者有碎骨，跌断者则无碎骨，此可辨之，皆可用定痛膏、接骨膏敷贴之。

凡手指跌仆刀斧打碎，用鸡子黄油润，次掺封口药末，以散血膏敷贴，绢片缚定。若跌仆咬伤者，用泽兰散敷之。若有寒热者，用退热散敷之，寒热退即去之。

凡手掌根出臼，其骨交互相锁，或出臼，则是锉出锁骨之外，须是搦锁骨下归窠，出或外则须搦入内，或入内则须搦出外，方入窠臼，如只用手搓，断则难入窠，十有七八成痼疾也。宜接骨膏、定痛膏敷贴夹缚。四折骨，用杉皮、竹片夹缚，六出臼，只宜以布帛包缚，不可用夹，要时时转动，不可一时不动，恐接直骨。

胸腹伤

凡胸前跌出骨不得入，令患人靠实处，医人以两脚踏患人两脚，以手从胁下过背外相叉，抱住患人背后，以手于其肩掬起其胸脯，其骨自入，却用定痛膏、接骨膏敷贴。

凡胸脯骨有拳槌伤，外有肿，内有痛，外用定痛膏敷贴，内用破血药利去瘀血，次用消血草擂酒服。如刀伤，先宜安骨，定皮合口，挪令平正，却以封口药掺疮口，外以补肌散，以鸡子清调敷贴，内服补损药、活血丹之类。

凡胸骨肋断，先用破血药；却用定痛膏、接骨膏敷贴。皮破者，用补肉膏敷贴。

凡胸胁伤重血不通者，用绿豆汁生姜和服。一以壮力人在后挤住，自吐其血，次用破血药。

肚上被伤，肚皮俱破，肠出在外，只肠全断难医，伤破而不断者，皆可治疗。

凡肠出，可以病人手搭在医人肩，随其左右收起，以麻油润疮口，整入腹，却以通关散吹鼻打喷嚏，令肠自入，用桑白皮线向皮内缝合，后以封口药涂伤处，外以补肌散，以鸡子清调匀敷贴。或散血膏更妙。

线上以花乳石散敷之。

肚皮裂开者，用麻缕为线，或槌桑白为线，亦用花乳石散敷线上，须用从里重缝肚皮，不可缝外重衣，留外皮开，用药掺待生肉。

若肠上有小损孔，以灯火照之，肠中有气射灯，不可治。

又一法：肠出，吊起病人手，用醋煎山豆根汁，服一口至二口，却以针于病人颈上一刺，其肠自入。

凡肚皮伤破孔大，肚肠与脂膏俱出，放入内则用缝，如孔小只有膏出，用手擘去膏，不用缝。此膏出者，已无用了，不可复入肚中，反成祸患，只须擘去不妨，此是闲肉，但放心去之。肚内被伤者，专用利大小肠，不可待秘，恐成重患。

腰臀股膝伤

凡腰骨损断，用门一片放地下，一头斜高些，令患人覆眠，以手伸上，搬住其门，下用三人拽伸，以手按损处三时久，却用定痛膏、接骨膏敷贴。病人浑身动作一宿，至来日患处无痛，却可自便左右翻转，仍用破血药。

凡臀股左右跌出骨者，右入左，左入右，用脚踏进，搏捺平正，用药。如跌入内，令患人盘脚，按其肩头，医用膝抵入，虽大痛，一时无妨。整顿平正，却用接骨膏、定痛膏敷贴，只宜仰卧，不可翻卧，大动后恐成损患。

凡腰腿伤，全用酒佐通气血药，俱要加杜仲。

凡胯骨从臀上出者，用二三人捉定腿拔伸，仍以脚捺送入，却用前等膏敷贴。如在裆内出者，则难治。

凡脚骨伤甚难整，当临时相度，难泥一说。

凡两腿左右打跌骨断者，以手法整其骨，以手拽正，上拽七分于前，下拽五分于后，整定，用接骨膏、定痛膏敷贴，以夹缚，缚时先缚中正，后缚上下，外用副夹。若上下有肿痛无虑，五日方可换药。

凡辨腿胯骨出内外者，如不贴膝，便是出向内，从内捺入平正；如粘膝不能开，便是出向外，从外捺入平正，临机应变。

凡脚盘出臼，令患人坐定，医人以脚从腿上一踏一搬，双手一搏捺，摇二三次，却用接骨膏、定痛膏，或理伤膏敷贴。

凡膝盖损断，用手按捺进平正后，用前膏敷贴，桑白皮夹缚，作四截缚之。其膝盖骨跌锉开者，可用竹箍箍定，敷药夹定，要四截缚之，膝盖不开也。若肿痛，须用针刀去血，却敷贴用夹。

若或内外踝骨，左右脚盘锉跌损伤，用脚踏直拽正，按捺平正，却敷贴前膏。若膝头骨跌出臼，牵合不可太直，不可太曲，直则不见其骨棱，曲则亦然，只可半直半曲，以竹箍箍住膝盖骨，以绳缚之。

凡骨节损折，肘臂腰膝出臼蹉跌，须用法整顿归元，先用麻药与服，使不知痛，然后可用手法治之。

脚伤

脚有六臼四折骨。凡脚板上胻交处出臼，须用一人拽去，自用手摸其骨节，或骨突出在内，用手正从此骨头拽归外，或骨出向外，须用力拽归内，则归窠。若只拽，不用手整入窠内，误入成痼疾也，宜接骨膏、定痛膏敷贴，夹缚四折骨，用正副夹缚束。六出臼，只宜以布帛包缚，不可夹之。

凡脚膝出臼，与手臂肘出臼同。或出内出外，只用一边夹缚定，此处筋脉最多，时时要曲直不可定放，又恐再出窠，时时看顾，不可疏慢，宜接骨膏、定痛膏敷贴夹缚。

凡脚大腿根出臼，此处身上骨是臼，腿根是杵，或出前，或出后，须用一人手把住患人身，一人拽脚，用手尽力搦归窠矣。或是锉开，又可用软绵绳从脚缚，倒吊起，用手整骨节，从上坠下，自从归窠，却用接骨膏、定痛膏敷贴夹缚。

背脊骨伤

凡锉脊骨，不可用手整顿，须用软绳从脚吊起，坠下身直，其骨使自归窠，未直则未归窠，须要待其骨直归窠，却用接骨膏、或定痛膏、或补肉膏敷。以桑皮一片，放在药上，杉皮两三片，安在桑皮上，用软物缠夹定，莫令曲，用药敷之。

凡脚、手骨被压碎者，须用麻药与服，或用刀割开，甚者用剪刀剪去骨锋，便不冲破肉，或有粉碎者去其骨，免脓血之祸，然后用大片桑皮，以补肉膏或定痛膏，糊在桑皮上，夹在骨肉上，莫令差错。三日一洗，莫令臭秽，用药治之。又切不可轻易自恃有药，便割、便剪、便弄，须要详细审视，当行则行，尤宜仔细。或头上有伤，或打破，或刀伤，或压碎骨，用药敷贴缚之。凡缠缚之际，要于密屋无风之所，勿使风入疮口，恐成破伤风之患，切记切记！

阴囊阴门伤

凡阴囊被人扯脱者，用鸡子黄油，涂以金毛狗脊毛薄摊于上，次掺封口药，又用散血膏敷贴，外却用中叶金锁匙、紫金皮水煎服，洗用紫苏叶煎水洗。

凡阴囊处有青黑紫色肿者，用补肉膏敷贴，或用定痛膏加赤芍、草乌、良姜、肉桂各少许，打和，用韭叶砍烂，同药贴。如无韭叶，葱叶亦可，仍服利小便药。

凡妇人腿骨出，进阴门边，不可踏入，用凳一条，以绵衣覆上，令患人于上卧，医以手拿患人脚，用手一搏，上在好脚边去，其腿骨自入，却用接骨膏、定痛膏敷贴。

凡下近腿胯、阴囊等处，不用通药，但贴，不令血荫。

筋骨伤

凡断筋损骨者，先用手寻揣伤处，整顿其筋骨平正，用接骨等膏敷贴，用正副夹缚定，正夹用杉皮去外重皮，约手指大，排肉上，以药敷杉皮上，药上用副夹，用竹皮去里竹黄，亦如指大，疏排夹缚。

凡骨碎断或未碎断，但皮破损肉者，先用补肌散填满疮口，次用散血膏敷贴。如骨折，要接骨膏敷贴夹缚。或皮破骨断者，用补肉膏敷贴。

凡骨断皮破者，不用酒煎药，或损在内破皮肉者，可加童便在破血药内和服。若骨断皮不破，可全用酒煎损药服之。若只损伤，骨未折、肉未破者，用消肿膏或定痛膏。

凡皮破骨出差臼，拔伸不入，搏捺皮相近三分，用快刀割开些，捺入骨，不须割肉，肉自破了，可以入骨。骨入后，用补肉膏敷贴。疮四傍肿处，留疮口，用补肌散填之。皮肉不破，用接骨膏、定痛膏敷贴。若破者，必有血出，用力整时，最要快便。

凡皮里有碎骨，只用定痛膏、接骨膏敷贴，夹缚。十分伤害，自然烂开肉，其骨碎必自出，然后掺补肌散，外以补肉膏敷贴。

凡骨碎，看本处平正如何？大抵骨低，是不曾损，左右骨高，骨定损了。如折骨，要拔抻捺平正，用药敷贴，以正、副夹束缚，勿令转动，使损处坚固。如出臼，曲处要时时曲转，使活处不强。

凡敷贴用板子一片，就板子上，将蕉叶或纸被，摊接骨膏、定痛膏在上，移在损处，皮内有碎骨，后来皮肉自烂，先掺补肌散，以敷补肉膏，碎骨自出。若破断皮肉，先以封口药填涂，用线缝合，外用补肉膏、散血膏敷贴。

凡平处骨断、骨碎、皮不破者，只用接骨膏、定痛膏敷贴夹缚，若手足曲直等处及转动处，只宜绢包缚，令时数转动，不可夹缚。如指骨碎断，止用苎麻夹缚；腿上用苎麻绳夹缚。冬月热缚，夏月冷缚，余月温缚。

凡拔伸捺正，要韂绢软物单正，仍拔伸当近在骨损处，不得前去一节骨上，仍拔伸相度左右骨，各有正斜拔者。

凡搏捺，要手法快便，要皮肉相执平正，整拔亦要相度难易，或用三四人，不可轻易。

凡筋断，用枫香，以金沸草砍取汁，调涂敷，次用理伤膏敷贴。

束缚敷贴用药

凡束缚，春三日，夏二日，秋三日，冬四日，缚处用药水泡，洗去旧药，不可惊动损处，洗了仍用前膏敷缚。若束缚，要杉木浸软，去粗皮；竹片去黄用青，共削约手指大片，用杉木皮为正夹，竹片为副夹，疏排周匝，以小绳三度缚，缚时相度高下远近，使损处气血相续，有紧有宽，说见前。二三日一次换药敷，直要缚一个月药，次以补损好膏贴之，亦要以杉皮夹住，令损处坚固，骨老方不夹之。其杉皮贴肉上，药敷杉皮上，纸被贴药上，竹片夹纸被上缚之。

凡肿是血作，用热药水泡洗，次敷贴，等草药一时讨不及者，只有重伤膏贴最便。

凡用夹，须摊药于纸上平，两头要带薄，搭头搭得不厚，不碍肉平坦者，无高低不均之患。若四岸高低不均，此上便有空缺，不着肉处，即生疱，切记之！

凡敷贴接骨等药，疼痛不止者，可加乳香、没药、枫香、白芷、肉桂、南星、独活等味，各量加些于药中敷贴，其肉温暖，疼痛即住，刀斧伤者，去肉桂、南星、独活。

凡换药，不可生换，用手巾打湿搭润，逐片取脱，随手烫洗换药，不可轻停一时，恐生肉疱，仍先摊药，随即应手换之，此大节病累遭害，切记之！

凡伤重，其初麻而不痛，应拔伸捺正，或用刀取开皮，二三日后方知痛，且先匀气血。

凡被杖打痛肿而未破者，先用棱针出血；若破者不须出血，只用撒地金钱、山薄荷、生地黄、地薄荷、豬豬莳叶、泽兰叶、血见愁捣敷贴。若成杖疮，用黑膏药、白膏药、红膏药、太乙膏、牛脂膏贴之。

凡刀斧伤者，看轻重用药，如轻者只用补肌散掺，重者宜用封口药掺，紧缚住。

如伤重者，外用散血膏敷贴。

用药诀

打擸树木压或自高处擸下者，此等伤皆惊动四肢五脏，必有恶血在内，专怕恶心，先用清心药、打血药，及通大小肠药，次第先服，临服加童子小便入药内，立效。专用大小肠泄利，恐作隘塞利害之甚，清心药加前方，通利大小肠药服之，自然俱通，无闷烦，无恶血污心，以次用止痛药，服之即止。

擸扑伤、刀石伤、诸般伤损，至重者，皆先服清心药，次服清小便，三服去血药。或被伤者，血未结，打从疮口出，或结在内，用药打入大肠时即泄，或被打、被擸、被木压，恶血未积者，用药打散四肢，或归脏腑者，或归上膈者，打从口中吐出，或归中膈，打入大肠泄出，先用此急救，次服止痛药，即二十五味药中加减用。

凡药皆凭汤使所使方，先但用清心药，煎后用童便一盏同服或止痛；重伤者，则用姜汤、灯心汤调二十五味药服之，薄荷汤亦可。

凡伤或刀伤及损内脏腑，恐作烦闷、崩血之患。如折骨者，同姜酒服，接骨药敷之，如骨碎，被重打、重擸、重木及石压者，皆用先服汤使法，并法用酒服。如轻擸扑损伤，则用姜汤调下二十五味药，立效。

凡打扑伤损，折骨出臼者，便宜用何首乌散。若发热体实之人，用疏风败毒散。若恶寒体弱之人，用五积交加散，后用黄白红黑四味末子、补损丹、活血丹等药调治之。

凡折骨出臼者，不宜用下瘀血之药及通利大便之药，只宜疏风、顺气、匀血、定痛、补损而已。

凡打扑砍磕，从高跌堕，瘀血攻心，不能言语者，用独圣散及破血药下去瘀血，即能言语，次宜临症详治之。凡打扑跌坠伤于胁下瘀痛不可忍者，先用破血药及独圣散，次以复元活血汤调理。

凡打扑跌坠，损破皮肉紫黑色者，先用破血药，次用独圣散，又次用清上瘀血汤，消下破血汤。

凡打扑损伤，呕恶血汁者，先用独圣散，次用百合散，又次用生料四物汤，加硬骨牛乳根，加减调理。

凡打扑刀斧斫磕等伤，破皮损肉，血出去多，头目眩晕者，先用川当归、大川芎，水煎服，次加白芍药、熟地黄、续断、防风、荆芥、羌活、独活、南星，水煎，加童便和服则可，不可用酒。如血出少，内有瘀血者，以生料四物汤一半，加独圣散一半，水煎服。未破皮肉者，上体加酒和服。

凡打扑刀斧斫磕等伤，破伤风痛不可忍，牙关紧急，角弓反张者，用生南星、防风等分为末，米泔调涂患处。又用热酒、童便各半调，连进三服即苏，次用疏风败毒散调治之。

凡刀斧跌磕伤，破阴囊皮者，先服独圣散，次服止痛药，如内有宿血者，用破血药。

凡刀斧伤破肚皮肠出者，先用清心药加童便和服，及用独圣散，次用止痛药。如血出过多，先用当归、川芎，水煎服，次加白芍药、熟地黄、羌活、独活、防风、荆芥、白芷、续断，水煎，调乳香、没药末，和服之。

凡伤损药中，不可缺乳香、没药，此药极能败血住痛。

凡刀斧跌磕，闪䐐脱臼者，初时不可便用自然铜，久后方可用之。折骨者，宜便用之。若不折骨，不碎骨，则不可用。修合诸损药，皆要去之好，用自然铜，必用火煅，方可服之。然新出火者，其火毒与金毒相扇，挟香热药毒，虽有接骨之攻，其燥烈之祸，甚于刀剑，戒之！

凡堕伤内有瘀血者，必腹胀满而痛，或胸胁满也；宜用破血药及清心药通利之，自然而愈。痛不止者，用独圣散服之效验。如更不止，用止痛药服之，大效如神。

凡金刃所伤，从高跌堕，皮肉破损，出血过多，此宜止痛兼补为先；宜当归补血汤。若皮肉不破损者，宜作瘀血停积治之，先以独圣散，次以破血药，随证加减。续后痛不止者，用止痛药理。若胸膈疼痛，用开心草、雪里开、苏木，煎酒入童便和服即效。又方：单用苏木，煎酒和童便服。

凡治刀斧金刃打扑，从高跌堕，皮肉破损而伤重者，中间破处掺封口药，或补肌散，四边用截血膏籀住，使新血不来潮作，此秘传之妙诀也。

凡损伤妙在补气血，俗工不知，惟要速效，多用自然铜，恐成痼疾也。初伤只用苏木活血，黄连降火，白术和中，童便煎服。在下者，可下瘀血，但先须补托。在上者，宜饮韭汁，或和粥吃，切不可饮冷水，血见寒则凝，但一丝血入心即死。

凡老人坠马，腰痛不可转侧，先用苏木、人参、黄芪、川芎、当归、陈皮、甘草煎服，次以前药，调下红黑黄白四末子，补损丹、活血丹。

凡杖打闪䐐疼痛，皆滞血证，宜破血药下之。痛不可忍，则伤血故也，宜清心药。更不止，用独圣散，大效。

凡刀斧打扑斫磕跌断，血筒出如涌泉者，此伤经也，用封口药掺，以手按实，少时即止。又止血散掺之，亦可。如肿痛，捣葱炒热缚之。

凡损大小便不通，未可便服损药，盖损药热必用酒，涩秘愈甚，看患人虚实，实者用破血药加木通，尚未通加芒硝，虚者以四物汤加枳壳、麻仁、桃仁滑肠之类。虚人不可下者，四物汤加穿山甲。

凡服损药，不可吃冷物，鱼、牛肉极冷，尤不可吃。若吃牛肉，痛不可止。又瘟猪肉、猪母肉不可吃，切记之！

凡损不可服草药，服之所生之骨必大，不得入臼，相兼君臣药服则可，要加温补气血药同煎。

凡损药必热，能生气血以接骨也。更忌用火灸。如敷药不效，服药亦不效。

凡用敷贴等草药，皆要临时生采新鲜者，用之有效。如出远路讨不便者，可为末用，研末不及生采者为胜。如无草药讨处，就用君臣药接缚之。

凡损药内用酒者，不问红白，只忌灰酒，且重伤不可便用酒，反承起气，作腹胀胸满，切记切记！如稍定，却用酒水煎或汤浸酒。

凡打伤在两胁、两胸、两肚、两肋，却用通气、通血、清心药。又看病人虚实不同，虚者，通药兼补药须放缓，且用贴药在前，通药在后。

凡用通药反不通者，后用顺气药，腹肚全无膨胀而得安，此为不干血作，乃是气闭不通，如腹肚果有血作，一通便下，亦须以顺气药兼之，庶胸膈肚腹，不致紧闷，气顺后却用损药。

凡人醉卧跌床下，胂背疼痛，不可屈伸，损药不效，服黑豆酒数日愈，豆能下气，所损轻也。

凡小儿跌凳角上，止用萝卜子煎服愈，亦顺气也。

凡整作之法，除头脑上不可用药水洗，恐成破伤风，余可加熟油同药水避风洗之，且与住痛。整时先用热酒磨草乌，服一二盏方整，整时气绝，用苏合香丸。须苏木末，以黑豆、防风、甘草、黄连煎冷服，或苎草擂水服，不可用盐解之。若吐，加生姜汁。

上皆专科用药之法，人有虚实，不可一律而施，即如末条，整时先服草乌酒，整而气绝，灌以苏合香丸走窜之剂，未苏，又以冷药灌之。若施之气虚之人，惨于加创矣！惟薛氏法，量证施治，专于内补，可以遵用，见后分证处治条，学者宜审焉！

十不治证

颠扑损伤或被伤入于肺者，纵未即死，二七难过。左胁下伤透内者。肠伤断一半可医，全断者不可治。小腹下伤内者。证候繁多者。脉不实重者。老人左股压碎者。伤破阴子者。血出尽者。肩内耳后伤透于内者。皆不必用药。

整骨麻药

草乌三钱　当归　白芷各二钱半

上末。每服五分，热酒调下。麻倒不知痛，然后用手如法整理。

草乌散：治伤骨节当归窠者，用此麻之，然后下手整顿。

白芷　川芎　木鳖子　猪牙皂角　乌药　半夏　紫金皮　杜当归　川乌各二两
舶上茴香　草乌各一两　木香半两

上为细末。诸骨碎、骨折出白者，每服一钱，好酒调下。麻倒不知疼处，或用刀割开，或用剪去骨锋者，以手整顿骨筋，归元端正，用夹板夹缚定，然后医治，或箭镞入骨不出，亦可用此药麻之，或铁钳拽出，或用凿凿开取出。若人昏沉后，用盐汤或盐水与服，立醒。

外治方药

初氏云：凡颠伤皮破血出处，疼不可忍，乃风寒所着。宜用葱杵碎，入盐少许，炒热罨上，其痛即住，冷则再温之。

《本事方》云：崔给事顷在泽潞，与李抱真作判官，李相方以毬杖按毬子，其将军以杖相格，乘势不能止，因伤李相拇指，并爪甲劈裂，遽索金刀药裹之，强坐，频索酒饮，至数杯，已过量，而面色愈青，忍痛不止。有军使言：取葱新折者，入煻灰火煨热，剥皮擘开，其间有涕，取罨损伤处。仍多煨葱，续续取热者，凡三易之，面色却赤。斯须，云已不痛，凡十数度易，用热葱并涕裹缠，遂毕席笑语。

治脑骨破及骨折，葱白烂研，和蜜浮封损处，立瘥。治杀伤，气偶未绝。用葱白热锅炒熟，遍敷伤处，顷即再易，其痛自止，但青叶亦可。

定痛膏：治打扑伤损，动筋折骨，跌磕、木石压伤，赤肿疼痛。

芙蓉叶二两　紫金皮　独活　南星（生）　白芷各五钱

上末，加生采马蓝莱、墨斗莱各一两，杵捣极烂，和末一处，用生葱汁、老酒和炒暖缚。

若打扑跌磕，压伤骨肉，酸疼有紫黑色，未破皮肉者，加草乌、肉桂、良姜各三钱，研末，姜汁调温贴；若紫黑色已退，除良姜、肉桂、草乌、姜汁，却以姜汁茶清调。温贴之。

若折骨出白者，加赤葛根皮、宝塔草各二两，捣烂，和前药一处。又用肥皂十枚，童便煮，去皮弦子膜，杵捣极烂，入生姜汁少许，生白面一两，砍烂和匀，入前药同杵，捣匀。用芭蕉叶托，用前后正副夹，须仔细整顿其骨，紧缚，看后上下肿痛消，方可换药，肿痛未退，不可换药。

[**本**]

治腕打，伤筋损骨，疼痛不可忍。

生地（切）一斤　藏瓜姜糟一斤　生姜（切）四两

上都炒令匀热，以布裹，罨伤折处，冷则易之。曾有人伤折，宜用生龟，寻捕一龟将杀，患人忽梦见龟告曰：勿相害，吾有奇方可疗。于梦中授此方，神效。

经验方：治跌扑瘀血作痛，或筋骨疼痛。

黄柏一两　半夏五钱

上为末。用姜汁调涂患处，以纸贴之。如干，姜汁润之，周日易之。

消毒定痛散：治跌扑肿痛。

无名异（炒）　木耳（炒）　大黄（炒），各等分

上为末。蜜水调涂，如内有瘀血，砭去，敷之；若腐处，更用当归膏敷之，尤好。

截血膏：治刀斧斫磕等处，能化血破瘀，退肿止痛。

天花粉三两　姜黄　赤芍药　白芷各一两

上末，茶清调匀，敷疮口四边。若刀斧伤于头面，血不止者，急用此末茶清调匀，涂颈上周围。若伤手则涂臂周围，若伤足则涂腿上周围，若伤各处则涂疮口周围，使截住其血，不来潮作也。

金疮着水，肉翻花者，用韭汁调此末，敷疮口四边，以火微灸之，又用早稻烟熏之，疮口出水即愈。如无水出，即是风袭，倍加南星和敷。

若疮口肉硬不消者，此被风所袭也，可加独活，用热酒调敷。如又不消，则风毒已深，肌肉结实，加紫金皮和敷，有必消之理也。

散血膏：治打扑伤损，跌磕刀斧等伤，及虎伤、獐猪、牛咬伤。

耳草叶（藤生，藤上有棘，叶如木绵叶，又名猪（豕母）苓，又名虎苓草，又名狮子苓）　泽兰叶少许

上各生采，杵捣极烂，冷敷缚。刀斧斫磕等伤，破皮损肉者，先用羊毛饼贴，次贴此膏。疮口四边，用截血膏敷贴，令血不来潮作。一人跌破阻囊，又一人跌拔鼻孔，二者俱先整理皮肉端正，用此膏效验。一法：不用羊毛饼，只用金毛狗脊毛薄薄铺些于患口上，次掺封口药，再却以此膏贴，效更速。

羊毛饼法：鸡子清、桐油各半打匀，以羊毛薄捻作饼，如纸样，贴在患处上，以散血膏或补肉膏敷贴。

接补消肿膏：治证同前。

耳草叶　雪里开　水扩叶　乌苞叶　紫金皮

上末，以鸡子清入桐油少许，调匀，敷贴。

活血散：治打扑伤折手足。

上用绿豆粉，新铁铫内炒令紫色，用热酒同热醋调令成膏，敷贴损处，用纸花盖贴。将杉木一片或二片，缚定，其效如神。

一赤散：治伤损敷药后起疱者，以棱针挑破，掺末。

大黄　赤石脂　石膏（煅）各等分

上末，掺之。

一黄散：治打扑伤痕紫黑，有瘀血流注，有热者。

大黄

上末，姜汁调，温敷。

一白散：治打扑伤痕紫黑，有瘀血流注，无热者。

半夏

上末，姜汁调敷。

万金膏：治痈疽发背，诸般疮疖，从高坠下，打扑伤损，脚膝生疮，远年臁疮，五般痔漏，一切恶疮，并皆治之。

龙骨　鳖甲　苦参　乌贼鱼骨　黄柏　黄芩　黄连　猪牙皂角　白及　白蔹　厚

朴　木鳖子仁　草乌　川芎　当归（洗、焙）　香白芷各一两　没药（另研）　乳香（另研）各半两　槐枝　柳枝（各四寸长，二十一条）　黄丹（炒过）一斤半　清油四斤

上除乳、没、丹外，将诸药于油内，慢火煎紫赤色，去滓。秤净油三斤，放锅内，下丹不住手搅，令黑色滴入水不散，及不粘手；下乳、没末，再搅匀，如硬入油些少，以不粘手为度。

洗药荆叶散：治从高坠下，及一切伤折筋骨，瘀血结聚疼痛。

顽荆叶一两　白芷　细辛（去苗）　蔓荆子　桂心　川芎　丁皮　防风（去芦）羌活各半两

上作一服，入盐半匙，连根葱五茎，将水五升，煎取三升，去滓。通手淋洗痛处，冷即再易，避风处洗之。

[接骨]

接骨用好无名异三两为末，丁、乳、檀、沉、木五香，各半钱重为末。先烧铁铫红，以五香三之一弹入铫内，候烟起则全下无名异，待滚，退火定后；再上火炒热，又将五香弹三之一弹入铫内，候滚，又退火如此者凡三次讫，出火毒，即用骨碎补，去毛约一斤，与生姜等分，捣烂，以碗覆之，候发热，先约取五之一，入小葱九茎，连须去蒂，同入沙盆擂细，取其汗，调前无名异末二钱，冲老酒服之，其渣罨患处即愈。如年老气衰者，再作一剂，多饮酒力助之为妙。

[洁]

接骨丹敷贴药

天南星　木鳖子各四两　没药　乳香各半两　官桂一两

上为细末。姜一斤，去皮烂研，取自然汁，入米醋少许，白面为糊，同调，摊纸上贴伤处，以帛缚之，用笢夹定，麻索子缠。

接骨丹：治折骨出臼，无草药讨处，用此方效。

南星生四两　木鳖子三两　紫金皮　芙蓉叶　独活　白芷　官桂　松香　枫香各一两　小麦面二两　乳香　没药各五钱

上末，米醋、生姜汁各少许，入酒调匀，摊油纸上夹缚，冬月热缚，夏月温缚。

[世]

治撷扑筋断骨折，用粟米半升，木鳖肉二十个，半夏半两，妇人发一团，葱白须一小束，同炒烟尽，存性为末，热醋调敷神效。治撷扑筋断骨折，用糯米一升，皂角切碎半升，铜钱百个，同炒至半焦黑，去铜钱，为末，用好酒调膏，厚纸摊贴患处神效。

走马散：治折伤接骨。

柏叶　荷叶　皂角（俱生用）　骨碎补（去毛）各等分

上为末，先将折伤处揣定，令入原位。以姜汁调药如糊，摊纸上，贴骨断处，用杉木片夹定，以绳缚之莫令转动。三五日后开看，以温葱汤洗后，再贴药，复夹七日。如痛，再加没药。

乳香膏：治打扑伤损。

乳香　松香　枫香　五倍子　狗骨（煅）各一两　锅底墨　小麦面各五两

上末，用好酒调为糊样，热敷痛处，不可敷破处。若破烂者，只用凤尾草，为末掺之。骨碎补罨闪折筋骨折伤。取根捣碎，煮黄米粥和之，裹伤处良。

攧扑骨肉损。醋捣肥皂烂，厚罨之，以帛缚之。闪伤，醋糟、平胃散相和，罨之。

［丹］

治攧伤骨折及血黯方：用益元散七分，人参汤调之。次用姜汁、好醋二盏，用独子肥皂四个，敲碎，挼于姜汁醋中调和，以绵滤过去渣，煎成膏药贴之，遍身亦可。

又方：柑橘叶，白酒糟杵细，缚痛处。或大段痛，用火烧地令红，用醋并米泔泼地上，急铺荐，令患人荐上卧，蒸出汗，内则服药，外则贴罨，易安。

［续筋］

白胶香散：治皮破筋断。上用白胶香为末敷之。

又方：金沸草根、擂汁涂筋封口，便可相续止痛。

治伤断筋骨续筋方：上取旋覆根，捣汁滴疮中，仍用滓敷疮上。封之二七日即筋骨便续，更不用易。

［消肿］

紫金皮散：治打扑伤损，金刃、箭镞伤处浮肿用此。

紫金皮（醋炒）　南星　半夏　川当归　黄柏（盐炒）　草乌（炮）　川乌（炮）杜当归　川芎　乌药　破故纸　川白芍（盐水炒）　刘寄奴　川牛膝　桑白皮各等分

上为细末。生姜、薄荷汁兼水，调敷肿处或伤处，皮热甚，加黄柏皮、生地黄半两。有疮口者勿封疮口，四边敷之。

《本事》治打扑伤损，及一切肿痛未破，令内消方。

生地黄（研如泥）　木香（细末）

上以地黄膏，随肿大小，摊于纸上，掺木香末一层，又再摊地黄膏贴肿上，不过三五度即愈。昔许元公，入京师赴省试，过桥坠马，右臂臼脱，路人语其仆曰：急与接入臼中，若血渍臼，则难治矣。仆用其说，许以昏迷不觉痛，遂就轿舁归邸。或曰：非录事巷田马骑不能了此疾。急召之，至已日暮，因秉烛视其面，曰：尚可治。乃施药封此处，至中夜方苏，达旦痛止，去其封，损处已白，其青瘀乃移在臼上。自是日日易之，肿直至肩背，以药下之，泻黑血三升，五日复常。遂得赴试，盖用此法云。

消肿膏：治胸胁跌堕打扑，损伤肿痛，或动筋折骨。

芙蓉叶　紫金皮各五两　白芷　当归　骨碎补　独活　何首乌　南星各三两　橙

橘叶　赤芍药各二两　石菖蒲　肉桂各五钱

上末，以热酒、姜汁调，乘热缚。肿，用葱汁、茶清调和，温缚。动筋折骨，加山樟子叶、毛银藤皮及叶，各五两，同前为末，酒调，暖敷缚。

芙蓉膏：治打扑伤损肿痛，紫黑色久不退者。

紫金皮　南星各一两　芙蓉叶二两　独活　白芷　赤芍药各五钱

上末。生姜汁、茶清调，温贴缚。

伤损，紫黑色久不退者，加肉桂五钱。

紫金膏：治赤肿焮热者。

芙蓉花叶（白花者佳）二两　紫金皮一两

上生采，入生地黄同捣敷贴；或为末，以鸡子清入蜜少许，和匀，调入生地黄砍烂，和敷。

拯损膏：治诸伤损。

天花粉　芙蓉叶　紫金皮　赤芍药　南星　独活　当归　白芷各一两　牡丹皮三钱

上末。姜汁调，热敷贴，疼痛甚者，加乳香、没药各少许。

松葱膏：治伤损。

松香　葱连根叶（炒热）

上杵捣成膏，炙热缚伤处。先以生姜砍烂炒热，罨少时，次以此膏贴之，退肿住痛。

退肿膏：治头脑破，伤损或跌破，或刀斧伤处，或被杖捧打破及别处伤。

芙蓉叶　地薄荷　耳草叶　泽兰叶　金桐叶　赤牛膝　大黄（另研末）各等分

上砍烂，敷贴伤处，中间留孔出气。用泽兰叶，汤软，贴住，冬月用芭蕉叶。一日一换药，用茶洗伤处。若伤处浮肿，用小青叶捣敷，后用尻池叶、地薄荷捣敷。后痛不住，用葛叶、毛藤叶、枫叶尾，砍敷贴住痛。

治擦落耳鼻用发入罐子，盐泥固济，煅过为末。乘急以所擦落耳鼻，蘸灰缀定，以软绢缚定效。江怀禅师，为驴所咬下鼻，一僧，用此缀之效。

一紫散：治伤损眼胞，青黑紫色肿痛。

紫金皮（童便浸七日，晒干）　生地黄各等分

上吹烂。茶清调匀，敷贴。余处伤不用制。

一绿散：治打扑眼胞，赤肿疼痛。

芙蓉叶　生地黄各等分

上砍烂敷贴。或为末，鸡子清调匀，敷之。

退热散：治跌磕打伤，惟大指、中指伤命，余指无妨。

山布瓜根（多）　景天草　泽兰叶　地薄荷　鱼桐根皮

上捣烂，冷缚伤处，大退身上寒热。

泽兰散：治跌扑咬伤，及咬伤手指，并刀斧伤。

芙蓉叶　泽兰叶　白佛桑叶　地薄荷　耳草叶

上捣烂。冷缚伤处，留口通气，以七叶杨香叶。或池黄叶，热茶荡软，贴住。

负重担肩破者剪猫儿头上毛，不语，唾粘之。

远行脚打疱，用调生面糊贴，过夜即干，不可擦破。又法：用饭粘贴过夜，以纸盖之，次日平复神效。

内服方药

［表］

脉浮紧，证发热恶寒体痛，此挟有外邪，宜发散。四季伤损发散，春五积散、香苏散。夏香薷饮、五苓散。秋正气散。冬和解散加减。以上诸方，并见伤寒。寒热加柴胡、前胡、黄芩。头痛加川芎、白芷。脚气加白芷、槟榔、木香。痰加南星、半夏、乌梅。气喘加人参、木香、沉香。寒加苍术、半夏、陈皮，上等分，咬咀，葱白煎，空心服。

疏风败毒散：治打扑诸损，动筋折骨，跌磕堕伤者。

当归　川芎　白芍药　熟地黄　羌活　独活　桔梗　枳壳　柴胡　白茯苓　白芷　甘草　紫苏　陈皮　香附

上生姜、生地黄煎，入酒和服。

加味交加散：治打扑伤损，折骨出臼，发热恶寒。体弱之人，用此服之。若体实之人，宜疏风败毒散。

当归　川芎　白芍药　生地黄　苍术　厚朴　陈皮　白茯苓　半夏羌活　独活　桔梗　枳壳　前胡　柴胡　干姜　肉桂　甘草

生姜煎服。有热，除干姜肉桂。

羌活乳香汤：治跌扑伤损，动筋折骨，发热体痛，挟外邪者。

羌活　独活　川芎　当归　赤芍药　防风　荆芥　丹皮　续断　红花　桃仁　陈皮

上生地黄煎服，有热，加柴胡、黄芩。

［里］

肝脉搏坚而长，胁下痛不可忍，宜行瘀血。海藏云：若登高堕下，重物撞打，箭镞刃伤，心腹、胸中停积郁血不散，以上中下三焦分之，别其部分。上部，易老犀角地黄汤；中部，桃仁承气汤；下部，抵当汤之类下之。亦有以小便、酒同煎治之。更有内加生地黄、当归煎者，有大黄者。又法，虚人不禁下者，以四物汤加穿山甲煎服妙。亦有花蕊石散，以童子小便煎，或酒服之者，此药与前寒药正分阴阳，不可不辨也。若瘀血已去，用复元通气散，加当归煎服，亦可。

仲景治马坠及一切筋骨损伤。

大黄（切、汤浸）一两或半两　绯帛　乱发（如鸡子大，烧灰）　败蒲席三寸　久用炊单布（烧灰）一尺　桃仁（去皮尖）四十九个　甘草（如中指节，炙、锉）

上七味。以童子小便量多少煎汤，或内酒一大盏，次下大黄，去渣。分温三服，先锉败蒲席半领，煎汤浴，以衣被覆，斯须通利数行，通后立瘥。利后浴水赤，勿怪，即瘀血也。

复元活血汤：治从高堕下，恶血流于胁下，及疼痛不可忍者。《经》云：有所堕坠，恶血留内，有所大怒，气上而不行，下损于胁则伤肝。肝胆之经俱行于胁下，经属厥阴、少阳。宜以柴胡为引用为君；以当归活血脉，又急者痛也，以甘草缓其急，亦能行新血，阳生阴长故也为臣；穿山甲、栝蒌根、桃仁、红花破血润血，为之佐；大黄酒制，以荡涤败血，为之使。气味相合，各有所归，痛自去矣。

柴胡五钱　当归　穿山甲（炮）　栝蒌根各　三钱　甘草　红花各二钱　桃仁（去皮尖）五十个　大黄（酒浸）一两

上件，桃仁研烂，余药锉如麻豆大。每服一两，水二盏，酒半盏，煎至七分，去渣。大温服，食前，以利为度。得利后，痛或不尽，服乳香神应散，方见后腹痛条。

巴戟汤（洁古）：治从高坠下，及打扑内损，昏冒嗜卧，不能饮食，此谓血闭，脏腑不通。

巴戟（去心）　大黄各半两　当归　地黄　芍药　川芎各一两

上为末。水煎，以利为度。

当归导滞散（东垣）：治打扑损伤，落马坠车瘀血，大便不通，红肿青黯，疼痛昏闷。蓄血内壅欲死。

大黄一两　当归二钱半　麝香少许

上三味，除麝香别研外，为极细末，入麝香令匀。每服三钱，热酒一盏，调下如前。内瘀血去，或骨节伤折疼痛不可忍，以定痛接骨紫金丹治之。

又导滞散：治重物压伤，或从高坠下，或吐血不能禁止，或瘀血在内，胸腹胀满，喘促气短。

当归　大黄各二两

上为细末。每服三钱，不拘时，温酒调服。

夺命散《济生》：治刀刃所伤，及从高坠下，木石压损，瘀血凝积心腹疼痛，大小便不通。

水蛭（用石灰拌，慢火炒令干，黄色）半两　黑牵牛二两

上末，每服二钱，热酒调下，约行四五里；再用热酒调黑牵牛末二钱催之，须下恶血成块，以尽为度。

鸡鸣散（《三因》）：治从高坠下，及木石所压，凡是伤损血瘀凝积，气绝欲死，烦

躁头痛，叫呼不得，并以此药利去瘀血，治折伤神妙。

大黄（酒蒸）一两　桃仁（去皮尖）二七粒

上研细。酒一碗，煎至六分，去渣，鸡鸣时服。次日取下瘀血即愈。若便觉气绝不能言，取药不及，急擘口开，用热小便灌之即愈。

清上瘀血汤： 治上膈被伤者。

羌活　独活　连翘　桔梗　枳壳　赤芍药　当归　栀子　黄芩　甘草　川芎　桃仁　红花　苏木　大黄

上生地黄煎，和老酒、童便服。

消下破血汤： 治下膈被伤者。

柴胡　川芎　大黄　赤芍药　当归　黄芩　五灵脂　桃仁　枳实　栀子　赤牛膝　木通　泽兰　红花　苏木

上生地黄煎，加老酒、童便和服。

大紫金皮散： 治打扑伤折，内损肺肝。

紫金皮　降真香　补骨脂　无名异（烧红，酒淬七次）　川续断　琥珀（另研）牛膝（酒浸一宿）　桃仁（去皮，炒）　当归（洗、焙）　蒲黄各一两　大黄（湿纸裹，煨）　朴硝（另研）各一两半

上为细末。每服二钱，食前，浓煎。苏木、当归酒调服。

破血药： 治打扑堕马，从高跌下，皮肉不破者，此瘀血停积内攻，不能言语而成谵妄，此宜攻利为先。若皮破血流者，宜作金疮亡血过多治之。

柴胡　黄芩　五灵脂　枳实　当归　赤芍药　川芎　生地黄　大黄　朴硝　桃仁　红花　苏木

上水煎，入酒、童便和服。皮破血流者，不用酒。

罗氏花蕊石散： 治一切金刃箭镞伤，及打扑伤损，猫狗咬伤，或至死血瘀伤处，以药掺之，其血化为黄水，再掺药便活，更不疼痛。如内损血入脏腑，煎童子小便入酒少许，调一大盏服，立效。若牛抵肠出不损者，急内肠入，用细丝或桑白皮为线，缝合肚皮，缝上掺药，血止立活。如无桑白皮，用生麻缕亦得，并不得封裹疮口，恐作脓血。如疮干，以津液润之，然后掺药。妇人产后败血不尽，血迷血晕，恶血奔心，胎死腹中，胎衣不下至死者，但心头宽暖，急以童子小便调一盏，取下恶物如肝片，终身不患血风、血气证。若膈上有血，化为黄水，即时吐出，或随大便出。

石硫黄四两　花蕊石二两

上二味，相拌合匀。先用纸筋和盐泥固济瓦罐子一个，内可容药，候泥干，入药在内，再用泥封口，候干，安在四方砖上，上书八卦五行字，用炭一秤，笼叠周匝，自己午时从下着火，渐渐上彻，直至经宿，火冷炭尽，又放经宿，罐冷取出细研，以绢罗子罗极细，瓷盒盛之，依法使用。

破血消痛汤（东垣）：治乘马损伤，跌破脊骨，恶血流下，胁下甚痛，若楚不能转侧，妨于饮食。

羌活 防风 官桂各一钱 苏木一钱半 柴胡 连翘 当归梢各二钱 麝香（另研）少许 水蛭（炒去烟尽，另研）三钱

上为粗末。只一服，酒二大盏，水一盏，水蛭、麝香另研如泥。余药煎至一大盏，去火稍热，调二味服之。两服立愈。

[经]

治折伤：用水蛭，新瓦上焙干，为细末。热酒调下一钱。食顷痛，更一服。痛止，便将接骨药封，以物夹定，直候至好。

[世]

治从高至下坠，及打击内伤神效：麝香、水蛭各一两，锉碎，炒烟出，二件研为细末。酒调二钱，当下蓄血。未止，再服，其效如神。

[衍]

自然铜，有人饲折翅鹰，后遂飞去。今人打扑损伤，研极细末，飞过，用当归、没药各半钱，以酒调频服，仍以手摩痛处。

[海]

治坠落车马，筋骨疼痛不止：用玄胡索一两，捣罗为散，不计时服，以豆淋酒调下二钱。

[本]

治卒血及心被打，内有瘀血者：童便煎服之，一服一升。

[山]

攧扑伤损松节煎酒吃。攧扑重伤用生姜自然汁四两，香油四两，打匀，无灰酒热调下。

《塞上方》治坠伤损扑，瘀血在内，烦闷者：用蒲黄末，空心热酒调下三钱，瘥。

[表里]

二十五味药

治攧扑损伤，骨碎骨折，筋断刺痛，不问轻重，并皆治之。

香白芷 紫金皮 破故纸（各醋炒） 刘寄奴 川当归（盐炒） 赤芍药（米泔浸） 黑牵牛 川牛膝（茶水浸） 生地黄（盐水浸、炒） 川芎 乳香 没药 木通 自然铜（骨不碎不用，临好时）用草乌（醋炒，孕妇不用） 木香 川乌（火煅，孕妇不用） 藿香 骨碎补 木贼 官桂 羌活 独活，已上各一两 熟地黄（盐水炒） 杜牛膝（茶水炒）各半两

金刃伤，挫臼者，去自然铜。骨碎骨折者用之，然须于此方内去自然铜，临好时却入用之，如早服，以成他疾。同研为末，用蜜为丸弹子大，用黄丹为衣。或被攧扑

损伤，金刃箭镞，不问轻重，每服一丸，温酒磨化服，或细嚼酒送下。如被刀伤全断，内损重者，以薄荷汤或木瓜汤、姜汤、灯心汤皆可服。病在上食后，病在下食前，在中者不拘时服。老人股脉冷，宜加当归、川芎、川乌、木香、丁香、人参半两，去白芍药、生地黄。

没药降圣丹：治打扑伤损，筋断骨折，挛急疼痛，不能屈伸，及荣卫虚弱，外受风邪，内伤经络，筋骨缓纵，皮肉刺痛，肩背拘急，身体倦怠，四肢少力。

没药（另研） 当归（酒洗，焙） 白芍药 骨碎补（烂，去毛） 川乌头（生，去皮脐） 自然铜（火煅醋淬十二次，研为末，水飞过，焙）各一两 生地黄 川芎各一两半

上为细末，以生姜自然汁与炼蜜和丸，每一两作四丸。每服一丸，槌碎，用水、酒各半盏，入苏木少许，煎至八分，去苏木，空心服。

［清心］

清心药：治打扑伤损，折骨出臼，刀斧砑磕等伤，及肚皮伤破肠出者。

牡丹皮 当归 川芎 赤芍药 生地黄 黄芩 黄连 连翘 栀子 桃仁 甘草
上灯心草、薄荷煎，入童便和服。

［本］

水仙散：治打扑坠损，恶血攻心，闷乱疼痛。

未展荷叶阴干，一味为末，食前，以童子热小便一小盏，调下三钱，以利下恶物为度。

［圣］

治扑打坠损，恶血攻心，闷乱疼痛：以大干荷叶五片，烧令烟尽，细研。食前，以童子热小便一小盏，调三钱匕，日三服。

［止痛］

止痛药：治打扑伤损，折骨出臼，金疮破伤。

当归 牛膝 川芎 淮生苄 赤芍药 白芷 羌活 独活 杜仲 续断各一两
肉桂 八角茴香 乳香 没药各五钱 南木香 丁皮 沉香 血竭各二钱半
上末，老酒调服。

散血定痛补损丹：治诸般伤损肿痛。

当归 川芎 赤芍药 生苄 白芍药 牛膝 续断 白芷 杜仲（制） 骨碎补 五加皮 羌活 独活 南星（制） 防风各一两半 官桂 乳香 没药各一两 南木香 丁皮 角茴各五钱
上末，酒调服。

定痛当归散：治诸损肿痛。

当归 川芎 赤芍药 白芍药 熟苄 羌活 独活 牛膝 续断 白芷 杜仲各

二两　川乌（炮）　乳香　没药　肉桂各一两　南木香　角茴　丁皮各五钱

上末，酒调服。

四草定疼汤：治打扑、跌堕、压磕等伤肿痛。

山薄荷　宝塔草　矮金屯叶　皱面藤叶

上生采。叶擂酒服；根梗煎酒服。

圣灵丹：治一切打扑损伤，及伤折疼痛不可忍者，并宜服之。

乳香五钱　乌梅（去核）五个　白米一撮　蒿苣子（一大盏炒，取二两八钱）

上为细末，炼蜜和丸，如弹子大。每服一丸，细嚼，热酒吞下，食后。一伏时痛不止，再服。

［活血顺气］

何首乌散：治打折筋骨，初然便宜服。此药顺气，疏风，活血，定痛。

何首乌　当归　赤芍药　白芷　乌药　枳壳　防风　甘草　川芎　陈皮　香附　紫苏　羌活　独活　肉桂

上末，薄荷、生地黄煎，入酒和服。疼痛甚者，加乳香、没药。

调经散：治跌扑损伤，疏利后，用此药调理。

川芎　当归　芍药　黄芪各一钱半　青皮　乌药　陈皮　熟地黄　乳香（另研）茴香各一钱

上作一服。水二盅，煎至一盅、不拘时服。

［本］

宣和中有一国医，忽承宣快行押，就一佛刹医内人，医诊视之，已昏死矣。问其从人，皆不知病之由，惶恐无地。良久，有二三老内人至，下轿环而泣之，方得其实，云：因蹴秋千，自空而下，坠死，医者云：打扑伤损，自属外科，欲申明，又恐后时参差不测，再视之，微觉有气，忽忆药篚中有苏合香丸，急取半两，于火上焙去脑、麝，用酒半升，研化灌之，至三更方呻吟，五更下恶血数升，调理数日方瘥。先夫人之丧，一守灵妇登高取物坠下，昏冒不省人事。予急令煎苏木汤，调苏合香丸灌之，明日已平复矣。

［活血］

活血丹：治打扑伤损，动筋折骨，跌堕矴磕、九斧等伤，诸般风疾，左瘫右痪，手足顽麻，妇人血风，浑身疼痛冷瘅，一切损伤，悉皆治之。

青桑炭一斤　当归　牛膝　川芎　赤芍药　熟苄　黑豆（酒煮）　何首乌　南星（制）　白芷　老松节（烧）　杜仲（制）　破故纸　羌活　独活　苍术（制）　防风　荆芥　骨碎补　桔梗　栗间　续断各四两　草乌（醋煮，炒）　川乌（炮）　肉桂　木鳖子（炒）　角茴　地龙（去土）　白蔹　白芷（煨）　细辛　降真香　檀香　松香　枫香　五灵脂　京墨（煅）　血竭　乳香　没药各二两上末，醋煮秫米粉糊为丸，弹子大，晒干，以生漆抹手上，挪漆为衣，阴干。却以布袋盛，挂于风处，经久不坏，亦不失药味。每服用，当归酒磨下。伤筋折骨，加自然铜（煅、醋淬）二两，若金刃出白，不可用之。

大活血丸：治打扑伤损，折骨碎筋，瘀血肿痛，瘫痪顽痹，四肢酸疼，一切痛风等证。

青桑炭一斤　栗间　骨碎补　南星（制）　白芍药　牛膝　川乌（炮）　黑豆（酒煮）各一两六钱　自然铜　木鳖子各八钱　细辛一两　降真香节　枫香各三钱　乳香　没药　血竭各六钱

上末。醋煮秫米粉糊，集众手搓为丸，缓则发裂，如弹子大，候干，用生漆为衣，久则不坏。每用一丸用无灰酒磨，化服。

黄末子：治证同前。

川乌（炮）　草乌（醋煮，炒）　降真香　枫香　肉桂　松香　姜黄　乳香　没药　细辛各五钱　当归　赤芍药　羌活　独活　川芎　蒲黄　白芷　五加皮　桔梗　骨碎补　苍术（醋煮）　何首乌　川牛膝　片姜黄各一两

上末，酒调下，欲好之际，加自然铜制一两，只折骨者，便可用之。

白末子：治证同前。

白芷　南星（制）　白术　何首乌　桔梗　羌活　独活　白芍药　白杨皮　川芎　白茯苓　白蔹　当归　薏苡仁（炒）　骨碎补　牛膝　续断　川乌（炮）　细辛　肉桂　枫香　乳香　没药各一两

上末，酒调下。欲好之际，加自然铜制一两，只折骨者，便可用之。

红末子：治证同前。

独活　何首乌　南星（制）　白芷　羌活　当归　骨碎补　苏木　牛膝　赤芍药　红花　川芎各二两　细辛　川乌（制）　桔梗　降真香　枫香　血竭　乳香　没药各一两

上末，酒调下。欲好之际，加自然铜制一两，只折骨者，便可用之。

黑末子：治证同前。

雄鸡毛（烧）　桑炭　老松筋（炒存性）　嫩松心　侧柏叶（醋煮）各四两　当归　牛膝　何首乌　黑豆（制）　南星（制）　骨碎补　熟地黄　羌活　独活　赤芍药　川芎　白芷各二两　细辛　肉桂　川乌（炮）　草乌（制）　木鳖子　南木香　五灵脂　降真香　乳香　没药　枫香各一两　百草霜五钱

上末。热酒调下。欲好之际，加自然铜（制）一两，只折骨者，便可用之。

牡丹皮散：治跌扑闪锉，伤损滞血疼痛。

牡丹皮　当归　骨碎补　红花（酒浸）　续断　乳香　没药　桃仁　川芎　赤芍药　生地黄

上水酒煎服。却用秫米饭热罨缚，冷又蒸，热换缚。

橘术四物汤：治跌扑磕伤，滞血体痛，饮食少进。

当归　川芎　白芍药　淮生芐　陈皮　白术　红花　桃仁

上生地黄同煎服。骨节疼，加羌活、独活，痛不止，加乳香、没药。

黑神散（《和剂》）

黑豆（去皮，炒）半升　熟干地黄（酒浸）　当归（去芦，酒制）　肉桂（去皮）干姜（炮）　甘草（炙）　芍药　蒲黄各四两

上为细末，每服二钱，酒半盏，童子小便半盏，不拘时煎调服。

当归补血汤：治金刃所伤，及跌磕打扑，皮肉破损，亡血过多，此宜止痛，兼补为先。若皮肉不破损者，宜作瘀血停积治之。

当归　川芎　白芍药　熟芐　防风　连翘　羌活　独活　乳香　没药　白芷　续断　杜仲

上生地黄煎，入童便和服，不可用酒。气虚加人参、白术、黄芪。

按：补血须用参、芪为君，此止用四物，亦活血之药，非补血也，况加以羌、独、防、芷之耗散乎。

［顺气］

复原通气散：治打扑伤损作痛，及乳痈便毒初起，或气滞作痛。

木香　茴香（炒）　青皮（去白）　穿山甲（酥炙）　陈皮　白芷　甘草　漏芦　贝母各等分

上为末。每服一二钱，温酒调下。

薛按：前方治打扑闪挫，或恼怒气滞血凝作痛之良剂。《经》云：形伤作痛，气伤作肿。又云：先肿而后痛者，形伤气也，先痛而后肿者，气伤形也。若人元气素弱，或因叫号，血气损伤，或过服克伐之剂，或外敷寒凉之药，血气凝结者，当审前条大法，用温补气血为善。

［接骨］

接骨神效，无比累验。用当三钱一百零八个，钱厚字连草者，以铁线穿定，用活桑木一根作柴，烧钱红，米醋一大碗，未煎者不入盐，将所烧钱淬入醋中，如此淬之，以醋干为度。取醋中淬落铜钱末，就用醋洗去灰，晒干，为极细末。再用黑雄鸡一只，清汤煮熟，去肉用骨一副，以醋炙酥，为末。入乳香、没药各一两，与铜钱末一处和匀。每服一字，临服时，用患人发在顶上者，洗去垢，烧灰入药中，无灰酒调服。不吐只一服，如吐出再服。如痛止，不可再服，必须先夹缚所折骨端正，用杨树皮刮去肉糊并外粗皮敷之，下咽便不痛，五七日便能运动。必终身忌荸荠，一名地栗。

一方：用五铢钱（醋淬）一两二钱，黑鸡骨三两，研细匀。每服，病在下，四钱，疏服，食前；病在上，二钱半，频服，食后。一方，有乳香、没药。

接骨方：用醋淬半两钱、苏木、定粉、南鹏砂各一钱，为末。作一服，当归酒二三服，痛止勿服。

[丹]

接骨散

没药　乳香各五钱　自然铜（醋淬）一两　滑石二两　龙骨三钱　赤石脂　白石脂各二钱　麝香（后入）少许

上为细末，以好醋浸没，煮多为上，候干就炒燥为度。临服入麝香少许，挑小茶匙在舌上，温酒下，病分上下，食前、后服。若骨已接，尚痛，去龙骨、石脂而多服，尽好。

[世]

又方

接骨

乳香　没药　苏木　降真节　川乌（去皮尖）　松明节　自然铜（米醋淬）各一两　地龙（去土，麻油炒）半两　血竭三钱　龙骨（生用）半两　水蛭（油炒）半两　土狗十个（油浸炒）

上为细末。每服五钱，酒调下，在上食后，在下食前。

定痛接骨紫金丹

麝香　没药　红娘子各一钱半　乌药　地龙（去土）　茴香　陈皮　青皮各二钱半　川乌　草乌（炮）各一两　五灵脂（去皮）　木鳖子（去壳）各半两　黑牵牛（生用）五分　骨碎补　威灵仙　金毛狗脊　防风（去芦）　自然铜（醋淬七次）各五钱　禹余粮（碎）四钱

上为细末，醋糊为丸，如桐子大。每服十丸至二十丸，温酒送下，病上食后，病下食前服。

麦兜丸

半两钱（煅，醋淬七次）　自然铜（煅，醋淬七次）　地鳖虫（焙干）

上三味等分，每服酒调一分，不可多，多则骨高起矣。

一方：用五铢钱煅淬，研细。每服一麦兜许，蛊虫浆调下。

接骨仙方

人骨（小儿者尤佳，煅）一两　乳香二钱　喜红绢（烧存性）一尺

末之。每服二钱，温酒下。

又方

小儿骨（煅）一两　乳香五钱　白面（炒）三钱

上为末。无根水调为丸，如梧桐子大。每服三十丸。

搜损导痛丸

能接骨，遍身疼痛，久损至骨。如金刃伤，则后用之。

乳香　没药　茴香（炒）各二钱　肉桂三钱　军姜（炒）　丁皮　独活（炒）　草乌（炒，黄色）　赤芍药（炒）　石粘藤（炒）　白芷各五钱　当归　川芎　薏苡仁（炒，如筋绝、脉绝，多加此一味）各一两　骨碎补（炒）二两

上作末，蜜为丸。用生姜细嚼，温酒吞下。如为末，用姜、酒调服亦可。浸酒吃亦可。如折伤，则须用药。遍身顽麻，方可用药接骨，加草乌一匕多，热酒调服。量人老弱、虚实，加减用之。如其人麻不解，可用大乌豆浓煎汁解之。如无豆　淡煎浓豉亦可。如吐，加姜汁。

金疮

治金疮白药

黄柏　黄芩　当归　赤芍药　黄芪　牡丹皮　生地黄　木鳖子（去壳）　黄连　地骨皮　桑白皮　甘草各一钱半　白芷　马蓼梢叶（生者，火煅过）一钱

上用桐油三两，煎黄色，滤去滓；再煎油稍熟，入细白板松香一片，慢火煎，须频频柳枝搅匀。却入乳香、没药、黄丹各七钱，煎数沸出火，顷时，以少绵铺于前，滤药滓布上滤过；先用瓦钵满盛清水八分，却滤药于钵水中，将去清水中如绷面状，绷三二百度，愈绷愈白，故名白药。常以清水浸，倾于冷地上，用物遮盖，勿令尘入，五七日一换水。刀斧一应金伤，量伤孔大小，取一块填于伤孔中，以白纸护之，随手不疼，一日一换，五日生肉。筋断，加杜仲、续断各二钱同煎；收疮口，加龙骨半钱；碎了，煎入药内；打损，只敷于油纸上，贴之即愈。却不须入接筋、龙骨等剂。

太乙膏：治金疮箭镞，不问轻重，并痛疽疔毒，用此敷之。

白芷　苍术　石膏（醋炒）　白胶香　乳香　没药　黄丹各五钱

上为末。用真麻油四两，桐油亦可。以黄蜡一两。先煎油，柳枝搅，次入白芷等，煎少顷，却入白胶香、石膏得同煎，试欲成珠，却入蜡，同煎片时，用生布滤过，瓦器收藏，用油单纸摊之。损伤敷疮口，自然肉不痛速愈。

理伤膏：治打扑伤损，折骨出臼，刀斧跌磕等伤。

陀僧　黄丹　自然铜　黄蜡　猪油各四两　乳香　没药各一两　松香　麻油各一斤

上以折伤木皮一两，铡碎，入油煎数沸，滤去滓。入陀僧、黄丹，慢火熬成膏。次入松蜡熔化，再熬滴水中，成珠为度。却入乳香、没药、自然铜末和匀，摊贴。

金疮神效方

五倍子　降真香

上各炒焦，出火毒后，研为末，等分，干掺。虚者，加人参末。

封口药：治刀斧伤，割喉、断耳、缺唇、伤破肚皮、跌破阴囊皮等证，大效。

乳香　没药　儿茶　当归　杉皮炭各一钱　麝香五厘　片脑一分　猪（豕母）矜叶一钱（如无此叶，用葛叶、毛藤子叶亦可）

上各另研细末，秤合和匀。入麝碼细，次入脑碼匀，瓷器收贮。如缺唇，先以小气针作三截针之，用绢线一条，两头搓猪毛，以唾蘸湿，抹封口药于线上，将药线三截穿定，却以麻药抹缺处，以剪刀口抹封口药，薄剪去些皮，以线即缝合就。以鸡子黄油搽患处，以金毛狗脊毛薄铺于上，却以封口药末掞于上。每日用药水轻洗去，搽油换药，每日只换一次，待八日，剪去线搽药。

洗药

桑白皮　荆芥　黄连　黄柏　当归　白芷　赤芍药　连翘　生地黄

上煎去滓，洗净。

麻药

川乌　草乌　南星　半夏　川椒

上末，唾调搽之。

本事地黄散：治金疮，止血除疼痛，辟风续筋骨，生肌肉。

地黄（苗）　地菘　青蒿　苍耳（苗）　生艾汁三合　赤芍各五两

入水煎取汁，上五月五、七月七日午时修合，以前药汁拌石灰阴干，入黄丹三两，更杵为细末，凡有金疮，伤折出血，用药包封不可动，十日瘥，不肿不脓。

［世］

治金疮：风化石灰、韭叶嫩者，同捣，入鹅血调和成饼，乘风阴干，为末敷上，无鹅血亦得。治金疮血不止，用半夏、石灰、郁金三物为末，掺上伤处，即住。

［崔］

疗金疮、刀斧伤，破血：以石灰一升，石榴花半斤，捣取末少许，捻少时，血断便瘥。

百草散：治金疮。

上五月五日平旦，使四人出四方，各于五里内采一方草木茎叶，每种各半把，勿令漏脱一事。日正午时，细切碓捣，并石灰极令烂熟。一石草断一斗石灰。先凿大实中桑树，令可受药，取药纳孔中，实筑令坚。仍以桑树皮蔽之。用麻油捣石灰极粘，密泥之，令不泄气，又以桑皮缠之使坚牢。至九月九日午时，取出阴干。百日药成捣之，日晒令干，更捣，绢筛贮放。凡一切金疮出血伤折，即时以药封裹治使牢，勿令动转，不过十日即瘥，不肿不脓，不畏风。若伤后数日始得药，须暖水洗令血出，然后敷此药大验。平时无事，宜多合以备仓卒，金疮之要无出于此。

一方云：采时不得回头，任意摘取方回，入杵臼内烂捣如泥。量药多少，以意入石灰和匀，取出拍成膏，日中暴干，遇用旋取捻碎，若刀斧伤，干敷，取血止为度。汤火伤，冷水调开涂敷。蛇、蝎、犬、鼠咬伤，先以温水洗，以津液调敷。疥疮，先抓损，以药末干贴。湿癣，以醋调敷，其效如神。

灰弹散： 治刀斧伤血出不止，及多年恶疮。

上用多年石灰细研，鸡子清调成团，煅过，候冷再研细。若刀斧伤，掺之患处；若多年恶疮，以姜汁调敷。

一方： 单用石灰掺患处，裹定并瘥。

洁古末药散： 刀箭药，止血住痛。

淀粉　风化灰各一两　枯矾三钱　乳香五分　没药一字，各另研

上件各研为细末，同和匀，再研掺之。

生肌止血立效方： 治金疮，辟一切风冷，续筋骨。

石灰（捣生地黄、青蒿汁和作团，火煅赤，细研）二升　狗头灰（细研）　川芎　艾叶　地松　密陀僧各半两　黄丹一两　麒麟竭（细研）三分

上为细末，研匀密封之。每遇金疮敷之。

丹溪云： 刀斧伤，石灰包之，痛止血住。

［精］

胜金方： 治刀斧伤，止血生肌。

蚕蛾散，晚蚕蛾为末，掺匀绢帛裹，随手疮合血止，一切金疮亦治。

一法： 用生晚蚕蛾、石灰二味，同捣成饼，阴干，为末敷之。

凡杀伤不透膜者： 上用乳香、没药，各一皂子大，研烂。以小便半盏，好酒半盏，同药通口服。然后用花蕊石散，或乌贼鱼骨，或龙骨为末，敷疮口上立止。

杀伤，气偶未绝： 上取葱白热锅炒熟，遍敷伤处，顷即再易，其痛自止。但青叶亦可

［本］

刘寄奴散： 治金疮，止疼痛。

刘寄奴一味为末，散掺金疮口里。

昔宋高祖刘裕，微时伐荻，见大蛇，长数丈，射之三伤，明日复至，闻有杵臼声，往觇之，见青衣童子数人，于臼中捣药，问其故？答曰：我王为刘寄奴所射，合药敷之。帝曰：神何不杀之，答曰：寄奴，王者，不死不可杀。帝叱之，皆散，收药而去，每遇金疮，敷之效。寄奴，高祖小字也。此药非止治金疮，治汤火疮大妙，《经验方》云：刘寄奴为末，先以糯米浆，鸡翎扫着伤处，后掺药末在上，并不痛，亦无痕。大凡汤火伤，急用盐水洗之，护肉不坏。

［世］

治金疮打扑损伤： 用菷黄草研细，入盐少许，罨之愈。金疮，血出不止，捣小蓟叶封之。金疮止血，杵覆盆花苗，敷疮立止（《梅师方》）。

［本］

治金疮，血不止，兼痛： 用血竭末敷，立止。

［精］

治恶疮、金疮、刀斧伤，见血方： 以好降真香为末，贴之，入水并无伤痕，绝妙。方见华佗《中藏》。

治刀箭伤，出血不止并骨折。

槟榔一个　木香　胡地黄各三钱

上为末。敷疮口，血立止，又可接骨。

神仙刀箭药： 上取桑叶，阴干为末，干贴。如无，旋熨干、为末敷之。

一方： 用新桑叶，研取白汁涂之，能合金疮。

治刀斧伤磕擦，及破伤风浮肿者： 上用平胃散，以姜汁调敷。若急卒，只以生姜和皮烂捣，罨患处，止痛截血，且无疤痕。

又方： 用海船缝内久年油灰，研碎掺之。

治刀伤，及竹木刺出血： 上急以自己小便淋洗三二次立止，不妨入水。

治金疮： 上以牛蒡叶贴之，永不畏风，亦不溃脓，及捣敷之。

麒麟竭散： 治刀箭伤筋断骨，止痛定血避风。

麒麟竭　白及各半两　黄柏　密陀僧　白芷　白蔹　当归（炒炙）　甘草各一两

上为细末。每用少许，干掺疮上，立效。

如神散： 治一切刀斧所伤，血出不止，并久患恶疮。

虎骨（炙，研）　铅丹（火煅，令赤）　龙骨（研）各半两　乳香（如皂子大，另研）　腻粉（研）　丹砂（研）各一钱　麝香（另研）少许

上研极细匀，一切疮，以黄连汤或盐汤洗，拭干，掺药在疮上，不得衣粘着疮口。

金伤散： 治金刃箭镞所伤，血出不止，及落马打伤，肉绽血出。

白及　白蔹　乳香各一两　石灰（远年者佳）半斤　龙骨半两　黄丹少许

上为细末，入黄丹研，如淡红色。每用干掺患处，上用软纸，更以绢帛裹护，忌风、水，干痂为妙。

定血散： 治一切刀伤，血出不止，收敛疮口。

南星（生）　槐花（炒）　郁金各四两　半夏（生用）二两　乳香（研）　没药（另研）各二钱半

上为细末，研匀。每用干掺患处，忌水洗。

治金刃或打伤，血出不止： 降真香末　五倍子末　铜（削下镜面铜，于乳钵内，各研细）等分

上拌匀，敷损处。昔安丰，手击朱嵩碎首，用此而愈。

治金疮伤损，血出： 上用生牛胆，入石灰末，候干，掺上即止。以腊月牛胆，入

风化石灰，悬当风处，候干用。

五倍散： 治金疮，血出不止，亦治痔疮。

上以五倍子生研为末，干贴，血立止。

神奇散： 治刀斧伤，并箭伤，血出不能止者。

麒麟竭 没药（各研） 自然铜（ 煅 ） 南星（炮） 干姜（烧灰） 铅丹（炒黑） 腻粉 瓦藓各一分 麝香少许

上为细末和匀。先以盐汤洗疮，却以烧葱捣汁涂，然后干掺疮上三二次。

军中一捻金散

金樱叶 嫩苎叶各二两 桑叶一两

上捣烂敷。若欲致远，阴干作末，用帛缚上，血止口合，名草蝎经进方。以五月五日或闭日收药良。

治诸伤，瘀血不散： 上于五六月，收野苎叶，擂烂，涂金疮上。如瘀血在腹，用顺流水擂烂，服即通，血皆化水，以死猪血试之可验。秋月恐无叶，可早收之。

龙骨散： 治金刃箭伤，生肌长肉，定痛止血，诸疮敛口。

龙骨 滑石 枯矾 寒水石 乳香 没药 黄丹（炒）各半分 轻粉少许

上为细末。每用干掺，外用膏药贴之效。

金伤散： 治刀斧伤，辟风、生肌、止痛。

白及 黄丹 陈石灰（风化） 桑白皮各二两 龙骨 南星 白附子各一两

上为细末，每用干贴之。

完肌散： 治金疮。

陈石灰二两 黄丹半两 龙骨 密陀僧 桑白皮各四两 麝香（另研）一钱

上为细末，干掺患处。

生肌膏： 治金疮，及一切打损疮。

胡粉 白芍药 熏陆香 干姜（炮）各一两 油四两 黄蜡二两

上为细末，以油蜡相和，煎如膏。用贴疮上，日二换之。

治金疮生肌肉： 上生捣薤白，以火封之，更以火就炙，令热气彻疮上，干即易之，白色者好。亦治金疮，中风、水肿痛。

止血收疮口方： 上以鸡内金，焙为末，敷之立止。

定血散： 治刀斧伤，止血，定痛，生肌。

密陀僧半斤 乌贼 鱼骨 龙骨 白矾（枯）各二两 桑白皮一斤 黄丹一两

上为细末。每用干掺患处。定血如神。

松皮散： 治金刀箭镞伤，用此生肌。

老松皮一两 石灰（矿者以瓦盛之，上用瓦盖，灰火四畔、上下，煅一夜至晓，研细）二两上为细末，和均敷之。止血收疮口，立效。

药蛆方：治金疮内烂生蛆者。

上以皂矾飞过干贴其中，即死。

蒲黄方：治金疮，中风寒，水露，肿痛入腹。

上用蒲黄并旧青布，内在小口瓶中，烧取烟熏疮，汁出愈。

治金疮，因风水肿：上取蜡不以多少熔化，入盐少许，滴在疮上；或先以盐罨疮上，后　熔蜡令热得所，灌疮中亦可。

艾叶方：治金疮中风掣痛，并手足不仁。

上用艾叶生、熟者，令揉团所得，内瓦瓶中塞诸孔，独留一目，以通气熏蒸患处，良久，身体自知立愈。

仲景金疮方：王不留行散主之。

王不留行（八月八日采）　蒴藋细叶（七月七采）　桑根（用白皮根行东南者，三月三日采）　甘草各十分　川椒（除目及闭口者，出汗）三分　黄芩　干姜　芍药　厚朴各二分

上九味，桑根皮以上三味烧灰存性，勿令过。各别研、杵筛，合治为散，服方寸匕。小疮即粉之，大疮但服之，产后亦可服。如风寒，桑东南根勿取之。前三物，皆阴干百日用。

定痛乳香散：治金伤，并折骨打扑伤损。

乳香　没药各二钱　败龟板一两　紫金皮二两　当归须　骨碎补　虎骨（酥炙）各半两　穿山甲（火炮）少许　半两钱（如无，以自然铜火煅醋淬，代之）五个

上为细末。每服一钱，如病沉服二钱。以好酒调服，损上者食后服，损下者食前服。

地榆绢煎：治刀刃所伤，内损大肠，及两胁肋并腹肚伤破，大便从口中出。并中大箭透射，伤损肠胃，及治产后伤损小肠，并尿囊破，小便出无节止。此方神妙，饵至一服，其药直至损处，补定伤痕。隔日开疮口看之，只有宿旧物出，即无新恶物出。疮口内用长肉散子作烬子，引散药入疮里面，候长肉出外，其痕即自合。

地榆（洗净，捣为细末）八两　绢（小薄者）一疋

上用清水洗净绢糊。以炭灰淋清汁二斗煮绢，灰汁尽为度。绢以烂熟，擘得成片段，五寸至三寸即取出，压尽灰汁，于清水内洗三五度，令去灰力尽。重入锅内，以水二斗，入地榆末煎煮熟烂，以手捻看，不作绢片。取入砂盆，研之如面糊得所，分为二服。用白粳米粥饮调，空心服之，服了仰卧，不得惊动转侧言语，忌一切毒食。熟烂黄雌鸡，白米软饭，余物不可食之。其余一服，至来日空心，亦用粥饮调服。其将养一月内，切须慎护。如是产后所伤，眼一疋，分作四服，每服粥饮一中盏调服，日一服。

刀伤血不止：一味白芍药散，白酒调服，即以散掺伤处。其有血出不止，势难遏者，用龙　骨、乳香等分。研末窒患处，蛇鱼草捣塞尤妙。

[广]

金疮血不止痛：白芍药一两，熬令黄，杵细为散。酒后米饮下二钱并得，初三服渐知。

当归散：一名内补散，一名苁蓉散。治金疮去血多虚竭，此药内补。

当归（微炒）　川芎　干姜（炮）　川椒（去目闭口，炒出汗）　桂心　黄芩　桑白皮　吴茱萸（汤浸，焙干）　白芍药（炙）　甘草各半两　肉苁蓉（酒浸一宿，去皮，炒干）四两　人参　黄芪　厚朴（去粗皮，姜汁炙令香熟）各一两

上为细末。每服二钱，食前温酒调下，日三四服。

一方：有白及，无黄芩、桑白皮。

内塞散：治金疮去血多，虚竭疼痛，羸弱内补。

黄芪　当归　白芷　川芎　干姜　黄芩　芍药　续断各二两　附子半两　细辛一两　鹿茸（酥炙）三两

上为细末，每服五分匕，食前酒调下，日三服，稍增至方寸匕。一方，无芍药。

蒲黄散：治金疮血出，腹胀欲死。

蒲黄　生地黄各一两半　黄芪　当归　川芎　白芷　续断各一两　炙甘草三分

上为细末。每服三钱匕，空心酒调下，日三四服，血化为水而下。若口噤，斡开口与之，仍加大黄一两半。

神仙止血散

龙骨（五色紧者）　诃子（去核）各一两　白石脂　苎麻叶（五月五日午时采，阴干）各半两

上为细末。每服一钱半，食远，水调服之。如修合时，忌妇人、鸡、犬见。

治金疮出血内漏：用蝙蝠二枚，烧烟尽，以水调服方寸匕，令一日服尽，当下血如水，血自消也。

血出不透，致瘀滞为患，伤处赤肿，或攻四肢、头面。并鸡鸣散，或煎红花调黑神散。

金疮肠出，欲入之：磁石、滑石各三两，为细末。白米饮送下方寸匕，日再用（《鬼遗方》）。

磁石散：治金疮肠出，宜用之。

磁石（煅，研）　滑石（研）　铁精各三两

上为细末，研匀。每服一钱匕，温酒调下，空心，日午，晚间各一服。仍以针砂涂肠上，其肠自收入。

一方：用白料饮调服。一方：无铁精。

治伤破肠出不断，肠出欲燥，而草土着肠者：上作大麦粥，取汁洗肠推内之。常研米粥饮之；二十日稍稍作强糜。百日后乃可瘥，草土当蹴在皮外。

治金疮中肠出不能入者：上以小麦三升，用水九升，煮取五升，绵滤过，候冷，含喷疮上，渐入，以冷水喷其背，不宜多令人见；亦不欲令傍人语；又不可令病人知。或尚未入，取病人卧席四角，令病人举身摇，须臾，肠自入。十日内食不可饱，频食而少，勿使病人惊，惊则杀人。

治金疮肠出者：上以桑白皮作线缝之，更以热鸡血涂上立愈。唐安藏剖腹，用此法效。

败弩筋散：治金刃弓弩所中，筋急不得伸屈。

败弩筋（烧作灰） 秦艽（去苗） 杜仲（去皮，炙） 熟地黄（焙）各半两 附子（炮，去皮脐） 当归（切，焙）各一两 大枣（取肉，焙）三枚

上为细末。每服二钱匕，温酒调下，空心，日午、夜卧各一服。

一方：有续断，无大枣。

生干地黄散：治金疮烦闷。

生干地黄 白芷 当归（炒） 桃仁（去皮尖双仁，麸炒） 续断 黄芩 赤芍药 羚羊角屑 炙甘草各一两 川芎 桂心各三分

上为细末。每服二钱，食前，温酒调下，日三四服。

白薇散：治金疮烦闷，不得眠卧，疼痛。

白薇 枳实（炒）辛夷仁 栝蒌根 赤芍药 炙甘草各一两 酸枣仁（微炒）二两

上为细末。每服二钱，食前温酒调下，日三四服。

琥珀散：治金疮，弓弩箭中闷绝，无所识。

上用琥珀研如粉。以童子小便调一钱服。三服瘥。高祖时，宁州贡琥珀枕，碎以赐军士，敷金疮。

虎骨散：治金疮中风痉，肢节筋脉拘急。

虎胫骨 败龟板（各酥炙） 当归 干蝎（各微炒） 桃仁（去皮尖，双仁，麸炒）川芎各一两 黑豆五合 松脂二两 桂心三分

上先将松脂并黑豆炒令熟，后和诸药，捣为末。每服二钱，不拘时，温酒调下。

豆淋酒：治因金疮中风，反强者。

大豆六合 鸡矢白一合

上炒令大豆焦黑，次入鸡矢白同炒，乘热泻于三升酒中，密盖，良久滤去滓。每服五合，如人行五里，更一服，汗出佳。未瘥，即更作服之，汗出为度。服后，宜吃热生姜粥投之。

必效酒：治金疮中风，角弓反张者。

上用蒜四破，去心、顶，一升。以无灰酒四升，煮蒜令极烂并滓。每服五合，顿服之，须臾，得汗则瘥。

又方：治金疮，中风痉欲死者，及诸大脉皆血出，多不可止，血冷则杀人。

上用生葛根一斤，锉碎。以水五升，煮取三升，去滓。每服热饮一小盏，日三四服。若干者，捣为末，每服二钱，温酒调服。若口噤不开，但多服竹沥，即止。

涂封方：治金疮中风，角弓反张。

生鸡子一枚　乌麻油三两

上先将鸡子打破，与麻油相和，煎之稍稠。待冷，涂封疮上。

葫芦方：治金疮得风，身体痉强，口噤不能语，或因打破而得，及刀斧所伤得风，临死服此并瘥。

上取未开葫芦一枚，长柄者开其口，随其疮大小开之，令疮大小相当，可绕四边闭塞，勿使通气。上复开一孔，取麻子油烛两条并燃，以葫芦口向下熏之，烛尽更续之，不过半日即瘥。若不止，亦可经一二日熏之，以瘥为度。若烛长不得内葫芦，可中折用之。

《元史》布智儿从元太祖征回回，身中数矢，血流满体。太祖命取一牛，剖其腹，纳之牛腹中，浸热血内，移时遂苏。

李庭从伯颜征郢州，炮伤左胁，矢贯于胸，几绝。伯颜令剖水牛腹，内其中，良久苏。

按：此以血补血之良法也。虏日以弓矢为事，以意为救死扶伤之法，反出吾中国上。业医者，守死方治活病，宁不自愧。

罗谦甫踊铁膏：取箭头，一切针刺入肉，箭头入肉。

鼹鼠头（或用入油汁内熬）一个　蝼蛄四十九枚　芫青一两　土消虫十个　巴豆马肉内蛆（焙干）信　酱蛆（焙干）夏枯草　硇砂　磁石　黄丹　地骨皮　苏木　蜣螂各一两　石脑油三两　蒿柴灰汁三升

上将石脑油、蒿柴灰汁，文武火熬成膏；次下地骨皮等末，令匀，磁器内收。临时用，量疮势大小点药，良久，箭头自涌出。

箭头入肉

雄黄散：治药毒箭头在身未出。

雄黄一分　粉霜（各细研）半两　蜣螂（研，生用）四枚　巴豆（去皮壳，别研如泥，生用）三粒

上同研匀，以铜箸头取乳汁，涂点疮上，频频用之，七日疮熟，箭头自出。

红散子：摩金疮上。

草乌尖　麒麟竭　茄子花　曼陀罗子　蓖麻子（去壳，细研）各半两

上为细末，好酒调如膏，疮口上涂摩之，箭头自出。

牡丹散：治金疮箭头在骨，远年不出。

牡丹皮（去心） 白蔹各一两 桑白皮二两 藿香叶 丁香 麝香（研）各一分

上为细末。每服二钱匕，温酒调下，日三服。浅者十日，深者二十日，箭头自出。

蛴螬丸：治金疮箭镞在骨中，远年不出者。

蛴螬（干者）五枚 蝼蛄（干者）三枚 赤小豆一分 赤鲤鱼鲊一两 硇砂一钱
红花末三钱

上研细，以研鲊和丸，如绿豆大。如有疮口，只于疮口内纴一丸，如无疮口，以针拨破，内药不过三丸至五丸，箭头自动轻摇即出。

出箭头方

蜣螂（自死者）十个 土狗子三个 女人发灰少许

上将蜣螂去壳，取白肉，与二味同研如泥，用生涂中箭处如膏，涂后内微痒，即以两手虓之，其箭头自出。

解骨丸：治箭镞不出。

雄黄（研） 蜣螂（研） 象牙末各等分

上为细末，炼蜜和丸如黍米大。内疮口内后，细嚼羊肾脂摩贴之，觉痒，箭头自出。

治箭镞入骨，取不出，疼痛，宜用此方。

巴豆 蜣螂各三枚

上研，涂所伤处。候痛定，微痒忍之，极痒不可忍，即撼动拔出；次用生膏药敷之，以黄连贯众汤洗毕，以牛胆制风化石灰敷之，兼治恶疮。

夏候郸云："初在润州得方，箭镞出后，速以生肌膏敷之。"说者云："兼治疮。"郸得方后，至洪州旅舍，主人妻患背疮呻吟，郸遂用此方试之愈。

治箭头不出方。

磁石（生捣，研，极细） 雄黄（研）各三分

上用研匀。每服二钱匕，空心，绿豆汁调服。十日后轻拨便出，手足上用此药贴之自出。

取箭镞方：上用天水牛一个，独角小者尤妙。用小瓶盛之，用硼砂一钱研细，用水些少，滴在内浸，自然化水，以药水滴在伤处，箭头自然出也。

淮西总管赵领卫名属殿，岩密之子云："仇防御方，张循王屡求不得，因奏知德寿，宣取以赐之，有奇效。"与杨氏方中用巴豆、蜣螂者，大率相似。

治箭头在咽喉中，或胸膈中，及诸处不出者：上用鼠肝五具，细切，烂研敷之；兼以鼠脑髓或鼠头血涂之，并良。亦治人针折在肉不出，并刀刃伤。

牛膝膏：治箭头在咽喉中，或胸膈中，及诸处不出者。

上捣牛膝不拘多少为末。以热水调涂，箭头即出。若火疮、灸疮不瘥者，涂之

亦效。

治箭头在肉不出方：上以白项蚯蚓十四条，内铜器中，次入盐一两，于日中曝，并化作汁，涂有箭镞并刀伤，须臾，痒则出。

又方：治箭头及诸刀刃在咽喉、胸膈诸处不出者。

上嚼杏仁，不拘多少，涂之。

一方：研杏仁细，敷之。

又方：治箭镞中伤在咽喉、胸膈不出，及针刺不出者。

上用蝼蛄，即土狗虫，干者浓煎汁，滴上三五度，箭头自出。

一方：以蝼蛄脑十枚，细研，涂疮上，亦出。

鼠油膏：出箭头。

鼠（熬，取油）一枚　蛸螂　皂角（烧灰）　定粉　龙骨各一钱　乳香少许（另研）

上为细末，以鼠油和成膏。点药在疮口内，其上更用磁石末盖之，箭头自出。

胡椒饼：出箭头，及木、竹刺入肉，不得出者。

胡椒（研末）

上以饭捣烂，入胡椒末和一处。贴伤处，不过一二饼，即出；或捣蛸螂敷，即出；或以赌钱牛虫捣敷，亦妙。

万全神应丹：出箭头、鱼骨、针、麦芒等，远近皆治之。

莨菪科（即天仙子苗也），于端午日前一日，持不语戒，遍寻上项科，见即取，酌中一科，根、枝、叶、实全者，口道：先生，尔却在这里。道罢，用柴灰自东南为头围了，用木筅子撅起周回土；次日端午日，日未出时，依前持不语，用木撅只一撅，取出，水洗净。不令妇人、鸡、犬见，净室中石臼内捣为泥，丸如弹子大，以黄丹为衣，以纸袋封悬在高处，阴干。若有着箭，不能出者，以绯绢袋盛此药一丸，放脐中，用绵裹肚，系定。先用象牙末贴疮上，后用此药。若箭疮口生合，用刀子微刮开，以象牙末贴之，随出。陕西行省出军，曾用，有效。

［本］

疗镞不出：捣栝蒌根，敷疮，日三易，自出。

［世］

李渤治箭镞不出及恶刺，以齿堑和鹤虱敷之。

［姚］

毒箭有二种，交广夷俚用燋铜作箭，此一种才伤皮，便闷脓沸烂而死。若中之，用饮屎汁，并以敷之，亦可，惟此最妙。又有一种，用射罔以涂箭镞，人中之亦困，若着宽处不死，近腹亦宜急治。今葛氏方，治射罔者是。葛氏方，用盐汁、大豆、猪、羊血，解之。

蓝汁饮：治毒箭所中。

上捣蓝汁一升，饮之，淬敷疮上。若无蓝，取青布渍，绞汁服之，并淋疮中镞；不出，捣鼠肝涂之，鼠脑亦得，用之即出。

贝子散：治毒箭。

上以贝子捣为末。每服一钱匕，温酒调下，不拘时日三四服。此方治中毒，并金疮止痛。

竹木刺针入肉

绿矾散：治竹草刺伤，发肿作痛，伤时不曾出血，尽被恶毒气注，痛不止，夜卧不安，初破时，其疮紫赤黑色，较时起三五重皮是也。

绿矾（小便烧热，放矾于内，候冷取出，日干）半两　丹参二钱半　马兜铃一钱半

上为细末，浆水洗净疮口上，敷贴立效。

又方：治被刺入肉，或针、棘、竹、木等，多日不出疼痛。

龙葵根（洗净，取皮）一把　人参一两　俱为末　醋少许　腊月猪脂一两

上和，捣令匀。每用少许，敷疮上，其刺自出。

治手足卒中刺，中水毒方：韭　蓝青　上捣，置疮上，以火炙热彻，即愈。

又方：上嚼豉，不以多少涂之良，若治狐尿刺人者，当看豉中有毛为度，如无再敷之。

治竹刺不出者：上烂研蓖麻，以绢帛衬伤处，然后敷药。时时看觑，若觉刺出即拔，恐药太紧，并好肉努出也。

一方：不用绢衬。

牛蒡叶散：治一切金、木、竹所伤。

上用牛蒡叶恶实，是六七月收者，风干，为末。每用干掺，不得犯别药。如经暑月，蝇虫下蛆在疮上，或因肌肉生合，有成窍子者，即用杏仁研成膏，手捻作条子，入在窍内，其蛆虫自出。

治刺伤：中风，水疼肿。上用鲤鱼目烧灰，研敷患处，汁出即愈。诸鱼目皆可，用鲚鱼目，尤佳。

松脂方：治刺入肉疼闷，百理不瘥。

上以松脂敷疮上，以帛裹三五日，当有根出，不痛不痒，不觉自落，甚良。

治针入肉方：上刮指甲末，同酸刺仁捣烂，唾调涂上，次日定出。

一方：用酸枣核烧为末，服之。

又方：治乌雄鸡刺在肉中不出者，及治竹、木、针刺。

上用乌鸡尾翎二七茎，烧作灰，以乳男子奶汁和封疮口，其刺即出。

桂蜡丸：治恶刺入肉。

上用桂，去粗皮，捣为末，熔黄蜡丸。看病大小，置疮内，湿纸三五重搭盖，以火爝，候药丸熔入肉，其刺自出。如无刺所伤者，尤见愈速。

[精]

凡诸竹、木刺入肉中不出，以蛴螬研敷，立出。

又方：用白茅根捣敷之，立出。

又方：嚼牛膝根罨之，即出。

[简]

治竹、木刺扎入深，不得出：用乌羊粪捣烂，水和，罨于伤处，厚敷之。曾有庄仆，脚心中刺，不得出，苦痛欲死，以此药黄昏敷之，至四更，其刺出，遂安。

[山]

芦苇刺入肉者：细嚼栗子渣，罨伤处。木、竹刺已出，痛者，蝼蛄罨之妙。

[简]

治针入肉不出：用蝼蛄脑子，同硫黄研细，调敷，以纸花贴定。如觉痒时，其针自出。

[罗]

神圣膏：取针误入皮肤。

用车脂不拘多少成膏，摊纸上如钱许。二日一换，三五次，其针自出。又取针误入皮肤，用乌鸦翎三五枚，火炙焦黄色，碾为细末，好醋调成膏子，涂在疮上，纸盖一二时，针出效。

[简]

治针入肉不出：用双仁杏仁，捣烂，以车脂调匀。贴在疮上，其针自出。

[世]

治秀针刺足已出痛者：用黄泥罨之。

[简]

主小儿误为诸骨及鱼骨刺，入肉不出者：水煮白梅肉研烂，调象牙末，厚敷骨刺处，自软。

[图]

生象牙，主诸物刺入肉。刮取屑，细研，和水敷疮上，刺立出。如咽中有刺，用水调饮之，旧象梳屑尤佳。

[孟]

鱼骨，在肉中不出者：嚼吴茱萸封之，骨当烂出。

[丹]

破伤风，血凝心，针入肉游走，三证如神方：用乌鸦翎，烧灰存性，研细，调一钱服。

杖疮

鬼代丹： 主打着不痛。

无名异　没药　乳香（各研）　地龙（去土）　自然铜（醋淬，研）　木鳖子（去壳）等分

上为末，炼蜜丸如弹子大。温酒下一丸，打不痛。

［精］

乳香散： 治杖疮神效。

自然铜（醋淬七次）半两　乳香　没药各三钱　茴香四钱　当归半两

上为细末。每服五钱，温酒调下。

鸡鸣散： 下杖痛，腹中恶血，甚好。方见前。

五黄散： 治杖疼定痛。

黄丹　黄连　黄芩　黄柏　大黄　乳香各等分

上为细末，新水调成膏。用绯绢上，摊贴。

洁古没药散： 治杖疮止痛，令疮不移。

密陀僧　没药　乳香各一两　干胭脂一两半　腻粉半两

上细末，次入龙脑少许，若多更妙。烧葱与羊骨髓生用，同研如泥，摊在绯帛上贴之。

治杖疮

片脑　麝香各五分　龙骨　密陀僧　胭脂　轻粉　乳香　没药　寒水石（煅）各一钱

上为细末。干掺疮上，四边以生麦糊围定；次用绯红绢帛贴之。

乳香散： 治杖疮肿痛。

大黄　黄连　黄柏　黄芩各三钱　乳香　没药（各另研）一钱　片脑少许

上为细末，研匀。冷水调，摊绯绢上，贴之。

治杖疮： 血竭　轻粉　干胭脂　密陀僧　乳香　没药各等分

上研细末。先以冷水洗净拭干，以猪脂调搽红纸，贴之愈。

龙脑润肌散： 治杖疮，热毒疼痛。

龙脑一字　轻粉一钱半　麝香半钱　密陀僧二钱　黄丹一两

上为细末。每用干掺上，用青帛贴之，内留一孔。

丹溪云： "杖疮痛，用黄柏、生地黄、紫荆皮敷，此皆要药也。只是血热作痛，用凉药去瘀血为先，须下鸡鸣散之类。"

又方： 用生地黄、黄柏、童便调敷，或加韭汁。不破者，以韭菜、葱头杵贴，冷即易之。膏药用紫荆皮、乳香、没药、生地黄、大黄、黄柏之类。

又方：用木耳盛于木杓内，用沸汤浸烂，搅水令干，于砂盆内擂细，敷疮上。

又方：用大黄、黄柏为末，生地黄汁调敷，如干再敷。

又方：用野苎根嫩者，不拘多少，洗净、同盐并擂，敷在疮上神妙。伤重多用盐。

[世]

杖疮丹

用刘寄奴末六钱，马鞭草末四钱，蜜调敷；如湿者干掺。马鞭草即铁笕帚，此方甚妙。

围药：治肿未破，用此消肿定疼。

无名异　木耳（去土）　大黄（各炒）各等分

上为极细末，用蜜水调，围四边肿处。

敷杖疮妙方：治棒杖打，肿痛者。

猪猁苧　地围荽　田茶菊　地薄荷　血见愁　山薄荷　泽兰叶　生地黄

上捣烂取汁，泡酒服，以滓敷贴。

又方

金屯叶　宝塔草　山薄荷　猪猁苧　芙蓉叶　地薄荷　桑叶尾　泽兰叶

上捣烂取汁，泡酒服，以滓和大黄末敷贴。

又方

猁苧（多）　泽兰叶　生地黄（根、叶俱用）

上捣烂取汁泡酒服，以渣敷贴。

又方

朴树叶　水圹叶

上捣烂敷贴。

又方

绿豆粉　侧柏叶（各研）等分

上以鸡子清和桦油打匀，调豆粉搅匀，时时以鸭毛扫之。

又方

大黄三两　槟榔三钱　石膏（煅）六两

上末，用猪胆汁、鸡子清、桦油打匀，入末搅匀，时时鸭毛扫涂之。

生肌桃花散

轻粉　血竭　密陀僧　干胭脂各一钱

上研细。每用干掺，仍以膏药贴之。

灵异膏：治杖疮、金疮、擞扑皮破、汤火伤、久年恶疮。

川郁金三两　生地黄二两粉草一两　腊猪板脂一斤

上锉细，入脂内煎焦黑色，滤去滓。入明净黄蜡肆两，熬化搅匀，以瓷器贮之，水浸久，去水收。用时先以冷水洗疮试干，却敷药在疮上，外以白纸贴之，止血定疼，且无瘢痕。汤烫火烧，不须水洗，治冻疮尤妙。

乳香膏：治金疮、杖疮神效。

乳香　没药　川芎　自然铜各七钱　当归　羌活　独活　川牛膝　石膏　刘寄奴　黑牵牛　黄柏皮　破故纸　白胶香　生地黄　熟地黄　赤芍药　白芍药　紫金皮　黄丹　白芷各五钱　黄蜡一两　清油四两

上除胶香、丹、蜡外，余药为末。入油内煎，以柳枝不住手搅，试将成膏，却入三味，更试成膏，以生布滤净，以瓦器盛水，倾在水中，用篦摊开贴。疮孔深者，捻成膏条，穿入孔中，不问浅深，放疮上。如作热，加轻粉、片脑、朴硝入膏内，贴之。

银粉膏：治杖疮。

光粉一两　乳香　没药　赤石脂　樟脑各一钱　水银二钱半

上末，用猪脂二两，黄蜡五钱，熔化，调末成膏，油纸摊贴。

又方

水银　樟脑各二钱　乳香　没药　血竭各一钱　片脑一分　黄蜡　水牛油　猎油各一两

上末，先将油、蜡溶化，候冷，和末搅匀，油纸摊贴。

牛脂膏：治杖疮神效。

乳香　没药　樟脑各五钱　黄蜡四两　水牛油一斤

上末，先熔蜡，次入油，和匀，调末搅匀，油纸摊贴。或以天芋叶，摊贴极妙。

红膏药：治杖疮及臁疮。

黄丹（飞炒）二两　乳香　没药　儿茶　血竭　朱砂　樟脑　水银各一钱　麝香　片脑各一分　黄蜡　水牛油　猪油各一两

上末。先以蜡熔化，次入油和匀，候冷，入末搅匀，油纸摊贴。臁疮，作隔纸膏贴之。

白膏药：治杖疮及臁疮。

光粉二两　甘石（煅水淬，飞过）　白石脂（煅）　龙骨　乳香　没药　枫香　樟脑　水银各一钱　麝香　片脑各一分　黄蜡半两　柏蜡一两　猪油一两半

上末。先熔蜡，次入油，和匀候冷，调末搅匀，油纸摊贴。臁疮，作隔纸膏贴之。

黑膏药：治杖疮及诸疮神效。

防风　荆芥　连翘　大黄　黄连　黄芩　黄柏　当归　赤芍药　玄参　紫金皮各一两　木鳖子　白芷　杏仁　桃仁　生苄各五钱　地圆荽　黄花苑　侧柏叶　地薄荷　猪牙豝各二两　乳香　没药　儿茶　大黄　当归各一两　杉皮炭　枫香　龙骨（煅）　赤石脂（煅）　血竭　樟脑各五钱　孩儿骨（煅）　朱砂　水银各二钱半　麝香五分

上将后十五味为末。将前二十一味锉碎，以水煎熬浓汁，滤去滓，再煎令汁如饧样，入猪油二斤，慢火熬令汁干，入光粉一斤，旋入搅至黑色成膏，滴水中成珠，可丸不粘手为度。次入黄蜡二两熔化，出火毒数日。再微熬熔，入乳香后十五味末，搅匀，油纸摊贴。

秘传杖疮膏方：专治打伤，又治金疮及无名肿毒、臁疮。若跌伤及别样疮，忌贴。

香油（真者佳。将穿山甲、柏枝先入油中煎数沸，去二件渣。乘热将薄绵滤净，油复入锅中煎沸，以次下药，冬月用油五两）四两　穿山甲一片　柏枝（已上二件止取油煎汁，不用渣，取法见前）一根　槐枝（须另报开小条，不用大树上者，入药油，用此频搅府丹即飞丹，净水飞去漂脚，取细末一两，作二次入油）一茎　水花朱（净水飞去漂脚，晒干，取细末）二钱　血竭　没药　乳香　孩儿茶（已上四件各三钱，槌碎和匀，共入铜锅，炭火上炒沸过，为细末）　新珍珠　新红象牙（各面包，烧存性，取细末，油、旧者不用）　面粉（炭火上烧黄）各一钱　人指甲（炒黄）　三七（晒干，取细末）　石乳（铜锅内炒过，取细末）　黄连（细末）　黄芩（细末）各三分　海螵蛸（细末）五分　半夏（大者拾枚，为细末，已上十六件，俱用极细筛筛过，和匀，分作五分，留起一分，看膏药老嫩加减，止用四分，作四次下，下法如下）　樟冰（细末）四钱　黄蜡二钱　冰片一分　麝香三分　阿魏（成块者五分，已上四件，待诸药俱下尽，临起锅时方下，搅极匀，取出阿魏渣）。

上药，先将细末药分五分，其四分以次下锅如下。其一分，留看药厚薄以为增减。如四分已下尽，药尚薄，亦将此分渐下，如正好，留此一分，待贴膏药时，掺在患处尤妙。

煎法：用上好香油四两，入铜锅中，炭火煎沸。沸时入柏枝一茎、穿山甲一片在内，煎数沸，去二药渣，将薄绵纸乘热滤净油，揩净锅，复入油于锅中煎沸，下府丹五钱，用槐条急搅不住手，至成膏方止。候六七煎后，用清水漱净口，喷清水少许于锅中，即取起锅。

一起锅时，于前四分中细末药，将一分渐渐逐一挑下，急搅如前。此分药尽，约均和了，将槐条蘸药滴水，且未要成珠，复置锅火上，急搅，候沸起锅。

二起锅，复将前末药一分，渐下锅中，急搅如前。约均和，滴水要成珠，复置锅炭火上，急搅，候沸起锅。

三起锅，渐下药，搅如前。约均和，将药滴水，虽成珠尚要粘手，复置锅火上如前。

四起锅，渐下药如前，急搅。约均和，将药滴水成珠，珠要将至不粘手了，复置锅炭火上，候沸起锅。

五起锅，即下黄蜡二钱，府丹五钱，急搅如前。将药滴水成珠，要须不粘手，又不可太老了。如尚粘手，将前留下一分末药渐下，以不粘手为度。如不粘手了，即下水花朱二钱，次下樟冰末四钱，急搅；方下麝三分、阿魏五分、冰片一分，急搅不住手，量药已均和了，撩阿魏渣去之。以药入瓷器内，浸冷水中片时，候凝，将药寻露天天阳净地，掘坎，将瓷器倒覆于坎中，仍以土覆好，候七日后方起。

一藏法：用油纸及箬，包好瓶口，以防泄气。

一摊膏药时，用汤中煎过净油，单纸摊上药，不用火烘，止用热汤入器中，将油纸放器上，以药放上摊开，又不用太厚，须于纸上照得见为妙。如以绢摊，用汤顿烊药，摊上。

一贴时，先将莱菔汁、桑叶煎汤，露中露过一宿用。以洗患处方用贴之。

一既贴后，每日洗一遍，不要换膏药。至二三日后血散风去，方换收口黑膏药，即万应膏也。

万应膏方：专主杖疮，收口神效。

香油（真者，滤净）二斤　黄连　黄柏　黄芩各五两　柏枝　槐枝（已上俱咬咀，去碎屑）各一束　府丹（水飞，去漂脚，晒干）一斤　乳香　没药　血竭　孩儿茶各三钱（已上四件，用槌打碎，和匀，入锅中，炭火炒沸为细末，筛过）　象皮灰（用砂炒过，去砂，取细末）　海螵蛸（细末）各五分　半夏（细末）一钱　龙骨（已上八味，为极细末，用极细筛筛过，和匀，渐入后药）五分　阿魏五分

将真香油二斤，滤净，入铜锅中煎沸。入黄连、黄柏、黄芩，槐条煎三四沸，将细夏布及薄绢纸，滤去渣。揩净铜锅，仍入油在锅中煎沸，入前府丹，用槐条急搅，煎至滴水成珠，乘热入瓷器中。即将前细末药八味及阿魏渐入药中，急搅不停，候和匀，去阿魏渣，药冷为度，七日后可用，藏、摊、洗法并如前。凡人一杖后，切不可用手拍之，急用明净松香、水龙骨，炭火锻过，须多年者佳。二味俱为细末，鸡子清调敷，恶血自出。若能预调此药，以待杖过即敷，尤妙。滕松川不用松香而用大黄，云亦有效。

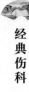
《伤科汇纂》

清·胡廷光

（清·嘉庆年间所辑的手抄本）

序

粤自月轮产树，号托药王，雷部遗碪效收律令。盖药之为用，既成形成象于天文，而医必有传，经作者述者圣哲，是以炎晖纪物，彰收采之期。云瑞名官，察诊候之术。与夫邪风据古，远志称蘡，尔疋证今。冰台即艾，讵惟盲史。载鞠穷麦曲之名，何止蒙庄，着鸡甕豕零之品。然而毒尝七十，神奋赭鞭；病有亿千，谁探《金匮》。纵图经证对，代出专家，而《素问》《灵枢》，难窥秘奥，此疾除无妄。臂折九而医始称良，业贵有恒，世历三而药才可服也。矧夫医学之有伤科也，职任疡医，隶属天官之掌。瞻伤命理，典详月令之文。辨症则内外分科，论治必本末兼理。乃正骨正体，书以约而欠赅；攻腹攻心，法以繁而寡要。茫茫先正，率因陋就简之是仍；种种疮痍，将号泣呻吟而谁救。脱令变生肘腋，明夷占左股之残；祸甚膏肓，雷火筮右肱之折。援手者怒偏逢彼，绝骸者戚只自贻。艮其背而厉且熏心，驼应类橐；鼎颠趾而跋何能履，足竟如夔。嗟辅车之失依，颐已颠而莫朵；叹篷篠之不珍，脐即噬而何功。非无虑切如伤，隐忧徒结；转冀喜符勿药，待毙奚疑。更或短狐嘿影，瘈狗骇人。鼠甘口而为灾，蝮螫腕而必断。入深即密，讵豺虎之可投；见小忽微，虽蜂虿其有毒。凡诸痛苦，并在阽危；求厥方书，嗟无善本。乃吾乡晴川胡君，术究彭咸，书精和缓。缀珠囊之三洞，学本趋庭；汇玉册于庚辛，情殷悯世。凡夫药诗茶对，蜂纪龟经；均流贯于胸中，每澜翻于舌底。示枕中之秘笈，尽属完书，纂箧衍之伤科，特来问序。余也长无著述，惭朱氏之五经；幼却虚羸，类李家之百药。猥以分校木天之暇，泛寻稗海之支。薑臼疗伤，粗识寄奴之号；吉财解蛊，闲征潜取之形。兹也阅此简编，综其崖略。绘图仔细，手法与接法兼传；叙论丁宁，歌诀与丹诀并举。方以类聚，证则分门。稿经三易而始定，时更七载以犹嬴。统览搜罗之包括，益征经纬之精研。允推此道专家，宜交剖劂；从此留心问世，倍显渊源。彼夫录琐事于秘辛，骋多能于遁甲；借工笔札，殊耗居诸。问鸡峰备急之抄，未免口呿而舌挢，拾兔园册子之慧，无非貌合而神离。未见书只是娇花宠柳，乾膟子纷然祸枣灾梨。岂知儒门事亲，虽薄方抄为小道；上药医命，允资停毒于太和。凡为有用之文章，必属生民所利赖。永垂不朽，业有先机；率复典签，敢劳垂诿。此序。

时嘉庆二十一年岁在丙子四月浴佛日

赐进士出身翰林院编修　山西道监察御史　盛唐芦汀氏　书于京邸

序

凡物以适用为贵，苟无所用，虽珠玉绮罗，曾不如米谷之疗饥，裘褐之御寒也。窃惟着书之道亦然，从古圣贤经世立教，所言皆性命之精，民彝日用之常，故其书与天地并垂不朽。其次则先儒格言，讲学明道，使人心知所趋向，抑亦为圣贤之功臣。若夫诸子之支离曼衍，词人之月露风云，虽极浩繁，无关实用，其与珠玉罗绮，徒供耳目之玩者，相去几何。而近世文人染翰操觚，撷拾缀辑，思欲自成一家言，以表见于天下后世。卒之作焉而不传，传焉而不久，灾梨祸枣，于世奚裨。夫大道虽云不器，而一艺必有可观。与其殚思竭虑，费笔墨于虚浮无用之辞，孰若方技者流，专精深造，勒为一编，犹易传而可久耶。顾星命堪舆，其理幽渺而难测，其说恍惚而无凭。惟医家一种，方药乍投，成亏立见。所谓判得失于毫厘，转存亡于呼吸者，于是乎在。故医道之流传，其术为近仁，而其用为至切。余尝见世之业医者，其于辨药性、审脉候、分经络、治荣卫之法，言之凿凿，所在俱有通人。至于跌扑损折、虫兽啮伤等症，变生俄倾，危在旦夕，往往束手而不能救。甚至通都大邑，求一接骨上髎起死回生之人不可得。毋乃内治之易于藏拙，而外伤难于奏功乎？抑内治诸书，古人著作已富，而外伤各条，记载未备，是以师传绝少乎？余于轩岐之术，素未究心，然性好检阅《本草纲目》等书，又爱手录经验奇方，以为行李仓皇应变拯危之计。今夏侨寓都门，山阴陈子予平携萧山晴川胡氏所辑《伤科汇纂》一书，余披览数过，虽未能剖晰精微，然观其图象之详，门类之全，方法之备，缕析条分，了如指掌。使业医者读之，无难为专门名家。即素不善医者，箧藏一帙，亦可救猝然之急。则是书之为用，真无异米谷之可以疗饥，裘褐之可以御寒也。余卜其必传，且传之必无不久。以视世之撷拾浮词，缀辑韵语，而迄无成功者，其得失何如哉。晴川自叙有云：校订七载，稿经三易，良非虚语。余嘉其用意之勤，而有合于古仁人君子博爱之心也，于是乎书。

时嘉庆二十二年岁次丁丑九月望后三日

赐进士出身翰林院庶吉士　西夏俞登渊陶泉氏　书于京寓之藤月山房

《伤科汇纂》

题 词

人生天地当有为，不为良相为良医。弗能举手起疮痍，究于人世终何裨。
晴川先生卓荦资，矫然长驱来京师，玉树临风好容仪，朝考夕稽神忘疲。
贱子耳熟不相知，暗暗心讶称英奇，去岁花时乃见之，握手各恨相见迟。
晨晡过从情怡怡，清谈彻骨沁心脾，细穷牛毛析骏蚁，雄缚虎豹却熊罴。
自言于学无不窥，尤承庭训精轩岐，按经格物评参蓍，秤水制丸辨毫厘。
伤科一帙先人贻，摩挲手泽涕涟洏，纲罗搜讨右手胝，年将十稔功孜孜。
更有各类当补遗，附诸卷后尽寸私，非敢妄招燕雀嗤，勉成先志在此而。
我闻舌拆转移时，羡君行谊乃如斯，初钦豁达不可羁，今钦著述本孝思。
自怜劳碌貌植鳍，愿借瑶函驱狐疑，携归灯下先校厘，绘图仔细光陆离。
手法按摩竖且垂，序论叮咛详而宜，发凡起例抒鸿词，立排众说斩乱丝。
断臂拳手及颠颐，损腋洞胸折腰肢，壮趾重腿痛尻睢，都教病榻安念呻。
内滋外补沐整治，虫鱼草木听指挥，四然二反勿参差，譬诸矿石投痤睢。
不用癖方悯胳胔，起朽生枯立见锥，王道黜霸醇无疵，李盦之辈如儿嬉。
禹鼎铸象魅与魑，山居虎狼木石夔，射工溪毒寒风吹，猘犬黠鼠龙睡眦。
蜂针螋尿蛤子薮，各有主治详措施，罗罗清疏便检披，工于运古新葳蕤。
韰醋吐蛇悬累累，割额取蟹行蚑蚑，自来非常非我欺，总可贯通一理推。
沙碛漠漠四边陲，穷乡僻壤江海湄，偶罹疾疢合属悲，衙推不到愈者谁。
难得先生沛宏慈，笔舌互用兼歌诗，伤科集成同鼎彝，十二卷在非卑卑。
吁，嗟乎！济农开仓救民饥，活人书刻救民危，劝君急措梨枣资，俾得家庋一编
功无涯。

戊寅阳月中浣　同邑弟陈金拜撰

自 叙

粤稽炎帝，尝百草而本草经以传；岐伯雷桐，赞襄仁术，医学使具，苍苍生生，
大有疵焉。迄三代以下，战国之际，则有卢医扁鹊，立论解经，正考订于前；医缓
高和，知表达里，辨阴阳于后。汉之时，张仲景作《金匮玉函》《伤寒》等论，方法
大备。暨以华佗刮骨洗肠等技，医法极神，惜乎不传。而唐宋之君，整理医道，如
《广济方》《广利方》《圣惠方》《圣济录》，皆集诸家之粹，以卫民生；后有《宣明论》
《明理论》《事亲》书、《珍珠囊》，各阐岐黄之秘，以开后学。至元之季，又有李东

垣、王好古、朱丹溪、刘宗厚、罗谦甫、危达斋辈竞起，均推宗诸家之理，以成一家之言，其并垂不朽也宜矣。惟接骨上髎之书，虽散见于各籍，而零星记述，绝少成篇。窃思身体发肤，受之父母，不敢毁伤。岂学习岐黄，具济人之术，秉济世之心，而于跌扑损伤，疾痛惨怛，呼号奔救者，竟可视同秦越耶。前明《薛氏医案》十六种，内有《正体类要》二卷，以平补之方，治伤损之证，咸遵为则，惜端接之法未备。惟《准绳》一书稍详，然于骨髎筋脉，亦未明晰。钦维国朝，薄海内外，圣德覃敷。恭阅高宗纯皇帝御制《医宗金鉴》，实为卫生之至宝，救世之针砭，理无不赅，法无不备，盖所谓补苴罅漏，张皇幽眇者也。余仰读瑶函，转忆庭训，因先君子遗有《陈氏接骨书》一卷，乃专科家秘，而书中论简未详。是以獭祭群借，钦遵御制《金鉴》正骨要旨四卷为经，以诸子百家为纬，溥搜伤科诸要，更参以家传之法，汇辑成编。计续辑诸伤四十四门，附增单方一千有奇，类分六集，卷为十二，校订七载，稿经三易。不敢自秘，付诸梨枣，以公海内，请质高明，惟望后贤勿哂以蠡测海之意云尔。

时嘉庆乙亥仲冬长至前三日

萧山晴川氏胡廷光耀山甫叙于都门之旅舍

凡 例

余自先祖世业伤科，传至不佞，已三世矣。代以经济存心，不图蝇头微利。余稚幼时，先君子以人子须知一书授余不肖曰：此书实为六经之羽翼，人伦之大道，欲尽人子之道者，必从此始。是故不佞，自垂髫以至弱冠，读书而外，并留心医学。讵知不才，负罪良深，资禀愚钝，不克远绍宗功，显扬祖德，少壮之年，即遭陟岵之悲。尝阅家藏医书，系先君子所录，手泽犹存，以是不揣鄙陋，节录伤科方药诸论，增附接骨入臼诸法，采珠探玉，集腋成裘，以继先志，如下凡例云：

一、以伤科古无专门，附于疡医也。按周官云，医师职掌四医：疾医、疡医、食医、兽医。而疡医分掌四症：肿疡、溃疡、金疡、折疡。而金疡者，即金刃之伤也；折疡者，即跌扑骨折之伤也。后有专其事者，或称正骨科，或称正体科。今即分列科门，总由损伤而成，故名之伤科。

一、是书目录，先经义而后叙骨论，次手法而再详证治，周身骨髎，自顶及踵，次序井然，列如星布。惟方以类聚，丸散膏丹，名目不能细载，以方名字数多寡概之，如三字丸、五字散、七字丹之类，挨次载录，以便翻阅。

一、灵素经文，乃医家之祖，如读书家之五经也，其义渊源，故冠于卷首。至历朝诸家论注，散见集中者，必详考姓氏书目，即片言只字，不敢妄袭，必按某书某氏曰。间有自述一二条，非独逞臆见，必引古而证今，然后敢畅其说，而竟其论。

一、脉乃四诊之一。损伤之症，虽有外形可观，然其内脏虚实，血气盛衰，非察候脉息，何由悉其病情。故广引脉经，详为解注，以便学者参悟也。

一、针灸之文无多，非阙略而仍其旧也。但其文简而详，即如论刺论灸法中，兼及或攻或补之义，简而且备。学者不可以非专科少用针灸而忽之。

一、骨之图，骨之论，悉依《部颁经书图注》论定。间有同骨异名，或异骨同名，或一骨二三名，或三四骨合一名，及乎骨之大小长短，并以男妇互异不等，详参细译，同归一辙。至骨之致命处，另为标出。

一、论筋，乃接骨上髎之要事也。经曰：诸筋皆属于节。节者骨之节髎也，专是科者能不讲乎。兹按《灵枢》经文，详为注释，列于简次，知有端绪也。

治跌闪折骨出臼，先用手法，按摩推拿，端提摸接，然后方可用器具夹缚，至用方药，又在后也。故其次序，仍遵《金鉴》编列，稍有增补手法，悉注各骨之下。惟有用掮用牮之法，附于注后，以广其则。

一、伤科证治，悉考薛氏《正体类要》，并《灵》《素》经旨，以及各家方法，重为增订。但以出汗附于发热之条，呕血并入作呕之下。较之《金鉴》，复加外邪、不食、头痛、筋挛、肝火、湿痰、青肿、难溃、不敛、伤风、发痉诸门，虽属兼症，而发明余绪，实可以备参考。至注中议论，不过遍考经史，搜索前人著述，间或事出见闻，心怀臆断之文，敢以存俟高明，定其可否也。

一、自颠顶骨至足跟骨，详加论注，并引手法治验，复增咽喉、肚腹二条，以补身图之不足。

一、凡人跌闪之伤，多在手足四肢。手有肩、肘、腕三出臼之区，又有上下骨折之所；足亦有环跳、膝弯、踝骨三髎，大腿、小胫二折，左右共四折骨、六出髎，与两手同。其接骨入髎，家传秘法，无不各按诸骨图考，采录精详，公诸同业，于医学稍有裨益。

一、所集丸散膏丹方中，皆详载炮制分两，便于依方预为修合，以备急用。至汤饮煎药方中，偶有不载分两者，如古方之分两，难施于今人，因禀质有强弱，病样非一致，又如时方之无分两者，可因人变通，增减为用也。更有古方，药味分两与今不同者，尽皆详考群书，别其宜否而载之。

一、拙纂损伤、啮伤等门，即《金匮要略》云：金刃虫兽所伤，非内外因也。然其条下集附单方，不可执定此伤而用此药，总缘病无别致，方可通用也。

一、所附单方，即古之奇方也，本诸百家子书所录，皆系效验。窃恐用此者，或见笑于大方，以致良璧怀疑，明珠见弃。故特为表出，使穷乡僻壤无医之处，按症选方，甚便甚捷。

一、是书凡属有关跌闪伤损之论无不搜罗，而片言只字似无遗漏，设或专门口授手法，以及村姬野叟单方，若经试验，尽皆叙入。东坡云：若已经效于世间，不必皆从于己出。惟法近怪异，药用胎骨之类，一概屏弃。卷尽十二，科专一门，学者珍之。

洛思山山人晴川胡廷光又题

同邑　陆昆（宗潢）　钟峻（云章）　陈金（赂南）　谷兰（松音）校订

目　录

耀山曰：身骨尺寸之图，其文载于《内经》《灵枢》之篇，此成法长度也。然而身有修短不齐，皆取本人中指中节为一寸之法，是合度耳。更有上身长而下身短，以及首大而足小者，其何以度量哉？惟取上身者，取上之尺寸，取下身者，取下之尺寸，直者取直，横者取横，无不合度矣。至于骨之名目及部位等穴，似有不同之处，今校各书所载，统绘图中，详注骨下，以便阅者参考而归于一也。

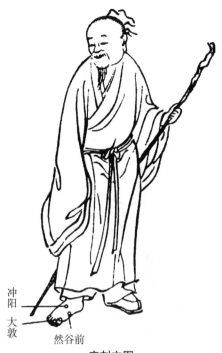

冲阳 大敦

然谷前

应刺穴图

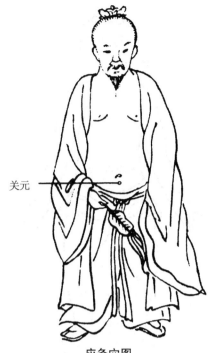

关元

应灸穴图

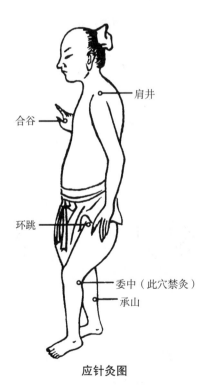

肩井

合谷

环跳

委中（此穴禁灸）

承山

应针灸图

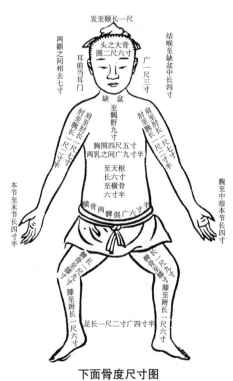

发至颐长一尺

头之大骨
圆二尺六寸

两颧之间相去七寸

耳前当耳门

结喉至缺盆中长四寸

广一尺三寸

缺盆

至髑骬九寸

肩至肘长一尺七寸

肘至腕长一尺二寸半

胸围四尺五寸
两乳之间广九寸半

至天枢
长六寸
至横骨
六寸半

横骨两髀俱广六寸半

本节至末节长四寸半

腕至中指本节长四寸

髀至膝长一尺九寸

膝至跗长一尺六寸

膝至跗长一尺六寸

足长一尺二寸广四寸半

下面骨度尺寸图

《伤科汇纂》

309

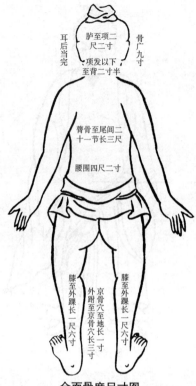

合面骨度尺寸图

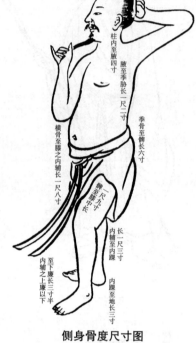

侧身骨度尺寸图

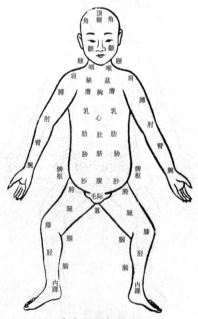

人身下面部位图

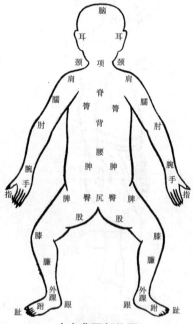

人身背面部位图

正面骨图

顖顶骨　顶骨　凶门骨　凌云骨
山角骨　　　　　　　山角骨
扶桑骨　　　　　　　扶桑骨
睛明骨　　　　　　　睛明骨
玉梁骨　　　　　　　玉梁骨
鼻梁骨
钓　地阁骨　地阁骨　钓
颊骨　喉　颊骨
颊车骨　　　颊车骨
锁子骨　　　　　锁子骨
髆骨　肩髃骨　胸骨　肩髃骨　髆骨
岐骨　藏心骨
凫骨
肘骨　　　　　　　　肘骨
腕骨　　　　　　　　腕骨
五指骨　　脐骨　脐骨　　五指骨
竹节骨　环跳骨　　　环跳骨　竹节骨
大楗骨　　　大髎骨
膝盖骨　　　　　　　膝盖骨
辅骨　骱骨　　　辅骨　骱骨
趾骨　跗骨　跟骨　跟骨　跗骨　趾骨

合面骨图

寿台　后　山　寿台
旋骨
台
肋骨　　　肋骨
腰　骨
胯后　胯后
尾闾
踝骨　　　　　踝骨

正面致命处图

心门颔
偏右　顶凶颔　偏左
额角　　　　　额角
太阳穴　　　　太阳穴
耳窍　　　耳窍
喉
右乳　胸　左乳
膛心
坎肚
小腹
右胁　脐　左胁
肾子　肾囊　男子茎物
处子阴户
妇人产门

背面致命处图

脑后
左耳根　右耳根
脊背
右脊膂
左脊膂　右腰眼
左后胁　左腰眼　右后胁

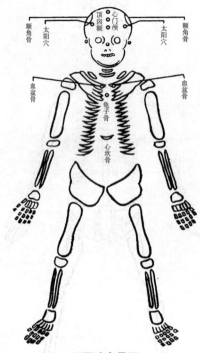

正面致命骨图

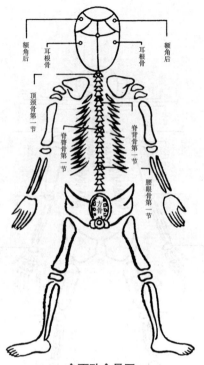

合面致命骨图

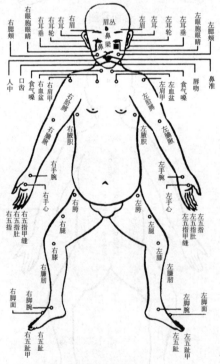

正面不致命处图

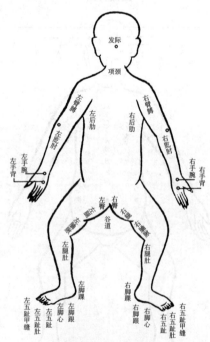

背面不致命处图

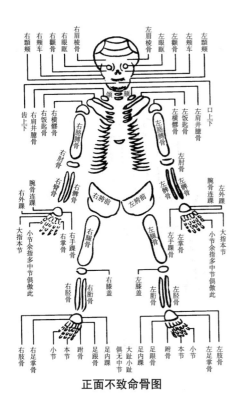

正面不致命骨图

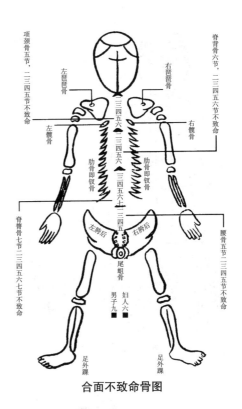

合面不致命骨图

耀山曰：按通木、腰柱、杉篱、竹帘、抱膝各图，乃接骨之器具，辅佐其成功也，非图形象不可。至裹帘、披肩、攀索、迭砖等器具，义已详释于后，故不复图。而上髎之器具，并其用法，皆绘于上髎手法各图之内。智者自能融会贯通，不必斤斤冗述耳。

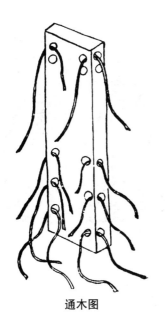

通木图

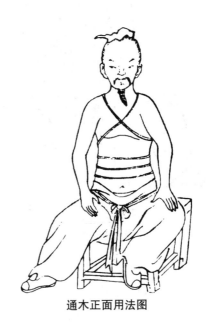

通木正面用法图

经典伤科

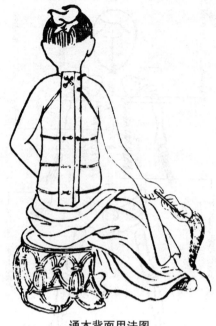

通木背面用法图

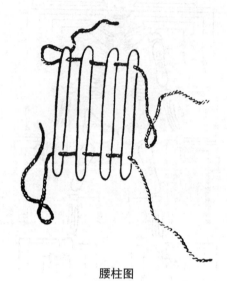

腰柱图

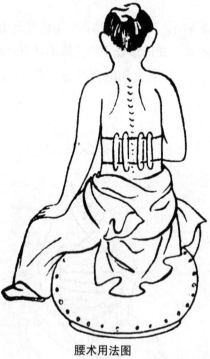

腰术用法图

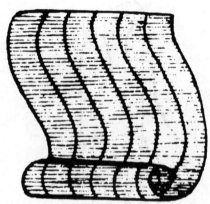

竹帘图

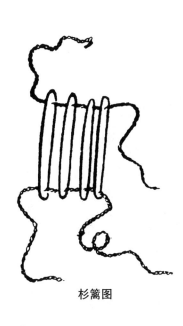

杉篱图

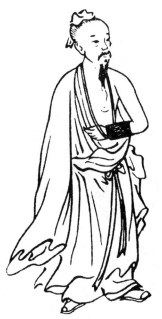

竹帘杉篱用法图

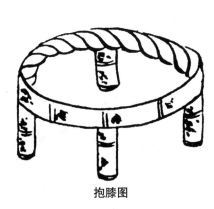

抱膝图

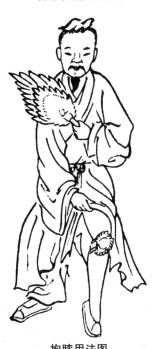

抱膝用法图

　　耀山曰：溯医道之源，古人针灸药饵，使内邪不留，外邪不入。若损伤折跌，依法正之。今接骨之法，既有器具图论矣。惟上髎手法，虽专门名家，间有叙论及此，从未见有绘图以详其义者。余维古人左图右使，并行不悖，大抵论物叙事，无以征信，须赖图以发明，图之重也久矣。爰请名手，绘上髎手法十四图，则兼写其情而慕其神也。学者如留心细玩，自能法外生法矣。

双落难言语，单错口不齐，请人头扶直，莫叫面朝低，
先从大指捺，然后往上挤，须分错与落，托法辨东西。

颈骨缩入里，左右尚可动，发辫先解散，布巾下兜笼，
两肩齐踏实，双手一把总，缓缓提拔出，安舒莫悾偬。

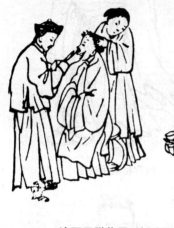

治下巴脱落用手托法图

治颈骨缩进用汗巾提法图

背骨突出外，勾漏失下工，伛偻似虾躬，脊筋定起陇，
从高提两手，底下脚并空，筋骨按平直，还仗绑缚功。

腰骨陷入内，皆因筋绷裂，俯伏板凳上，脊背骨矼凸，
器具安妥当，手法并按捏，腰背俱一般，莫逢致命节。

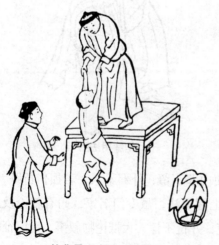

整背骨突出用手提法图

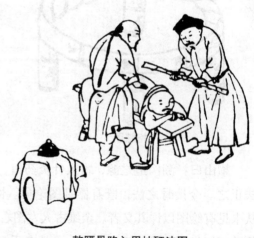

整腰骨陷入用枕矼法图

肩胛骨髎脱，有须不能捋，胸中栏抱住，两边齐拉拔，
入臼骨归原，手动上下活，不用夹与缚，全凭膏药抹。

上肩巧捷法，独自一人捐，手先擒拿住，肩从腋下填，
将身徐立起，入髎已安痊，漫道容易事，秘诀不乱传。

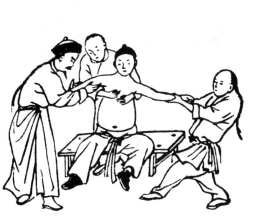

上肩髎用手两边拉法图

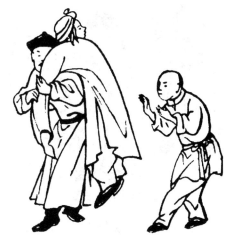

上肩髎用肩头捐法图

肘尖鹅鼻骨，俗名手挂撑，掣肘因是挫，筋纵骨不正，
若逢打与跌，筋骨两倚倾，拉推并翻托，筋舒骨亦平。

肘弯骨搓出，卧病忧采薪，脚从腋下踏，指向臂上亲，
手拉同足牮，骨平筋自申，推摩无痛苦，较比两肘匀。

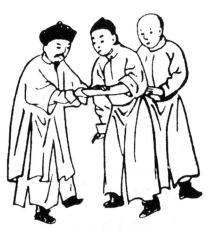

拉肘骨用手翻托法图

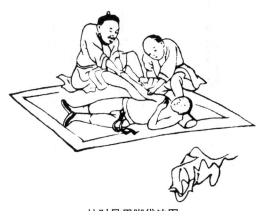

拉肘骨用脚牮法图

腕骨屈而宛，形如龙虎吞，手心贴于前，仰章向上掀，
指背翻于后，手掌往下扪，均须带拔势，妙法出秘门。

人身之大髎，惟有环跳穴，上胯如碗臼，下腿似拇节，
走马因坠堕，行路成跛蹩，抱住毋使动，拽入莫再跌。

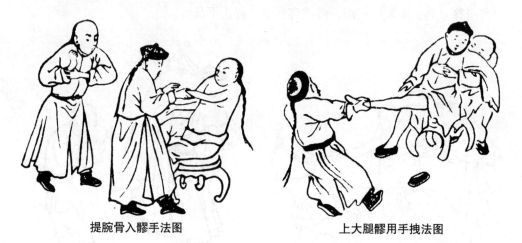

提腕骨入髎手法图　　　　　　　上大腿髎用手拽法图

大腿骨出髎，法莫妙于吊，将脚高悬起，用手漫按调，
骨响髎已入，腿平患即消，贴膏与服药，行动修过趫。

牮法如何牮，两人抵足眠，足踏臀尻上，手捧胫蹅边，
手仗身势捷，足趁腿力便，静听骨内响，其患即安然。

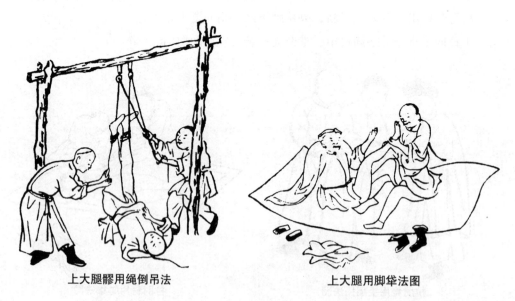

上大腿髎用绳倒吊法　　　　　　上大腿用脚牮法图

膝盖活动骨，昔者孙膑刖，离窝即为患，出臼便成窟，
能左能右偏，或下或上越，推拿归于原，徐徐莫仓卒。

胻下跗之上，俗称脚孤踝，内凸向外拗，外出往里把，
只要莫偏倚，莫使有高下，并用拉拽捏，此法谓之挪。

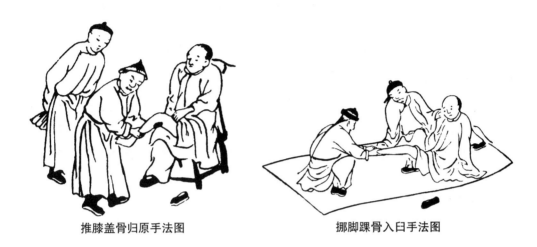

推膝盖骨归原手法图　　　　　　　挪脚踝骨入臼手法图

卷之一

经　义

《灵枢经·邪气脏腑病形》篇曰：有所堕坠，恶血留内，若有所大怒，气上而不下，积于胁下，则伤肝。

《医宗金鉴》注云：人因堕坠，血已留内，若复因大怒伤肝，其气上而不下，则留内之血，两相凝滞，积于胁下，而肝伤矣。

《难经》曰：恚怒气逆，上而不下，则伤肝。

《类纂约》注云：肝藏血，胁为肝经部分，故血多积于两胁。

《医学入门》云：凡损伤，专主血论。肝主血，不问何经所伤，恶血必归于肝，流于胁，郁于腹而作胀痛。实者下之，虚者调之。

《灵枢经·邪气脏腑病形》篇曰：有所击扑，若醉入房，汗出当风，则伤脾。

《医宗金鉴》注云：有所击扑，乃伤其外体也，如醉后入房，或汗出不知避忌当风，则邪客于肌肤，伤其内体也，是皆伤脾之因矣。

《灵枢经·邪气脏腑病形篇》曰：有所用力举重，若入房过度，汗出浴水，则伤肾。

耀山云：举重用力，骨有所损。经曰：肾主骨；又曰：肾之合骨也，故伤肾。如交接无度，必损肾元，故伤损之症，最忌入房。又经曰：持重远行，汗出于肾；又《难经》曰：久坐湿地，强行入水则伤肾。水湿，阴类也，阴伤其阴，肾更惫矣。

脉　要

《素问·脉要精微论》曰：肝脉搏坚而长，色不青，当病坠若搏，因血在胁下，令人喘逆。

《医宗金鉴》注云：肝脉有刚柔而病亦以异也。肝脉搏击于手，而且坚且长，其色又不青，当病或坠或搏，因血积于胁下，令人喘逆不止也。正以厥阴之脉，布胁肋、循喉咙之后；其支别者，复从肝贯膈，上注肺。今血在胁下，则血之积气，上熏于肺，故令人喘逆也。又按经脉别论曰：有所堕恐，喘出于肝。度水跌扑，喘出于肾与骨。当是之时，勇者气行则已，怯者则着而为病。故曰：诊病之道，观人勇怯，骨肉皮肤，能知其情，以为诊法也。

《灵枢·邪气脏腑病形》篇曰：脾脉大甚为击仆。

耀山云：脾主肌肉，凡打击跌仆，肌肉先伤，肌肉伤，则气血凝滞而不通，故脾脉大甚也。

《金匮要略》曰：寸口脉浮微而涩，法当亡血若汗出；设不汗出者，其身有疮，被刀斧所伤，亡血故也。

耀山云：按《金鉴》注曰：夺血者无汗，夺汗者无血，盖二者，皆当脉浮微而涩；今诊之如此，是有枯竭之象，而无汗出之证，非亡血而何，故知有金疮，或击扑而亡血之证也。

崔紫虚《脉诀》曰：诸病失血，脉必见芤；缓小可喜，数大可忧。瘀血内蓄，却宜牢大；沉小涩微，反成其害。

耀山云：芤，慈葱也，下指成窟，有边无中。戴同父云：营行脉中，脉以血为形，芤脉中空，脱血之象也。血既衰脱，脉应和缓细小；如遇数大，身必烦躁，可忧可惊。至于瘀血内积，滞而不通，脉应牢大。牢者坚固也，大者洪大也，脉病相应，法用通瘀导滞，无妨于证；如见沉小涩微，其害立至，沉主里病，有力尚可用攻，微小与病不应，涩主血少，蓄血之证，反现涩脉，必有精伤之故，败血在内作害也。

《脉经》曰：从高颠仆，打扑损伤，内有瘀血，腹胀满，其脉坚强者生，小弱者死。

耀山云：伤虽重，命脉和缓，可保无虞；伤虽轻，命脉虚促，是可虑也。如内伤脏腑，并外伤致命之处，脉见虚促，命即危矣，促者数而一止也。

《史记》云：齐中郎破石病，淳于意诊其脉，告曰，肺伤不治，当后十日溲血死，即后十一日溲血而死。破石之病，得之堕马僵石上。故知破石之病者，切其脉得肺阴气，其来散、数道至而不一也，色又乘之。所以知其堕马者，切之番阴脉，番阴脉入虚里乘肺脉，肺脉散者，固色变也乘之。所以不中期死者，师言曰：病者安谷则过期，不安谷则不及期，其人嗜黍，黍主肺，故过期。所以溲血者，《诊脉法》曰：病喜养阴处者顺死，喜养阳处者逆死，其人喜自静不躁，又久安坐伏几而寝，故血下泄。耀山云：凡颠扑损伤入于肺者，为不治之症也；又脉不重实者，亦属不治之候也。此案载于《医说》，虽无治法医药，但讲论脉理精微，可启后学之悟也，故附于此。

《脉经》曰：金疮出血太多，其脉虚细者生，数实大者死。

耀山云：出血甚者，最忌洪大，只宜平正安静耳。

《脉经》曰：金疮出血，脉沉小者生，浮大者死。

耀山云：脉与病相应与不相应，以浮沉定其吉凶，以小大决其生死也。

《脉经》曰：砍刺出血不止，脉来大者七日死，滑细者生。

耀山云：脉可预知，能勿讲乎，故撮其要者详之。

王叔和《脉诀》曰：金疮血盛虚细活，急疾大数必危身。

张世贤注云：金疮，刀刃所伤之疮也。血盛，血出多也。血既出多，脉应虚细；反得急疾数大，势必风热乘之，其身不危者几希。

针　灸

《素问·缪刺论》曰：人有所堕坠，恶血留内，腹中满胀，不得前后，先饮利药。此上伤厥阴之脉，下伤少阴之络。刺足内踝之下，然谷之前，血脉出血。刺足跗上动脉。不已，刺三毛上各一痏，见血立已，左刺右，右刺左。

《医宗金鉴》注云：此言恶血为病，有缪刺之法也。人因堕坠，致恶血留内，腹中满胀，前后不通，当先用利药。如上伤厥阴肝经之脉，下伤少阴肾经之络，当刺内踝之下，然谷之前，有血脉令出血者，盖以此属少阴之别络，而交通乎厥阴也。兼刺足跗上动脉，即冲阳穴，乃胃经之原也。如病不已，更刺三毛上大敦穴，左右各一痏，见血立已。缪刺，左刺右大敦，右刺左大敦也。但足跗动脉，上关冲脉、少阴、阳明三经，只宜浅刺，不可出血不已也。

《灵枢经·寒热病》篇曰：身有所伤，血出多，及中风寒，若有所堕坠，四肢懈惰不收，名曰体惰，取其小腹脐下三结交。三结交者，阳明、太阴也，脐下三寸关元也。

《医宗金鉴》注云：此言有所伤，血出多者，及中风寒者，破伤风之属也；或因堕坠，不必血出，而四肢懈惰不收者，皆名体惰也。关元，任脉穴名，又足阳明、太阴之脉皆结于此，故为三结交也。

《灵枢经·厥病论》曰：头痛不可取于腧者，有所击堕，恶血在于内，若肉伤痛未已，可侧刺，不可远取之也。

《医宗金鉴》注云：经言恶血在内，头痛不可取其腧者，盖头痛取腧以泄其气，则头痛可愈也；若有所击堕，恶血在内，而取腧以泄其气，则是血病而治其气矣，故勿取其腧焉。若所击扑之䐃肉伤痛不已，虽用刺法，亦只于所伤附近之侧刺之，以出在内之恶血而已；若仍按经远取诸腧以疗头痛，则不可也。

耀山云：此即推类砭去瘀血之意而详言之。

《医宗金鉴》曰：肝脉搏坚而色不变，必有击堕之事，因䐃肉无破，则恶血必留胁下，兼致呕逆，依经针刺然谷、足跗、或三毛等穴出血，或饮利药，使恶血开行，当自愈也。若脉浮微而涩，当知亡血过多，依经于三结交关元穴灸之，或饮大补气血之剂而调之，则病已矣。

耀山云：此针灸服药之总论，即医是症之提纲也。按针灸心法要诀，肩井穴，主治仆伤，肘臂疼痛不举，针五分，灸五壮，孕妇禁针。环跳穴，主治闪挫腰痛，不能回顾，针一寸，留十呼，灸三壮。合谷穴，主治破伤风，针三分，留六呼，灸三壮。又有隔纸灸法，专治跌打损伤疼痛极效，方附于后，系古之熨法也。

肩井穴，足少阳经穴也，在肩大骨前一寸半，以三指按取，当中指陷中者是也。

合骨穴，手阳明经第四穴也，在大指次指歧骨陷中，俗名虎口也。

关元穴，任脉奇经穴也，在脐下三寸是也。

环跳穴，足少阳经穴也，在髀枢之中，侧卧伸下足屈上足取之。

冲阳穴，足阳明胃经穴也，在足面上动脉处，即足跗也。

然谷穴，足少阴肾经涌泉穴上，内踝前起大骨陷中也。

大敦穴，足厥阴肝经第一穴也，在大趾侧，即三毛穴处也。

《针灸大成》云：闪挫腰脊强，腰胁痛，取人中穴，针三分，留六呼，灸三壮；又取委中穴，针五分，留七呼，禁灸。如打扑疼痛者，取承山穴，针七分，灸五壮。

人中穴，一名水沟，在鼻柱下沟中央，近鼻孔陷中，乃督脉手足阳明之会也。

委中穴，一名血郄，足太阳膀胱经穴也，在腘中央约纹动脉陷中，令人面挺伏地卧取之。

承山穴，一名鱼腹，一名肉柱，一名肠山，足太阳经也，在腿肚下分肉间，须用两手高托按壁上，两足跟离地，用足大趾竖起，上看足锐腨肠下分肉间而取之。

雷火针法：治闪挫诸骨间痛，及寒湿气，而畏刺者。用沉香、木香、乳香、茵陈、羌活、干姜、川山甲各三钱，麝少许，蕲艾二两，以绵纸半尺，先铺艾茵于上，次将药末掺、卷极紧，收用。按定痛穴，笔点记，外用纸六七层隔穴，将卷艾药，名雷火针也。取太阳真火，用圆珠火镜，皆可燃红，按穴上良久，取起，剪去灰，再烧再按，九次即愈。

闪跌灸药：专治跌打损伤，兼医疯痛。硫黄二两，银朱、明雄黄、辰砂各三钱，川乌、草乌各一钱五分，生大黄、黄柏各一钱，麝香一分。先将硫黄熔化，入诸药末搅匀，地上预铺大纸一张，将药倾上，再用纸一张盖上，压匾成块，候冷，每纸一寸可裁十块，每用一块点着，放粗厚草纸上，不住手以厚纸移熨，药尽又换药点熨，至热气透入肌骨，则气血立刻流通，其患如失。

歌　诀

病原歌诀

损伤之症无多般，有所堕坠气不安，恶血内留兼大怒，积于胁下则伤肝。
身经击扑痛难支，醉饱行房复犯之，汗出当风漫不避，两般俱是病伤脾。
举重用力骨多倾，交接无度必耗精，入水远行并湿地，肾伤精骨共须惊。

脉证歌诀

肝脉坚长色不青，当知血积不流行，令人喘逆无休止，瘀滞熏蒸入肺经，
寸口脉浮微而涩，血多亡失难收摄，经言夺血应无汗，必是金疮刀斧及。

宜忌歌诀

跌扑损伤脉要坚，却宜洪大数长弦，沉微涩小皆应忌，虚促逢之命不延。
金疮失血见诸芤，沉细虚微病可瘳，若遇浮洪并数大，须防七日内中忧。

针灸歌诀

恶血内留胸腹胀，先针然谷与冲阳，病如不已三毛上，左右大敦缪刺良。
身有所伤血出多，四肢不收日体惰，急于脐下关元穴，艾炷灸之病即瘥。
腰痛要寻环跳中，合谷主治破伤风，臂伤不举肩井穴，针灸原来各有功。
打扑伤损破伤风，先于痛处下针攻，后向承山刺与灸，甄权留下意无穷。
强痛脊背泻人中，挫闪腰酸治亦同，更有委中之一穴，腰间诸症任君攻。
浑身疼痛疾非常，不定穴中细审详，有筋有骨须浅刺，灼艾临时要度量。

卷之二

骨　度

《灵枢经》曰：头之大骨围二尺六寸，发所复者，颅至项一尺二寸，发以下至颐，长一尺。耳后当完骨者，广九寸，耳前当耳门者，广一尺三寸。项发以下至背骨，长二寸半，两颧之间，相去七寸，结喉以下至缺盆中，长四寸。

《金鉴》注云：按头部折法，以前发际至后发际，折为一尺二寸；如发际不明，则取眉心，直上后至大杼骨，折为一尺八寸，此为直寸法。其横寸法，以眼内角至外角，此为一寸。头部横直寸法，并依此。

耀山云：颐即腮也。完骨者，耳后高骨，名寿台骨也。缺盆者，天突穴也。大杼骨未详，或言大椎骨也。

《灵枢经》曰：胸围四尺五寸，缺盆以下，至髑骭之中，长九寸，两乳之间，广九寸半，髑骭中，下至天枢，长八寸，天枢以下至横骨，长六寸半，横骨横长六寸半，两髀之间，广六寸半。

《金鉴》注云：胸腹折法，直寸以中行为之，自缺盆中天突穴起，至歧骨际上中庭穴止，折作八寸四分。自髑骭上歧骨际，下至脐心，折作八寸。脐心下至毛际曲骨穴，折作五寸。横寸以两乳相去，折作八。胸腹横直寸法，并依此。

耀山云：天枢，足阳明经穴名，在脐旁各开二寸。横骨，在毛际下。髀者，当两股之中，横骨两头之处，俗名髀缝也。

《灵枢经》曰：膂骨以下至尾骶，二十一节，长三尺，腰围四尺二寸。

《神应针经》曰：自大椎至尾骶，通折三尺，上七节，各长一寸四分一厘，共九寸八分七厘；中七节，各长一寸六分一厘，共一尺一寸二分七厘；下七节，各长一寸二分六厘，共八寸八分二厘，统共二尺九寸九分六厘，不足四厘者，有零未尽也，直寸依此。横寸，用中指中节同身寸法。

耀山云：膂，脊背也，此骨外小而内巨，人之所以能负任者，以是骨之巨也。尾骶骨，男子者尖，女人者平。

《灵枢经》曰：自柱骨下行腋中不见者，长四寸，腋以下至季胁，长一尺二寸，季胁以下至髀枢，长六寸，髀枢以下至膝中，长一尺九寸，横骨上廉，下至内辅之上廉，长一尺八寸，内辅之上廉以下，至下廉，长三寸半，内辅之下廉以下，至内踝，长一尺三寸，内踝以下至地，长三寸。

耀山云：此侧身之部分也。柱骨者，颈项根骨也。季胁者，小肋也。大腿曰股，股上曰髀，所谓髀枢者，足少阳环跳穴处也。骨际曰廉。膝傍之骨，突出者曰辅骨，内曰内辅，外曰外辅。踝者，胻骨之下，足跗之上，两傍突出之高骨也。

《灵枢经》曰：肩至肘，长一尺七寸，肘至腕，长一尺二寸半，腕至中指本节，长四寸，本节至其末，长四寸半。膝以下，至外踝，长一尺六寸，膝腘以下，至跗属，长一尺六寸，跗属以下至地，长三寸，外踝以下至京骨，长三寸，京骨以下至地，长一寸，足长一尺二寸，广四寸半。

《金鉴》注云：骨度，乃《灵枢经》骨度篇之文也。论骨之长短，皆古数也。然骨之大者则太过，小者则不及。

《保命集》云：北人上长下短，头骨大，腰骨小；南人下长上短，头骨偏，腰骨软，此又言其大概耳。

耀山云：按《物理小识》论骨肉之概曰：铜人骨度，以各人中指一节为寸，两乳间九寸半可验。然曰此众人之骨度，则出格者有矣。《主制群征》曰：首骨自额连于脑，其数八，上额之骨十有二，下则浑身一焉。齿三十有二。脊二十有四。胸之上，有刀骨焉，分为三。肋之骨二十有四，起于脊上。十四环至胸前，直接刀骨，所以护心肺也。下十较短，不合其前，所以宽脾胃之居也。指之骨，大指二，余各三，手与足，各二十有奇。诸骨各有本向，或纵入如钉，或斜迎如锯，或合笋如楔，或环扼如攒，种种不一，总期体之固，动之顺而已。凡各骨之向约有四十，各肉约有十，悉数之，则数万也。以身之高言之，六倍者广，十倍者厚，比于肘四倍，比于足六倍，比于手大指七十二倍，连余四指比之，其倍也二十有四，而舒两肘比之，纵与横适等矣。面之长，连四指，三量之，下颏至鼻孔一，鼻与额各一。额至顶连四指，二量之尽矣。其广也连四指，四量之，鼻左右至眼之角各一，又至两耳亦各一。耳弓至于眉，下于唇，其相去也，适相等。此亦大概而言也。至论骨如钉如锯，如楔如攒，是《灵》《素》所未发，故附之。

骨　脉

《沿身骨脉论》曰：人两手指甲相连者小节，小节之后中节，中节之后本节，本节之后肢骨之前生者掌骨，掌骨上生者掌肉，掌肉后可屈曲者腕，腕左起高骨者手外踝，右起高骨者手内踝，二踝相连生者臂骨，辅臂骨者髀骨，三骨相继者肘骨，前可屈曲者曲肘，曲肘上生者臑骨，臑上生者肩髃，肩髃之前者横髃骨，横髃骨之前者髀骨，髀骨之中陷者缺盆，即血盆骨，缺盆之上者颈，颈之前者嗓喉，嗓喉之上者结喉，结喉之上胲，胲两傍者曲颔，曲颔两傍者颐，颐两傍者颊车，颊车上者耳，耳上者曲鬓，曲鬓上行者顶，顶前者囟门，囟门之下者发际，发际正下者额，额下者眉际，眉际之末者太阳穴，太阳穴前者目，目两傍者两小眦，两小眦上者上睑，下者下睑，正位能瞻视者目瞳子，瞳子近鼻者两大眦，近两大眦者鼻山根，鼻山根上印堂，印堂两傍斜上者脑角，脑角后下者承枕骨，脊骨下横生者髋骨，髋骨两傍者钗骨，钗骨下中者腰门骨，钗骨之下与身骨连生者腿，腿骨下屈曲者曲腘，曲腘上生者膝盖骨，膝盖骨下生者胫骨，胫骨旁生者胻骨，胻骨下外起高大者两足外踝，内起高大者两足内踝，胫骨前垂者两足跗骨，跗骨前者足本节，本节前者小节，小节相连者足指甲，指甲后生者足前跌，跌后凹陷者足心，下生者足掌者，掌骨后生者踵，踵后生者脚跟骨也。

注云：髃，音鱼，与腢同。〈诗传释文〉云：髃谓肩前两间骨。横髃血盆两界间，有饭匙骨。胲，足大指毛肉也，恐是颏字之讹。颊车之下有腮颊，颊车之上有颧骨。眉际即眉棱骨。钗骨即肋骨。腰门骨即腰眼骨。膝盖骨中有顽骨。辅臂者髀骨，胫骨旁生者胻骨亦名髀骨，又横腢骨之前者髀骨，又《检骨格》云：琵琶骨亦名髀骨。所云妇人无者，即辅臂之髀骨、辅胫之髀骨，非横髃前之髀骨、琵琶骨之髀骨也。

耀山云：按沿身骨脉，乃周身之骨部也。脉者血脉，乃气血之道路，故气行脉外，血行脉内，血无气而不行，故气曰卫，气无血而何附，故血曰营，昼夜并外，人之一身，阴阳交递，周而复始，无有间断。伤科最当于气血脉络，潜心体会。夫头为诸阳之会，面为三阳之交。督脉行乎背脊，任脉通乎腹中。手背为阳，手之三阳，从头走至手；手心为阴，手之三阴，从手走至腹。足之内跗为阴，足之三阴，从腹走至足；足之外跗为阳，足之三阳，从足走至头。太阳行身之背，阳明行身之前，手足少阳行乎身首之侧。凡遇击扑，气血壅塞，营卫乃滞；若至破损，气血大泄，营卫俱伤。虽骨无系属，脉有部位，若不按经而施补泻，鲜有不误者也。

经　筋

《灵枢经》曰：足太阳之筋，起于足小指，上结于踝，邪上结于膝，其下循足外侧，结于踵，上循跟，结于腘。其别者，结于踹外，上腘中内廉，与腘中并，上结于臀，上挟脊上项。其支者，别入结于舌本，其直者，结于枕骨，上头下颜，结于鼻。其支者，为目上纲，下结于頄。其支者，从腋后外廉，结于肩髃。其支者，入腋下，上出缺盆，上结于完骨。其支者，出缺盆，邪上出于頄。

足太阳，膀胱经也。踝，足外踝也。踵，脚底板也。腘，音国，膝后弯也。踹，音善，小腿肚也。髃，音虞，肩胛头也。頄，音求，颊间之骨也。完骨者，耳后之高骨也。

《灵枢经》曰：足少阳之筋，起于小指次指，上结外踝，上循胫外廉，结于膝外廉。其支者，别起外辅骨，上走髀，前者结于伏兔之上，后者结于尻。其直者，上乘䏚季胁，上走腋前廉，系于膺乳，结于缺盆。直者，上出腋，贯缺盆，出太阳之前，循耳后，上额角，交巅上，下走颔，上结于頄。支者，结于目眦，为外维。

足少阳，胆经也。小指次指，第四指也。胫，小腿骨也。外辅骨者，附小腿骨之小骨外也。髀者，大腿骨也。伏兔者，髀骨前之起肉也。尻，臀也。䏚，音妙，季胁下之空软处也。膺，胸也。巅，顶心也。眦，眼角也。

《灵枢经》曰：足阳明之筋，起于中三指，结于跗上，邪外上加于辅骨，上结于膝外廉，直上结于髀枢，上循胁属脊。共直者，上循骭，结于膝。其支者，结于外辅骨，合少阳。其直者，上循伏兔，上结于髀，聚于阴器，上腹而布，至缺盆而结，上颈，上挟口合于頄，下结于鼻，上合于太阳。太阳为目上纲，阳明为目下纲。其支者，从颊结于耳前。

足阳明，胃经也。中三指，足之居中第三指也。跗，脚背也。髀枢，即环跳穴处也。

《灵枢经》曰：足太阴之筋，起于大指之端内侧，上结于内踝。其直者，络于膝内辅骨，上循阴股，结于髀，聚于阴器，上腹结于脐，循腹里，结于肋，散于胸中，其内者着于脊。

足太阴，脾经也。端者，指之头也。内踝者，足内踝也。阴股者，大腿之服面也。

《灵枢经》曰：足少阴之筋，起于小指之下，并足太阴之筋，邪走内踝之下，结于踵，与太阳之筋合，而上结于内辅之下，并太阴之筋，而上循阴股，结于阴器，循脊内挟膂，上至项，结于枕骨，与足太阳之筋合。

足少阴，肾经也。脊，背栋骨也。膂，背骨两旁之肉也。

《灵枢经》曰：足厥阴之筋，起于大指之上，上结于内踝之前，上循胫，上结于内辅之下，上循阴股，结于阴器，络诸筋。

足厥阴，肝经也。足三阴并阳明之筋，皆会于阴器，故阴器又名宗筋也。

《灵枢经》曰：手太阳之筋，起于小指之上，结于腕，上循臂内廉，结于肘内锐骨之后，弹之应小指之上，入结于腋下。其支者，后走腋后廉，上绕肩胛，循颈，出走太阳之前，结于耳后完骨。其支者，入耳中。直者，出耳上，下结于颔，上属目外眦。

手太阳，小肠经也。小指之上，小手指之背也。腕者，臂掌骨交接之处也。锐骨者，掌后之高骨也。太阳者，太阳筋也。颔者，下巴壳下，两侧肉之空软处也。

《灵枢经》曰：手少阳之筋，起于小指次指之端，结于腕，上循臂，结于肘，上桡臑外廉，上肩走颈，合手太阳。其支者，当曲颊入系舌本。其支者，上曲牙，循耳前，属目外眦，上乘颔，结于角。

手少阳，三焦经也。肘者，手拄撑也。臑，音濡，肩下肘上之臂膊也。曲颊者，颊之骨也。角者，头角也。

《灵枢经》曰：手阳明之筋，起于大指次指之端，结于腕，上循臂，上结于肘外，上臑结于髃。其支者，绕肩胛，挟脊。直者，从肩髃上颈。其支者，上颊结于頄。直者，上出手太阳之前，上左角，络头下右颔。

手阳明，大肠经也。大指次指，第二指也，又名食指。上左角，下右颔，不言上右下左者，省文也。

《灵枢经》曰：手太阴之筋，起于大指之上，循指上行，结于鱼后，行寸口外侧，上循臂，结肘中，上臑内廉，入腋下，出缺盆，结肩前髃，上结缺盆，下结胸里，散贯贲，合贲，下抵季胁。

手太阴，肺经也。鱼者，掌外侧陇起肉处也，寸口者，动脉处也。贲者，贲门，胃之上口也。季胁者，软肋也。

《灵枢经》曰：手心主之筋，起于中指，与太阴之筋并行，结于肘内廉，上臂阴，结腋下，下散前后挟脉。其支者，入腋散胸中，结于臂。

手心主，即手厥阴，心包络经也。结于臂，臂字恐贲字之讹。

《灵枢经》曰：手少阴之筋，起于小指之内侧，结于锐骨，上结肘内廉，上入腋，交太阴，挟乳里，结于胸中，循臂下系于脐。

手少阴，心经也。锐骨者，掌后之高骨也。循臂之臂恐胁之讹，未知是否。

耀山曰：吾尝考于经曰，十二经之脉，所以决死生，处百病，调虚实，不可不通。至十二经之筋，虽不能察阴阳，理诸病，究于各部关节，有所系属，岂可置而不闻乎。如伤筋者，寒则拘紧，热则纵弛，在手足所过之处，则支转筋而痛，在背则反折，在胸则息贲，在目宽则不开，紧则不合，在口急则牙闭，纵则颊脱，在舌非强则卷，在阴非挺则缩，在肩则不能举，在膝则膝不能屈伸，皆筋之病也。亦不可不明。况跌打损伤，有筋强筋歪、筋断筋走、筋翻挛等症，乃伤科之当务也，故详注而释之。

部　位

《刺灸心法要诀》云：头者，人之首也，凡物独出之首，皆名曰头。脑者，头骨之髓也，俗名脑子。颠者，头顶也，颠顶之骨，俗名天灵盖。囟者，颠前之头骨也，小儿初生，未阖名曰囟门，已阖名曰囟骨，即天灵盖后合之骨。面者，凡前曰面，凡后曰背，居头之前，故曰面也。颜者，眉目间名也。额颅者，额前发际之下，两眉之上，名曰额，一曰颡者，亦额之谓也。头角者，额两旁棱处之骨也。鬓骨者，即两太阳之骨也。目者，司视之窍也。目胞者，一名目窠，一名目裹，即上下两目外卫之胞也。目纲者，即上下目胞之两睑边，又名曰睫，司目之开阖也。目内眦者，乃近鼻之内眼角也，以其大而圆，故又名大眦也。目外眦者，乃近鬓之眼角也，以其小而尖，故称目锐眦也。目珠者，目睛之俗语名也。目系者，目睛入脑之系。目眶骨者，目窠四周之骨也，上曰眉棱骨，下即䪼骨，䪼骨之外即颧骨。䪼，目之下眶骨，颧骨内下连上牙床也。頞者，鼻梁，即山根也。鼻者，司臭之窍也，两孔之界骨，名曰鼻柱，下至鼻之尽处，名曰准头。顽者，䪼内鼻旁间，近生门牙之骨也。颧者，面两旁之高起大骨也。䫏者，俗呼为腮，口旁颊前，肉之空软处也。耳者，司听之窍也。蔽者，耳门也。耳郭者，耳轮也。颊者，耳前颧侧，面两旁之称也。曲颊者，颊之骨也，曲如环形，受颊车骨尾之钩者也。颊车者，下牙床骨也，总载诸齿，能咀食物，故名颊车。人中者，鼻柱之下唇之上，穴名水沟。口者，司言、食之窍也。唇者，口端也。吻者，口之四周也。颐者，口角后，䫏之下也。颏者，口之下唇至末之处，俗名下巴壳也。颔者，颏下结喉上，两侧肉之空软处也。齿者，口断所生之骨也，人名曰牙，有门牙，虎牙，槽牙，上下尽根牙之别。舌者，司味之窍也。舌本者，舌之根也。颃颡者，口内之上二孔，司分气之窍也。悬雍垂者，张口视喉上，似乳头之小舌，俗名磓嘴。会厌者，复喉管之上窍，似皮似膜，发声则开，咽食则闭，故为声音之户也。

以上头面部之名位也。

咽者，饮食之路也，居喉之后。喉者，通声息之路也，居咽之前。喉咙者，喉也，肺之系也。嗌者，咽也，胃之系也。结喉者，喉之管头也，其人瘦者，多外见颈前，肥人则隐于肉内，多不见也。胸者，缺盆下，腹之上，有骨之处也。膺者，胸前两旁高处也，一名曰臆，胸骨肉也，俗名胸膛。䯏骬者，胸之众骨名也。乳者，膺上突起两肉有头，妇人以乳儿者也。鸠尾者，即蔽心骨也，其质系脆骨，在胸骨之下，歧骨之间。歧骨者，凡骨之两叉者，皆名歧骨，手足同。膈者，胸下腹上之界内之膜也，俗名罗膈。腹者，膈之下曰腹，俗名曰肚，脐之下，曰少腹，亦曰小腹。脐者，人之初生，胞蒂之处也。毛际者，小腹下，横骨间，丛毛之际也，下横骨，俗名盖骨。篡者，横骨之下，两股之前，相合共结之凹也，前后两阴之间，名下极穴，又名屏翳穴、会阴穴，即男女阴气之所也。睾丸者，男子前阴两丸也。

以上自咽至阴，胸腹部之名位也。

上横骨，在喉前宛宛中，天突穴之外，小弯横骨旁，接拄骨之骨也。拄骨者，膺上缺盆外，俗名锁子骨也，内接横骨，外接肩解也。肩解者，肩端之骨节解处也。髃骨者，肩端之骨也，即肩胛骨头臼之上棱骨也，其臼接臑骨上端，俗名肩头，其外曲卷翅骨，肩后之棱骨也，其下棱骨在背肉内。肩胛者，即髃骨之末，成片骨也，亦名肩膊，俗名锨板子骨。臑者，肩膊下，内侧对腋处高起软白肉也。臂者，上身两大支之通称也，一名曰肱，俗名胳膊，胳膊中节，上下骨交接处，名曰肘，肘上之骨曰臑骨，肘下之骨曰臂骨，臂骨有正辅二骨，辅骨在上，短细偏外，正骨居下，长大偏内，俱下接腕骨也。腕者，臂掌骨交接处，以其宛屈故名也，当外侧之骨名曰高骨，一名锐骨，亦名踝骨。掌骨者，手之众指之本也，掌之众骨，名曰壅骨，合凑成掌，非块然一骨也。鱼者，在掌外侧之上陇起，其形如鱼，故谓之鱼也。手者，上体所以持物也。手心者，即掌之中也。手背者，手之表也。指者，手指之骨也，第一大指，名巨指，在外二节，本节在掌；第二名食指，又名大指之次指，三节在外，本节在掌；第三中指名将指，三节在外，本节在掌；第四名无名指，又名小指之次指，三节在外，本节在掌；第五指为小指，三节在外，本节在掌，其节节交接处，皆有碎骨，筋膜联络。爪甲者，指之甲也，足趾同。

以上自肩及指，为手部之名位也。

腋者，肩之下，胁之上际，俗名胳肢窝也。胁者，腋下至肋骨尽处之统名也，曰肋者，胁之单条骨之谓也，统胁肋之总，又名曰胠。季胁者，胁之下小肋骨也，俗名软肋。䏚者，胁下无肋骨空软处也。以上为身侧部之名位也。

脑后骨者，俗呼脑勺。枕骨者，脑后骨之下陇起者是也，其骨或棱、或平、或长、或圆不一。完骨者，在枕骨下两旁，耳后之棱骨也。颈项者，颈之茎者，又曰颈者，茎之侧也，项者，茎之后也，俗名脖项。颈骨者，头之茎骨，肩骨上际之骨也，俗名天柱骨。项骨者，头后茎骨之上三节圆骨也。背者，后身大椎以下，腰以上之通称也。膂者，夹脊骨两旁肉也。脊骨者，脊膂骨也，俗名脊梁骨。腰骨者，即脊骨十四椎下，

十五、十六椎间，尻上之骨也，其形中凹上宽下窄，方圆二三寸许，两旁四孔，下接尻骨上际也。胂者，腰下两旁髁骨上之肉也。臀者，胂下尻旁大肉也。尻骨者，腰骨下，十七椎、十八椎、十九椎、二十椎、二十一椎五节之骨也，上四节纹之旁，左右各四孔，骨形内凹如瓦，长四五寸许，上宽下窄，末节更小，如人参芦形，名尾闾，一名骶端，一名橛骨，一名穷骨，在肛门后，其骨上外两旁形如马蹄，附着两踝骨上端，俗名胯骨。肛者，大肠之下口也。

以上脑后至肛门，为背部之名位也。

下横骨、髁骨、楗骨者，下横骨在少腹下，其形如盖，故又名盖骨也。其骨左右二大孔，上两分出，向后之骨，首如张扇，下寸许，附着于尻骨之上，形如马蹄之处，名曰髁骨；下两分出，向前之骨，末如楗柱，在于臀内，名曰楗骨；与尻骨成鼎足之势，为坐之主骨也，妇人俗名交骨。其骨面曰髋，侠髋之臼，名曰机，又名髀枢，外接股之髀骨也，即环跳穴处，此一骨五名也。股者，下身两大支之通称也，俗名大腿、小腿，中节上下交接处名曰膝，膝上之骨曰髀骨，股之大骨也。膝下之骨曰胻骨，胫之大骨也。髀骨者，膝上之大骨也，上端如杵，接于髀枢，下端如槌，接于胻骨也。胻骨者，俗名臁胫骨也，共骨两根，在前者名成骨，又名骭骨，形粗，膝外突出之骨也；在后者名辅骨，形细，膝内侧之小骨。伏兔者，髀骨前，膝之上，起肉似俯兔，故曰伏兔。膝解者，膝之节解也。髌骨者，膝上盖骨也。连骸者，膝外侧二高骨也。腘者，膝后屈处，俗名腿凹也。腨者，下腿肚也，一名腓肠，俗名小腿肚。踝骨者，胻骨之下，足跗之上，两旁突出之高骨，在外为外踝，在内为内踝也。足者，下体所以趋走也，俗名脚。跗者，足背也，一名足跌，俗称脚面，跗骨者，足趾本节之众骨也。足心者，即踵之中也。跟骨，跟，足后跟之骨也。趾者，足之指也，其数五，名为趾者，别于手也，居内之大者，名大趾；第二趾，名大趾之次趾；第三趾，名中趾；第四趾，名小趾之次趾；第五居外之小者，名小趾。足之趾节与手指节同，其大趾之本节后，内侧圆骨形突者，名核骨。三毛者，足大趾爪甲后为三毛，毛后横纹为聚毛。踵者，足下面，着于地之谓也，俗名脚底板。

以上两足部之名位也。

按此部位，乃周身骨节之数，及诸空软之处，便于分注穴道，详释雅俗名目，无所不备，实为初学针灸之阶级也。然论骨节者，其颈项脊背腰尻诸骨之间，疑有未明。而颈与项，虽分别为二，但其骨一也。此颈骨称天柱骨者，即是项骨，又名大椎骨也。脊背者，脊梁也。腰者，身之半也。尻者，脊梁尽处之骨也。此腰骨者，既称在脊骨十四椎下，十五、十六椎间骨也，应与脊骨相同，岂另有一样骨耶。今言其形，中凹上宽下窄，方圆二三寸许，两旁四孔，下接尻骨上际，此一节文未详，抑系验骨条内所称，男女腰间，各有一骨，大如掌，有八孔，在尾蛆骨上之方骨欤。又尻骨者，尾骶骨也，其形上宽下窄，上承腰脊诸骨，当在脊梁骨之尽处也。此言在腰骨下，十七椎、十八椎、十九椎、二十椎、二十一椎五节之骨也，此数句亦难解。又言上四节纹之旁，左右各四孔，此即针灸明堂图内，八髎穴卯穴处也，似与骨上有八孔者不同。又称其形，内凹如瓦，长四五寸许，上宽下窄，末节更小，如人参芦形，名尾闾，一名骶端，一名橛骨，一名穷骨，在肛门后，似此又与方骨相同。种种疑窦，均未明晰。今遵骨图校正，详释于后集背骨腰骨及尾骶骨之下。又此载足之趾节，与手指节数同，然考检骨图注，两手十指左右二十八节，十足趾共二十六节，因两足小趾，与足大趾节数同，故与手指节数不同也。

骨　节

《证治准绳》曰：损伤之大纲也，然用药固不可差，而整顿手法尤不可孟浪。今以人之周身，总三百六十五骨节开列于后：人身总有三百六十五骨节，以一百六十五字都关次之。首自铃骨之上为头，左右前后至辕骨，以四十九字，共关七十二骨。

巅中为都颅骨者一，有势微有髓及有液。次颅为髅骨者一，有势微有髓，髅前为顶威骨者一，微有髓，女人无此骨。髅后为脑骨者一，有势微有髓，脑下为枕骨者一，有势无液。枕就之中，附下为天盖骨者一，下为肺系之本。盖骨之后，为天柱骨者一，下属脊窳，有髓。盖前为言骨者一，言上复合于髅骨，有势无髓。言下为舌本骨者左右共二，有势无髓。髅前为囟骨者一，无势无髓。囟下为伏委骨者一，俚人讹为伏犀骨是也，无势无髓。伏委之下，为俊骨者一，附下即眉宇之分也，无势无髓。眉上左为天贤骨者一，无势无髓。眉上右为天贵骨者一，无势无髓，眉上直目睛也。左睛之上，为智宫骨者一；右睛之上，为命门骨者一，均无势髓。两睛之下中为鼻，鼻之前为梁骨者一，无势无髓。梁之左为颧骨者一，有势无髓。梁之右为糺骨者一，有势无髓。梁之端为嵩柱骨者一，无势无髓。左耳为司正骨者一，无势无髓。右耳为纳邪骨者一，无势无髓。正邪骨之后，为完骨者左右共二，无势无髓。正邪之上，附内为嚏骨者一，无势少液。嚏后之上，为通骨者左右前后共四，有势少液。嚏上为腭骨者一，无势多液。其腭后连属为颔也。左颔为乘骨者一，有势多液。右颔为车骨者一，有势多液。乘车之后为辕骨者左右共二，有势有液。乘车上下，出齿牙三十六事，无势无液，庸下就少则不满其数。

复次铃骨之下为膻中，左右前后至箟，以四十字关九十七骨。

辕骨之下，左右为铃骨者二，多液。铃中为会厌骨者一，无势无髓。铃中之下，为咽骨者左中及右共三，无髓。咽下，为喉骨者左中及右共三，无髓。喉下，为咙骨者环次共十事，无髓。咙下之内，为肺系骨者累累然共十二，无势无髓。肺系之后，为谷骨者一，无髓。谷下，为隔道骨者左右共二，无髓。咙外次下，为顺骨者共八，少液。顺骨之端。为顺隐骨者共八，少液。顺下之左，为洞骨者一，女人无此。顺下之右，为棚骨者一，女人无此。洞棚之下，中央为髑骭骨者一，无髓，俚人呼为鸠尾。

髑骭于直下为天枢骨者一，无髓。铃下之左右，为缺盆骨者二，有势多液。左缺盆前，下为下厌骨者一；右缺盆前，下为分膳骨者一，俱无髓。厌、膳之后，附下为仓骨者一，无髓。仓之下，左右为髎骨者共八，有势无液。髎下之左，为胸骨者一男子此骨大则好勇。髎下之右为荡骨者一，女人此骨大者则丈夫。胸之下为乌骨者一，男子此骨满者发早白。荡之下为臆骨者一。铃中之后，为脊窳骨者共二十二，上接天柱，有髓。脊窳次下，为大动骨者一，上通天柱，共为二十四椎。大动之端，为归下骨者一，道家为之尾闾。归下之后，为纂骨者一，此骨能限精液。归下之前，为莜骨者一。

复次缺盆之下，左右至衬骨，以二十五字关六十骨。此下止分两手臂至十指之端众骨。

支其缺盆之后，为伛甲骨者左右共二，有势多液。伛甲之端，为甲隐骨者左右共二。前支缺盆，为飞动骨者左右共二，此骨薄，病痱缓。次飞动之左，为龙臑骨者一，有势无髓无液。次飞动之右，为虎冲骨者一，有势无髓无液。龙臑之下，为龙本骨者一，有势有髓。虎冲之下，为虎端骨者一，有势有髓。本端之下为腕也。龙本上内，为进贤骨者一。虎端上内，为及爵骨者一。腕前左右，为上力骨者共八，有势多液。次上力为驻骨者左右共十，有势多液。次驻骨为搦骨者左右共十，有势多液。次搦骨为助势骨者左右共十，左助外为爪，右助外为甲。爪甲之下，各有衬骨，左右共十，无势无液。

复次髑骭之下，左右前后至初步，以五十一字关一百三十六骨。此下至两乳，下分左右，自两足心，众骨所会处也。

髑骭之下，为心蔽骨者一，无髓。髑骭于之左名为胁骨者上下共十二，居小肠之分也。左胁之端，各有胁隐骨者分次亦十二，无髓。胁骨之下，为季胁骨者共二，多液。季胁之端，为季隐骨者共二，无髓。髑骭之右，为肋骨者共十二处，大肠之分也。肋骨之下，为胁肋骨者共二，各无隐骨，惟兽有之。右肋之端，为肋隐骨者共十二，无髓。莜骨之前，为大横骨者一，有势少髓。横骨之前，为白环骨者共二，有势有液。白环之前，为内辅骨者，左右共二，有势有液。内辅之后，为骸关骨者左右共二，有势有液。骸关之下，为楗骨者，左右共二，有势有液。楗骨之下，为髀枢骨者左右共二，有势多髓。髀枢下端，为膝盖骨者左右共二，无势多液。膝盖左右，各有夹升骨者共二，有势多液。髀枢之下，为胻骨者左右共二，有势多髓。胻骨之外，为外辅骨者左右共二，有势有液。胻骨之下，为立骨者左右共二，有势有液。立骨左右，各有内外踝骨者共四，有势少液。踝骨之前，各有下力骨者，左右共十，有势多液。踝骨之后，各有京骨者左右共二，有势少液。下力之前，各有释欹骨者共十，有势。释欹之前，各有起仆骨者共十，有势。起仆之前，各有平助骨者左右共十，有势。平助之前，各有衬甲骨者左右共十，无势少液。释欹两旁，各有核骨者左右共二，有势多液。赴仆之下，各有初步骨者左右共二，有势无髓有液，女人则无此骨。

凡此三百六十五骨也。天地相乘，惟人至灵。其女人则无顶、威、左洞、右棚及初步等五骨，只有三百六十骨。又男子女人，一百九十骨，或隐或衬，或无髓势，余二百七十五骨，并有髓液，以藏诸筋，以会诸脉，溪谷相需而成身形，谓之四大，此骨度之常也。

《洗冤录表》验骨条内云：人有三百六十五节，按周天三百六十五度，男子骨白，妇人骨黑。《明冤录》云：妇人出血如潮水，故骨黑。盖妇人按月行经，血系流散，故骨黑耳。若天癸未至，其骨仍白。再人身心头排子骨，两面俱黄黑色，盖心处聚血，故黄黑耳。

髑髅骨，男子自顶及耳，并脑后共八片。蔡州人有九片。脑后横一缝。当正直下至发际，别有一直缝。妇人只六片，脑后横一缝，当正直下无缝。按脑后直下，承枕骨处也，妇人非无承枕骨，乃骨格注妇人承枕骨无左右，故中无直缝耳。髑音独，髅音楼，二字见《博雅》，又见《庄子》，头骨也。

牙齿，有二十四，或二十八，或三十二，或三十六。

胸前骨三条。胸骨三条分左右，即龟子骨也。心骨一片，状如钱大，即心坎骨也。备考云：胸膛内有一护心软骨，损此骨者立毙。

项与脊骨，各十二节。自项至腰共二十四锤骨，上有一大锤骨。人身项骨五节，背骨十九节，合之得二十有四，是项之大锤，即在二十四骨之内。按《类经图翼》：背骨除大椎外，二十一椎，下有尾骶骨，是自项大椎至尾骶，共二十三骨也。此云，自项至腰，共二十四锤，集说恐讹肩井饭匙在内。庸斋附说，屡询检官，皆云连项大锤骨，实得二十四骨。今《续颁骨图注》：项骨五节，背骨十九节，内方骨一节，在尾蛆骨之上，是连项大椎、尾蛆骨，共二十五节。须知尾蛆骨，不在脊背行内。锤，音垂，与椎同。

肩井及左右饭匙骨各一片。按此其中尚有血盆骨，左右各一片，系《金鉴》所称锁子骨处，其外即肩髃骨也。

身左右肋骨，男子各十二条，八条长，四条短。妇人各十四条。按此只据后肋言之，非前肋有此骨数也。

男女腰间，各有一骨，大如掌，有八孔，作四行样。按此四行，似当作两行，即方骨也（骨眼皆方，故名方骨）。

手脚骨各二段。男子左右手腕，及左右臁？月刃骨边，皆有骺骨，妇人无。两足膝头，各有顀骨，隐在其间，如大指大。手掌脚板各五缝，手脚大拇指并脚第五趾各二节，余十四指各三节。按顀骨隐在膝盖中间，图格内不载，检骨格及论沿身骨脉条下，俱未叙入。惟《准绳》三百六十五骨，膝盖骨左右，各有侠升骨者共二。是否此骨，存以俟考。

尾蛆骨，如猪腰子，仰在骨节下。男子者，其缀脊处凹，两边皆有尖瓣如菱角，周布九窍。妇人者，其缀脊处平直，周布六窍。大小便处，各一窍。

耀山云：按《证治准绳》以一百六十五字，关三百六十五骨，此非圣贤莫能洞达其奥，惜乎未有参注。但《洗冤录》表三百六十五骨节总数，又略而未详，其中不无遗漏。而互异之处，抑或气质有厚薄，方隅有各殊耳。并存其说，以备参看，不可执一而论。

骨　格

耀山云：凡人身骨格，自有一定。虽洪都师云：外书骨异说，如晋重耳骈胁，是肋骨不类；文之明脊骨连脑，是背骨不类；张奖誉口齿，于三十六之外，另多四齿，是齿骨不类；胡敏庶兄弟三人，其手十指，各生六节，是指骨不类；张文昌膝骨大于腿，是膝骨不类。他如平人，肋骨仅有十六、十八条，齿骨亦有二十三四个不等。天地化育，固不能无异。而伤科论骨，应遵部颁《续纂骨格》，简而且明，使后学无歧误而有把握也。

仰面

致命　顶心骨。

致命　囟门骨。

致命　两额角（左、右）。

致命　额颅骨。

致命　两太阳穴（左、右）。

不致命　两眉棱骨（左、右）。

不致命　两眼眶骨（左、右）。

不致命　鼻梁骨。

不致命　两颧骨（左、右）。

不致命　两腮颊骨（左、右）。

不致命　口骨（上、下）。

不致命　齿（上、下）。

不致命　额颏骨。

不致命　颊车骨（左、右）。

致命　两耳窍（左、右）。

致命　嗓侯结喉骨（共四层，系脆骨）。

致命　龟子骨（即胸前三骨，系排连，有左右）。

致命　心坎骨。

不致命　两肩井臆骨（左、右）。

致命　两血盆骨（左、右）。

不致命 两横髃骨（左、右）。

不致命 两饭匙骨（左、右）。

不致命 两胳膊骨（左、右）。

不致命 两肘骨（左、右）。

不致命 两臂骨（左、右）。

不致命 两髀骨（左、右，妇人无）。

不致命 两手踝（左、右）。

不致命 两手外踝（左、右）。

不致命 两腕骨（左、右）。

不致命 两手掌骨十块（左、右）。

不致命 两手十指骨，二十八节（左、右）。

不致命 胯骨前（左、右）。

不致命 两腿骨（左、右）。

不致命 两膝盖骨（左、右）。

不致命 两胫骨（左、右）。

不致命 两胻骨（左、右妇人无）。

不致命 两足踝（左、右）。

不致命 两足外踝（左、右）。

不致命 两歧骨（左、右）。

不致命 两足掌骨、跗骨二块（左、右）。

不致命 两脚根骨，共八块（左、右）。

不致命 十趾，共二十六节。

合面

致命 脑后骨。

致命 乘枕骨（左、右。妇人无左右）。

致命 两耳根骨（左、右）。

致命 项颈骨第一节。

不致命 二节。

不致命 三节。

不致命 四节。

不致命 五节。

不致命 琵琶骨，亦名髀骨。

致命 脊背骨第一节。

不致命 二节，两旁横出者，髋骨。

不致命　三节。

不致命　四节。

不致命　五节。

不致命　六节。

致命　脊膂骨第一节。

不致命　二节。

不致命　三节。

不致命　四节。

不致命　五节。

不致命　六节。

不致命　七节。

不致命　两肋骨，共二十四条（即钗骨，妇人多四条）。

致命　腰眼骨第一节。

不致命　二节。

不致命　三节。

不致命　四节。

不致命　五节。

致命　方骨。

不致命　胯骨后（左、右）。

不致命　尾蛆骨（男子九窍，妇人六窍）。

以上仰面合面，周身骨节，男子妇女各别者，共四处，俱注骨格本条下。再妇女产门之上，多羞秘骨一块，伤者致命。

注云：按男妇周身骨节不同者，骨格所注有两髀骨、两胻骨，男子有，妇人无。乘枕骨，妇人无左右。又有两肋骨，妇人多四条。尾蛆骨，男子九窍，妇人六窍。又验骨条内云：自顶及耳并脑后，男子骨八片，妇人六片。《金鉴》云：颠顶骨，男子三叉缝，女子十字缝。据此男妇不同，应有七处，并羞秘骨，为八处也。

耀山云：两肩井臆骨，查验骨条内，分为两肩井，两臆骨。又注云：两肩、两胯、两腕、皆有盖骨，寻常不系在骨之数，经打损伤，方入众骨系数之内。又验骨条云：膝盖骨中间，有腌骨一块，如大指大。另有架骨一块，横环小腹之下，与后尾蛆骨相连。架骨图内不载，即验骨检骨及论沿身骨脉各条亦未叙入。其血盆骨一处，又载在验尸图内，因血盆部位在尸伤系不致命，在检骨则致命，一处部位而有致命不致命之分。然血盆骨本系要害处所，如仅止皮破血出，自不致命，一经伤损，即时毕命，是以有致命不致命之分，正为辨论所宜及。又眦、鼻、山根、印堂，诸书皆言不致命；惟《论沿身骨脉》小注云：致命要处，若伤立致毕命。眦者，眼角也。

验伤条云：有致命之处、致命之伤。顶心、囟门、耳根、咽喉、心坎、腰眼、小腹、肾囊；此速死之处。脑后、额颅、胸膛、脊背、胁肋，此必死之处。伤如青黑、皮破肉绽、骨裂、脑出、血流，此致命之伤。致命之伤，当速死之处，不得过三日；当必死之处，不得过十日。凡眉丛、食气嗓、前后肋、茎物、发际、谷道等处，图格虽称不致命，然伤重即死。肩胛、腋肕、内通筋骨，伤重则死。胳膊、曲脓、手腕、臂膊、肐肘、手背、手心、十指、十指甲、十指甲缝、腿膝、臁肕、脚腕、脚面、十趾、十趾甲、曲脓、腿肚、脚根、脚心、十趾肚、十趾甲缝，以虽不致命，若骨损折，及甲缝签刺，将养不效，皆不免于死。

耀山云：遍身致命穴挎法，用中指与拇指挎之。自左右太阳自成一挎，以此为长短之则。百会穴一穴挎，至脑后燕窝一穴挎。自百会至耳后高骨各一穴挎，百会至山根一穴挎，山根至咽喉一穴挎。咽喉至膻中一穴挎，膻中至左右胁肋各一穴挎，胁肋至脐亦各一穴挎。脐至左右肚角各一穴挎，肚角至阴子亦各一穴挎。阴子至尾闾骨一穴挎。除脊背、脊膂、腰眼、后肋之外，相去皆一穴挎。伤重者皆致不救，轻者可治。其余各处，虽不致命，伤重皆可致死。又云：凡男女老幼，筋骨有强弱之分，气血有盛衰之别。如《千金》论曰：婴儿初出娘胎，肌肤未成，筋骨缓弱；生后两月，瞳子始成，能笑识人；百五十日，任脉成，能反复；百八十日，尻骨成，能独坐；二百一十日，掌骨成，能匍匐；三百日，髌骨成，能独立；周岁，膝骨成，能行。又曰枕骨成，始能言。若骨未成而俱能者，虽无伤损，皆主不寿。《说文》曰：男八月生齿，八岁而龀；女七月生齿，七岁而龀。龀，毁齿也。《素问》曰：女子七岁肾气盛，齿更发长；二七而天癸至，任脉通，太冲脉盛，月事以时下，故有子；三七肾气平均，故真牙生而长极；四七筋骨坚，发长极，身体盛壮；五七阳明脉衰，面始焦，发始堕；六七三阳脉衰于上，面皆焦，发始白；七七任脉虚，太冲脉衰少，天癸竭，地道不通，故形坏而无子也。丈夫八岁肾气实，发长齿更；二八肾气盛，天癸至，精气溢泻，阴阳和故能有子；三八肾气平均，筋骨劲强，故真牙生而长极；四八筋骨隆盛，肌肉满壮；五八肾气衰，筋不能动，天癸竭，精少，肾脏衰，形体皆极；八八则齿发去。筋骨懈惰，身体重，行步不正。斯时凡有伤损，虽不在致命之处，皆属难治。

卷之三

手法总论

《医宗金鉴》总论曰：夫手法者，谓以两手安置所伤之筋骨，使仍复于旧也。但伤有轻重，而手法各有所宜。其痊可之迟速，及遗留残疾与否，皆关乎手法之所施得宜。或失其宜，或未尽其法也。盖一身之骨体既非一致，而十二经筋之罗列序属又各不同，故必素知其体相，识其部位，一旦临证，机触于外，巧生于内，手随心转，法从手出，或拽之离而复合，或推之就而复位，或正其斜，或完其阙，则骨之截断、碎断、斜断，筋之弛纵卷挛，翻转离合，虽在肉里，以手扪之，自悉其情，法之所施，使患者不知其苦，方称为手法也。况所伤之处，多有关于性命者，如七窍上通脑髓，翮近心君，四末受伤，痛苦入心者，即或其人元气素壮，败血易于流散，可以克期而愈，手法亦不可乱施。若元气素弱，一旦被伤，势已难支，设手法再误，则万难挽回矣，此所以尤当审慎者也。盖正骨者，须心明手巧，既知其病情，复善用夫手法，然后治自多效。诚以手本血肉之体，其宛转运用之妙，可以一已之卷舒，高下疾徐，轻重开合，能达病者之血气凝滞，皮肉肿痛，筋骨挛折，与情志之苦欲也。较之以器具从事于拘制者，相去甚远矣。是则手法者，诚正骨之首务哉。

摸法

《医宗金鉴》曰：摸者，用手细细摸其所伤之处，或骨断骨碎，骨歪骨整，骨软骨硬，筋强筋柔，筋歪筋整，筋断筋走，筋粗筋翻，筋寒筋热，以及表里虚实，并所患之新旧也。先摸其或为跌扑，或为错闪，或为打撞，然后依法治之。

接法

《医宗金鉴》曰：接者，谓使已断之骨，合拢一处，复归于旧也。凡骨之跌伤错落，或断而两分，或折而陷下，或碎而散乱，或歧而傍突，相其形势，徐徐接之，使断者复续，陷者复起，碎者复完，突者复平。或用手法，或用器具，或手法器具分先后而兼用之，是在医者之通达也。

端法

《医宗金鉴》曰：端者，或两手一手，擒定应端之处，酌其轻重，或从下往上端，或从外向上托，或直端斜端也。盖骨离其位，必以手法端之，则不待旷日持久，而骨缝即合，仍须不偏不倚，庶愈后无长短不齐之患。

提法

《医宗金鉴》曰：提者，谓陷下之骨，提出如旧也。其法非一，有用两手提者，有用绳帛系高处提者，有提后用器具辅之不致仍陷者，必量所伤之轻重浅深，然后施治。倘重者轻提，则病莫能愈；轻者重提，则旧患虽去，而又增新患矣。

按摩法

《医宗金鉴》曰：按者，谓以手往下抑之也。摩者，谓徐徐揉摩之也。此法盖为皮肤筋肉受伤，但肿硬麻木，而骨未断折者设也。或因跌扑闪失，以致骨缝开错，气血郁滞，为肿为痛，宜用按摩法，按其经络，以通郁闭之气，摩其壅聚，以散瘀结之肿，其患可愈。

推拿法

《医宗金鉴》曰：推者，谓以手推之，使还旧处也。拿者，谓两手一手，捏定患处，酌其宜轻宜重，缓缓焉以复其位也。若肿痛已除，伤痕已愈，其中或有筋急而转摇不甚便利，或有筋纵而运用不甚自如，又或有骨节间微有错落不合缝者，是伤虽平，而气血之流行未畅，不宜按整端提等法，惟宜推拿以通经络气血也。盖人身之经穴，有大经细络之分，一推一拿，视其虚实，酌而用之，则有宣通补泻之法，所以患者无不愈也。

注云：以上诸条乃八法之大略如此。至于临症之权衡，一时之巧妙，神而明之，存乎其人矣。

耀山云：八法之外，又有推骨入髎秘法，或用肩头掮，或用足跟牮。掮者，如挑负然，将患人掮起，骨入髎矣，较之用手拉手拽，更觉有力多矣。牮者，或坐其上，或卧于地，两手将患人擒住，随用足跟牮去，比之用手推托，便捷甚矣。此秘法也，故附八法之后，以补手法之未备也。

器具总论

《医宗金鉴》总论曰：跌扑损伤，虽用手法调治，恐未尽得其宜，以致有治如未治之苦，则未可云医理之周详也。爰因身体上下正侧之象，制器以正之，用辅手法之不逮，以冀分者复合，欹者复正，高者就其下，陷者升其位，则危症可转于安，重伤可就于轻，再施以药饵之功，更示以调养之善，则正骨之道全矣。

裹帘

《医宗金鉴》曰：裹帘以白布为之，因患处不宜他器，只宜布缠，始为得法，故名裹帘，其长短阔狭，量病势用之。

振梃

《医宗金鉴》曰：振梃，即木棒也，长尺半，圆如钱大，或面杖亦可。盖受伤之处气血凝结，疼痛肿硬，用此梃微微振击其上下四傍，使血气流通，得以四散，则疼痛渐减，肿硬渐消也。

释义云：凡头被伤而骨未碎，筋未断，虽瘀聚肿痛者，皆为可治。先以手法端提颈项筋骨，再用布缠头二三层令紧，再以振梃轻轻拍击足心，令五脏之气，上下宣通，瘀血开散，则不奔心，亦不呕呃，而心神安矣。若已缠头，拍击足心，竟不觉疼，昏不知人，痰响如拽锯，身体僵硬，口溢涎沫，乃气血垂绝也，不治。

披肩

《医宗金鉴》曰：披肩者，用熟牛皮一块，长五寸，宽三寸，两头各开二孔，夹于伤处，以棉绳穿之，紧紧缚定，较之木板，稍觉柔活。

释义云：凡两肩扑坠闪伤，其骨或断碎，或傍突，或斜努，或骨缝开错筋翻，法当令病人仰卧凳上，安合骨缝，揉按筋结，先以棉花贴身垫好，复以披肩夹住，肩之前后缚紧，再用白布在外缠裹毕，更用扶手板，长二尺余，宽三四寸，两头穿绳，悬空挂起，令病者俯伏于上，不使其肩骨下垂，过七日后开视之，如俱痊可，撤板不用，如尚未愈，则仍用之。若不依此治法，后必遗残患芦节。

耀山云：用水竹半边，长短阔狭，以患处为则，削去棱角，嵌入肩内，其肩下腋肢，再用棉团一个，实其腋内，外以布带缚定系住，此治肩骨断碎之具，虽比板物较硬，然用之得法，缚之妥贴，则无动移之患矣。

攀索

《医宗金鉴》曰：攀索者，用绳挂于高处，以病人两手攀之也。

迭砖

《医宗金鉴》曰：迭砖者，以砖六块，分左右各迭置三块，令病人两足踏于其上也。

释义云：凡胸腹腋胁，跌打蹦撞垫努，以致胸陷而不直者，先令病人以两手攀绳，足踏砖上，将后腰拿住，各抽去砖一块，令病人直身挺胸，少顷，又各抽去砖一块，仍令直身挺胸，如此者三，其足着地，使气舒瘀散，则陷者能起，曲者可直也。再将其胸以竹帘围裹，用宽带八条紧紧缚之，勿令窒碍。但宜仰卧，不可俯卧侧卧，腰下以枕垫之，勿令左右移动。

通木

《医宗金鉴》曰：用杉木宽三寸，厚二寸，其长自腰起，上过肩一寸许，外面平正，向脊背之内面刻凹形，务与脊骨脊肉吻合，约以五分度之。第一分，斜钻二孔，在于左右两侧，外面越第二分，至三分、四分、五分，俱自左右侧面，各斜钻一孔。用宽带一条，自第一分上左孔穿入，上越右肩，下胸前斜向左腋下，绕背后，穿于第一分右次孔内。再用一带自第一分上右孔穿入，上越左肩，下胸前斜向右腋下，绕背后穿入第一分左次孔内。两带头俱折转，紧扎木上。第三分、四分亦以带穿之，自软肋横绕腹前，复向后穿入原孔内，紧扎木上。第五分，以带穿入孔内，平绕腹前，复向后紧扎木上，切勿游移活动，始与患处有益。凡用此木，先以棉絮软帛贴身垫之，免致疼痛。

释义云：凡脊背跌打损伤，脊骨开裂高起者，其人必伛偻难仰。法当令病者俯卧，再着一人以两足踏其两肩。医者相其开裂高起之处，宜轻宜重，或端或拿，或按或揉，令其缝合，然后用木依前法逼之。

腰柱

《医宗金鉴》曰：腰柱者，以杉木四根，制如扁担形，宽一寸，厚五分，长短以患处为度，俱自侧面钻孔，以绳联贯之。

释义云：凡腰间闪挫岔气者，以常法治之。若腰节骨被伤错笋，脊肉破裂，筋斜伛偻者，用醋调定痛散，敷于腰柱上，视患处将柱排列于脊骨两傍，务令端正，再用蕲艾做薄褥，复于柱上，以御风寒，用宽长布带，绕向腹前，紧紧扎裹，内服药饵，调治自愈。

耀山曰：医者，意也。尝考古人创论立方，虽有根据，以己意参之，总不出情理之中。至接骨一道，用手法外，复用器具，盖有意会之处。阅《明史》内载，有谏臣某，因事迕奏忤上，致延讯时，上令武士，用金瓜锤责其遍体，甚至肋骨击断其二；复令下狱，身加桎梏脚镣，手铐刑具，严行监固。桎梏者，较人之长短，以木为之，上锁于颈，下链于踝，中系于手而及于腰，使囚不能弯曲转侧活动。后上悟，怜其苦谏释之，肋骨俱已接续，未始非桎梏铐镣之益也。桎梏与通木相似，镣铐与扎缚相同，击断者复接续，是以不医医之。今之用器具，殆即此遗意欤。

竹帘

《医宗金鉴》曰：竹帘者，即夏月凉帘也，量患处之大小长短裁取之。

释义云：凡肢体有断处，先用手法安置讫，然后用布缠之，复以竹帘围于布外，紧扎之，使骨缝无参差走作之患，盖通用之物也。

杉篱

《医宗金鉴》曰：杉篱者，复逼之器也。量患处之长短阔狭，直曲凸凹之形，以杉木为之，酌其根数，记清次序，不得紊乱。然后于每根两头，各钻一孔，以绳联贯之，有似乎篱，故名焉。但排列稀疏，不似竹帘之密耳。

释义云：凡用以围裹于竹帘之外，将所穿之绳结住，再于篱上加绳以缠之，取其坚劲挺直，使骨缝无离绽脱走之患也。盖骨节转动之处与骨筋甚长之所，易于摇动，若仅用竹帘，恐挺劲之力不足，故必加此以环抱之，则骨缝吻合坚牢矣。

陈远公曰：有跌打骨折，必用杉木或杉板，将折骨凑合端正，以绳缚定，勿偏斜曲，再以布扎，不可因疼痛心软，少致轻松，反为害事。后用内服药，如皮破血出，须用外治药，但骨折而外边之皮不破，即不用外治之药，然内外夹攻，未尝不更佳耳。内治法宜活血去瘀为先，血不活则瘀不去，瘀不去则骨不能接也。内治用接骨神丹煎服，外治贴全体神膏，再加末药胜金丹，掺伤处为妙。每膏一张用末药三钱，掺膏上贴之，凡接骨不须二个，至重则用二个。此绝奇绝异之方，倘未损伤，只贴膏药，不必用胜金丹掺药。内外治法三方，有不可形容之妙，医者患者得以旦夕奏功，故特为表出，方出冰鉴。

谷兰云：损伤固痛，因痛而以板木缚之则愈痛，愈痛而手软、心软，转致轻松，是痛其痛，反增其痛，迨至不可医药，悔何及哉！学者务熟习手法，临症时得自然之妙，自无手软、心软之弊矣。

耀山云：凡臂骨及小儿颈骨、腿骨、大手膊骨，截断折断、碎断、斜断者，不必用大杉篱，仅用杉木皮尽可。将杉木皮削去粗皮，或三片或二片，如指面大，长短以患处为则。况杉木皮似竹样阁漏式，合于骨处极为妥帖。又杉木皮挖空，用纸粘裹，可缚手肘手腕，使其能转能伸，能屈能曲，此夹扎中之活法也。又有竹篾大片，再以纸包，或用三片、四片，看患处之宽狭长短，定为法则。又有松木薄板，象今做糕匣者，用纸包裹，安于骨断之处，以棉带紧扎甚妙。此皆常用验过之器具也。

抱膝

《医宗金鉴》曰：抱膝者，有四足之竹圈也。以竹片作圈，较膝盖稍大些须，再用竹片四根，以麻紧缚圈上，作四足之形，将白布条通缠于竹圈及四足之上，用于膝盖，虽拘制而不致痛苦矣。

释义云：膝盖骨复于楗腑二骨之端，本活动物也。若有所伤，非骨体破碎，即离位而突出于左右。虽用手法推入原位，但步履行止，必牵动于彼，故用抱膝以固之，庶免复离原位，而遗跛足之患也。其法将抱膝四足插于膝盖两傍，以竹圈辖住膝盖，令其稳妥，不得移动，再用白布宽带，紧紧缚之。

耀山云：膝盖骨脆碎或跌碎者，常用纸竹毛篾缠绕一笲，与膝盖大小相等，再加四绳缚于笲上，贴膏药后，即将篾笲安上，四绳分前后缚之，较之竹圈，稍觉柔软矣。

又云：以上器具，皆伤科必用之物，又增补试验各具，然未备也。有肩胛出臼，用布带缠于手上，系于柱间，在带上搒者；有腿骨出髎，用阔带缚定腿足，将人抱住，以大榔头吓者；有用硬挺者；有用软骗者，种种器具，总不出缚缠夹扎挺托之法，复其原位，使勿游移活动为得耳，要在人之活法变动也。

《选粹》云：凡损伤平处，骨断骨碎，皮不破者，用接骨定痛等膏敷贴。若伤在手足曲直伸缩之处，要用包裹，可令时时转动。指骨碎者，只用麻片夹缚。腿上用麻绳扎缚。冬月热缚，夏月凉缚，余月温缚。又云：骨断皮破者，不可用酒煎药。或损在内而皮破者，可加童便于破血药内和服。若骨断皮不破者，可全用酒煎药。若只伤而骨不折肉不破者，用消肿膏或定痛膏。又云：皮里有碎骨，只用定痛膏敷贴夹缚，如十分伤重，自然烂开其肉，碎骨自出，然后用补肌散，外以补肉膏敷贴。又云：夹缚处，须药水以时泡洗，春秋三日，夏二日，冬四日，洗去旧药，须仔细勿惊动伤处，洗讫，仍用前药前膏敷缚。凡换药不可生换，须用手巾打湿揾润，逐片取脱，随手荡洗换上，又不可停留一时刻，药膏必须预为摊就，随手换上，此乃敷药之诀，如换膏药亦然。

歌　诀

接骨歌诀

接骨由来法不同，编歌依次说全功，若能洞达其中意，妙法都归掌握中。
骨折大凡手足多，或短或长或脱窠，或凹或凸或歪侧，务将手足慎抚摩。
长者脱下短缩上，突凹歪斜宜度量。身上骨若断而分，须用三指摩的当。
内如脉动一般呵，骨折断碎无别何。整骨先服保命丹，酒下骨软方动他。
手足断须扯捻好，足断而长添一劳。先须脚底牢牮实，断伤骨下微磻高。
足跟之下更高磻，病痊无患自证验。如不牮实骨尚长，以后愈长愈可厌。
此为缩法之手功，手长难疗成废躬。歪从患骨下托起，扯直无歪归于同。
合莫不突还原样，凹者捻妥无别尚。试手必以两手齐，试足须将脚并放。
复曰膏药自急需，光细布摊称体肤。长短阔狭随患处，膏宜摊厚掺多铺。
将膏紧裹包贴定，夹非杉皮力不胜。浸软渐刮去粗皮，板长患处短方称。
还当排得紧重重，夹上布缠缠莫松。缠布阔宜二寸许，从上至下尽力封。
布上再扎三条带，中间上下护要害，先缚中间后两头，宽紧得宜始安泰。
如缚手足斜折断，中间紧而两头宽。骨断若如截竹样，中宽聚气紧两端。
气血断处来聚着，手用带儿复掌络。脚要米袋两边挨，挨定不动胜妙药。
对症汤丸日日施，药洗换膏三日期。三七之时骨接牢，房事油腥犯不宜。
紫金丹作收功例，骨仍坚固无流弊。我今编此手法歌，传与后人须仔细。

上髎歌诀

上髎不与接骨同，全凭手法及身功。宜轻宜重为高手，兼吓兼骗是上工。
法使骤然人不觉，患如知也骨已拢。兹将手法为歌诀，一法能通万法通。

托下巴歌诀

头骨圆圆曰髑髅，下把骨脱两般求。单边为错双边落，上似弯环下似钩。
两指口中齐重捺，各腮颊外共轻揉。下巴往里徐徐托，托上还须用带兜。

提颈骨歌诀

人登高处忽逢惊，首必先坠颈骨顷。面仰难垂惟伸续，头低不起则端擎。
腔中插入须提拔，骨上歪斜要整平。再看有无他磕碰，临时斟酌度其情。

整背腰骨歌诀

脊背腰梁节节生，原无脱髎亦无倾。腰因挫闪身难动，背或伛偻骨不平。
大抵脊筋离出位，至于骨缝裂开崩。将筋按捺归原处，筋若宽舒病体轻。

上肩髎歌诀

损伤肩膊手筋攀，骨髎犹如杵臼然。若是肘尖弯在后，定当臑骨耸于前。
常医或使两人拉，捷法只须独自搧。倘遇妇人难动手，骗中带吓秘家传。

托肘尖歌诀

臂膊之中曰肘尖，凸凹上下骨镶粘。直而不曲筋之病，屈若难伸骨有嫌。
骨裂缝开翻托好，筋横纵急搦安恬。仍当养息悬于项，屈曲时时疾不添。

挪手腕歌诀

腕似农车水骨联，仰翻俯复曲如旆，行车竭蹶应防复，走马驰驱或致颠。
手必先迎筋反错，掌如后贴骨开偏。轻轻搦骨归原处，骨若还原筋已痊。

上大腿髎歌诀

环跳穴居跨骨前，中分杵臼似机旋。
筋翻肿结脚跟趄，骨错斜行腿足蹁。
宜用手掎并脚牮，或施布缚及绳悬。

推膝盖骨歌诀

膝骨形圆盖膝间，原系活动各筋扳。盖移腿上腰胯痛，骨走臁中步履艰。
若出外边筋肿大，如离内侧腘难弯。推筋捺骨归原位，抱膝相安何足患。

拽脚踝拐歌诀

足趾足跟踝相并，伤筋动骨致难行。脚尖向后应知挫，踝骨偏斜定是拧。

骨突骨坳宜摸悉，筋翻筋结要分清。筋须揉拨又须拽，筋若调匀骨亦平。

耀山云：骨髎者，两骨相交活动之处也。如杵之臼，如户之枢，又如桔槔之有机。以筋联络之，故能转运而不碍。若脱髎者，筋必受伤，是以上髎必先理其筋也。前接骨歌，系陈氏秘传，法赅而备，惟原稿韵脚未妥，稍为润色之，脱稿之后，复撰上髎歌诀十首，未敢言工，聊便诵记而已。按骨髎之髎字，音料，乃尻骨上有八孔，谓之八髎。《叶氏医案》云：接骨上骱，骱音戛，小骨也，或有用作窍，用作宨，均未切当。薛氏《正体类要》有骨髎接而复脱之句，今仍借用之。

卷之四

方法总论（部分摘录）

《医宗金鉴》总论曰：今之正骨科，即古跌打损伤之证也。专从血论，须先辨或有瘀血停积，或为亡血过多，然后施以内治之法，庶不有误也。夫皮不破而肉损者，多有瘀血，破肉伤腘，每致亡血过多，二者治法不同，有瘀血宜攻利之，亡血者宜补而行之；但出血不多，亦无瘀血者，以外治之法治之。更察其所伤，上下轻重浅深之异，经络血气多少之殊，必先逐去瘀血，和荣止痛，然后调养血气，自无不效。若夫损伤杂症，论中不及备载者，俱分门析类，详列于后，学者宜尽心焉。

《选粹》云：大法固以血之或瘀或失，分虚实而为补泻，亦当看伤之轻重。轻者顿挫，气血凝滞作痛，此当导气行血而已；若重者伤筋折骨，如欲接续，非数月不瘳；若气血内停，阻塞真气不得行者必死，急泻其血，通其气，庶可施治。又云：出血太多，头目昏眩，先用川当归、大川芎，水煎服，次加白芍药、熟地黄、续断、防风、荆芥、羌独活、南星，煎加童便，不可用酒。如血出少，内有瘀血，以生料四物汤一半，加独圣散水煎服。皮肉未破者，煎成加酒服。

内 证

《医宗金鉴》曰：凡跌打损伤附堕之证，恶血留内，则不分何经，皆以肝为主。盖肝主血也，故败血凝滞，从其所属，必归于肝。其痛多在胁肋小腹者，皆肝经之道路也。若壅肿痛甚，或发热自汗，皆宜斟酌虚实，然后用调血行经之药。王好古云：登高坠下，撞打等伤，心腹胸中停积瘀血不散者，则以上、中、下三焦分别部位以施药饵。瘀在上部者，宜犀角地黄汤；瘀在中部者，宜桃仁承气汤；瘀在下部者，宜抵当汤之类，须于所用汤中，加童便好酒同煎服之。虚人不可下者，宜四物汤加穿山甲。若瘀血已去，则以复元通气散加当归调之。《内经》云：形伤作痛，气伤作痛。又云：先肿而后痛者，形伤气也；先痛而后肿者，气伤形也。凡跌扑闪错，或恼怒气滞血凝作痛，及元气素弱，或因叫号血气损伤，或过服克伐之剂，或外敷寒凉之药致血气凝结者，俱宜用活血顺气之剂。后列诸方，以备选用。

《可法良规》云：凡伤损之症，若误饮凉水，瘀血凝滞，气道不通，或血上逆，多致不救。若入于心即死，急饮童便热酒以和之。若患重而瘀血不易散者，更和以辛温之剂。睡卧要上身垫高，不时唤醒，勿令熟睡，则血庶不上逆。故患重之人，多为逆血填塞胸间，或闭塞气道咽喉，口鼻不得出入而死。

《选粹》云：损伤，寒凉之药一毫俱不可用，盖血见寒则凝，若冷饮致血入心而死。惟看有外伤者，当内外兼治。若外无所伤，内有死血，唯用苏木等治血之药，可下者下之，鸡鸣散是也。

《可法良规》云：凡损伤之症，外固不宜敷贴硝黄之类，恐济寒以益其伤。若人平素虚弱，虽在夏令，内服亦不宜用咸寒之品。盖胃气得寒而不生，运气得寒而不健，瘀血得寒而不能行，腐肉得寒而不溃，新肉得寒而不生。若内有瘀血停滞，服以通之，不在此例。

出血

《正体类要》曰：若患处或诸窍出血者，肝火炽盛，血热错经而妄行也，用加味逍遥散，清热养血。若中气虚弱，血无所附而亡行，用加味四君子汤，补益中气。或元气内脱，不能摄血，用独参汤，加炮姜以回阳；如不应，急加附子。或血蕴于内而呕血，用四物加柴胡、黄芩。凡损伤劳碌、怒气、肚腹胀满，误服大黄等药，伤阳络，则为吐血衄血，便血尿血；伤阴络，则为血积血块，肌肉青黯。此脏腑亏损，经遂失职，急补脾肺，亦有生者。

《急救方》云：跌压伤重之人，口耳出血，一时昏晕，但视面色尚有生气，身体尚为绵软，则皆可救。但不可多人环绕，嘈杂惊慌，致令惊魄不复。急令亲人呼而扶之，坐于地上，先拳其两手两足，紧为抱定。少顷再轻移于相呼之人怀中，以膝抵其谷道，不令泄气。若稍有知觉，即移于素所寝处，将室内窗棂遮闭令暗，仍拳手足紧抱，不可令卧。急取童便乘热灌之，马溺更妙，如一时不可得，即人溺亦可，要去其头尾，但须未食葱蒜而清利者，强灌一二杯，下得喉便好。一面用四物汤三四倍，加桃仁、红花、山楂、生大黄各二两，童便一大盅，如夏月加黄连四五分，用流水急火，在傍煎半熟，倾入碗内，承于伤者鼻下，使药气入腹，不致呃逆，乘热用小盅灌服；如不受，少刻又灌。药尽不可使卧，服药之后，其谷道尤须用力抵紧，不可令泄其气。如药性行动，不可即解，恐其气从下泄，以致不救也。必须俟腹中动而有声，上下往来数遍，急不可待，方可令其大解。所下尽属淤紫，毒已解半，方可令睡。至于所下尽为粪，即停止前药。否则再用一二剂亦不碍。然后次第调理，不可轻用补药。

王肯堂云：血溢血泄，诸蓄妄证，其始也，予率以桃仁大黄行血破瘀之剂，折其锐气，而后区别治之，虽往往获中，然犹不得其所以然也。后来四明遇故人苏伊举，闲论诸家之术。伊举曰：吾乡有善医者，每治失血蓄妄，必先以快药下之。或问失血复下，虚何以当。则曰：血既妄行，迷失故道，不去蓄利瘀，则以妄为常，曷以御之。且去者自去，生者自生，何虚之有。予闻之，愕然曰：名言也。昔者之疑，今释然矣。

又云：凡九窍出血，用南天竺主之，或用血余灰，自发为佳，次则父子一气，再次男胎发，又次则乱发，皂角水洗晒干，烧灰为末，每二钱，以茅草根煎汤调下。又荆叶捣取汁，酒和服。又刺蓟一握，绞汁，酒半盅和服；如无生者捣干者为末，水调三钱，均效。

诀曰：墙头苔藓可以塞，车前草汁可以滴，火烧莲房用水调，锅底黑煤可以吃。石榴花片可以塞，生莱菔汁可以滴，火烧龙骨可以吹，水煎茅花可以吃。

《圣惠方》曰：治诸窍出血，用人中白一团鸡子大，绵五两，烧研，每服二钱，温水下。

《急救方》注：治跌打损伤已死者，用男女尿桶人中白，炼红投好醋七次，研末酒送二钱，吐出恶血即可救矣。慎不移动，动者不治。

泛注

《医宗金鉴》曰：损伤瘀血泛注之证，乃跌仆血滞所致。盖气流而注，血注而凝，或注于四肢关节，或留于胸腹腰臀，或漫肿，或结块。初起皆属肝脾郁火，急用葱熨法，内服小柴胡汤以清肝火，次用八珍汤以壮脾胃，或益气养荣汤，久服自然收功。若日久溃破而气血虚者，宜十全大补汤。若溃而寒邪凝滞不敛者，宜豆豉饼祛散之。此证若不补气血，不慎起居，不戒七情，或用寒凉克伐，俱属不治。

《可法良规》云：凡损伤之症，乃有形器物所伤，为筋骨受病，当从血论。盖血得热则妄行，其害甚速，须先伐肝火，清运火，砭患处，和经络，则瘀血不致泛注，肌肉不致遍溃。次则壮脾胃，进饮食，生血气，降阴火，则瘀血易于腐溃，新肉易于收敛，此要法也。若用克伐之剂，虚者益虚，滞者益滞，祸不旋踵矣。

《濒湖集简方》曰：治打扑瘀血滚注，或作潮热者，用大黄末，姜汁调涂，一夜黑者紫，二夜紫者白也。

发热

《正体类要》曰：伤损发热者，若因出血过多，或溃脓之后，脉洪大而虚，重按全无者，此阴虚发热也，用当归补血汤。脉沉微按之软弱者，此阴盛发热也，用四君子姜附。若发热烦躁，肉瞤筋惕，此亡血也，用圣愈汤。如汗不止者，此血脱也，宜独参汤。凡血脱之证，其脉实者难治，细小者易治。

东垣曰：昼则发热，夜则安静，是阳气自旺于阳分也。昼则安静，夜则发热烦躁，是阳气下陷入阴中也，名曰热入血室。如昼夜俱发热烦躁，是重阳无阴也，当急泻其阳而峻补其阴。夫热入血室之症，妇人经水适来，或因损伤，谵言如见鬼状，宜小柴胡汤加生地主之。王太仆曰：凡热来复去，不时而动，乃无根之虚火也。宜六君子汤加姜桂，不应急加附子，或八味丸最善。

《可法良规》曰：凡损伤之症有出汗者，当审其阴阳虚实而治之。若阴虚阳往乘之，则发热自汗，以甘寒之剂补其气，如补中益气汤之属是也。若阳虚阴往乘之，则发厥自汗，以甘温之剂助其阳，如参附汤之属是也。亦有因痛甚而自汗者，宜清肝火为主。亦有因阴阳损伤而自汗盗汗者，宜补气生血为主。若心孔一片汗出者，养其心血自止。

外邪

陈文治曰；四季伤损，脉浮紧，发热恶寒体痛，属有外邪，宜发散以祛邪，春用五积散、香苏饮；夏用香薷饮、五苓散；秋用藿香正气散；冬用双解散。若寒热者，加柴胡、前胡、黄芩；头痛加川芎、白芷，脚气加白芷、槟榔、木香；有痰加半夏、陈皮，等分，葱白煎服。

《可法良规》云：凡伤损之症，出血太多，或溃烂之际，收敛之后，如有寒热头痛，或自汗盗汗，烦躁作渴，或遍身疼痛，肢体倦怠，牙关紧急，痰涎上壅等症，是血气虚而作变症也，当峻补元气为主。大凡伤损症，有外邪乃乘虚而入，犹当补助，作外邪治之，祸不旋踵。

《金鉴》云：伤损之证，外挟表邪者，其脉必浮紧，证则发热体痛，形气实者宜疏风败毒散，形气虚者宜加味交加紧散或羌活乳香汤以散之。

耀山云：伤损之证，内瘀居多，间有外感挟邪。陈氏之论，详及四季，发明上下加减，虽为稳当，又宜参阅发热门，择方疗治，更为稳妥，学者须细玩之。

昏聩

《正体类要》曰：伤重昏聩者，急灌以独参汤。虽内有瘀血，切不可下，急用花蕊石散内化之，盖恐下之，因泻而亡阴也。若元气虚甚者，尤不可下，亦用前散以化之。凡瘀血在内，大小便不通，用大黄、朴硝，血凝而不下者，急用木香、肉桂末三二钱，以热酒调灌服，血下乃生。如怯弱之人用硝黄，须加肉桂、木香，假其热以行其寒也。

《选粹》云：颠扑迷闷者，酒调苏合香丸灌之。颠扑损伤者，宜逐其恶血，用酒煎苏木，调苏合香丸或鸡鸣散；或活血和气饮加大黄，入醋少许煎；或童便或苏木煎酒调黑神散，乌药顺气散亦可。

陈远公曰：人从高坠下，昏死不苏，人以为恶血奔心，谁知乃气为血壅乎。夫跌扑之伤，多是瘀血攻心，然跌扑出其不意，未必心动也。惟从高坠下，失足时心必惊悸，自知必死。是先挟一必死之心，不比一蹶而伤者，心不及动也。故气血错乱，每每昏绝不救。治法逐其瘀血，佐以醒脾之品，则血易散而气易开。倘徒攻瘀血，则气闭不宣，究何益乎。用苏气汤，一剂气疏，三剂血活，全愈。

谷兰云：未跌扑之时，心原不动；当跌扑之时，体先振动，心能不动乎。况心主血者也，心既不动，即跌扑亦无伤瘀之症矣。此说存参。

《可法良规》云：凡伤损之症，若皮肤已破，出血过多而昏聩者，气血虚极也，大补为主；如不应，急加附子。若坠扑太重，皮肤不破，血未出而昏聩者，瘀血在内也，行散为主；如不应，速加酒炒大黄。若下后而有变症者，皆气血虚极也，用十全大补汤。若因痛甚而自汗昏聩者，风木炽盛也，用清肝凉血之剂，则痛自定，汗自止；苟作外因风邪治之，促其危也。

又云：若伤损在头脑并致命处所，昏聩良久，将至不起者，急用葱白切细，杵烂炒熟罨患处，稍冷更以热者罨之，多自醒矣。

《选粹》云：亦有血迷心窍，而致昏沉不知人事者，宜花蕊石散，童便调服。有神魂散失，一时不知人事者，唯在临时斟酌。大抵跌扑之病，全在补气行血。若自然铜之类，虽有接骨之功，而燥散之害甚于刀剑，丹溪备言之矣。

谷兰云：跌扑则肝必受伤，瘀血未去，而行补气补血药，恐血瘀未能散除，转致不可救药为患；惟虚弱者受跌扑之患，于逐瘀中兼补益，似为两得。

《急救方》：治扑打猝死去，但须心头温暖，虽经日亦可救。先将死人盘曲在地上，如僧打坐状，令一人将死人头发控放低，用生半夏末，以竹筒或纸筒吹在鼻内；如活，即以生姜自然汁灌之，可解半夏毒。

《本草纲目》：治打伤瘀血攻心者，人尿煎服一升，日一服，此乃苏恭本草方也。按《外科发挥》薛己云：予在居庸见复车被伤者七人，仆地呻吟，但令灌此皆得无事。凡一节伤损，不问壮弱，及有无瘀血，俱宜服此。若胁胀或作痛，或发热烦躁，服此一瓯，胜似他药。他药虽效，恐无瘀血，反致误人。童便不动脏腑，不伤气血，万无一失，军中多用此，屡试有验。

耀山云：按人尿性味咸寒无毒，又名轮回酒、还元汤，扑损瘀血在内运绝，加酒饮之，治折伤推陈致新，其功甚大。又《千金方》饮人尿治金疮出血、杖疮肿毒、火烧闷绝等症。又刺在肉中，人咬手指，金疮中风，蛇犬咬伤，蜂虿螫伤，浸洗得解，乃伤科中之仙药也。周报王四十五年，秦相范雎在魏时，触忤魏齐，令狱卒自辰至未扑打，遍体皆伤，齿折胁断，身无完肤，气绝不动，尸卷苇蒲之中。魏齐复令宾客便溺其上，勿容为清净之鬼。至晚，范雎死而复苏，竟相秦国。又明季一官，贪墨诬害平人，解缓时，被受害人之子夺路报复父仇，攒殴已毙，又恨其贪污，灌之以尿，后竟不死。观此两节，人尿实为久传效验之方，今多因秽恶而忽之，惜哉！但人命至重，生死在于呼吸之间，有此极便、极贱、极效验之药，何不乘其昏绝不知而灌之；如灌之不入，急令人溺其头面，使其入于七窍，未有不苏者也。

李时珍云：《元史》载布智儿从太祖征回回，身中数矢，血流满体，闷仆即死。太祖命取一牛，剖其腹，纳之牛腹中，浸热血中，移时遂苏。又云：李庭从伯颜攻郢州，炮伤左胁，矢贯于胸几绝。伯颜命剖水牛，纳其中，良久而苏。何孟春曰：予在职方时，问各边将无知此术者，盖不读《元史》不知也，特书此以缓急。

《急救方》小注云：凡跌打缢溺至死，而心头热者，急用活鸡冠血，滴入喉鼻之内，男左女右，男用公鸡，女用母鸡，刻下即苏。又跌打气绝，用仙人柴，即九里香叶，捣自然汁一杯，灌下即苏。但心口有微热，能受此药，无有不活，名曰救名丹。

眩晕

《医宗金鉴》曰：伤损之症，头目眩晕，有因服克伐之剂太过，中气受伤，以致眩晕者；有因亡血过多，以致眩晕者。如兼腹胀呕吐，宜用六君子汤；兼发热作渴，不思饮食，宜用二全大补汤。

耀山云：血虚则阴虚，阴虚则发热而渴，腹胀呕吐必兼中气太虚，故用补治如此。若扑打即时晕倒在地，此气逆血晕也。按《急救方》补注：用血管鹅毛煅存性一钱，老酒调服即醒。又有真元不足，不能摄气归元而晕者，仍用补剂可也。如失血过多而晕者，用芎归汤亦可。

烦躁

《医宗金鉴》曰：伤损之证，烦躁面赤，口干作渴，脉洪大，按之如无者，宜用当归补血汤。如烦躁、自汗、头晕，宜用独参汤。如烦躁不寐者，宜用加味归脾汤。如烦躁胁痛，宜用柴胡四物汤。如亡血过多、烦躁者，宜用圣愈汤。

东垣云：发热恶寒，大渴不止，其脉大而无力，非白虎汤症，此血虚发躁也，宜用当归补血汤治。裴先生云：肌热烦躁，目赤面红，其脉洪大而虚，此血虚也。若误服白虎汤，轻则危，重则毙。

《外台秘要》云：阴盛发躁，欲坐井中，用附子四逆汤加葱白治之。李东垣亦曰：切忌寒凉之剂。经曰：阳症见阴脉者死，阴症见阳脉者生，外症烦躁而脉浮大，重按若无，此阴症也，投治少差，医杀之耳。

发喘

《正体类要》曰：若出血过多，面黑胸胀，或胸膈痛而发喘，乃气虚血乘于肺也，急用二味参苏饮。若咳血衄血者，乃气逆，血蕴于肺而发喘也，急用十味参苏饮，加山栀、黄芩、苏木。

又云：阴虚作喘者，此血虚所致耳，非瘀血为患，以四物汤加参芪、五味、麦门冬治之，其喘顿止。此症果系瘀血熏蒸于肺而喘，只宜活血行气，亦不可下。如前症面赤、胸胀胁痛而喘，当用人参一两，苏木二两，作一剂，水煎急服，缓则不治，产妇多有此症。

耀山云：发喘之因，果多在肺，然按《内经》曰：有所堕恐，喘出于肝，度水跌仆，喘出于肾与骨，是当分别论治。

作呕

《正体类要》曰：伤损作呕，若因痛甚或因克伐而伤胃者，宜四君子汤加当归、半夏、生姜；因忿怒而伤肝者，用小柴胡汤加山栀、茯苓；因痰火盛者，用二陈汤加姜炒黄连、山栀；因胃气虚者，用补中益气汤加生姜、半夏；因出血过多者，用六君子汤加当归。

《准绳》云：瘀血在膈间，阻碍气道而反胃者，以代抵当丸，作芥子大，取三钱，去枕仰卧，细细咽之，令其搜逐停积，利下恶物，将息自愈。代抵当丸，用锦纹大黄四两，芒硝一两，桃仁去皮尖六十枚，当归尾、生地黄、穿山甲（蛤粉炒）各一两，桂三钱或五钱，共为细末，炼蜜为丸。用归地者，欲下血而不损血耳，且引诸药至血分也，诸药犷悍，而欲以和剂之也。如血老成积，此药攻之不动，宜去归地，加广茂（醋浸透，焙干）一两，肉桂七钱。

又曰：伤损呕吐黑血者，始因打扑伤损，败血流入胃脘，色黑如豆汁，从呕吐而出也。形气实者，用百合散；形气虚者，加味芎归汤。

耀山云：按薛氏以药伤胃而呕者，脉必微细而迟，乃凉药克伐而呕也，急用六君子汤加归、芍、附子。又有胃火作呕者，症必口渴唇揭，系素有积热，复饮辛热药，则火必更盛矣，以清胃散加山栀、黄芩、甘草治之顿止。如溃后作呕，仍按出血过多方法调治。若投药稍错，非徒无益，而又害之。

口渴

《正体类要》曰：作渴若因出血过多，用四物汤加参术；如不应，用人参、黄芪以补气，当归、熟地以养血。若因溃后，用八珍汤。若胃热伤津液，用竹叶黄芪汤。胃虚津液不足，用补中益气汤。胃火炽盛，竹叶石膏汤。若烦热作渴，小便淋沥，乃肾经虚热，非地黄丸不能救。

东垣云：发热恶寒，大渴不止，其脉大而无力者，非白虎汤症，此血虚发躁而渴也，宜用当归补血汤。

不食

《纲目》：治伤损不食，按邵氏云：凡打扑伤损，三五日水饮不入口，用生猪肉打烂，温水洗去血水，再擂烂，以阴阳汤打和，以半钱用鸡毛送入咽内，却以阴阳汤灌下之，其食虫闻香，窦开瘀血而上，胸中自然开解，此乃损伤凝聚心间，虫食血饱，他物虫不来探故也，谓之骗通法。

锺峻云：江西一盗，肋断呻吟不食，用生精猪肉四两、糯米饭一碗、白糖四两拌食，越日而愈，骨亦完好，想亦秘方也。愚按血闭嗜卧不食，虚者用巴戟汤，即四物加巴戟、大黄，补而行之；实者承气、抵当攻之，如气滞不食，必须枳、术、香、砂以开之。

秘结

《医宗金鉴》曰：伤损之证，大便秘结，若因大肠血虚火炽者，用四物汤送润肠丸，或以猪胆汁导之。若肾虚火炽者，用六味地黄丸。若肠胃气虚者，用补中益气汤。若大便秘结，里实气壮，腹痛坚硬者，用玉烛散。

耀山云：按《正体类要》若胸腹胀痛，大便不通，喘咳吐血者，瘀血停滞也，用当归导滞汤通之。肚腹作痛，大便不通，按之痛甚者，瘀血在内也，用加味承气汤下之。凡腹停瘀血，用大黄等药，其血不下，反加胸膈胀痛，喘促短气，用肉桂、木香末各二钱，热酒调服，即下恶血。此因寒药凝滞不行，得辛温而血自行耳，专用苦寒诸剂者察之！

《可法良规》云：凡伤损之症，小便不利，若因出血，或平素阴虚火燥，而渗泄之令不行者，宜滋膀胱之阴。若因疼痛，或平素肺经气虚，不能生化肾水，而小便短小者，当补脾肺之气，滋其化源，则小便自生。若误用分利之剂，复损其阴，祸在反掌。《经》云：气化则小便出焉。又云：无阳则阴无以生，无阴则阳无以化。亦有汗出不止而小便短小者，汗止便自利，尤忌分利渗泄之剂。

瘀滞

《医宗金鉴》曰：伤损之证，肿痛者，乃瘀血凝结作痛也。若胀而重坠，色或青黑，甚则发热作渴汗出者，乃经络壅滞，阴血受伤也，宜先刺去恶血以通壅塞，后用四物汤以调之。

《可法良规》云：凡伤损之症，若棍扑重者，患处虽不破，其肉则死矣。盖内肉糜烂，与瘀血相和，如皮囊盛糊然。其轻者，瘀血必深蓄于内，急宜砭刺，即投大补之剂。否则大热烦躁，头目胀痛，牙关紧急，殊类破伤风症，此瘀秽内作而然也，急刺之，诸症悉退。

又云：若不砭刺发泄，为患匪轻，是不知伤重而内有瘀秽者也，须急去之，即服补益之剂，以固根本，庶保无虞。古人谓瘀秽恶于狼虎，毒于蛇蛊，去之稍缓，则戕性命，非虚言也，医者三复之！

耀山云：按《薛氏医案》伤损肿痛不消，有瘀血在内，急宜砭之。否则瘥后数年，但遇天阴，仍作痛也，血属阴，从其类也。

血虚

《医宗金鉴》曰：伤损之证，血虚作痛者，其症则发热作渴，烦闷头晕，日晡益甚，此阴虚内热之症，宜八珍汤加丹皮、麦冬、五味子、肉桂、骨碎补治之。《可法良规》云：凡伤损筋糜肉烂，脓血大泻，阳亦随阴而走，元气丧败，理势必然，气血不虚者鲜矣。智者审之！

又云：凡伤损之症，遍身作痒，或搔破如疮疥，此血不营于肌腠，当作血虚治之；不应，兼补其气。亦有愈后，身起白屑，落而又起，或有如布帛一层，隔于肌肤，乃气血俱虚，不能营于腠理，宜大补气血为主。若作风邪治之，误矣。

又云：凡伤损之症，肢体麻木，若口眼如常，腰背如故，而肢体麻木者，气虚也。盖血虚则气虚，故血虚之人，肢体多麻木，此是阴虚火动而变症，实非风也，当用升阳滋阴之剂；若作风治，凶在反掌。

又云：凡伤损之症，贵乎大补气血，则腐肉易于溃烂，疮口易于生肌。每见治者，不知气血亏损，往往多用十宣散，又以方内参、芪、芎、归为补益之剂，嫌其中满，多用不过钱许，以厚朴、防己为清毒之药。因其行散，动辄倍加，此何益于气血，而欲责其速溃、速敛、速生肌乎。无怪其烦躁作渴，饮食益少，因之不起者众矣。

又云：凡伤损之症，不可轻服乌附等味，盖其性味辛热，恐助火以益其患。其平素有失血及血虚之人，虽在冬令，决不宜用。缘滞血得火而益伤，阴血得火而益耗，运血得火而妄行，患肉得火而益坏。若人平素虚寒，或因病而阳气脱陷者，则用之不在此例。

作痛

《正体类要》曰：肌肉间作痛者，营卫之气滞也，用复元通气散。筋骨作痛者，肝肾之气伤也，用六味地黄丸。内伤下血作痛者，脾胃之气虚也，用补中益气汤。外伤出血作痛者，脾肺之气虚也，用八珍汤。大凡下血不止，脾胃之气脱也，吐泻不食，脾胃之气败也，苟预为调补脾胃，则无此患矣。

又云：伤处作痛，若痛至四五日不减，或一二日方痛，欲作脓也，用托里散。若以指按不复起者，脓已成也，刺去脓，痛自止也。

《可法良规》云：凡伤损之症，多有患处作痛。若出血过多而痛者，血虚火盛也，宜甘寒以降虚火，甘温以养脾气。若汗出多而痛者，肝木火盛也，宜辛凉以清肝火，甘寒以生肝血。若筋骨伤而作痛者，正而治之。肌肉伤而作痛者，调而补之。气血逆而作痛者，顺而补之。气血虚而作痛者，温而补之。热而痛者清之，寒而痛者温之。阴虚火痛者，用补阴之剂。脾气虚而痛者，用补脾之剂。作脓而痛者托之，脓燉而痛者开之。切不可概用苦寒，以致复伤脾胃也。

筋挛

《可法良规》曰：凡伤损之症，脓血大溃，血出太多，兼之恶寒发热，燉痛口干，肝血自然不足。况肝主筋，血去则筋无以养，筋无血养则燥，遂不能束骨而屈伸自如，故有拘挛之象。宜圣愈汤加柴胡、木瓜、山栀、麦冬、五味子治之；如作风证治，筋愈燥而血愈涸，挛岂能伸乎。

耀山云：人生两肘、两腋、两髀、两腘，谓之八虚。《内经》云：凡此八虚者，皆机关之室，真气之所过，血络之所游，邪气恶血，固不得住留，住留则伤经络，骨节机关不得屈伸，故病挛也。倘有一处脱臼出髎，筋骨两伤，岂无恶血邪气乘虚而入耶。必须察其脏腑，利其关节，调其气血，毋谓仅治其外，而忽其内也。又云：肺心有邪，其气留于两肘。考肺脉自胸行肘之侠白等穴，心脉自腋行肘之少海等穴。又云：肝有邪，其气流于两腋。考肝脉布胁肋，行腋下期门等穴。又云：脾有邪，其气留于两髀。髀者，髀枢也，考脾脉上循阴股，结于髀。又云：肾有邪，其气留于两腘。腘者，膝后曲处也，考肾脉上腨，出腘内廉。此皆患生于里而达于表，如外伤既成，内脏皆连，知此八虚者，用药有所指归矣。陈藏器曰：虚而劳者，其弊万端，宜应随病增减。如肺气不足，加天门冬、麦门冬、五味子；心气不足，加上党参、茯神、菖蒲；肝气不足，加天麻、川芎；脾气不足，加白术、白芍、益智；肾气不足，加熟地黄、远志、牡丹皮。此又不可不知也。

按舒筋法，治破伤后，筋挛缩不能伸者，用大竹管长尺余，两头各钻一窍，系以绳，挂于腰间，一坐即举足滚挫之，勿计工程，久当有效。《医说》载：有人坠马折胫，筋挛缩不能行步，遇一道人，教以此法，数日便愈如常。又《经验全书》云：有人四肢无故节脱，但有皮连，不能举动，名曰筋解，用黄柏，酒浸一宿，焙为末，酒下三钱，多服方安。

骨痛

《医宗金鉴》曰：伤损之症，骨伤作痛，乃伤之轻者也。若伤重则骨或折或碎，须用手法调治之，其法已详前篇。若骨间微伤作痛，肉色不变，宜外用葱熨法，内服没药丸，日间服地黄丸，自愈矣。

耀山云：按《内经》曰：久立伤骨。又多食甘则骨痛而发落。又按薛氏云：骨痛之证，五更服和血定痛丸，日间用健脾胃、生气血之药调理。若肿痛发热，切不可服流气等药，外用葱熨法，内服六君加黄芪、柴胡、桔梗、续断、骨碎补之类，或补中益气汤加麦冬、五味治之，气血和而热自退矣。《救急方》治浑身骨痛，用破草鞋烧灰，香油和，贴痛处即止。然外熨不若贴膏为当，虽骨痛至重，亦能缓之。

肝火

《正体类要》曰：若骨入臼，患处仍痛，服药不应，肝脉洪大而急，此肝火盛而作痛也，用小柴胡汤加山栀、黄连，若患处胀痛，而兼发热欲呕，两胁热胀，肝脉洪大者，此肝火之症也，但令饮童便，并小柴胡加山栀、黄连、归梢、红花。若肝脉浮而无力，手按其腹反不胀者，此血虚而肝胀也，当以四物、参苓、青皮、甘草之类治之。若肝脉洪而有力，胸胁胀痛，按之亦痛者，此怒气伤肝之症也，以小柴胡汤加芎、归、青皮、芍药、桔梗、枳壳主之。盖此症不必论其受责之轻重，问其患处去血之曾否，但被人扭按甚重，努力恚怒，以伤其气血，瘀血归肝，多致前症，甚则胸腹胀满，气逆不通，或血溢口鼻，卒至不救。

耀山云：肝火作痛，虽分虚实，应与胁痛、瘀滞二门参看，则头头是道矣。

湿痰

《正体类要》曰：若素有湿痰，复伤坠堕，遍身作痛，发热口干，脉大而滑，此热剂激动，痰炎为患耳，以清燥汤去人参、当归、黄芪，加黄芩、山栀、半夏、黄柏治之。若患处作痛，胸间痰气不利，此湿痰为患耳，以枳壳、青皮、柴胡、升麻、木香、茴香、当归、川芎、赤芍之类。若湿痰肢节俱痛，下体益甚，用二陈汤加南星、羌活、防风、牛膝、木瓜、苍术、黄芩、黄柏治之。若血气未充，患处作痛，而兼湿热乘虚者，用八珍汤加牛膝、木瓜、苍术、黄柏、防己、炙草，以祛湿热，养阴血，痛渐止。

丹溪曰：东南之人，多因湿土生痰，痰生热，热生风，证类中风，惟宜清燥汤或二陈汤加减治之。

《可法良规》云：凡伤损之症，其患已愈而腿作痛，乃受患太重，脓血过多，疮虽愈而肝经气血尚未充也，故湿热乘之，因虚而袭，以致作痛，非风证也，故用养血祛湿之剂以止痛。又云：肾水足，则肝气充溢，经脉强健，虽有伤损。气血不亏，而溃敛以时，气路不至于上逆，痰涎何由而上壅。使肾气一虚，水不能生木，则肝气奔腾，逆而不下，痰气亦随之以升，非风痰也，乃水泛为痰也，宜六味地黄丸，或六味地黄汤加清肝之剂。

耀山云：此症作痛，分湿痰、湿热、痰火、痰气四症，总之痰因湿化，湿居其多，惟下部湿先受之，故多用下部药也。

头痛

《正体类要》曰：伤损之症，头痛时作时止者，气血虚也。若痛而兼眩，属痰也。当生肝血，补脾气治之。

《可法良规》云：若头目所伤作脓，焮赤作痛，脓出痛亦自止。其或头痛而时作时止者，血虚而痛也，非伤也。若头痛而兼眩者，火也，痰也，气虚也，木旺也，不可作寒治也。

《医学入门》云：血虚头痛，自鱼尾上攻而为痛，宜当归补血汤、加味四物汤。眉尖后，近发际，曰鱼尾。若气血俱虚头痛，宜用加味调中益气汤或安神汤皆效。

李东垣云：痰厥头痛，每发时两颊青黄，眩晕目不欲开，懒于言语，身体沉重，兀兀欲吐，此厥阴太阴合病也，宜服局方玉壶丸及半夏白术天麻汤。

胸痛

《正体类要》曰：伤损之症，胸腹痛闷者，多因跳跃捶胸，闪挫举重，劳役恚怒所致。其胸腹喜手摸者，肝火伤脾也，用四君子汤加柴胡、山栀；如畏手摸者，肝经血滞也，用四物汤加柴胡、山栀、桃仁、红花。若胸胁作痛，发热晡热者，肝经血伤也，用加味逍遥散。若胸胁作痛，饮食少思者，肝脾气伤也，用四君子加芎、归、栀、柴、丹皮。若胸腹胀满，饮食少思者，肝脾气滞也，用六君加柴胡、芎、归。若胸腹不利，食少无寐，脾气郁结也，用加味归脾汤。若痰气不利，脾肺气滞也，用二陈汤加白术、芎、归、栀子、青皮。若咬牙发搐，肝旺脾虚也，用小柴胡加川芎、山栀、天麻、钩藤。若用风药，则肝血易伤，肝火益甚。或饮糖酒，则肾水益虚，肝火愈炽。若用大黄等药，内伤阴络，反致下血，少壮者必为痼疾，老弱者多致不起。

《准绳》云：凡死血而有胃脘作痛者脉必涩，作时饮汤水下或作呃者，壮人用桃仁承气汤，弱人用归尾、川芎、牡丹皮、苏木、红花、玄胡索、桃仁泥、赤曲、降香、通草、大麦芽、穿山甲、桂心之属，煎成入童便、酒、韭汁大剂饮之。若挟死血而为痞者，多用牡丹皮、红曲、炒麦芽、制香附、桔梗、川通草、穿山甲、降香、红花、山楂肉、苏木各钱许，酒、童便各一盅煎，甚者加大黄，临服加韭汁、桃仁泥。按此，凡大怒之后作痞者皆可服，又治死血而作痛者亦效。

《丹溪心法》云：心痛脉涩者，有死血也。又云：作时饮汤水下作痛者有死血，桃仁承气汤下之。又云：如平日喜饮热物，以致死血留于胃口作痛，桃仁承气汤下之，轻者韭汁、桔梗开之。

耀山云：按丹溪所论，乃瘀血在胃脘而作痛也。伤损之症，偶有血留胃脘，故引此以备参考。然手按仍痛，总以脉涩为据耳。

《医林集要》：治血气心痛，用没药末二钱，水一盏、酒一盏煎服。

《斗门方》：治血气攻心不可忍者，用蓼根洗锉，浸酒饮。

胁痛

《正体类要》曰：胁肋胀痛，若大便通和，喘咳吐痰者，肝火侮肺也，用小柴胡汤加青皮、山栀清之。若胸腹胀痛，大便不通，喘咳吐痰者，瘀血停滞也，用当归导滞汤通之。《内经》曰：肝藏血，脾统血。盖肝属木，生火侮土，肝火既炽，肝血必伤，脾气必虚。宜行清肝养血，则瘀血不致凝滞，肌肉不致遍溃。次壮脾健胃，则瘀肉易溃，新肉易生。若行克伐，则虚者益虚，滞者益滞，祸不旋踵矣。

《丹溪心法》云：恶血停留于肝，居于胁下而痛，按之则痛益甚。

《可法良规》云：盖打扑坠堕恶血，宜砭不宜留。况十二经络之血，生于心，藏于肝，统于脾。小腹与胁皆肝经部位，恶血蓄而不行，必生胀满，疼痛自汗。法当破血生血，清厥阴肝经则善。

《医学入门》云：瘀血必归肝经，胁腋痛或午后发者，小柴胡合四物汤加桃仁、红花、乳香、没药；大便坚黑者，桃仁承气汤下之。

《选粹》云：跌扑胁痛，血归肝也，破血消痛汤、复元活血汤、乳香神应散，皆可参用。

腹痛

《正体类要》曰：肚腹作痛，或大便不通，按之痛甚者，瘀血在内也，用加味承气汤下之。既下而痛不止，按之仍痛者，瘀血未尽也，用加味四物汤补而行之。若腹痛按之不痛，血气伤也，用四物汤加参、芪、白术补而和之。若下而胸胁反痛，肝血伤也，用四君、芎、归补之。既下而发热，阴血伤也，用四物、参、术补之。既下而恶寒，阳气伤也，用十全大补汤补之。既下而恶寒发热者，气血俱伤也，用八珍汤补之。既下而欲呕者，胃气伤也，用六君、当归补之。既下而泄泻者，脾肾伤也，用六君、肉果、破故纸补之。若下后手足俱冷，昏聩出汗，阳气虚寒也，急用参附汤。吐泻手足俱冷，指甲青者，脾肾虚寒之甚也，急用大剂参附汤。口噤手撒，遗尿痰盛，唇青体冷者，虚极之坏症也，急投大剂参附汤，多有得生者。

《丹溪心法》云：其痛有常处而不移动者，是死血也，如打扑坠堕而腹痛，乃是瘀血，宜桃仁承气汤加当归、苏木、红花，入童便并酒煎服下之。

《证治准绳》云：瘀蓄死血而胀，腹皮上见青紫筋，小水反利，脉芤涩，先以桃仁承气汤；势重者，抵当汤；虚人不可下者，且以当归活血散调治。

又云：失笑散治心腹痛甚效。

又方：用刘寄奴六钱，玄胡索四钱，共为末，姜酒调服，亦治腹痛，皆通理气血之剂也。

《集验良方》云：妊娠二、三月至七、八月，顿仆失跌，胎动不安，伤损腰腹痛，若有所见，及胎奔上抢心，短气，下血不止，用干地黄、当归、艾叶各二两，阿胶、川芎各三两，水七升，煎取二升半，作三服饮之。

丹溪云：凡妇人因闪挫伤胎，腹疼血崩，用八珍汤去地黄，加陈皮，水煎，冲缩砂末、炒黑五灵脂末服。

《指迷方》：治伤损胎动下血腹痛，用阿胶、艾叶、秦艽等分为末，每服五钱，糯米百粒煎汤送服。《小品方》无秦艽皆效。又云：虚人用四物汤加胶、艾、黄芪、甘草亦可。又竹茹酒亦治损胎腹痛，用青竹茹二合，好酒一升，煮三沸，三服即安。又方：用苎麻根二两，银五两，酒水各半煎服，亦效。

《产书》云：胎动胎漏皆能下血，胎动腹痛，胎漏腹不痛；胎动宜调气，胎漏宜清热；至于顿扑伤动胎气，宜服胶艾安胎散。若孕妇三月前后，或经恼怒，或行走失足，跌损伤胎，腹痛腰胀，宜用安胎万全神应散。

《胎产心法》云：妊娠凡遇伤仆触忤，胎动不安，腹痛腰酸下坠，势若难留者，用佛手散，胎未损服之即安，已损服之可下。医者当细心详审，圆机活法以施治，庶可保全八九。

《医学入门》云：瘀血腹痛常有处，或跌扑损伤，或妇人经来及产后，恶瘀未尽下而凝滞，用四物去地黄，加桃仁、大黄、红花治之。又血痛宜失笑散调之。

耀山云：按伤损瘀滞腹痛，非用下法不可；然既下之后，变生多症，此薛氏之论所以详且确也。至于孕妇腹痛，非安胎不可，学者更宜潜心也。

腰痛

《医宗金鉴》曰：伤损腰痛脊痛之证，或因坠堕，或因打扑，瘀血留于太阳经中所致，宜地龙散治之。

薛氏云：腰为肾之府，虽曰闪伤，实有肾经虚弱所致，用杜仲、补骨脂、五味子、山茱、苁蓉、山药治之。

《许氏宝鉴》云：举重劳伤，或挫闪坠落以作痛，亦谓之肾腰痛，宜独活汤、乳香趁痛散、如神散、舒筋散、立安散。

愚按《紫虚脉诀》云：腰痛之脉，多沉而弦，沉实闪肭。

又《直指》云：血沥则腰痛，转侧如锥之所刺，瘀血者，宜破血散瘀汤；瘀在足太阳、少阴、少阳者，川芎肉桂汤；瘀在腰脊者，地龙散；实者，桃仁承气汤；久者，四物汤加桃仁、苏木、酒、红花治之。

阴痛

《正体类要》曰：小腹引阴茎作痛，小便如淋，时出白津，此肝经郁火也，宜用小柴胡汤加大黄、黄连、山栀，服之。待痛定，再用养血药调治。夫小腹引阴茎作痛之症，往往误认为寒症，投以热剂，则诸窍出血，或二便不通，以及危殆，轻亦损其目矣。

《正传脉法》云：肝脉沉之而急，浮之亦然，若胁下痛，有气支满，引小腹而痛，时小便难，若目眩头痛，腰脊痛，得之少时有所坠堕也。

青肿

《正体类要》曰：青肿不消者，用补中益气汤以补气。肿黯不消者，用加味逍遥散以散血。若焮肿胀痛者，瘀血作脓也，用八珍汤加白芷托之。若脓溃而反痛者，气血虚也，用十全大补汤补之。若骨髎接而复脱者，肝肾虚也，用地黄丸。如肿不消、青不退者，气血虚也，内用八珍汤，外用葱熨法，则瘀血自散，肿痛自消。若行气破血，脾胃愈虚，运气愈滞。若敷贴寒药，则瘀血益凝，内腐益深，致难收拾。

经曰：气主嘘之，血主濡之。若伤损壅肿不退，色黯不消，元气虚也。当以六君子汤加芎、归，培养脾胃元气，则青肿自消，瘀滞自行，脓秽自出。苟服克伐凉剂，虚其气血，益肿益青益溃矣。

经曰：壮者气行则愈，怯者则着而为病。若骨已接，臼已入，其肿不消者，此元气怯弱也，怯弱所以不能运散瘀滞也。惟补益滋阴助阳，则运气健旺，瘀血自散，肿痛自消。若投行气破血之剂，则元气愈怯，运气愈滞，患在骨髎及血气罕到之处，最难调治。

《启玄》方：治打的青肿过腿面者，用鲜三七梗叶捣烂，敷在青处，瘀血即消如神。如无三七，即白萝卜捣敷亦效。

伤损臂臼脱出肿痛，《得效方》用生地捣烂，摊油纸上，次糁木香末一层，又摊地黄于上，贴患处，明日痛即止。

伤损愈后，肌肤青肿，用茄子种极大者，切一指厚，放瓦上焙干为末，酒调二钱，临卧服，一夜消尽无痕，此圣惠方也。

冯鲁瞻曰：凡跌扑损伤，蹉折闪挫，虽由外触，势必内伤，气血凝滞，红肿或青，痛不可忽。故始须用甘辛温散，行气破瘀，则痛自退，肿自消。如独活、白芷、荆芥、防风、川芎、当归、没药、古文钱、鹿角灰、赤芍、红花之类，以水酒煎服，冲入童便尤妙。及外伤平复，犹宜滋补气血筋骨之药调之。

耀山云：都中闻一司员，偶因醉后跌伤头面，紫赤青肿，碍见堂官。有人传其一方，用热开水浸布手巾，乘热罨伤处，不计次数，冷则易之，青肿渐渐消散，次日就可上堂。按此即延寿方，治金疮血出不止之意也。

难溃

薛氏曰：腐肉难溃，或恶寒而不溃，用补中益气汤。或发热而不溃，用八珍汤。若因克伐而不溃者，用六君子汤加当归。其外皮黑坚硬不溃者，内火蒸灸也，内服八珍汤，外涂当归膏。其死肉不溃，新肉不能生而致死者，皆失于不预补脾胃也。

《可法良规》云：大抵脾胃主肌肉，腐溃生肌，全在脾胃，气血两旺。倘治者不识病机，失于补助，故有死肉不能溃而死者；有死肉已溃，新肉不能生而死者；有死肉溃，新肉生，疮口久不能敛而死者。此三者，皆失于不预为补益耳。

不敛

《正体类要》曰：新肉不生，若患处夭白，脾气虚也，用六君、芎、归。患处绯红，阴血虚也，用四物、参、术。若恶寒发热，气血虚也，用十全大补汤。脓稀白而不生者，脾肺气虚也，用补中益气汤。脓稀赤而不生者，心脾血虚也，用东垣圣愈汤。寒热而不生者，肝火动也，用加味逍遥散。晡热而不生者，肝血虚也，用八珍、牡丹皮。食少体倦而不生者，脾胃气虚也，用六君子汤。脓秽而不生者，阴虚邪火也，用六味地黄丸。四肢困倦，精神短少而不生者，元气内伤也，用补中益气汤；如夏月，调中益气汤；作泻，用清暑益气汤；秋令作泻，用清燥汤。

《可法良规》云：大抵伤损症候，内无瘀血，即当补脾，脾气得补，则肉伤者自愈，肉死者自溃，新肉易生，疮口易合，故云脾健则肉自生。切不可偏用寒凉克伐之剂，复伤元气，致不能生肌收敛，虽行补益，缓不济事矣。

耀山云：若误服行气之药，而胸痞气促，食少体倦，患处色黯脓清者，用六君子汤加桔梗。若误服下血之药而泻，患处色黯者，用十全大补倍加肉桂、麦冬、五味子。若误服寒凉之药，反致患处肿痛，胸腹痞闷者，内服六君加木香、当归，外敷回阳膏。若患处瘀血，误不砭去，深蓄烦热者，急宜砭出瘀血。若骨断筋连，急不剪去，侵及好肉者，则不治。若误感风邪，患处瘙痒者，用祛风消毒之剂。或腐而不痛，黑而不脱者，当大补元气，庶可保生。此又治伤家肿溃之法也。

破伤风

《正体类要》曰：损伤破后伤风之症，按河间云：风症善行数变，入脏甚速，死生在反掌之间，宜急分表里虚实而治之。邪在表者，则筋脉拘急，时或寒热，筋惕搐搦，脉浮弦，用羌活防风汤散之。在半表半里者，则头有微汗，身无汗，用羌活汤和之。传入里者，舌强口噤，项背反张，筋惕搐搦，痰涎壅盛，胸腹满闷，便溺闭赤，时或汗出，脉洪数而弦，以大芎黄汤导之。既下而汗仍出，表虚也，以白术防风汤补

经典伤科

之，不时灌以粥饮为善，前症乃气虚未损之治法也。若脓血大泄，阳随阴散，气血俱虚，而类前症者，悉宜大补脾胃，切忌怯风之药。

《医宗金鉴》曰：破伤风症有四因，动受、静受、惊受、疮溃后受。动而受者，怒则气上，其人跳跃，皮肉触破，虽被风伤，风入在表，因气血鼓旺，不致深入，属轻。静而受者，起居和平之时，气不充鼓，偶被破伤，风邪易于入里，属重。惊而受者，惊则气陷，偶被伤破，风邪随气直陷入阴，多致不救，属逆。如邪在表者，宜服千里散或雄鼠散汗之，次以星风散频服，追尽臭汗。如邪在里者，宜江鳔丸下之。如邪恶在半表半里无汗者，宜羌麻汤主之。若头汗多出而身无汗者，不可发汗，宜榆丁散和之。如邪传入阴经者，则身凉自汗，伤处平塌陷缩，甚则神昏不语，噤口舌短，贵乎早治。至于生疮溃后受风者，因疮口未合，失于调护，风邪乘虚而入，先从疮之四围，起粟作痒，重则牙紧，项软下视，当以八珍、养荣等汤加僵蚕补之，先固根本，风邪自定。按刘完素只论三阳汗、下、和三法而不论三阴者，盖风邪传入阴经，其证已危，如腹满自利、口燥咽干、舌卷囊缩等类，皆无可生之理，故置而不论也。

朱丹溪曰：破伤风证多死，最急证也。始因出血过多，或风从疮口而入，或疮早闭合，瘀血停滞于内，血受病而属阴，始虽在表，随易传脏，故此风所伤，必多难治。其证明人身热自汗，口噤搐搦，势急非常药可治，非全蝎不开，兼以防风风药。

李东垣曰：破伤中风，脉浮在表，汗之；脉沉在里，下之；背搐，羌活、防风；前搐，升麻、白芷；两旁搐者，柴胡、防风；右搐者，加白芷。

陈实功曰：破伤风，因皮肉损破，复被外风袭入经络，渐传入里。其患寒热交作，口噤咬牙，角弓反张，口吐涎沫，入阴则身凉自汗，伤处反为平陷如故，其毒内收矣。当用发汗之剂，令风邪外出。如汗出后，口噤不开，语声不出，诸症不退，伤处不高，渐醒渐昏，时发时止者死。

《准绳》： 治破伤风诸药不效，事在危急，兼治猪痫羊癫等风，发之昏倒不知人事者，用鳔胶（切断微炒）、杭粉（焙黄）、皂矾（炒红色）各一两，朱砂（另研，水飞）三钱，上三味研和匀，入朱砂再研，每用二钱，无灰酒调服取汗。外面仍灸七壮，知痛为吉。如猪羊等风，须每服三钱，连进二服并效。

《顾氏秘书》： 破伤风灸法：用人耳中垢，纸上焙干为末，和蕲艾作团，灸伤处。又方：用核桃壳半个，内填干人粪，患上以槐白皮衬住，加艾团灸之，候遍身汗透为度，汗后其人必困，一觉即愈。治疯犬咬亦效。

周鹤仙《回生神方》： 治破伤风症，用全斑蝥七厘，小儿用三厘，糯米一分三厘，共炒焦色，研末，黄酒冲服即愈，此方不可忽视。又方：苍术（焙）、草乌（姜汁制）各一钱，研末，温酒冲服，得宜，固有神效，倘一失错，祸不旋踵，用者慎之！

耀山云：头目损伤，创口袭风，必然肿胀，即破伤风也。急用葱熨法，数次即愈，屡试屡验，神效无比。然葱不宜下水，恐防水湿之气侵入，转成破伤湿症也。

发痉

诸痉项强，皆属于湿，此《内经》之文也。仲景曰：太阳病发汗太多，因致痉。风病下之则痉，复发汗则拘急。疮家发汗则痉。薛氏曰：是汗下重亡津液所致。有汗而不恶寒曰柔痉，以风能散气也，宜白术汤加桂心、黄芪。无汗而恶寒曰刚痉，以寒能涩血也，宜葛根汤。皆气血内伤，筋无所营而变，非风也。杖疮及劳伤气血而变者，当补气血；未应，用独参汤；手足冷，加桂附，缓则不救。

《可法良规》云：凡伤损皮开肉绽，或瘀肿刺破之后，或有发热恶寒，口干作渴，怔忡惊悸，寤寐不宁，牙关紧急，目赤头痛，自汗盗汗，寒战咬牙，气短喘促，遗尿手撒，身热脉大，按之如无，身热不欲近衣，或欲投水，或恶寒而脉浮大，重按细微，衣厚仍寒，此气血挟虚使然也，皆宜参、芪、归、术之类亟补之；如不应，速加附子，缓则不救。或手足逆冷，肚腹疼痛，泻利肠鸣，饮食不入，呃逆呕吐，此寒气乘虚而然也，治法同前用药。如有汗而不恶寒，或无汗而恶寒，口噤足冷，腰背反张，颈项劲强，乃血气虚而发痉也，治法亦同前用药，少佐见证之剂。痉症往往误投风药，以致不起者多矣。若果是破伤风证，亦系元气耗损，外邪乘虚而致，皆宜峻补，先固其本为善。倘妄投风药，祸如反掌，治者不可不察。

耀山云：痉者，筋劲强直而不柔和也。痉病者，口噤角弓反张是也。痉与痓，通称破伤风。《正传》云：破伤风者，初因击破皮肉，视为寻常，殊不知风邪乘虚而袭，变为恶候。其症寒热间作，甚则口噤目邪，身体强直，如角弓反张之状，死在旦夕。《回春》云：痉病者，是难治也。有跌磕打伤，疮口未合贯风者，亦成痉，此名破伤风也。脉浮而无力，太阳也；长而有力，阳明也；浮而弦小，少阳也。《纲目》云：初觉疮肿起白痂，身寒热，急用玉真散，姜汁和酒调服，以津敷疮口上；若口噤，用童便调服。河间云：背后搐者，太阳也；身前搐者，阳明也；两旁搐者，少阳也。又曰：太阳宜汗，阳明宜下，少阳宜和，若明此三法而不中病者，未之有也。又曰：在表则以辛热发散之，宜防风汤、羌活防风汤；在半表半里，以辛凉和解之，宜羌麻汤；在里则以寒药下之，宜小芎黄汤、大芎黄汤。其外敷仍用葱熨法神效。此家传秘授经效之方也。

论攻利

《儒门事亲》云：病生之因，其有四焉。有不因气动而病生于外者，谓坠堕硌射，剥割撞扑，落马堕井，打扑闪肭损折，汤沃火烧，虫蛇螫毒之类，四因之一也。有独治内而愈者，有兼治内而愈者，有独治外而愈者，有兼治外而愈者，有先治内后治外而愈者，有先治外后治内而愈者，有须解毒而攻击者，有须无毒而调引者。方法所施，或重或轻，或援或急，或收或散，或润或燥，或软或坚。方土之用，见解不同，各擅己心，好丹非素，故复问之。

凡落马坠井，因而打扑，便生心恙，是痰涎散于上也，宜三圣散空心吐之；如本人虚弱瘦瘁，可用独圣散吐之；后服安魄之药，如定志丸之类，牛黄、人参、朱砂之属。

凡跌打损伤，车碾杖疮，肿发燎痛，可用禹功散、通经散、神佑丸、导水丸等药，峻泻一二十行，则痛止当痒，痛属夏，痒属秋，秋出则夏衰矣。盖此痛得之于外，非其先元虚弱。古人云：痛随利减，病去如扫。此法得之睢阳高大明、侯德和，使外伤者不致瘫残跛躃之患。

凡一切刀器所伤，有刀箭药，用风化石灰一斤，龙骨四两，二味为细末，先于端四日，采下刺蓟菜，于端午日五更，合杵臼内捣和为团，作饼子若酒麹，中心穿眼，悬于背阴处阴干，捣罗为末，于疮口上掺贴大效。《内经》云：先治外而后治内是也。

凡一切虫兽所伤，及杖疮燎发，或透入里者，可服木香槟榔丸七八十丸或百余丸，生姜汤下，五七行，量虚实加减用之。又犬蛟蛇伤，不可便贴膏药及生肌散之类，先当用导水丸、禹功散之类，可泻毒气，或泻十余行，即时痛减肿消，然后可用膏药及生肌散之类敷之。《内经》云：先治内而后治外是也。

耀山云：按张氏专门大攻大利，薛氏专用大温大补，何二公用药相反如此？有言南方宜补，北方宜攻。李士材又引《内经》征四失论，言富贵人宜补，贫贱人宜攻。故二公之收效若一耶。然而读张氏之论，亦有调引之法；而薛氏之方，未尝无攻利之剂也。是以仅录张氏之法，而原方繁多不录。

辨生死

《医宗金鉴》曰：十不治症：一颠扑损伤入于肺者，一肩内耳后伤透于内者，一左腋下伤透于内者，一肠伤断者，一小腹下伤内者，一伤破阴子者，一老人左股压碎者，一症候繁多者，一血出尽者，一脉不实重者。

《可法良规》云：若元气虚怯，邪气滋盛，溃烂延上必死；不溃而色黯者，亦死。手足心背受病，色黑者多死；手足节髀损去者不死。故伤损骨断筋皮尚连者，急剪去之；若肉被伤欲去尚连者，亦剪之；不尔，溃及好肉，怯弱之人多致不救。如手足与指损去一节，不死可治；惟去其半节，留其半节，或骨断筋皮相连者，最为难治。

陈氏《决疑秘法》云：顶门破而骨未入内者可治，骨陷入者不治。脑骨伤损在硬处者可治，若在太阳穴及骨缝软处不可治。头骨陷入内，未甚者可治，囟门出者死。两目俱伤者可治，鼻骨山根伤者可治，断者死。耳后受伤入内者不治。气出不收，眼开者不治，闭者可治。气管伤者死。食管全断者不治，未全断者可治。男人两乳受伤，急救可治；女人两乳伤重者必烂不治。胸膛红肿青色未裹心者可治，红既裹心者不治。胸腹受伤出黄水黑水血者，十不治一。若正心口青色者，七日死；调医三日后，转黄色者可救，不转者必死。食饱受伤，三日不死者可救。两胁有伤，血入五脏者难治。肠出，不臭者可治，臭者死；肠未断者可治，断者不治。肠出，色紫黑者不治，色不变者急治可愈。夹脊断者不治，腰歪伤重而自笑者不治，伤轻虽笑可治，小腹受伤吐屎，眼直视者不治；伤轻眼未直视，虽吐屎无害也，可治。孕妇小腹受伤，犯胎者不治。孕妇腰伤，其胎必下，不可救。小肚受伤，不分男女皆不治。阴囊有子可救，若肾子受伤，入小腹者不治。阴囊破开，肾子悬系者可治，若肾子伤碎者不治。尾闾骨断者不治。两手受伤，脉骨断者不治。两足腿骨断者难治。脉大而缓，即四至亦不治。鱼际骨有脉者可救。诸骨受铁器伤，五日外流黄水通内者不治。如跌扑及破伤风，头目青黑，额汗不流，眼小目瞪，身汗如油，谓之四逆，均属不治。

按赵除瑛秘本，有验症五法，可取以为初学之津梁，故附于末：

一看两眼，眼白有血筋，腹内必有瘀血，筋多瘀多，筋少瘀少，两眼活动有神易治，两眼无神难治；二看指甲，以我指按其指甲，放指即还原血色者易治，少顷后还原者难治，紫黑色者不治；三看阳物，不缩可治，缩者不治；四看脚趾甲，红活者易治，色黄者难治，看与指甲同；五看脚底，红活者易治，色黄者难治。

《金鉴》云：凡伤天窗穴与眉角脑后，臂里跳脉，髀内阴股，两乳上下，心下鸠尾，及五脏六腑之俞者，皆死。脑后出髓而不能语，目睛直视，喉中沸声，口急唾出，两手妄举者，亦死。

诀曰：金伤诸损眼晕青，定主身亡难救命，若且气喘与呃塞，且看一七内中应。

医　案

耀山云：商辂曰：医者，意也。如对敌之将，操舟之工，贵乎临机应变，何必拘泥其成案也。复思案者，验也。又如符之合璧，桴之应鼓，信斯十疗十全，故又谓之治验也。古人以经验之方，治对证之病，记其功效，立为案验，俾使后学可以遵循固守，以为范则耳。然读《薛氏医案》，温补居多，《儒门事亲》，攻利为先，而法虽两歧，其取效若一，何也？此皆因地视人，机灵法活，所以术并青囊，能苏白骨者也。兹集各家医案，方法俱备，善学者得医之意，用已验之方，人人可臻寿域矣。

出血不止

张地官坠马伤腿，服草乌等药，致衄血咳嗽，臂痛目黄，口渴齿痛，小便短小，此因燥剂伤肺与大肠而致。薛用生地、芩、连、黄柏、知母、山栀、山药、甘草，以润肺之燥而生肾水，小便顿长，诸证并止。以山药、五味、麦门、参、芪、芎、归、黄柏、黄芩、知母、炙草，以滋阴血、养元气而疮敛。

俞进士折腿，骨已接三月，尚发热出血不止，正体医治不应，左关脉洪数，此肝火炽甚，血得热而妄行也。遂投小柴胡汤加栀子、芍药、生地、防风，血止热退。又

364

用八珍、麦冬、五味治之，疮口即愈。

田宗伯侄，仲秋因怒跌扑，偏身作痛，发热衄血，肝脉弦洪。薛曰：久衄脉弦洪，乃肝火盛而制金也。至春则肝木茂盛而自焚，或戕贼脾土，非易治之证，当滋肾水以生肝木，益脾土以生肺金。乃杂用泻肝火等药，殁于仲春之月。

大尹刘国信，金疮出血，发热烦躁，属阴虚为患。用圣愈汤治之，虚火息而血归经矣。

梁阁者侄，金疮肿痛，出血不止，寒热口干，此气虚血无所附而不归经也。用补中益气、五味、麦门主之，阳气复而愈。

瘀血泛注

一患者瘀血流注腰膂，两足俱黑，随饮童便酒，砭出瘀血糜肉，投以小柴胡汤去半夏，加山栀、芩、连、骨碎补以清肝火，用八珍、茯苓以壮脾胃，死肉溃而新肉生，后疮复溃，得静调治年余而痊。

一患者瘀血攻注阴囊，溃而成漏，脓水清稀，所服皆寒凉之剂，诊其肝脉短涩，余脉浮而无力，此肝木受肺金克制，又元气虚，不能收敛。遂用壮脾胃生气血之方，元气少复，后终殁于金旺之日。

寒药之非

一患者肿痛，敷寒凉之药，欲内消瘀血，反致臀腿俱冷，瘀血并胸腹痞闷。薛急去所敷之药，以热童便酒洗患处，服六君、木香、当归，敷回阳膏，臀腿渐温。又以前药去木香，加川芎、藿香、肉桂，四剂，瘀血解，乃刺之，更以壮脾胃，养气血得痊。

云间曹子容，为室人中风灌药，误咬去指半节，焮痛寒热，外敷大黄等药，内服清热败毒，患处不痛不溃，脓清，寒热愈甚。薛曰：此因凉药遏绝遂道而然也。遂敷玉龙膏以散寒气，更服六君子汤以壮脾胃。数日后患处微痛，肿处渐消，此阳气运达患处也。果出稠脓，不数日半指溃脱，更服托里药而敛。

上舍王天爵，伤足焮肿，内热作渴，外敷、内服皆寒凉败毒，患处益肿而溃，且恶寒少食，欲作呕吐。薛曰：此气血俱虚，又因寒药凝结遂道，损伤胃气，以致前证耳。遂用香砂六君子、芎、归、炮姜，外证悉退，惟体倦晡热，饮食不甘，以补中益气汤加地骨皮、五味、麦冬治之而愈。

州守王廷用伤指，即用帛裹之，瘀血内溃，焮肿至手。薛谓宜解患处，以出瘀血，更用推陈致新之剂。不信，乃敷凉药，痛虽少止，次日复作，又敷之，数日后，手心背俱溃，出瘀秽脓水，尚服败毒之剂，气血益虚，色黯脓清，饮食少思。仍请薛治，投以壮脾胃生气血之剂，由是脓水渐稠而愈。

不砭之非

一患者发热烦躁，用四物、黄芩、红花、软柴、山栀、花粉，烦热已清，瘀血深蓄，欲针出之，不从。忽牙关紧急，患处作痛，始砭去脓血即安。用托里养血，新肉渐长，忽患处搔痒，此风热也，用祛风消毒之剂而痊。

发热

杨进士伤手指，焮痛发热，服寒凉之药，致饮食顿减，患处不溃。薛用托里养血之药，食进疮溃。后因劳，每日晡发热，此阴虚而内热也，以四物、软柴胡、地骨皮乃退，更用养血气之药而疮敛。

一男子坠马，腹有瘀血，服药下之，致发热盗汗自汗，脉浮涩。薛以为重剂过伤气血所致，投以十全大补汤益甚，时或谵语，此药力未及而然也，以前药加炮附子五分，服之即睡，觉来顿安，再剂而痊。

举人余时正金疮焮痛，出血不止，恶寒发热，用败毒等药愈甚。此亡血过多，气无所附而然耳。遂以四物、黄柏、知母、软柴胡、庇参、五味、麦门治之即愈。

一女子年十七，闪右臂，微肿作痛，寅申时发热。薛决其胆经血虚火盛，经水果先期而至。先以四物合小柴胡汤，四剂热退，更以加味四物汤加香附、地骨皮、山栀各五分，二十余剂，其肿亦消，乃去黄连、山栀，又五十余剂，经水调而元气充矣。

昏聩

一妇人孟冬伤足，亡血头汗，内热作渴，短气烦躁，不时昏聩，其脉洪大，按之微弱。此阴血虚于下，孤阳炎于上，故发厥而头出汗也。以四物合小柴胡汤，一剂汗即止，以四物去川芎，加参、芪、麦门、五味、炙草，少用肉桂，四剂诸证悉去，又三十余剂，血气复而愈。

一男子夏折腿，出血过多，其初眩晕眼花，后则昏聩。此阴血伤损，阳火炽甚，制金不能平木，木旺生风所致。急灌童便，更用人参、当归各五钱，荆芥、川芎、柴胡、芍药、白术各二钱，山栀、黄柏、黄芩、桔梗各一钱，甘草五分，服之随爽，双用四物、参、芪各五钱，生地、柴胡各一钱，四剂，烦躁悉去。

眩晕

一患者腹胀呕吐眩晕，用柴胡、黄芩、山栀、紫苏、杏仁、枳壳、桔梗、川芎、当归、赤芍、红花、桃仁，四剂而定；后又因出血过多，昏聩目黑，用十全大补等药而苏。时肌肉溃烂，脓水淋漓，筋挛骨痛。薛切其脉，浮而涩，沉而弱。此因气血耗损，不能养筋，筋虚不能束骨。遂用养气血之药治之而愈。

一患者杖疮愈后，失于调理，头目不清，服祛风化痰等药反眩晕，服牛黄清心丸又肚腹疼痛，杖疮肿痒，发热作渴，饮食不思，痰气上升，以为杖疮余毒复作。诊左尺脉洪大，按之如无。薛曰：此肾经不足，不能摄气归原。遂用人参、黄芪、茯苓、陈皮、当归、川芎、熟地、山药、山茱萸、五味、麦门、炙草，服之而寻愈。后因劳热渴头痛，倦怠少食，用补中益气汤加麦门、五味而愈。

一患者两胁胀闷，欲咳不咳，口觉血腥，遍身臀腿胀痛，倦怠不食，烦渴脉大。此血脱烦躁也。与童便酒，及砭患处出死血糜肉甚多；忽发热、烦躁、汗出，投以独参汤，三剂少止；又用补气血、清肝火炎药，数剂饮食稍进；后用独参汤间服，诸证悉退，饮食顿加；但不能多寐，以归脾汤加山栀、竹茹，四剂而熟睡；因劳心、遂烦渴自汗，脉大无力，以当归补血汤，二剂而安；又以十全大补，去川芎，加麦门、五味、牡丹、地骨、麻黄根、炒浮麦，数剂而汗止，死肉且溃，又二十余剂而新肉生。

一患者烦躁面赤，口干作渴，脉洪大，按之如无。薛曰；此血虚发躁也。遂以当归补血汤，二剂即止；后日晡发热，更以四物加柴胡、牡丹、地骨、黄柏、知母治之，热退而疮敛。

一患者头额出汗，热渴气短，烦躁骨痛，瘀肉不溃，遂割去之，出鲜血，服芩连之药益甚，其脉洪大而微。此气血俱虚，邪火炽盛所致。以四物加参、芪、术、炙草，少用柴胡、炒芩，二剂头汗顿止；又加麦门、五味、肉桂，二剂诸证悉退；后用参、芪、归、术、炒芍药、熟地、麦门、五味，十余剂瘀血溃而脓水稠矣；但新肉不生，以前药倍用白术而敛。

吴给事坠马伤首，出血过多，发热烦躁，肉瞤筋惕。或欲投破伤风药。薛曰：此血虚火动所致，当峻补其血为善。遂用圣愈汤，二剂即安，又养气血而疮瘥。

张进士季秋坠马，亡血过多，出汗烦躁，翌日其汗自止，热躁益甚，口噤手颤。此阴血虚，阳火乘之而汗出，为寒气收敛腠，故汗不得出，火不得泄，怫郁内甚而益增他症也。薛用四物加柴胡、黄芩、山栀，四剂少止，又用四物、参、芪、软柴胡、五味、麦门治之而痊。

发喘

举人杜克弘坠马，服下血药，反作喘，日晡益甚。此血虚所致耳，非瘀血为患。遂以四物加参、芪、五味、麦门治之，其喘顿止，又用补中益气加五味、麦门而愈。

作呕

一患者痛甚发热，呕吐少食，胸膈痞满。用行气破血之剂益甚，口干作渴，大便不调，患处色黯。薛曰：此痛伤胃气所致。遂以四君、当归、炒芩、软柴、藿香，二剂诸证渐愈，又用大补之剂溃之而瘳。

一患者发热焮痛，服寒凉药，更加口干作渴，肚腹亦痛。自以为瘀血，欲下之。薛按其肚腹不痛，脉微细而迟，饮食恶寒，此凉药伤胃而然也。急用六君加芍药、当归、炮附子各一钱，服之前证益甚，反加谵语面赤。薛意其药力未至耳，前药再加附子五分，服之即睡，觉来诸病顿退而安。

一膏粱之人跌腿，青肿作痛，服辛热之药，反发热作呕，患处益痛，口干唇揭。薛曰：膏粱之人，内多积热，更服辛热之剂，益其胃火而使然也。频饮童便，以清胃散加山栀、黄芩、甘草，治之顿止。患处以葱熨之，肿即消散。

一妇人伤指，手背俱肿，微呕少食。彼以为毒气内攻，诊其脉沉细，此痛伤胃气所致也。遂刺出脓碗许，先以六君、藿香、当归而食进，继以八珍、黄芪、白芷、桔梗，月余而疮愈。

一中年人中脘作痛，食已则吐，面紫霜色，两关脉涩，知其血病也。问之乃云，跌扑后，中脘即痛。投以生新推陈血剂，吐出停血碗许，则痛不作，而食亦不出矣。

作渴

一患者（杖后）瘀血虽去，饮食形色如故，但热渴焮痛，膈痞有痰。以小柴胡汤加天花粉、贝母、桔梗、山栀，二剂少愈，又加生地、归尾、黄芩、柴胡、山栀、花粉而愈。薛曰：予治百余人，其杖后血气不虚者，惟此一人耳。

瘀血作痛

一患者肿痛发热，作渴汗出。薛曰：此阴血受伤也。先砭去恶秽，以通壅塞；后用四物、柴胡、黄芩、山栀、丹皮、骨碎补，以清肝炎而愈。

一患者伤处揉散，惟肿痛不消。薛曰：此瘀血在内，宜急砭之。不从。薛以萝卜自然汁调山栀末，敷之破处，以当归膏贴之，更服活血之剂而瘥。数年之后，但遇阴天，仍作痒痛，始知不砭之失。

一患者臀腿黑肿而皮不破，但胀痛重坠。皆以为内无瘀血，惟敷凉药可以止痛。薛诊其尺脉涩而结，此因体肥肉厚，瘀血深蓄，刺去即愈。否则内溃，有烂筋伤骨之患。薛入针四寸，漂黑血数升，肿痛遂止。是日发热恶寒，烦渴头痛，此气血俱虚而然也，以十全大补之剂遂瘥。

一男子闪伤右腿，壅肿作痛。薛谓急砭去滞血，以补元气，庶无后患。不信，乃外敷大黄等药，内服流气饮，涌出秽脓数碗许，其脓不止，乃复请治。视其腿细而脉大，作渴发热，辞不治，后果殁。

窗友王汝道环跳穴处闪伤，瘀血肿痛，发热作渴。遂砭去瘀血。知其下焦素有虚火，用八珍加黄柏、知母、牛膝、骨碎补，四剂顿止；用十全大补汤少加黄柏、知母、麦门、五味，三十余剂而效。

血虚作痛

一妇人磕臂出血，骨痛热渴，烦闷头晕，日晡益甚。此阴虚内热之证。用八珍加丹皮、麦门、五味、骨碎补、肉桂及地黄丸治之悉愈。却去桂，加牛膝、续断，二十余剂而疮敛。

一患者愈后腿作痛。薛意脓血过多，疮虽愈，肝经血气尚未充实，而湿热乘虚也。遂以八珍汤加牛膝、木瓜、苍术、黄柏、防己、炙甘草，以祛湿热，养阴血，痛渐止，乃去黄柏、防己，服之遂瘳。

疮口痛

一患者患处胀痛，悲哀忿怒。此厥阴之火，为七情激而然耳。遂砭去瘀血，以小柴胡汤加山栀、黄连、桔梗而安，后用生肝血养脾气之药，疮溃而敛。

戴给事坠马，腿肿痛而色黯，食少倦怠。此元气虚弱，不能运散瘀血而然耳。遂用补中益气去升麻、柴胡，加木瓜、茯苓、芍药、白术，治之而痊。

阳气脱陷

梁阁老侄跌伤腿，外敷大黄等药，内服破血之剂，遂致内溃。薛针出秽脓三碗许，虚证悉具，用大补之剂两月余，少能步履。后因劳心，手撒眼闭，汗出如水，或欲用祛风之剂。薛曰：此气血尚未充足而然也。急以艾炒热，频熨肚脐并气海，眼开能言，但气不能接续，乃以参、芪、归、术四味共一斤，附子五钱，水煎徐徐服之，元气渐复，饮食已进，乃去附子服之而疮愈。

不补之非

一患者臀腿胀痛，发热烦躁，刺去死血，胀痛少宽，热躁愈甚，此血脱邪火旺而然也，急用独参汤补之，少愈，又以健脾胃、养气血药治之，腐肉渐溃，遂愈。大抵此证宜预调补，以顾收敛，切不可伐其气血，不行补益，以致不能收敛矣。

骨伤作痛

一小儿足伤作痛，肉色不变，伤在骨也。频用炒葱熨之，五更用和血定冯丸，日间用健脾胃、生气血之剂，数日后服地黄丸，三月余而瘥。

一小儿臂骨出臼，接入肿痛发热，服流气药益甚，饮食少思。薛以葱熨之，其痛即止，以六君、黄芪、柴胡、桔梗、续断、骨碎补治之，饮食进而肿痛消，又用补中益气加麦门、五味治之，气血和而热退，愈矣。

肝火作痛

杨司天骨已入臼，患处仍痛，服药不应，肝脉洪大而急。薛曰：此肝火盛而作痛也。用小柴胡汤加栀、连二剂而痛止，用四物、山栀、黄柏、知母，调理而康。

一患者瘀血内胀，焮痛发热，口干作渴，饮食不甘，四肢倦怠。薛曰：此肝火炽盛，脾土受制，故患前证。喜其禀实年壮，第用降火清肝活血之剂而愈。

一患者患处胀痛，发热欲呕，两胁热胀，肝脉洪大。薛曰：肝炎之证也。但令饮童便，并小柴胡汤加黄连、山栀、归梢、红花，诸证果退。

湿痰作痛

大宗伯沈立斋，孟冬闪腰作痛，胸间痰气不利。以枳壳、青皮、柴胡、升麻、木香、茴香、当归、川芎、赤芍、神曲、红花，四剂而瘥；但饮食不甘，微有潮热，以参、芪、白术、陈皮、白芍各一钱，川芎八分，软柴胡、地骨皮、炙甘草各五分，十余剂而康。

刘尚宝体肥，臂闪作痛，服透骨丹，反致肢节俱痛，下体益甚。以二陈、南星、羌活、防风、牛膝、木瓜、苍术、黄芩、黄柏治之，身痛遂安，以前药加归尾、赤芍、桔梗治之而瘥。

郑吏部素有湿痰，孟冬坠马，服辛热破血之药，遍身作痛，发热口干，脉大而滑。此热剂激动痰火为患耳。治以清燥汤去人参、当归、黄芪，加黄芩、山栀、半夏、黄柏，热痛顿去，患处少愈，更用二陈、羌活、桔梗、苍术、黄柏、姜制生地、当归，遂瘥。

胁肋胀痛

一患者愈后口苦，腰胁胀痛，服补肾行气等药不愈。薛按其肝脉，浮而无力，此属肝胆气血虚而然耳。用参、芪、芎、归、地黄、白术、麦门、五味治之而愈。

李进士季夏伤手，出血不止，发热作渴，两胁作胀，按之即止，此血虚也。用八珍加软柴胡、天花粉治之顿愈，更用养气血之药调理而瘥。

腹内作痛

一患者杖后，服四物、红花、桃仁、大黄等剂以逐瘀血，腹反痛，更服一剂，痛益甚，按其腹不痛。薛曰：此血虚也，故喜按而不痛，宜温补之剂。遂以归身、白术、参、芪、炙草，二剂痛即止。

一患者仲秋夜归坠马，腹内作痛，饮酒数杯，翌早大便自下瘀血即安。此元气充实，挟酒势而行散也。

一男子跌伤，腹痛作渴，食梨子两枚益甚，大便不通，血欲逆上。用当归承气汤加桃仁，瘀血下而瘥。此因元气不足，瘀血得寒而凝聚也。故产妇、金疮者不宜食之。

一男子孟秋坠梯，腹停瘀血，用大黄等药，其血不下，反加胸膈胀痛，喘促短气。薛用肉桂、木香末各二钱，热酒调服，即下黑血及前所服之药而苏。此因寒药凝滞而不行，故用辛温之剂散之。

陈侍御坠马，腿疼作呕，服下药一剂，胸腹胀痛，按之即止，惟倦怠少气，诊其脉微细而涩。薛曰：非瘀血也，乃痛伤气血，复因药损脾气而然耳。投养脾胃生气血之药而愈。

腰痛

儒者王清之跌腰作痛，用定痛等药不愈，气血日衰，面目黧色。薛曰：腰为肾之府，虽曰闪伤，实肾经虚弱所致。遂用杜仲、补骨脂、五味、山茱、苁蓉、山药，空心服，又以六君、当归、白术、神曲各二钱，食远服，不月而瘥。

一三岁儿闪腰作痛，服流气等药，半载有愈。薛曰：此禀肾气不足，不治之证也。后果殁。

阴茎作痛

一患者瘀血失砭，胀痛烦渴，纵饮凉童便，渴胀顿止，以萝卜细捣涂之，瘀血渐散，已而患处作痒，仍涂之痒止，后口干作渴，小腹引阴茎作痛，小便如淋，时出白津，此肝经郁火也。遂以小柴胡汤加大黄、黄连、山栀饮之，诸证悉退，再用养血等药而安。

青肿不消

一妇人闪臂，腕肿大已三月矣，手臂日细，肌瘦恶寒，食少短气，脉息细微，属形病俱虚也。遂投补中益气，加肉桂引诸药以行至臂，再加贝母、香附以解久病之郁，间服和血定痛丸，以葱熨之，肿消二三；因怒患处仍胀，胸膈两胁微痛，以前汤更加木香、山栀、半夏、桔梗，服之少可；复因惊不寐，少食盗汗，以归脾汤加五味、麦门，二十余剂而安，肿消三四，手臂渐肥；但经水过期而少，此心脾之血尚未充足而然也，乃用八珍加五味、麦门、丹皮、远志、香附、贝母、桔梗，四十余剂，诸证悉退。愈后因怒，发热谵语，经水如涌，此怒动肝火，以小柴胡汤加生地黄二钱，一剂遂止，以四物加柴胡调理而康。

州守陈克明子，闪右臂腕肿痛，肉色不变，久服流气等药，加寒热少食，舌干作渴。薛曰：损伤等证，肿不消，色不变，此运气虚而不能愈，当助脾胃壮气血为主。遂从薛法治之，不二月形气渐充，肿热渐消，半载诸证悉退，体臂如常。

一小儿闪腿，腕壅肿，形气怯弱。薛欲治以补气血为主，佐以行散之剂。不信，乃内服流气饮，外敷寒凉药，加寒热体倦。薛曰：恶寒发热，脉息洪大，气血虚极也，治之无功。后内溃，沥尽气血而亡。

李考功子十四岁，脚腕闪伤，肿而色夭，日出清脓少许，肝脉微涩。此肝经受伤，气血而不能溃，难治之证也，急止克伐之剂。不信，乃杂用流气等药，后果出烂筋而死。

腐肉不溃

一患者瘀血已去，饮食少思，死肉不溃。又用托里之药，脉稍溃而清。此血气虚也，非大补不可。彼不从。薛强用大补之剂，饮食进而死肉溃，但少寐，以归脾汤加山栀，二剂而寐；因劳心，烦躁作渴，脉浮洪大，以当归补血汤，二剂而安。

一患者受刑太重，外皮伤破，瘀血如注，内肉糜烂，黯肿，上彻胸背，下至足趾，昏聩不食。随以黑羊皮热贴患处，灌以童便酒薄粥，更以清肝活血调气健脾之剂，神思稍苏；始言遍身强痛，又用大剂养血补气之药，肿消食进。时仲冬，瘀血凝结，不能溃脓，又用大补之剂壮其阳气，其脓方熟，遂砭去，洞见其骨，涂以当归膏，及服前药百余剂，肌肉渐生。

少宗伯刘五清臁伤，一块微痛，少食。用六君子汤倍加当归、黄芪，其痛渐止。月余瘀血内涸而不溃，公以为痊。薛曰：此阳气虚极，须用调补。不从。至来春头晕，痰涎壅塞，服清气化痰，病势愈甚，脉洪大而微细。欲以参、芪、归、术、附子之类补之。不信，至秋初，因怒昏聩而厥。

新肉不敛

一患者溃而不敛，以内有热毒，欲用寒凉之药。薛曰：此血气俱虚而不能敛耳，非归、术、参、芪之类培养脾土，则肌肉何由而生，岂可复用寒凉之药重损气血耶。遂用前药治之而愈。

行气之非

一患者服行气之剂，胸痞气促，食少体倦，色黯脓清。此形气俱虚之证也。先用六君、桔梗二剂，胸膈气和，后用补中益气去升麻，加茯苓、半夏、五味、麦门治之，元气渐复而愈。若用前剂，戕贼元气，多至不救。

下血之非

一患者，去其患处瘀血，用四物、柴胡、红花治之，焮痛顿止。后误服下药一盅，连泻四次，患处色黯。喜其脉不洪数，乃以十全大补倍加肉桂、麦门、五味，数剂肉色红活，新肉渐生，喜在壮年，易于调理，又月余而愈，否则不救。凡杖疮跌扑之证，患处如有瘀血，止宜砭去，服壮元气之剂。盖其气血已损，切不可再用行气下血之药复损脾胃，则运气愈难营达于下，而反为败证，怯弱者多致夭枉。

破伤风

一患者仲夏伤手，腰背反张，牙关紧急，脉浮而散，此表证也。遂用羌活防风汤，一剂即解。此证若在秋冬腠理致密之时，须用麻黄之类以发汗。此乃暴伤，气血不损之治法也。

一患者杖处略破而患此，脉洪大而实，此里证也。用大芎黄汤一剂，大便微行一次悉退。若投表药必死。宜急分表里虚实而治之，庶不误矣。

一患者寒热口干。用四物、参、芪、白术、软柴、炒芩、麦门、五味，四剂少退。薛欲砭去瘀血，不从。后怔忡不寐，饮食少思，牙关牵紧，头目疼痛，恶寒发热，此脓内焮也，遂砭去之即安；以八珍、枣仁、麦门、五味，二十剂前证渐愈；又用前药及独参汤，瘀肉渐溃；后因劳，少寐盗汗，以归脾汤、麦门、五味、远志而痊；后牙关胀闷，面目焮赤，又似破伤风，仍以为虚，用八珍等药亦安。

一患者腹痛喘促，作渴寒热，臀腿糜烂，与死血相和，如皮囊盛糊。用童便煎四物、桃仁、红花、柴胡、黄芩、麦门、花粉，服之顿退。彼用黑羊皮贴之益甚。后砭去脓血甚多，气息奄奄，唇口微动，牙关紧急，患处色黯。或欲用破伤风药。薛曰：此气血虚而变证也。用参、芪、芎、归、白术，并独参汤、人乳汁，元气复而诸证愈，乃用十全大补汤调理而安。此证若脓瘀内焮者，宜针之；若溃后口噤遗尿，而类破伤风等证者，乃气血虚极也，急用大补之剂；若素多痰，患风证者，宜清痰降火；若因怒而见风证者，宜清肝降火；若人不慎房劳，而忽患前证，此由肾水不足，心火炽甚，宜滋阴补气血为主；若误作风证治之，即死。

发痉

一患者内溃，针出脓三五碗，遂用大补之剂。翌日热甚，汗出足冷，口噤、腰背反张，众欲投发散之剂。薛曰：此气血虚极而变痉也，若认作风治，则误矣。用十全大补等药而愈。此证多因伤寒汗下过度，与产妇溃疡气血亏损所致，但当补气血为善。若服克伐之剂，多致不救。

一患者两月余矣，疮口未完，因怒发痉，疮口出血。此怒动肝炎而为患耳。用柴胡、芩、连、山栀、防风、桔梗、天麻、钩藤钩、甘草治之顿愈。刘宗厚先生云：痉有属风火之热内作者，有因七情怒气而作者，亦有湿热内盛，痰涎壅遏经络而作者，惟宜补虚降火，敦土平木，消痰去湿。

《儒门事亲》：戴人出游，道经故息城，见一男子被杖疮痛焮发，毒气入里，惊涎堵塞，牙噤不开，粥药不下，前后月余，百治无功，甘分于死。戴人先以三圣散，吐青苍惊涎约半大缸，次以利膈丸百余粒，下臭恶燥粪又一大缸，复煎通圣散数钱，热服之，更以酸辣汤发其汗，斯须汗吐交出，其人活矣。

小渠袁三，因强盗入家，伤其两胻外廉，作疮数年不已，脓血常涓涓然，但饮冷则疮间冷水浸淫而出，延为湿疮，来求治于戴人。戴人曰：尔中焦当有绿水二、三升，涎数掬。袁曰：何也？戴人曰：当被盗时，感惊气入腹，惊则胆伤，足少阳经也，兼两外廉皆少阳之部，此胆之甲木受邪，甲木色青，当有绿水。少阳在中焦如沤，既伏惊涎在中焦，饮冷水，咽为惊涎所阻，水随经而旁入疮中，故饮水则疮中水出。乃上涌寒痰，汗如流水，次下绿水，果二三升，一夕而痂干，真可怪也。

葛塚去点冯家一小儿，七八岁，膝被胕跛行，行则痛，数日矣。闻戴人不医，令人问之。戴人曰：小病耳，教来。是夜以舟车丸、通经散，温酒调而下之。夜半涌泄齐行，上吐一碗，下泻一缸，即上床。其小儿谓母曰：膝髌痒不可往来。日使服乌金丸壮其筋骨，一月疾愈而走矣。

一男子落马发狂，起则目瞪妄言，不识亲疏，弃衣而走，骂言涌出，气力加倍，三五人不能执缚。戴人以车轮埋之地中，约高二丈许，上安之中等车轮，其辋上凿一穴，如作盆之状，缚狂病人于其上，使之伏卧，以软裀衬之，令一大人于下，坐机一枚，以棒搅之，转千百遭，病人吐出青黄涎沫一二斗许，绕车轮数匝。其病人曰：我不能任，可解我下。从其言而解之。索凉水，与之冰水，饮数升，狂方罢矣。

谷阳镇酒监张仲温谒一庙，观匠者砌露台，高四尺许，因登之，下台胐一足，外踝肿起，热痛如火。一医欲以铴针刺肿出血。戴人急止之曰：胐已痛矣，更加针，二痛俱作，何以忍也。乃与神佑丸八九十丸，下二十余行，禁食热物，夜半肿处发痒痛止，行步如常。戴人曰：吾之此法，十治十愈，不诳后人。

《名医类案》：葛可久善武艺，一日见莫猛桑弓，可久挽之而彀，归而下血，亟命其子煎大黄四两饮之。其子恶多，减其半，不下，问故，其子以实对。可久曰：少耳，亦无伤也，来年当死，今则未也。再服二两愈。明年果卒。

丹溪治一老人坠马，腰痛不可转侧，脉散大，重取则弦小而长。朱曰：恶性血虽有，不可驱逐，且补接为先。用苏木、参、芪、芎、归、陈皮、甘草，服半月，脉散渐收，食进，以前药调下自然铜等，一月愈。

虞恒德治一人，因劝斗殴，眉棱骨被打破，成破伤风，头面大肿发热。虞适见之，以九味羌活汤取汗，外用杏仁捣烂，入白面少许，新汲水调敷疮下，肿消热退而愈。后累试累验。

一人因结屋坠梯折伤腰，势殊亟，梦神授以乳香饮。其方：用酒浸虎骨、败龟、黄芪、牛膝、草薢、续断、乳香七品。觉而能记，服之二旬愈。

台州狱吏悯一囚将死，颇怜顾之。囚感，语曰：吾七犯死罪，苦遭讯拷，坐是肺

经典伤科

皆控损，至于呕血，适得神方，荷君庇拊之恩，特此以报，只白及一味，米饮调耳。洪贯闻其说，为郫州长寿宰规之赴洋州任，一卒忽苦呕血，势极危，贯用此救之，一日即止。

游让溪翁云：被廷杖时，太医用粗纸，以烧酒贴患处，手拍血消，复易之。又用热豆腐铺在紫色处，其气如蒸，其腐紫色即换，须俟伤处紫色散后，转红为度，则易愈矣。

卷之五

诸骨总论

部颁《检骨格》云：仰面：顶心骨，即《医宗金鉴》之巅顶骨，一名脑盖，一名天灵盖，其两旁偏左偏右，又名山角骨也。囟门骨，或称囟骨，或称囟门。额颅骨，一名凌云骨。两额角，左名天贤骨，右名天贵骨，额骨傍近太阳穴处，又名扶桑骨也。两眉棱骨，即左右上眼眶，下名颧骨。两眼眶骨，即左右睛明骨，统言眼眶者，连上下而言也。鼻梁骨之内，即中血堂也。左右两颧骨。左右两腮颊骨，又名钓骨，以纳下牙车骨之尾。上下口骨。上下牙齿。颔颏骨，一名地阁骨。左右颊车骨，即下牙床骨也。两耳窍，有耳门骨，一名玉梁骨。嗓喉、结喉骨，共四层，系脆骨。龟子骨，即胸前三骨，系排连，有左右。心坎骨，一名蔽心骨，即鸠尾骨也，其质亦脆。两肩井臆骨，两血盆骨，两饭匙骨，上三骨俱有左右，此处经名柱骨，又名锁子骨。两横髃骨，即左右肩胛骨也。两胳膊骨，一名肱，即左右臑骨也。两肘骨，俗名鹅鼻骨，即左右手柱撑也。两臂骨与两髀骨，男子相并而生，妇人无髀骨，髀骨一名辅骨。左右两手踝。两手外踝。两腕骨。左右两手掌骨，共十块。两手十指骨，又名竹节骨，共二十八节。左右胯骨前，合缝处即环跳穴也。两腿骨，一名大楗骨，又名股，亦名髀骨。两膝盖骨，即左右髌骨也。两胫骨与两胻骨，男子如手臂骨、辅骨相并而生，妇人无胻骨，与手同。左右两足踝。两足外踝。两歧骨。左右两足掌骨，共十块。十趾骨，共二十六节。两脚跟骨，左右共八块。

合面

脑后骨

脑后骨即后顶心骨也。乘枕骨，一名后山骨，男子有左右，妇人无左右。两耳根骨，即左右寿台骨，又名完骨，与耳前玉梁骨相接。项颈骨，共五节，上三节，一名玉柱骨，又名天柱骨，即旋台骨也。琵琶骨，亦名髀骨，俗名饭鏊骨，在肩后左右大如翅者是也。脊背骨，共六节，其二节之旁，左右横出者两髋骨。脊膂骨，共七节。两肋骨，一名钗骨，男子左右共二十四条，妇人左右共二十八条，其下近边两条，又名凫骨，两凫骨两端相接之处，又名歧骨。腰骨，又名腰眼骨，共五节。其下，骨格之方骨，即《金鉴》之尾骶骨，又名尻骨。两旁系胯骨后。尾骶之末节曰尾蛆骨，又名尾间，一名骶端，一名橛骨，一名穷骨，俗名尾脊也。

耀山云：按部颁《栓骨格》分面、背挨次而言，《医宗金鉴》则分首、身、背、腹、四肢而言，骨之名目各有不同，或二三骨总而名之，或一骨分上下而名之，学者由是多惑也。《洗冤录集证签注》言顶心骨则引《金鉴》之文以明之，而《金鉴》之骨名互异，则未之引而解也。今细绎两书，有彼不明者，引之以此，此不明者，引之以彼，两相参合，一以贯之，使学者无歧误之患矣。

颠顶骨

《医宗金鉴》曰：颠者，头顶也。其骨男子三叉缝，女子十字缝，一名天灵盖，位居至高，内函脑髓，如盖以统全体者也。或碰撞损伤，如卒然而死，身体强硬，鼻口微有出入声气，目闭，而如土色，心口温热跳动者，此证可治。切不可擞拿并扶起盘坐，盖恐惊乱之气上冲，或从伤处或从七窍走泄，必伤性命也。惟宜屈膝侧卧，先将高醋调混元膏敷于顶上，以定痛消肿，活血拔毒。再将草纸卷点着，令烟所熏其口鼻。再燃煤淬入醋内，使热气熏蒸口鼻。如无煤矿之处，烧铁淬之亦可。以引五脏血脉，使之通和。待其口中呻吟有声，即以童便调八厘散温服，可以气转阳回。外用手法，推按心胸两肋腋下腹上，并轻托内腕攒筋，频频揉摩，即掌后高骨寸关尺诊脉处也。夫冲撞损伤则筋脉强硬，频频揉摩则心血来复，命脉流通，即可回生。常服正骨柴金丹，外治用散瘀和伤汤洗去前敷之混元膏，再换敷混膏。服丸药后，或大便黑色干燥，此乃肠胃存有瘀血，或有耳聋者，俱服加减苏子桃仁汤，以逐瘀血，健脾胃、养精神，兼用导气通瘀锭塞于耳中。饮食宜素粥汤饮，忌气怒、油腻、面食。卧处宜静室，勿令人喧嚷。若伤重已死者，用白布缠头，以木棍轻轻拍击足心，再提发令其正直，安定颈骨，舒其经络，外敷混元膏，内服柴金丹。或坠车马损伤颠缝者，其斜坠而下，多在左而少在右，因右便利而然也，其治法同碰撞诸伤。如顶骨塌陷，惊动脑髓，七窍出血，身挺僵卧，昏迷厥闷无知觉者，不治。

《准绳》云：凡脑骨伤破，轻手搏捺平正；不破者，用退肿膏敷贴。或皮破肉损者，先用封口药掺之，外以散血膏贴之；血流不止者，用止血散掺。《肘后方》治脑破，捣葱蜜厚涂，亦效。

囟骨

《医宗金鉴》曰：囟骨者，婴儿顶骨未合，软而跳动之处，名曰囟门。或跌打损伤，骨缝虽绽，尚未震伤脑髓，筋未振转，其形头项浮光，面虚眼肿，鼻大唇翻舌硬，睡困昏沉，肉虽肿而未皮破血出者，宜扶起正坐，即以葱汁合定痛散敷于伤处，再以毛头纸蘸醋贴药上，烧铁熨斗烙纸上，以伤处觉热痛，口中有声为度，去药贴万灵膏，三日一换，待痛止思食，始揭去膏，以和伤汤洗之，则风除肿消，血活气理矣。肉破出血者，即用马屁勃灰先止其血，次用榆树皮灸熨法，内服人参柴金丹以提元气，健脾胃，止渴生津，增长精神，强壮身体，令筋血和通为要。忌发物、火酒，宜戴抽口帽以避风寒，不可出房。若肉破血流不止，骨陷筋翻，必损脑髓，身软筋强，气息无声，则危笃难医。若破痕触冒风寒者，不治。

《集说》云：童体未毁者，囟门骨不合，已毁者，囟门骨合。又《疑难杂说》云：囟门一骨，谚称天灵盖，如受伤，必浮出脑壳骨缝之外少许。按天灵盖系颠顶骨，非此囟骨也。

《陈氏秘传》云：髓出者，服安髓散，清茶调二合尤妙。若脑骨沉陷者，用白金散加淮乌贴之，即时吸起，内又服药取效。

耀山云：在前者为囟骨，在顶上者为颠顶骨，在左在右乃山角骨也，其实相连，混然一骨也，古谓之天娄盖，俗名脑壳也。包含髓液，统乎一身之灵明。稍有触动，即时昏运，至于骨损，已属难医，若破其髓，竟为不治。凡小儿囟骨陷入，乃冷也，用水调半夏末涂足心即起；或用绵乌头、附子（并生去皮脐）各二钱，雄黄八分为末，葱根捣和作饼，贴骨陷处亦起。若小儿脏腑壅热，气血不荣，以致囟陷者，用乌鸡骨一两，酥炙黄生地二两，焙为末，每服半钱，引饮调下并效。如儿大，头缝不合，谓之解颅，用天南星炮去皮为末，淡醋调绯帛上，贴囟门，灸手频熨之，立效。又方：用蛇蜕炒末，以猪颊车骨髓和涂之，一日三四易。又方：用丹雄鸡冠上血滴之，以赤芍末粉之甚良。又方：用猪牙车骨煎取髓，涂敷三日效。又方：用黄狗头骨炙为末，以鸡子白调和涂之，亦效。

山角骨

《医宗金鉴》曰：山角者，即头顶两旁棱骨也。凡跌打损伤未破者，不拘左右，宜紫肿硬，瘀血凝聚疼痛，或昏迷目闭，身软而不能起，声气短少，语言不出，心中忙乱，睡卧喘促，饮食少进者，宜内服正骨紫金丹，外用前法熨之。如肉破血流不止者，先用马屁勃灰止血，后以榆树皮盖伤处，以艾合定痛散灸之。如伤重者，先服人参紫金丹，后仍用前法治之。若伤太重，成破伤风者，不治。

《陈氏秘传》云：夫头为诸阳所聚，若囟门、脑盖等骨一有破伤，性命所系。宜分开其发，寻看伤处，剪去近附伤处之发，用手轻轻按捺平正，方好用药。血若涌出，用灯心嚼成团，蘸止血药或熟艾，皆可塞之，血即止矣，如伤小则可不必耳。后若臭烂，先用消风散服之，又用辛香散洗之，或温茶洗之，若用葱艾汤洗更好。洗时切忌当风，恐受风寒，便发寒热，头面皆肿，此成破伤风，将入里也。宜服消风散，患处有肿，用蜜调圣神散，或姜汁洒调亦可。秘法：用葱白捣烂炒熟敷之，或加南星、草乌末拌入葱内用之，俱妙。肘后方：葱白加蜂蜜厚封之，立效。

凌云骨

《医宗金鉴》曰：凌云骨在前发际下，即正中额骨也。其两眉上之骨，即俗名左天贤骨，右天贵骨，两额角也。若跌打损伤，皮破，二目及面浮虚肿。若内损瘀血，上呕吐衄，气虚昏沉，不省人事，身软面色干黄，遍身虚浮，躁烦焦渴，胸膈疼痛，脾胃不开，饮食少进。先服疏血丸，再以五加皮汤熏洗患处，敷乌龙膏，定痛消肿。

耀山云：额骨即额颅两边，即两额角，皆系致命之处。若伤轻，仅止皮破血出可治；如损伤其骨，并动其骨缝，难疗。

睛明骨

《医宗金鉴》曰：睛明骨者，即目窠四围目眶骨也，其上曰眉棱骨，其下曰頄骨，頄骨下接上牙床。打扑损伤，血流满面者，敷刀疮药；焮痛瘀血者，敷混元膏；如骨损者，内服八厘散。忌生冷发物，倘食猪头肉必发，至一月后始愈。凡眼胞伤损而瞳神不碎者，可治。

《选粹》云：夫面有七孔，眼居其最，为人生一世之紧要者，治宜详慎。如睛出胞外者，速宜乘热送入，但用圣神散贴，退其瘀与肿。若黑睛已破，其目必坏。若反转在胞内，急用象箸轻轻拨转归原，亦用圣神散眶上贴之。

《圣济总录》云：物伤睛突，轻者眼胞肿痛，重者目睛突出，但目系未断者，即纳入，急捣生地黄，绵裹敷之，仍以避风，用膏药护其四边。

《顾氏秘书》云：眼目被物撞损，或拳手打伤，睛珠突出一二寸者，登时急用手掌擦热，托定睛珠，而珠系一得热气，自然紧缩，仍收睛眶中，但不可就洗去血。即用热地黄捣膏，摊薄绢，封贴眼上，日换三次，内服除风益损汤。若积血凝结，胞睑肿痛难开，白睛红如血灌，服川芎行经散。如积血未散，或即刺痕未痊，久则珠上生白翳遮睛，或有脓血者，亦服川芎行经散。血虚者，仍服除风益损汤。医膜者，点磨翳障眼药。

《圣惠方》治目被物伤，用羊胆一枚，鸡胆三枚，鲤鱼胆二枚，和匀，频频点之。若伤目青肿，羊肉煮熟贴之，或用猪肉片掺当归、赤石脂末贴之，并效。

《肘后方》治损目破睛，用牛口涎，日点二次，避风，黑睛破者亦瘥。若眼胞青肿，用牛羊肉贴之即消。

《永类方》治目伤青肿，用紫荆皮，小便浸晒七日，研末，用生地黄汁、姜汁调服；如不肿，用葱汁亦可。又《得效方》云：目被撞打，疼痛无时，瞳人被惊，昏暗蒙蒙，眼眶停留瘀血，宜贴地黄膏，内服石决明散。《东医宝鉴》云：如眼被物撞打着，睛出眼蒂未断，即推入睑中，勿惊触于四畔，以生地黄细捣，厚封之，兼服生地黄散。若有瘀血，以针刺出，且用点药。如眼蒂断，睛损破，即不可治。此类聚方也。

《普济方》治损目，瘀肉弩出，用蒸熟杏仁捣汁，入硇砂煮化，点一二次自落。

《圣惠方》治睛陷，弩肉突出，以鲜地肤草绞汁点，干煮煎浓汁点，皆良。

耀山云：目被物撞损，或跌打破伤，胞睑积血青紫，或撞破白仁，是伤其硬壳，俱不为害；惟撞破黄仁，血灌瞳神，风轮与水轮混杂，最为利害；即或不破而泪多，苦如蘗汁者，难治。又看伤之大小，色之黄白，黄者害速，白者稍迟。若伤破其睛者，必有膏汁流出，或青黑，若白如痰者，为患最急；纵然急治，瞳神虽在，亦难免欹侧之患。又有伤虽轻，而触发其火，致水不清，气滞络涩，以生外障者，亦有变成内障，日夜疼痛者，均宜内服汤剂，有火者散火，受风者祛风，逐其瘀血，消其膜障；若外治，惟地黄捣烂作饼，烘贴两太阳及眼胞，以散其瘀，最为稳当。或用鲜芙蓉叶，捣烂烘贴，或南瓜瓤，或生莱菔，并捣烂封之，皆效。如瘀散后，变生白翳而不痛者，不治。又小儿误跌，或打着头脑受惊，肝系受风，致瞳仁不正，观东则见西，观西则见东，名曰通睛，宜石南散吹鼻，用石南一两，藜芦三分，瓜丁五个为末，每吹少许入鼻，一日三度，内服牛黄平肝等药。

两颧骨

《医宗金鉴》曰：两颧骨者，面上两旁之高起大骨也。打扑损伤，青肿坚硬疼痛，牙车紧急，嚼物艰难，鼻孔出血，两唇掀翻。内服正骨紫金丹，外以海酮皮汤熏洗，口漱荜茇散，坐卧避冷处。

耀山云：颧角与唇鼻相近，齿骨钩骨相连。若因损伤，非惟唇肿、齿痛、鼻衄，即牙关亦紧急而不能嚼物矣。如偶因跌打，面目青紫，而骨未伤者，用半夏磨汁，涂之立消。若指甲爬破面皮，用生姜汁调轻粉，敷之即好，且无瘢痕。

鼻梁骨

《医宗金鉴》曰：鼻孔之界骨名曰鼻梁骨，下至鼻之尽处，名曰准头。凡鼻两孔伤，凹者可治，血出亦无妨。若鼻梁骨凹陷者，用当归膏敷贴。若两孔跌磕，伤开孔窍，或金刃伤开孔窍，用封口药敷伤处，外以消毒定痛散敷之。若鼻被伤落者，用缀法。

缀法：用人发入阳城罐，以盐泥固济，煅过为末，乘急以所伤耳鼻蘸药，安缀故处，以软绢缚定，效。昔江怀禅师，被驴咬落其鼻，一僧用此缀之如旧。按此经效良方也。

又《卫生易简方》：若鼻擦破损伤，用猫儿头上毛，剪碎，唾粘敷之。又治肩皮擦伤。

中血堂

《医宗金鉴》曰：中血堂，即鼻内颊下，脆骨空虚处也。若被打扑损伤，血流不止，神气昏迷者，宜塞鼻丹塞于鼻中，外复以新汲冷水，淋激头顶。视其人如气虚，内服人参紫金丹；如血瘀，服苏子桃仁汤。服后如血仍不止，饮食不进，气虚面黄目闭者，八日死。凡跌打损伤鼻梁骨者，无妨。

耀山云：凡鼻被伤衄血不止者，除别药塞鼻外，考薛氏方，急用冷水调洪宝丹，即济阴丹，将颈上涂敷，最能截止血路，故又名截血膏，又名抑阳散。

唇口

《医宗金鉴》曰：唇口者，司言、食之窍也。如跌破击打上唇而拔缺者，用绢片一小条，从脑后扎身前来缚合，先用桑白皮捻线缝定，次以封口药涂敷，次敷截血膏，盖住封口药不令开落，仍忌言语。如整下唇伤而拔缺者，以绢片从下颏兜缚，治法同前。

《顾氏秘传》补缺唇法：用孩儿骨一根，放瓦钵内，将糠火煅过，再研极细末，只用一分，松香研极细五分，狗脊背上毛，不拘多少，瓦上焙存性，研极细末，只用一钱，象皮擂软，用热酒泡浸，瓦上焙，研极细一钱，枯矾三分，和匀，再研极细末。先将缺唇上涂麻药，后以小刀刺唇缺处皮，以瓷碟贮流出之血，调前药，即以繡花针穿丝，钉住两边缺皮，然后搽上血调之药，三五日内不可哭笑，又怕冒风打嚏，每日只吃稀粥，俟肌生肉满，去其丝即合成一唇矣。愚按：缺唇乃先天所致，母胎而成，虽有女娲之巧，恐难补也。惟跌扑缺唇，敷此方药，或冀其生肌，肉长平满，亦未可知。即生肌药，何必用人骨也。

耀山云：唇即上下唇吻也。如伤损拔缺者，轻则用止血生肌之药掺敷，外用乌金纸封贴；重者消瘀长肉之药调点，外用凤凰衣贴之，又外用绢片缚之，俱验。如前方用孩儿骨者，究非正道。

玉堂

《医宗金鉴》曰：玉堂在口内上腭，一名上含，其窍即顽颡也。若被触刺伤于左右者，惟肿痛而已。若伤正中之孔，则上通于颡，必伤鼻孔之卷肉（俗名鼻须），或再犯孔窍（俗名玉堂），则血流不止，以致鼻目皆肿，满面青紫，神倦头昏，四肢无力，痛连脑髓。若伤及会厌与上横骨，轻者易愈，重者即不能言。若痛连心膈，则昏迷沉重。急用腻粉、冰片敷于纸上，贴肉破处以止其血，内服正骨紫金丹，以散瘀定痛，理气健脾，宁神定志，复用蟹黄、血竭煎汤，日漱口二三十次。如气不舒和，饮食少进，日以柿霜、玉露霜、牛奶皮、奶饼、奶酥油、并炒糜子面诸物，以凉润将息之，则愈。

耀山云：大人小儿，偶含刀在口，割断舌头，已垂落而未断者，用鸡子内白软皮，袋好舌头，次用破血丹，蜜调涂舌根断处，却以蜜调蜡，稀稠得所，敷在鸡子皮上，盖性软能透药性故也，常勤添敷，三日舌接住，方去鸡子皮，只用蜜蜡勤敷，七日全安，出朝鲜国《医林撮要》。又自行跌扑穿断舌心，血出不止者，以鹅翎蘸米醋频刷断处，其血即止，仍用蒲黄、杏仁、硼砂少许为末，蜜调成膏，噙化而安，出《医学入门》。又凡舌头被人咬落，须用治下疳药敷之，先以乳香、没药煎水噙口中止痛，后以疮药抹上即长全，有神效，其药即黑铅、水银、寒水石、轻粉、硼砂等味，出《万病回春》。又补唇舌，用鲜蟹烧灰，每二钱，同乳香、没药各二分半，涂之即生。如唇舌多可用刀取，须用川乌、草乌为末，摊纸一条，以凉水调合贴之，即不觉疼，如流血，以陈石灰涂之即止，愈后舌硬，用白鸡冠血点之即软，方出《古今医鉴》。

《保婴摘要》云：凡舌断者，须乘热接上，急用鸡子轻击周围，去硬壳，取膜套舌上，以洪宝丹敷膜上自接续。若良久舌已冷，不必用接，但以洪宝丹敷之，其舌睌生。所有断舌，用鸡子膜含护，恐风寒伤之。外症若寒热作痛，用四物汤加柴胡；如晡热作痛，加地骨皮；如倦怠少食，用四君子汤加芎、归、柴胡；如恶寒少食，用托里散加参、芪；若烦渴发热，用当归补血汤；如不作痛，但用四君以健脾，则肌肉自生，旬余可愈；不宜用辛热之剂，恐助火而益其痛也。

《石室秘录》云：舌头咬落者，以狗舌接之，用接骨等药敷之即续。按此法似属不经，故不录。其生舌金丹，抑或可长，方用人参、麦门冬各四钱，龙齿三分，土狗一个火焙，冰片二分，地虱十个火焙，血竭三分，各研细末，放地上一刻，出火气听用，先用人参一两煎汤，含漱半日，以参汤漱完，即以自己用舌蘸药末令遍，不可将舌缩入，务须伸在外面，至不可忍，然后缩入，如此三次，则舌伸长矣。

地阁骨

《医宗金鉴》曰：地阁骨，两牙车相交之骨也，又名颏，俗名下马巴骨，上载齿牙。打扑损伤者，腮唇肿痛，牙车振动虚浮，饮食不进，目闭神昏，心热神乱，气弱体软，用布兜裹系缚顶上，内服大神效活络丹，消瘀散肿，止痛和血，理气健脾，再噙化人参紫金丹，搽固齿散，口漱荜茇散，以去牙根肿痛，外贴万灵膏。忌风寒冷物，戒气恼。

耀山云：地阁骨即颔颏骨，上载齿牙，亦名下牙床骨，与左右腮颊骨相连，其两边骨稍近耳处，为左右颊车骨，又左为乘骨，右为车骨，俗名总为下巴骨。如下巴脱落者，法详颊车骨条下。

齿

《医宗金鉴》曰：齿者，口龈所生之骨也，俗名曰牙，有门牙、虎牙、槽牙、上下尽根牙之别。凡被跌打砍磕，落去牙齿者，只用补肌散敷之，并封口药，内服破血之药以止其痛，其药止用水煎，不宜酒煎，此法颇收功效。如跌磕砍伤，牙齿未动者，用芙蓉膏涂之。如齿动者，用蒺藜子或根，烧存性为末，常揩搽之即牢，用固齿散时时擦之亦佳。

《御药院方》治牙齿动摇及外物伤动欲落者，地龙、五倍子各炒等分为末，先以姜揩过，然后敷之。又方：治打动疼痛者，用土蒺藜（去角，生研）五钱，淡水半盅，蘸入盐，温漱甚效。《千金方》治牙齿动欲脱者，用生地黄绵裹咂之，令汁渍齿根并咽之，日五六次。

耀山云：凡齿被伤名斗齿，用点椒五钱，狗头骨、红内消、白芷各二钱，共为末，齿动掺上即安。或已落，有血丝未断者，用掺药齿龈间涂之。此《医学入门》之方。或用大戟咬于痛处，良。此《生生编》方也。

扶桑骨

《医宗金鉴》曰：扶桑骨，即额骨旁近太阳穴内凹处也。若跌扑损伤，或焮肿，或血出，或青紫坚硬，头痛耳鸣，青痕满面，憎寒恶冷，心中发热，大便干燥，宜内服正骨紫金丹。如破损者，外以灸熨法定痛。外破者，乌龙膏敷之。

《准绳》云：凡头骨伤损，在硬处可治；若在软处及太阳穴内，不可治。

耳

《医宗金鉴》曰：耳者，司听之窍也，耳门之名曰蔽，耳轮之名曰郭。凡耳被砍跌打落，或上脱下粘，或下脱上粘，内用封口药，外用消毒定痛散，敷贴及耳，后看脱落所向，用鹅翎横夹定，却用竹夹子，直上横缚定。缚时要两耳相对，轻轻缚住。或用缀法。

耀山云：耳窍系致命之处，凡伤重入耳内者，难医。

玉梁骨

《医宗金鉴》曰：玉梁骨即耳门骨，上即曲颊，下即颊车，两骨之合钳也。耳门内，上通脑髓，亦关灵明。若垫伤击伤而有碍于骨肉者，肿痛流血，服正骨紫金丹，以八仙逍遥汤洗之，洗毕贴混元膏，坐卧避冷处。若伤重，内连脑髓及伤灵明，必昏沉不省人事，不进饮食，若再平素气血皆虚，必为不治之证。

耀山云：耳门内，即耳窍也。上条论耳，乃言耳之轮郭，未及其窍也。若伤耳之轮郭，虽重至砍削无余，其症犹轻；如伤及耳门之骨，虽轻犹重。外仅肿痛，尚可医治；倘内流血，立至毕命。

两钓骨

《医宗金鉴》曰：两钓骨名曲颊，即上颊之合钳，曲如环形，以纳下牙车骨尾之钩者也。如打扑损作国，耳肿腮硬，牙关紧急，嚼物不合。宜内服正骨紫金丹，外贴万灵膏，坐卧避冷处。

耀山去：钓骨者，乃上牙床骨之两边也。此两骨部位虽不致命，若伤损，前近颧骨者可治；如后连耳门者，断不可救。

颊车骨

《医宗金鉴》曰：颊车骨，即下牙床骨也，俗名牙钓，承载诸齿，能咀食物，有运动之象，故名颊车，其骨尾形如钩，上控于曲颊之环。或打扑脱臼，或因风湿袭入钩环脱臼，单脱者为错，双脱者为落。凡治单脱者，用手法摘下不脱者，以两手捧下颏，稍外拽，复向内托，则双钩皆入上环矣。再以布自地阁缠绕头顶以固之，宜内服正骨紫金丹，外贴万灵膏，待能饮食后去布，只用布兜其下颏系于顶上，二三日可愈。若双脱者，治法同前。若欠而致脱臼者，乃突滑也，无妨。脱臼俗名吊下巴。欠者，俗名打哈气。

耀山云：夫颌颏脱下，乃气虚不能收束关窍也。令患人坐定，用手揉脸百十遍，将患人口张开，医者以两手托住下颏，用左右大指入患人口内，将大牙撅住，用力往下一撅，复往里送上，即入臼矣，随用绢带兜颏于顶上，半时许即愈。又有笑欠口不能开者，及卒然牙关紧急者，水不能食，以致不救，即取盐梅两个，取肉擦牙，即当口开；若不能合，再用盐梅肉擦两牙旁，候开合当止，却宜服治风药。又如落下颏，用乌梅作饼，塞满牙尽处，俟张口流涎时，随手托上。若气虚开不能合者，南星为末，姜汁调敷牙关处，以帛缚合，二宿而愈，或饮以酒令大醉，睡中吹皂角末于鼻令嚏，即自正矣。如单脱者，筋必宽纵，毋摘下，侧上可也。

后山骨

《医宗金鉴》曰：后山骨，即头后枕骨也，其骨形壮不同，或如品字，或如山字，或如川字，或圆尖，或月牙形，或偃月形，或鸡子形，皆属枕骨。凡有伤损，其人头昏目眩，耳鸣有声，项强咽直，饮食难进，坐卧不安，四肢无力。内服正骨紫金丹，外敷乌龙膏，洗以海桐皮汤，以散瘀去麻木止痛。如误从高坠下，后山骨伤太重，筋翻气促，而痰响如拽锯之声，垂头目闭，有喘声者，此风热所乘，至危之症，不能治也，遗尿者必亡。惟月芽形者，更易受伤。如被坠堕打伤，震动盖顶骨缝，以致脑筋转拧，疼痛昏迷，不省人事，少时或明者可治，急以凉水蘸发，启开牙关，以酒调八厘散灌之，服后目开，痛苦有声，二目流泪，愈风可治之兆，服正骨紫金丹，炒米粥调养可痊。

耀山云：后枕骨又名承枕骨，按检骨格，男子有左右，妇人无左右，为合面第一致使之骨，凡有伤损，酌而治之。

寿台骨

《医宗金鉴》曰：寿台骨即完骨，在耳后，接于耳之玉梁骨者也。若跌打损伤，其耳上下俱肿起，耳内之禁骨有伤，则见血脓水，耳外瘀聚，凝结疼痛，筋结不能舒通，以致头晕眼迷，两太阳扶桑骨胀痛，颈项筋强，虚浮红紫，精神短少，四肢无力，坐卧不安，饮食少进。以乌龙膏敷耳伤处，用丝绵裹导气通瘀锭，塞耳内，内服人参紫金丹通瘀散肿，外再以八仙逍遥汤熏洗，消散虚浮肿痛，忌食热物发物。如血流不止，三日不饮食，必动脑髓，不宜治之。

耀山云：此即耳根骨，致使之处，治宜详慎，如伤重脉促者不救，俗所谓耳后三分，要紧处也。

旋台骨

《医宗金鉴》曰：旋台骨又名玉柱骨，即头后颈骨三节也，一名天柱骨。此骨被伤，共分四证：一曰从高坠下，致颈骨插入腔内，而左右尚活动者，用提项法治之；一曰打伤，头低不直，用端法治之；一曰坠伤，左右歪邪，用整法治之；一曰扑伤，面仰，头不能垂，或筋长骨错，或筋聚，或筋强，骨随头低，用推、端、续、整四法治之。凡治者，临证时问其或坠车马踏伤，或高处坠下折伤，或打重跌倒，再问其或思饮食，或不思饮食，或四肢无伤而精神不减，或精神短少，或能坐起行走，或昏睡不语，或疼痛不止，瘀聚凝结，肿硬筋翻，皆宜内服正骨紫金丹，外贴万灵膏，并洗以梅桐皮汤，灸熨定痛散，外按手法治之。

顾氏云：有因挫折闪及失枕而项强痛者，皆由肾虚而不能荣筋也，用六味地黄汤加秦艽。

《郑氏小儿方》云：凡小儿患疳疾及诸病后天柱骨倒者，非因挫闪，乃虚所致也，宜生筋散贴之。用木鳖子六个，蓖麻子六十粒，去壳研匀，先以包头擦顶上令热，以津唾调药贴之。

《全幼心鉴》云：小儿项软，乃肝肾虚，风邪袭入。用附子（去皮脐）、天南星各二钱，为末，姜汁调摊，贴天柱骨处亦坚。

《活幼全书》云：小儿项软，因风虚者，用蛇含石一块，煅七次，醋淬七次，郁金各等分为末，入麝香少许，白米饭丸龙眼大，每服一丸，薄荷汤化服，一日一服效。

《证治准绳》云：凡从高跌坠，颈骨摔进者，用手巾一条，绳一条，系在枋上，垂下来，以手兜缚颏下，系于后脑，钉缚接绳头。却以瓦坛一个，五六寸高，看捺入浅深斟酌高低。令患人端正坐于其坛上，令伸脚坐定。医者用手掔捺平正，说话令不知觉，以脚一踢，踢去坛子，如在左，用手左边掇出，如在右，用手右边掇出，却以接骨膏、定痛膏敷贴。

耀山云：按《陈氏秘传》，凡头从高坠下顿缩者，先用消风散或住痛散加麻药服之，令患人仰卧，用布巾带兜住下颏直上。又将患人头发解散，用巾带扭作一把，令患人头放平正，攻奢侈自伸两足，踏在患人肩上，徐徐用力拔之归原，后仍用膏封缚坚固。其余或颈垂头仰，亦当用前法，再用推、端、续、整四方助之。然须看患之轻重，定手法之疾徐可也。又部颁骨格，颈骨有五节，宜参看背骨腰骨注。

咽喉

《外科正宗》曰：咽喉自刎者，乃迅速之变，须救在早，迟则额冷气绝，必难救矣。初刎时，气未绝，身未冷，急用丝绵缝合刀口，掺上桃花散，多掺为要，急以棉纸四五层，盖刀口药上，以女人旧裹脚布，将头抬起，周围缠绕五六转扎之。患者仰卧，以高枕枕在脑后，使项郁而不直，刀口不开。冬夏须避风寒，衣被复暖。待患者气从鼻通出，以姜五片，人参二钱，川米一合煎汤或稀粥，每日随便食之，接补元气。三日后，急手解去前药，用桃花散掺刀口上，仍急缠扎。扎二日，急用浓葱汤，软绢蘸洗伤处，挹干，用捵子脚挑玉红膏，放手心上捺化，搽于伤口处，再用旧棉花薄片盖之，外用长膏药贴裹，周围交扎不脱。近喉刀口两旁，再用膏药长四寸，阔二寸，竖贴膏上，两头粘贴好肉，庶不脱落。外再用绢条，围裹三转，针线缝头。冬月三日，夏月二日，每用葱汤洗，其汤务热，洗毕挹干，其肉渐从两头长合，内服八珍汤调理。如有大便秘结，不可用利药利之，须用猪胆导法。如双额断者百日愈，单额断者四十日必收功完口。此法曾治强盗郭忠、皂隶沙万、家人顾兴，俱双额齐断，将危者，用之全活；单额伤断者十余人，治之俱保无虞矣。

程山龄曰：凡自刎喉不断者，不可见水，急用麻线缝之，外用血竭细末罨之，随敷天下第一金疮药，厚涂之。绵纸盖定，然后用狭裹脚布缠住，以绵扎之，间日加敷药，头不可动摇，十日痊愈。

《自残篇》小注云：自刎及杀伤，皆当细验刀口，或左或右。如系右手持刀者，虽已晕绝，仍可急救，以药煮之线，缝接在内之食嗓，再将药线杂以鸡身绒毛，缝其外之刀口，敷止痛等药，十救八九，此惟习用右手者为然，若平日习用左手，百无一效。盖男子食嗓在左，气嗓在右，食嗓系肉，可以接而缝之，若气嗓则属骨类，破即气出不可掩，别无可补可接之法，故不可救。且人之右手最活，稍一疼痛，可知而力软，非若左手力劲，非至极痛不能即觉，缘左属阳，右属阴，气随阳布故也。又按医书云：人身有咽有喉，喉在前通气，咽在后咽物，二窍各不相丽。喉应天气，为肺之系，下接肺经，为喘急息之道；咽应地气，为胃之系，下接胃脘，为水谷之路。《类经》内景图以喉管在前通心肺，咽管在后通胃。内景赋曰：喉在前，其形坚健；咽在后，其质和柔。喉通呼吸之气，气行五脏；咽为饮食之道，六腑源头。观此则食左气右之说可疑也。又云：一说，伤在喉骨上难死，喉骨坚也；在喉骨下易死，虚而易断也。又一说，伤左系肉可接，伤右系骨不可接。此二说亦未合。其签注云：当从医书及《类经》内景图。

耀山云：咽喉系要害之处，一有触犯，性命所关。刀刃相加，至于勒断，可医者少；惟食管微破则可治。即不用线缝之法，可将患者脑后枕高，两旁挨实，使刀口合拢，不致动移，然后急敷止血药，用绵纸盖之，用布裹之，可遵法洗挹、贴膏调理也。《洗冤录》正文载：伤气喉者即死。又云：食系、气系俱断者，当下死；食系断，气系微破者，一日死；食系断，气系不断，三五日死；若食管全断，决不能救也。吾乡王某处刂，伤在左颈，斜长四寸有余，开阔近寸，食管已破，尚未断也。当将金丝烟一合，罨在伤处，止住其血。移时，刂者鼻中稍有声息，随用手巾包裹其颈，不用线缝之法，惟以止血生肌掺药，并收口膏药医治，二月全愈。

卷之六

锁子骨

《医宗金鉴》曰：锁子骨，经名柱骨，横卧于肩前缺盆之外，其两端外接肩解。或击打损伤，或骑马乘车，因取物偏坠于地，断伤此骨。用手法，先按胸骨，再将肩端向内合之，揉摩断骨，令其复位。然后用带挂臂于项，勿令动摇。内服人参紫金丹，外熨定痛散，再贴万灵膏，其证可愈。

陈氏云：夫井栏骨折断者，先用消风住痛散加痹药服之。秘法：用保命丹，揣搦相接归原，须捺平正，次用蜜调圣神散贴之。秘法：用五香膏亦妙。即用水竹一片，长短宽狭以患处为则，破作两片，用在磁场片削去棱角，嵌入骨内，用绵团一个，实其腋下，以布带缚至那边，紧紧系住，服紫金丹取效。

耀山云：按《检骨图注》：胳膊之上，横髃骨，即肩胛也。肩胛之上，饭匙骨，系居肩上项侧，非在胸前也。其上是血盆骨，其中陷者曰缺盆，亦即血盆骨也。血盆骨之上曰肩井臆骨。又《尸图》仰面云：食气嗓之下，两血盆骨，两血盆骨之下，即胸膛也。按此骨又名柱骨，锁子骨俗名也，在膺上，缺盆之外，内接横骨，外接肩解也。则此骨系颈项根骨也，在肩端之内，抑系骨图内之饭匙骨，及陈氏称井栏骨者相似。但此骨连血盆，致命险隘，骨有碎损，性命相关，治宜谨慎，切勿视为寻常之处，以戕生命，贻悔无穷。

胸 骨

《医宗金鉴》曰：胸骨即髑骭骨，乃胸胁众骨之统名也，一名膺骨，一名鹰骨，俗名胸膛。其两侧自腋而下，至肋骨之尽，统名曰胁。胁下小肋骨名季肋，单条骨之谓也。统胁肋之总，又名曰胠。凡胸骨，被物从前面撞打跌扑者重，从后面撞扑者轻。轻者，先按症用手法治之，再内服正骨紫金丹，外用面麸和定痛散灸熨之，或以海桐皮汤洗之，贴万灵膏，即能获效。若内血瘀聚肿痛，伛偻难仰者，早晨以清上瘀血汤、消下破血汤，分上膈、下膈以治之，晚服疏血丸。有受伤日久，胸骨高起，肌肉削瘦，内有邪热瘀血，痞气臌闷，睛蓝体倦，痰喘咳嗽者，宜服加减紫金丹，以消热化痰，理气健脾，润肌定喘。若伤重者，内干胸中，必通心肺两脏，其人气乱，昏迷目闭，呕吐血水，呃逆战栗者，则危在旦夕，不可医治矣。若两侧撅肋诸骨被伤者，则相其轻重以分别治之。凡胸胁诸伤轻者，加嵝峒丸、三黄宝蜡丸等药，皆所必需，宜酌用之。

《骨格》云：胸前骨三条，排连有左右，即龟子骨也。接此骨头圆身长，尾略小，头之接连处本有断痕，其左右有凹各六，每一凹凑肋骨一条。

《证治准绳》云：凡胸骨肋断，先用破血药，后用定痛膏、接骨药敷贴，皮破者，补肉膏敷贴。又云：凡胸脯骨为拳捶所伤，外肿内痛者，外用定痛膏，内服破血药利去瘀血，或用消血草擂汁酒服。或为刀剑所伤，仍用封口药掺口，外用补肌散，鸡子清调敷，内服活血丹。又云：凡胁肋伤重，血不通者，用绿豆汁、生姜和服，以壮力人在后挤住，自吐出血，后服破血药。凡胸前跌出骨不得入，令患人靠实处，医人以两脚踏患人两脚，以两手从胁下过背外，相人抱住患人背后，以手于其肩掬起其胸脯，其骨自入，却用定痛膏、接骨膏敷贴。

《辍耕录》载：常熟支塘里，朱良古者，母病将死，良吉祷天，以刀割胸，取心肉一脔，煮粥以进，母饮而愈。良吉心痛，就榻不可起。邑人俞浩斋闻而过其家，观良进胸间，疮裂几五寸，气腾出，痛莫能言。俞为纳其心，以桑白皮线缝合，未及期月，已无恙矣。《孝经》云：身体发肤，受之父母，不敢毁伤。父母有疾，岂肯食其骨肉乎。子之事亲，有病则拜托良医，至于祷天祈神，情之极也。割股以毁父母遗体，已为不孝，割股不已，至于剖心，如良吉者，若无良医以全其命，则洞胸而死，乃愚昧之见，悔何及也。

《幼科》云：小儿病后，或胸骨突出，或背骨突出，谓之龟胸、龟背，若不急治，即成痼疾，以终其身也。若胸高如复掌，是肺热胀满之故，宜服清肺泻热等剂。若风入督脉，脊背受伤，故背高如龟，宜服祛风活血等药。孙真人秘方：用龟尿摩其胸背，久久自瘥。又方：龟尿调红内消，贴骨节处，久久自安。按龟尿性能走窍透骨，故磨墨书石，深入数分，此其功效可以类推也。

歧　骨

《医宗金鉴》曰：歧骨者，即两凫骨端相接之处，其下即鸠尾骨也。内近心君，最忌触犯。或打扑，或马撞，则血必壅瘀而多疼痛，轻者只在膈上，重者必入心脏，致神昏目闭，不省人事，牙关紧闭，痰喘鼻扇，久而不醒，醒而神乱，此血瘀而坚凝不行者也，难以回生。如神不昏乱，仅瘀痛不止，胸满气促，默默不语，醒时犹能稍进饮食者，宜早晨服加减苏子桃仁汤加枳壳，晚服疏血丸，外贴万灵膏，再以妙热定痛散熨之，庶可愈也。又凡周身骨之两叉者，皆名歧骨，学者宜知之。

蔽心骨

《医宗金鉴》曰：蔽心骨即鸠尾骨也，其质系脆骨，在胸下歧骨之间。跌打撞振伤损，疼痛不止，两胁气串，满腹疼痛，腰伛不起，两手按胸者，宜内服八厘散，外用艾醋汤洗之，贴万灵膏，渴饮淡黄酒，忌茶水、生冷、糯米粥。

耀山云：蔽心骨又名心坎骨。按《检骨图注》，系护心软骨，居胸骨之下。又龟子骨尾接心坎骨，而心坎骨实后天生成之脆骨，精力壮盛，后天完固者，骨大；气血稍充，后天不足者，其骨小；若气质本弱，稚年斫丧者，心坎骨或不生。是大小有无，不可一律论也。

凫　骨

《医宗金鉴》曰：凫骨者，即胸下之边肋也。上下两条，易被损伤，左右皆然。自此以上，有肘臂护之，难以着伤。在下近腹者，用手提之易治，盖其肋边可以着手，则断肋能复其位也。其人必低头伛腰，痛苦呻吟，惟侧卧不能仰卧，若立起，五内皆痛，或头昏神迷，饮食少进。宜内服正骨紫金丹，洗以八仙逍遥汤，贴万灵膏及散瘀等药可愈。若在上之第二肋，或有断裂垫伤，塌陷不起，位居膈上，难以入手，虽强为之，亦难完好。其伤之血留于膈上，若不随药性开行，必结成包囊，其包轻者系黄水，重者血块，则成痼疾矣。

耀山云：胸膈系各经络脉道之所会。查手太阴之脉，上膈属肺；手阳明之脉，下膈属大肠；足阳明之脉，下膈属胃络脾；足太阴之脉，上膈夹咽，其支者，别上膈，注在心；手少阴之脉，下膈络小肠；手太阳之脉，下膈属小肠；足少阴之脉，上贯肝膈；手厥阴之脉，下膈历络三焦；手少阳之脉，下膈遍属三焦；足少阳之脉，贯膈络肝属胆；足厥阴之脉，上贯膈，布胁肋。以上十一经皆贯膈，惟足太阳循下于背。凡胸膈有损伤破折，皆当加意调医，况胸膛、两乳、心坎、肚腹、两胁、肚脐，皆属要害之所，慎而治之，不可轻忽也。

肚　腹

《保婴撮要》曰：腹破肠出者，急复纳入，以麻缕缝合，外敷花蕊石散。如肠已出，急以手取去而缝之；如已出而复推入，则内溃害命矣。若肠出干燥者，煮大麦粥取汁，洗湿推入，不时少以米粥研烂饮之，二十日外始饮薄粥，百日乃瘥，切勿令惊，惊则杀人矣。注云：用桑皮张尤佳。

顾氏澄曰：凡肠出，可令病人手搭在医人肩上，随其左右收起，先以麻油润疮口，整入腹。若肠破裂有小孔，以灯火照之，肠中有气射灯，则不治。

《选粹》云：伤肚肠出，以麻油润疮口，轻手纳入，以通关散少许吹其鼻，令喷嚏，其肠自入。用桑白皮线向皮内缝合，后以封口药涂伤，外用补肌散，鸡子清调匀敷贴，或用散血膏尤妙，线上用花蕊石散敷。凡肚内被伤，急服利大小便药，令肠不可秘，恐致重患。

《纲目》云：金疮肠出，用小麦五升，水九升，煮取四升，绵滤净，取汁待极冷，令病人卧席上，含汁噀之，肠渐入，噀其背。并勿令病人知及多人见，旁人语，即肠不入也。乃抬席四角轻摇，使肠自入。十日中略食美物，慎勿惊动；若惊动，即杀人矣。又云：以慈石、滑石为末，米饮服方寸匕，日再服效。并《鬼遗方》。

《嘉佑方》治坠损肠出，用新汲水喷其身面，则肠自入也。又《千金方》：以干人屎粉之，即入。

《病原》云：肠断一头见者，不可连也；两头见者，可速续之，用鸡冠血涂之，勿令泄气。否则大肠一日半死，小肠三日死。《图经》云：桑白皮作线，缝金疮肠出，更以热鸡冠血涂之。唐金藏用此法而愈。

《得效方》云：伤破肚皮，肠与脂膏俱出，先用汤药，如活血散、佛手散（即芎归汤）与服，用手劈去脂膏，此是闲肉，放心去之，然后推肠入内，用线缝之，仍服通利药，勿令二便秘涩。又云：肠及肚皮破，麻缕为线或桑白尖茸为线，以花蕊石散敷线上，从里缝之，肠子则以清油拈活，放入肚内，乃缝肚皮，不可缝外重皮，留皮开，用掺药，以待肉生。又云：肚破肠出在外，若肠全断者难医，不断者可治。

耀山云：按《生死决疑秘法》，肠出不臭者可治，其肠未破也；臭者死，其肠已破也。肠出色变紫黑者不治，其肠伤也。如腹破，脂膏已出，虽云急宜取去，不可复入，恐内溃害命也；然而病家畏怕，慎勿为之。唐朝工人安金藏自剖其腹，五脏皆出，太后命医纳入，以桑皮线缝之，以药敷之而苏，方见前。

冯楚瞻云：胎前如有跌扑所伤，须逐瘀生新为主，佛手散最妙，腹痛加益母草服，痛止则母子俱安。若胎已损，则污物并下，再加童便、制香附、益母草、陈皮，煎汤汁饮之。如从高坠下，腹痛下血烦闷，生地、黄芪补以安之。如因扑跌，腹痛下血，加参、术、陈皮、白茯苓、炙甘草、砂仁末以保之。如胎下而去血过多，昏闷欲绝，脉大无力，用浓厚独参汤冲童便服之。小产本由气血大虚，今当产后，益虚其虚矣，故较正产，犹宜调补。

张文仲云：神效佛手散，治妇人妊娠伤动，子死腹中，血下疼痛，口噤欲死者，服此探之，不损则痛止，已损便立下。此乃徐王神效验方也，每服三钱，加酒温服，三五服便效。

阴 囊

《医宗金鉴》曰：凡阴囊被人扯破者，用鸡子黄油，并金毛狗脊毛，薄摊油涂于上，次敷封口药，又用截血膏敷贴或乌龙膏敷贴亦可，内服加减紫金丹，用紫苏叶煎水洗之。又凡有阴囊青黑紫色肿者，用定痛膏加赤芍、草乌、良姜、肉桂各少许打和，用韭菜叶捣烂同贴，如无韭菜，葱叶亦可，仍服利小水之药。

薛氏云：曰：阴囊皮破出血作痛者，敷当归膏。补伤出血骤止之，血瘀于内则作脓，或伤口原小，血出不尽而内溃，甚至睾丸露出或阴囊尽溃者，内服托里之剂，外敷当归膏，则囊自生。其外伤腐溃及内伤瘀血作脓者，皆同囊痈治法。惟睾丸碎者不治。

《选粹》云：一人骑马坠落，被带锁匙伤破肾囊，二丸脱落，尚有筋膜悬系。或以线缝，外贴膏药，不三五日，线烂复脱。金溪氏以为治刀伤出血，但敷壁钱而效且敏，遂令人慢慢托上，多取壁钱敷贴，渐愈如故。

赵除瑛《理伤秘本》云：凡小腹受踢疼痛者，小便闭塞，一步不能行，内必有停滞瘀血，故作痛也。急投当归、桃仁破血通利等药而安。若小便不通，在二三日之内，尚可救治；不比大便不通，迟则难治也。踢伤阳物阴囊者，除肾子不碎并不缩入腹内，并以破瘀活血利水等剂治之。踢伤肛门谷道者，看其肛门或肿或胀，或大便不通，或有血无血。若肛门肿胀，急投活血通淤之剂。若大便不通，竟将大黄承气等汤行之，倘有血来紫黑者不妨；如血来鲜红者，乃伤于大肠也，以槐花、地榆凉血等味治之。凡在阴囊之后，谷道之前，名曰海底穴，或被踢伤者，其伤之轻重，看色之浅深，青黑者重，紫红者轻，必兼肿胀疼痛。如肿而紫红，痛极不可忍者，行气活血，以止痛为先。如肿而青黑者，必发寒热，小便不通，肾子时上时下，小腹胀痛，急以疏风行气破淤通利为主。如兼谷道肿胀，大小便不通，非抵当承气不可治也。按妇人阴门踢伤者，势必翻肚而危，古无治法，轻者可与阴囊治法稍同。

耀山曰：肾囊破则睾丸垂下，即将睾丸纳入，以桑白皮线缝之，敷止血收口等药可愈。惟伤及睾丸，囊虽完固，痛苦难忍，其丸缩入腹内即死。急按揉小腹，或摘住囊丸，不使缩入，庶保其命。如捏阳物以致小便不利者，急宜通之。如割落阳物者，宜密室避风，敷止血等药。若疮口不合，将割之物煅为末，酒服即愈。《辍耕录》载：杭州沈生犯奸，自割其势，疮口流血，经月不合。偶问诸阉奴，教煅所割势，捣粉酒服，如其言，不数日而愈。

背 骨

《医宗金鉴》曰：背者，自身后大椎骨以下、腰以上之通称也。其骨一名脊骨，一名膂骨，俗呼脊梁骨。其形一条居中，共二十一节，下尽尻骨之端，上载两肩，内系脏腑。其两旁诸骨附接横迭而弯合于前，则为胸胁也。先受风寒，后被跌打损伤者，瘀聚凝结。若脊筋陇起，骨缝必错，则成伛偻之形。当先揉筋令其和软，再按其骨徐徐合缝，背膂始直。内服正骨紫金丹，再敷定痛散，以烧红铁器烙之，觉热，去敷药，再贴混元膏。

《检骨图注》云：背后颈骨共五节，第一节系致命之处。五节之下系脊背骨，共六节，亦第一节系致命之处。其下脊膂骨共七节，亦第一节系致命之处。其颈之旁，两肩井臆骨，俗名井栏骨。其肩后如翅者琵琶骨，亦名髀骨，俗名饭鏊骨。背骨两节之旁，横出者髋骨。自背骨以下，腰眼以上，两旁附生环抱于前者肋骨，又名钗骨，俗名肋扇骨，男子左右共二十四条，妇人左右共二十八条。其脊膂之下即系腰骨，有五节，详释于后。

耀山云：《金鉴》云：背骨者，自大椎骨以下，其形一条居中，共二十一节，下尽尻骨之端，系除项颈骨三节连腰骨、尻骨而言，此乃仍遵《灵枢》骨度之篇，似与《骨格图注》"头骨五节，脊背骨六节，脊膂骨七节，方骨一节，尾蛆骨一节，共骨二十五节"之文互异。然考诸《明堂图》以及《铜人图》，载背骨一行，大椎骨上有颈骨三节，俗名天柱骨，其下背骨一椎、二椎以至二十一椎长强穴止，逐节注明分寸，以定五脏俞穴，末节曰尾闾。又王肯堂《证治准绳》曰：天柱骨下属脊窊，背窊骨共二十二上接天柱，脊窊次下为大动骨者一，上通天柱共二十四椎，大动之端为归下骨者一，道家谓之尾闾。又《刺灸心法要诀》云：颈骨名天柱骨，系三节圆骨也，加背骨二十一，尾闾骨一节，共骨二十五节。又《内经·素问·疟论》云：其出于风府，日下一节，二十五日下至骶骨。参核各书，立论虽殊，但骨二十五节之数皆同。若针灸穴道，当遵《灵枢》经文为是；如整治损伤骨节，应遵《骨格图注》，兼知其致命之处也。

《证治准绳》曰：凡锉脊骨，不可用手整顿，须用软绳从脚吊起坠下，身直，其骨便自归窠，未直则未归窠，须要待其骨直归窠，却用接骨膏或定痛膏或破肉膏敷，以桑皮一片放在药上，杉皮二三片安在桑皮上，用软物缠夹定。凡腰骨损断，用门一扇放地下，一头斜高些，令患人复眠，以手伸上搬住其门，下用三人拽伸，以手按损处三时久，却用定痛膏、接骨膏敷贴。病人浑身动作一宿，来日患处无痛，却可自便左右翻转，仍服破血药。凡臀胯左右跌出骨者，右入左，左入右，用脚步踏进，搏捺平正用药。如跌入内，令患人盘脚，按其肩头，医用膝抵入，虽大痛，一时无妨，整顿平正，却用接骨膏、定痛膏敷贴，只宜仰卧，不可翻卧、大动，后恐成损患。凡腰腿伤，全用酒佐通气血药，俱要加杜仲。凡老人坠马，腰痛不可转侧，先用苏木、人参、黄芪、川芎、当归、陈皮、甘草煎服。凡杖打闪肭疼痛，皆滞血证，宜破血药下之。凡人醉卧跌床下，胂背疼痛，不可屈伸，服黑豆酒数日愈，豆能下气，所损轻也。

陈氏云：夫肩膊饭鏊骨砍伤者，先用消风散加痹药敷之。秘法：用保命丹，用布巾蘸药汤洗之，舒其筋骨，令患人之手与肩并齐，然后撑开患人之腋，如此则骨伸而易入也。医者居其肩后，用手搦之，令骨相接如旧，要折转试其手，上至脑后边，下过胸前，令其手敛于心腕下，不许摇动，却用五香膏贴之，后用纸裹篾片数片，掩在骨上，用布带二条，从患处腋下，绑至那边肩上缚住，又用带从那边腋下，绑至患处肩上，日服活血住痛散。秘法：用紫金丹。又云：两胁肋骨折断者，不必夹，用冷花柏，折三四层，盖在膏药上，用裹脚布横缠，又用布带缚之，服药如前。

腰　骨

《医宗金鉴》曰：腰骨即脊骨十四椎、十五椎、十六椎间骨也。若跌打损伤，瘀聚凝结，身必俯卧，若欲仰卧侧卧，皆不能也，疼痛难忍，腰筋僵硬。宜用手法，将两旁脊筋向内归附膂骨，治者立于高处，将病人两手高举，则脊筋全舒，再令病人仰面昂胸，则膂骨正而患除矣。内服补筋丸，外贴万灵膏，灸熨止痛散。

《骨骼》云：腰眼骨共五节，第一节系属致命，其五节之下，是方骨也。又《集证》注云：腰眼骨即《图经》之腰门骨，疑难杂说之命门骨也。又《签注》云：尾蛆骨倒数上一第七锤骨，即骨骼内所载腰眼骨之第一节。按此腰骨即命门骨也，应从颈上旋台骨第一节起，数至十九节，方是腰骨第一节，即脊骨十四椎下，以至第十六椎之骨也。其验骨条云：男女腰间各有一骨，大如掌，有八孔，系方骨也，在腰骨五节之下，尾蛆骨之上。椎间、腰间两间字，宜活看。又疑难杂说：凡命门骨最为虚怯，以手击之，即可立毙。因命门骨两旁左右两穴，俗名腰眼，即肾俞穴，有红筋若细丝通于两肾，拍断即死，外无痕迹。凡伤腰肾者，其人发笑，即无救矣。

陈氏云：夫腰骨脊骨断者，令患人复卧凳上，再用物置于腹，布带缚其肩胛于凳脑上，又缚其两足两腿于凳脚横木，如此则鞠曲其腰，折骨自起而易入窠臼也。又用扁担一根，从背脊趁起时，直压其断骨处，徐徐相接归原，然后圣神散敷之，五香膏贴之更妙，外用杉木皮，以纸包裹一片盖膏上，以缓带紧紧缚之，日服加减活血住痛散取效。

耀山云：《金鉴》是治突出之腰骨，陈氏系治折断陷入之腰骨，故骨有不同，治法各异，要在相机而行，妙得于手矣。

尾骶骨

《医宗金鉴》曰：尾骶骨，即尻骨也。其形上宽下窄，上承腰脊诸骨，两旁各有四孔，名曰八髎，其末节曰尾闾，一名骶端，一名橛骨，一名穷骨，俗名尾桩。若蹲垫壅肿，必连腰胯，内服正骨紫金丹，洗以海桐皮汤，贴万灵膏。

耀山云：按《洗冤录》云：尾蛆骨，男子九窍，妇人六窍。又《验骨条》云：男女腰间各有一骨，大如掌，有八孔。又《检骨图》载：方骨一块，有八孔。注云：在尾蛆骨上。按此，是骨末节曰尾闾，即尾蛆骨也。其称腰间一骨即是方骨，方骨即此尻骨也。皮伤肉肿可医，骨若碎损不治。如伤肛门者，详阴囊条下。

髃 骨

《医宗金鉴》曰：髃骨者，肩端之骨，即肩胛骨臼端之上棱骨也。其臼含纳臑骨上端，其处名肩解，即肩骹与臑骨合缝处也，俗名吞口，一名肩骨。其下附于脊背，成片如翅者，名肩胛，亦名肩膀，俗名锨板子骨。以上若被跌伤，手必屈转向后，骨缝裂开，不能抬举，亦不能向前，惟扭于肋后而已。其气血皆壅聚于肘，肘肿如椎，其肿不能过腕，两手筋反胀，瘀血凝滞。如肿处痛如针刺不移者，其伤必化而为脓，则腕掌皆凉或麻木。若臑骨突出，宜将突出之骨，向后推入合缝，再将臑筋向内拨转，则臑、肘、臂、腕皆得复其位矣。内服补金丸，贴万灵膏，烫洗梅酮皮汤，或敷白胶香散，或金沸草汁涂之，亦佳。

《陈氏秘传》云：肩胛骨脱出腕外者，此处下段手骨如杵，上段身骨如臼。治法，先用保命丹服之，次用布袱蘸药汤洗其患处，令筋骨舒软。如左手骨出向外者，令患人仰卧，一人坐患人左膝之侧，曲其左足，踏着患人左腋下，用带缚住患处左手股之上，系于医者之腰间，坐者扶平患人之肘，起身向前，徐徐拔伸患骨，用手按正于臼腕中归原，转折试手，后贴膏药，其腋下实棉絮一团。如骨脱内腋敛不开者，令患人侧卧于地，用凳子一条夹其肩背，令不转动，令一人曲腰坐于椅子上，用带缚住患人肘股之上，而悬于坐者之肩，伸足踏于患人腋下，然后抬肩带肘，徐徐用力拔伸患骨，用手按正其肩腕，务折转试其手，上至脑后，下过胸前，反手于背，方是归原，然后用膏贴之，布带一条，从患处绑至那边腋下缚住，又用一条从患处腋下绑至那边肩上，亦用棉絮一团实其腋下，方得稳固，日服活血住痛散。又云：肩膊骨出臼，如左手出者，医者以右手又病人左手，如右手出者，医者以左手又病人右手，却以手撑推其腋，用手略带伸其手，如骨向上，以手托上，要折转试其手，可上头上肩，方可贴膏，以布块实其腋下，用带二条，缚如前法，内服活血住痛散，外贴五香灵膏取效。

《准绳》云：凡两肩骨跌堕失落，其骨又出在前，可用手巾系手腕在胸前，若出在后，用手巾系手腕在背后，若左出，折向右肱，右出，折向左肱，其骨即入。山阴下方寺西房世传医僧南洲云：如患人左肩骨出臼者，令患人坐于廊柱边兀凳上，一僧从后连人及柱抱定，一僧拉其不患之右手，一僧拉患之左手，两僧对立摩弄，骤然用力，一拉骨入臼，且不觉痛，右肩与左肩同法。又云：如年少妇人患此畏羞，僧碍动手者，或用粗带吊住女手，以戒尺在带上搒之，或靠壁以隔窗拉之，或嘱仆妇动手拉之，或用言语哄骗，或用榔槌试吓，令患者一惊，两手一缩，骨即入臼，要在相其形势，随机应变之活法也。均可为法，余故述之。

耀山云：肩骨脱臼者，此上身之大骨髅也，以上之法，非不详悉周到，然家传另有一法，更为省便。不拘左右两肩，如臑骨脱后，臂敛前者少；如脱骨在前，手敛后者多。均令患人直立，请旁人扶住，如脱骨有前手敛后不开者，医立患人肩后，蹲身将肩凑入患人腋下，医者又将患手拿住，徐徐立起身子，肩掮用力，患者身重下垂，患手又被医者两手往下按住，其势不小，则肩臑入臼合缝矣。偶有患手脱后敛前不开者，医立患人肩前，用肩往后凑入患腋，仍将患手掀住，立身掮起，则骨又入臼矣。较之《证治准绳》用梯子两部，竹杠一根，横放于梯上，令脱髅之腋杠于杠上，医者拉手以上其髅，省力多矣。又有一法：令患人安坐于凳上，两手将患肩之臂膊擒住，往外拉之，以膝往里顶之，骤然用力，一拉一顶，则入臼矣。比之用肩头掮者，更为简捷矣。又按《资生论》云：有肩头冷痛不可忍者，其臂骨脱臼，不与肩相连接，将患中风之兆，多有治不愈者，此乃筋脉纵弛宽长之故也。其治法云：要知才觉肩上冷痛，必先灸肩髃等穴，毋使至于此极可也。

臑　骨

《医宗金鉴》曰：臑骨，即肩下肘上之骨也。自肩下至手腕，一名肱，俗名胳膊，乃上身两大支之通称也。或坠车马跌碎，或打断，或斜裂，或截断，或碎断。打断者有碎骨，跌断者无碎骨。壅肿疼痛，心神忙乱，遍体麻冷，皆用手法循其上下前后之筋，令得调顺，摩按其受伤裂缝，令得平正。再将小杉板逼定，外用白布裹之，内服正骨紫金丹，外贴万灵膏。如壅肿不消，外以散瘀和伤汤洗之。

耀山云：两胳膊骨折断而碎者，先用保命丹服之，后用洗药汤洗其伤处，使气血调和，筋骨宽软，然后用手法按之平正，贴五香膏，外用杉木皮或阔竹篾，将纸逐根包裹，附于四围膏上，用布带宽紧如法缚之，或膏外先用白布缠之，外又用夹俱可，其手常令悬于项下，要时常伸屈，内服接骨紫金丹，再按内外兼病，汤药调治，庶不致有虚虚实实之虑也。又按《陈氏秘传》有骨折断，其手短缩不能归原者，此筋脉紧急弦劲之故也。法令患人卧于地上，用大布带缚臂肘于医者腰间，医者坐于患者膝侧，双手按定患处，伸脚踏其腋下，倒腰向后，徐徐拔伸断骨，用手揣令归原，以姜汁或醋或酒调圣神散涂之，秘法用五香膏易之。外用夹缚宽紧如法，用带兜其手臂，悬于项下。肘腕须时常伸屈，否则久而筋强，难以伸屈。内服加减活血住痛散，或易紫金丹。若夹两头起泡，不可挑破，用黑神散清油调搽即消，或用陈年火腿猪骨灰为末掺之。此说同上肩骨，皆以明筋急筋宽之因，若筋宽之人复遇骨折，手必纵长，故接骨秘法要将两手比较，合掌验之，毋使稍有长短歪斜，贻害终身。然而筋急手短易医，筋宽手长难治，此又不可不知也。

肘 骨

《医宗金鉴》曰：肘骨者，胳膊中节上下支骨交接处也，俗名鹅鼻骨。若跌伤，其肘尖向上突出，疼痛不止，汗出战栗。用手法翻其臂骨，拖肘骨令其合缝，其斜弯之筋，以手推摩令其平复，虽即时能垂能举，仍当以养息为妙。若壅肿疼痛，宜内服正骨紫金丹，外贴万灵膏。

《陈氏秘传》云：两手肘骨出于臼者，先服保命丹，后用药洗软筋骨，令患人仰卧，医者居其侧，用布带缚其臂，系于腰间，伸足踏其腋下，捉正其手股，倒腰往后，徐徐伸拔，揣令归原，就以大拇指着力强按其中，余四指分作四处，托其肘撑后，又用两指托其骨内，却试其曲肱，使屈伸两手，合掌并齐，方好摊膏贴之。复又加夹，其夹须用杉木皮一大片，能容肘撑尖处，折转可动，其阔以患处粗细为则，其长以两边上下可缚为则，杉木皮中间对肘撑处挖一大孔，两旁另用皮纸包束其弦粘定，复用纸包束其夹之两头，亦用粘定，如此肘可屈伸，又用副夹数片，编作两截，上截两夹，缚住胳膊，下截两夹，绑住臂上，其腕间各空二分，庶合夹不相撞，屈手亦无碍。日服紫金丹取效。

耀山云：按《灵枢经》言：手屈而不伸者，其病在筋；伸而不屈者，其病在骨。若骨碎，或上连臑骨，或下连臂骨，须用正副夹缚。如仅出髎，其筋受伤，以手揉挪平复，不必夹缚，用布裹足矣。

臂 骨

《医宗金鉴》曰：臂骨者，自肘至腕，有正辅二根，其在下而形体长大连肘尖者为臂骨，其在上而形体短细者为辅骨，俗名缠骨，迭并相倚，俱下接于腕骨焉。凡臂骨受伤者，多因迎击而断也，或断臂辅两骨，或惟断一骨，瘀血凝结疼痛。以手法接对端正，贴万灵膏，竹帘裹之，加以布条扎紧，俟三日后开帘视之，以手指按其患处，或仍有未平，再揉摩其瘀结之筋，令复其归，换贴膏药，仍以竹帘裹之，每日清晨服正骨紫金丹。耀山云：凡手骨足骨，截断斜断，折断碎断，夹缚之宽紧，详记于胻条下。此臂骨折断，接后不可长持于项，常要屈伸活动，坐则舒于几案，卧则舒于床席，三五日后，令其手上至头，下至膝，前要过胸，后要过背，二十日后能转动亦不为迟。有肿，贴五香膏可消，药忌寒冷，恐筋寒肉冷难伸也。

腕 骨

《医宗金鉴》曰：腕骨即掌骨，一名壅骨，俗名虎骨，其骨大小六枚，凑以成掌，非块然一骨也。其上并接臂辅两骨之端，其外侧之骨名高骨，一名锐骨，亦名踝骨，俗名龙骨，以其能弯屈上下，故名曰腕。若坠车马，手掌着地，只能伤腕。若手指着地，其指翻贴于臂上者，则腕缝必分开。伤腕者壅肿疼痛，法以两手揉摩其腕，内服正骨紫金丹，外贴万灵膏。若手背向后翻贴于臂者，以两手捉其手背，轻轻回翻之，令其复位，仍按摩其筋，必令调顺，内服人参紫金丹，外敷混元膏。

《症治准绳》曰：手有四折骨，六出臼。凡手臂出臼，此骨上段骨是臼，下段骨是杵，四边筋脉锁定，或出臼亦锉损筋，所以出臼此骨须拽手直，一人拽，须用手把定此间骨，搦教归窠。看骨出那边，用竹一片夹定一边，一边不用夹，须在屈直处夹。才服药后，不可放定，或时又用拽屈拽直，此处筋多，吃药后若不屈直，则恐成疾，日后曲直不得。凡肩胛上出臼，只是手骨出臼归下，身骨出臼归上，或出左，或出右，须用舂杵一枚，矮凳一个，令患者立凳上，用杵撑在于出臼之处，或低，用物垫起，杵长，则垫凳起，令一人把住手，拽去凳，一人把住舂杵，令一人助患人放身从上坐落，骨节已归窠矣，神效。若不用舂杵，则用两小梯相对，木棒穿从两梯股中过，用手把住木棒，正棱在出臼腋下骨节蹉跌之处，放身从上坠，骨节自然归臼矣。凡手睁手腕骨脱，绷直拽出，医用手抬起手睁腕，以患人本身膝头垫定，医用手于颈项肩处按下，其骨还窠，却用定痛膏、接骨膏敷贴。若手腕失落，或在上在下，用手拽伸，却使手拈住，方可用前膏敷贴夹缚。若手睁骨出，用圆椅横翻向上，医用足踏住椅，将病人手在椅横内校曲入腕内，以小书簿上下夹定平稳，却用前膏敷贴，绢布兜缚，兜缚时要掌向上。若手盘出臼，不可牵伸，用衣服向下承住，用手搏按动摇，挪令平正，却用膏敷贴夹缚，下用衬夹。凡手骨出向左，则医用右手拔入，骨出向右，则医用左手拔入，一伸一缩，摇动二三次，却用接骨膏、定痛膏敷贴切，夹缚。凡手盘出向下，将掌向上，医用手搏损动处，将掌曲向外，捺令平正，用前膏贴切。再用病夹向背一片长，下在手背外，向面一片短，下在掌按处，向小指一片长，下在指曲处，向大指一片短，下在高骨处，三度缚之。凡手指跌扑，刀斧打碎，用鸡子黄油润，次揪封口药末，外以散血膏敷贴，绢片缚定；若跌扑咬伤者，用泽兰散敷之；若有寒热者，用退热散敷之。寒热退却去之。凡手臂骨打断者有碎骨，跌断者则无碎骨，此可辨之。凡四折骨，用杉皮竹片夹缚，如六出臼，宜以布帛包缚，不必用夹，要时时转动，不可一时不动，恐成直骨，难伸屈也。

《陈氏秘传》云：手腕出臼，如在右手者，使彼仰掌，医以右手托捏被伤手臂，再以右手桩住下节，不可使彼退缩，尽力一拔，即入臼矣。如左手出臼，使患者左手仰掌，医以右手托捻被伤手臂，再用左手桩住下节，尽力一拔，即入臼矣。外以五香膏贴之，内服紫金丹。双手掌骨被伤而碎者，令患人仰卧，医者坐其膝侧，伸脚踏其腋下，一手将患人手指一把捏住，着力拔伸，一手揣令伤处归原，即贴五香膏。如夹缚，用杉木皮一大片，要阔可托得过手掌骨，其长从臂骨中间起至掌背上为则，其对掌腕处挖一横孔，令可屈伸。又用杉木皮，小者数片，如指面大，其长从臂起至掌边掌弦下，又用两小片夹臂边各半寸，均用皮纸束定，用绑绳五部编之，将两部缚其托掌背之大夹，并再两臂侧小夹之稍，其中一部，以绳缚于拇指根掌两边弦上，令其骨接得牢，四部皆要宽舒，用带复掌络之，悬于项下。亦要折转屈伸活动，服药取效。

耀山云：按《得效方》论，脚手各有六出臼、四折骨，每手有三处出臼，脚亦有三处出臼。惟手掌骨出臼，其骨互相交锁，或出臼，则是挫出锁骨之外，须用搦骨于锁骨下归窠，若外出则须搦入内，基响应内则须用两手齐托伤处，两大拇指捺在骨陷之所，医者之掌复又压在患手之上掀住，尽力四指向上一拗，掌往下捺，微带拽势，则入窠臼矣。若出内者，令其复掌，亦用两手托、拗、压、拽四法，骤然用力，使患者不防，以乱疼痛也。若徐徐用力，恐患者退缩，更难下手矣。又掌骨者，乃五指本节之后节也，若被打碎，势必陷下；若用拳打，别人击断，势必突出。陷下须用手托出，突出须用手捺入，均要略带拽势，不可强为。贴膏药后，外用杉木皮大片逼住，再用布包带缚五指并腕上。如有溃烂，用麻油调金白生肌散取效。

五指骨

《医宗金鉴》曰：五指骨名锤骨，即五指本节之名也。若被打伤损折，五指皆株连肿痛，因其筋皆相连也。手掌与背，其外体虽混一不分，而其骨在内乃各指之本节相连而成者也。若手背与手心皆坚硬壅肿热痛，必正其骨节，则无后患。若不即时调治，其所壅之血，后必化而为脓，气盛者服疮毒之剂调治可愈，气虚者将来成漏矣。洗以散瘀和伤汤，贴万灵膏。

陈氏云：两手指骨碎断者，先整筋骨，合皮肉，用桃花散止其血，以棉竹箸柔软者一大片，要包得过，用麻油调金白生肌散摊纸上，以包束患指，用布缚之，次日药干，再用麻油调润之，或蜜调圣神散敷之亦可，仍服活血住痛散。

耀山云：若包裹法，先将患指包好，后将好指同夹缚之，即不移动而易愈，此秘法也，惟大拇指二节难缚。

竹节骨

《医宗金鉴》曰：竹节骨，即各指次节之名也。或跌打损伤，骨碎筋挛，指不能伸，以手拈其屈节，则指必舒直，洗以散瘀和伤汤，贴以万灵膏。如指甲缝蓄积毒血，其甲必脱落，若再生指甲，其形多不如旧。若第三节有伤，治同次节。其指甲名爪甲。

耀山云：《摄生方》治手指被刀斧伤断者，用真苏木末，将断指乘热掺之接定，外以蚕茧包缚完固，数日如故。又若骨碎伤者，只用阔麻片夹缚，冬月热缚，夏月凉缚，余月温缚，乃麻片性能破瘀活血也。如受伤者，泽兰散敷之。

胯 骨

《医宗金鉴》曰：胯骨，即髋骨也，又名髁骨。若素受风寒湿气，再遇跌打损伤，瘀血凝结，肿硬筋翻，足不能直行，筋短者脚尖着地，骨错者臀努斜行。宜手法推按胯骨复位，将所翻之筋向前归之，其患乃除。宜服加味健步丸，熏海桐皮汤，灸熨定痛散。

《陈氏秘传》云：两足臀环跳骨脱出臼者，此最难治之症也。其患足短而失上者犹可治之，如脱出而足长者难治。日服活血住痛散，外用手法治之。

《选粹》云：凡脚大腿根骨出臼者，此处身上骨如臼，腿根骨似杵，或前出，或后出，须用一人抱住患人身子，一人拽足，用手尽力搦令归原。或足锉开，可用软绵绳从脚步缚住，倒吊在上，用手整骨节，从上垂下，自然归窠，用接骨药敷贴，外用绑缚。凡出臼者，急宜挪入臼中；若日久血溃臼中者，难治。

耀山云：字典髋音宽，两股间也；又音坤，体也，臀也。凡辨腿胯骨出内外者，如不粘膝，便是出向内，从内捺入平正；如粘膝不能开，便是出向外，从外捺入平正，须要临机应变。

环跳骨

《医宗金鉴》曰：环跳者，髋骨外向之凹，其形似臼，以纳髀骨之上端如杵者也，名曰机，又曰髀枢，即环跳穴处。或因跌打损伤，或蹉垫挂蹬，以致机枢错努，青紫肿痛，不能步履，或行止欹侧艰难。宜先服正骨紫金丹，洗以海桐皮汤，贴万来膏，常服健步虎潜丸。

耀山云：环跳穴处错努肿痛，未致脱臼，故治法如此。若已出臼在前在后者，依上条治法整之归原，未尝不当。余家传理解捷法：如左足出臼，令患人仰卧于地，医人对卧于患人之足后，两手将患脚拿住，以右足伸牮患人胯下臀上，两手将脚拽来，用足牮去，身子往后卧倒，手足身子并齐用力，则入窠臼矣。如患右腿，须用左足牮去，则如法合式矣。倘妇人女子患此，必须如前骗吓之法，使其无暇提防，而骨自然入臼。此等施治，要在意度受伤之因，神于巧妙之法。

大楗骨

《医宗金鉴》曰：大楗骨，一名髀骨，上端如杵，入于髀枢之臼，下端如锤，接于骱骨，统名曰股，乃下身两大支之通称也，俗名大腿骨。若坠马拧伤，骨碎筋肿，黑紫清凉，外起白疱，乃因骨碎气泄，此证治之鲜效。如人年少气血充足者，虽形证肿痛而不昏沉，无白疱者，可治。法以两手按摩碎骨，推拿复位，再以指头按其伤处，无错落之骨，用竹帘裹之，每日早服正骨紫金丹，俟三日后，开帘视之，若有不平处，再捻筋结，令其舒平，贴万灵膏，仍以竹帘裹之。

《陈氏秘传》云：两足腿骨折断者，用住痛散加痹药服之，次用药洗软其筋骨，令患者仰卧，绑其胸胁于凳脑上。如左足伤者，直伸左足，竖屈右足。医者侧立其右手凳沿边，系其左足胫骨，着力挽带拔伸患骨，复又揣扪患骨归原接定，双手按住勿动，令伸其足，试其齐否，然后贴膏药，外加夹缚。按《疡科选粹》用苎麻夹缚，两边用袜袋盛米，挨定患处外，又用砖块挨定，日服活血住痛散取效。

耀山云：楗，音件，庄子所谓大輗也。可不慎欤。如打跌骨断者，以手拽正，上拽七分于前，下拽五分于后，整定用膏敷贴。夹缚时，先缚中正，后缚上下。

膝盖骨

《医宗金鉴》曰：膝盖骨，即连骸，亦名髌骨，形圆而扁，复于楗胻上下两骨之端，内面有筋联属，其筋上过大腿至于两腋，下过胻至于足背。如有跌打损伤，膝盖上移者，其筋即肿大，株连于腘内之筋，腘内之筋上连腰胯，故每有腰屈疼痛之证，或下移胻骨，则㿓肿或足腹冷硬步履后拽斜行也。若膝盖离位向外侧者，则内筋肿大，向内侧者，则筋直腘肿，宜详视其骨如何斜错，按法推拿，以复其位，内服补筋丸，以定痛散灸熨之，熏八仙逍遥汤则愈。

《证治准绳》云：若膝头骨跌出臼，牵合不可太直，不可太曲，直则不见其骨棱，曲则亦然。

耀山云：两膝盖骨，如人往前跌扑跪碎者，须参看器具门抱膝条下各注扎缚。按《秘传》手法云：两膝盖骨被伤，或碎断，或干脱，用绢缩篾圈子一个，要箍得膝盖骨住，其旁要两道带。令患者仰卧，直伸其足。医者揣扪相居原位，用圈子箍住膝盖骨上，将带两道上下缚定，用圣神散敷于圈子内，油单纸裹束，则不污染衣服，内服活血住痛散取效。凡小儿膝粗腿瘦，行走维难，非伤筋动骨之故，乃肾气不足所致，谓之鹤节，宜服六味地黄丸加牛膝，外用南星末，米醋调涂膝上，渐愈。

胻 骨

《医宗金鉴》曰：胻骨即膝下、踝上之小腿骨，俗名臁胫骨者也。其骨二根，在前者名成骨，又名骭骨，其形粗；在后者名辅骨，其形细，又俗名劳堂骨。若被跌打损伤，其骨尖斜突外出，肉破血流不止，疼痛呻吟觳觫，饮食少进，若其人更气血素弱，必致危亡。宜用手法按筋正骨，令复其位，贴万灵膏，以竹帘裹住，再以白布缠之，先服正骨紫金丹，继服健步虎潜丸。

耀山云：按《沿身骨脉论》曰：膝盖骨下生者胫骨，胫骨旁生者胻骨，亦名髀骨，男子有，妇人无。又《梅氏字汇》：骭，骸骨也，又骸，胫也，即胫骨也，近足细于股者。再查字典：胻，音行，牛脊后骨也；胻，音行，又音炕，胫也。《史记》龟策传：壮士斩其胻，即此骨也。其断各有不同，或截断，或斜断，或碎断，或单断，或二根俱断。用手摸悉其因，再用端接之法，令其归原复位，然后再施夹缚手法。按《选粹》云：凡手足骨折断，夹缚必用三道，中间一缚可要紧扎，两头略宽，庶乎气血流荫。若如截竹断者，却要两头紧缚，中间略宽，使气血来聚断处。若接缚手者，前截放宽缚些，使血散前去；若接足者，下截放宽缚，使气血散下去。

踝 骨

《医宗金鉴》曰：踝骨者，胻骨之下，足跗之上，两旁突出之高骨也。在内者名内踝，俗名合骨；在外者，为外髁，俗名核骨。或驰马坠伤，或行走错误，则后跟骨向前，脚尖向后，筋翻肉肿，疼痛不止。先用手法拨筋正骨，令其复位，再用竹板夹定跟骨，缚于骨行骨之上。三日后解缚视之，以枕承于足后，用手扶筋，再以手指点按其筋结之处，必令端平。内服正骨紫金丹，灸熨以定痛散，洗以海桐皮汤，常服健步虎潜丸。若稍愈后遽行劳动，致骱骨之端向里歪者，则内踝突出肿大，向外歪者，则外踝突出肿大，血脉瘀聚凝结，步履无力，足底敧斜，颇费调治，故必待气血通畅全复，始可行动。

《证治准绳》曰：脚有六出臼、四折骨。凡骨节损折，肘臂腿膝出臼蹉跌，须用法整顿归原，先用麻药与服，使不知痛，然后可用手法矣。凡脚步盘出臼，令患人坐定，医人以脚步从腿上一踏一搬，双手一撙，捼摇二三次，却用接骨膏、定痛膏或理伤膏敷贴。凡膝盖损断，用手按捺进，平正后用前膏敷贴桑白皮夹缚，作四截缚之。其膝盖骨跌锉开者，可用竹箍箍定，敷药夹定，要四截缚之，膝盖不开也；若肿痛，须用针刀去血，却敷贴用病例。凡脚膝出臼，与手臂肘出臼同，或出内出外，只用一边夹缚定，此处筋脉最多，时时要曲直，不可定放不动；又恐再出窠，时时看顾，不可疏慢；宜用接骨膏、定痛膏敷贴夹缚。凡妇人腿骨出，进阴门边，不可用脚步踏入，用凳一条，以绵衣复上，令患人于上卧，医以手拿患人脚，用手一撙，上在好脚边上去，其腿骨自入，却用接骨膏、定痛膏敷贴。凡伤下近腿胯阴囊等处，不用通药，但贴不令血荫。凡胯骨从臀上出者，用二三人捉定腿拔伸，仍以脚步捼送入，却用前等膏敷贴切；如在裆内出者，则难治矣。凡脚板上交腘处或挫出臼，须用一人拽去，自用手摸其骨节，或骨突出在内，或骨出向外，须用手力，整归窠臼，若只拽不用手整，便成痼疾，正后用定痛膏、接骨膏敷贴。凡四折骨用正副夹缚，六出臼则以布包，不必用夹，手臂骨与足同。又手足筋脉最多，时时要曲直，不可定放，又时时看顾，恐再致出臼。

《陈氏秘传》两踝骨脱出而脚步蹒跚者，复合奠如前，用杉木皮二大片，向小腿下起至脚底为则。其杉木皮对踝处各挖一孔，一片要箍得踝骨过，一片要托得踝骨过。又用杉木皮，从足趾下起，至胫后折转直上，夹住后胫，要留两边弦，可以折转夹上。再用小片杉木皮四、五片如指面大，编作栅栏样，夹住胫骨。面前所用杉木皮，皆用纸包油透，如法用绳绑，踝上两部，脚底下两部，其脚步底仍用布兜，前系于膝下，使脚掌不直伸于下也。又令时时屈伸，日服活血住痛散。

耀山云：足髁骨者，犹手之有腕骨，虽分内踝、外踝，合骨、核骨之名，然合与核同音，内外同一致也，居于小腿之下，脚步板之上，交接处是也。若挫出在内侧、在外侧，非向前、向后也。余家传捷法，整揿并施，令患者坐定，以突出之足垂下，另请一人将膝胫抱住。如患在左足，骨向内侧突出者，医人用两手将患足辫起，上面两大拇指按在骨陷处，下面八指托在突骨处，以两手掌揿在患足跟跗之上，两手托起，两掌揿落，略带拽势，并齐着力一来，无有不入窠臼矣。如骨突向外侧者，令患人侧转，使突骨向下，用前法揣入。右足治同。如骨碎者，应用夹缚绑扎。如仅出臼，揣令归原后，贴五香膏，外用布裹，亦足以固，不必夹缚也。

跗　骨

《医宗金鉴》曰：跗者，足背也，一名足跌，俗称脚面，其骨乃足趾本节之骨也。其受伤之因不一，或从陨坠，或被重物击压，或被车马踹砑。若仅伤筋脉以尚属易治；若骨体受伤，每多难治。先以手法轻轻搓摩，令其骨合筋舒，洗以海桐皮汤、八仙逍遥汤，贴以万灵膏，内服舒筋定痛之剂及健步虎潜丸、补筋丸。

《准绳》云：凡手脚骨被压碎者，以麻药服之，用刀刮去骨尖，或用剪力剪去骨锋或粉碎者去之，以免脓血之祸，后用大片桑皮，以补肉膏或定痛膏糊在桑皮上，夹贴骨肉上，莫令不正，致有差错，三日一洗，勿令臭秽，徐徐用药调治。

趾　骨

《医宗金鉴》曰：趾者，足之指也，名以趾者，所以别于手也，俗名足节，其节数与手之骨节同。大指本节后内侧，圆骨努突者，一名核骨，又名覈骨，俗呼为孤拐也。趾骨受伤，多与跗骨相同；惟奔走急迫，因而受伤者多。治法与跗骨同。

耀山云：按《部颁骨骼》：手指骨、足趾骨并三节，而足大趾与手大指皆二节，其中小趾亦二节，与手不同。

《选粹》云：足趾骨碎断者，治法与两手指骨同。一云：手足指骨扑跌或刀斧打碎，用鸡子黄油润之，次掺封口药，外以散血膏敷贴，绢片缚定。如咬伤者，用泽兰散敷之。

跟 骨

《医宗金鉴》曰：跟骨者，足后跟骨也，上承胻辅二骨之末，有大筋附之，俗名脚步挛筋，其筋从跟骨过踝至腿肚里，上至腘中，过臀抵腰脊至项，自脑后向前至目眦，皆此筋之所达也。若落马坠蹬等伤，以致筋骨拧转向前，足趾向后，却或骨未破碎，而缝隙分离，自足至腰脊诸筋皆失其常度，拳挛疼痛不止，宜拨转如旧，药饵调治皆同前法。

《外科心法》注云：足跟，俗名脚步挛根，若汗出涉水，远行伤筋，而成红肿紫痛，日后溃破，脓水淋沥，状如兔咬。《经》云：兔啮状如赤豆，至骨，急治，迟则害人。盖谓毒之深恶也。此处属足太阳膀胱经，穴名申脉，即阳跷脉发源之所，又系肾经所过之路。如疮口久溃不合，阳跷脉气不能冲发，肾气由此漏泄，以致患者益虚。初起宜隔蒜片灸之，服仙方活命饮加肉桂、牛膝，溃后宜补中益气汤、人参养荣汤、桂附地黄丸，余按痈疽溃疡门治之。海藏云：兔啮久不收敛，用盐汤洗之，白术研末撒之，两日一易，谨戒一切劳碌，即效。

耀山云：此证多在肾虚好色之人，稍有损伤，即成肿毒，溃后鲜有痊愈，沥尽气血而殁。其病虽因虚损而生肿毒，总由磕碰伤损筋骨而成，故引此以备参考也。

治 验

耀山云：治验者，言治病而已效验也。曷为而记之。盖是科有用方药而验者，有用手法而验者，不可以一例论也。若使方药，苟能熟读《内经》《本草》，即可挈其领而知其要；若讲手法，设非世传秘授渊源，无以得其巧而通其元。吾于前论已详细言之，究于根底有所未尽，兹特检家藏医案，见有症之险异，治之便捷，可为是科进一解者，录取数条，补前人之未备，为后学前驱，区区之心如此而已，修辞之鄙倍非所计也。

一幼女，年甫十二，遇暴斫伤囟门，血流不止。治者用桃花散、铁扇散、封口止血等药，俱不能止，创口血水仍如汤沸，浡浡而出，诸医束手，延予治之。予忆《金鉴》有用熨斗榆树皮灸烙之法，又思乌毡亦能止血，遂取乌毡帽一顶，于炉上烤之极热，令戴于伤处，紧紧包扎，血即止。俟女稍苏，进人参紫金丹，后服八珍汤补气血调脾胃之剂，外贴太乙膏，挼花蕊石散，医治二月而愈。大凡金疮血涌不止者，因气血大泄，疮口僵冷，必温暖之而后合，用热毡帽亦熨烙之遗意，诸医各药非不能止血，予独奏效者，总以坚缚紧裹得法也。

一比邻兄弟争殴，厨刀斫伤顶心偏左二处，劝者亦被斫伤囟门、额角二处。予急赴看，二人帽俱破，发辫俱断，伤非轻浅可知。即用古方桃花散渗上，止其血。后三日以地葱煎汤洗去污血，复用剪刀剪去近伤处顶发，用花蕊石散挼之，太乙膏盖之，一日一换药，内服补血祛风之剂，满月皆愈。异哉！致命之处，受致命之伤，而不死者几希。

一老妇年六旬外，因呵欠脱落下巴，请先君子上之，数日复落，适先君子外出，予往上之，后又时常脱落七八次矣。先君子曰：此乃气虚，不能收束关窍所致，须内服汤剂以奏其功。若全恃手法，即用带子络住，终无益也。授以补中益气汤，加归、芍兼养肝血，四剂果愈，不复脱矣。

一七龄幼女从楼窗堕地，颈骨缩入腔中。众医不敢动手，最后请先君子往视。先君子急用右手兜其颏，左手握其发，徐徐拔而出之，内服鸡鸣散，外贴五香膏而愈，众医叹服。

一邻友晋京会试，途次车复压断肩骨，即饭匙骨也。是时医药两无，幸同伴粤人带有嶙峒丸，服之稍安，迨后触之则痛。到京日求予药，授以自然铜、地鳖虫等接骨药，服之全愈。然肩骨又出不能合缝，惜初跌时无人凑合平正，夹缚完固，遂成痼疾，尚能持笔作文，亦一幸也。

一车户骑牛堕地，肩骨出髎，请予上髎。缘无器具，又无旁人帮助，予用肩凑其腋下，一掮面临，手能举动矣。惟青肿不消，因居海边，取药未便，用葱捣烂炒热罨之，肿退青消而愈。

一少妇归宁，刚抵母家，车复坠地，肩骨跌出髎外，手不能举，举家失措，耳予名，因就予医治。奈娇幼羞涩，手法难施，遂令伊母紧抱，坐在椅上，用布搭连一条，一头系住其手，一头从槛下穿过，隔屋牵之，又以布尺击其搭连，如弹棉花然，俟妇心不提防，猝用力拉之，骨入髎矣。外贴跌打膏药，内服活血行气等剂而愈。

一青年幼妇因攀高取物，两手举而不下，想必出髎使然，究属罕见之症也。请先君子下之。无如患妇娇羞异常，碍难动手，因暗嘱其家人，代为多系单裙而出，用阔带绑于庭柱之上。向妇吓曰：此症乃筋之病也，虽然在肩，其患在腿，必须脱去裙子，用针挑之，可期手下病除。家人唯唯，而妇不允。初则解其外裙。妇曰：宁可成废，切勿动手。继将解其内裙，妇亟狂呼求免，忙作迎拒之状，而两手已齐下矣。其家人曰：先生药不用、手不动而病除，真奇人也。先君曰：治病如行军一般。兵法云：欲击东而先攻西。今则欲刺其腿而肩患自瘳矣，何奇之有。

有两面三刀参赌力，手挽联手而拗之，用力过猛，一友臑骨砉然有声而断，即大手膊骨也。于是伤者痛而欲绝，致伤者危不自安。予曰：无惧，只费予一张膏药耳。遂将断骨按捺平妥，以五香膏贴之，外用纸包，厚篾周围夹缚，匝月既愈，而二人相好如初。

一少年与人角口，被铁锹划伤臂膊，围圆四寸，斜长七寸有余，色如猪肝，红筋外露，见者骇然。即用桃花散敷之，以帛紧裹之，三日后换贴太乙膏而愈。此仅皮破以致脉膜外见，而筋肉未伤也，故速效。

一患者夜卧新木柜上，因取溺器堕地，擦伤臂膊，微有血癜皮破而已，而痛则彻骨。他医以清凉败毒等膏敷贴，创仍腐烂，经年不愈。予换以跌打膏药贴之，未满月，脓行腐脱而愈。此乃皮虽微伤，而肉已挤碎，瘀滞作祟也。大抵斫割等伤，血虽流而肌未损，非比磕擦等伤，虽不见皮破血出，而内有肌糜肉烂之患，必须去瘀生新，热药行之，方能获效；如清凉败毒之药，岂能瘳乎。医者审焉！

一予表弟十二岁，从学堂归家，被桑枝绊足跌仆，垫断臂骨，不红不肿，亦不甚疼痛。按其骨处，乃斜断也，为之接正其骨，用长样膏药裹贴，以纸包篾片夹定，再用布带如法宽紧缚之，年轻不肯服药，劝吞接骨丹数粒而愈。

一石工砌石阶，大拇指被石压扁，骨已碎矣，痛苦莫可言状。适予在乡探亲，未携医药。主人问予是患作何治法。予曰：不难。遂命觅取花椒研成细末，以红沙糖熬稠成膏，拌入椒末，嘱令主人将石工抱住，亦不顾其疼痛，急持其指搓圆，以椒糖乘热厚涂指上裹之，以布紧紧扎之，疼痛遂止，不脓不肿，旬日而愈。主人曰：是药出于方书否？予曰：药之贵者，犀角、牛黄，药之贱者，鼠屎、马勃，不拘贵贱，皆有用之药也。然庶民之家用药，一则取其贱，二则取其便。椒性辛热，辛能散，热则行，《纲目》云：开腠理，通血脉，可作膏药。糖味甘寒，甘能缓痛，寒能除热。凡损伤者，未有不瘀滞而热痛者也。方虽杜撰，药则对症，今获其功，即可称为椒糖膏也。又恒见杭州捶锡箔者，每伤拇指，以青麻片缚之而愈。按麻性破瘀活血，亦取其贱其便也。大凡能察其性，得奏其功，何往非药，岂必尽出于方书，而后始能用耶。

一予族叔因劝相打，中指误被咬伤，痛不可言，次日肿胀而发木。彼以小患，漫不经意，劝伊觅童便洗之，用人粪涂之，又嫌脏而不肯涂。予曰：此患虽小，痛连五内，况齿有热毒，其害甚大，若不遵方早治，性命攸关。彼始悟而日日涂之，晚间以热童便浸洗，五日后肿少退而溃，换贴太乙膏数张，迨腐去新生而始愈。

一予弟妇因剖石首鱼，刺伤食指甲缝，溃烂经旬，予初未知之也，将腐至节，鱼骨尚在而色黑，始以告予。予急令连甲剪去，以葱汤洗净，用蚕茧壳纳太乙膏套之，收敛而愈。此症若早治，可不至此，既至此矣，若不切为剪去，势必蔓延过节，一入手掌则不可救药矣。噫！莫谓患小而不早为医治，世之辗转殒命者不少矣。

一邻居业箍桶者，初学持斧，食指半节斫落，彼拾落指凑于伤处，求予接。予曰：微断者可接，今已一丝不连，岂能接乎。彼曰：果木之树尚可移接，医案中应有接指之方。予曰：人非草木可比，古方虽有接指之说，总不能医断落之指，即用桃花散止住其血，亦不脓不溃，二十日收敛生甲而愈。或曰：如此险症，何愈之速，又能生甲也？予曰：咬伤者有齿毒，刺伤者有刺根，此则无毒无根，故愈之速也。又留有甲根，故能复生，然略弯小，不能如初也。

一王姓屠牛为业，与邻朱姓角口逞忿，王持牛刀戳朱，腹破肠出而殒。王避匿，寻潜回，捕觉往拿，王闭门以厨刀自刎。捕者破门而入，见王晕仆，血流殷地。众各惶悚，延医莫敢下药，捕者以金丝细烟罨之，与饮，则口入喉出，始知食喉破矣。报官赴验毕，饬官医调治，两月而愈。定谳后发配湖北，不知所终。此虽非予医痊，然与彼居不远，目睹其事，可以为法，故说在咽喉条下，而此复详叙之。

一予表叔与人玩耍，互相扭击跌仆，以致折断左肋二条，骨尖外突，身难转侧，号痛不食。予以手从背后向前抱之一手按其不断之右肋，一手按其已断之左肋，稍以予胸对其脊背挤之，将左边断肋按捺平正，与右边好肋同。然后用膏药贴之，膏外用旧硬棉絮二层护之，再用细光布周身裹之三匝，又以宽带紧紧缚之两道，卧则以高枕承之。内服破瘀清热等剂，加以生猪肉片，十余剂始能食，间服接骨紫金丹，后以健脾活血调气等药服之，三月而愈。大凡肋骨折断，若形瘦者，摸而知之，肥胖者难明，如陷入者伛偻难仰，突出者身难转侧，必须察其病形以施手法，庶无错误。

一小儿夏月就浅池裸浴，习泅甚乐，忽被缸片割破肚皮，肠出在外。他医千方百计，肠不能入。时小儿仰卧在绳床之上，予即用大麦煎汤，俟稍温，喷润其肠，令人对持绳床之边，左右抬而摇之，其肠徐徐而入。用桑白皮绒为线，缝合肚皮，外掺花蕊石散，内服润肠滑剂，弥月之后，破处两边渐渐生长而合。大抵病无常形，方皆死法，要在临机活变，触类旁通，斯为法生法矣。

一雇工，主疑其有奸，形于颜色。雇工恐虑祸及，将势剪落，明其诬陷。后溃烂，疼痛难忍，叩予求治。予令其觅剪落之势，煅灰用酒冲服，未尽剂而愈。又一僧人，地方上亦疑有奸，僧割势自明，愈后惟溺管闭小，仅容一线之宽，小便滴沥甚艰。如用药线用刀割，是再伤之也。因忆铅珠能穿耳孔，开石女窍，遂用黑铅作针纫之，不旬日而大通。

一患者醉后与人争殴，肾囊扯碎，两卵落在裆内，急请予治。将肾丸托入，用桑白皮绒线缝合，掺以花蕊石散。四五日后，讵患者不谨，动怒胍张，以致睾丸复脱。用药水洗去脓污，线缝之处皆已腐烂，再无可缝之地。方踌躇间，忽忆金溪氏治刀伤，用壁钱贴之而愈，遂令人复将睾丸托上，觅壁钱层层贴之，掺以生肌收口之药，服以疏风利水之剂，并戒以少动大怒，调理两月而平复。

一某因自不检，寅夜摘人桑叶，被守者觉而逐之，心慌堕地，肾囊被树村钩住，裤亦破矣，身卧地上。守者疑其跌死，持灯视之，讵知两丸夹在树扠内，以筋连络牵挂，如瓜之藤蔓也。守者恻然，将睾丸取下，筋即缩上，纳丸于囊，以破裤裹兜而释之归。某就予医，予遵法缝而治之，四十余日而愈。或有问予曰：致命重伤而能苏者何也？予曰：幸睾丸未碎，而筋未断故也。

一商从粤至闽，海上遇盗，斫伤脊背，溃烂数月，百药不效。问其受伤之因，称遇盗时，心惊胆裂，初不知盗用刀背斫伤，破而后腐，盖有瘀未消之故也。先用五香膏贴之，瘀肉渐化成脓，次用太乙膏以生其新，并服健脾胃等药，未满月，长肉成痂而愈。

一兵堕马闪腰，非特不能转侧，更且声咳皆疼，予用疏风散气、破瘀活血之剂而愈。凡坠堕者，百骸皆振，五脏俱动，有血不瘀而气不滞者哉？若专从血论，乃一偏之说也。虽云坠堕瘀血必归于肝，然肝藏血，肝亦主气，欲破其瘀者必先理其气，欲补其血者必先养其气也，所以古方有鸡鸣散、补血汤等法也。

上儒者，过桥石滑而蹲坐，垫伤尾蛆骨，腰疼不能转侧，胯痛不能步履，伤处壅肿。予用四物、桃仁、苏木、陈皮、甘草等药以疏其风而调其血，又用大黄、白芷、皮硝煎汤熏洗，以散其壅肿，后贴五香膏而愈。

一受杖者就予医视，其臀赤而肿，令其用烧酒调雄黄刷之，干则润以烧酒，又禁其不可近内，未三日，赤消肿退而愈。按烧酒性热，散瘀而消肿，雄黄性寒，破血而败毒，阴阳调剂，瘀行血活，故愈之速也。又一患者受责后三日而殁，闻之其人素不信医，亦不知禁忌之故。

一粮船水手堕跌跧内，腿骨出髎，痛苦万状。予适北往，运丁张某求予整治，遂令患者卧于天棚上，以布缚两足，系于柜索上，令人扯起，患者则倒吊矣。予用手按捺入髎，放下即能步履也。惟伤处微痛，大便不痛，此瘀血作患，无他害也。外用膏药散其瘀注，内服桃仁承气汤通其积聚，未旬日而愈。

一宦家爱姬，年可十七八，下楼堕地，左腿骨脱出在外。宦素稔先君子，急命与异去。尔时手法固不可施，吓法亦恐难使，遂令铺重茵于密室，扶姬席地而坐。请一仆妇坐于身后，两手揽胸抱住，用小布带系住患足，穴壁于别室，先君子自引之，稍稍用力将布带牵引，则娇声骇耳，计无所出。时先君子手持鹤羽扇一柄，踱过密室，向患者一搧，姬含羞急缩，不觉腿骨已入髎矣。遂用光细布一尺，摊五香膏四两贴之，不服药而愈。凡用膏药，贴内伤宜重而厚，贴外疮宜轻而薄，徐大椿医论已详言之矣。

一日郊游，见少年卧地呻吟，予问其患何疾苦。答云：乘骑驰骤，马惊而堕，腿疼不能行耳。予按其腿，骨髎脱矣。予就地对卧，以足踏其臀尻，两手扯其足胫，用足举去，以手拽来，则入髎矣。少年忍痛而起，作揖而谢，缓步寻马而归。予始悟病有千端，法无一定，随机应变，见地使宜。即如此症，泥旧法而请多人，不特辗转维艰，抑恐迁延致重，欲顷刻起立得乎。嗣后以此法治人，甚为便捷。

一农妇因搭蚕架堕地，腿骨跌出胯外，不能步履。先君子置有大槌二柄，一实一虚，实者以檀木为之，重三十余斤，虚者以牛皮为之，轻至一二斤。先将重者放于患前，铿然有声，遂令患妇侧卧于地，患腿在上，一妇按住其身，又将患足用褡连布缚住，着人在隔屋拽之。暗地令将槌重者易之以轻，持高向脱髎处击而吓之。患妇心慌胆怯，筋骨作紧，亦不知痛，腿骨入髎矣。外贴散瘀活血膏药，内服调气行血等剂，半月后步履如初。

一耕者牧野遇雨，骑牛过桥堕地，膝盖骨跪碎矣。先君子以手按之，窸窣有声，捺正平妥，用跌打膏药贴之，外加篾笉箍住，四角以棉带绑缚，内服接骨丹，调治百日而痊。后年余因登高复跌，膝骨又碎，彼虑重伤故犯，恐成痼疾。先君子仍用前法治之，如期完好，竟无别恙。皆由手法之纯熟，方药之精良，故能屡屡奏其功也。

一邻贾与人争执致殴，小腿胫骨被击而断，予按上下断如截竹，凑对整齐，用膏固贴，遂加夹缚，外以布袜盛米挤住，勿使游移摇动，五日一看，十日一换，内服活血、去瘀、接骨等药，未满两月，而能行步完好如初，愈之速者，惟斯一人而已。

一兵部书吏之妻，年四十余矣，因穿尖跷木屐，下阶泼水致跌，胫骨折断，骨尖破露，血流无数。彼部同事者，皆吾郡之亲友也，辗转相邀，请予整治。予先用马屁勃止其血，次则整其骨，贴以上海膏药，外裹以布。缘北方少竹，用柳木签四根，以纸裹之，绑其四围，用阔带三道缚之。内服四物汤加益母草、续断、川牛膝，煎好冲自然铜末，四剂后用补血活血药而愈。此症因出血太多，故用补如此。

一少妇年仅十九，因遭洪水，屋内成渠，以门扇搭阁而居，半月有余，以致足挛。水退地滑，未及开步，身早跌仆，右足踝骨抵出在外。其家请予上髎，不便着手，急令着其夫之袜，然后动手而援入之。时妇有孕三月，腹痛便秘已四日矣。此乃妊娠蓄血之症，用四物汤加大黄酒制治之，通利而愈。汪䏻庵先生诀曰：妇人妊娠若蓄血，抵当桃仁莫妄施，要教母子俱无损，大黄四物对分之。古人之言，信不诬矣。

一武生学飞腿，偶有犬过其旁，腿起一弹，犬则无恙，足跟伤矣。初则青肿，继而溃烂，百治不效，将及半载。予曰：此乃肾虚也。谚有之曰：伤筋动骨，一百廿日。指最重而言者也。此久不愈，非虚而何。经曰：壮者气行则愈，怯者着而为病。宜大补肝肾之剂治之。彼不见信，仍服治损伤行气破血之药，溃烂年余，沥尽气血而殁。又一僧，久匿尼庵，觉者围门欲捉，僧越后墙而逸，跌伤脚根，溃烂三年而殁。此名兔啮疮，皆患于好色肾虚之人，故无起者，否则稍为敷治，即愈矣。

一邻居因摘木莲子，失足堕地，昏不知人，与死无二，儿回，请先君子救治。众曰：人已僵矣，无能为也矣。先君子按其心坎尚温，将患者扶直，屈膝跌坐，令人握持发辫，勿使倾倚。因无别药，忆及宣和时，国医治打秋千堕地女子，用苏合香丸火上焙去脑、麝，以黄酒研化灌之之法，治之逾时始呻吟。幸其年力强壮，又无磕碰伤损，投以行气破瘀通利之剂，调理半月而愈。

一友赴武试，飞骑习射堕马，昏不知人。予适在场，仓促无药，遂抱而抖擞之，举耸十余次，始能言。又以手拍其背，使气血流通，少时遂能行矣。后用嶙峒丸一粒，酒调服，通利而愈。大抵骤惊猝堕，与溺水、自缢相仿佛，经脉已失其常度，气道闭塞而不通，若俟迁延取药而后医，救无及矣。故拯溺者反负疾行，救缢者急捶其背，亦有苏者。然从高坠堕，又要看其有无磕碰垫矼等物，如仅从高坠堕，气闭昏迷，先用手法，次以药调，罔不效也。

一木匠造楼搭架，堕地即死。后检周身并无伤痕，细细查验，惟少一睾丸。凡人跌堕，无不心惊胆裂，阴子必缩入腹，则无救矣。设使初堕时，或拍其背，或挽其肾，或用半夏末吹鼻，或用热童便灌口，或者可望一线生路，惜乎无见及之者。

一棚匠从二丈多高跌落堕地，并无重伤，竟能行走取药。予问其故。答曰：将堕地时，同伴用力横斜一推，势则缓矣，故不甚碍；若正向接抱，则二人俱伤也。予与鸡鸣散三服，通利而愈。

一泥瓦匠某适修予寓，时因雨后苔滑，从檐堕落，端坐于地，面如尸厥，口不能言。予急用掌重拍其背四五下，始能言语。旋服通利药，泻出瘀滞而愈。后见袁子才作徐灵胎先生传云：有拳师某与人角技，当胸受伤，气绝口闭。先生命患者复卧，奋拳击其尻三下，遂吐黑血数升而愈。大凡骤逢击堕，无不血凝气塞，或拍或击，散其瘀而通其闭，可立苏矣。夫两人受伤虽不同，而用手法略相似，均可为则，故立录也。

一僧修屋堕地，墙边刀头戳伤脚底，血流不止。适予在花坞树雪林庵抄书，求方于予。仓促无药，予取门档灰掩之，血止痛定，结靥而愈。后读医案，此法与温州僧人用门扇上撞尘者方同。又古人用桯尘者，亦此法也。

卷之七

用药总论

耀山曰：伤科血病，四物（汤）为君，失亡补益，瘀滞攻行。盖闻内蓄不散，治分三部：上宜犀角地黄（汤），中必桃仁承气（汤），瘀在下者，抵当（汤）通利。外感有邪，医随四季：春用五积（散）、香苏（饮），夏以五苓（散）、香薷（饮），秋拟（藿香）正气（散），冬则双解（散）。且如损伤发热，须别阴阳，阴虚者当归补血（汤），阳衰者（四）君子（汤）、（加）附（子）、（生）姜。挟表体疼，虚实宜详，形实者疏风败毒（散），气弱者羌活乳香（汤）。初患之时，审症择方，瘀凝昏聩者花蕊石（散），痰迷心闷者苏合香（丸），血瘀泛注者葱熨法，亡血过多者圣愈汤，烦躁而不眠者加味归脾（汤），眩晕而呕胀者六君子汤。三五日间，变症多端，喘咳者参苏二味（参苏饮）、十味（参苏饮），口渴者竹叶石膏（汤）、（竹叶）黄芪（汤），血热发躁仍用（当归）补血（汤），气虚下陷（补中）益气（汤）升提，胃火作呕（加）栀芩清胃（散），寒凉克伐六君（子汤）补脾。过此之后，更宜调理，呕吐黑汁兮百合（散加味）、芎归（汤），肝火炽盛兮（加味）逍遥（散）加剂，血蕴内呕兮四物（汤加）柴（胡黄）芩，元气虚脱兮人参独（参汤）味。或以筋骨作痛，肝肾之伤，六味地黄（丸）；肌肉作痛，荣卫之滞，复元通气（散）。火盛而痛，（小）柴胡（汤，加）栀（子、黄）连；湿痰为祟，二陈（汤）加味。头痛兮（当归）补血（汤）、安神（汤）、（补中）益气（汤），胸痛兮四君（子汤）、四物（汤）、归脾（汤）。然腰痛者，瘀留血沥，破血（散）、舒筋（散），虚者四物（汤），实者桃仁（承气汤）。而阴疼者，白津便淋，小柴胡（汤）应；肝经邪火，加（山）栀、（黄）连、（生）军。即如胁肋胀疼，分其通塞，不通者瘀聚，复原活血（汤）；便通者肝火，（小）柴胡（汤）、栀（子）、青（皮）。下后腹痛，察其阴阳，阳伤者恶寒，十全（大）补（汤）济；阴伤者发热，四物（汤）、（加白）术、（人）参。若夫秘结者润肠（丸）、导滞（汤）血虚便秘者玉烛（散）调和，作泻者清暑（益气汤）、清燥（汤），肾衰脾泄者破故（纸）、肉果。青肿不溃皆虚弱，外熨内托；新肉不生因亏乏，峻加温补。至于破伤风分表里，发痉又辨柔刚，柔饮白术（汤）而刚则葛根（汤），表服（羌活）防风（汤）而里用（大小）芎黄（汤），羌麻（汤）疗表里之和剂，玉真（散）医是症之总方。始终秘诀，养血理伤。短句义难尽悉，当于长篇究详。

伤损论曰：去伤损必须求其源，看其病之轻重，审其损之浅深。凡人一身之间，自顶至足，有斫伤、打伤、跌伤，及诸刃伤者皆有之。凡此数证，各有其说，有当先表里而后服损药者，当医者当循其理治之。然医者意也，不知意者，非良医也。或者禀性愚昧，不能观其证之轻重，明其损之浅深，未经表里，先服损药，误人多矣。有因此痰涎上攻，有因此大小脏腑闭结，差之毫厘，谬以千里，所谓医不三世，不服其药，信哉。

刘宗厚曰：打扑金刃损伤，是不因气动而病生于外，外受有形之物所伤，乃血肉筋骨受病，非如六淫七情为病，有在气、在血之分也。所以损伤一证，专从血论，但须分其有瘀血停积或为亡血过多之症。盖打扑坠堕，皮不破而内损者，必有瘀血；若金刃伤皮出血，或致亡血过多，二者不可同法而治。有瘀血者，宜攻利之；若亡血者，兼补而行之。又察其所伤，有上下、轻重、浅深之异，经络气血多少之殊，唯宜先逐瘀血，通经络，和血止痛，然后调气养血，补益胃气，无不效也。

《证治准绳》用药诀云：凡树木压或自高处颠下者，此等伤皆惊动四肢五脏，必有恶血在内，专怕恶心，先用清心药、打血药及通大小肠药次第服之，临服时加童子小便入药内立效。如专用通利大小肠，恐作隘塞，利害之甚。要先清心而后通利，自然无昏闷烦躁，无恶血污心等患，以次用止痛药服之即止，或二十五味药加减用之。

凡跌扑伤、刀石伤、诸般伤至重者，先服清心药，次服童子小便，再服去血药。或被伤而血未结，打从疮口出者；或结在内，用药打入大肠，即时泻出者；或结在外，用药打散者；或归上膈，打从口中吐出者；则用姜汤、灯心汤调二十五味药服之，薄荷汤亦可。

凡打扑伤损，折骨出臼者，便宜用何首乌散服之。若发热体实之人，用疏风败毒散。若恶寒体弱之人，用五积交加散。后用黄、白、红、黑四种末子及活血丹、补损丹等药调理。

凡折骨出臼者，不宜用下瘀血之药及通利大便之药，只宜疏风顺气、和血定痛、补损而已。

凡打扑砍磕，从高跌堕，瘀血攻心，不能言语者，用独圣散及破血药，下去瘀血，即能言语，次宜临证详治之。

凡打扑跌堕，伤于胁下，瘀痛不可忍者，先用破血药及独圣散，次以复元活血汤调理。

凡打扑跌堕，损破皮肉，紫黑色者，先用破血药，次用独圣散，又次用清上瘀血汤、消下破血汤。

凡打扑损伤，呕吐恶血汁者，先用独圣散，次用百合散，又次用生料四物汤加硬骨牛乳根，加减调理。

凡打扑刀斧斫磕等伤，破皮损肉，血出去多，头目眩晕者，先用川当归、大川芎煎水服，次加白芍药、熟地黄、续断、防风、荆芥、羌独活、南星煎水，加童便和服则可，不可用酒。如血出少，内有瘀血者，以生料四物汤一半，独圣散一半，煎水服。未破皮肉者，加酒和服。

凡打扑刀斧斫磕，成伤破风，痛不可忍，牙关紧急，角弓反张者，用生南星、防风等分为末，米泔调涂患处。又用热酒、童便各半调，连进三服即苏，次用疏风败毒散调治之。

凡刀斧斫磕伤，破阴囊皮者，先服独圣散，次服止痛药。内有瘀血者，用破血药。

凡刀斧伤破肚皮肠出者，先用清心药加童便和服，及用独圣散，次用止痛药。如血出过多，先用当归、川芎水煎服，次加白芍药、熟地黄、羌活、独活、防风、荆芥、白芷、续断，水煎，调乳香、没药末和服之。

凡伤损药中，不可缺乳香、没药，此药极能散血止痛。

凡跌磕内胻脱臼者，不可使用自然铜，久后方可用之。折骨者宜使用之，若不折骨、不碎骨则不可用，修合诸损药皆要去之。用自然铜必用火炼，然新出火者，其火毒与金毒相煽，夹香热药毒，虽有接骨之功，其燥散之祸甚于刀剑，戒之！

凡堕伤内有瘀血者，腹胀满而痛，或胸胁满，宜用破血药、清心药，以通利之，自然而愈。痛不止者，用独圣散服之效验。如更不止者，用止痛药服之大效。

凡金刃所伤，从高跌堕，破肉破损，出血过多，此宜止痛兼补为先，宜当归补血汤。若皮肉不破损者，宜作瘀血停积治之，先以独圣散，次以破血药，随证加减。续后痛不止者，用止痛药调理。

凡损伤，妙在补气血，俗工不知，惟要速效，多用自然铜，恐成痼疾也。初伤只用苏木活血，黄连降火，白术和中，童便煎服。在下者可下瘀血，但先须补托。在上者宜饮韭汁，或和粥吃。切不可饮冷水，血见寒则凝，但一丝血入心即死。

凡老人堕马，腰痛不可转侧者，先用苏木、人参、黄芪、川芎、当归、陈皮、甘草煎服，次以前药调下红、黑、黄、白四末子及活血丹、补损丹调理。

凡杖打闪䏱疼痛，皆滞血证，宜破血药下之。痛不可忍，则伤血故也，宜清心药。

更不止，用独圣散。

凡损伤，大小便不通，未可便服损药，盖损药性热，又用酒服，涩秘愈甚。看患人虚实，实者用破血药加木通，尚未通，加芒硝；虚者以四物汤加枳壳、麻仁、桃仁滑肠之类；虚人不可下者，四物汤加穿山甲。

凡服损药，不可吃冷物、鱼牛肉，若吃牛肉，痛不可治，瘟猪肉、母猪肉尤不可吃，切记之！

凡损药内用酒者，不问红白，只忌灰酒，且重伤不可使用酒，恐反发气，或作腹胀胸满，切记切记！

凡损药其性必热，能生气血以接骨也，更忌用火炙。如敷药不效，服药亦不效。

凡损伤不可服草药，服之所生之骨必大，不得入臼，要相兼君臣药服则可，加温补气血药同煎更妙。

凡打伤在两胁、两胸、两肚、两肋，却用通气通血清心药。又看病人虚实不同，虚者通药须兼补药放缓，且用贴药在前，通药在后。

凡用通药反不通者，后用顺气药，腹肚全无膨胀，服而得安，此为不干血作，乃是气闭不通。如腹肚果有血作，一通便下，亦须以顺气兼之，庶胸膈肚腹不致紧闷，气顺后却用损药。

凡人醉卧跌床下，胛背疼痛，不可屈伸，用损药不效，服黑豆酒数日愈，豆能下气，所损轻也。

凡小儿跌凳角上，用萝卜子煎服愈，亦顺气也。

凡损伤，整时先用热酒磨草乌服一二盏方整。整时气绝，用苏合香丸须苏；未苏，以黑豆、防风、甘草、黄连水煎冷服，或苣草擂水服，不可用盐解之。若吐，加生姜汁。

右皆专科用药之法，人有虚实，不可一律而施。即如末条，整时先服草乌酒，整而气绝，灌以苏合香丸走窜之剂，未苏，又以冷药灌之，若施之气虚之人，惨于加刃矣。惟薛氏法，量证施治，专于内补，可能遵用，学者宜审焉。

耀山曰：内治即明，外敷宜晰。皮开肉绽兮封口（药），血流不止兮止血（药）。筋脉断兮白胶香（散），骨髎脱兮（跌打）膏药贴。万灵（膏）、接骨（膏），治骨节之碎折；消肿（膏）、抑阳（散），治身体之肿凸。坚硬不消，须用回阳（膏）；肌肉不生，还须太乙（膏）。若逢脑壳破损，混元（膏）、定痛（膏）；如遇眼目青肿，（生）地黄（散）可灭。颧腮损伤者含以荜茇（散），嘴唇破碎者涂以截血（膏）。蒺藜固齿（散），疗跌磕之斗齿；鸡（子）皮含护，医咬割之断舌。鼻伤者以塞鼻（丹），耳落者以耳缀（法）。咽喉自刎破，忙将线缝合；杂以鸡绒毛，外掺花乳石（散）。腹破肠出者，缝以麻缕、桑皮；囊开丸脱者，贴以（喜子）壁钱、（金毛）狗脊。箭刺入肉，鼠脑、（象）牙屑；破伤风患，葱熨（法）须热。杖疮臀黑，切忌寒凉敷署；夹棒踵伤，法要破瘀活血。百症千方，概难尽说；谬叙俚言数句，聊为初学之诀。

《证治准绳》云：凡脑骨损伤，皮不破者，用退肿膏敷贴。若皮破肉损者，先用封口药掺之，外以散血膏贴之。若皮破血流者，用止血药掺之。

凡面目伤青黑色，用一紫散敷，或紫金膏贴。伤重者，用补肉膏敷贴。

凡两鼻孔跌磕，伤开孔窍者，用封口药掺伤处，外以散血膏贴之退肿。

凡耳斫跌打落，或上脱下粘，或下脱上粘，内用封口药掺，外用退肿膏敷贴。

凡唇口，刀斧斫磕跌堕等伤，破皮伤肉者，先用桑白皮线缝合，却以封口药涂敷，次以散血膏敷贴，牵住所封之药，不令开落，或用鸡子黄油涂，次以金毛狗脊毛，薄掺于外，仍以封口药涂抹之，次日以茶清洗净，掺末药，一日换一次，至八日剪去线，又掺末药。

凡腮颊颧，刀斧斫磕，跌堕等伤，破皮肉者，用封口药填疮口，外以散血膏敷贴。或跌磕损伤，未破皮肉者，用补肉膏敷贴。

凡戏耍误割断舌头，未全断者，用封口药敷，一日换二三次药，七八日全安。

凡齿牙被人打跌砍磕落者，只用补肌散掺之。

凡牙齿跌磕斫伤，牙齿未动者，用芙蓉膏末掺。如齿动者，用蒺藜根烧存性为末，常揩搽之即牢。

凡割喉者，以丝线先缝内喉管，后缝外颈皮，用封口药涂敷，外以散血膏敷贴。

凡手指跌扑打碎者，用鸡子黄油润，次掺封口药末，外以散血膏敷贴。若咬伤者，用泽兰散敷之。

凡胸脯骨有拳槌伤，外有肿，内有痛，外用定痛膏敷贴，内服破血利药。

凡肚皮裂开，用麻缕为线，或槌桑白皮为线，以花蕊石散敷线，须从里面缝，外面皮不可缝，留为掺药，用封口药涂，或补肌散以鸡子清调敷。

凡阴囊被人扯脱者，用鸡子黄油涂，以金毛狗脊毛薄摊于上，次掺封口药，又用散血膏敷贴。

凡阴囊处有青黑紫色肿者，用补肉膏敷贴，或用定痛膏加赤芍、草乌、良姜、肉桂各少许打和，用韭叶捣烂，同药敷贴。如无韭叶，葱叶亦可。仍服利小便药。

凡骨碎断或未碎断，但皮破肉损者，先用补肌散填满疮口，次用散血膏敷贴。如骨折者，要接骨膏敷贴夹缚。或皮破骨断者，用补肉膏敷贴。

凡筋断者，用枫香以金沸草捣取汁调涂，次用理伤膏敷贴。凡用夹，须摊药于纸上平，两头要带薄搭头，搭得不厚不碍肉。平坦者，无高低不均之患。若四岸高低不均，此上便有空缺不着肉处，即生泡。切记之！

凡敷贴接骨等膏药，仍疼痛不止者，可加乳香、没药、枫香、白芷、肉桂、南星、独活等味，各量加些于药中敷贴，其肉温暖，疼痛即住。如刀斧伤者，去肉桂、南星、独活。

凡刀斧伤者，看轻重用药。如轻者，只用补肌散掺；重者，宜用封口药掺，紧缚住；如伤最重者，外用散血膏敷贴。

凡被杖打肿痛而未破者，先用棱针挑出黑血，若已破者不须出血，只用撒地金钱、山薄荷、地薄荷、生地黄、猪獬苧叶、泽兰叶、血见愁，捣烂敷贴。

凡治刀斧金刃打扑，从高跌堕，破肉破损而伤重者，中间用封口药掺破处，或补肌散亦可，其四边用截血膏箍住，使新血不来潮，此秘传之妙诀也。凡用敷贴等草药，皆要临时生采新鲜者用之有效。如出远路讨不便者，可为末用，然终不及生采者为胜。如无草药讨处，就用君臣药接缚之。

愚按：草药皆本草所载，故并录无遗。倘于穷乡僻壤，亦可选而用之，其效一也。

二字药

痹药：凡接骨入臼，先用此药服之，软其筋骨。

猴姜即骨碎补　香附各二钱　草乌钱半　川芎一钱

共为细末，每用姜酒调服。饮醋即解。

麻药：凡整骨取箭头，服之不知痛。

草乌三钱　当归　白芷各二钱半

共为细末，每服五分，热酒下。饮甘草汤解，或白糖汤冷服亦解。

三字丸

嶂峒丸：治跌打损伤，瘀血奔心，昏晕不省，及一切无名肿毒，昏困欲死等症。

京牛黄　冰片　麝香各二钱五分　天竺黄三钱　雄黄　阿魏各一两　川大黄　儿茶　瓜儿血竭　三七各三钱　乳香　没药各二两　藤黄二两

隔汤煮十数次，去浮沫，用山羊血五钱拌晒，如无山羊血，以子羊血代之。以上十三味，共为细末，将藤黄化开为丸，如芡实大，若干，稍加白蜜丸之，外用腊封固。内服用无灰酒送下，外敷用茶卤磨调，忌一切冷发物。

里东丸：此方乃少林僧所传，细绎是方，都用血肉灵动之药，盖草木具无形之气，不足以治形伤也。

五灵脂（受五行之灵气，迅入肝经，用以利气行血，退肿接骨）　番木鳖（弄伤者必肿，肿则气凝血死，用以解破处之血热，消形伤之结肿）　穿山甲（寓水而食，穴陵而居，用以出阴入阳，走窜经络，迅达伤处）　蚯蚓（上食槁壤，下饮黄泉，用以从阳入阴，取蚓毒攻络内之瘀，更取蚓性逐水，解热消肿）

四者，功专外消结肿，分两独重者，治伤纲领之药也。

黄麻灰（用以破血，利小便，行伤接骨） 麝香（通关入肾，用以外通百窍，内透骨髓）　乳香（入心，经言：诸痛皆属心火，用以护心托里，安神定痛）　芸香（性燥入脾，用以胜腠理之湿，排脓止痛，强筋骨，生肌肉）　古文钱（跌扑损伤者用半两五铢，折伤必然肉败，用以腐蚀坏肉）　自然铜（性燥破血，用以逐败恶之血）

六者，去瘀生新，安神定前，分两次之，治伤之条目也。

草乌（外风袭入破伤之处，即为破伤风，用以祛经之风，从表而出）　全蝎（外风袭入，内风必从，用以直攻破损之处，消散内风）

二者非防微杜渐，亦折伤中所必有之证也。

当归（补营血，用以去瘀生新）　京墨灰（涩能固卫气，用以生肌肤，合伤缝）

二者，各具收成之理。统论全方，虽非控经定证，然其调治折伤之法井井有条，先退肿，后定痛，腐其坏肉，去其恶血，祛其风，活其血，俾经脉流通，则血气调畅，脂膏流着佃处，其骨自接。

五灵脂（炒，酱色为度）九两五钱五分　穿山甲（炒黄焦）二两五钱　地龙（韭菜地者佳，将滚汤泡熟，在日内晒干，不干，在火上焙干，不得隔夜）九两五钱　番木鳖（用麻油在铜勺内煎滚，放在内约二沉二浮即好）十两　麝香三钱三分　黄麻灰（用麻切碎，贮阳城罐内，盐泥封固罐头，以大火煅存性）三两　芸香二两五钱　古文五铢钱（火煅醋淬）十七个　乳香（去油）一两五钱五分　自然铜（火煅醋淬）二两　草乌（去皮尖炒）三钱五分　全蝎（去尾上钩）一两二钱五分　当归（酒洗）一两五钱五分　京墨（陈久者佳，火烧烟尽为度）二钱五分

酒湖为丸，朱砂为衣，蜡丸，永久不坏。每丸一钱五分重，好酒送下，清晨服时，先略饮食，然后用药，即下部伤，亦食后服。

玉壶丸： 治痰厥头痛眩晕。

白面三两　生半夏　生南星各一两　天麻五钱　白术五钱　雄黄（水飞）三钱半

共为末，姜汁和丸，如梧桐子大，每用三十丸，用水一盏先煎沸，下药煮至五七沸，候药浮，漉出放温，别以生姜汤吞下，食后服。

没药丸： 治打扑筋骨疼痛，或气逆血晕，或瘀血内停，肚腹作痛，或胸膈胀闷等症。

没药　乳香　川芎　川椒　芍药　当归　红花　桃仁　血竭各一两　自然铜（火煅醋淬七次）四钱

共为末，用黄蜡四两溶化，入前末速搅匀，丸弹子大，每服一丸，酒化服。

补筋丸： 此丸专治跌扑崴闪，筋翻筋挛，筋胀筋粗，筋聚骨错，血脉壅滞，宣肿青紫疼痛等症。

五加皮　蛇床子　好沉香　丁香　川牛膝　白云苓　白莲蕊　肉苁蓉　菟丝子当归（酒洗）　熟地黄　牡丹皮　宣木瓜各一两　怀山药八钱　广木香　人参各三钱

共为末，蜜丸三钱大，无灰好酒送下。

疏血丸： 此丸止血开胃。

百霜草三钱　阿胶　蛤粉（炒成珠）　藕节　侧柏叶　茅根　当归（酒洗）各一两

共为细末，炼蜜为丸，如梧桐子，每服五钱，早晚老酒送下。

润肠丸：治跌打损伤，或脾胃伏火，大肠干燥，或风热血结等症。

麻子仁一两　桃仁（去皮尖）一两　羌活　当归尾　大黄　皂角刺　秦艽各五钱

共为末，炼蜜丸，桐子大，猪胆汁丸尤妙，每服三五十丸，食前白汤送下。

江鳔丸：治破伤风入里，惊而抽搐，脏腑秘涩等症。

天麻　雄黄各一钱　蜈蚣一条　江鳔　野鸽粪（炒）　僵蚕（炒）各五分

共研细，分作两份：一半饭丸如桐子大，朱砂为衣；一半加巴豆霜二分五厘，饭丸，不加衣。每服二十丸，加有巴霜一丸，二服加二丸，白汤送下，以利为度，再服朱衣丸，病愈即止。

应痛丸：骨碎补（去毛）　苍术（生用）　草乌各半斤　穿山甲（去膜，桑柴灰炒，起泡为度，砂炒亦可）　舶上茴香（炒）各六两　草乌（用生姜一斤捣烂，淹两宿，焙干）

与众药共为末，酒煮面糊为丸，如梧酮子大，每服五十丸，用酒或米汤送下，忌热物片时。

三字散

乳香散：治打伤手足，疼痛不可忍者。

乳香　没药（另研）各三钱　肉桂五钱　白芷二钱　白术（炒）　当归（炒）　粉甘草各五钱

共为细末，研匀，每服二钱，不拘时，酒调下。

急风散：治新旧诸疮，破伤中风，项强背直，腰反折，口噤不语，手足抽掣，眼圆上视，喉中锯声，并皆治之。

草乌（烧存性）三两半　生黑豆二钱半　麝香（另研）五分　朱砂一两

共为细末，每服，酒下一钱。如出箭头，内服外敷。

一字散：治破伤风。

草乌　天麻各五钱　香白芷三钱　全蝎一钱　金头蜈蚣（去头足，炙）一条

共为细末，每服半钱，如发热，茶清调下，发寒，温酒调下，不拘时服。

八厘散：治跌打损伤等症，功能接骨散瘀。

苏木面一钱　半两钱（制）一钱　自然铜（制）三钱　乳香三钱　没药三钱　血竭三钱　红花一钱　丁香五分　麝香一分　番木鳖（油煤，去毛）一钱

共为细末，酒服，童便亦可。

又方：江湖方姓所传，盖亦经验良方也。

土鳖虫（焙末）　乳香（去油）　没药（去油）　血竭各一钱　生半夏大者　当归

（酒浸）巴豆霜　砂仁　香甜瓜子　雄黄各五分

共为细末，收贮听用，每服八厘，好酒调下，小儿三厘。凡伤损垂危，但能开口，服下即得活矣。

千里散：治破伤风，寒热拘急，口噤咬牙等症。

用行远路骡蹄心，以阴阳瓦火上煅存性，研细，每服三钱，热黄酒冲服。

雄鼠散：治破伤风，邪在表者。

活雄鼠一枚，用铁丝缚绕，阴阳瓦煅存性，研为细末，作一服，热黄酒调下。

星风散：治破伤风表证，能搜财贸发汗。

南星　防风各二钱五分　蜈蚣二条　江鳔三钱

共研细末，每用二钱，黄酒调服，一日二服。

榆丁散：治破伤风，证在半表半里者。

地榆　紫花地丁　马齿苋　防风各五钱

共研细末，每服三钱，温米汤调下。

安髓散：治脑陷头疼。

川芎　白芷　香附制各等分

姜汁和酒服。

固齿散：治牙齿损动。

骨碎补　牡鼠骨（煅灰）

共研末，收贮听用。

住痛散：此药辛香，治气壅疼痛。

杜仲　大茴　小茴等分

共为末，每服二钱。

止血散：此药止血生肌立效。

狗头骨灰　黄丹　密陀僧　血竭各一两　石灰二升　生地黄　青蒿（二汁和作团，火煅赤，研）

共为末，遇伤处敷之。

消风散：此陈氏治跌打损伤之开手方也，用者审之。

人参　防风　川芎　厚朴　南星　半夏　桔梗　肉桂各一钱　当归　黄芩　白芷各二钱　羌活　独活各钱半　柴胡七分　甘草三分

加童便煎服。一方多蝉蜕钱半，僵蚕二钱。

定痛散：治跌打扑伤，定痛消肿，舒筋和络。

当归　川芎　白芍　官桂各一钱　山奈三钱　升麻　防风各一钱　紫丁香根　红花各五钱　麝香三分

共为细末，老葱汁调和敷患处，再用灸熨法，其方在后三字法。

舒筋散：治闪挫血沥腰痛。

玄胡索　当归　桂心三味等分

为末，每服二钱，温酒调下，空心服。或加牛膝、桃仁、续断亦效。

七厘散：治跌打损伤，骨折筋断。重者先用烧酒服七厘，不可多，再用烧酒调敷伤处，轻者只须调敷伤处。如金刃割伤，及割断食嗓，血流不止，急用此药干掺，不须鸡皮包扎，立即止血定痛，真有起死回生之效。方出京都汪顺之、同仁堂二家。方进士七厘散：用土鳖虫煅研为末，酒服。

血竭三两二钱　儿茶八钱　乳香　没药　红花各五钱　片朱砂四钱　麝香　冰片各四分

上药研极细末，和极匀，用瓷瓶收贮，黄蜡封口，端午午时试制更妙，药虽平淡，功极神速。

四圣散：治跌打疼痛等症。方系陈风占先生口授。

草乌　白芷　山奈　当归等分

为末，量人强弱，或八分、一钱，酒下，慎毋多服。

铁扇散：此方盖明大中丞德，得于山右卢医。

老材香，即山陕等省年久朽棺内松香、黄蜡，谓之老材香，如无，以陈年石灰代之　寸柏香，即里松香　松香各一两，与寸柏香同熔化搅匀，倾入冷水，取出晾干　象皮五钱，切薄片，焙黄色，以干为度，勿令焦　龙骨五钱，上白者生研　枯矾一钱

以上六味，共研细，贮瓷瓶内，遇有刀石伤破，用药敷伤口，以扇向伤处煽之立愈，忌卧热处。如伤处发肿，煎黄连水，用翎毛蘸涂即消。

臭科散：王寅东传，接骨。

臭科子一名钻地风草，用条上嫩皮，焙干，研细　每服，空心酒调二钱即愈，遍身俱伤者，二服亦愈。此草即今人地界沟边所植者，丛生，高四五尺，茎粗如指，叶似绣球花叶。

慈云散（毕峻功）：治跌打损伤，接骨回生，及痈疽疔肿大毒，初起即消，已成即溃，功效如神。

番木鳖　川乌　土鳖虫　鹿角（煅）各二两　穿山甲一两六钱　明天麻　草乌川芎　升麻　当归尾　闹羊花　生香附　僵蚕各一两　蜈蚣　斑蝥各四钱

上各制毕，研极细末，重者服一钱，轻者用六分或八分，俱用无灰酒调服，盖被取汗，不可见风，必须汗干，然后出帏幪。

急救散（周鹤仙方）：治跌打损伤。

当归尾（酒洗）　自然铜（醋制七次）　桃仁（去尖）　红花各七钱　陈麻皮三钱土鳖虫（酒洗浸焙）五钱　骨碎补（酒蒸）　大黄各二钱　乳香（去油）　没药（去油）老鹰骨　血竭　朱砂　雄黄　麝香各五分

以上共为极细末，收贮勿泄气。如遇跌死打死，尚有微气者，用酒调二厘，入口即活。如骨折瘀血攻心，用药八厘，酒灌之，其伤自愈，神效之极。

调气散：治昏晕者，以淡盐汤灌醒，然后服此调其气。

木香　乌药　厚朴（姜制）　白芷　青皮　杏仁（去皮尖）　苍术（米泔水浸炒）陈皮　前胡　桔梗　甘草梢

上加姜枣，水煎，服后方可服接骨丹。

玉龙散：治跌打损伤，昏晕而骨未碎者，神效。

人中白一味，醋煅七次，用酒冲服。又名接骨丹。以上二方出刘青田秘本。

黑龙散：治跌打损伤，筋骨碎断等症。

地当归二两　丁香皮六两　百草霜六两　炙山甲六两　枇杷叶半斤

共为细末，姜汁调敷患处，然后用夹缚。

土龙散：治打伤将死，神效。

白颈蚯不拘多少，去土洗净，焙干研末，每服二钱，葱姜汤下，衣被盖暖，出汗即愈，亦治痛风。

内补散：一名当归散，又名苁蓉散。

治金疮去血多，虚竭，此药内补。

肉苁蓉（酒浸一宿，去皮炒干）四两　厚朴（去粗皮，用姜汁炙令香熟）　人参黄芪各一两　白芍药　黄芩　吴茱萸　干姜（炮）　当归（微炒）　川芎　川椒（去目，炒出汗）　桂心　桑白皮　炙甘草各五钱

共为细末，每服二钱，食前温酒调下，日三四服，一方有白及，无黄芩、桑白皮。

内塞散：治金疮去血多，虚竭，疼痛羸弱，内补。

黄芪　当归　白芷　芎劳　干姜　黄芩　芍药　续断　细辛　鹿茸（酥炙）各二两　附子五钱

共为细末，每服五分匕，食前酒调下，日三服，稍增至方寸匕。一方无芍药。

百草散：治金疮。凡一切金疮，出血伤折，即时以药封裹使牢，勿令转动，不过十日即瘥，不肿不脓，不畏风。若伤后数日始得药，须暖水洗，令血出，然后敷此药，大验。平时宜多合，以备仓促金疮之要。

五月五日，任意采取百草，不得回头，采回将百草入臼内捣烂如泥，量药多少，以意入石灰和匀，取出拍成饼，日中暴干，遇用旋取拈碎。若刀斧伤干敷，以血止为度；汤火伤，冷水调开涂敷；蛇蝎犬鼠咬伤，先以温水洗净，以津唾调涂；疥疮，先抓破，以药末干贴；湿癣以醋调敷，其效如神。

退热散：治跌磕失伤手指，身发寒热者。

山布瓜根多　景天草　泽兰叶　地薄荷　鱼桐根皮

捣烂，冷敷伤处，大退身上寒热。

一赤散：治伤损敷药后起疱者，以棱针挑破掺末。

大黄　赤石脂　石膏（煅）各等分

研为细末，掺之。

一黄散：治打扑伤痕紫黑，有瘀血流注，有热者。

大黄为细末，姜汁调，温敷。

一白散：治打扑伤痕紫黑，有瘀血流注，无热者。

半夏为细末，姜汁调敷。

一紫散：治伤损眼胞，青黑紫色肿痛。

紫荆皮（童便浸七日，晒干）生地黄各等分

共捣烂，茶清调匀敷贴。

一绿散：治打扑眼胞，赤肿疼痛。

芙蓉叶　生地黄各等分

共捣烂敷贴，或为细末，鸡子清调匀敷之。

走马散：治折伤接骨。

骨碎补（去毛）皂角　柏叶　荷叶俱生用

上各等分，为末，先将折伤处揣定，令入原位，以姜汁调药如糊，摊纸上，贴骨断处，用杉木片夹定，以绳缚之，莫令转动。三五日后开看，以温葱汤洗后，再贴药，复夹七日。如痛，再加没药。

补肌散：此药止血除痛辟风，续筋骨，生肌肉。

地黄苗　地松　青蒿　苍耳苗　赤芍药各五两

水煎取汁，生艾汁三升，择五月五日、七月七日午时修合，以前药汁拌石灰阴干，入丹三两，更研为细末。凡有折伤出血，用药包封，不可动，约十日可瘥，不肿不脓。

通关散：治卒中壅闭，握手咬牙，不省人事，用此探嚏。

牙皂　细辛　二味等分为末，吹鼻以验肺气。

圣神散：治跌打损伤，一切血瘀疼痛。

淮乌（即草乌）白芷　赤芍　白及　秋叶　枇杷叶　韭菜根各一两

共捣末，蜜调敷。

如神散：治挫闪腰痛。

玄胡索　当归　桂心　杜仲（姜汁炒）各等分

共为末，每服二钱，温酒调下。

黑神散：治颠扑迷闷。

黑豆（去皮炒）半升　熟地黄（酒浸）肉桂　当归　干姜　甘草　白芍药　蒲黄各四两

共为末，每服二钱，酒半盏、童便半盏煎服。

又方：治夹缚伤起泡者。百草霜，不拘多少，炒令烟尽存性，清油调敷。

活血散：治刀枪伤，腹裂肠出者。

黄芪　当归　川芎　白芷　续断　赤芍　鹿茸　黄芩　细辛　干姜　附子（炮）各等分

为末，每三钱，温酒调下，日三服，立瘥。

佛手散：治妊娠胎动，子死腹中，肠出在外等症。

川芎、当归，煎服。一名芎归汤。

托里散：治金疮杖疮，及一切疮毒，因气血不能成脓，或脓成不能溃敛，脓水清稀，久而不瘥者。

人参（气虚者倍用）一钱　黄芪（盐水拌炒）一钱　白术（炒）七分　陈皮七分　当归身（酒拌）　芍药（酒炒）　熟地黄　白茯苓各一钱

水煎服。

百合散：治瘀血入胃，呕吐黑血。

川芎　当归　百合　丹皮　生地黄　犀角　黄连　大黄　黄芩　侧柏叶　赤芍　荆芥　郁金　栀子

水煎，加童便服。

立安散：治挫闪，气滞腰痛。

白牵牛（头末半生半熟）二钱　当归　肉桂　玄胡索　杜仲（炒）　茴香（炒）各二钱　木香五分

共为细末，空心酒下两匙。

清胃散：治血伤火盛，或胃经湿热，唇口肿痛，牙龈溃烂，或发热恶寒等症。

生地黄　黄连　当归　丹皮各五分　升麻一钱

上水煎服，如痛未止，黄芩、石膏、大黄之类可量加。

独圣散：治血凝气滞。

姜制香附子一味，捣末，每服三四钱。

双解散：治损伤挟有外邪，以解表解里，和血调气，故曰双解。

麻黄　防风　荆芥　薄荷　川芎　白术　甘草　黄芩　栀子　连翘　当归　芍药　石膏　滑石

加生姜、葱白煎服。加硝、黄，即防风通圣散。

五苓散：此利湿之剂也。

猪苓　陈皮　当归　厚朴　川芎　芍药　茯苓　桔梗　苍术　枳壳　半夏　麻黄　干姜　肉桂　甘草

加姜葱煎服。

泽兰散：治跌咬所伤及指伤。

芙蓉叶　泽兰叶　地薄荷　白佛桑叶　耳草叶

捣烂，敷伤处，留口通气。

地龙散： 治瘀血在太阳经，令腰脊痛。

羌活二钱　独活　黄柏（盐酒炒）　甘草各一钱　苏木六分　麻黄五分　地龙（焙）　肉桂各四分　当归梢二分　桃仁六个

上锉作一贴，水煎服。

荜茇散： 治颧骨伤，牙车紧急，嚼物艰难者。

荜茇　良姜　细辛各一钱

用水三盅，煎一盅，漱口。

鸡鸣散： 治从高坠下，及木石所压，瘀血凝积，痛不可忍，并宜此药。用杏仁者，因血入气分故也。

大黄一两　杏仁（去毛尖，并双仁者，另研）廿一个

共为细末，酒煎去渣，鸡鸣时服，至晓下瘀而愈。

失笑散： 治血瘀腹痛。

蒲黄（半生半炒）　五灵脂（研去炒）等分

为末，每酒下二钱。

白金散： 治刀箭伤疮。

香白芷梢，为末，清油调敷。

桃花散： 此药止血住痛，去腐生肌。

千年石灰捣碎为末，水漂大黄煎汁，拌入灰内共炒，再研，水飞过方可用，愈陈愈妙。

又方： 治金疮血出不止，生肌长肉。方出《景岳全书》。

漂广丹（研）　软石膏（煅研）各等分

和匀掺之，甚妙。

玉烛散： 耀山曰：此方治血虚秘结之下药也。

生地黄　当归　川芎　赤芍药　大黄（酒浸）　芒硝

引用生姜，水煎服。

玉真散： 治破伤风及损伤，项强口噤欲死。又名定风散。

天南星（汤泡七次）、防风各等分，南星得防风制其毒，不麻　共为末，先以热童子小便洗净疮口，拭干掺之，良久浑身作痒，疮口出赤水，是其效也，又以温酒调下一钱。如牙关紧闭，腰背反张，用药二钱，童子小便调服。心头温者，急灌之亦可救，屡用屡效。

止痛散： 此散止痛消肿，活血通经，辟风驱寒。

铁线透骨草二钱　防风　荆芥　当归　蕲艾　丹皮　鹤虱　升麻各一钱　赤芍药

苦参各二钱　川椒　甘草八分

　　共为末，装白布袋内扎口，煎滚熏洗。

　　辛香散：治跌打损伤溃烂及接骨，换膏洗之。

　　防风　荆芥　寄奴　独活　大茴　明矾　倍子　苦参　柏叶　当归　白芷　泽兰　细辛　银花　苍耳各少许

　　水煎，加盐一撮洗之。

三字膏

　　万灵膏：治跌打损伤，消瘀散毒，舒筋活血止痛，接骨如神，兼去麻木寒湿风痛等症。

　　鹳筋草　透骨草　紫丁香根　当归（酒洗）　自然铜（醋淬七次）　瓜儿血竭　没药各一两　川芎八钱　赤芍二两　半两钱一枚　醋制红花一两五钱　川牛膝五钱　五加皮　石菖蒲　茅山术各五钱　肉桂　木香　附子　半夏　石斛　草薢　鹿茸各三钱　虎胫骨一对　麝香二钱

　　上除血竭、没药、麝香三味各研细末另包外，共二十一味，先将香油十斤，微火煨浸三日，然后将群药入油内，熬黑为度，去滓，加黄丹五斤，再熬至滴水成珠，离火俟少时，将血竭、没药、麝香下入，搅匀取起，出火气。

　　混元膏：治打扑损伤，骨碎筋翻，瘀血凝聚。消青紫肿痛等症。

　　羚羊角五钱　没药五钱　漏芦三钱　红花三钱　大黄二钱　麝香三钱　升麻三钱　白及五钱　生栀子二钱　甘草二钱　雄黄五钱　白蔹三钱

　　共为细末，用高醋熬成膏，调敷。

　　回阳膏：治跌打所伤，为敷凉药，或人元气虚寒，肿不消散，或不溃敛，及痈坚硬，肉色不变，久而不溃，或筋挛骨痛，一切冷症并效。

　　南星（煨）　白芷　均姜（炒）　赤芍（炒）各一两　草乌二钱　肉桂五钱

　　共为末，葱汤调涂，热酒亦可。

　　当归膏：治杖扑汤火疮毒，不问已溃未溃，肉虽伤而未坏者，用之自愈，肉已死而用之自溃，新肉自生，搽至肉渐白，其毒始尽，生肌最速，殊有神效。

　　盖当归　生地　麻黄六两　黄蜡一两

　　先将当归、生地黄入油煎黑去渣，入蜡溶化，候冷搅匀，即成膏矣。白蜡尤妙。

　　太乙膏：耀山云：与上方相同。治伤口不合，贴之生肌长肉，消肿去腐，神效无双。太乙者，无上之称也。

　　香麻油　当归　生地黄　甘草

　　上三味，入麻油内煤枯去渣，再以丝绵滤净，再入净锅内熬至滴水成珠，取起少顷，入飞过黄丹，或铅粉亦可，熬成膏，软硬得中，再入白蜡、黄蜡少许，再加去油乳香、没药，搅匀收贮，过三日去火毒，用纸摊贴。其煎膏分两法则，大抵一斤油，六两煎药为则，多则碍油，少则无效。其收膏之丹、粉，要审冬夏，略分增减，一斤熟油，夏则六七两，冬则五六两，如老硬加熟油，若嫩软加蜡亦可。

乌龙膏：此膏治跌打损伤，筋断骨折，青紫肿硬。

百草霜三钱　白及五钱　白蔹三钱　百合五钱　百部三钱　乳香五钱　没药五钱　麝香一分　糯米（炒）一两

用陈小粉四两，隔年者佳，炒黑，共为末，醋熬成膏。

玉红膏：治金疮棒毒，溃烂肌肉不生者，乃收敛中之神药也。

当归二两　白芷五钱　甘草一两二钱　紫草二钱　血竭　轻粉各四钱　白占二两　麻油一斤

先将上四味，入油内浸三日，慢火熬至药枯，去渣滤净，次下白蜡、血竭、轻粉，即成膏矣。

地黄膏：治眼被物撞打，肿痛昏暗。

生地黄汁一合　黄连一两　寒水石　黄柏各五钱

三味为末，和地黄汁成饼，以纸摊贴眼上。此膏非但撞打可贴，即风热赤眼热泪出者皆可以用。

芙蓉膏：治打扑伤肿痛，紫黑色久不退者。

芙蓉叶二两　紫荆皮　南星各一两　独活　白芷　赤芍药各五钱

共为末，生姜汁、茶清调温熬。如伤损此黑色久不退者，加肉桂五钱。

定痛膏：治打扑伤损，动筋折骨，跌磕，木石压伤肿痛。

芙蓉叶　地薄荷　耳草叶　泽兰叶　金桐叶　赤牛膝　大黄（另研）各等分　捣烂，敷伤处，中留一孔出气。

散血膏：治敷跌打损伤金疮，及虎伤，獐猪牛咬伤。

耳草叶（又名猪狶苧，又名虎苧藤，又名狮子苧，藤生有棘，叶如木棉叶）　泽兰叶　上各生采捣烂，冷敷伤处。先用金毛狗脊薄薄铺于患口，以掺封口药，再贴此膏。四围用截血膏敷贴，令血不潮。

消肿膏：治胸胁跌伤肿痛，或动筋折骨。

芙蓉叶　紫荆皮各五两　白芷　当归　骨碎补　独活　何首乌　南星各三两　橙橘叶　赤芍药各二两　石菖蒲　肉桂各五钱

共为末，以姜汁热酒调，乘热涂肿。若动筋折骨，加山樟子叶、毛银藤皮及叶各五两，同前为末，酒调暖敷，缚定。

又方：一名接补消肿膏，治跌打损伤及虎狼等咬伤。

耳草叶　雪里开　水坊叶　乌苞叶　紫荆皮

共为末，以鸡子清入桐油少许，调匀敷贴。

苣子膏：张日新传，接骨。

莴苣菜子　桑白皮　榆白皮各四两

上各焙为末，用香油四两熬滚，先入苣子末，次桑次榆，熬至老嫩合适，摊贴患处，候一炷香长时，即揭去药，则复原矣。

紫金膏：治赤肿焮热者。

芙蓉花叶二两，白花者佳　上俱生采，入生地黄同捣敷贴，或为末，以鸡子清入蜜少许和匀，调入生地黄，捣烂和敷。

黄金膏：治跌打损伤，筋骨断落，刀伤杖疮，汤火泡伤等症。

麻油半斤，熬至滴水成珠，离火入白蜡、黄蜡各五钱搅化，再入藤黄一两，搅匀收贮，此药愈陈愈妙。如收久膏老，加熬过麻油，炖化搅匀，冷透敷之。惟刿颈者勿用，因恐藤黄毒入耳。

仙敷膏：治杖后重伤，死血郁结，呃逆不食，并夹伤内烂，贴之可以起死回生。

轻粉　血竭各二钱　樟脑二钱　冰片三分　麝香一分　乳香（去油）　没药（去油）各一钱五分

共研极细，用猪板油一两二钱，黄蜡一两，同化调药成膏，摊贴患处，昼夜流水，即时苏醒。

忍冬膏：治诸般肿痛，金刃伤疮，并一切恶疮。

金银花藤四两　吸铁石三钱

上药二味，用香油一斤熬枯去滓，再熬至滴水不散，入黄丹八两成膏，如常摊用。

益母膏：能治打伤筋骨内损，遇天阴则痛。

益母草不拘多少阴干　用水煎膏，随病上、下，食前、后酒化服。

木鳖膏（顾氏家秘）：治跌打损伤肿痛，一切疮疡诸风症。

真麻油三斤　番木鳖一百四十七粒

入锅内熬至番木鳖黑脆为度，熬时以柳枝频搅，将木鳖子捞起，再入铅粉炒黄色三十两，徐徐投下，逐渐成膏，以缸盛井水，将膏倾入，轩露处出火气一宿，捞起听用，摊后加后掺头药。

掺头膏

山柰　北细辛　川乌　樟冰　肉桂　当门子　大茴　母丁香　乳香（去油）　没药（去油）　甘松　小茴香各五钱　阿魏三钱

上各忌见火，即自然铜亦须放倾银缸内煅，逐味另碾，合匀密贮，勿泄香气，多少随用可也。如骨碎者，不可多用麝香，以其性热而散，能耗髓也。若伤损血积醒齈者，先贴无掺膏药一个，贴一二时辰揭起，则伤口血迹被膏揭净，然后用掺药之膏贴之。倘无木鳖膏，即寻常膏药亦可用。

松葱膏：治伤损。

松香研末，上杵捣成膏，炙热敷伤处，先以生姜捣烂，炒热罨少时，次以此膏贴之，退肿住痛。

截血膏： 治跌打斫磕诸症，能化血破瘀，退肿止痛。

天花粉三两　片子姜黄　赤芍药　白芷各一两

共为末，茶调匀，敷疮口四围。若头面伤，其血不止者，急用此药调涂头上周围。若手伤，则涂臂上周围。若伤足，则涂腿上。若伤各处，则涂疮口四围，使截其血不潮。如疮口肉硬不消者，此被风袭也，可加独活，用热酒调敷；如又不消，则风毒已深，肌肉结硬，加紫荆皮末和敷，无有不消之理。

补肉膏： 一名理伤膏。治刀斧刃扑，肉破骨碎等伤。

黄蜡　猪油各四两　乳香　没药各一两　松香　麻油各一斤

上以折伤木皮一两捣碎，入油内煎数沸，滤去渣，煎至滴水成珠，却入密陀僧、黄丹，慢火熬成膏，次入松香、黄蜡熔化，后入乳、没，再加自然铜末，治骨折效。

接骨膏： 此膏治骨碎筋断，复续如初。

当归七钱半　川芎（煨）　骨碎补各五钱　没药五钱　古文钱（火煅）二个　川乌四钱　乳香二钱半　木香一钱　松香六两　香油一斤

和油煎成膏，摊贴患处。

三字丹

麻肺丹： 此丹接骨上髎拔箭，饮之不知疼痛。

羊踯躅三钱　茉莉花根一钱　当归一两　石菖蒲三分

用水煎服一碗，即人如睡寝，任人整骨矣。后以人参五钱、生甘草三钱、陈皮五分、半夏一钱、白薇一钱、石菖蒲五分、茯苓五钱，煎服即醒。盖羊踯躅专能迷心，茉莉根亦能使人不知，用菖蒲引入心窍以迷乱耳。用人参解之，正气盛则邪药自解。

保命丹： 治跌打损伤，接骨入臼。

川乌　草乌（均用泔水浸去皮）各二两二钱半　大黄一两　五灵脂一两　肉桂　木香　细辛　香附　延胡　三棱　莪术　柴胡　青皮　枳实　桃仁　红花　苏木　大茴　小茴　归尾　甘草　蜂房　蒲黄生　鹰骨　土鳖　广黄　三七各五钱　川椒二两　广皮一两　乌药七钱半　蚺蛇胆五分　血管鹅毛灰五钱

共为细末，炼蜜丸如龙眼大，朱砂为衣，量病轻重老壮用药，若病重与壮者服一丸，如病轻与老弱者半丸，陈酒和童便化下。

破血丹： 治舌断，即截血膏也，一名洪宝丹，即抑阳散也。

活血丹： 治扑跌伤、刀斧伤，诸般风瘫顽麻，妇人血风，浑身疼痛等症。

青桑皮一斤　当归　牛膝　川芎　赤芍　熟地　黑豆（酒煮）　何首乌　南星（制）　白芷　松节（烧）　杜仲　破故纸　羌活　独活　苍术　防风　荆芥　骨碎补

经典伤科

桔梗　续断各四两　川乌（炮）　草乌（炮）各一两　黑牵牛（生用）五钱　禹余粮四钱　自然铜（醋淬七次）　威灵仙　金毛狗脊　防风（去芦）　五灵脂（去皮）　木鳖子（去壳）　骨碎补各五钱

共为细末，醋糊丸如桐子大，每服十丸至二十丸，温酒送下，病上食后服，病下食前服。

圣灵丹：治一切打扑损伤，及伤折疼痛不可忍者，并宜服之。

莴苣子（大盏一盏，炒取净末）二两八钱　乌梅（去核）五个　乳香五钱　白米一撮

共为细末，炼蜜和丸，如弹子大，每服一丸，细嚼热酒吞下，食后一伏时痛不止，再服。

接骨丹：治折骨出臼，无草药讨处，用此方效。

南星（生）四两　木鳖子三两　紫荆皮　芙蓉叶　独活　白芷　官桂　枫香各一两　乳香　没药各五钱　松香一两

共为末，米醋、生姜汁各少许，入酒调匀，摊油纸上夹缚，冬月热缚，夏月温缚。

火龙丹：治腰腹诸痛。出《集玄方》。

焰硝　雄黄各一钱

共为细末，每点少许，入眼眦内，即愈。

接骨丹

土鳖虫（雌雄不拘，火酒醉死，焙干）二钱　自然铜（火煅醋淬十四次）三钱血竭三钱　骨碎补（去毛）五钱　当归（酒浸）五钱　乳香（去油）五钱　硼砂二钱大半夏（制）三钱

共为细末，每服八厘或一分，酒服。一方有半两钱十文。

续筋丹

土鳖虫　三七　血竭　龙骨各等分

为细末，用津唾调搽。

活血丹：治跌扑损伤神药。

地鳖虫（烧酒浸死，晒干）　桃仁（去皮尖）　山楂　刘寄奴（头）　五加皮各四两香附（童便浸炒）　红花　牡丹皮　牛膝（肉酒洗）　延胡索（醋煮）　当归各三两　蓬术　山棱（醋炒）　枳实　槟榔　川芎　赤芍　降香　苏木　威灵仙　凌霄花　青皮各二两　乳香　没药（去油）各一两　大黄（用陈酒晾干）八两

上各如法制度，为极细末，每服二钱，壮者三钱，陈酒送下，核桃四五枚过口。

透骨丹：治扑打损伤，深入骨髓，或隐隐疼痛，或天阴则痛，或年远四肢沉重无力，此药主之，真神方也。

闹羊花子（又名山芝麻，火酒浸炒三次，童便浸炒二次，净末）一两　乳香（不

去油） 没药（不去油） 真血竭各三钱

各取净末，秤准和匀，再加麝香一分再研，瓷罐收贮封固。每服三分，壮者五六分，不必用夜饭，准要黄昏睡好方服，酒可尽量送下，吃荤用猪肉过口，吃素用豆腐过口，服后避风，有微汗出为效。忌房事、酸寒茶酱等物及诸般血物。若虚弱者，间五日一服；壮实者，间三日一服，以愈为度。

活络丹：治湿痰死血在手足间，有一二点痛，年久不愈者。

川乌　草乌　南星　半夏　胆星　地龙灰（酒洗煅）

共为细末，丸桐子大，每服七丸。

接骨丹：治骨折、骨碎等症。

自然铜（火煅醋淬七次）　古塚铜钱（火煅醋淬）等分

为细末，伤重者服一二分，多服则骨突出矣。

九龙丹：治跌打损伤，接骨神效。《疡科选粹》名接骨九龙丹。

粪池内陈年砖头，洗净火煅，醋淬九次，研细，每服三钱或四钱，极效。

补损丹：治诸般伤损肿痛，此丹能散血定痛。

当归　川芎　赤芍药　生苄　白芍药　牛膝　续断　白芷　杜仲　骨碎补　五加皮　羌活　独活　南星（制）　防风各一两五钱　官桂　乳香　没药各一两　南木香　丁皮　八角茴各五钱

共为细末，黄酒调服。

胜金丹：即膏药掺头。

麝香　花蕊石　象皮各三钱　血竭三两　乳香　没药　海螵蛸　樟脑　人参　木耳灰　三七根　儿茶各一两　古石灰　紫石英各二两　自然铜　冰片　干地虱　干大粪　琥珀各一钱　生甘草五钱　土狗十个

各研极细和匀，磁瓶密贮，每膏一张，用末药三钱，掺膏上贴之，绝妙。

回生丹：治跌打损伤如神。

黑豆（炒，去皮）　蒲黄　当归　桂心　赤芍药　干姜各八两　茄种（晒干）四两

碾细，炼蜜为丸，每服二钱，童便冲酒送下。

三字汤

独参汤：治一切失血，与溃后气血俱虚，恶寒发热，作渴烦躁者，宜用此补气。盖血生于气，阳生阴长之理也。

用人参二两，枣十枚，水煎服。

四物汤：治一切血虚，日晡发热，烦躁不安者，宜服。

当归　熟地黄各三钱　川芎一钱五分　芍药二钱

水煎服。加白术、茯苓、柴胡、丹皮，亦名加味四物汤。加巴戟、大黄，名巴戟

汤，治血闭脏腑，嗜卧不食。

八珍汤：治心肺虚损，气血两亏等症。即四物汤与四君子汤相和为剂也。

圣愈汤：治金疮杖伤，脓血出多，热躁不安，或晡热作渴等症。

熟地黄（酒洗）　生地黄（酒洗）　人参　川芎各一钱　当归（酒洗）　黄芪各五分

水煎服。

归脾汤：治跌打扑等病，气血伤损，或思虑伤脾，血虚火动，寤而不寐，或心脾作痛，怠惰嗜卧，或怔忡惊悸，自汗盗汗，大便不调，或血上下妄行，其功甚捷。

白术　当归　白茯苓　黄芪（炙）　龙眼肉　远志　酸枣仁各一钱　木香五分　人参一钱　甘草三分

上加姜、枣，水煎。加柴胡、山栀，即加味归脾汤，治胸腹胀满，饮食少思，肝脾气滞等症。

芎归汤：治血虚头痛，胎动下血，子死腹中等症。

当归　川芎　水煎服。若为末服，即佛手散也。

参附汤：治金疮杖伤，失血过多，或脓瘀大泄，阳随阴走，上气喘息，自汗盗汗，气短头晕等症。

人参四钱　附子（制）三钱

用清水煎服。如阳气脱陷者，倍用之。

白术汤：治破伤风，汗出不止，筋挛搐搦者。

白术　葛根　升麻　黄芩　芍药各二两　甘草二钱五分

每服五钱，水煎，无时服。

葛根汤：治太阳无汗而恶寒，拘急项强等症。

葛根　麻黄　桂枝　芍药　甘草

加生姜、大枣，水煎服。

独活汤：治劳役腰痛如折等症。

独活　羌活　当归　连翘　防风　泽泻　肉桂各一钱　大黄　黄柏　甘草各五分

桃仁（留尖）九粒

上锉一贴，水酒各半煎，空心服。

羌活汤：治破伤风在半表半里，急服此汤，稍缓即入里，不可用。

羌活　麻黄　菊花　川芎　石膏　防风　前胡　黄芩　细辛　甘草　白茯苓　枳壳　蔓荆子各一两　薄荷　白芷各五钱

每服五钱，水煎服。

羌麻汤：前方羌活汤之化名也。

二陈汤：治一切痰饮为病，咳嗽胀满，呕吐恶心，头眩心悸等症。

陈皮一钱五分　半夏（制）二钱　茯苓二钱　甘草五分

引加生姜，水煎服。

防风汤：治破伤风在表，未入里，急服此药。

防风　羌活　独活　川芎各一钱

水煎，调蜈蚣散服大效，用蜈蚣一对、鳔三钱，为细末下。

清燥汤：治跌扑损伤之症，或溃后气血俱虚，湿热乘之，遍身酸软，或夏秋湿热太甚，肺金受伤，绝寒水生化之源，肾无所养，小便赤涩，大便不调，或腰腿痿软，口干作渴，体肿麻木，或头目眩晕，饮食少思，或自汗体倦，胸满气促，气高而喘，身热而烦等症。

黄芪一钱五分　苍术一钱　五味子九粒　白术　陈皮　泽泻　白茯苓　人参　麦冬　神曲　猪苓　酒柏各五分　生地黄　当归身各一钱　柴胡　甘草　黄连各三分

加姜，水煎服。若湿痰壅盛，参、芪、归、地之类减之。

苏气汤：治从高坠下，昏死不苏。

乳香　没药　大黄各一钱　山羊血五分　苏叶　荆芥　丹皮各三钱　当归　白芍　羊踯躅各五钱　桃仁十四粒

水煎服。此方醒气活血兼用之，故奏功神速。妙在用羊踯躅与苏叶、荆芥，因其气乱而乱之，则血易活而气易苏矣。愚按：羊踯躅毒性太峻，用五钱未免过多，看患者强弱而酌减之。

安神汤：治血气虚而有火，头痛、头旋、眼黑等症。

黄芪钱半　羌活　黄柏（酒浸）各一钱　柴胡　升麻　生地黄　知母（酒浸）各五分　防风二分　生甘草　炙甘草各二分

上锉，水煎数沸，入川芎、蔓荆子各三分再煎，食后服。

抵当汤：治下部瘀血，大便不通，代抵当汤方见作呕。

水蛭　虻虫各三十枚　桃仁（去皮尖）三十枚　大黄一两

水煎去渣取三升，温服一升，不下再服。

三字饮

香苏饮：治外感头疼发热，或兼内伤等症。

香附（炒）　紫苏各二钱　橘红一钱　甘草七分

加姜、葱煎服。

香薷饮：此蔽暑利脾之总剂也。

香薷一两　厚朴（姜汁炒）　扁豆（炒）各五钱　黄连（姜制）三钱

冷服。

柴胡饮：治大怒及从高坠下，血积胁下左边疼。

柴胡五钱　红花三钱　大桃仁（不去尖）三钱

研末，上将柴胡、红花用酒煎好，调桃仁末热服。

蓝汁饮：治毒箭所中。

上捣蓝叶汁一升饮之，其渣敷于疮上。若无蓝，取新青蓝布绞汁服之，并淋疮中。

三字子

红散子：摩金疮上，出箭头。

草乌尖　麒麟竭　曼陀罗子　茄子花　蓖麻子（去壳细研）各五钱

共为细末，好酒调和膏，涂疮口上，箭头自出。

黄末子：治打扑伤损，骨折筋断，瘀血肿痛，及瘫痪顽痹，四肢酸痛，一切痛风等症。

川乌（炮）　草乌（醋煮炒）　降真香　枫香　肉桂　松香　姜黄　乳香　没药细辛各五钱　当归　赤芍　羌活　独活　川芎　蒲黄　白芷　五加皮　桔梗　骨碎补苍术　何首乌　川牛膝各一两　片姜黄一两　共为末，酒调下，将愈，加自然铜，折骨者便可用之，如无折骨，初不宜加自然铜。

白末子：治证同前。

白芷　南星（制）　白术　何首乌　桔梗　羌活　独　白芍药　白杨皮　川芎　白茯苓　白蔹　当归　薏苡仁（炒）　骨碎补　牛膝　续断　川乌（炮）　细辛　肉桂乳香　没药各一两为末

酒调下，欲好之际，加制自然铜一两，只折骨者，便可用之。

红末子：治证同前。

独活　何首乌　南星（制）　白芷　羌活　当归　骨碎补　苏木　牛膝　赤芍药红花　川芎各二两　细辛　川乌（制）　桔梗　降真香　枫香　血竭　乳香　没药各一两

为末，酒调下，欲好之际，加制自然铜一两，只折骨者，便可用之。

黑末子：治证同前。

雄鸡毛（烧）　桑炭　老松节（炒存性）　侧柏叶（炒）　嫩松丝（炒）各四两　当归　牛膝　何首乌　黑豆（炒）　南星（制）　骨碎补　熟地黄　羌活　独活　赤芍药川芎　白芷各二两　细辛　肉桂　川乌（炮）　草乌（制）　木鳖子　南木香　五灵脂降真香　乳香　没药　枫香各一两　百草霜五钱

为末，热酒调下，加自然铜（制）一两，只折骨者，便可用之。

三字药

清心药：治打扑伤损，折骨出臼，及肚皮伤破肠出者。

牡丹皮　当归　川芎　赤芍药　栀子　生地黄　黄芩　黄连　连翘　甘草

上引用灯心草、薄荷煎，入童便和服。

止痛药：治打扑伤损，折骨出臼，又金疮破伤等症。

当归　牛膝　川芎　生地　赤芍　白芷　羌活　杜仲　独活　续断各一两　肉桂　大茴　乳香　血竭各二钱半　没药　木香　丁皮　沉香各五分

共为细末，老酒调服。

洗伤药：此药熏洗损伤等处。

荆芥　土当归　生葱

共煎浓汤，熏洗伤处。或生葱一味煎洗亦妙。

又方：刘寄奴　猴姜　紫苏叶　红花　番白草　青葱　甘草各一两

煎水盈盆，令被伤人稳坐盆内，周围围之，上面遮盖，不可透风，熏透俟温淋洗，疼痛如失。

又方：南独活三两　地骨皮二两六钱　骨碎补一两二钱　五加皮　透骨草　川续断各一两　羌活　食盐各三钱

先用水十碗，煎五碗；渣用水八碗，再煎四碗；三次水六碗，煎三碗；四次水三碗，煎二碗。共入砂锅内，煎滚熏洗神效。

又方：出《宝传堂洗心集》。

乳香　没药各五钱　生军一两　生甘草八钱　皮硝一两

用陈酒煎好，趁热洗患处。

又方：紫果子藤，煎汤揉洗。或用马尾松毛，熬汤熏洗。

杀蛆药：此药治损作围溃烂生蛆者。用皂矾煅赤掺于患处，即化为水，佐以内服柴胡、栀子清肝炎并妙。

又方：治跌打损伤，时值暑天腐烂，恐生蛆虫，外虽平满，为害不浅。

宜用猪血切片，引出蛆虫，再用白蒺藜、白蔹、贯众，共为细末，香油调敷，其虫即灭。

金枪药：王兰舟传。

乳香（去油）　没药（去油）各二钱　血竭二钱　儿茶二钱　龙骨（煅）二钱　象皮（土炒成珠）二钱　轻粉三钱　三七二钱

上共为末，再以陈年石灰一斤，大黄二两，白芷一两，三味同炒成粉红色，研细，加入前药和匀，贮瓷瓶内，敷伤口神效。

接骨药：此敷围之药也。

天南星　木鳖子（炒）各四两　乳香　没药　肉桂各一两

共为末，用姜一斤，去皮捣烂，取自然汁，米醋少许，白面为糊，摊纸贴患处，以帛缠之，外用杉木皮夹之。

刀疮药：治一切金刀所伤，止血收口，定痛护风。

上白石膏（煅）一斤　净板松香（水滤过）一斤　珍珠五钱　豆腐煮

上三味，共研细末，和为一处，瓷瓶收贮备用。

封口药：治跌打损伤，皮开肉破，及金刃伤割，喉断耳缺唇裂，肚皮跌破，阴囊皮碎等症，大效。

乳香　没药　儿茶　当归　杉皮灰各一钱　麝香五厘　冰片一分　猪獠苧叶一钱（如无此叶，葛叶毛藤子叶亦可）

上各另研细末，称合和匀，再研收用。

止血药：治金疮血出。

陈石灰八两　黄连　黄柏　大黄各二两

上将三黄渍湿，同石灰炒令烟尽，药色如桃花者，去渣，水漂净，研用。

破血药：治皮肉不破，瘀血积滞，内攻发谵，宜用此攻利也。若皮破血流，宜作亡血过多治之。

柴胡　黄芩　五灵脂　枳实　当归　赤芍　川芎　生地　大黄　朴硝　桃仁　红花　苏木

水煎，加童便、酒服。

三字法

葱熨法：此法专以灸熨肉破血出诸伤。先用老葱汁合定痛散敷于患处，上用榆树皮着艾熨之。盖血液津渍潮润，故以树皮隔之，方可灸熨也。

耀山云：神效葱熨法，治跌扑损伤，用葱白切细杵烂，炒热敷患处，如冷易之，肿痛即止，其效如神，又治破伤风症极效。

豉灸法：治瘀血泛注。用江西豆豉一味为末，津唾和作饼子，如钱大，厚二分，置患处，以艾壮于饼上灸之，如干则再易。

胆导法：治大便秘结，用大猪胆一个，少和法醋，将胆缚如苇竹管于口，持管插入谷道，胆上用力一挤，则胆汁入谷道，如一时倾，当大便出宿垢恶物，甚效。

四字丸

苏合香丸：治跌扑迷闷，并中风卒暴痰壅，心痛昏厥，鬼魅恶气，以此开之。

麝香　沉香　丁香　白檀香　香附　荜茇　白术　诃子（煨，去皮）　朱砂（水飞）　青木香　乌犀角各二两　熏陆香　安息香各一两

用无灰酒一升熬膏　苏合油二两　入安息膏内　龙脑一两　共为细末，用安息香膏和炼蜜为丸，每丸重一钱，蜡封尤妙，或姜汤或开水送。小儿疾笃，钩藤汤下。

大活血丸：治打扑伤损，折骨碎筋，瘀血肿痛，瘫痪顽痹，四肢酸痛，一切痛风等症。

青桑炭一斤　栗间　骨碎补　南星（制）　白芍药　牛膝　川乌（炮）　黑豆（酒煮）各一两六钱　自然铜（制）　木鳖子各八钱　细辛一两·降真香节　枫香各三钱　乳香　没药　血竭各六钱

为末，醋煮秫米糊为丸，如弹子大，以生漆为衣，久藏不坏，每用一丸，无灰酒摩化服。

四字散

麒麟竭散：治刀箭伤，筋骨断，止血定痛。

麒麟竭　白及各五钱　白蔹　黄柏　密陀僧　炙甘草　当归（炒）　白芷各一两

共为细末，每用少许，干掺疮上立效。

紫金皮散：治打扑伤损，金刃箭镞，伤处浮肿用此。

紫金皮（醋炒）　南星　半夏　川当归　黄柏（盐炒）　草乌（炮）　川乌（炮）　土当归　刘寄奴　破故纸　乌药　川芎　川牛膝　川白芷（盐水炒）　桑白皮各等分

共为细末，生姜、薄荷汁，调敷肿处伤处。有疮口者，四边敷之。如皮热甚者，加黄柏皮、生地黄。

败弩筋散：治金刃弓弩所中，筋急不得伸屈。

败弩筋（烧作灰）　熟地黄（焙）　秦艽（去苗）　杜仲各半两　附子（炮，去皮脐）　当归（切焙）各一两　大枣三枚

共为细末，每服三钱匕，温酒调下，空心、日午、夜卧各一服。一方有续断，无大枣。

何首乌散：治跌打损伤，初起宜服之。

何首乌　当归　赤芍药　白芷　乌药　枳壳　防风　甘草　川芎　陈皮　香附　紫苏　羌活　独活　肉桂

上加薄荷、生地黄，入酒煎和服。痛甚者，加乳、没。

牡丹皮散：治跌扑闪挫伤损，瘀血疼痛。

牡丹皮　当归　骨碎补　红花　续断　乳香　没药　桃仁　川芎　赤芍药　生地黄

上水和酒煎服。

花蕊石散：治一切金疮疤，刃伤箭簇，打扑重伤，死血瘀积患处。以药掺之，瘀化为水，即生新血。如内蓄瘀血，腹不疼痛胀满，服之血化为水。凡腹破肠出，并阴囊皮破，用线缝合，必须掺以此药，否则恐作脓溃之患。其功不能尽述。

花蕊石二两　石硫黄四两

二味和匀，先用纸筋和盐泥固济瓦罐一个，候干入药，再用泥封口，安在砖上，用炭火煅之，俟缺罐冷取出，每服一钱，童便调下。薛氏云：若被伤炽盛，元气亏损，

内有瘀血，不胜疏导者，用前药一服，其血内化，又不动脏腑，甚妙甚妙！

又方：治同上。方出《洗冤录》表急救方。

乳香　没药　羌活　紫苏　蛇含石（童便煅三次）草乌　厚朴　白芷　细辛　降香　当归　南星　轻粉　苏木　檀香　龙骨各二钱　麝香三分　花蕊石（童便煅七次）五钱

共研极细，罐收听用，葱汤洗净，用此掺之，软绵扎紧，一日一换，神效。

白胶香散：治皮破筋断。

白胶香一味，研为极细末敷之，即枫脂香，今之芸香也。

人中白散：治闪挫跌扑，伤极重者。

人中白一味，火煅醋淬七次，为末，每服五分，酒下。

生地黄散：治眼被打撞肿痛。

生地黄　川芎　羚羊角　大黄　赤芍药　枳壳　木香各一钱

水煎，食后服。

石决明散：治目被撞打，疼痛无时，瞳仁被惊，昏暗蒙蒙，眼眶停留瘀血者。并治肝热眼赤，脾热睑肿，鸡冠蚬肉，或蟹睛旋螺者，俱效。

石决明　草决明各一两　羌活　栀子　青葙子　赤芍药　荆芥　木贼　大黄各二钱五分

共为细末，每服二钱，麦门冬汤下。一名大决明散。

四字膏

金体神膏：治跌打损伤，接骨入臼。

当归　生地　红花各二两　牛膝　续断　刘寄奴　地榆　茜草　木瓜　小蓟　人参　川芎　白术　黄芪各一两　甘草五钱　桑木枝四两　杏仁　皂角　柴胡　荆芥各三钱　麻油三斤

熬数沸，以麻布滤去渣，再煎滴水成珠，加入漂过黄丹一斤四两，收为膏，勿太老，再用自然铜、海螵蛸、乳香、花蕊石各三钱，没药二钱，血竭五钱，白蜡一两，为末，乘热投膏中，以桑枝棍搅匀，取起以瓦器盛之。

四字丹

续骨神丹

当归二两　大黄五钱　生地　龟板　白芍各一两　丹皮三钱　桃仁三十个　续断　牛膝　乳香　没药　红花各二钱　羊踯躅一钱

水煎服，一剂瘀去生新，骨即合矣。又二剂，去大黄，再服全愈。

按：此方去瘀滞则新生，然内羊踯躅一味未可轻服。

接骨金丹：一名续骨丸。《苏沈良方》云：方出小说所载，有人遇异人得之，每合以拯人，无不应验。

辰砂　乳香（去油）　没药（去油）　血竭各一两　自然铜　黄丹　密陀僧各四两　白矾十二两　白蜡八两　猪板油十两

先将猪板油入锅熬化，滤清，复入锅内熬，下白蜡化尽，离火放地上，将陀僧、黄丹、自然铜搅匀投下，再煎，滴水成珠为度，始下血竭、乳、没、明矾，用柳枝不住手搅匀，待凝，丸如弹子大，笋壳衬收。凡遇跌打损伤，重者用一丸，再加猪油少许，火上化开涂伤处，以油纸包缚。如最重者，以药涂上，灯草裹好，外用竹片夹缚，再用一丸作小丸，用滚热葱酒送下；若仍痛，再进一丸；骨折者，又用一丸。如牙痛，纳于牙龈即止。

又方：此即大梁孙都督所传之一厘金方也。

土鳖虫（焙黄）一个　巴豆（压去油）一粒　生半夏一粒　自然铜（火煅）　乳香（去油）　没药（去油）各五厘

共碾极细，每用五厘，滚酒调服，约人行十里汗出，其骨交接有声，忌发物、房事一百二十天。按此乃攻剂也，未必能表汗出，抑借滚酒之力耳。

四字汤

四君子汤：治一切阳虚气弱，脾衰肺损，饮食少思，脉来细软等症。

人参　白术　茯苓　甘草

引加姜、枣，水煎服。加陈皮名异功散，治脾胃不和。

六君子汤：治气虚有痰，脾虚鼓胀等症。即前四君子汤加陈皮、半夏也。

小柴胡汤：治一切扑损等症，因肝胆经火盛作痛，出血自汗，寒热往来，日晡发热，或潮热身热，咳嗽发热，胁下作痛，痞满不舒。

柴胡二钱　黄芩一钱五分　半夏　人参各一钱　甘草三分

加姜三片，水煎服。如肝火盛，加黄连、山栀。兼两胁热痛者，再加归梢、红花。因怒而痛者，加芎、归、青皮、枳壳之类。

五加皮汤：此汤舒筋和血，定痛消瘀。

当归（酒洗）　五加皮　没药　皮硝　青皮　川椒　香附子各三钱　丁香一钱　地骨皮一钱　丹皮二钱　麝香一分　老葱三根

用水煎滚，熏洗患处。

海桐皮汤：专洗一切跌打损伤，筋翻骨错，疼痛不止。

海桐皮二钱　没药二钱　铁线透骨草二钱　乳香二钱　当归（酒洗）钱半　川椒三钱　川芎一钱　威灵仙　白芷　防风　甘草各八分

共为粗末，装白布袋内，扎口煎汤，熏洗患处。

小芎黄汤：治破伤风入里，犹有表热者。

川芎三钱　黄芩二钱　甘草五分

用水煎服。

大芎黄汤：治破伤风入里，大便秘，小便赤，自汗不止者。

川芎一钱　黄芩　羌活　大黄各二钱

上锉作一贴；用水煎服以下之，微利为度。

四字药

整骨麻药：此药开取箭头，服之不痛。

闹羊花（倍用）胡加子　姜黄　川乌　草乌　麻黄各等分

共为细末，每服五分，茶、酒任下。欲解，用甘草煎汤服之即苏。

外敷麻药：此药敷于患上，任割不痛。

川乌尖　草乌尖各五钱　蟾酥四钱　胡椒一两　生南星　生半夏各五钱

共为细末，用烧酒调敷。一方加荜茇，一方加细辛。

跌打膏药：一名五香膏。治诸损百病，此家传秘方也。

川乌　草乌　山棱　蓬术　当归　生地　赤芍　大黄　川山甲　木鳖子　生南星牙皂各二两　密陀僧（研）四两　铅粉（漂）一斤　丁香（研细末）肉桂　乳香（去油）没药（去油）甘松　山奈　川芎　白芷　川柏　大茴各二两

用桐油、香油各二斤，将前十二味先熬枯滤净，再熬滴水成珠，入陀僧、铅粉熬成膏，离火再加后十味，再添麝香五钱搅匀，收贮摊用，孕妇忌之。

卷之八

五字丸

三黄宝蜡丸：专治一切跌打损伤，及破伤风，并伤力成劳。女人产后恶露不尽，致生怪症，瘀血奔心，痰迷心窍，危在旦夕。重者一钱，轻者三分，无灰酒送下，立刻全生。如被鸟枪打伤，铅子在内，危在顷刻，服一钱，吃酒数杯，睡一时，汗出即愈。如外敷将香油热化少许，鸡翎扫患处。服药后，忌冷水、烧酒三日。如不忌此酒，则药无功。

天竺黄三两　雄黄二钱　红芽大戟（去骨）刘寄奴　麒麟竭各三两　归尾一两五钱　朱砂　儿茶各一两　净乳香三钱　琥珀　轻粉　麝香各三钱　水银（同轻粉研，不见星）三钱

以上各称足分两，各研为细末。如无真天竺黄，以真胆星三两代之。再用好黄蜡

二十四两炼净，滚汤坐定，将药投入，不住手搅匀，取出装磁罐收贮备用。

补损续筋丸：治跌打扑坠，骨碎筋断肉破，疼痛不息。

人参一两　虎骨（酥油炙）二两　朱砂五钱　丁香一钱　乳香（去油）　没药（去油）　广木香　当归（酒洗）　丹皮各五钱　川芎　白芍（炒）　熟地　瓜儿血竭　自然铜　骨碎补　红花各三钱　古铜钱（醋制）三文

共为细末，炼蜜为丸，每服三钱，淡黄酒化服。

搜损寻痛丸：此丸能接骨，并治遍身疼痛，久损至骨。如金刃伤，则后用之。

肉桂三钱　乳香　没药　茴香（炒）各二钱　军姜（炒）　丁皮　独活（洗炒）　草乌（炒）　赤芍药（炒）　石粘藤（炒）　白芷各五钱　当归　川芎　骨碎补（炒）　薏苡仁（炒）各一两

如筋脉绝，多加此味，共作末，蜜为丸，用生姜细嚼，温酒调下。如为末，用姜酒调服。浸酒服亦可。如折伤疼痛，遍身顽麻，均可用此。如接骨，加添草乌一匕，热酒调服，量人老弱虚实加减用之。如人麻不解，可用大黑豆浓熬煎汁解之，豆豉煎汤服亦可。如吐，加姜汁。

和血定痛丸：治跌扑坠堕，筋骨疼痛，或瘀血壅肿，或风寒肢体作痛。若流注膝风，初结服之自消；若溃而脓清发热，与补气药兼服自敛。

百草霜　白芍药各一两　赤小豆一两六钱　川乌（炮）三钱　白蔹一两六钱　白及　当归各八钱　南星（泡）三钱　牛膝（焙）六钱　骨碎补（焙）八钱

上各加为末，酒糊丸，桐子大，每服三十丸，盐汤温酒送下。孕妇不可服。

六味地黄丸：治伤损之症，因肾肺二经虚弱，发热作渴，头晕眼花，咽燥唇裂，齿不坚固，腰腿痿软，小便频赤，自汗盗汗，便血诸血，失瘖，水泛为痰之圣药，血虚发热神剂。若伤重损骨不能言，如瘖者，用此水煎服亦效。

熟地黄八两　山茱萸　怀山药各四两　牡丹皮　白茯苓　泽泻各三两

上为末，和地黄丸桐子大，每七八十丸，空心食前服。

桂附八味丸：此即前方加附子、肉桂各一两，又名桂附地黄丸。治相火不足，虚赢少气，尺脉弱者宜之。王冰所谓益火之源，以消阴翳也。

五字散

活血住痛散：此陈氏家秘之方也。

当归　白芷　木瓜　山甲各二钱　羌活　独活　草乌各钱半　川芎　肉桂　小茴　甘草各一钱　麝香一分

共为细末，姜酒调作一服。

愚按：此散如强壮者，仅可服二三钱细末；若作一服，恐内有草乌，药毒太猛，非所宜也，用者酌之。

消风住痛散：即上消风散煎送住痛散合服。

消毒定痛散：治跌扑损伤，肿硬疼痛。

无名异（炒）　木耳（炒）　川大黄各等分

共为末，蜜水调涂。如内瘀血，砭去涂之。若腐处，用当归膏敷之，更妙。

乳香趁痛散：治挫闪打堕腰痛。

骨碎补（炒）　苍耳子（炒）　自然铜（火煅醋淬）　白芷　桂皮　防风　当归　赤芍　血竭　没药　白附子各三钱　虎胫骨　龟板（酒炙）各二钱　牛膝　天麻　槟榔　五加皮　羌活各三钱

再加全蝎一钱，共为细末，每服二钱，温酒调下。愚按：此方应有乳香，俟考可也。

又，乳香定痛散：治打扑坠堕伤损，一切疼痛。

用乳香、没药、羌活、当归、人参、甘草、白术、白芷各一钱，共为末，每服二钱，温酒、童便服。

川芎行经散：治眼目被伤，血灌瞳神，及积血未散，致生翳膜等症。

川芎　羌活　独活　荆芥　薄荷　防风　白芷　柴胡　枳壳　桔梗　当归　茯苓　红花　蔓荆　甘草

清煎服。

乳香神应散：治跌扑后，胁下痛。

乳香　没药　雄黑豆　桑白皮　独颗栗子　破故纸（炒）　当归各一两　水蛭（炒）五钱

共为末，每服五钱，醋一盏，煎六分，入麝少许，温服。

洗药荆叶散：治从高坠下，及一切伤折筋骨，瘀血结聚疼痛。

顽荆叶一两　白芷　细辛（去苗）　羌活　桂心　川芎　丁皮　防风　蔓荆子各半两

上作一服，入盐半匙、连根葱五茎，水五升，煎取三升，去滓，通手淋洗痛处，冷即再易，避风处洗之。

本事地黄散：治金疮止血，除痛辟风，续筋骨，生肌肉。

地黄苗　地菘　青蒿　苍耳苗　赤芍各五两

入水煎取汁，生艾汁三合，于五月五或七月七日午时修合，以前药汁拌石灰阴干，入黄丹三两，更杵为细末。凡有金疮伤折出血，用药包封不可动，瘥愈不肿不脓。

大紫荆皮散：治打扑伤折，内损肺肝。

紫荆皮　降真香　补骨脂　无名异（酒淬）　川续断　琥珀（另研）　牛膝（酒浸一宿）　桃仁（去皮尖）　当归（酒洗）　蒲黄各一两　大黄（湿纸裹煨）　朴硝各一两半

共为细末，每服二钱，食前浓煎苏木、当归酒调服。

生干地黄散：治金疮烦闷。

生干地黄　桃仁（去皮尖）　白芷　当归（炒）　续断　黄芩　赤芍药　炙甘草　羚羊角屑各一两　川芎　桂心各三分

共为细末，每服二钱，食前温酒调下，日三四服。

定痛乳香散：治金伤并折骨打扑损伤。

乳香　没药各二钱　败龟板一两　紫金皮二两　当归须　骨碎补　虎骨（酥炙）各半两　穿山甲少许　半两钱（如无以自然铜代之，火煅醋淬）五个

共为细末，每服一钱，如病沉，服二钱，以好酒调服，损上者食后服，损下食前服。

定痛当归散：治诸损肿痛。

当归　川芎　赤芍药　白芍药　熟地黄　羌活　独活　牛膝　续断　白芷　杜仲各二两　川乌（炮）　乳香　没药　肉桂各一两　南木香　八角茴香　丁皮各五钱

共为细末，好酒调服。谅病深浅，用药多寡。

乌药顺气散：治跌打损伤兼风之症，遍身顽麻，骨节疼痛，步履艰难，语言謇涩，口眼歪斜，喉中气急有痰者。

乌药　橘红各二钱　麻黄　白芷　桔梗　枳壳（炒）各一钱　僵蚕（炒，去丝）炮姜　甘草（炙）各五分

上加姜、葱，水煎服。

复元通气散：治打扑伤损作痛，及乳痈便毒初起，或气滞作痛等症。

木香　茴香（炒）　青皮　川山甲（炙）　陈皮　白芷　甘草　漏芦　贝母各等分

共为末，每服一二钱，温酒调下。

薛氏云：此方治打扑挫折闪，或恼怒气滞，血凝作痛之良剂也。

《经》云：形伤肿，气伤痛。又云：先肿而后痛者，形伤气也；先痛而后肿者，气伤形也。若人元气素弱，或因叫号血气损伤，或过服春伐之剂，血气凝结者，当审前法，用温补气血为善。

胶艾安胎散：治孕妇顿扑动胎，下血不止者。

人参　条芩　阿胶（蛤粉炒）各一钱　白术（土炒）钱半　当归（酒洗）　熟地各二钱　川芎　艾叶各八分　陈皮　紫苏　炙甘草各四分　引加姜一片，大枣二枚，水煎服。

加味逍遥散：治血虚肝燥，骨蒸劳热，咳嗽潮热，往来寒热，口渴便涩，此本方之治验也。若加味，治怒气伤肝，血少目暗等症。

白术　茯苓　当归　白芍各二钱　柴胡一钱　薄荷五分　黑栀　丹皮各钱半

加生姜，水煎服。

藿香正气散：治内感外受不正之气等症。

藿香　紫苏　白芷　大腹皮　茯苓　白术　陈皮　半夏曲　厚朴　桔梗　甘草

加姜、枣，煎服。

加味交加散：治损伤之证，外挟表邪，发热体痛，形气虚者。

苍术　厚朴　陈皮　白茯苓　当归　川芎　白芍药　生地黄　半夏　羌活　独活　桔梗　枳壳　前胡　柴胡　干姜　肉桂　甘草

加生姜煎服。有热者，去姜、桂。

疏风败毒散：治损伤之症，外挟表邪，发热体痛，形气实者。

当归　川芎　白芍药　熟地黄　羌活　独活　桔梗　枳壳　柴胡　白茯苓　白芷　紫苏　陈皮　香附

加生姜、生地，水煎入酒和服。

杖疮珍珠散：兼治一切刀伤斧砍，敷上立即止血敛口。肿毒久不收口者，扫上立即生肌收口。

珍珠（入豆腐内，煮至豆腐起蜂窝时，取出研）　乳香（去油）　海螵蛸（水飞）　琥珀　象皮（炒黄）　没药（去油）　龙骨（火煅红）　儿茶　轻粉各一钱　瓜儿血竭二钱

共研细末，磁瓶收贮，毋泄其气，外用蜡油纸盖之。

制蜡油纸法：用槐树枝，一寸长，四十九段，以麻油四两，熬至枝枯捞起，再入黄蜡四两化开，乘热即裁厚绵纸，长阔四五寸，或厚皮纸拖油，收起出火毒，否则有毒。凡杖后，以刷杆挑敷前制末药于杖处，将油纸贴上，再以寻常油纸盖之，外以新布裹定，一日一换药纸，每次用药五六分，不过数日可愈。设若杖疮已经见水，须倍费时日也。用此药必须用制油纸，否则收口过速，恐留余毒也。

愚按：制油纸可略加铜绿，如翡翠之色，且铜绿止湿理伤，如破者用之，更为妙矣。

洁古末药散：此刀箭药，止血住痛神效。

定粉　风化灰各一两　枯矾三钱　乳香五分　没药（各另研）一字

各研为细末，和匀再研，掺之。

五字丹

正骨紫金丹：治跌打扑坠，闪错损伤，并一切疼痛瘀血凝聚等症。

丁香　木香　血竭　儿茶　大黄　红花各一两　当归头　莲肉　白茯苓　白芍各二两　丹皮五钱　甘草三钱

共为细末，炼蜜为丸，每服三钱，童便调下，黄酒亦可。

人参紫金丹：此丹提补元气，健壮脾胃，止渴生津，增长精神，和通筋脉，被跌

扑闪撞而气虚者，宜服之。

人参三钱　丁香一两　五加皮二两　甘草八钱　茯苓二钱　当归（酒洗）一两　血竭一两　骨碎补一两　五味子一两　没药（去油）二两

共为细末，炼蜜为丸，每服二钱，早晚淡黄酒化服，童便化服亦可。

没药降圣丹： 治打扑伤损，筋断骨折，挛急疼痛，不能屈伸，及荣卫虚弱，外受风邪，内伤经络，筋骨缓纵，皮肉刺痛，肩背拘急，身体倦怠，四肢无力等症。

没药（另研）　当归（酒洗）　骨碎补（去毛）　白芍药　自然铜（火煅醋淬）　川乌头各一两　生地黄　川芎各一两半

共为细末，以姜汁炼蜜为丸，每两作四丸，每服一丸，煎苏木汤和酒化服。

逐瘀至神丹：《石室秘录》云：内者胸腹之中，外者风寒之犯。今既无胸腹之病，又无风寒之侵，忽然跌扑为灾，断伤为困，此不内外因，又一门也。

当归五钱　大黄二钱　生地三钱　赤芍三钱　桃仁一钱　败龟板一钱　红花一钱　丹皮一钱

用水一碗、酒一碗，煎服。方中最妙当归、芍药和其血，大黄、桃仁逐其瘀，生地、红花动其滞，一剂即可病去也。

接骨至神丹：《石室秘录》云：倘跌伤打伤，手足断折，急以杉板夹住手足，凑合端正，而后用接骨之药吞服，则完好如初矣。

羊踯躅（炒黄）三钱　大黄三钱　当归三钱　芍药三钱　丹皮二钱　生地五钱　红花三钱　土狗（槌碎）十个　土虱（捣烂）五十个

上药用酒煎，调自然铜末一钱，连汤吞之，一夜生合，神奇之极，不可再服。

愚按： 前方治损伤之平剂，未可以一例而论也。后方虽称神奇，但内有毒药太多，用者酌减之。

万全神应丹： 出箭头、鱼骨、针刺等症，远近皆治之。

莨菪科即天仙子苗也，于端午日前一日，遍寻上项科，见即取酌中一科，根枝叶实全者，用柴灰自东南为头围记。次日清早，用木橛一掘取出，洗净，于净室中石臼内捣为泥，丸如弹子大，以黄丹为衣，以纸封悬高处阴干。若有箭头不出，用绯绢袋盛此药一丸，放脐中，用绵裹肚系定，先用象牙末贴疮上，后用此药。若箭疮口生合，用刀子微刮开，以象牙末贴之随出。陕西行省出军，曾用有效。

接骨紫金丹： 此秘方也。骨碎者当日可服，骨断者夹缚后可服，闻骨内有声，即骨接定也。忌食胡桃、荸荠。

老鹰骨　山羊血（同赤石脂研）　白蜡　花蕊石（醋淬）　乳香（去油）　没药（去油）　降香节（去油）　干地龙（灰去土）　朱砂各二钱　铜末（醋淬）　自然铜（醋淬）　木耳灰　土鳖虫（炒）各钱半　赤石脂各三钱　龙骨（煅）三钱　生半夏二钱　南星一钱　共为细末，炼蜜为丸，朱砂为衣，每服一钱，童便、老酒送下。

愚按：原方用胎骨，今代以鹰骨或雕骨、鹗骨，于德无亏，于方有效，一举两得矣。

又方：治跌打损伤骨折，瘀血攻心发热，昏晕不省人事，此药神效。

土鳖（去足焙干，净末）一钱　乳香　没药　自然铜（醋淬）一钱　骨碎补　大黄　血竭　硼砂　归梢各一钱

一方加红花一钱。共制为末，炼丸，每服七八厘，好酒调下，其骨自接。

又方：治跌打损伤神效，慎勿多服。

肉桂（去皮）　红花各一钱七分　川乌　草乌各二钱

共碾细为末，每服二分，酒调下，伤重者不过三分即愈。此方乃跌打损伤，起死回生，活人千万之灵药也。凡富贵之家，宜备以济人。

加减紫金丹：治损伤，邪热瘀血，痞气臌闷，体倦痰嗽等症。

白茯苓　苍术（米泔浸）各二两　当归　熟地黄　白芍药（炒）　陈皮各四两　肉苁蓉（酒洗）一两　丁香一钱　红花五钱　血竭　乳香　没药各三钱

共为细末，炼蜜成丸，黄酒送下。

五字汤

补中益气汤：治跌打等症，损伤元气，或过服克伐，恶寒发热，肢体倦怠，血虚气弱，不能生肌收敛，或兼饮食劳倦，头痛身热，烦躁作渴，脉洪大弦虚，或微细软弱，自汗怠倦，饮食少思。

黄芪（炙）　人参　白术　甘草（炙）各钱半　当归一钱　陈皮五分　柴胡三分　升麻三分　加姜、枣，水煎服。

当归补血汤：治杖疮、金疮等症，血气损伤，肌热大渴引饮，目赤面红，昼夜不息，其脉洪大而虚，重按全无，此病多得于饥渴劳役者，若误服白虎汤，必死。

黄芪（炙）一两　当归（酒制）二钱
水煎服。

又方：治金刃跌磕所伤，去血太多，服此甚妙。若皮肉不破，宜作瘀血停积调治。

当归　川芎　白芍药　熟地黄　防风　连翘　羌活　独活　乳香　没药　白芷　续断　杜仲（用生地黄煎）

入童便和服，不可用酒。此方血虚挟邪者宜之，若失血太多，非所宜也，况有羌、独、防、芷之耗散乎，用者审之。

清暑益气汤：治长夏损伤溃烂，湿热炎蒸，四肢困倦，精神短少，肌肉不生而作泻者。

黄芪　人参　白术　苍术　神曲（炒）　青皮（炒）　陈皮　甘草（炙）　麦冬　五味子　当归（酒洗）　黄柏　泽泻　升麻　葛根

用姜二大片，枣五枚，水煎。

白术防风汤：治服表药过多，自汗者。

白术　黄芪各一两　防风二两

每服五七钱，煎服。脏腑和而自汗者可服；若脏腑秘、小便赤者，宜用大芎黄汤下之。

羌活防风汤：治破伤风邪在表者，急服此药以解之；稍迟则邪入于里，与药不相合矣。

羌活　防风　甘草　川芎　藁本　当归　芍药各四两　地榆　细辛各二两

每服五钱，水煎。

复原活血汤：治跌扑等症，瘀血停凝，胁下作痛，甚者大便不通。

柴胡　当归尾　红花各二钱　川山甲五分　大黄（酒炒）一钱　桃仁二十枚　甘草五分　瓜蒌仁一钱

上酒、水各半煎服。

按原文曰：肝胆之经，行于胁下，属厥阴、少阳。故以柴胡引用，为君；以当归活血脉，以甘草缓其急，为臣，亦能生新血，阳生则阴长也；以穿山甲、花粉、桃仁、红花破血润血，为佐；以大黄荡涤败血，为使。气味相合，各有攸归，痛自除矣。

除风益损汤：治眼目被物撞损，及拳手打伤，睛珠突出，及血虚生翳膜等症。

当归　川芎　熟地　白芍　藁本　前胡　防风

水煎服。

上方以熟地黄补肾水，为君，睛为肾之子，虚则补其母也。以当归补血，目为血养；白芍药补血补气，为血病气亦病也，为臣。川芎治血虚头痛；藁本通血脉，去头风，为佐。前胡、防风通疗风邪，俾不凝留，为使。兼治亡血过多之病。伤于眉骨者，病自目系而下，以其手少阴有隙也，加黄连疗之。伤于颐者，病自抵过而上，伤于耳者，病自锐眦而入，以其手太阳有隙也，加柴胡疗之。伤于额交颠耳上角及脑者，病自内眦而出，以其足太阳有隙也，加苍术疗之。伤于耳后角耳前者，病自客主人斜下，伤于颊者，病自锐眦而入，以其手少阳有隙也，加枳壳疗之。伤于头角耳前后及目锐眦后者，病自锐眦而入，以其足少阳有隙也，加龙胆草疗之。伤于额角及巅者，病自目系而下，以其足厥阴有隙也，加五味子疗之。凡伤甚者，倍加大黄泻其败血。眵多泪多羞涩赤肿者，加黄芩疗之。

柴胡四物汤：治烦躁胁痛、蓄血呕血等症。

即四物汤加柴胡、黄芩，或加小柴胡汤之五味也。

竹叶石膏汤：治胃火盛而作渴者。

淡竹叶　石膏（煅）　桔梗　木通　薄荷　甘草各一钱

加姜，水煎服。

桃仁承气汤：治损伤，血滞于内作痛，或发热发狂等症。

桃仁　芒硝　甘草各一钱　大黄二钱

水煎服。更量虚实用大黄。

加味承气汤：治瘀血内停，胸腹胀满，大便不通等症。

大黄　朴硝各二钱　枳实　厚朴各一钱　甘草五分　当归　红花各一钱

上用酒、水各一盅，煎至一盅，仍量虚实加减。病急者，甘草不用，加苏木、陈皮、木通，名大成汤。

竹叶黄芪汤：治气血虚，胃火盛而作渴者。

淡竹叶二钱　黄芪　生地黄　当归　麦门冬　川芎　甘草　黄芩（炒）　芍药　人参　石膏（煅）各一钱

水煎服。

当归导滞汤：治跌扑瘀血在内，胸腹胀满，或大便不通，或喘咳吐血。

大黄　当归各等分

共为末，每服三钱，温酒下。气虚加肉桂。

破血消痛汤：治跌伤脊骨，胁痛。

羌活　防风　官桂各一钱　苏木　连翘　当归各二钱　水蛭（炒令烟尽，另研）三钱　麝香一字

共为细末，作一服，酒两大碗，水一盏，煎一大碗，将麝香、水蛭末冲服，立止。

破血散瘀汤：治堕落损伤，其恶血留于腰脊胁下，痛楚不能转侧。

水蛭（炒令烟尽，另研）三钱　连翘　当归　柴胡各二钱　苏木一钱半　羌活　防风　桂心各一钱　麝香（另研）五分

共锉，作二贴，酒、水煎，冲水蛭、麝香末调服即愈。

按：此方即上方加柴胡，余皆同，恐一方而异名也。

羌活乳香汤：治伤折筋骨，发热体痛，挟外邪者。

羌活　独活　川芎　当归　赤芍药　防风　荆芥　牡丹皮　续断　红花　桃仁　陈皮　生地黄

水煎服。有热，加柴胡、黄芩。

清上瘀血汤：治上膈被伤者。

羌活　独活　连翘　桔梗　枳壳　赤芍药　当归　栀子　黄芩　甘草　川芎　桃仁　红花　苏木　生地黄

水煎，加老酒、童便服。

消下破血汤：治下膈被伤者。

柴胡　川芎　大黄　赤芍药　当归　黄芩　五灵脂　桃仁　枳实　栀子　牛膝　木通　泽兰　红花　苏木

用生地黄汁煎，加老酒、童便服。

犀角地黄汤：治火盛，血热妄行，或吐衄不止，大便下血。如因怒而致，加山栀、柴胡。

犀角（镑末）　生地黄　白芍药　黄芩　牡丹皮　黄连各一钱五分

水煎，倾于盅内，入犀末服之。

川芎肉桂汤：治瘀血在足太阳、足少阴、足少阳三经，以作腰痛者。

羌活一钱半　肉桂　川芎　柴胡　当归梢　苍术　炙甘草各一钱　神曲　独活各五分　防己　防风各三分　桃仁五个

用酒三杯，煎至一杯，空心服。

附子四逆汤：按此方即四逆汤也。治身痛腹痛，下利清谷，恶寒不汗，四肢厥逆，面赤烦躁，脉沉微细，内寒外热等症。加参术，名附子理中汤；加干姜，名通脉四逆汤；加茵陈，名茵陈四逆汤，治阴黄。此名附子四逆汤，其中有附子而名焉，是否，存以俟考。

附子一枚　干姜一两　甘草（炙）二两

加葱九茎，水煎冷服。

十全大补汤：治杖疮，气血俱虚，肿痛不消，腐而不溃，溃而不敛，或恶寒发热，自汗盗汗，饮食少思，肢体倦怠。若怯弱之人，患处青肿而肉不坏者，服之自愈。若有瘀血砭刺不早者，服之自消。若溃而脓水清稀，肌肉不生，或口干作渴而欲汤者，尤宜服之。

人参　白茯苓　白术　甘草　熟地黄　白芍药　当归　川芎　黄芪各一钱　肉桂五分

加姜、枣煎服。

东垣圣愈汤：治金疮脓血出多，热躁不安，或晡热作渴等症。

熟地黄（酒洗）　生地黄（酒洗）　人参各一钱　川芎一钱　当归　黄芩各五分

水煎服。

人参养荣汤：治脾肺气虚，荣血不足，惊悸健忘，寝汗发热，食少无味，身倦肌瘦，气短色枯，毛发脱落，小便赤涩。亦治发汗过多，身振脉摇，筋惕肉瞤等症。

人参　黄芪（炙）　白术　甘草（炙）　陈皮　桂心　当归（酒拌）各一钱　熟地黄　五味子（炒）　茯苓七分　远志五分　白芍钱半

加姜、枣煎。

益气养荣汤：治症同前气血两虚等症。

人参　黄芪（炙）　当归　川芎　熟地黄　白芍（炒）　香附　贝母　陈皮各一钱　白术二钱　甘草　桔梗各五分

引加姜，水煎服。口干，加五味子、麦门冬。寒热往来，加青皮。

加味芎归汤：治损伤败血入胃，呕吐黑汁，而形气虚者。

芎䓖　当归　白术（百合水浸一日）　荆芥各一钱

水、酒各半煎服。

加味归脾汤：治胸腹不利，食少无寐，脾气郁结等症。

即归脾汤加山栀子、牡丹皮也。方见上。

和伤活血汤：蒋示吉曰：此治损伤瘀血，腹胀内壅，青肿外痛，昏闷欲死，伤最重者服之。

山甲（炒，研末）　归尾　红花　苏木　生地　灵仙　加皮各二钱　川芎　乳香　没药　花粉各五分　甘草三分　桃仁（打碎）四十九粒　血竭二分　大黄五钱

用水、酒各一碗煎，临服加童便一杯，服后泻出瘀血为效，后服活血丹调理。若打扑气闭已死者，先用通关散吹鼻中，有嚏后服此药，自活。

四草定痛汤：治打扑跌堕压磕等伤肿痛。

山薄荷　矮金屯叶　皱面藤叶　宝塔草（生采，叶擂酒服，根梗煎酒服）

桔术四物汤：治跌扑磕伤，滞血体痛，脾胃虚弱，饮食少进等症。

当归　川芎　白芍药　生地　陈皮　白术　红花　桃仁

用水煎服，如骨节酸痛，加羌活、独活。疼痛不止，加乳香、没药。

加味四物汤：治血虚，阴火上冲头痛。

即四物汤加黄柏、知母、黄芩、黄连、蔓荆子、北五味。若加陈皮、白术、红花、桃仁四味，名橘术四物汤。治损伤骨痛，再加羌活、独活。如痛不止者，加乳香、没药。

散瘀和伤汤：治一切碰撞损伤，瘀血积聚。

番木鳖油（煠去毛）　红花　生半夏各五钱　骨碎补　甘草各三钱　葱须一两

水五碗煎滚，入醋二两，再煎十数滚，熏洗患处，日洗数次妙。

八仙逍遥汤：专洗跌仆损伤，肿硬疼痛，及一切冷振风湿，筋骨血肉肢体酸痛等症。

防风　荆芥　川芎　甘草各一钱　当归（酒洗）　黄柏各二钱　茅山　苍术　牡丹皮　川椒各三钱　苦参五钱

共合一处，装白布袋内扎口，水熬滚，熏洗患处。

五字饮

二味参苏饮：治出血过多，瘀血入肺，面黑喘促者。

人参一两　苏木二两

水煎服。

十味参苏饮：治气逆，血蕴上焦，发热气促，或咳血衄血，或痰嗽不止。加黄芩、

山栀，即加味参苏饮。

人参　紫苏　半夏　茯苓　陈皮　桔梗　前胡　葛根　枳壳各一钱　甘草（炙）五分

加姜，水煎服。

活血和气饮：治跌扑，瘀血入内。

川芎三钱　青皮二钱　炙甘草　白芍药　滑石各一钱　丹皮五分　桃仁（去皮尖、研）七粒

水煎服。

仙方活命饮：治瘀聚成毒，未成即消，已成即溃，乃外科之首方也。

穿山甲三大片　皂刺五分　归尾一钱五分　甘草一钱　金银花二钱　赤芍药五分　乳香五分　没药五分　花粉一钱　防风七分　贝母一钱　白芷一钱　陈皮一钱

用酒煎服。

五字锭

导气通瘀锭：专治损伤耳聋奇方。

用不去油巴豆一个、斑蝥三个、麝香少许，以葱涎、蜂蜜和捻如麦粒形，丝绵裹，置耳中，响声如雷，勿得惊惧。待二十一日，耳中有脓水流出，方可去锭，奇妙无比。

六字丹

大神效活络丹：此丹宣畅气血，通利经络，并风湿诸痹、口眼歪斜、半身不遂、行步艰难、筋骨拘挛、手足疼痛等症。

白花蛇（酒浸，焙）　乌梢蛇（酒浸，焙）　麻黄（去节）　防风　炙草　官桂　草蔻　羌活　元参　天麻　藿香　首乌　白芷　黄连　黄芪　熟地黄　川大黄各二两　细辛　赤芍药　朱砂（水飞）　没药（去油）　乳香（去油）　僵蚕　天竺黄　龟板　丁香　虎胫骨（酥炙）　乌药　青皮　黑附子　白蔻仁（土炒）　骨碎补　白茯苓　於白术（土炒）　当归（酒洗）　沉香各一两　全蝎（去毒）　葛根　威灵仙（酒浸）各二两五钱　血竭　犀角各七钱五分　麝香　地龙（去土）　松香各五钱　两头尖　川芎各二两　京牛黄　片脑各二钱五分

共为细末，炼蜜为丸，金箔为衣，以蜡皮封裹，温酒送服，随病上、下，分食前、后服。

补损接骨仙丹：治跌打扑坠，骨碎筋断，肉破疼痛。

当归（酒洗）　川芎　白芍　熟地　补骨脂　五灵脂　广木香　地骨皮　防风各五钱　乳香（去油）　没药（去油）　血竭各一钱

共锉一处，同夜合花树根皮五钱，入大酒壶内，加烧酒同煮一炷香，取出温服。

六字酒

跌打损伤药酒：按此乃秘风破疼、和气血、壮筋骨之良剂也。

当归　五加皮　生地各一两　破故纸　紫荆皮　十大功劳　薏苡仁　猴姜　广木香　羌活　莪术　桃仁　川芎　杜仲各八钱　虎骨（酥炙）一两二钱

用好酒二十斤，入坛封固，水煮三炷香，取起退火，早晚听饮。一方多官桂、羊踯躅、乳香、没药、元胡、丹皮、郁金、乌药，无当归、生地、故纸、杜仲、莪术、桃仁、虎骨、猴姜、薏苡仁、十大功劳，名紫金酒，出《叶氏医案》，良方。治一切风气，跌打损伤，寒湿疝气，移伤定痛。此酒善通经络，沉疴久病，服之无不获效。每饮三五杯，立见痛止。若预饮之，跌伤亦不痛。

七字丸

加味健步虎潜丸：专治跌打损伤，气虚衰，下部腰胯膝腿酸软无力，步履艰难。服此药至百日，舒筋止痛，活血补气，健旺精神。

龟胶（蛤粉炒成珠）　鹿角胶粉（炒成珠）　虎胫骨（酥油炙）　锁阳　川牛膝（酒洗晒）　杜仲（姜汁炒断丝）　何首乌（黑豆拌蒸晒九次）　当归（炒）各二两　熟地黄三两　威灵仙（酒洗）　羌活　黄柏（酒洗，炒）　人参（去芦）　干姜　白云术（土炒）　白芍药（炒）各一两　大川附子重一两五钱者（以童便、盐水、姜汁同煎一日，如干再添，煎毕，又用黄连、甘草同煎三炷香，晒干）

共为细末，炼蜜为丸，如桐子大，每服三钱，空心淡盐汤送下，冬日淡黄酒送下。

七字散

止血定痛生肌散：治损伤血出，久不收口等症。

乳香（去油）　没药（去油）　龙骨各三钱　血竭二钱　黄丹（飞过）五钱　香白芷二钱五分　软石膏（火煅）一两　潮脑少许

共为细末，磁器盛之，以挼患处，止痛生肌神效。

安胎万全神应散：治孕妇三月前后，或经恼怒，或行走失足，跌损伤胎，腹痛腰酸，一服即安。虽然见红，一二日间未离宫者，加一剂自安。

当归（酒洗）　白术（土炒）　条芩（酒炒）各一钱　熟地（姜汁浸）　白芍（炒）各八分　杜仲（盐水炒）　阿胶（蛤粉炒）　茯苓　嫩黄芪（蜜炙）七分　川芎六分　砂仁五分　炙甘草三分

用水煎，加酒冲服。如胸前作胀，加紫苏、陈皮。见红，加制续断肉、糯米。

七字膏

秘治跌打损伤膏：兼治疯痛闪挫，凝血憋气，神效。

全当归　川乌　白及　防风　木鳖子　生地黄　连翘　草乌　官桂　乌药　白芷　角刺　大黄　赤芍药　头发　白蔹各一两　没药（去油）五钱　槐、柳、桑、枣、桃枝各十寸

上药入麻油二斤浸透，桑柴火熬枯去渣，复入净锅内，微火熬至滴水成珠，始下飞丹十二两足，务使老嫩合宜，将凝，投去油乳香五钱化尽，倾入水盆内揉扯，以拔火毒，收用摊贴。临贴时加麝香半分，每张重五钱。病重者一张全愈，轻者一张可贴三四人。此方不可加减，致取不效。

刘氏跌打损伤膏

当归　三棱　莪术　独活　白芷　川芎　羌活　红花　川牛膝　防风　肉桂　杜仲　续断　防己　五加皮　骨碎补　赤芍药　刘寄奴　秦艽　葱头　土鳖虫　头发一握　龙骨　乳香（去油）　没药（去油）　血竭各二两　麝香（另收旋加，如皮破骨损者，忌用麝香）

共入油熬化，磁钵收贮，每药油四两，加制松香一斤，同熬成膏，倾水缸内扯拔，出火毒，藏之。凡摊膏时，燉化摊好，入土地一个时辰，得土气则土鳖虫有力，易于接骨故也。

七字汤

半夏白术天麻汤：治脾胃虚弱，痰厥头痛。其证头痛如裂，身重如山，四肢厥冷，呕吐眩晕，目不敢开，如在风云中者。

半夏（制）　陈皮　麦芽（炒）各一钱半　白术　神曲（炒）各一钱　苍术　人参　黄芪　天麻　白茯苓　泽泻各五分　干姜三分　黄柏二分

加生姜五片，水煎服。

加减苏子桃仁汤：治瘀血内聚心经，胸满气促，大肠不燥者。

苏子三钱　苏木一钱　红花一钱　桃仁（炒）　麦冬　橘红各三钱　赤芍　竹茹　当归（酒洗）各二钱

用水三盅，煎八分服。

加味调中益气汤：治气血俱虚头痛，其效如神。

黄芪（炙）一钱　人参　苍术　甘草各七分　木香　升麻　柴胡　蔓荆子　细辛各三分

共锉作一贴，水煎服。

附　方

金疮秘方：戚总制秘本。红枣去核，不拘多少，用炭火炙枯，不可太焦，以碗盖熄，须存其性，研为细末。缠枝牡丹，一名缠枝莲，取其白嫩根，不拘多少，捣为浓汁。以红枣细末拌缠枝牡丹汁内晒干，再拌再晒，要如此者五六度方好，再研极细，每末五钱，加冰片、血竭、乳香各四分，共研匀，瓷瓶收贮，凡遇金疮出血，敷之立止。

破伤秘方：刑部主事何元浩刊传。此方治殴打后而伤风者神效。言纪晓岚先生所著杂志内载，有昌太常含晖公刊布此方，被殴者服之立愈。

鱼鳔（炒黄色）　黄蜡　荆芥各五钱　艾叶三片

以上药，入无灰酒一碗，重汤煮一炷香，热饮之，汗出立愈。惟百日内断不可食鸡肉，切忌之。

接骨神方：梁孙都督传一厘金，多巴豆仁一个。

雄土鳖（此虫凡雄者，用铜刀切断，以碗覆之，半晌其虫能自接上，不死者是，雄的方可用，雌者不可用，火煅存性，研为细末用，一名䗪虫）一个　自然铜（醋煅七次）三分　生半夏一个　乳香（去油）　没药（去油）各五厘

以上俱忌铁器，共为细末，每服二厘，黄酒调下，不可多吃，如多吃，恐长出多骨，复须保养四十天，还原复旧。此方神效无比，有力之家，宜修合济世。

接骨仙方

千里马（烧灰存性，即穿破旧草鞋）八双　沉香　木香各三两　象皮（瓦上焙）琥珀（灯心同研）　冰片各二两　骨碎补（去毛）　血竭各一两　虎胫骨（酥炙）一对乳香（去油）一两五钱　没药（去油）同上

各研细和匀，磁瓶收贮，看伤之大小，用药钱许或八分。先用好米醋一茶杯，入铜勺内熬滚，入药再熬片时，调敷患上，不可太热，不可太凉，以绵纸裹好，新绵包紧，或十日八日一换。忌公鸡、鲤、鳝，不忌牛、羊肉，戒房事百日，复旧如神。

怀德堂笔记方：治跌打损伤。

九死还魂草　鹿衔草　落得打草　麻头皮（上部加倍）　土鳖虫各等分

下部加苧根，内伤加白颈蚯蚓。上五味为君，随症或加红花、苏木等药，酒、水煎服，汗发即愈。昔有一泥工沈姓者，屋上跌落，服此三日全愈。

天下第一金疮药（程山龄）：治刀斧伤损，并跌打扑碎，敷上立时止血定痛，更不作脓，胜于他药多矣。

雄猪板油一斤四两　黄蜡　松香各六两　乳香（去油）　没药（去油）　血竭　儿茶各一两　银粉（炒筛）四两　樟冰（研极细）三两　冰片　麝香各六分

以上药研极细，先将猪油、松香、黄蜡三味熬化，滤去渣，待冷，再入药末搅匀，

磁器收贮，不可泄气。

神圣饼子：治一切打扑损伤，金石刀刃，血出不止者立效。此药敷上无脓，褪痂便愈。

乌贼鱼骨（五月五日前先准备下）一两　莴苣菜一握　韭菜一握　青蒿草（约一虎口大）一握（手取团圆是也）　石灰四两

以五月五日，日未出时，将取草菜三味同杵烂，次下余药，再杵得所，抟作饼子，晒干，用时旋刮敷之。

安胎神方：用棕榈子炒研为末，每服三钱，茶酒任下。

凡跌扑损伤，腰痛下血，胎动不安，服之立效。

按《纲目》云：棕子味苦性平，涩肠止崩养血，故效。秘方也。

左盘龙方：治破伤风，服防风汤、蜈蚣散，解表不已，觉转入里，当服此方。又名左龙丸，与江鳔丸相似。

左盘龙（即野鸽屎，炒烟尽为度）　白僵蚕（鳔炒）各五钱　雄黄二钱

共为细末，烧饼为丸，如桐子大，每服一十五丸，温酒下。如里症不已，当于此半料内入巴豆霜五分，为丸亦如桐子大，以雄黄为衣别之，每服药中加一丸，渐渐服至以利为度，利后更服羌活汤。若搐搦不已，亦宜服之。

地榆绢煎：治刀刃所伤，内损大肠，及两胁肋并腹肚伤破，大便从口中出，并中大箭透射，伤损肠肋，及治产后伤损小肠，并尿囊破，小便出无节止。此方神妙，饵至一服，其药直至损处，补定伤痕。隔日开疮口看之，只有宿旧物出，即无新恶物出。疮口内用长肉散子作拈子，引散药入疮里面，候长肉出外，其痕即自合。

地榆八两（洗净捣为细末）　白绢一匹（小薄者）

用清水洗净绢糊，以炭灰淋清汁二斗煮绢灰，汁尽为度，绢以烂熟，擘得成片段，五寸至三寸，即取出压尽灰汁，于清水内洗三五度，令去灰力尽，重入锅内，以水二斗，入地榆末煎煮熟烂，以手拈看不作绢片，取入砂盆，研之如面糊得所，分为二服，用白粳米粥饮调，空心服之，服了仰卧，不得惊动转侧言语，忌一切毒，食熟烂黄雄鸡、白米软饭，余物不可食之。其余一服，至来日空心，亦用粥饮调服。其将养一月内，切须慎护如是。产后所伤，绢一匹，分作四服，每服粥饮一中盏调服，日一服。

按：绢能接肠补囊及一切脏腑伤残者，得乎桑之力也。以桑受日出之生气，又为箕星之精，故称桑为神叶，蚕食之化为丝，能入脏腑伤处，续绝补破，真有炼石补天之神。地榆能化五金八石，故能疗金镞毒药之伤。王损庵立赞此方神妙。余观《外台》《千金》疗金刃伤处，以桑线缝之，桑膏涂之，是亦取生气也。

败蒲席煎：方见九卷坠堕伤下。

《金匮要略》云：治坠马损伤筋骨等症。徐彬论之详矣。

王晋三又有注云：马坠伤者，驰骋之时，阳鼓于上，卒然而坠，伤在于首，病头

胀颈粗，发热体痛，故其所治有不同于平常跌扑所伤者。方中多用陈败之物，取其伏阳而行瘀也。败蒲席须作帆之蒲，惟乡船中尝以为卧具者佳，借其精神所凭，可以伏阳，且陈蒲可逐上焦瘀血。炊单布久蒸，则受汤热之气，可以化阳自熄，退肿除陈。乱发疗惊安神。绯帛行瘀搜伤。大黄、桃仁、甘草，即桃仁、调胃承气二汤之义，以扫除三焦之瘀。外用败蒲沐浴，以逐肌肉筋骨之瘀。内外兼治，非圣心化裁，谁能及此。

金镞伤方：又名王不留行散，方出《金匮要略》。

王不留行（八月八日采）十分　蒴藋细叶（七月七日采）十分　桑东南根白皮（三月三日采）十分　川椒（除目及闭口，炒去汗）三分　厚朴二分　黄芩二分　芍药二分　干姜二分　甘草十分

共九味，桑根皮以上三味，烧灰存性，勿令灰过，各别杵筛，合治之为散，服方寸匕，小疮即粉之，大疮但服之，产后亦可服。如有风寒者，桑东根勿取之。前三物皆阴干百日。此方已见于九卷金刃伤下，未及详解，故复释之。

按王晋三云：金刃伤处，封固不密，中于风则仓促无汗，中于水则青黄汁；风则发痉，水则湿烂成疮。王不留行疾行脉络之血，灌溉周身，不使其溜激于伤处。桑根皮泄肌肉之风水。蒴藋叶释名接骨草，渗筋骨之风水。三者皆烧灰，欲其入血分，去邪止血也。川椒祛疮口之风，厚朴燥刀痕之湿，黄芩退肌热，赤芍药散恶血，干姜和阳，甘草和阴，用以为君者，欲其入血分，退肿生肌，此治金疮之大要也。

瞿麦丸：治箭镞入肉，久不出者。

孙真人云：唐贞观中，有功臣远征，被流矢中其背上，矢入四寸，举天下名手出之不得，遂留在肉中，不妨行坐，而掌有脓出不止。永徽元年秋，令余诊看，余处此瞿麦丸方。

瞿麦二两　雄黄（研）一两半　王不留行　生地各五钱　麻黄（去节）　雀李根皮　蔷薇根皮　茅根败酱　防风　牛膝　大黄　蓝实　石龙芮（炙）各二两

共十四味，捣筛为末，炼蜜和丸，如桐子大，以酒服十丸，日二服，稍加至二十丸，以知为度，忌猪鱼生冷等物，可直断口味。凡箭镞及折刺入身中，四体皆急，当合此药服之，令四肢皆缓，缓则其镞必自跳出。余常教服此药与断肉，遂日日渐瘦，其镞遂跳出一寸，戴衣不得行，因即错却，乃得行动，已觉四体大缓，不比寻常。终冬至春，其镞不拔自然而落，取而量之，犹得三寸半。是以身必须断口味令瘦，肉缓刺则自出矣，故以记之。

定痛丸：治打扑损伤，筋骨疼痛等症。如打扑骨损者，先整骨好，用竹夹定，然后用黄酒下麻黄二钱，再服此丸大效。方出《素问·宣明论》。

按：麻黄非接骨之品，用此者斟酌之。

乳香　路椒　当归　没药　赤芍药　川芎　自然铜（醋制）　蒴藋各等分

共为末，熔蜡为丸，如弹子大，细嚼温酒下一丸。骨碎者，先用竹夹夹定，服三五日，以小可为度。

没药散： 治刀箭所伤，止血定痛。

定粉一两　风化灰一两　枯白矾（另研）三钱　乳香五分　没药（各研）一字

各研为细末，同和匀，再开掺之。

雄黄散： 治破伤风，病在表者。

天南星三钱　半夏　天麻各五钱　雄黄二钱半

共为细末，每服一钱，温酒送下。如有痰涎入于里者，于此药中加大黄为下药。

蜈蚣散： 治症同上。

蜈蚣一对　鳔三钱

共为细末，用防风汤调下，如前药解表不已，觉转入里，当服左盘龙丸微利，看大便软硬，加巴豆霜服之。

以上三方，出《素问病机保命集》。

金伤散： 治刀镰斧伤，辟风止痛生肌。

白及三两　陈石灰　桑白皮　黄丹各二两　白附子　天南星　龙骨各一两

共为细末，每用干贴之。

生肌散： 治证同前。

密陀僧　桑白皮（新者）　龙骨各四两　黄丹五钱　陈石灰二两　麝香一钱

另研，共为细末，干掺之。

定血散： 治证同前。

桑白皮一斤　密陀僧半斤　乌贼鱼骨　枯矾　龙骨（制）各二两　黄丹一两

共为细末，每用干掺，定血如神。

《外科精义》论诸疮曰：不因气血而为疮者，谓堕仆并金刃汤火灸烙而伤皮肉之类是也。共录三方，以备选用也。

续断散： 治金疮筋骨断折者。

续断三两半　芎䓖　苁蓉　当归各一两半　细辛五钱　附子（炮，去皮）　蜀椒（炒去汗，闭口者）　干姜　桂心各三分　蛇含草　干地黄各二两　芍药　人参　甘草（炙）各一两　椒、姜、桂各三分

共十四味，捣筛为末，酒服方寸匕，日三夜一服。《千金方》有地榆，《古今录验》又有杜蘅，分两各有小异。

当归散： 治堕车落马，及诸腕折，臂脚痛不止者。

川芎一两　泽兰（宜酌加）一分　甘草（炙）一两　当归　桂心　附子（炮去皮）　川椒（去目及闭口者，炒去汗）各五钱

共七味，微炒令香，捣筛为末，酒服方寸匕，日三服。凡是伤至骨，皆服之，十

日愈，小儿伤损亦同。

泽兰散：治金疮内塞。

泽兰　防风　蜀椒（去目、闭口者，汗）　石膏　干姜　附子（炮去皮）　细辛　辛夷　川芎　当归各五钱　甘草（炙）一两

共一十一味，捣筛为散，酒服方寸匕，日三夜一服。脓多，倍甘草；渴多，加栝蒌半两；烦热，加黄芩半两；腹满短气，加厚朴三钱；疮中瘀血，更加辛夷半两。

蓝子散：治中毒药箭者。

蓝子五合　升麻八两　王不留行　甘草（炙）各四两

共四味，捣筛为散，水服方寸匕，日三服，夜二服。又以水和方寸匕如泥，涂疮上，干易之，毒即解。

蒲黄散：治打伤，腹中有瘀血者。

蒲黄一升　当归　桂心各二两

共三味，捣筛为散，酒服方寸匕，日三服，夜一服。一方无桂心，亦名蒲黄散。

消石散：治金疮，先有石发，烦闷欲死，大小便不通者。

消石　寒水石　栝蒌　泽泻　白蔹　芍药各一两

共六味，捣筛为散，水服方寸匕，日三服，夜一服，稍加之，以通为度。

止血散：治金疮，内服外敷。

钓樟根三两　当归　芎䓖　干地黄　续断各一两　鹿茸（炙）半两　龙骨二两

共七味，捣筛为散，以敷血即止，酒服一钱匕，日五服，夜三服。

桃仁汤：治金疮瘀血。

桃仁（去皮尖及双仁）五十枚　桂心五钱　大黄五两　水蛭（炒）　虻虫（炒）各三十枚

共五味切，以酒、水各五升，煮取二升，每服一合，日三服，明日五更一服。

生地汤：治伤损，小便出血者。

生地黄八两　柏叶一把　黄芩　阿胶（炙）　甘草（炙）各一两

㕮咀，以水七升，先煮四味去滓，取汁三升，内胶，煮取二升，分四服服之。

胶艾汤：治从高堕下，伤损五脏，微者唾血，甚者吐血，及金疮伤经内绝者。

阿胶（炙）　艾叶（炒）　川芎　甘草　当归各二两　干姜一两　干地黄　芍药各三两

共八味，㕮咀，以水八升，煮取三升，去滓，内胶令烊，分再服，羸瘦人多分数服。

破瘀汤：治腹中瘀血，满痛短气，大小便不通。

荆芥（《千金方》半分，或分字作去声读）半两　大黄　川芎各三两　䗪虫（炒）三十枚　桂心　当归　甘草（炙）各二两　蒲黄五两　桃仁（去皮尖及双仁者，《千金

方》三十枚）四十枚

共九味，咬咀，以水一斗，煮取三升，分三服。

医牛马疮方：治牛领马鞍疮，及刀斧所伤者。

续断　松脂各一两　鹿角　牛骨（腐者）　乱发（烧）各二两

共五味，捣筛细为散，以猪脂半斤煎化，入药搅匀，令冷凝用之。如疮脓汁多，干敷之。

解诸毒药方：治中药箭，并诸虫伤疮。

鸡肠草三分　荠苨　升麻各一两　蓝子一合　垒土一分　芍药　当归　甘草（炙，《千金方》各二分，方出一手而分两悬殊，即分字亦难解，如作等分读，则明矣）各三分

共八味，捣筛为散，水服方寸匕，多饮水为佳。若蜂蛇等众毒忠所螫，以针刺螫上血出，着药如小豆许于疮中，令湿瘥。如药箭所中，削竹如钗股，长一尺五寸，以绵缠绕，水沾令湿，取药内疮中，趁疮深浅令至底止，有好血出即休，有毒水再服。

以上一十三方，出孙思邈《千金翼方》，世传其拯昆明池龙，得龙宫方若干首，后人尚之，故录也。

金刀如圣散：又名恶疮方。

茅山苍术（米泔浸一日一夜）六两　川乌（去皮脐，生用）四两　草乌四两　防风（去土净）三两　细辛（去土净）三两　川芎四两　白术二两五钱　雄黄五两

研细末入药，上件俱各生用，晒干为末用。凡一切金疮及多年恶疮，以自己小便洗过，贴药立效。如破伤风紧急，用好酒调药半钱或一钱服之。如蛇伤，加枯矾少许，调药敷之。如蝎螫伤，用汤送之，盖被出汗，如汗不出再服，或涎出亦验，伤处仍敷之。如疯狗咬伤，先用嚼口水洗净，将药贴伤处。

托骨大黄散：治折伤内损，及妇人血癥、血瘕、血晕。

羊胫骨（烧赤，酒淬十遍，研）五两　大黄（童便浸七天，一日一易，纸裹煨切焙，巴豆肉酱水煮黄色，焙研）各三两五钱　半两钱（煅赤，醋淬为粉）

共为细末，当折处陷入肌中，痛不可忍，服此药，如人以手自内托之，筋骨遂平。

涂封方：治金疮中风，角弓反张。

生鸡子一枚　乌麻油三两

先将鸡子打破，与麻油相和，煎之稍稠，待冷涂封疮上。

葫芦方：治金疮得风，身体痉强，口噤不能语，或因打破而得，及刀斧所伤，得风临死者，用此并瘥。

上取未开葫芦一枚长柄者，开其口，随疮大小开之，令疮大小相当，可绕四边，闭塞勿使通气，上复开一孔，取麻子油烛两条并燃，以葫芦口向下熏之，烛尽更续之，不过半日即瘥。若不止，亦可经一二日熏之，以瘥为度。若烛长不得纳葫芦，可中折

为两用之。

羊毛饼：治刀斧跌磕，及虎狼猪牛咬伤者。

用鸡子清、桐油各半打匀，以羊毛薄捻作饼如纸样，贴在患处上，又以散血膏或补肉这敷贴。

胡椒饼：治箭头不出，及竹木刺入肉不得出者。

上用胡椒研末，同粳米饭捣烂和匀作饼，贴伤处，不过一二饼即出。

上部损伤：如头破见髓或伤风于内之类。

羌活　防风　半夏　升麻　当归　芍药　陈皮　生地　甘草　川芎　白芷　茯苓　南星　花粉　蔓荆　姜

外加血余硬、落得打各一钱，俱为末，吞服。

中部损伤：如手折之类。

羌活　防风　当归　赤芍　陈皮　白芷　甘草　秦艽　黄芪　茯苓　生地　官桂　故纸　花粉

外加五加皮、血余硬各一钱，如前法服。

按：血余硬，未识何物也。

下部损伤：如腿足伤之类。

当归　芍药　陈皮　牛膝　木瓜　防己　川芎　茯苓　羌活　白芷　白术　秦艽　生地　甘草

加血裹硬一钱，服如前法。

按：血裹硬，亦不知何物。方出《医方集效》。

接骨神方：东平展子明传。

旱公牛角一个（火上炙干一层刮一层）　黄米面不拘数（乔面亦可）　榆树白皮不拘数（研细）　杨树叶不拘数（研细，如无亦可）　花椒六七粒　共研细末，以陈酽醋熬成稀糊，用青布摊贴，外用夹缚，闻骨内响声，骨即接矣。

金刃伤方：大兴李正祖西平传。用龙眼核，剥去外面光皮，只用其仁，捣研极细末，填敷疮口即止。

西平氏云：此方在西秦及巴里坤军营救愈多人。查本草各书俱未记载其功能治金疮之效验，可知世间有用之材，自古迄今，湮没者不可胜计，惜哉！

跌打损伤方：四川提督军门吴英言：昔得秘方，治跌打损伤极效，虽重伤频死，但有一丝之气者立苏。前任福建副将时，军中有二弁相斗，各致重伤，其一则死矣。驰往视之，其一惟心头有气微暖，亟命以药灌入，觉胸间咯咯有声，不移时张目索食，翌日遂能起行，自后屡著神效。

其方：或于重阳日，或于十一月，采野菊花连叶阴干，每用菊花一两，加童便、无灰酒各一碗，同煎热服。

神仙一把抓： 治汤火泡伤并杖疮疼痛。

黄丹一两　潮脑五钱

共为细末，以蜜调匀，涂敷伤处，立刻止痛，好无瘢。

过街笑： 治腰闪挫痛。

木香一钱　麝香三分

共研细末，吹鼻内，如闪左吹右，闪右吹左。又治牙齿疼痛，揩牙，盐汤漱之。

金不换： 此膏药方也，治内伤诸痛，出《戚总制秘书》。

羌活　独活　川乌　草乌　三棱　莪术　麻黄　大黄　归尾　赤芍　红花　姜黄
干姜　川椒　牙皂　半夏　防风　桐皮　川芎　牛膝　羊踯躅　赤小豆　威灵仙　刘
寄奴　骨碎补　续断　山甲　地龙各一两

上各用粗片，加桑、榆、桃、柳、槐枝各百寸，以麻油八斤，熬枯滤净，再熬滴
水成珠，入飞丹收炼成膏，离火再加乳香、没药、血竭、陀僧各一两，肉桂、阿魏各
五钱，麝香三钱，冰片一钱，搅匀，藏贮听用。

二十五味药

香白芷　紫荆皮　破故纸（醋炒）　刘寄奴　川当归（盐炒）　赤芍药　川牛膝
（茶水浸）　黑牵牛　生地黄（盐水浸炒）　川芎　乳香　没药　木通　川乌（醋炒，孕
妇不用），草乌尖（孕妇不用）　木贼　骨碎补　藿香　官桂　羌活　独活各一两
熟地黄（盐水炒）　杜牛膝（茶水炒）各五钱　自然铜（火煅醋淬，不碎不用，临好
时用）

同研为末，用蜜为丸，如弹子大，以黄丹为衣。或被跌扑损伤，金刃箭镞，不问
轻重，每服一丸，温酒磨化服，或细嚼酒送下。如被刀伤全断，内损重者，以薄荷汤
或木瓜汤、姜汤、灯心汤皆可服。病在上，食后服；病在下，食前服；在中者，不拘
时服。如老人骨脉冷，宜加当归、川芎、川乌、木香、丁香、人参半两，去白芍药、
生地黄。

愚按： 此方与四色末子药乃专门秘方，惜乎药味太多，未免掺杂不纯，用者审之。

上部末子药

小川芎五钱　蔓荆子二钱五分　白芷四钱　当归八钱

共为细末，每服七分，加麻油炒荆子三分，若伤重，加接骨丹三分，酒调，食后
服，不重者加一分，或有加升麻一分。

按： 荆子未详何物，如此力大，或系山芝麻、六轴子之类，存考。

中部末子药

桃仁　红花各三钱　玄胡索六钱　归身八钱　赤芍五钱　紫荆皮（醋炒）一两

共为细末，每服一钱，加油炒荆子五分，伤重加接骨丹七分，轻者三分，酒调半
饥送下，或有加破故纸五分。

下部末子药

牛膝 黄荆子（炒，按黄荆子即牡荆，非蔓荆子也）各五钱 独活七钱 赤芍六钱 秦艽六钱 紫荆皮 过山龙 千年矮（俗名平地木）各一两 海桐皮八钱 姜黄五钱 木瓜五钱 归尾八钱 防己七钱

共为细末，每服一钱五分，若伤重，加接骨丹八分，轻者五分，空心酒调服。若骨折碎，方用接骨丹；如骨不碎不断，只用玉龙散加入可也。

上部汤药方

川芎 白芷 蔓荆子 当归 赤芍 过山龙 花粉 陈皮 茯苓 甘草 五加皮 黄麻花

加姜三片，酒熬服。或加升麻、藁本、威灵仙、南星、半夏。

中部汤药方

杜仲 红花 桃仁 防风 官桂 生地 归尾 枳壳 甘草梢 赤苓 赤芍 过山龙

用水、酒各半煎，半饱半饥服。或加破故、马铃薯、细辛、桔梗。

下部汤药方

牛膝 肉桂 五加皮 生地 海桐皮 独活 秦艽 赤芍 防己 归尾

用酒、水各半煎，空心服。或加厚朴、木瓜、陈皮。

愚按：以上六方，俗传青田刘基先生家藏禁方，人皆秘之。然其真伪难分，未可尽信。但据其病情，凭其药性，似属有当，姑录之，以备一法。

金疮神效方：周鹤仙传。

松香去油，如去油不尽，反加疼痛。须用新砖二块，火内烧极热，上下多衬纸，将松香入在中间，压二三次，则油尽如白霜矣。

徐元升曰：凡金疮，用老松香不拘多少，将淡河水满锅，滚透煮之，捞起扯拔浸冷，换水又煮又扯，如此九遍，煮去苦水。复用铜锅熔化，倾入冷水中，不必扯拔，待冷又化，如此三次。拣净松香十两，研细和匀，敷伤处，用绢帛缚扎，能止血止痛，续筋生肌，不脓不溃，跌打损伤亦效。

草蝎经进方：又名军中一捻金，止金疮血，收口甚速。金樱叶、嫩苎叶各二两，嫩桑叶一两，上以端午或闭日，捣烂阴干作末用良，鲜者亦良。

内伤神效方：治跌打损伤而未皮破血出者。

地鳖虫四五十个（以胡桃肉、元米养瓮中，俟虫背微白，去头足，瓦上炙存性，每料净末三钱） 骨碎补半斤（去皮，瓦上炙存性，净三钱） 乳香（去油）三钱 没药（去油）三钱 当归（酒洗炙净）三钱 大黄（湿纸包煨，切片炙，净末）三钱 自然铜（煅）、血竭、硼砂、辰砂各三钱 共为细末，伤轻者每服九厘，重者钱二分，陈酒送。

外敷膏子药：治跌打损伤，又汤火伤烂者。

麻油八两　鸡蛋黄一个　头发三钱　朱砂（水飞）一钱　银朱（水飞）一钱　黄蜡六钱

先将油入无硝、硫砂锅内，文火熬后，入蛋黄熬化尽，再入头发剪寸长，以箸顺搅化尽，始终文火顺搅，方入朱砂、银砂，再入黄蜡，掇锅按地上一宿，收用，以鹅翎涂之，即愈。

陈氏三方

内伤脏腑方

歌曰：内伤脏腑没乳香，乌续桃兰通草姜；苏木木香归芎地，煎加童便酒调良。

方：生地　乳香（去油）　归尾　没药（去油）　续断　乌药　泽兰　苏木　木通　川芎　祭仁　木香　甘草　生姜

用水煎，加童便、陈酒和服。

加减：头痛如裂，加苁蓉、白芷梢。痛在顶心，加柴胡、藁本、青皮、五灵脂。作寒，加肉桂、陈皮。发热，加柴胡、黄芩。发狂癫痫，加人参、辰砂、金、银。自笑，加蒲黄、川楝子。失音不言，加木香、菖蒲。发肿，加荆芥、防风、白芍、金沸草。咬牙无气，加豆豉。喘息，加人参。咳嗽，加阿胶、韭汁。咳嗽带血，加蒲黄、茅花。吐血，加红花、香附、丁香。呕血不进饮食，加丁香、半夏、山茶花、桑黄、豆豉、砂仁。不思饮食，加生猪脂同药吞下。见食即吐，加辰砂。呃塞，加柴胡、木瓜、五加皮、车前子。舌长出寸许，加僵蚕、伏龙肝、赤小豆、生铁。舌短，口中、鼻中出血，加白及、羚羊角。口中出屎，加丁香、草果、半夏、南星。九窍尽皆出血，加木鳖子、紫荆皮、童便。遍身痛，转身不得，加巴戟、杜仲、忍冬藤、红花。汗出不止，加细辛、皂角、薄荷、麝香。汗多，加白术、白芍、细辛、薄荷。汗血，加血余灰。喉内作干，见药即吐，加箭头砂，舌上噙，药送下。喉不干，见药吐，加香附、丁香、辰砂。因恐跳跃胸胁闷痛，加柴胡、栀子，胸中瘀血凝滞，加辰砂。血攻心，淹淹欲绝，气不相接，加豆豉。气攻心，加丁香。气喘，加杏仁、枳壳。血气攻心，心中宿血，加黑母鸡汤，掺酒同药服。语言恍惚，时时昏聩，加木香、辰砂、青硼、虎珀、人参。肠痛，加黑豆汤汁，同酒和药服。腰痛转身不得，加细茶、陈酒。腰痛，加破故纸、肉桂、杜仲、小茴。手足振摇不息，加辰砂、龙骨、远志、米仁、胡连、茯神、木通。手足软弱，不能举物，加麻黄。腹中疼痛，加延胡索、良姜。腹左边一点痛，呼吸难忍，加赤苓、茴香、葱白。腹右边一点痛，并呼吸亦痛，加草果、连翘、白芷。大便不通，加大黄、朴砂、当归。小便不通，加荆芥穗、葫芦巴、陈年毛竹节、大黄、瞿麦、杏仁、血管鹅毛灰。大便、小便不通，加大黄、厚朴、杏仁。大便黑血，加茶脚、侧柏叶、川连。小便出血，加石榴皮、茄梗。大便自来，加升麻、黄芪、诃子、桔梗。小便自来，加厚桂、丁香。屎门气出不收，加升麻、黄芪、白术、柴胡、陈皮、甘草。

外伤肿痛方

歌曰：外伤肿痛威灵仙，四物桃仁乳没兼；苏粉附兰通断桔，生姜甘草酒加全。

方：威灵仙　当归尾　生地　川芎　白芍　桃仁　乳香　没药　苏木　花粉　川断　木通　香附　泽兰　桔梗　甘草　生姜

水煎，加酒服。

加减：伤在头顶，加白芷、升麻、厚桂、藁本。在头目，加草决明、蔓荆花、黄芩。在鼻，加辛夷、鳖甲。在耳，加磁石。在眉颊，加独活、细辛。在唇，加升麻、秦艽。在牙齿，加谷精草。牙齿动摇，加独活、细辛。在左肩，加青皮。在右肩，加升麻。在手，加姜汁数匙、桂皮、禹余粮。在乳，加百合、贝母、漏芦。在胸，加柴胡、枳壳、韭汁。在左胁，加白芥子、柴胡。在右胁，加白芥子、地肤子、升麻、黄芩。在腰，加冬瓜皮、杜仲、牛蒡子、天麻、破故纸、槟榔。腰胁引痛，加凤仙花子。在肚腹，加大腹皮。在背，加木香、羌活、香附。在臀，加槟榔。在小腹，加小茴香。阴茎伤，加血管鹅毛灰。在左右两胯，加蛇床子、槐花。在肛门，加槟榔、槐花、大黄。在两腿，加牛膝、木瓜、米仁、五加皮、石斛、苏梗。在两足上下，加法同治腿法加之。在两足跟，加芸香、紫荆皮。在诸骨，加苍耳子、骨碎补、水牛角腮。在骨节，加黄松节。寅卯时发热，加陈皮、黄连、黄芩、白术。肿痛发热，饮食少思，加人参、黄芪、白术、柴胡。肿痛不赤，加破故纸、菟丝子、大茴、巴戟。青肿，朝寒暮热，加山楂、山药、厚朴、白术、砂仁。漫肿不大作痛，加赤芍、垫地、杜仲、苍耳。青肿不消，面色痿黄，寒热如疟，加人参、黄芪、白术、陈皮、升麻、柴胡。瘀血积聚不散，服药不效，取天应穴，即痛处是也，用银针刺出黑血，即消。

外伤见血方

歌曰：外伤见血益母草，芎归地芍术芷藁；乳香没药能止痛，续断生姜苏木捣。

方：益母草　归尾　川芎　生地　白芍　白术　白芷　藁本　乳香　没药　续断　苏木

引加生姜，水煎服。凡损伤皮破血出者，诸香不可用，忌酒煎，此秘方也。

加减：伤在头顶，加升麻、肉桂。头骨沉陷，加白芷。脑肿痛，加茯苓、白术。脑髓出，加香附、白附子、牡蛎、龙骨、苍耳子。面青肚痛，加柴胡、升麻、半夏、人参、黄芪、茯苓、陈皮。破处生蛆，加青黛、细辛、蝉蜕、蛇蜕灰。在脑侧近耳，寒热者，加丹皮、石枣（即山茱萸肉）、泽泻。目伤出血不止，加木贼、决明、甘菊、细辛、独活。鼻有伤，加辛夷、鳖甲。在额，加独活、细辛。在耳，加磁石。在唇上，加牛膝、升麻、秦艽。在齿，加细辛、独活、谷精草。在左肩，加青皮。在右肩，加升麻。在手，加桂枝、桂皮、禹余粮、姜汁。在胸，加贝母、柴胡、枳壳。在乳，加贝母、百合、漏芦。在胸腹，强言乱语，加辰砂、茯苓、远志、金箔、银箔。吐黄水，加木香、木瓜、扁豆、大茴、大黄、砂仁。在左胁，加芥子、柴胡。在右胁，加芥子、升麻。在腹，加大腹皮。腹破肠出，加黄芪、鹿茸。在小腹，加茴香、槐花。在背，加羌活、香附、木香。在肚腹，加土鳖虫、大茴、杜仲、牛蒡、故纸、小茴、白芷、巴戟。在臀，加白蜡、自然铜。在两腿足，加牛膝、苏梗、木瓜、米仁、石斛、槟榔、五加皮。如寒热发搐，咬牙唇牵，加升麻、柴胡、天麻。如阴囊肿痛不愈，作寒发热，饮食少思，加人参、升麻、白术、柴胡。伤口作痒，加赤芍、防风、干姜、荆芥、连翘。血出过多，瘦弱者，加人参、麦冬。烦躁不止，加柴胡、丹皮。面黑喘急，加人参、桔梗。脓出口噤流涎，加人参、柴胡、升麻。外脓不干，加白术、苍术、滑石。手足微搐，唇口微动，加钩藤、柴胡。眼开能言，气不相接，加人参、黄芪、白术。手撒目开，汗出如雨，加人参、附子、麦冬、五味子。

卷之九

后　序

　　医莫要于辨症，方莫先于识药。仲景为方书之祖，首叙病情之虚实，继述药性之寒温，诚为万世之法。用药譬诸用兵，知己知彼，百战百胜；但知己之强，而不察敌之势，期其必获者鲜矣。是以古之疾医疡医，审乎《内经》，察乎《本草》，八法四诊之既识，经络穴道之皆明，而后七方十剂，随症可施，良毒辛温，因时奏效。惟伤科一门，师授者少，家传者多，仅识骨之节髎，谓以手法可治，问其药则曰出于秘方，深自珍惜，而余者非其所知。噫嘻！此岂足以言医道哉。余汇辑伤科，粗已成集，兹复考《本草纲目》，见有主治折伤与虫伤者药品固多，而散见于各籍者亦复不少。窃以前集既已成书，后编无妨再续，非云精益求精，只冀备益求备。爰仍冠本草主治于首，搜录各家奇方于后，先叙受伤之原委，随附应病之方法，有验必书，无秘不录，类分诸门，集附多方。如善行军者，草木皆兵；观是集者，凑手俱成妙药。昔昌黎有言：兼收并蓄，医师之良。余之不惮寒暑，而屡抒管见者以此。

晴川胡廷光序

伤科本草主治

金镞竹木伤

内治

大黄（金疮烦痛，同黄芩丸服）　甘草　三七　当归　芎䓖　藁本　白芍药　羌

活　红兰花　牛膝　郁金（并酒服，活血止痛）　木通（煮汁酿酒）　乌韭　垣衣（并渍酒服）　紫葛　每始王木　桑寄生　故绵　黑大豆（并煎水服）　赤小豆（醋浸炒研）　炒盐（酒服，主血出多）　童尿（热服，止血）　所出血（和水服）　没药（未透膜者，同乳香、童尿，酒煎服）　牡丹皮（末服，立尿出血）　葱汁（同麻子煮服，吐败血）　薤白（生肌）　蕉子（生食，合口）　五子实（宜食）　槟榔（金疮恶心，同橘皮末服）　蔷薇根（为末日服，生肌止痛）　金疮小草（捣服，破血生肌）　杨白皮（水服并涂，止血）　棘刺花（金疮内漏）　雄黄（金疮内漏，同童尿服五钱，血化为水也）　花蕊石（童尿、酒服，并掺之，血分为水，不作脓）　杏仁（金疮中风，蒸绞汁服，并涂之）　大蒜（金疮中风，煮酒服，取汗）　米醋（金疮昏晕）　琥珀（金疮闷绝，尿服一钱）　蝙蝠（烧末水服，当下血水）　女人中衣带（金疮犯内，血出不止，五寸烧灰，水服）　玳瑁（甲煎汁或刺血热饮）　龟筒（煎汁）　贝子（烧研水服）　白鸭通（汁）　人屎（汁）　月经衣（烧灰酒服）　裤裆汁（并解药箭毒）　牡鼠肉（箭镞入肉。烧研酒服，疮痒即出）　生地黄（毒箭入肉，丸服，百日自出）　猪腰子（毒箭伤，磨酒服并涂）　半夏（金刃箭镞入骨肉，同白蔹末服）　王不留行　瞿麦（并主竹木入肉，研末，水服并敷）　酸枣仁（刺入肉中，烧末，水服立出）

外治

石灰（敷金疮止血定痛神品，或同大黄末，或同槐花末，或同苎麻叶捣收，或同麻叶、青蒿捣收，或同韭汁收，或同晚蚕娥捣收，或同牡鼠捣收）　松烟墨　釜底墨　百草霜　石炭　门白灰　寒水石　同沥清　云母粉　香炉灰　无名异　石蚕　蜜栗子　乌迭泥　黄丹（或入白矾）　铜屑（或入松脂）　铜青　石青　石胆　磁石　硇砂　白矾　皂矾　蜜蜡　壁钱（窠贴）　五倍子　紫矿　白僵蚕　牡蛎粉　蜘蛛网　鸡血（破生鸡搨之）　牛血（伤重者，破牛腹纳之，久即苏矣）　象皮灰（合创口）　犬胆　狗头骨　白马通　马屎中粟　天鹅绒　人精　人屎灰

傅金疮肠出：三七（内服外敷）　白及同石膏　苎叶　金星草（消肿）　紫参　白头翁　地榆　白芷　白薇　刘寄奴　马蔺子　马兰　贯众　夏枯草　泽兰　大小蓟　苦芺　狼牙草　艾叶　续断　天南星　地菘　马鞭草　漏芦　车前草　青黛　天雄　鹿蹄草　钩吻　野葛叶　蛇衔　蜀葵花　白蔹　石韦　白药子　地锦　萝藦子　冬葵　王不留行　金疮小草　葱白

炒封或同蜜梅封，或煎汁洗之。糯米浸七七日，炒研。

稗根　生面　胡麻　干梅（烧）　槟榔同黄连末　乌柿　独粟（嚼）　荷叶　藕节　乳香　没药　血竭　元慈勒　降真香（或入五倍子）

榉乳　质汗　琥珀　紫檀香　地骨皮　云止血神妙。

刺桐花　桑白皮灰　和马屎涂，亦煮汁服。

缝金疮肠出：桑叶同苎叶、金樱叶（军中名一捻金）　桑皮汁　桑柴灰　棕皮

灰　柳花　楮实　钓樟　绯帛灰　绵纸灰　拨火杖灰　败船茹灰　甑带灰　灯花（并止血定痛）　女人裤裆（炙熨，止血。热汤故帛染揾，冷水浸之，并止血。人气吹之，断血）

接指续筋

苏方木（刀斧伤指或断者，末敷茧裹，数日如故）　鸡子白皮（误割舌断，先以套之）　枫香（敷金疮筋断）　旋花根（金疮筋断，杵汁滴入并贴，日三易，半月愈）。

拔箭出刺

栝楼根（箭镞针刺入肉，捣涂，日三易之）　莨菪根（箭头不出，为丸贴脐，恶刺伤人，煮汁滴之）　巴豆（箭镞入肉，同蜣螂涂之，拔出）　雄黄　盐药　山獭屎（并敷药箭毒）　蔷薇根　蓖麻子　双杏仁　黑豆（长嚼，涂镞刃针刺入肉不出）　独栗子　桑灰汁　鳞蛇胆　羊屎（同猪脂）　车脂石油（并涂针箭竹刺入肉）　松脂（针入肉中，敷裹，五日根出，不痛不痒）　鼠脑（针刺竹木入肉，捣涂之即出。箭镝针刃在咽喉、胸膈诸处，同肝捣涂之）　象牙（诸铁及杂骨鱼刺入肉，刮末厚敷，其刺自软，箭物自出也）　人爪（针折及竹木刺入肉，并刮末，同酸枣仁涂之，次日出也）　齿垢（涂竹木入肉，令不烂。或加黑虱一枚）　牛膝　白茅根　白梅（并嚼）　铁华粉　晚蚕蛾　蠼螋　马肉蛆　鱼鳔（并捣）　鸦（炙研醋调）　鸡毛（灰）　乌雄鸡肉（捣）　陈熏肉（切片）　鹿角　鹿脑　狐唇　狐屎（并涂竹木刺入肉）　人尿（刺入肉，温渍之）

跌仆折伤

内治活血

大黄（同当归煎服，或同桃仁）　玄胡索（豆淋酒服）　刘寄奴（同玄胡索、骨碎补用水煎服）　土当归（煎酒服，或同葱白、荆芥水煎服）　三七（磨酒）　虎杖（煎酒）　蒲黄（酒服）　黄葵子（酒服）　五爪龙（汁，和童尿、酒服）　婆婆针袋儿（擂水服并敷，即萝藦）　何首乌（同黑豆、皂角等丸服，治损宽筋）　黑大豆（煮汁频饮。豆豉水煎）　寒食蒸饼（酒服）　红曲（酒服）　生姜（汁，同香油入酒）　补骨脂（同茴香、辣桂末酒服）　干藕（同茴香末日服）　荷叶（烧研，童尿服，利血甚效）　白蒉苣子（同乳香、乌梅、白术服，止痛）　胡桃（擂酒）　杏枝　松节　白杨皮（并煎酒服）　甜瓜叶　琥珀　没药　桂（并调酒服）　扶栘木皮（浸酒）　夜合树皮（擂酒服并封之，和血消肿）　松杨（破恶血，养好血）　当归　蓬莪术　三棱　赤芍药　牡丹皮　苏方木　马兰　泽兰　败蒲（灰）　童尿（酒服，不拘有无瘀血，推陈致新，胜于他药）　白马蹄（烧研酒服，化血为水）　羊角（沙糖水炒焦，酒服，止痛）　鹿角（恶血骨痛，酒服，日三）　黄明胶（同冬瓜皮炒焦，酒服取汗，亦治多年损痛）　雄鸡血（和酒热饮至醉，痛立止也）　鸦右翅（瘀血攻心，面青气短，七枚，烧研酒服，当吐血愈）　鲍鱼（煎服，主损伤瘀血在四肢不收者）　水蛭（酒服行血，或加大黄、牵牛取利） 麻油（入酒服，烧热地卧之，觉即疼肿俱消） 黄茄种（消青肿，焙末酒服二钱，一夜平。重阳收，化为水服，散恶血） 猪肉（伤损血在胸膈不食者，生剁，温水送下一钱即思食）

内治接骨

骨碎补（研汁和酒服，以滓敷之，或研入黄米粥裹之） 地黄（折臂断筋损骨，研汁和酒服，一月即连续，仍炒热贴之） 白及（酒服二钱，不减自然铜也） 黄麻灰（同发灰、乳香酒服） 接骨木（煎服） 卖子木（去血中留饮，续绝补髓） 自然铜（散血止痛，乃接骨要药） 铜屑（酒服） 古文钱（同真珠、甜瓜子末酒服） 铜钴鉧（水飞，酒服二钱，不过再服） 生铁（煎酒散血） 铁浆粉（闪肭脱臼，同黍米、葱白炒焦酒服，仍米醋调敷） 无名异（酒服散血，入乳、没接骨） 乌古瓦（煅研酒服，接骨神方） 胡粉（同当归、莪术末，苏木汤服） 蟅虫（接骨神药，擂酒服或焙存性酒服三钱，或入自然铜末。一用乳、没、龙骨、自然铜等分，麝香少许，每服三分，入干蟅末一个酒服。又土鳖炒干、巴豆霜、半夏等分研末，每服一二分，接骨如神） 龟血（酒服，捣肉封之） 蟹（擂酒连饮数碗，以滓封之，半日骨内有声即接，干烧研酒服） 鹗骨（烧研，同煅过古钱等分，每酒服一钱，接骨极效） 雕骨（烧末，酒服二钱，随病上下） 鹰骨（同上） 少妇发（一团，包乳香一块炒过，酒服一字妙）

外治散瘀接骨

大黄（姜汁调涂，一夜变色） 凤仙花叶（捣涂频上，一夜即平） 半夏（水调涂，一夜即消） 附子（煎猪脂、醋涂） 糯米（寒食浸至小满，晒研，如用，水调涂之） 白杨皮（血沥在骨节间，痛不可忍，杂五木煎汤服之） 黄土（瘀血凝痛欲死，蒸热布裹，更互熨之，死者亦活也） 白矾（泡汤熨之，止痛。闪出骨窍，同绿豆、蚕沙敷） 乌鸡（一切折伤兽触胸腹者，连毛捣烂醋和，隔布撮之，俟振寒欲吐除，取下再上） 牛马血（折伤垂死，破牛或马腹纳入，浸热血中愈） 苎叶（和石灰捣收） 地黄（炒热杵泥） 灯心（嚼） 牛膝 旋花根 紫苏 三七 茛蓉子 蛇床 栝楼根 白薇 土瓜根 茜根 地锦 骨碎补 水苹 威灵仙 何首乌 稻穰 黍米（洗） 麦麸（醋炒） 麦面（水和，并服） 稗草 绿豆粉（炒紫） 豆黄 豆腐（贴，频易） 酒糟 葱白（煨） 萝卜 生姜（同葱白，面炒。汁同酒调面） 桃仁 李核仁 肥皂（醋调） 盐杨梅（和核研） 桑白皮（煎膏） 降真香 麒麟竭 水桐皮 乳香 没药 落雁木 质汗 桑叶 栀子（同面捣） 蜜栗子 石青 故绯 炊单布 蛤蚧 吊脂 海螵蛸 鳔胶（水煮） 鳖肉（生捣） 龟肉 摄龟（并生捣） 熊肉（贴） 羊脂 野驼脂 犁牛酥 牛髓 猪髓（并摩） 黄牛屎（炒罯） 白马屎（炒罯） 诸朽骨（唾磨涂） 猪肉（炙贴） 牛肉（炙贴） 乌毡（盐醋煮热裹，并消瘀血青肿） 紫荆皮（伤眼青肿，童尿浸研，和姜节汁涂之） 斧底墨（涂手搔疮肿） 母猪蹄（煮洗伤挞诸败疮） 栗子（筋骨断碎，瘀血肿痛，生嚼涂之有效） 蟹肉（筋骨折伤断绝，连黄捣泥微纳罯，筋即连也） 五灵脂（骨折肿痛，同折及、乳、没，油调涂。接骨，同茴香，先敷乳香，次涂小米粥，后上药，帛裹木夹三五日） 狗头骨（接骨烧研，热醋调涂） 牛蹄甲（接骨，同乳、没烧研，黄米糊和敷） 芸薹子（同黄米、龙骨，接骨和敷之） 鞋底灰（同面和）

肠出

热鸡血（金疮肠出，干人屎末抹之，桑白皮缝合，以血涂之。） 磁石（金疮肠出，纳入，同滑石末，米饮日服三钱。） 人参（胁腹肠出，急抹油内入，以人参、枸杞汁淋之，吃羊肾粥，十日愈） 小麦（金疮肠出，煮汁噀面） 大麦（煮汁洗贴推入，但饮米糜） 冷水（坠损肠出，喷其身面则入。）

杖疮

童尿（杖毕即和酒服，免血攻心） 三七（酒服，血不冲心，仍嚼涂之）三钱 红曲（擂酒服） 大黄（煎酒服下，去瘀血，外以姜汁或童尿调涂，一夜黑者紫，二夜紫者白） 无名异（临杖服之，杖不甚伤） 蟅虫（方见折伤） 白蜡（酒服）一两 半夏（未破者水调涂，一夜血散） 凤仙花叶（已破者频涂，一夜血散，冬用干） 葱白（炒罨） 酒糟（隔纸罨之） 豆腐（热贴，色淡为度） 萝卜（捣贴） 羊肉（热贴） 猪肉（热贴） 芙蓉（同皂角、鸡子白） 绿豆粉（同鸡子白） 黄土（同鸡子、童尿不住上） 石灰（油调或和猪血烧三次研） 滑石（同大黄、赤石脂） 水粉（同水银、赤石脂） 雄黄（同密陀僧或同无名异） 乳香（煎油，或入没药、米粉） 牛蒡根叶（涂之，永不畏风） 大豆黄（末） 黍米（炒焦） 马齿苋（杵） 赤龙皮（烧） 五倍子（醋炒） 血竭 密陀僧（香油熬膏） 松香 黄蜡（并熬膏） 鸡子黄（熬油） 猪胆汁（扫） 未毛鼠（同桑椹，浸油扫之） 黄瓜（六月六日瓶收，浸水扫之） 猪蹄汤（洗） 羊皮（卧之，消青肿）

破伤风

内治

有风寒、风湿、风热、湿热。

麻黄 桂枝 术（并主风寒、风湿痉） 羌活（风寒、风湿伤金疮痫痉） 葛根（金疮中风寒发痉欲死，煮汁服，干者为末） 荆芥（散风寒、风热） 防风（主金疮中风湿内痉） 天南星（打扑伤损金疮破伤风及伤湿，牙关紧急，角弓反张，同防风末，热酒调服，名玉真散，三服即苏。南星、半夏为末，姜汁竹沥灌服一钱，仍炙印堂。口噤，生研，同姜汁或龙脑揩牙名开关散） 薇衔（小儿破伤风口噤，同白附子末、薄荷，酒服一字） 细辛（督脉为病，脊强而厥） 防己（除风湿手足挛急） 芍药 芎劳（一切风气） 当归（客血内寒，中风痉汗不出） 附子（阴痉自汗） 草乌（破伤风病，同白芷、葱白煎酒取汗） 威灵仙（破伤风病，同独蒜、香油捣服取汗） 黑大豆（破伤风湿，炒半熟研蒸，以酒淋汁服取汗，仍敷疮上。亦同朱砂末酒服） 大蒜（酒服取汗，或煎水服） 雄黄（同白芷煎酒服取汗） 白花蛇（同乌蛇、蜈蚣末服） 土虺蛇（同地龙、南星丸服取汗） 守宫（同南星、腻粉丸服取汗） 龙齿（主诸痉） 鳔胶（破伤风搐强直，炒研，同麝香、苏木酒服，仍封疮口。有表症，同蜈蚣末，煎羌活、防风、川芎汤服） 牡蛎（破伤湿病，口噤强直，酒服二钱并敷之） 蜜蜡（破伤风湿如瘰，以热酒化一块服，与玉真散对用立效） 蝎（破伤中风，同天麻、蟾酥为丸，豆淋酒服取汗，仍同麝香贴之） 蟾蜍（破伤风病，剁烂入花椒同酒炒热，再入酒热服取汗） 僵蚕（口噤发汗） 鸡子（痫痉） 鸡屎白（破伤中风，口噤反张，强直瘛疭，以黑豆同炒黄，用酒沃之，少顷温服取汗，或入竹沥） 蜈蚣（同蝎梢、附子、乌头末，热酒服一字，仍贴疮上取汗，研末掺牙立苏） 野鸽屎（破伤风敷入里，炒研，同江鳔、白僵蚕、雄黄，蒸饼丸服） 雀屎（破伤风疮作白痂无血者，杀人最急，研末，酒服五分） 鸭涎（痉风反张，滴之） 黄明胶（破伤风，烧研，酒服取汗） 狐目（同上，神效无比） 狐肝 狼屎中骨（破伤风，同蝉蜕、桑花末，米饮服） 六畜毛蹄甲（痉痫） 人手足爪甲（破伤中风，油炒，热酒服，取汗便愈。手足颤掉，加天南星服） 铁落（炒热淬酒饮，主风热、湿热） 黄连酒煎，入黄蜡化服） 地黄（取汁同姜汁交浸，焙研酒服） 杏仁（金疮及破伤中风，角弓反张，杵蒸绞汁服，并涂疮上，仍以烛火炙之取效） 槐胶 桑沥（破伤中风，和酒饮至醉） 堇叶（痉风） 竹沥（去痰热。金疮中风，破伤中风，发痉口噤，反张欲死，饮一二升，或入姜汁） 樂荆（狂痉） 苏方木（破伤中风，为末，酒服三钱立效） 蝉蜕（破伤风病发热，炒研酒服一钱，仍以葱涎调涂，去恶汗） 羚羊角 牛黄（热痉） 乌牛屎（刺伤中风，热饮一升） 人屎（痉风，入酒饮） 发髪（大人痉）

外敷洗熨

贝母 茅花（并敷金疮伤风） 刘寄奴 麦面（同烧盐敷） 白芋 炒盐 鹭头灰 鼠灰 乱发灰（并敷风入疮中肿痛） 胡粉（主疮入水湿肿痛，同炭灰敷） 煨葱（敷金疮伤水，同干姜、黄柏煎水，洗诸疮伤风水） 薤白 韭叶（并主疮诸中风寒及水湿肿痛，捣烘用之，冷即易，或加灸至水出） 箭笴漆（刮涂） 鲤鱼目（灰） 鲇鱼目（灰，并主刺疮伤风及水，敷取汗出） 猪肉（乘热贴之，连易三次立消也） 人耳塞（破伤中风或水，痛不可忍，封之一夕，水尽即安） 鸡肠草（洗手足疮伤水） 桑灰汁（疮伤风水入腹杀人。自己尿金疮中风，日洗数次） 商陆（疮伤水湿，捣汁熨之，冷即易） 蜀椒（诸疮中风肿痛，和面煨熨） 槐白皮（安疮上，灸百壮） 桑枝（刺伤疮犯露水肿痛，多杀人，炮热烙之，冷即易） 黍穰 青布 牛尿 白马通 蠃屎（并诸疮伤风及水，肿痛欲死者，单烧熏，冷水出尽愈）

汤火伤

柳叶（汤火毒入腹热闷，煎服，皮烧敷） 人尿（火烧不识人发热，顿饮一二升） 生萝卜（烟熏欲死，嚼汁咽，又嚼涂火疮） 当归（煎麻油黄蜡） 丹参（同羊脂） 地黄（同油、蜡熬膏） 甘草（蜜调） 大黄（蜜调） 蓖麻仁（同蛤粉） 苦参（油调） 白及（油调） 黄葵花（浸油） 赤地利（灭痕） 蛇莓（止痛） 大麦（炒黑） 小麦（炒黑） 麦面（同栀子研） 荞麦（炒研） 芝麻（生研） 绿豆粉 黍米（炒） 粟米（炒） 蒸饼（烧） 白饧（烧） 胡桃（烧） 杨梅树皮（烧和油） 乌柿木皮（灰） 榆白皮（嚼） 黄栌木 杉皮（烧） 松皮（烧） 柏根白皮（煎猪油） 柏叶（止痛灭痕） 栀子（鸡子白调） 木芙蓉（油调） 山茶花（油调） 经霜桑叶（烧） 木炭（磨油） 甘锅（入轻粉） 饼炉灰（油调） 铁锈（桐油调） 银朱（菜油调） 赤石脂（同寒水石、大黄，水调） 云母石（同羊髓） 金刚石（磨水） 赤土（磨水） 蚯蚓泥（菜油调） 井底泥 石膏 古石灰（炒研敷） 甘蕉油 刘寄奴 葵菜 白蔹 蜀葵花 浮萍 景天 龙舌草 佛甲草 垣衣灰 石苔灰 井中苔蓝 菰根 稻草（灰） 生姜 败瓢（灰） 黄瓜（化水） 茄花 丝瓜叶（汁） 榉叶 槐实 荆茎（灰） 桐油 鸡子黄（熬油） 鲗鱼（油，埋土中，七日收） 蜂蜜（同薤白杵） 猪胆（调黄柏） 牡鼠（煎油） 虎骨（炙研，屎中骨同） 猪毛（尾同烧灰，和胶） 鹿角胶（化） 黄明胶 牛屎（湿涂） 乌毡（灰） 蜀水花 蚕蛾 海螵蛸 鲤鱼 烂螺壳（烧） 蛤粉 人精（和鹰屎白或女人精涂） 人中白（并涂） 食盐（但汤火伤，先以盐掺护肉，乃用涂药） 海蛇贴。梨贴之免烂。皂矾化水洗，痛即止。酱汁米醋并洗，以淬敷。薄荷汁。黄柏，交涂，冬月向火，两股生疮湿痒。

诸虫伤

蛇虺

贝母（酒服至醉，毒水自出） 丝瓜根（播生酒饮醉立愈） 白芷（水服半两，扎定两头，水出即消。或同雄黄、麝香、细辛酒服） 甘草（毒蛇伤人，目黑口噤，毒气入腹，同白矾末，冷水服二钱） 蒜（一升，乳二升煮食，仍煮童尿热渍之） 麻油米醋（并急饮二碗，毒即散） 兔葵 茅苣 长松 恶实 辟虺雷 草犀 白兔藿 黄药子 蘘荷 地榆 鬼臼 决明叶 蛇莓 冬葵根叶 海根 苋菜（并主蛇虫虺蝮伤，捣汁或为末服） 五叶藤 茴香 半边莲 樱桃叶 小青 大青 水苹（并捣汁服，淬敷） 络石（服汁并洗） 紫荆皮（煎服并洗） 木香 青黛（同雄黄） 鬼针 茱萸（并水服，外涂之） 水苏 小蓟 苎根叶 金凤花叶 苍耳（并酒服，外涂之） 重台（酒服，外同续随子涂） 磨刀水 铁浆 雄黄 犀角（并服之，令毒不攻内） 五灵脂（同雄黄，酒灌鼻，外涂之） 艾叶（隔蒜灸之） 蜀椒（涂之。蛇入人口，破尾，纳椒末入内，自出） 母猪尾血（蛇入人七孔，割血滴之） 蛇含草 蛇莓草 马兰草 天名精 续随子 蜈蚣草 鹿蹄草 益母草 菩萨草 天南星 预知子 鱼腥草 扁豆叶 慈姑叶 山慈姑 山豆根 独行根 赤雹荔 千里及 灰藋叶 乌桕皮 椋木皮 旱董汁 水芹 马兰 狼牙 荨麻 山漆 薄荷 紫苏 葛根 通草 葎草 蚤休 地菘 希莶草 海芋 荏叶 水杏（极效） 酸浆 醋草 芋叶 藜叶 甜藤 蕨根 白苣 莴苣 菰根 干姜 姜汁 韭根汁 独蒜 薤白 酒糟 巴豆 榧子 桑汁 楮汁 楮叶（同麻叶） 桂心（同栝楼末） 白矾（或入雄黄） 丹砂 胡粉 食盐 盐药 铁精粉 蝗蚓泥 檐溜下泥 蜜 蜘蛛 甲煎 牛酥（入盐） 生蚕蛾（捣） 猪齿灰 虾蟆（捣） 猪耳垢 牛耳垢 人耳塞 人齿垢 梳垢 鼠屎 鼬鼠屎 食蛇鼠屎 双头鹿腹屎（并涂一切蛇伤） 秦皮（洗并敷） 人尿（洗之，抹以口津。蛇缠人足，尿之即解） 男子阴毛（蛇伤，以口含之，咽汁）

蜈蚣

蜗牛 蛞蝓 乌鸡屎 五灵脂 独蒜 芸薹子（油） 蛇含 香附（嚼） 苋菜 马齿苋 菩萨草 人参 蚯蚓泥 食盐 生铁（磨醋） 胡椒 茱萸 楝叶汁 生姜汁 调蚌粉 桑根汁 雄黄 井底泥 耳塞 头垢（同苦参） 地上土 尿坑泥 城东腐木（渍汁并涂之） 鸡冠血（涂。中蜈蚣毒舌胀出口者，含满咽汁） 鸡子（合之） 蜘蛛（呷咬处） 麻鞋底（炙熨） 乱发（烧熏） 灯火（照熏） 牛血 猪血（并主误吞蜈蚣，饮之至饱，当吐出也）

蜂虿虫

贝母（酒服） 雄黄（磨醋） 菩萨石 梳垢 麝香 牛酥 牛角灰 牛屎灰 蟹壳烧 甲煎 楮汁 苋汁 茱萸 蛇含 葵花 灰藋 人参（嚼） 白兔藿 五叶藤 尿坑泥 檐溜下泥（并涂蜂伤） 小蓟 恶实 葵叶 鬼针（并涂蝎伤，仍取汁用） 芋叶 苦苣 冬瓜叶 马齿苋 胡麻油 韭汁 干姜 薄荷 青蒿 大麻叶 苦李仁 楝叶汁 蓝汁 酒糟 藜叶 蜀椒 食茱萸 木槿叶 齿中残饭 半夏 附子（磨醋） 黄丹 硇砂 土槟榔 地上土 白矾（同南星） 丹砂 食盐 蜗牛 蛞蝓 五灵脂 海螵蛸 驴耳垢 守宫（涂蝎伤） 蜘蛛 蝙蝠 热酒（洗） 冷水 温汤 赤龙浴水（并浸洗） 葱白（隔灸） 槐枝（炮熨） 皂荚（炙熨） 油梳（炙熨） 鸡子 木碗（并合之） 拨火杖（蝎伤，取横井上，自安）

蜘蛛

醇酒（山中划蜘蛛毒人，一身生丝，饮醉并洗之） 贝母（酒服） 苍耳叶（煎酒） 小蓟（煎糖饮并敷之） 秦皮（煎服） 鬼针汁 蓝青汁 羊乳 牛乳（并饮及敷） 芋叶 葱 胡麻油 山豆根 通草 豨莶 藜叶 灰藋 合欢皮 旧簟灰 蔓萝汁 桑汁 雄黄 鼠负 蚯蚓 土蜂窠 赤翅蜂 驴屎泥 鸡冠血 麝香 猴屎 头垢（并涂之） 驴屎汁 人尿（汁，并浸洗） 白矾（敷壁镜毒）

蠼螋

醇酒（蠼螋能夹人，又能尿人影成疮累累，惹人恶寒且热，但饮醇酒，至醉便卧，其病若失）　米醋　豆豉　茶叶　梨叶　鸡肠草　鱼腥草　马鞭草　大黄　豨莶　蒺藜　巴豆　败酱草　故襄衣（灰）　旧箪（灰）　鹿角（汁）　犀角（汁）　羊须（灰）　麝香　乌鸡翅（灰）　燕窠土　地上土　食盐　胡粉　雄黄　丹砂（并涂之）　槐白皮（浸醋洗）　鸡子（合之）。

蚕载

苦苣　莴苣　赤薜荔　苎根　预知子　梃桐皮　百部　灰藋　田父　麝香（并涂蚕咬）　紫荆皮（洗蚕咬）　蚕茧草（诸虫，如蚕咬，毒入腹，煮饮）　草犀（服汁，解恶载毒）　豉　茖葱　马齿苋　食茱萸　松脂　青黛　韭汁　燕窠土　雄黄　牛耳垢狐屎（并敷恶载虫伤）　丁香（敷桑蝎伤）　麻油灯（熏蝎虫伤）　蛇退（洗恶虫伤）蒜（同面）　胡瓜根　灰藋叶　马鞭草　干姜　葱汁　韭汁　茶叶　杏仁　巴豆　桑灰　雄黄　丹砂　蚁蛭　蜜蜡　头垢（并敷狐屎刺疮）　乌鸡（搦狐屎疮）　人尿　驴尿　白马尿（并浸洗狐屎刺疮）

蚯蚓、蜗牛

石灰　盐汤（并主中蚯蚓毒，形如大风，泡汤浸之）　葱　蜀羊泉（同黄丹）　百舌巢中土（同醋）　鸭通（并敷蚯蚓咬）　吹火筒（蚓毒，小儿阴肿，吹之即消）　蓼子（浸蜗牛咬）

射工、沙虱

山慈姑（吐之）　苍耳叶（煎酒）　雄黄（磨酒）　牛膝（煎水）　草犀（汁）　苋（汁）　马齿苋（汁）　梅叶（汁）　襄荷（汁）　狼毒（汁）　鬼臼（汁）　悬钩子（汁）浮萍　知母（末）　射干（末）　白矾（同甘草）　丹砂（末）　斑蝥（烧）　溪狗虫（烧）　鸿鹅（炙食）　鹅血　鸭血（并服，主治射工、沙虱、溪毒中人，寒热生疮）莴苣　蒜　白芥子　芥子　葱　茖葱　茱萸（同蒜、葱煮汁）　鸡肠草　梨叶　皂荚（末和醋）　白鸡屎（和饧）　鸀鳿毛屎　芫青　鼠负　熊胆　麝香　白矾（并涂射工、沙虱、溪毒疮）　豉母虫（含之，除射工毒）　溪鬼虫喙　鹅毛（并佩之，辟射工毒）

诸兽伤

虎狼

醇酒（饮醉）　芒茎（捣汁，或同葛根煎汁）　葛根（汁，或研末）　兔葵（汁）地榆（汁）　草犀（汁）　胡麻油　生姜（汁）　沙糖　铁浆（并内饮外涂，则毒不入腹。妇人月经烧服，主虎狼伤）　山漆　豨莶　粟米　干姜　薤白　独栗　白矾　蛴螬狢脂　菩萨石（并涂虎咬爪伤）　青布（熏虎狼咬伤疮）

熊罴

蓢藋（汁服） 恭菜（汁服，并主熊罴伤，仍外涂） 独颗栗（烧） 粟米（嚼，并涂熊兽伤）

猪猫

松脂（作饼） 龟版（灰） 檐溜下泥（并涂猪咬） 鼠屎（灰） 薄荷（捣，并涂猫咬伤）

犬猸

雄黄（同麝香酒服，或同青黛水服） 苍耳叶（煎酒） 桃白皮（煎水） 紫荆皮（汁） 地黄（汁） 白兔藿（汁） 蔓菁根（汁） 生姜（汁） 韭根（汁，并内饮、外涂百度） 故梳（同韭根煎） 百家筋（煎汁） 头垢（同猸皮灰，水服） 猸皮（烧，同发灰，水服） 驴尿 狼牙草灰（水服） 芫青（米炒，酒服，并主猸犬恶犬伤） 莨菪子（狂犬伤，日吞七粒及捣根涂） 铁浆（狂犬伤，饮之毒不入内） 斑蝥（疯狗伤，以三个研细，酒煎服，即下肉狗四十个乃止，未尽再服。用七个，糯米一撮炒黄，去米，入百草霜一钱，米饮服之，取下肉狗，以便尿清净为度。糯米一勺，斑蝥三七个，分作三次炒，去蝥，研末，分作三服，冷水滴油下，取恶物） 虾蟆脍 蛃蛇脯（并主狂犬伤，食之不发） 艾叶（猸犬伤，灸七壮，或隔床下土灸之） 瓦松（同雄黄，贴疯狗咬，永不发） 栀子（烧，入硫黄末） 欒荆皮（同沙糖） 雄黄（入麝香） 山慈姑 苏叶（嚼） 藋叶 莽草 蓖麻子 韭汁 薤白 葱白 胆矾 蚯蚓泥 红娘子 死蛇灰 犬屎 虎骨（牙、脂同） 人血（并涂狂犬恶犬伤） 人参（狗咬破伤风，桑柴烧存性掺之） 屋游 地榆 鹿蹄草 黄药子 秫米 干姜 乌楝 赤薜荔 杏仁 马蔺根（同杏仁） 白果 白矾 菩萨石 竹蓝耳（灰） 冬灰 黄蜡 猪耳垢 鼠屎（灰） 牛屎 人屎（并涂犬伤） 人尿 冷水 屋漏水（并洗犬伤）

驴马

马齿苋（马咬毒入心，煎服之） 人屎（马汗马血入疮欲死，服汁） 马屎中粟（剥驴马中毒，绞汁服，并涂之，仍以尿洗） 柽柳（剥驴马毒血入内，浸汁服，并取冰片灸之） 葶苈（马汗毒气入腹，浸汤饮，取下恶血） 醇酒（马毒入腹杀人，多饮令醉） 益母草（和醋） 鼠屎（并涂马咬） 独栗（烧） 白马通 鸡冠血（并涂马咬，及马汗入疮，剥驴马骨刺伤人欲死。月经水涂马血入疮，剥马骨伤人神效） 马头（灰） 马鞭（灰） 鸡毛（灰） 乌梅（和醋） 雄黄 白矾 石灰（并敷马汗或毛入疮肿痛，入腹杀人） 水堇（汁） 冷水 热汤（并洗马汗马血入疮）

鼠咬

狸肉（食之） 狸膏（摩敷之） 猫头及毛（灰） 猫屎 麝香（并涂之）

人咬

龟版（灰） 摄龟甲（灰，并涂之） 人尿（浸）

损伤总论

耀山曰：凡久视则伤血，久卧则伤气，久坐则伤肉，久立则伤骨，久行则伤筋，喜则伤阳，怒则伤肝，悲则伤肺，惊则伤胆，醉饱入房则伤精，竭力劳作则伤中，此皆无形之伤。而跌打损伤，则有形之伤也。然伤虽有形，而亦有隐于无形。即如亡血、瘀血之分，内因、外因之别，已难混同；且外遇跌扑诸伤之异，内有七情兼损之殊，更宜体究。若不条分缕析，稍存疑似之见，措手殊难。如登高堕下，其人必惊，惊则气陷；争斗相打，其人必怒，怒则气逆；戏耍跌扑，其气必散；极刑鞭扑，其气必结；拳手之伤，肌损血滞而轻；金石之伤，骨折筋断而重；甚至汤烫皮脱，火烧肉焦，虽伤之小焉者，亦不可不立有专条。余不揣鄙陋，详考群书，类分诸伤，先叙所受之因，后引已验之方，此集虽医家之末技，亦治伤之首务也。

金刃伤

耀山曰：凡金刃伤，失血之症也，有轻重浅深之分。如出血太多，脉宜安静，最忌躁促脉。《经》云：金疮出血，沉小者生，浮大者死。伤口平置，不辨可明；若伤深而重者，症必大脉已伤，血飞筋断也。宜服八珍、十全等汤补之，甚者独参汤。素有热者，兼以凉血；因有怒者，兼以清肝；烦渴昏聩者，定心补脾；筋骨拘挛者，滋肾补血。其伤处，必将自己小便淋洗，如伤久欲换敷药，亦以小便洗之，功能止痛不溃，即见水亦无碍。如轻浅之伤，血止即痊，后虽溃烂，亦无大害。所集止血药方，备述以便选用。

《集证》云：凡杀伤不透膜者，以乳香、没药各一皂子大，研烂，以小便半盅、好酒半盅同煎，半温服，然后用花蕊石散或乌贼鱼骨为末，敷疮口上即止。昔推官宋璟，定验两处杀伤，气偶未绝，亟命保甲取葱白，热锅炒热，遍敷伤处，继而呻吟，再易葱白，伤者无痛矣。

《金匮要略》：治身被刀斧伤，亡血，用王不留行、蒴藋细叶、桑东南根白皮各十分，川椒三分，甘草十分，黄芩、干姜、芍药、厚朴各二分，以前三味烧存性，后六味为散合之，每大疮饮服方寸匕，小疮但粉之。

《陈氏选粹》云：凡临阵致伤，轻重不同。诸集载方皆治其外者，已试之法以涂抹固无不可；但交锋之人，呼吸生死，兼之被伤，神思不免昏迷。若出血过多因至愦乱者，则大剂参、芪、归、术、芎、地之药必须多服，安得专治其外而忘其内者。若至变症，又当于恶候各条参酌焉。

《圣惠》云：金疮失血，其人当苦渴；然须忍之，常令干食，可与肥脂之物以止其渴，又不得令饮粥，则血溢出杀人也。又忌嗔怒，及大言笑，动作劳力，及食盐酸、热酒热羹，皆使疮痛冲发，甚者即死。丹心曰：凡金疮及折伤，不可饮冷水，血见寒则凝，入心即死。如金疮恶心，用槟榔、橘皮为末，蜜汤送服立止。

《延寿方》：治金疮出血不止，用冷水浸之即止，或用热汤，以故布蘸汤畬之，亦止。

《千金方》：治金疮出血，用车前叶捣搏之，或磁石开敷之，或白颈蚯蚓屎末，水服方寸匕，日三服。如出血不止，饮人尿五升即止。如大便不利，用大黄、黄芩等分为末，蜜丸，食前水下，日三服。如烦满，用赤小豆，苦酒浸一日，熬燥再浸，满三日，令黑色，为末服。如苦痛者，用杨树白皮，熬燥研末，水服方寸匕。如犯内血出不止者，取所交妇人中衣带三寸，烧末水服。如内漏者，牡丹皮为末，水服三指撮，立尿出血也。或用疮中所出之血水和服。方寸匕者，如匙方寸，抄散不落为度也。

《肘后方》：用石灰末裹之，定痛止血，又能速愈。如伤深者，不宜速合，少加滑石敷之，或蛇含草捣敷之，或狼牙草茎叶热捣贴之，或用牡蛎粉敷之。或肿痛者，用栝楼根捣涂，重布裹之，热除痛即止矣。若内漏者，用雄黄半豆大纳之，仍以小便服五钱，血皆化为水矣。

危氏《得效方》：治出血不止者，用血见愁草，研烂涂之。或闷绝者，用蒲黄半两，热酒灌下。

《梅师方》：治血出不止，取葱炙热，挪汁涂之即止。如肿痛者，用生牛膝捣敷立止，又用桑柴灰筛细敷之。若出血甚多而冷者则杀人，宜炒盐三钱，酒调服之。

《异苑方》：用活鹿草，即土牛膝叶，治金疮折伤，敷之效，一名地菘。

《本草纲目》：治金疮出血，用鹿蹄草捣涂即止。如出血不已，用稗草苗叶根捣敷，或研末掺之即止，甚验。如肿痛者，用象皮烧灰，和油敷之。

《广利方》：用白芍药一两，熬黄为末，用酒或米饮服二钱，渐加之，仍以末敷疮口即止，良验；或用麒麟竭末敷之立止。如刀斧损伤者，用新桑皮烧灰，和马粪涂之疮上，数易，亦可煮汁服之。

《集简方》：治刀斧伤，用独壳大栗研敷，或仓卒嚼烂亦可，或荷叶烧研搽之，或用韭汁和风化石灰，日干为末，敷之效，或用香炉灰罨之，止血生肌。

《外台秘要》：治金疮出血，用柳絮封之即止，或穀树子捣敷亦止。如内漏者，用麻勃一两，蒲黄二两为末，酒服二钱，日三服愈。麻勃，即大麻花也。

《事林广记》：治金疮出血，用云母粉敷之，妙绝。

《积德堂方》：用寒水石、沥青等分为末，干掺之，勿犯水。寄园云：沥青同半夏末之，且不痛而无瘢。

《医学集成》：治金疮，以石炭研末厚敷之。疮深不宜速合者，加滑石掺之。石炭，即今之煤石也。

《救急方》：用白矾、黄丹等分为末，敷之最妙。

《永类钤方》：治血出不止，以嫩紫苏、桑叶同捣贴之。

《袖珍方》：治金疮痛不可忍者，用篱上婆婆针袋儿，擂水服，仍以渣罨疮口，立效。

《笔峰杂兴》：治金疮，用何首乌末敷之即止，神效。

《儒门事亲》：治金疮血出，用白薇为末贴之。

蔺氏《经效方》：治金疮血出不止，用生面干敷之五七日即愈。

《百一方》：治金疮出血，葱白、砂糖等分研封之，痛立可止，更无瘢痕也。

崔元亮方：用石榴花半斤，石灰一升，捣和阴干，敷之立止。

唐瑶《经验方》：用沥青少加生铜屑，掺之立愈。

《普济方》：治金疮不透膜者，以海味中咸白鳔，大片色白有红丝者，成片铺在伤处，以帛缚之即止。

《急救方》：治刀伤血出不止，用紫藤香，即降香佳者，瓷瓦刮下，石碾碾细，敷之血即止，又无瘢痕。若刀刃伤痛不可止，用好鸡骨炭，掷地上铿然有声者，与松香透明者，等分捶成一块，再多用老韭菜汁拌入阴干，如此拌捶三四遍后，为细末收贮，上巳、端午、七夕等日制之，敷患处，痛立止，完好如常。若血流不止，用千年石灰掺之，或生半夏末研敷，或用干面和白糖撒伤处皆效。

《本草》方：治刀斧损伤，端午午时，取晚蛾、石灰、茅花捣成团，草盖令发热过收贮，每用末掺之。

《食物本草》：治刀杖金疮，用天鹅绒毛贴之，立愈。

《扶寿方》：用生姜嚼敷，次日即生肉，甚妙。

《济急方》：用白及、煅石膏等分为末掺之，亦可收口。

《胜金方》：用灯心嚼烂敷之，立止。

箭镞伤

耀山曰：凡箭镞伤，有入肉、入骨、在咽、在腹之分，又有焦铜、射罔、蛇、螫等毒，若不细察其因，终必舛错，施治无功。集引各方于后，按证选用，庶可无误。若箭镞已出，仍作金疮调治。

箭镞入骨，《本草》用蜣螂全者，麝香少许，同为末，拨动箭头，掺药疮内自出。又膛可拔者，用巴豆微炒，与蜣螂同研匀，涂伤待极痒，便撼动拔之立出，后用生肌膏药贴之。李筌《太白经》：治金刃入骨脉中不出者，用半夏、白蔹等分为末，酒服方寸匕，至二十日自出。

张子和云：用莨菪洗净，捣为丸，阴干，黄丹为衣，先以象牙末贴疮口，将丸药对放脐中缚紧，当即便出也。若疮口生合，以刀微刮破，其镞自出。《医学纲目》载此药曾用有功。按牙末出，诸刺入肉，殊有神效，然箭镞入骨，锤钳不能施力，此盖借牙末之效，以成天仙子之秘法也。莨菪，即天仙子也。

箭头入肉，《疡医大全》用蜣螂十个，去壳取白肉，土狗三个，妇人发灰少许，共研细捣烂如泥，厚涂之，以两手蹙之，箭头自出。

箭镞入肉，《金鉴》方用蜣螂、雄黄、象牙末等分，炼蜜为丸，纳伤口内，外用羊肾脂细嚼贴之，觉痒忍之，极痒，箭头渐冒，撼动拔出，即以人尿洗之，另贴拔毒生肌膏药，日洗日换自敛，此名解骨丸也。

《千金方》：用蝼蛄捣汁，滴上三五度自出。若刀箭在肉及咽喉、胸膈、诸阴处不出者，酒服瞿麦方寸匕，日三服，外仍用蝼蛄汁滴之。如在他处，以蝼蛄捣烂，涂伤口立出。若箭镞入腹或肉中有聚血者，以妇人月经衣烧灰，酒服方寸匕。

《集要方》：用大雄鼠取薄片焙研，每服二钱，热酒下，疮痒即出矣。又方：用鼠脑捣涂亦出。

《本草》方：用水牛取一角者，小瓶盛之，入硇砂一钱同水数滴，自化水，取滴伤处即出矣。或用象牙刮末敷之，亦出。或用饴糖点之，至疮痒极，用刀钳出，旬日而瘥。或头上黑虱及人牙齿，同研涂之即出。

《急救方》：治被箭镞伤者，用陈腌肉去皮，取红活美好者细锉，象牙末及生人爪甲为末，研极细，拌入所锉腌肉内，再为匀锉，令其合一，厚敷箭镞周围，一饭顷，其镞自为逬脱。一方：箭镞不出者，以牙垢同鹤虱末敷之，亦效。

《经验方》：治箭镞不可拔者，用螳螂一个，巴豆半粒，同研敷伤处，微痒且忍，极痒乃撼拔之，以黄连、贯众煎汤洗拭，又以石灰敷之，或仍炒巴豆与蜣螂，同研涂之，俟极痒拔之，后用生肌止血等药而痊。

《海上方》：用栝楼根捣敷之，日三易，自出，又治针刺入肉。又方：用冷饭、胡椒末捣，贴一二次即出。

《集简方》：治刀箭伤疮，用香白芷嚼烂涂之。

《物理小识》云：象牙、牡鼠肝脑、栗屑、乌鸡尾灰、白梅、人爪、人齿垽和黑虱，皆能出箭头铁针在肉者。刘荐叔曰：近日行伍中，惟以干苋菜与沙糖涂之，能出箭头与铅炮子，此常验者，则古方所未载也。按毒箭伤人，其箭用草乌煎汁，名射罔，加以斑蝥。人若中之，急用蓝汁一碗灌之，外以蓝汁涂抹伤处，如干靛青亦可，捣汁内服外敷。若一时仓促无觅，急取新青布渍汁饮之。一法：或用大豆、猪羊血内服外敷，解毒亦效。又方：若卒被毒箭，用麻仁数升杵汁饮，解毒。一方：外用雄黄末抹之，沸汁出即愈。

陈藏器云：盐药能解独白草箭毒，即草乌毒也。

姚坦僧《集验方》：毒箭有三种，交广夷人用焦铜作箭镞，岭北诸处以蛇毒螫物汁着筒中渍箭镞，此二种才伤皮肉，便洪浓沸烂而死，若中之，便饮人尿汁并涂之，惟此最妙，又一种，用射罔煎，涂箭镞，亦宜此方。又方：用白盐贴疮上，灸三十壮，亦良。

《千金方》：治中毒箭，用芦根煮汁服之。若毒箭入肉，煎生地黄汁作丸服，至百日箭出。若中射罔毒箭，用贝齿烧研，水服三钱，日三服，效。

《肘后方》：治卒中毒箭者，藕汁饮，多多益善。

《博物志》：交州夷人以焦铜为镝，涂毒药于上，中人即沸烂，须臾骨坏，但服月经水、人屎汁解之。

耀山云：夷邦有蛇毒草，捣汁蘸锋芒，射物立毙，人中之即亡。又鸡母草亦毒，涂箭刀，触禽兽立死，人遇之亦亡。又有毒竹，交趾篥竹刺虎，南方篙簩为矛，即筋竹篥簩、苦油竹之类，人被子其伤者，溃烂至死。又雍正三年，广西巡抚奏访狆苗毒弩之药，言苗用百草尖所熬，狆用毒树汁，土名曰撒，配入蛇汁，涂箭伤人，毒流遍体。始不可治，后得解毒方药，惜不外敷，仅除其撒树而已。又肃慎国有石砮，国人以为箭镞，中人即死。凡中毒箭，死在顷刻者，惟饮金汁并涂伤处为最灵，粪清亦可，人中黄亦效。《日华本草》：罯毒箭，用荠苨，即甜桔梗，捣涂，亦可煎服。又张鷟《朝野佥载》云：虎中毒箭，食清泥而解，野猪中药箭，豗荠苨而食，物犹知解毒，何况人乎。豗，音灰，豕掘地也。唯犬中毒箭无恙，以其食粪故也。

磁锋伤

耀山曰：凡磁锋伤，较之金刃，稍钝而浅，比之石块，虽轻而深，或头被碗击，或脚缸片，或跌堕扑地垫戳，因而脑陷腹破，轻则皮破血流而已，重则筋断血飞不住也。如皮破者，用桃花散掺之，其血自止。筋断者，白胶香散敷之，其筋自续。出血过多，面色必黄，须要外避风寒，内忌冷物，终保无患，并服独参、八珍汤补助为要。若深者，恐有细锋在内，势必腐烂，须用童便乘热洗之，或用葱汤洗而去之，仍用金疮药掺敷，又外用膏药贴之，否则防患破伤风也。

《备考》云：凡碗片自割者，疮门不齐，且不甚大，若深则死，浅则不死。此言自割咽喉之处也。

《正宗》：如圣金刀散，治皮破筋断，血飞不止者，用松香净末七两，枯矾、生矾各一两五钱，共为极细末，掺伤处，纸盖绢扎，止后三四日后，必焮肿作脓，换生肌收口等药，其疼即止，以后日用葱汤洗之，可换搽生肌玉红膏长肉，避风为要。

《陈氏秘传》：治补唇缺，刎勒血流如注者，用枯矾七钱，松香三钱，共为末，名黄龙散，用枯矾七钱，乳香三钱，共研为末，名白龙散，二散合用，名黄白二龙散，治同，血止即合。如见水经风，伤处发肿者，用丝瓜取皮，搭在石灰墙上阴干，为末掺之。如血干者，水调敷，名碧螺散，其肿即消。如要落水，敷水灵丹，用地榆（炒黑）、血余、龙骨（煅）、人筋（土炒，即茜草也）、乳香、没药（各去油）、血竭、降香节，等分为末敷之，可着水，又名舜帝梦授水灵丹。又方：鸡儿王家刀疮药，用龙骨、白及等分为末掺之。又辛香饼，治一切血出等症，松香一斤，韭菜二斤，同用水煮，韭枯为度，取出冷定，研末收贮，有血者将血调之，无血者用粳米饭同药捣成饼贴之，不避风寒，不须包裹，七日自愈。

刀疮神药，止血定痛，生肌如神，《集简方》用苎麻叶和石灰捣作团，晒干研末敷之。《集效方》用古石灰、新石灰，以丝瓜根叶初种放两叶者，又以韭菜根，各等分，捣千下，作饼阴干，研末掺之，俱效。

《拔萃》方：治血出不止者，用五倍子末贴之。若气闭者，入龙骨少许汤服，若五倍子同降香等分，炒研敷之，皮肉自痊。

《鬼遗方》：治血出不止而成内漏者，用蝙蝠二枚烧末，水服方寸匕，当下水而血消。若闷绝不识人者，用琥珀研粉，童便调服，一钱即瘥。如肿痛者，用蔷薇根烧灰，白汤服方寸匕，日三服。

《选粹》：止血方，一用旧毡帽灰，一用男子发灰，或用晚蚕蜕炒研敷之，或用半夏、石膏、郁金等分为末敷之，俱效。

《斗门方》：治一切金疮及刀斧伤，用白僵蚕炒研敷之。

俗方：治血出不止，用马屁勃灰掺之，或整块贴之，俱效。

按：俗传治瓷石金疮出血方，如农家有用门档灰者，有用锅底煤者，有用金丝烟者，有用陈艾叶者，匠家有用炉内红炭研敷者，有用石上白屑捣敷者，樵家有用茅花者，有用麻皮者，猎家有用蚁窝者，有用莺毛者，此皆各从其便之方也。

签刺伤

耀山曰：凡签刺伤，竹木针骨所戳伤也。按《正宗》云：外入之患，有软硬之分，浅深之异。软浅者，以针头拨见刺形，拔出即愈。硬深难出者，用蝼蛄捣烂涂刺上，一时许，其刺自然吐出，取去之则愈矣。如朽竹烂木毒骨恶刺入肉，终必溃烂，要在预为施治，以免脓腐，治验各方，选列于后：

竹木入肉，《千金方》用干羊屎烧灰，和猪脂涂之，不觉自出。如不出，用鹿角烧末，水和涂上立出，久者不过一夕。

深师方：用鹿脑敷之，燥即易，半日当出。

《肘后方》用白茅根烧末，猪脂和涂之，风入成肿者亦良。如蛇骨刺人毒痛者，用铁精粉豆许，吹入疮内。如痛甚者，用死鼠灰敷。如针刺在咽，用鼠脑捣敷。如针棘竹木刀镝在咽喉胸腹者，用鼠肝捣涂，鼠脑亦效。又方：杵杏仁敷之，皆效。

《救急方》：用生地黄嚼烂罨之，或用多年熏肉切片裹之。

《梅师方》：用瞿麦为末，水服方寸匕，或煮汁日饮三次。或在肉中不出，疼痛者，用王不留行为末，热水调服，以渣敷之。或刺伤中水者，服为牛尿二升，三服即止。

《灵苑方》：用糯米于端午前浸之多日，挂燥，临用炒黑研膏贴之，一夜刺即出矣。

《便民图纂》：端午取晚蚕蛾投竹筒中，干死为末，津和涂之。

《本草》方：治刺不出，以头垢涂之即出。如针拨不尽者，以齿垢封之，即不烂也。又白梅肉嚼封之，刺即出。又栗楔生嚼，罨之亦出。又蠼螋生研，罨之亦妙。又蛴螬研敷之，刺即出。又牛膝根捣烂，涂之亦出。又鱼鳔取敷疮上四边，肉烂刺即出矣。

《肘后方》：治竹木入眼，用蛴螬捣涂之，立出。

《千金方》：治麦芒入眼，以新布复目中，持蛴螬从布上摩之，芒着布上出也。

孙真人方：治前症，用大麦煮汁洗之，即出。

铁针入肉，《金鉴》注云：针无眼者不动，有眼者随气游走，若走向心窝胸膛者险。急用乌鸦翎数根，炙焦黄色，研细末，酒调服一钱，或二钱亦可，外用车脂油不拘多少，研如膏，加慈石末，摊纸上，如钱许，贴之三五次，其针自出。

时珍云：用乌鸦翅羽三五枚，炙焦研末，醋调敷之，数次即出，甚效。

《锦囊方》：治针入肉、血凝心、破伤风三症如神，乌鸦翎烧灰存性细研，酒服一钱，或白汤下。

又《千金方》：治针刺入肉，用温小便渍之，或用豆豉嚼烂涂之。若针刺在咽喉者，以蝼蛄杵汁滴入，三五度自出。如恶刺伤人，用莨菪根，水煮浸汁中，冷即易之，其刺即出，神方也。

《开宝》方：治诸铁及杂物入肉，刮取象牙屑，和水敷之，立出。

《简要济众方》：治骨刺入肉，用象牙末，以水煮白梅肉调涂，自软。

《圣惠方》：治针刺在肉，在半夏、白蔹等分为末，酒服半钱，日二服，亦治刺哽入喉。又凡针折入肉及竹木刺者，刮人指甲末，用酸枣挤烂涂之，定出。

《易简方》：用蓖麻子仁一个，先以帛衬伤处，然后研敷帛上，频看针刺微出，即拔去之，恐药力紧，努出好肉。或加白梅肉同研，尤好。

《瑞竹堂方》：治针刺不出者，用双仁杏仁捣烂，以车脂油调贴，其针自出。

《兵部手集方》：针刺百理不瘥者，用松脂流如乳头香者敷之，三五日当有根出。

《急救方》：治箭镞竹木刺伤者，用艾绒摊成饼子，将火硝细末敷上，再用大蜣螂捣成末，铺火硝上，包伤处，一日夜即出。

《外台秘要》：治针刺入肉，用酸枣核烧末，水服立出。又箭刺脓囊不出者，以蔷薇根末掺之，服鼠朴十日，即穿皮而出也。又治骨硬不出，亦用蔷薇根末，水服方寸匕，日三服，亦效。又如苇刺入肉，用生嚼栗子敷之。

《小品方》：治剥死马，骨刺伤人，毒攻欲死者，用白马屎和猪油涂之。

《千金方》：用本马粪涂，并烧灰服效。

孟诜《食疗》：治鱼骨刺入肉中不出者，嚼吴茱萸封之，骨当烂出。又治鱼骨入腹，刺痛不得出者，吴茱萸水煮一盏温服，其骨必软而出，未出再服。

《东医宝鉴》方：治骨刺伤，用海獭皮煮汁服。又鱼狗鸟烧为末，和饮顿服。又外敷，象牙末厚涂，骨自软出。

若刺伤手足，犯露水肿痛者多险，即以桑枝炮热，熨疮上令热，如冷即易之，其瘀自溃。又若刺伤金疮，百治不效者，浓煎葱汤渍之，甚良。

伤水疮：凡竹木刺破皮肤，或鱼刺诸骨伤损之后，误犯生水，疼痛溃烂，名伤水疮，用五倍子、蛤粉、黄丹各等分，同炒变色，研细干掺。

鸡眼肉刺在足趾者，《金鉴》用紫玉簪根捣贴，俗方用炎焰草、玉簪花叶，皆可贴消。又一方：用黄丹、枯矾、朴硝等分为末，浴后擦之即愈。

坠堕伤

耀山曰：坠堕伤，从高而下也，或登楼上树，临岩履险，偶一踏空而堕者，或遇马逸车复而坠者。若身无大伤，气必惊乱，血必淤滞，一时昏晕者，将患者扶起，或敲其背而振之，或抱其腰而耸之，使其血和气通，人渐苏醒，然后服药调养则痊。若逢撞碰瘾痞，身有伤痕者，按其部位穴道而治之。若内伤致命，口眼耳鼻，必然出血，死在须臾者，急灌童便救之。如骨折筋断者，方集本条，可选择通用也。

《顾氏秘书》云：从高坠下，瘀血攻心，用淡豆豉一合煎汤饮之，或生姜汁同麻油和匀，温服之，再将净土五升蒸热，以旧布裹熨之，急撬开口，以热尿灌之，再用半夏末吹鼻中，以艾灸脐，将伤人盘足坐定，提起头发，使气上升，则可活矣。

陈实功曰：从高坠下，皮肉未破，必有瘀血，通利二便，人必醒，不醒，人参汤救之，轻者红花等药调之。

甄权云：坠伤损瘀在腹刺痛，取久卧蒲席烧灰二钱酒服，或蒲黄、当归、大黄、赤芍、朴硝煎送，血下愈。

《圣惠方》：治坠落车马，筋骨疼痛不止者，用延胡索，豆淋酒二钱，日二服。

《经验后方》：治坠马拗损，用桑白皮五斤，为末一升，煎膏敷之便止，后亦无宿血，终不发动。

《传信方》：治坠马瘀血，用稻秆灰，以新熟酒连糟入盐和淋，取汁洗痛处立瘥。

《广济方》：治坠损疼痛，用故乌毡两段，酒五升，盐一抄，煮热裹之，冷即易，三五度瘥。

《千金方》治堕落车马及车辗木打，因瘀血抢心，气绝不能言，可辟开口，即以小便尿其中，下咽即醒。

《外台秘要》：治从高坠下，有瘀血在内者，刮琥珀末，酒服方寸匕，或入蒲黄末三二匕，日服四五次。

唐瑶《经验方》：治坠下欲死者，取老鸦眼睛草茎叶，即龙葵，捣汁服，以渣敷患处。

杨拱《医方》：治坠跌积血心胃，呕血不止，用干荷花为末，每酒服方寸匕，其效如神。

《古今录验》：内伤神效方，治坠跌打击，用麝香、水蛭各一两锉碎，烧令烟出，为末，酒服一钱，当下蓄血，未止再服，其效如神。

钱青揄曰：从高坠下及落马血冲欲死，切忌饮冷水，急用韭菜汁或热小便灌之。

《肘后方》：治从高落下，瘀血抢心，面青气短者，取乌鸦右翅七枚烧研，酒服，当吐血便愈。又方：如上症欲死者，用胡粉一钱，水和服即安。或在骨节及胁外不去者，以生铁一斤，酒三升，煮一升服。或在腹内久不消，时发动者，用桔梗为末，米饮下一刀圭。刀圭者，准如梧桐子大也。此方宜酌加。

《东阳方》：治坠打瘀血，用姜叶一升，当归三两为末，温酒下方寸匕，日三服。

《塞上方》：治坠打瘀血在内烦闷者，用东引杏树皮三两细锉，好酒一升煎服。

《备急方》：治瘀血，用䗪虫二十枚，牡丹皮一两为末，酒服方寸匕，血化为水也。若久宿血在骨节中，二味等分。

《金匮要略》：治坠马及一切筋骨损伤方。大黄一两（切，浸汤成汁） 绯帛（如手大）一块（烧灰） 乱发（如鸡子大一团，烧灰） 久用炊单布一尺（烧灰） 败蒲一握三寸 桃仁四十九个（去皮尖） 甘草（如大指大一节，炙锉） 上七味，以童子小便，量多少，煎汤成，纳酒一大盏，次下大黄汁温服。先锉败席半领，煎汤浴，衣被盖复，斯须通利数行，痛处立瘥。利及浴水赤，勿怪，即瘀血也。外浴以散其瘀，内服以下其瘀，斯两得之矣。徐彬曰：从高坠下，法当救损伤筋骨为主。然顿跌之势，内外之血必无不瘀，瘀不去则气不行，气不行则伤不愈，故以桃仁、大黄逐瘀为主。绯帛，红花之余，乱发乃血之余，合童便以消瘀血，汤浴能活周身气血。然筋骨瘀血，必有热气滞郁，故以炊单布，受气最多而易消者，以散滞通气，从其类也。加少炙甘草，补中以和诸药也。

跌磕伤

耀山曰：跌磕者，骤然跌倒，磕擦而成伤也。按《洗冤录》云：或失足，或自绊，其力在下，则所伤多在腿足及臂膊，然其或左或右，又皆只伤半边。如被人推而跌者，则其力在上，所伤多在头面及两手腕。盖推之力大，而人之一身，其最重莫如首，推而下之，势必自顾，或两手至地，或出不知，则头面必先倒垂而下，虽亦未必全伤，而所伤与自跌不同。不但此也，自跌者因惊，被推者兼怒，要在医者善察而施治，则无贻误。

《直指方》：治跌破出血，用乌贼鱼骨为末敷之。

《简便方》：治跌磕伤损，用黄牛屎封之，裹定即效。

《千金方》：治磕扑青肿，用炙猪肉揾之，或用新猪肉贴之，或用新羊肉贴之，或用墙上朽骨，和唾于石上磨涂，干即易，或羊脂调荬苕子末敷之。

《胜金方》：治磕扑青肿，用老黄茄极大者，切片如一指厚，新瓦焙研为末，欲卧时，温酒调服二钱匕，一辰消尽无痕也。

《千金方》：治蹉跌破伤，血瘀骨痛者，用鹿角末，酒服方寸匕。伤筋骨者，用豉三升，水三升，渍浓汁饮之，止心闷。

蔺氏方：治跌扑伤损，用真牛皮胶一两，冬瓜皮一两，同锉，炒存性，研末，每服五钱，热酒一盅调服，仍饮酒二三盅，暖卧微汗痛止，一宿接元如故。

《纲目》：治跌扑伤损，用自然铜煅研水飞，同当归、没药各一钱，以酒服，仍用手摩痛处。按李时珍曰：自然铜接骨之功与铜屑同，不可诬也。但接骨之后，不可常服，即便理气活血可耳。

《青囊方》：用半两钱五个，火煅醋淬四十九次，甜瓜子五钱，珍珠二钱制，每服一字，好酒调和，仍分食前后服，亦治跌扑伤损。若骨碎及伤烂，用生地黄捣膏，裹以竹简编夹，急缚勿令转动，一日一夕可十易之则瘥。《类说》云：许元公过桥堕马，右臂臼脱，左右急挪入臼中，昏迷不知痛苦，急召田录事视之，曰：尚可救也。乃以药封肿处，中夜方苏，达旦痛止，患处已白，日日换贴，其瘀肿移至肩背，乃以药下去黑血三升而愈，即本方也，出《肘后方》中。其《千金方》内，亦治腹中瘀血，用生地黄汁三升，酒半升，煮二升，分三服效。《本事方》地黄膏内有木香末。

王仲勉《经验方》：治跌伤疼痛，用黄麻烧灰、头发灰各一两、乳香五钱，每服三钱，温酒下，立效。

《济生方》：治跌伤瘀滞，心腹胀痛，大小便不通，红蛭用石灰炒黄半两，大黄、牵牛头末各二两为末，每服二钱。

妇人因跌扑举重，损胎不安，子死腹中者，芎藭为末，酒服方寸匕，须臾一二服立出，此《千金方》也。

娠妇偶因所触，或跌坠损伤，致胎不安，痛不可忍者，缩砂熨斗内炒熟，用仁捣碎，每服二钱，热酒调下，腹中极热，胎即安矣，神效，此孙尚书药方也。愚按：砂仁快脾气，多用亦耗正气，况香燥之品，性伤气血，求以安胎，适恐有伤胎元而反堕也。

挫闪伤

耀山曰：挫闪者，非跌非打之伤，乃举重劳力所致也。或挫腰瘀痛，不能转侧，或手足拗闪，骨窍扭出，其伤虽属寻常，若不实时医治，失于调理，非成痼疾，即为久患也。

唐瑶《经验方》：治骨节脱离，生蟹捣烂，以热酒倾入，连饮数碗，其渣涂之，半日内，骨内谷谷有声即好，干蟹烧灰亦好。

《集成方》：治闪肕脱臼，赤黑肿痛者，用黍米粉、铁浆粉各半斤，葱一斤，同炒存性研末，醋调服三次，后仍以水调，少加醋贴之。肕音衄，缩也，月生三日谓之肕，形弯缩而不宽舒也。

《易简方》：治闪肕骨节，用接骨草叶捣烂罨之，立效。若闪拗手足者，用生姜、葱白捣烂，和面炒热奋之，或用土当归同荆芥、葱白煎汤洗之。如折伤闪肕者，用土牛膝捣罨之。

邵真人方：治扭闪出骨窍等证，用蚕沙四两炒黄，绿豆粉四两炒黄，枯矾二两四钱，为末醋调敷之，绢包缚定，三四次即愈。

胡绣溪方：治闪跌，用鱼鳔切片，熔化摊新棉花上，乘热贴伤处，拔出青紫伤痕，即愈。

《得效方》：治闪挫腰痛，用神曲一块约如拳大，烧令通赤，好酒二大盏，溢酒中，便饮之令尽，仰卧少顷即安。

《儒门事亲》：治闪肕腰痛，用豨猪肾一枚擗开，盐椒淹过，入甘遂末三钱，荷叶包煨熟食，酒送下。

《摄生方》：治挫闪腰痛，用橙子核烧研，酒服三钱，即愈。

《玉机微义》：治闪损腰痛，用白莴苣子炒三两，白粟米炒一撮，乳香、没药、乌梅肉各半两，为末，炼蜜为丸弹子大，每嚼一丸，热酒下。

《众妙方》：治闪挫腰痛，用西瓜青皮阴干为末，盐酒服三钱。纲目主治，用庵闾子擂酒服亦效。

《生生编》：治损伤腰痛，用冬瓜皮烧研，酒服一钱。

《永类钤方》：治挫闪腰痛，用莳萝作末，酒服二钱匕。

《直指方》：治腰痛瘀血凝滞，用破故纸炒，茴香炒，辣桂，等分为末，每热酒服二钱。故纸主腰痛，行血也。

压迮伤

耀山曰：压迮伤，意外所迫致也。或屋倒墙塌，或木断石落，压着手足，骨必折断，压迮身躯，人必昏迷。但视面色尚有生气，身体尚为软绵，则皆可救。压在要害致命虚怯之处，及遍身血瘀凝滞紫黯之色，或筋骨皮肉破绽断折者，或口耳出血、睛突舌出者，俱为不救。

又有扛抬重物以致跌倒，或身前后左右有磕擦而成伤者，若筋伤骨折，宜按接骨续筋条下选治也。

《千金方》：治兵杖所加，木石所迮，瘀血在胸背胁下刺痛者，用青竹茹、乱发各一团，炭火炙焦为末，酒一升，煮三沸服之，三服愈。又治跌扑欲死，一切损伤，从高坠下，及木石所连，落马扑车，瘀血凝滞，气绝者亦活，用净土五升蒸热，以故布重裹作二包，更互熨之，勿太热，恐伤肉，取痛止则已，神效之方也。孙真人云：三十年陈伤亦瘥。

《和剂方》：治跌压瘀血在内胀满者，用大黄、当归等分炒研，每服四钱，温酒服，取下瘀物即愈。按此即导滞散也。

《三因方》：鸡鸣散，治从高坠下，木石压伤，及一切伤损，瘀凝积痛不可忍者，并以此药服之，功能推陈致新，用大黄（酒蒸）一两，杏仁（去皮）三七粒（细研），酒一碗，煎六分，鸡鸣时服，至晓取下瘀血即愈。

《救急方》：治足被石垫伤者，或行路足肿者，以草鞋一只，浸尿缸内半日，用砖一块烧红，置鞋于上，将足踏之，令热气入皮里，即消。

《选粹》云：颠扑压坠等伤，专怕恶心，必有恶血在内，先用清心药服之，次以通利大小肠，打去瘀血，每服加童便服之，方见附方三字药下。

又方：治扁担压伤，肩头溃烂，剪猫头上毛，用唾粘之即愈。

铁器伤

耀山曰：铁器所伤，有铁尺、铁锤、金刚箍、抓子流星等类，形有大小宽窄不一，而铁器着身，其伤皆入骨内，为伤最重，非若木器拳脚之止及于骨而已。若骨碎血瘀，皆深入骨中，其色表里深亦而更紫，或更赤紫而青黑者，是也。如瘀留骨窍，年久复发，遇天阴则尤痛，即成陈伤也。又诸铁器伤，五日外流黄水通内者，不治。

《集简方》：治金疮折伤肿痛者，用栀子、白面同捣涂之。如损伤瘀肿者，捣泽兰封之良。

《经效方》：治金疮损伤，生肌破血，用紫葛二两，顺流水三盏，煎一盏半，分三服，酒煎亦妙。

《千金方》：治金疮折伤，用干梅烧存性敷之，一宿瘥。又方：治金疮，瘀血在腹中者，用大麻仁三升，葱白十四枚捣熟，水九升，煮升半，顿服，出血不尽更服。

《乾坤秘韫》治骨折疼痛，五灵脂、白及（为末）各一两，乳香、没药各三钱（为末），热水同香油调涂患处。

《经验方》：治金疮肿痛，用水蛭新瓦焙干，为细末，酒服二钱，食顷作痛，可更一服，痛止，便将折骨药封之，物夹定调理，或损伤处，用连须葱捣烂煨熟敷之，或炒热敷伤处，俱效。

世途悬镜所集《便用良方》：治打伤，用白蜡一两，藤黄三钱，入麻油内溶化，涂于伤处，立愈。此方止痛止血及治汤火等伤，涂之皆妙，如脚跟被靴小擦破者亦效。

《肘后方》：治金疮扑损，用青蒿捣封之则愈。一方：用青蒿同麻叶、石灰等分，五月五日捣和，晒干为末搽之。如脑破骨折，用蜜和葱白捣匀，原封立效。

《卫生易简方》：用夏枯草嚼烂罨上即愈，亦治金疮扑损。熬膏酒化服，治远年损伤，瘀血作痛。

《深师方》：卓氏膏，治折腕损伤，用大附子四枚生切，以猪油一斤，三年苦醋，同浸三宿，取脂煎三上三下，日摩敷之。

杨清叟方：治多年损伤入骨发痛者，用草乌头、南星等分，少加肉桂、姜汁，热酒调涂，未破者，能内消。

孙真人方：治陈伤，用冬瓜子末，温酒服之。

《近效方》：益母膏，治折伤内损有瘀血，每遇天阴则痛，神方也，或炼服亦可。

砖石伤

耀山曰：砖石所伤，形不整齐，非斜侧即尖歪。若有被伤，头面居多，身背手足间或有之。其伤处，较之铁器稍轻，比之木伤略重，势必破肿，骨已受伤，肉又碎绽，则此伤失血、瘀血兼有之，内服外敷，皆要去瘀活血为君，则庶无溃烂瘢痕。

《千金方》：治打头青肿，用大豆末敷之。

《永类钤方》：治打扑伤痕，用水调半夏末涂之，一宿即没也。如打伤出血者，用陈紫苏叶蘸所出血，挪烂敷之，血不作脓，且愈后无瘢痕也。

《摘玄方》：治打伤出血，用竹节草（即马兰）同旱莲草、松香、皂子叶（即栀子叶，冬用皮）为末，搽入伤口。

苏恭方：治打伤瘀血攻心者，以人尿煎一升，日一服，神效。

张氏《经效方》：治打伤出血，用葱白连叶，煨熟捣敷之。又方：治一切损伤，止血生肌，令无瘢痕，用盐藏杨梅和核捣如泥，做成梃子，以竹筒收之，凡遇破伤，研末敷之，神效。

《集简方》：治扑打损伤，用水桐树皮，去青留白，醋炒捣敷。如损伤瘀血者，用赤雹儿（即王瓜）烧存性研末，无灰酒空心服二钱。

《广利方》：治损伤瘀血不散，变成痈肿者，用生庵闾蒿捣汁一升，服即消。

《鬼遗方》：治损伤瘀血在腹者，用白马蹄烧烟尽研末，酒服方寸匕，日三服，一夜血化为水也。

李仲南《永类钤方》：凡诸伤瘀血不散，五六月收野苎叶、苏叶，共捣烂，敷伤上。如瘀血在腹内者，以顺流水绞汁服，即通血为水，秋冬用干叶亦可，此方以生猪血试之，可验也。

《直指方》：治损伤瘀血混闷，身体疼痛者，用辣桂为末，酒服二钱。

《塞上方》：治损伤瘀血在内，烦闷者，用蒲黄末，空心温酒服三钱。

木器伤

耀山曰：木器，棍棒之属也。凡伤痕斜长，两头必有高下之分，其色淡红而赤黑，虽痊，瘢痕不能尽灭，轻则瘀滞疼痛，重则筋伤骨损，再审有无他物之伤，或兼因何内病，须按轻重各伤而分治之，更以消灭痕瘢为要。

《圣惠方》：治击扑损伤，用童子热尿一盏，食前调下，日三服，利下恶物瘥。

《肘后方》：治一切折伤，用寒食蒸饼为末，每服二钱，酒下，甚验。

吴宇上传：用牛皮胶，以生姜汁熬化，棉布摊贴。又方：治跌打，用生大黄、肉桂各一两细研，红糖调敷，均效。

《简便方》：治打扑伤，用羊角灰，以沙糖水拌，瓦焙焦为末，每热酒下二钱，仍揉痛处。

《通变要法》：治打伤肿痛，用白凤仙花叶捣如泥，涂肿破处，干则再上，一夜血散即愈。冬月收取干者为末，水和涂之。

《外台秘要》：以大豆黄末，水调涂之。

《集验方》：治打伤损痛，用无名异为末，酒服，赶下四肢之末，血皆散矣。又木石打伤，外用水龙骨煅研，桐油调搽效。

赵氏方：治打伤肿痛者，用热麻油和酒服之，以火烧地卧，觉即痛止肿消。松杨氏相打，用此方，经官验之，了无痕迹。

灭诸瘢痕方：《千金》用鹰屎白和人精敷之，日三次。

《圣惠方》：用鹰屎折二两，僵蚕一两，为末，蜜和敷之。又方：鹰屎白单用不能灭瘢痕，须合僵蚕、衣鱼之属为膏乃效。

《总录》云：用鹰屎白同白附子各一两为末，醋和敷，日三五次，痕灭。又方：春夏用大麦麸，秋冬用小麦麸，筛粉和酥敷之。

少林寺僧传：夺命丹，治跌扑损伤，不能言语，大小便闭，鼻有一丝气者，服此神效，当归、草乌、乳香、没药、血竭、半两钱（醋制数十次）、自然铜（醋淬七次）各等分为末，每服二三分，黄酒送下，伤重者，两三服即愈，百日内忌食荸荠。愚按：此方凡一切跌打损伤皆可服，若出血过多，气虚极者，切不可服。

卷之十

足踢伤

耀山曰：足踢者，鞋头之伤也。有软硬轻重之分，如系自做软底，则伤轻而浮肿，如系市买毡底，则伤重而坚硬，或尖头皮靴皮鞋，伤重入骨，如系钉鞋钉靴，则更重，其色紫黑贴骨，甚至有骨伤损者，不可无辨。其伤则在前后心、两肋、腰间以及肾囊、阴门居多。虽不及上三面，亦或有之，非人已仆地，则不能及也。

《图经本草》方：治踢扑损伤，以重阳日收老黄茄子百枚去蒂切破，消石十两捣碎，层铺密封净处，至正月后取出，晒至二三月，度茄已烂，开瓶滤去滓，别入新器，薄纸盖头，或绵更好，暴至成膏，酒调半匙服之。亦治坠损跌扑，极能散血止痛。

《圣惠方》：治跌打损伤，恶血攻心，闷乱疼痛者，以干荷叶五片，烧存性为末，每服一钱，童子尿一盏，食前调下，日三服，利下恶物为度。

《千金方》：治踢伤瘀血在腹内者，用刘寄奴、骨碎补、延胡索各一两，水二升，煎七合，入酒及童便各一合，顿温服之。又方：瘀血在腹气短者，用大豆五升，水一斗，煮二升顿服，剧者不过三服。

踢伤折臂不能动者，用肉桂、硫黄各一两，以糯米饭捣敷伤处，再敷一次全愈。

《救急篇》：治踢伤，米醋煮冬青叶，加麻油少许贴之。如筋骨疼痛者，用鼠屎烧末，猪脂和敷急裹，不过半日痛止，此梅师方也。鼠屎又名两头尖。

口咬伤

耀山曰：口咬之伤，肿痛臭烂异于寻常。人之牙齿，日食炙热之物，渐积有毒兼有风。初咬时，即用童便浸伤处，洗去齿黄污血，然后敷药，或贴膏药，出微脓即愈。若失治，则烂肿发痛，仍用童便浸洗，贴膏，俟肿消痛止时，用葱白少加甘草洗之，敷生肌药收口。若指已咬下，因齿内有风，着于疮口，皮肉损烂，如失于调治，多致不救。按《疡科选粹》，初咬，以泽兰散敷之。

胡学海七圣散：治人咬伤破烂，用人粪烧存性三钱，生大典、花蕊石、炉甘石各二钱，轻粉一钱，甘草一钱五分，冰片五分，共乳极细搽之。

《金鉴》治法：随于咬后，即用童便洗之，人粪涂之，肿溃时，人中黄熬汤时洗，较诸治法尤觉神效。

通变治法：治人咬伤疮，用龟肚骨、鳖板骨各一片烧研，油调搽之。如人咬疮溃烂，用呷蛇龟甲烧灰敷之。如人咬指烂，用龟甲烧灰敷之。

人咬伤验方：用鸡屎涂咬处，立刻止痛，且不作脓。

陈实功曰：人咬，为良肉受伤，但阳明胃经所属者齿，脏腑多火热，凡食经此，无不胔烂下咽，又饮食炙煿之毒无不侵袭，故伤人发肿，其痛异常，臭脓腐烂，痛彻连心，是感受牙齿之毒也。初咬时一日内，众人撒热尿浸伤处，洗净牙黄瘀血，咬孔上蟾酥饼贴之，膏盖后出微脓渐愈。如初咬时未用此法，致肿痛发胖者，亦与童便洗净挹干，用粗纸拈蘸麻油点火，用烟焰熏肿痛上，良久方住，以解其毒，仍以蟾酥条插入，太乙膏盖，候肿消时，换玉红膏搽之，长肉完口。

愚按：验方，或热尿洗去牙黄瘀血，以生栗子嚼极烂涂。如肿消，用麻油纸拈火焰熏之，或用干人粪装荔枝壳内，安放咬处，加艾圆灸之，以不痛为度，或生栗子和饭嚼厚罨伤处，或白萝卜叶嚼烂敷之。或被咬，受牙黄毒，用老鼠屎（即两头尖者）七粒，荔枝肉一个，红糖捣匀敷上，牙黄即拔在敷药上，亦妙。

拳手伤

耀山曰：拳手伤，骨肉相击也。多在上三面及脊膂、胸前或上肋，即或伤及下肋，亦少也。其伤痕轻者红赤色，重者青黯色，淤聚不甚焮肿者是。若兼推跌磕撞，足踢攒打而有他症者，仍于各条参治。夫将身就物谓之磕，与物相遇谓之撞，压在物上谓之矼，此又不可不分别也。

戴院使云：仆踣不知曰颠，两手相搏曰扑，其为损一也。按：仆音赴，踣音欧，并僵也。颠，仆倒也。

邵氏方：治打伤淤聚皮不破者，用萝卜或叶捣封之。

《千金方》：治殴伤淤聚，腹中闷满者，用豉一升，水三升，煎沸分服，不瘥再作。

谈埜翁《试验方》：治打扑损伤，用紫苏叶敷，亦治金疮不合。又方：用松节煎酒服，俱效。

《图经本草》：治打扑损伤，用胡桃仁捣和温酒顿服，便瘥。

《简便方》：治打殴伤损，用五爪叶捣汁，和童便、热酒服之，取汗即瘥，跌扑者亦效。

《海上方》：治损伤跌扑，用黄葵花子研，酒热服二钱。

《易简方》治打伤扑损，用姜汁和酒调生面贴之。

《便民图》：治诸伤，以寒食日浸糯米，逐日换水，至小满取出晒干为末，水调涂之。

遍身打伤，用申姜捣汁冲酒服。或申姜切片酒煎不时服。或申姜斤许捣碎，酒五斤，煮三炷香，去火毒，次日温服，外用申姜四两，生姜二两，捣敷，如干再换。昔有一盗，身无完肤，服此数日无恙。按：申姜即猴姜，骨碎补也，故功效如此。

板子伤

耀山曰：板子伤，竹片笞杖之刑，所伤臀也。不问已破未破，即服琼液散，能化瘀除疼痛消肿而不溃，且易结瘢，功胜他药多多。气质弱者，继之大补以培其元，使脾胃健旺，自能荣达于下也。外若未破者砭之，或选奇方敷之；已破者去瘀，后以七真膏生肌。如刑重肉糜黯肿昏聩者，剥黑羊皮乘热贴之，童便灌之，继以独参汤补之。如腐烂者，用黄白散洗之。

陈远公曰：腿受官刑，皮肉腐烂，死血未散，疼痛呼号，似宜用膏药、末药外治为佳。然受刑深重，不急内消，第恐外治，逍遥膜外，安能卫心，使恶血不相犯乎，故内治宜速。外治之方多有神奇，而内治之法一时难效，往往多至心乱而死者。虽犯法遭刑，其中情真罪当者固多，而拖累遭陷者更复不少，冤气在心则肝叶开张，肝气填急尤善引血入心，使无辜之人一旦轻死，固非医人之罪，而治之无法，是谁之愆与？予得异方，凡受官刑实时煎服，后用膏药、没药，内外兼治，疮口易愈，必无性命之忧矣。内服卫心仙丹：大黄、红花、丹皮、木耳各三钱，白芥子二钱，当归、生地各一两，桃仁三十粒，水煎一服，恶血散矣。再以护心仙丹膏贴之，用大黄、白蜡、败龟板、当归各一两，三七根、乳香、没药各三钱，骨碎补、松香各五钱，麝香五分，为末，先以猪油一两，同白蜡、松香入铜锅内化开，再下各药拌为膏，贴伤处，外用油纸包裹，以布扎住，轻者一张，重者二张足矣。如夹棍重伤，不过四张，即可行步矣。二方至神至奇，内方使恶血尽散，外方使死肉复生，合而用之，何至损命，叹医治之无术耳。按：周鹤仙夹棍伤神效膏，多川续断五钱，余与上方同。

琼液散：治杖伤、夹伤、打伤、跌伤，并治风寒湿痛，筋骨酸痛。用闹洋花拣净、炒为末，每服五分，壮者七分，先饮酒至半酣，服药酒送至醉，勿语，语则发麻，其功甚捷。

七真膏：治敷杖伤。用乳香、没药、三七、轻粉、儿茶各三钱，麝香四分，冰片三分，共为细末，瓷器固藏，遇杖者以蜜调敷，瘀血自散，只此一敷，不必再换。

黄白散：洗杖疮。用大黄、白芷等分，水煎洗伤处，以痛至痒，痒洗至痛，见伤处红色为度。

以上三方，皆出《陈氏秘传》。

《景岳全书》：治杖疮，以半夏、松香各一两研碎，蜜调成膏贴之，勿令见风，如干再换一个即愈。一方：用大黄一两，加上好冰片二分另研，俱为末，和匀，冷水调如糊，摊杖处，实时止痛，一日后换膏药贴之。又方：用大黄、白芷、半夏生研各七钱，为末，以姜汁调敷，干即再敷，以黑处血红为度，即换贴膏药神效。

《东医宝鉴》云：凡杖毕，即用童便、好酒各一钟合而温服，免血攻心甚妙。本草云：通滞血，皆以酒化服。

《选粹》云：初杖，以韭菜同葱白捣烂，炒热贴伤处，冷则易之。又方：初杖后，以野苎根同盐捣烂敷疮上，伤重者多用盐。又方：以刘寄奴末六钱，马鞭草末四钱，相合再研极细，蜜调敷伤处，湿者干掺。

《种杏堂》：治杖后，用葱白一味捣，炒热搭杖处，冷则易，止痛散瘀如神。又方：豆腐，盐水煮熟铺杖处，气蒸腐紫。以色淡为度，溃烂亦宜。

《外科正宗》诀曰：杖刑之后肉不破，瘀血攻疼没门路。将针点破脓血流，管教患者随行步。

杖疮妙方：治棒杖打，肿痛者，用猪毿苧、地园荽、田茶菊、地薄荷、血见愁、山薄荷、泽兰叶、生地黄，共捣烂取汁，泡酒服，以滓敷贴。

又方：治前证，用金屯叶、宝塔草、山薄荷、猪狲苐、芙蓉叶、地薄荷、桑叶尾、泽兰叶，共捣烂取汁，泡酒服，以滓和大黄末敷贴。

又方：治前证，用猪狲苐，以多为君，泽兰叶、生地黄根叶俱用，共捣烂取汁，泡酒服，以滓敷贴。

又方：治前证，用朴树叶、水坊叶，共捣烂敷贴。

又方：治前证，用绿豆粉、侧柏叶各研等分，以鸡子清和桴油打匀，调豆粉搅匀，时时以鸭毛扫之。

又方：治前证，用大黄三两，槟榔三钱，石膏煅六两，共为细末，用猪胆汁、鸡子清、桴油，打匀入末，时时以鸭毛扫涂之。

牛脂膏：治杖疮神效，用乳香、没药、樟脑各五钱，黄蜡四两，水牛油一斤，先将乳、没、樟脑研为细末，后熔黄蜡，次入牛油和匀，调入前末搅匀，用油纸摊贴，或以天芋叶摊贴，极妙。

《宝鉴》云：杖疮只是血热作痛，用凉药去瘀血为先，用凤仙花连根叶捣烂，贴患处，干即易，一夜血散即愈。

又方：以绿豆粉微炒，鸡子清调敷之。又方：治杖疮皮不破而内损者，用萝卜根捣烂，罨伤处良。

《摄生方》：治杖疮未破，用干黄土末，童便入鸡子清调，干即加上，随以热水洗去，数十次，以转紫为红色者愈。

《救急方》：治杖疮肿痛，用雄黄二分，密陀僧一分，研末，水调敷之极妙。又方：用水粉一两，赤石脂一钱，水银一分，以麻油捣成膏，摊油纸贴之。肉消者，填满紧缚。

赵氏：治杖疮肿痛，用滑石、赤石脂、大黄，等分为末贴之。

《本草》方：治杖疮肿痛不可忍者，用没药研细一钱，热酒服。李时珍云：杖扑伤损瘀血淋漓者，随即烂嚼山漆，罨之即止，青肿者即消散。若受杖时，先服一二钱，则血不冲心，杖后尤宜服之。

《集简方》：治杖疮肿痛，用新石灰，麻油调搽甚妙。

《千金方》：治杖疮肿痛，用釜底下土为末，和油涂之，卧羊皮上，频涂。又方：单服童便良。

《应验方》：治棒疮，用生大黄五两研末，豆腐二块，加白萝卜两三个，同捣烂涂之，即可无虞。

《医方摘玄》：治前症，用大黄末，醋调涂之，童便亦可。又方：用红糖调敷，俱妙。

《拔萃》方：治前症，用豆腐切片贴之，频换。一法：以烧酒煮贴之。

《简便方》：治前症，用湿绵纸铺伤处，以烧过酒糟厚铺纸上，良久痛处如蚁行，热气上升，即散。

《医林集要》：用六月六日黄瓜，入瓷瓶中水浸之，每以水扫疮上，立效。

《方广附余》：治前症，用芙蓉花叶研末，入皂角末少许，鸡子清调涂之。

《卫生易简方》：治前症，用五倍子去穰，米醋浸一日，慢火炒黄研末，干掺之。不破者，醋调涂之。

《志雅堂抄》：治前症，用水蛭炒研，加朴硝等分研末，水调敷。

《西湖志》：治前症，用未毛小鼠同桑椹子，入麻油中浸酿，临时取涂，甚效。

《秘方》：治棒疮皮破，用辟麝香草叶捣烂敷上，扎住即愈。

《外台秘要》：治杖疮血出，用猪血一升，石灰七升，和剂烧灰，再以水和丸，又烧三次为末，敷之效。

《纲目》：治杖疮入风疼痛，用马或骡湿粪，替换热熨，日五十遍，极效。

《永类钤方》：治杖疮，用赤龙麟（即古松皮）煅存性，研末搽，最止痛。如溃烂者，用乳香煎油，搽疮口。

唐瑶《经验方》：治杖疮溃烂，用鸡子黄熬油搽之，甚效。

《都门内官方》：治杖疮烂下肉至重者，用木耳水洗捣烂，敷在烂处，止痛生肌。

《公门秘方》：治杖伤久烂，中有四五分深潭，不能收口者，用血竭一钱、朱丹、轻粉各二钱，白蜡五钱，共为细末掺上，一日夜，其肉四围生起，两日即平。

《万病回春》：乌龙解毒散，治人受杖责后，疔甲烂肉，疼痛难忍，不能起动，服此痛止，便能动履，其效如神。用木耳四两，入炒锅内炒焦存性为末，每服五钱，热酒一碗调下，服后少顷，其药力行至患处，痒如针刺，不时流血，化尽死肉，数日如故矣。

冯鲁瞻曰：杖疮，宜用紫荆皮、乳香、没药、生地、大黄、黄柏之类。

朱丹溪曰：黄柏、生地、紫荆皮，皆敷杖疮之要药也。若血热作痛，宜凉血去瘀为先，加血竭、红花更佳。

《中州集》曰：以酒下地龙散，投以蜡丸，则受杖失痛。歌曰：嚼蜡谁知味最长，一杯西酒地龙香。年来纸价长安贵，不重新诗重药方。

申斗垣曰：叫号伤气，忍痛伤血，亦有血奔心而死者，急宜热尿灌之。

《洗冤集录》云：受杖之人，忌卧草竹席，又忌卧热坑。

《医学入门》云：凡杖后，疮忽干陷黑色，毒气攻心，恍惚烦闷呕吐者死。

夹棍伤

耀山曰：夹伤，即挤伤也。按《外科心法》云：禁用敷药、膏药及泥涂等法，恐后必作肿成脓。受刑后，随用银朱或朱砂末，烧酒调敷伤处。再着一人，以手十指尖轻啄患者脚心，先觉痒，次觉疼为止。次着一二人，以笔管于患者脚面上轻轻赶之，助通血脉，候伤处凹者突起，四围肿大为度。即服琼液散，随饮至醉。次日揩去所敷银朱，只用洗杖汤，日烫二三次，次日再服琼液散，其肿自消，痛即止矣。如复受重刑以致破溃者，外贴琼液膏，内服代杖汤，继宜大补气血，易于收功，生肌时换贴六真膏，其效甚捷。

洗杖汤：治夹伤，消肿止痛。陈皮、透骨草、天门冬、地龙皮、骨碎补各五钱，象皮一两切碎，水煎浸洗，日三二次。

琼液膏：治夹杖所伤，立能止痛生肌散瘀。当归尾、闹洋花、红花、白芷、蒲黄各二两，香油一斤浸药，七日煤枯去滓，入白蜡、黄蜡各一两溶化尽，绢滤净，稍温再入冰片六分，没药、乳香末各六钱，搅匀摊贴。

代杖汤：治杖夹伤。乳香、没药、苏木各二钱，蒲黄、木通、枳壳（麸炒）、生甘草、当归尾、丹皮、木耳、穿山甲（炙研）各一钱，土木鳖（焙）五个，酒水煎服。

六真膏：治一切受刑肿瘀疼痛。乳香、没药（各去油）、血竭、儿茶、三七各三钱，樟冰三两，共为末，用猪油十二两隔水煮化，将药入油内，和匀摊贴。

以上四方出陈氏。

应验方：治夹棍疮，用嫩鸡一只摁死，不可用刀割，不要去毛破肚，加凤仙花子三钱，冰片三钱另研，共入臼内捣烂，先将热酒洗足，后将药敷上，止痛立起。

《疡医大全》云：夹棍伤，一出衙门，即用热童便一盆，将足浸之，如便冷，烧红砖两块淬之即热，直浸至童便面上浮起白沫，其伤尽出矣。不溃，再用肥皂捣如泥，入鸡子清和匀，罨伤处，以草纸包裹缚紧，三日不动即效。内服末药，用人中白煅一两，木耳烧存性五钱，乳香、没药、怀牛膝各三钱，自然铜五钱，共研细末，再用牛膝煎酒调服三五钱。如无末药，可用归尾、川芎、乳香、独活、鳖虱、胡麻、骨碎补、红花、五加皮各一钱，生白酒一壶，煎数沸，纵量饮，避风，厚盖出汗立愈。如骨伤，加土鳖虫一枚。又方：治受大刑后，用独核肥皂一斤，晚米一升，同煮成饭，去饭，用肥皂捣敷。

又方：用生独核肥皂、砂糖、真麝香，共捣如泥，蒸热作饼。贴夹伤上，棉花包好。

《秘方》：用生牛肉剁烂，作饼四个，每个纳胡椒十粒，贴夹伤处，新棉裹紧，一夜即能步履矣。

又方：用黄牛肉一斤锉碎，入红铜末四两，捣匀敷之。

《景岳全书》：治夹伤，用生姜、陈酒糟各一斤，同捣烂炒热，罨伤处。

《疡科选粹》：治夹伤单方：用初出地葱煨熟，劈开取其涎，频涂伤处。久而葱捣烂，炒热畬之。

一方：用小虾蟆五个，皮硝三分，生姜一两，酒糟一碗。肿者，加红内消同捣烂，敷伤处。

一方：以飞𥐟同山栀末拌匀，水调敷伤处，外护以纸，死血自散。

一方：用绿豆粉炒令紫色，以热酒或热醋调敷。

一方：用小麦𥐟、锅煤各五分，狗头骨、乳香、五倍子各一分，为末，热酒调敷伤处，破者不可用，重者加自然铜。

一方：用补骨散，以古铜钱二百，铜丝并穿，以活桑木为柴，烧钱至红，在米醋一大碗内淬之，再烧再淬，七八十次，取碗底沉下铜锈屑，就以醋洗炭灰，磁瓶收贮，用时以黑雄鸡一只，清水煮熟，去肉用骨，以醋炙酥为末，加乳香、没药各一两，为细末，铜屑亦研细和匀，取患人顶心发一缕烧灰，和前末二分五厘，好酒调下一服，如吐再一服，痛止不可再用，但终身忌食荸荠。而成药止用二分五厘，乳、没要用一两。若用骨末一分，乳、没末各六厘，铜屑三厘为是。或作为丸服，临时酒化。接骨亦用。

走起脚泡，乃擦伤也。按《选粹》方，以生面为糊贴，过夜即平。又干饭粘纸亦效，又不如贴太乙膏为妙。

拶指伤

耀山曰：拶指伤，系妇女之刑伤也。势必指头损碎，皮破内绽筋伤，痛连心腹。盖十指，手三阳手三阴之经脉起止，故痛连五内也。然方书罕载治此医药，略备两条，余惟比类施治而用之，斯为智之智也。

《景岳全书》：治拶伤手指者，用皂矾二两，水四五碗，砂锅内熬滚，将手熏洗，良久即血活疼止，不致溃烂。熬水忌铜铁器，其洗手水，过夜即臭恶不可闻，次日另换再洗可也。

又《叶氏医案》云：指拶凹者，用银朱调烧酒围之即平。按此或用童便洗，炒葱罨皆可，如果溃烂，药宜去瘀生新，余可类推矣。

皮掌伤

耀山曰：皮掌伤，极轻之刑，以示辱也。本不用疗治，次日便可消愈。但若重责至再，腮肿颐长，甚有唇破齿落，饮食维艰，为医者不可以遗此伤而无治药，故自变量方以备选用。

俗方：治掌伤紫肿，用烧酒以鹅翎刷之即消。如腮肿下垂者，以烧酒频敷，即收缩矣，且无药迹瘢痕，神效无比，惟破者不宜。又方：治唇破血出者，用软石膏、广铅丹等分为末掺之，或用凤凰衣贴之。

《御药院方》：治打动齿牙疼痛者，用土蒺藜煎汤，加盐少许漱口甚效，或烧灰存性揩之，即牢固矣。

按：此伤受虽一致，损有数端，如腮肿、骨伤、唇破、牙动者，宜按前地阁骨、唇口门、齿牙门参看施治。

抵触伤

耀山曰：牛角抵触伤，系不知而骤撄也。痕小而深，若皮不破，伤亦赤肿，甚者腹破肠出。伤多在前心胸、两肋之半及小腹。若牛伏而奔，避之不及，则受伤多在脊背及肋之左右。未破者逐瘀，已破者生新，伤轻者不药可痊，伤重者内外兼医，肠出腹破者缝而合之，骨折筋断者接而缚之，斯法备也，不可拘泥论下数方而已。

《肘后方》：治牛马触动胸腹破，四肢摧折，以乌鸡一只，连毛杵一千二百下，苦酒三升和匀，以新布揾病处，将膏涂布上，觉寒振欲吐，徐徐取下，须臾再上一鸡，少顷再作，以愈为度。

《医学入门》：治牛触肠出不损者，急送入，以桑白皮筋或生白订为线，合肚皮缝上，掺血竭末或百草霜，血止立活，勿封裹，恐内作脓也。又方：治胁伤肠出臭秽者，急以香油摸肠，用手送入，煎人参地骨皮汤淋之，皮自合，吃羊肉羹十日愈。

践踏伤

耀山曰：车马践踏伤，有缓急丛乱轻重多寡之分，总以伤及要害与否为辨。马力驰大，伤多骨折，甚至肠脏俱出，均为不治。拥挤扑地而践踏，伤处必多，但不似驰骤之力重而折甚，若只触倒或踏不着要害处，即有皮破瘾赤黑痕，皆可医治。人踏伤者，成片而长，一头轻，一头重，丛踏不起，则轻重长短不一。若被车轮抐着，多在心头、脑前并两胁肋要害处，即不可救，不是要害处可治。但车有横辇、直辇之分：横辇者，十字路口，人从横过，车行急骤，不可挽回，其人跌扑被辇。或在首项、心胸、背脊、肋腹等处，即或不死，总属难医；或在手膊腿足，虽有皮破骨折，亦属可治。直辇者，如对面迎车，直而径过，其伤必长，或左或右，却多在仰面；若人前行，车从后至，伤亦如之，但属在背居多。大抵辇着手足等处，虽重可治；辇着胁肋要害等处，虽轻，总不可救矣。

《梅师方》：治马踏伤肿痛作热者，用鼠屎二七枚，故马鞭五寸，和烧研末，猪油调敷。

按：车抐车辇，方无专条。如抐伤者，以磕碰门方可通用。若车轮践辇，以坠堕、压迮二门选方可用。至骨折肠出，是有本条方法医治，故不复叙。

骨折伤

耀山曰：骨折，伤之至重也。扁鹊云：疾在腠理，汤熨之所及也；在血脉，针石之所及也；在肠胃，酒醪之所及也；其在骨髓，虽司命无如之何矣。况顶心、囟门、额颅、额角、脑后、乘枕、颈骨、结喉、胸骨、心坎、血盆、脊背、脊膂、腰眼、方骨，皆属致命之骨，一有损伤，生死反掌。若余骨折断，按前卷端接之法调治。倘穷乡僻壤，仓卒无医者，可选后集诸方治之，庶无血凝气泄而遗残废后患也。

接骨不知痛方：汪机用酒磨茉莉根，一寸则昏迷一日乃醒，二寸二日，三寸三日。凡跌损骨节，入臼接骨，用此不知痛也。

藏器铜末焊骨方：有赤铜屑细研，酒服，直入损处。

《接骨方》：用叉鸡草捣烂取汁，热酒和服，数次即愈。

杨拱《摘要方》：用土鳖焙存性为末，每服二三钱，接骨神效。又方：用生土鳖擂汁，酒服亦效。

《袖珍方》：损伤接骨，用蚵蚾（即土鳖）六钱，隔纸砂锅内焙干，自然铜二两，用火煅醋淬七次，为末，二钱温酒调下，按病上下，分食前后服。

《集效方》：接骨，用土鳖阴干一个，临时旋研入药，乳香、没药、龙骨、自然铜（火煅醋淬）各等分，麝香少许，为末，每服三分，入土鳖，以酒调下。

《备急方》：用大虾蟆研如泥敷之，劈竹裹缚，其骨自痊。

《接骨方》：用鹰骨烧灰，每服二钱，酒下，随病上下分食前后服。又方：用雕骨烧灰，每服二钱，酒下，并效。蔺道人方：用鹗骨烧灰存性，配醋制古钱，等分为末，以热酒服一钱，分食前后服。李时珍曰：鹰、雕、鹗骨皆能接骨，盖鸷鸟之力在骨，故以骨治骨，从其类也。《日华》云：生蟹捣烂，炒罨之，亦能接骨。

薛氏接骨散：用官粉、硼砂等分为末，每服一钱，苏木汤调下，仍频饮苏木汤大效。《苏沈良方》神授多当归，异神所授，故名。一方有醋制半两钱。《永类钤方》用酒调白及末服，其功不减自然铜、古铢钱也。

《乾坤秘韫》：接骨用芸薹子一两，小黄米二合，龙骨少许为末，醋调摊贴。又方：用五灵脂、白及各一两，乳香、没药各三钱，为末，热水同香油调涂。又方：用牛蹄甲，入乳香、没药烧研，黄米糊和敷之，并效。

杨诚《经效方》：接骨，用市上乞儿破鞋一只烧灰，白面等分，好醋调成糊，敷患处，以绢束之，杉片夹定，须臾痛止，骨内有声为效。

《百一方》：治损伤骨折，用夜合树皮（即合欢皮）四两炒，白芥子一两炒，为末，温酒每服二钱，卧时服，以滓敷之，接骨甚妙。

《易简方》：治打损接骨，用狗头一个，烧存性为末，热醋调涂，暖卧。

愿济堂刊施方：治跌打骨断，用金樱子兜，即其根也，去皮煎酒热服，渣敷患处立效。

《儒门事亲》：乌金散，治骨折，用乌金石（即铁炭）三两，自然铜、当归、大黄各一两，制为末，童便红花酒下二钱。又方：接骨，用五灵散脂一两，茴香一钱为末，先以乳香末于极痛处敷上，以黄小米粥涂之，乃掺末于粥上，帛裹，木牌子夹定，三五日效。

麦斗金接骨方：用古老钱二十个，自然铜五分，各以火煅，朱砂一钱，乳香、没药各三分，共为末，炒甜瓜子擂酒，送服一麦斗，三服即续，麦斗即茶匙也。

《经验后方》：接骨，用水獭一个支解，入罐内固济，待干，煅存性为末，以黄米煮粥摊患处，掺獭末于粥上，布裹之，立止疼痛。

一方：用五铢钱（醋制）一两二钱，黑鸡骨末三两，研匀。病在上服二钱，在下服四钱。或加乳香、没药。

筋断伤

耀山曰：筋断，筋之重伤也。按《内经》云：肝主筋。又云：诸筋皆属于节。《得效》云：寒则筋急，热则筋缓。《纲目》云：肝气热为筋痿，则筋急而挛。河间云：热气燥烁于节，则挛痿而痛。丹溪云：形志苦乐，病生于筋，治之以熨引。《灵枢经》云：筋绝者，手足甲青，呼骂不休，九日死。故《金鉴》有筋强、筋柔、筋歪、筋正、筋寒、筋热、筋走、筋翻之分，必先审其或为跌堕，或为打仆，或为撞压，然后依法而治之。若致于筋之断者，病至极矣，如无效验秘法，何能接续哉。方附于左：

危氏方：治筋断，用枫香末敷之。其枫香，即白胶香也。

《拾遗》方：治被斫筋断，用蟹去壳，同黄捣烂，微炒纳入疮中，筋即连也。

《外台秘要》方：治被斫筋断，用旋覆根捣汁，沥疮中，仍以滓敷之，日三易，半月筋断即续，此方出苏景中疗奴有效。又方：治伤筋出血，用葛根捣饮，干者煎服，仍熬屑敷之。

《千金方》：治筋骨破伤，以白马热屎敷之，无瘢。

陈氏**《选粹》方：**治筋断，用金沸草根叶捣汁，涂筋断处，封口便续，此花亦名旋覆花。

《灵苑方》：治折伤筋骨，用白矾末一匙，泡汤一碗，帕蘸，乘热熨伤处，少时痛止，然后排整筋骨点药。

《御药院方》：治筋骨折断，用米粉四两炒黄，入乳香、没药各半两，酒调成膏，摊贴之。

《纲目》：治筋断骨折，用骨碎补捣筛，煮黄米粥和裹伤处有效。如瘀痛，用续断煮汁内服，捣烂外敷。

《多能鄙事》：治筋骨折伤，用无名异、甜瓜子各一两，乳香、没药各一钱为末，每服五钱，热酒调服，小儿三钱，服毕以黄米粥涂纸上，掺左顾牡蛎粉裹之，竹篾夹住。

《卫生易简方》：治筋断骨折，用接骨木半两，当归、芍药、乳香、自然铜各一两为末，黄蜡四两，投药搅匀，众手丸如芡实大。若止损伤，酒化一丸。若碎折筋骨，先用此敷贴，乃服。又方：止痛活血，用当归、定粉、硼砂，等分为末，每服一钱，苏木汤下，即神授散也。

《疡医大全》：治打伤筋骨，遍身青肿，紫血不行，疼痛难忍，用白芷一两，甘松三钱，山柰一钱，麝香三分，共研细末，每服三钱，或童便，或酒冲，开水调服。

《青囊》：治筋骨折伤，急取雄鸡一只刺血，量患人酒量，或一碗或半碗和饮，痛立止，神验。

《本事方》：跌折伤筋骨痛不可忍者，用生地黄一斤，藏瓜姜糟一斤，生姜四两，都炒热，裹罨伤处，冷即易之。又《类编》所载，只用藏瓜姜糟一物，入赤小豆末和匀，罨于断处，以杉片或白桐片夹之，云不过三日即痊。《千金方》以生地黄捣烂热敷夹缚，亦痊。

《澹寮方》：治折伤疼痛，用绿豆粉，新铫炒紫，新汲井水调敷，以杉木皮缚定，其效如神。

邵真人秘传神效散：治跌扑损伤，骨折骨碎，筋断筋伤，痛不可忍，此药极能理伤续断，累用累效。用路上墙脚下，往来人便溺处，久碎瓦片一块，洗净火煅，米醋淬五次，黄色为度，刀割下细末，每服三钱，好酒调下，随病上下分食前后服，不可轻易而贱之。诚神方也。

风湿伤

耀山曰：风湿伤，即破伤风、破伤湿也。前卷论分刚柔表里虚实，药用汗下祛邪和伤，详且备矣。惟其效验单方罕附，故集于此。

谈野翁《试验方》：治破伤风病，取无根水一盏，入百草霜，调捏作饼，敷患处，三、五换如神，此蒋亚香方也。邵真人《经验方》：治破伤风，用雄黄、白芷等分为末，酒煎灌之即苏。又方：用狼虎穿肠骨四钱炙黄，采花蝉蜕二钱，为末，每服一钱，米汤调下。若口干者，不治。如有腰脊反张，牙紧口噤，四肢强直者，用鸡屎白一升，大豆五升，炒黄，以酒沃之，微烹令豆澄下，随量饮，取汗避风。又方：用黑豆四十枚，朱砂二十支，同研末，以酒半盏调服之。又《锦囊方》：治破伤风血凝心，用乌鸦翎烧灰，酒服一钱，或白汤下，俱妙。

《经验后方》：治破伤风牙关紧急者，用天南星、防风等分为末，每服二三匙，童子小便五升，煎四升，分二服，即止也。按此方即玉真散，又名定风散。

《肘后方》：治金疮中风，煎盐令热，以匙抄沥却水，热泻疮上，冷更着，一日勿住，取瘥大效。

胡氏夺命散：又名玉真散，治打扑金刃伤及破伤风、破伤湿，发病强直如痫状者，天南星、防风等分为末，水调敷，疮出水为妙，仍以温酒调服一钱。已死心尚温者，热童便灌二钱，斗殴内伤并坠压者，酒和童便连灌三服即苏，亦可煎服，此《三因方》也。

又方：治破伤湿口噤强直者，用牡蛎粉，酒服二钱，仍外敷之取效。

《准绳》方：治破伤风出血不止，以当归末敷之良。如头目浮肿，用蝉蜕为末，以葱涎调敷患上，实时拔出恶水而愈。若寒热垂危，亦用蝉蜕四两，烧末调服。

《普济方》：治破伤风，用白面、烧盐各一撮，新水调涂之。

又方：用生南星末水调，涂疮四围，水出有效。

又方：用避阴槐枝上皮，旋刻一片安伤处，用艾灸皮上百壮，不痛者灸至痛，痛者灸至不痛，用火摩之。

又方：用苏方木为散，二钱酒服立效，名独圣散。

又方：干蝎、麝香各一分为末，葱涎调涂破处，即取去恶水立效，名追风散。

又方：治破伤风项强身直者，以定命散主之，用白花蛇、乌梢蛇，并取向后二寸，酒洗润取肉，蜈蚣一条，全者炙，上为末，每服三钱，温酒调下。

又方：如破伤，牙关紧急，口噤不开，口面歪斜，肢体弛缓，用土虺蛇一条去头尾肠皮骨醋炙，地龙五条去泥醋炙，天南星八钱重一枚炮，为末，醋煮面糊，丸如绿豆大，每服三丸至五丸，生姜汤下，仍食稀葱白粥，取汗即瘥。昔宫使明光祖，向任统制官，被重伤，服之得效。

又方：如作痂无血，杀最急，以黄雀粪直者研服，酒送半钱。

又方：治破伤风疮，用黄明胶烧存性，酒服二钱取汗。

又方：治破伤风手足颤掉搐摇不已者，用人手足指甲烧存性六钱，姜制南星、独活、丹砂各二钱为末，作二服，酒下立效。

一方：治破伤湿毒肿痛不可忍者，用麝香末一字，纳入疮中，出水便效。

《卫生总录》：治破伤中风口噤身强者，用肉苁蓉切片晒干，用一小盏底上穿定，烧烟于疮上熏之。

高文虎《蓼花洲闲录》：治破伤中风，用黄连五钱，酒一盏，煎七分，加黄蜡三钱，溶热服之。

《寿域方》：治破伤风疮，用草乌头为末，每以一二分，温酒服之，出汗。

《儒门事亲》方：治破伤中风，用草乌尖、白芷，生研为末，每服半钱，加冷酒一盏，葱白一根，同煎服，少顷再以葱白热酒投之，汗出即愈。又方：蜈蚣头、乌头尖、附子底、蝎子梢等分为末，每用一字或半字，热酒灌之，仍贴疮上取汗愈。又方：用病人耳中膜，并刮甲上末，唾调涂疮口，立效。

《应验方》：治破伤风，用川乌三钱去皮尖面包煅，防风三钱，麻黄三钱，草乌三钱去皮炒，荆芥三钱，黄酒二饭碗，煎至一碗，加雄黄末一钱，温服取汗。

《救急方》：治破伤风肢强口噤，用鹭鸶鸟头，连尾毛烧灰研末，以腊猪脂调敷疮口。

贞元《广利方》：治破伤中风痉欲死者，用生葛根四两，以水三升煎，去滓分服。如口噤者，灌之。若干者，捣末调三指撮，仍以此及竹沥多服取效。又方：治金疮中风，用竹沥半升微服。

《卫生易简方》：治破伤风疮，用威灵仙半两，独头蒜一个，香油一钱，同捣烂，热酒冲服，汗出即愈。

《外台秘要》：治角弓反张，取蒜一升去心，无灰酒四升，煮烂并滓服之，须臾得汗即瘥。又云：凡闪脱折骨诸疮，慎不可当风用扇，中风则发痉，口噤项急杀人，急饮竹沥二、三升，忌饮冷食及酒。如竹沥卒难得，可合十许束并烧取之。

《千金方》：治破伤风，用杏仁杵膏厚涂，上燃烛遥炙之。如口噤者，用大豆一升，熬去腥气，勿使太热，杵末蒸令气遍，取下甑以酒一升淋之，温服一升取汗，敷膏疮上即愈。

《必效方》：治破伤风角弓反张，用杏仁杵碎，蒸令气溜，绞脂服一小升，并摩疮上良。

《摘玄方》：治破伤中风，用桑沥、好酒对和温服，以醉为度，醒服消风散。

孟诜《食疗》：治损疮中风，以面作馄饨，包秦椒于炭中烧之令熟，断开口封于疮上，冷即易之。

《圣惠方》：治破伤中风，用干蝎酒炒、天麻各半两为末，以蟾酥二钱，汤化为糊，和捣丸如绿豆大，每服一丸至二丸，豆淋酒下，甚者加至三丸。又方：无问表里，角弓反张者，用秋蝉一个，地肤子炒等分，麝香少许为末，酒服二钱。又方：用蟾酥二钱为糊，干蝎酒炒、天麻各半两为末，合捣丸成小挺子，如麦子大，每用一锭，井华水服。如疮热紧急，五、七锭葱汤下亦可，汗出即愈。如欲死者，用蜈蚣研末擦牙，去涎末立瘥。身如角弓反张，筋急口噤者，用守宫丸治之，守宫炙干七枚，南天星酒浸三日晒干一两，腻粉半钱，为末，以薄面糊绿豆大，每以七丸，酒灌下，少顷汗出得解，更与一服，再汗即瘥。或加白附子一两，以蜜丸。又方：用自己小便，日洗二三次，不妨入水。

张太尹敷治破伤风神效方：用蛴螬将驼背捏住，口中吐水，就取抹疮，觉身痒汗出，无有不活者，子弟额上跌破成风，依此治之，时间即愈。

《医学正传》：治破伤风发热者，用蝉蜕炒研，新型服一钱，神效。

《本草》：治破伤风，用蟾二两半，切剁如泥，入花椒一两，同酒炒热，再入酒二盏半，温热服之，少顷通身汗出神效。又方：用手足十指甲，香油炒研，热酒调呷，汗出便好。

危氏香胶散：治破伤风口噤强直者，用鱼胶烧存性一两，麝香少许，为末，每服二钱，苏木煎酒调下，仍煮一钱封疮口效。

刘氏《保寿堂方》：治破伤风，神效无比，腊月取狐目阴干临时用两目一副，炭火微烧存性为末，无灰酒服之。狐胆亦效，金乌散中用之。

《梅师方》：治破伤风疮，角弓反张，牙噤肢强者，用鼠一头，和尾烧灰，以腊猪油和敷之。

《衍义》方：治破伤风，用乱发如鸡子大，以无油器中熬焦黑研，以好酒一盏沃之，入何首乌末二钱，灌之，少顷再灌。

陈藏器云：凡人破伤，及有疮，着草上秋露春雨，顿不痒痛，乃中风及毒水，身必角弓反张，急以盐豉和面涂于疮上，灸出恶水，知痛痒而瘥。又云：刺疮伤风伤水作肿，以鲤鱼目烧灰敷之，汗出即愈。

《种德堂方》：治刀疮伤湿，有溃烂不生肌者，用寒水石一两，黄丹二钱，为末洗敷，甚者加龙骨、孩儿茶各一钱。

《瑞竹堂方》：治破伤风湿如疟者，以黄蜡一块，酒化服，与玉真散对服尤妙。

《简便方》：治破伤风湿，用新杀猪肉，乘热割片贴患处，连换三次，其肿立消。

《圣济总录》：治小儿破伤风病拘急口噤，用无心草半两，白附子炮二钱半，为末，每服一字，薄荷酒下。

汤火伤

耀山曰：汤火伤，系热毒之伤也。初起切忌敷贴寒凉，继而恐防毒气内攻。未发泡者轻，护肌肉，散热毒；已成疮者重，外以收湿生肌，内以解毒为主。按《选粹》云：但此皆卒然遭遇，未有不耗散元神，凉血解毒剂中，安神之药所不可少也。

申斗垣曰：火之为性，最为猛烈，万物顷刻成灰，何况人之皮肉，经此灼燔，皮焦肉卷，苦痛难熬，轻则成疮，重则致命。若滚汤沸油热粥失误，常遭其害，令人皮溻肉烂，重亦难医。又见贫苦烤火御寒，炽令火气入内，成疮作痛出汗，宜制柏油加薄荷末掺之。

《钱青榆丹方》曰：汤火伤，饮冷水者必死，浸冷水中必烂至骨。愚按：人遭火泡甚者，其身入水即死，因火毒逼入内也。

顾世澄曰：凡被火伤闷绝者，急用童便灌之，或自己小便（名轮回酒）灌之，或温水和蜜灌之，甚则以酒荡热入浴缸内，令伤人浸酒中，虽极者得不死。若发热作渴，小便赤涩，用四物汤加连翘、栀子、甘草，滋阴养血以消其毒。若伤处肉死而不作痛者，用四君子汤加当归、川芎、连翘，健其脾胃以消其毒。若伤处死肉不溃，用八珍汤加白芷，补气排脓；如不应，加肉桂；如不敛，仍用四君子加芎、归、黄芪，健脾养胃生肌；不应，加炮姜。若小儿被伤，目睫头摇，加芎、归、山栀，健脾胃，清肝火。又曰：凡被火伤之人，宜用羌活一两煎服，俾火毒得汗外泄，庶免内攻。

《济急方》：治汤火伤疮，用炭末，香油调涂。

《救急方》：用栀子末，鸡子清浓扫之。

谈野翁方：治汤火泡伤，用醋调黄土涂之。又方：用小老鼠，泥包烧研，菜油调敷之。

《多能鄙事》：治汤火伤，用青瓷碗片为末，水飞过，和桐油敷之。又方：用银朱研细，菜油调敷，二次愈。

《活幼口议》：治汤火泡伤，用瓷器埋灶内，炭火铺一夜，为末，加黄丹调敷。

寇氏《衍义》：治汤火泡伤，用饼炉中灰，麻油调敷，不得着水，仍避风。又方：澄石灰清水，和香油搅匀，涂之自愈。如枪砂入肉，涂之亦出，真奇方也。

孙真人方：治炮伤，用胡粉，羊髓和涂之。

赵真人方：治汤火伤，用白及末，油调敷之。

《积德堂方》：治汤火泡伤，用青竹烧油，同铁锈搽之。

《肘后方》：治火泡汤伤，用年久石灰敷之，或加油调。如未成疮者，黍米、女麹等分，各炒焦研末，鸡子白调敷。又方：用馒头饼烧存性研末，油调涂敷之。又方：用柳树皮烧灰涂之，亦可以根白皮煎猪脂频敷之。又：令不痛易愈无痕，用人精、鹰屎白，日日涂之。

《卫生易简方》：治汤火伤，用寒水石烧研敷之，或用稻草灰，冷水淘七遍，带湿摊上，干即易。若疮湿，焙干油敷，二三次可愈。又龚氏《易简方》：用虎骨炙焦研敷，神效。

李楼奇方：治汤火伤，用甘草煎蜜涂之。

杨诚《经验方》：治汤火泡伤，用皂矾和凉水浇之，其疼即止，肿亦消。或用瓶盛麻油，以筋就树夹黄葵花，收入瓶内，勿犯人手，密封之，遇有伤者，以油涂之甚妙。又《经验秘方》：鸡子清和酒调洗，勤洗即易生肌，或主敷之。

《卫生宝鉴方》：治汤火伤，用苦参末，油调敷之。

《和剂局方》：治汤火伤疮焮赤溃烂，用此生肌拔毒，当归一两，入麻油四两煎焦去滓，加黄蜡一两搅成膏，出火毒贴之。按此即当归膏也。

《本事方》：治火泡汤烫，用刘寄奴捣末，先以糯米浆，鸡翎扫上，后乃掺末，并不痛，亦无痕，大验。又云：凡汤火伤，先以盐末护肉不死为妙。又法：用陈酱涂之，但愈后有黑瘢。

《食物本草》：治汤火伤，用葵菜为末敷之。

《夷坚志》：治汤火泡伤，用庄浪大黄生研，蜜调涂之，不惟止痛，又且灭瘢，此乃金山寺神人所敷之方也。

藏器曰：蜀水花，即鸬鹚屎也，涂汤火疮痕效。

《古今录验》：治汤火伤疮，用蓖麻仁、蛤粉等分研膏，汤伤以油调，火伤以水调敷之。

《外台秘要》：治汤泡火伤，用白蔹敷之。又方：用胡麻生研如泥涂之。又方：用竹蛀末敷之。又方：用猪胆调黄柏末涂之。

李时珍：治汤火伤，用垣衣（即墙上青苔衣也）烧灰，油调敷。

《医方摘要》：治汤伤火泡，用瓦松、生柏叶同捣敷，干者为末。又方：以五月五日，掐黄瓜入瓶内，封挂檐下，取水刷之。

汪树峰云：余幼时误坠烈火中，半体皆伤，诸治不效，得此方始愈，以厚酬获此方，用平时老黄瓜不拘多少，入瓷瓶内收藏，自烂为水，涂伤处立时止痛，即不起泡。

《海上方》：治汤火伤，用石花焙研敷之。又方：用丝瓜叶焙干研末，入辰砂一钱蜜调，生者捣敷亦好。

《千金方》：治汤火灼伤未成疮者，用小麦炒黑研，入腻粉，油调涂之，慎勿犯水。又方：用大麦炒黑，研为细末调搽。又方：用死鼠头，以腊月猪油煎令消尽敷之，则不作瘢，神效。又方：令不痛易愈无瘢，用女人精汁频频涂之，如火烧闷绝不省人事者，新尿顿服二三升良。

《毒秘录》：治汤火伤，用大豆煮汁饮之，易愈无瘢。又《秘方》：即以酸醋淋洗，并以醋泥涂之甚妙，亦无瘢。

《袖珍方》：用猪毛烧灰，麻油调涂，留窍出毒则无痕。

《孙光宪琐言》云：一婢抱儿落炭火上烧灼，以醋泥敷之，旋愈无痕。

杨起《简便单方》：治汤火伤，用菜子油调蚯蚓屎搽之。又简便方：用连毛兔皮烧存性，研敷之神效。

《濒湖集简方》：治汤火伤，用旧壶芦瓢烧灰敷之。

《本草图经》：治汤火伤，用柏叶生捣涂之，系定三日，止痛灭瘢。又方：用佛指甲草，研贴之良。

《医学正传》：治汤火伤，用经霜桑叶，烧存性为末，油调敷之。

《澹寮方》：治汤火伤，用多年干白螺蛳壳煅研，油调敷之。

《集验方》：治汤火疮，用鸡子黄炒取油，入腻粉搅匀敷之，永除瘢痕。

《斗门方》：治汤火疮，用白胶（即鹿角胶）水煎令稠，待冷涂之。

日华子：治泡火伤疮，用猪油入蜡敷伤处，灭痕极良。

《梅师方》：治汤火伤疮，用狗毛剪细，以烊胶和毛敷之，痂落即瘥。

姚和众方：治汤火烧灼，用湿牛屎捣涂之。

《奇效方》：治汤火伤，用荞麦面炒黄研细，水和敷之，如神。又方：用芙蓉花末，油调敷之。

《崔行功纂要》：治汤火伤，用粟米炒焦，投水澄取汁，煎稠如糖敷之。一方：用半生半炒研末，酒调敷之。

《秘方》：治爆竹热锡汤火伤目珠，痛不可忍，用炉甘石煅一钱，冰片三分，研细点上，立刻止痛。

鸟枪打伤，铅子在内，危在顷刻者，按金鉴服三黄宝蜡丸一钱酒下，安睡汗出即愈，外敷用香油烊化扫患处效，服后忌冷水、烧酒，犯者无功。如炮伤人，仍用孙真人方，胡粉，羊髓和涂之。

吴天序方：用面和作圈，围受伤处，以白苋菜捣烂纳围内，不过三四次，铅子即出。或蜂蜜冲酒服，饮醉亦出。又方：或以水银灌入伤处，随水银流出矣。又方：治铁枪子伤人，着肉里者，以大吸铁石吸之，其子自出。

汤泼受伤救急方：用水蚌置盘中，口向上，俟其自开口，挑一二分麝香蚌内，即化为水，再入冰、麝少许，用鸡翎粘扫伤处，痛楚自减，此急救最验第一方也。如火气已退，将用下蚌壳烧灰存性，研细末，入冰、麝少许，油调亦效。

油伤火灼，痛不可忍，《梅师方》：用石膏末敷之良。又方：以白蜜涂之。

热油火灼者，除痛生肌，《肘后方》用丹参八两锉，以水微调，取羊脂二斤，煎三上三下，涂之。

火疮未起者，《千金》用栀子仁烧研，麻油和封之；已成疮者，烧白糖灰粉之。**救急方：**用杭粉，头油调涂之，柏油亦可。

火烧成疮者，《千金方》用炒面入栀子仁末，和油敷之。**小品方：**白糖烧灰粉之，即燥易瘥。《千金髓》用榆白皮嚼涂之。

火疮败坏者，《圣惠方》用云母粉敷之绝妙。

火疮灭瘢，《圣惠方》用赤地利末，油调涂之。

火伤破烂者，东垣独胜散：用生白矾研极细，麻油调敷。

花火伤肌者，《圣济总录》用生萝卜捣涂之。又治汤火伤灼。

火烧肉烂者，《选粹》云：用椰树皮一斤，细茶四两，白水十碗，煎极浓黄兼红色，去滓候冷，将鹅翎蘸水，不时扫上，五七次住痛，三五十次即愈，脱去粗皮，其口自合。若遍身烧烂，恐火毒攻心，将此水药饮一二碗。

火疮成痛者，外科罂粟膏涂之，痛止。用罂粟花十五朵，无花以壳代之，香油四两，将罂粟煤枯滤兆，入白蜡三钱，轻粉二钱搅匀，用时挑膏于手心捺化，涂伤处，绵纸封盖，其痛自止。

外敷禁忌，切勿以冷水冷物及井底泥激之甚，热气遇冷则入愈深，轻者挛缩，重则直逼火毒攻心而速之死矣。

内服汤药，按《洞天奥旨》救焚汤，治火烧伤，当归五钱，丹皮三钱，生地五钱，甘草二钱，苦参二钱，槐花三钱，黄连一钱，生萝卜汁一碗，同煎服。又外消汤，治汤荡油灼等症神效，地榆五钱，白及三钱，柏叶三钱，炒栀子二钱，白芍五钱，当归五钱，生甘草一钱，水煎服，轻减半。按《秘录》雷真君逐火丹，治无意之中忽为汤火所伤，遍身溃烂，与鬼为邻，服之可以起死回生，用当归四两，白茯苓、黄芪各三两，制大黄、生甘草各五钱，荆芥穗炒黑、黄芩、防风各三钱，水煎服，一剂痛减半，二剂全减，三剂全愈，此至圣至神之方也。

按《外科心法》注云：火毒热气攻里者，令人烦躁作呕便秘，甚则神昏闷绝，以新童便灌之，轻者大豆汁饮之，甚者四顺清凉饮通利二便，或椰树皮、细茶煎汤服之。

歌曰：四顺清凉攻里强，口渴便秘火泡疮；防风栀子连翘草，归芍灯心羌大黄。

刀伤出血（《孙真人海上方》歌诀）：

刀伤出血不能停，下子秋蛾效最灵；研碎烧灰伤处贴，即时定止见安平。金疮刀斧偶伤残，只用黄丹对白矾；最好生肌兼止痛，即使伤处见平安。

刺毒肿痛：

刺毒肿痛叫声连，无血无脓不得眠；研烂松香为细末，帛封其上免灾愆。

骨头痛：

骨头打碎最艰难，寻破山鞋莫等闲；火里烧灰油和贴，管教哭脸变欢颜。

接骨：

接骨谁知甚药佳，急须觅取大虾蟆；生捣如泥涂患处，杉皮夹定甚堪夸。

破伤风：

破伤风病莫迟延，脱壳秋蝉三二钱；紧了牙关难治矣，烧灰酒下便安然。

汤火烧：

汤火烧淋痛可怜，杨梅皮末使油抟；又将好酒调来洗，目下应知即便安。汤火浇烧不可当，肉皮溃烂痛非常；鸡清好酒来淋洗，信是神仙海上方。

卷之十一

啮伤总论

耀山曰：人之疾病疮痍，非受于风寒暑湿之外感，即受于喜怒哀乐之内伤。所以古圣察阴阳，分表里，详五脏六腑之俞穴，明经络，辨盛衰，叙三诊九候之脉法，述本草以备医药，立方法以救民瘼，完且备矣。至于蛇毒犬噬，兽啮虫螫，以及身工、溪毒等类，此皆意外之变，防不及避之患也。与感受七情六欲者似有间，而较之金疮蹉折，治法固殊，受伤之顺，大略相埒。是以虑蜂尾之入体甚于刀箭，诗人尚且寒心；讵蝮口之螫手，毒如狼虎，壮士遽然断腕。故周官设赤茇氏，除墙壁狸蝼之属；壶涿氏，除水虫狐蜮之属，以及逐瘛狗，驱猛兽。皆古人思患预防而又辟之也。何今之医家置诸勿论。余不揣冒昧，爰集虫兽诸伤，附于跌打损伤之末，统纂先贤之叙述，遍索灵效之奇方，删其繁复，参以己意，稍为发明，庶使罹遭其害者，开卷了然，从其便而用之，无不应手即瘥，是虽于内外方脉无关，而济人之心则一也。

蛇蠱伤

耀山曰：蛇生水草木土之中。陶弘景云：蝮蛇白斑黄颔尖口，虺形短而扁，毒与虺同，蛇类甚众，惟此二种及青蝰为猛，不即疗多死。藏器云：蝮蛇锦文，亦有与地同色者，众蛇之中，此独胎产，着足断足，着手断手，不尔合身糜烂，七八月毒盛时，啮树以泄其毒，树便死，又呼涎沫于草木上，着人成疮身肿，名曰蛇漠疮，卒难治疗，方与蛇螫同。柳子厚蝮蛇文云：口兼蜂虿，色混泥涂。其头蹙恶，其腹次且。褰鼻钩牙，穴出榛居。蓄怒而蟠，衔毒而趋。亦颇尽其状也。

王充《论衡》曰：蝮蛇含太阳火气而生，用语利牙有毒。

《字说》云：蝮触之则复，其害人也，人亦复之，故谓蝮。

张文仲云：恶蛇甚多，则五月，青蝰、苍虺、白颈、大蝎，六七月，白蜂、文蝮、黑甲、赤目、黄口、反钩、三角之类，皆毒之猛烈者。又南方有响蛇，人若伤之不死，终身伺其主，虽百众人中亦来取之，惟百里外免耳。

《抱朴子》云：蛇类最多，惟蝮中人甚急，但即时以刀割去疮肉，投于地，其沸如火炙，须臾焦尽，人乃活。

《读律佩觿》云：黄风蛇尾，入人鼻窍，即死无救。

《说铃》云：圆蛇形如石卵，斑烂可爱，误持之，得人气化为蛇，啮人即毙，尸不敢收，恐触其气而毙。

郑板桥云：粤中有蛇，好与人比较长短，胜则啮人，不胜则自死，山行者以伞具上冲，蛇不胜而死。

苏颂曰：东间一种千岁蝮，状如蝮而短，有四脚，能跳来啮人，人或中之必死。其啮已，即跳木作声，云"斫木斫木"者，不可救也；若云"博叔博叔"犹可急治之，用细辛、雄黄等分为末，纳疮中，日三四易之。按《字林》云：䁤听，形如蜥蜴，出魏兴，居树立，见人则跳来，啮已还树垂头听，闻哭声乃去，即此也。其状头尾一般大，如捣衣杵，俗名合木蛇，长一二尺，又曰斫木蛇，又名望板归，救之用嫩黄荆叶，捣烂敷之。

张文仲云：钩蛇尾如钩，能钩人兽入水食之。柁蛇形似柁，长七八尺，中人必死，削船柁煮浸之即愈。

葛洪云：竹根蛇谓之青蝰，最毒，喜缘竹木，与竹同色，大者长四五尺，其尾三四寸。有异点者即熇尾蛇，毒尤猛烈，中之者急灸艾三四壮，毒即不行，仍以药敷之。昔园丘多蛇，广成子教敷雄黄末立愈。

《纲目》云：鳞蛇、千岁蝮、苟印、蜥蜴皆有足，三角蛇有角，鸡冠蛇头上有冠，最毒。又云：蛇蟠人足，淋以热尿，或沃以热汤，则自解；蛇入人窍，灸以艾炷，或辣以椒末，则自出。内解蛇毒之药，则雄黄、贝母、大蒜、薤白、苍耳、柏根白皮；

外治蛇毒之药，则大青、鹤虱、苦苣、堇菜、射罔、姜黄、白矾、黑豆叶、黄荆叶、蛇含草、辟虺雷、犬粪、鹅粪、蔡苴、机粪。

苏恭云：蝮蛇疮毒心闷，捣络石茎叶汁服，并洗之，立瘥。并敷刀斧伤疮。

《瑞竹堂方》：治毒蛇、射工、沙虱等伤人，口噤目黑，手足直，毒气入腹，用白矾、甘草等分为末，冷水服二钱。

《急救方》：治蝘蜓蛇咬，用桑柴灰汁，白矾调敷。

《汤氏宝书》：治诸蛇伤毒，用桂心、栝蒌等分为末，竹筒密塞，遇毒蛇伤即敷之。塞不密，即不中用也。

东坡良方：治虫蛇兽毒及蛊毒，生明矾、明雄黄等分，于端午日研末，黄蜡和丸梧桐子大，每服七丸，热水送下，或以灯上烧开，滴伤处神效。

《濒湖集简方》：治蛇伤，用山漆研末，水饮服三钱，仍嚼涂之。又：用鹗嘴烧存性，一半酒服，一半涂之。又方：用艾叶灸伤处数壮，甚良。又方：用小青一握细研，入香白芷末半两，酒调服，手按患处，候黄水出为效。又方：捣都管草涂之。

《药性》：治蛇咬伤，用白颈蚯蚓炒为末，油和涂之。

洪迈《夷坚志》云：临川有人被蝮伤，即昏死，一臂如股，少顷遍身皮胀黄黑色。一道人以新汲水调香白芷末一斤灌之，觉脐中掮掮然，黄水自口出，腥秽逆人，良久消缩如故。以麦门冬汤调尤妙，仍以末搽之。又经山寺僧为蛇伤，一脚溃烂，百药不愈，一游僧以新水数洗净腐败，见白筋，挹干，以白芷末入胆矾、麝香少许掺之，恶水涌出，日日如此，一月平复。

《袖珍方》：治恶蛇虺伤，广木香不拘多少，煎水服，效不可述。又方：用青木香半两，煎汤饮，或捣封之。

《千金方》：治蛇虺伤人，以紫苏叶捣汁饮之。又：用葵叶捣汁服。又方：用姜末敷之，干即易。又方：用胡荽苗、合口椒等分捣涂。又方：如溃久者，用小茴香捣末敷之。又方：用楮叶、麻叶合捣取汁渍之。又方：用梳垢一团，尿和敷上，仍炙梳出汗熨之。又方：以人屎厚封之即消。又方：如蛇入七孔，割母猪尾血滴入即出也。

《直指方》：蛇咬，用贝母半两酒服，仍以滓敷之甚妙。

《摘玄方》：治蛇虺咬伤，用青麻嫩头捣汁，和酒等分服三盏，以滓敷之，毒从窍中出，以滓弃水中，即不发。看伤处有窍是雄蛇，无窍是雌蛇，以针挑破伤处成窍敷药。又方：用小青、大青、牛膝叶同捣汁，和酒服，以滓敷之。

《唐本草》：治蛇伤，用水蓼捣敷之。蛇毒入腹心闷，绞汁服之妙。

苏恭云：益母草捣敷蛇虺毒伤效。

《易简方》：治恶蛇咬伤，用地菘（即天名精）捣敷之。又方：用龙脑薄荷研末酒服，并涂之。

刘禹锡《传信方》：治蛇咬，烧刀矛头令赤，置白矾于上，汁出热滴之，立瘥，此神验之方也。贞元三十二年，有两僧流南方，到鄂州俱为蛇啮，令用此法便瘥。

《神应经》云：毒蛇伤，先灸伤处三壮，后以隔蒜灸之。

《古今录验》：治蛇虺螫伤，用葵根捣汁涂之。

李时珍云：蛇狗咬伤，用山豆根研汁涂之良。又云：蕨根烧灰，油调敷蛇蝎伤。又云：九龙草，生红子如杨梅者，又蛇眼草，生古井边，叶背有红圈者，并黄药子、荔枝草，并敷蛇犬咬伤。又萝藦（俗名羊角花藤）取白汁涂之，又葛蔓（俗呼赖勒藤）捣涂之，并效。又食蛇鼠尿涂之，又鸩喙刮末涂之，登时愈也。

崔氏方：治毒蛇伤，用独茎狼子根或叶捣烂，腊猪脂和涂，立瘥。又《海上方》：治蛇咬肿闷欲死，用重台六分，续随子仁七粒，捣筛为散，酒服方寸匕，兼唾和少许，涂咬处立效。又方：用醋草（即醋酱草）捣敷亦效。又方：用泥蛤蚧捣烂敷咬伤即好。

《梅师方》：治蛇咬，用射罔敷之，频易，血出即愈。

万毕术方：治蛇咬伤疮，用生堇杵汁涂之。淮南子云：蝮蛇螫人，敷以和堇即愈。

《外台秘要》方：治毒蛇伤啮，用菰蒋草根烧灰敷之。又方：用生虾蟆一枚，捣烂敷之。

《肘后方》：治毒蛇螫伤，牙入肉中，痛中可堪者，勿令人知，私以荇叶复其上，穿，以物包之，一时折牙自出也。又方：用小蒜捣汁服，以滓敷之。又方：以闭口椒及叶，捣烂封之良。又方：如蛇牙入肉中，痛不可堪，捣虾蟆肝敷之，立出。

《济急良方》：治毒蛇螫伤，急饮好清油一二钱解毒，然后用药。如无药，用烟管烧热滴油搽之，屡验。

《寿域方》云：半边莲治蛇虺伤，捣汁饮之，以滓敷之。

《捕蛇师传方》：用川山甲、木香各一钱五分，为末酒服。又方：用全蝎二个，蜈蚣一条炙，研末酒下即愈。

《抱朴子》内篇云：相国张文蔚庄内有鼠狼穴，养四子为蛇所吞，鼠狼雌雄情切，乃于穴外坋山壅穴，俟蛇出头，度其回转不便，当腰咬断，而劈腹衔出四子，尚有气，置于穴外，衔豆叶嚼而敷之，皆活。后人以豆叶治蛇咬，盖本于此。又云：入山辟蛇，以麝香丸着足爪中有效。因麝啖蛇，故以压之也。又方：用呷蛇龟尾，刮末敷之便愈。

《圣惠方》：治蛇咬蝎螫，用雄黄三钱，信石一钱，皂角子、巴豆各四十九粒，耳塞、麝香各少许。上于五月五日，择不闻鸡犬妇人声处，捣为细末，藏杏子核内封之，用时以针挑出，上于痛处，大有神效。

丹溪云：毒蛇恶虫咬，用猪膏苺捣汁敷之。

《世医方》：治诸般蛇咬，此方敷之于捕蛇者，倘如药味不全亦可用。大青、小青、青木香、乌桕叶、火炊草、山蕨萁、过山龙、地蜈蚣、天门冬、白芍药、香薷，共为细末，用生白酒调服，滓罨咬处，屡效。

《证治准绳》：治诸蛇虫毒伤，初咬敷药，用柏树叶、鱼腥草、地菘、皱面草、草决明，共一处研细，敷伤处极佳。如毒入腹者，用青黛、雄黄等分，新汲水调服二钱立效。又方：用苍耳草嫩叶一握捣汁，温酒和饮，其滓厚敷伤处。如眼黑口噤，手脚强直，腹内成块者，灌之即愈。又方：用地榆，生绞汁饮，及浓煎渍之，半日愈。又方：用丝瓜根擂汁，调酒饮醉立愈。又方：用好醋一二碗服，令毒气不随血走。又云：蛇咬忌食酸物、梅子，犯之大痛。未知谁是。

《广利方》：治蛇咬成疮，用暖酒淋洗疮上，日三次。又方：用干姜、雄黄等分为末，袋盛佩之，遇螫即以敷之便定。又方：用蜘蛛捣烂敷之，甚效。

徐玉方：治毒蛇螫伤，用薤白捣敷。又方：以竹筒合疮上溶蜡灌之效。

《集验方》：治诸蛇螫人，用紫苋捣汁饮一升，以滓涂之。

《经验方》：治毒蛇伤螫，用野鼠屎，水调涂之。

《大明》云：凡蛇蝎所咬，用铅灸熨之良。又方：取桑叶挪烂涂之。又方：取榖树皮间白汁，治蛇虫蜂蝎犬咬等伤。又方：用扁豆叶捣烂封之。皆效。

《救急方》：治蛇螫肿痛，用蒲公英捣烂贴之。又方：治蛇咬，毒攻入腹，以两刀于水中相摩，饮其汁即愈。

《救急易方》：治恶蛇虫伤，用鱼腥草、皱面草、槐树叶、草决明，一处杵烂敷之，神验。

《胜金方》：治蛇咬毒疮，用吴茱萸一两为末，冷水和作三服，立安。

谈埜翁《试验方》：治毒蛇望板归螫伤，满身洪肿发泡，用黄荆嫩头捣汁，涂泡上，滓禽咬处，即消。此法出《肘后方》，云治诸蛇亦灵。

《古今医鉴》云：扛板归草，蔓生有刺，叶尖，子圆黑，蛇伤至死，酒调服，滓敷。

《必效方》：治蛇虺咬伤，用生蚕蛾研敷之。

《兵部手集》：治蛇伤，用鸡子一个，轻敲小孔合之。

《金鉴》云：蛇咬，即饮好醋，扎住两头，使毒不走，服后药效。昔有人被毒蛇所伤，良久昏聩，一老僧以酒调药二钱灌之遂苏，仍以滓敷咬处，少顷复灌二钱，其苦皆去，问之，乃五灵脂一两，雄黄半两同为末耳，其后有中蛇毒者用之咸效。

《金匮钩玄》方：治毒蛇伤螫，以五灵脂末涂之，立愈。

《寿域方》：治蛇虫螫伤，用人耳垢、蚯蚓屎和涂，出尽黄水立愈。牛耳垢亦敷毒蛇螫人，猪耳垢亦效。

《医方摘要》：治毒蛇螫伤，急以小便洗去血，随取口中唾，频频涂之。又方：以小便洗净后，用牙垩封而护之甚妙，且不肿痛。

日华子云：蛇咬者，以热尿淋洗患处效。孙真人云：以妇人尿疮上更效。或用葱叶加盐研敷之亦效。

《急救方》：治蛇伤手足，恐毒内攻，用绢绳扎住伤处，勿使毒入心腹，令人口含米醋或烧酒，吮吸其毒，俟红淡肿消为度，以姜末敷之，吸毒者麻油解之。

陈藏器云：田中三叶草及江南千金锸，并可捣敷蛇蝎虫咬。又方：用赤地利茎叶捣汁服，以滓敷之。又方：用梧桐叶捣烂封之，虫咬伤者亦效。又方：用秦皮同叶煮汤洗蛇咬，并研末敷之。又方：捣蚤休涂之，蛇虺毒得此治之即休，故名。又方：捣韭汁涂之，亦觞涂蝎虿恶虫螫伤等毒。又方：捣千金子叶敷之，兼治犬咬。又方：用海根草，酒水磨服，并敷之，亦敷犬咬。又方：用紫金皮煎汁服，并洗。又方：用双头鹿腹中屎涂之，皆效。又方：用盐药敷之，亦效。

寇宗奭《本草》云：天蛇毒疮，似癞非癞，以秦皮煮汁一斗饮之即瘥。按沈存中《笔谈》云：天蛇不知何物，人遭其螫，仍为露水所濡，则遍身溃烂，或云草间花蜘蛛者非矣。又云：天蛇生幽阴之地，遇雨后则出，越人深畏之，其大如筋而匾，长三四尺，色黄，浇之以醋则死，或以石灰掺之亦死。

《纲目》云：广西一吏为虫所毒，举身溃烂。一医视之曰：天蛇所螫，不可为矣。虽以药敷其一处，以钳拔出如蛇者十余条，而疾终不起。又云：钱塘一田夫忽药癞，遍身溃烂，号呼欲绝。西溪寺僧视之曰：此天蛇毒，非癞也。以秦皮煮汁一斗，令其恣饮，一日减半，三日顿愈。

刘松篁《经效方》云：会水弯陈玉田妻病天蛇毒，一老翁用水蛇一条，去头尾，取中截如手指长，剖去骨肉，勿令病者见，以蛇皮包手指，自然束紧，以纸外裹之，顿觉遍身皆凉，其病即愈。数日后解视，手指有一沟如小绳，蛇皮内宛然有一小蛇头目也。

《奇效方》：治天蛇头疮，生手指头上，用蜈蚣一条，烧烟熏一二次即愈，或用蜈蚣为末，猪胆汁调涂之。

《济急方》：治天蛇头，指痛臭甚者，用黑豆生研为末，入蚕茧内笼之。

《救急方》：治天蛇头毒，用落苏（即金丝草）、忍冬藤、五爪龙、紫葛、天荞麦等分切碎，用绝好醋浓煎，先熏后洗效。

蜂叮伤

耀山曰；蜂类甚多，其尾皆有针锋，故曰蜂。古语云：蜂虿垂芒，其毒在尾。酿蜜者谓之蜜蜂，有三种：在林木或在墙穴中作房曰野蜂，在人家以器收养者曰家蜂，在山岩高峻处曰石蜜，皆群居有王而色青苍。土蜂即马蜂也，荆巴间呼为蟺蜂，在地中作房，亦能酿蜜，赤黑色，大者螫人最毒。色黑而肥大如指，在人家穴橡柱而居，谓之乌蜂。穴竹而窠，谓之竹蜂。色黄而腰细，在人家檐作房群居，谓之小黄蜂。在树上作窠五六层至八九层，大者如瓮，小者如桶，黄黑色，长寸许，谓之大黄蜂。穴土者曰土蜂，巢木者曰木蜂，或名牛舌蜂，或名玄瓠蜂，或名革蜂、壶蜂、草蜂、石蜂、沙蜂，皆随居处形色而命名也。螫马牛及人，乃至欲死。赤翅蜂出岭南，状如土蜂，翅赤头黑，大如石燕子，俗名九里蜂，人马被螫立亡。又一种独脚蜂。《酉阳杂俎》云：岭南毒菌，夜有光，经雨则腐化为巨蜂，黑色，其喙若锯，长三分，啮人甚毒。又一种蛤蜂，出巴中，在塞鼻蛇穴内，其毒倍常，中人手足辄断，中心胸则圮裂，非方药可疗。故无積诗云：巴蛇蟠窟穴，穴下有巢蜂。近树禽垂翅，依原兽绝踪。微遭断手足，厚毒破心胸。昔有招魂句，那知眼自逢。此蜂之毒如此，附见于此，养生远害者不可不知。

《内经》云：蜂虿之毒，皆属于火。《别录》：治蜂虿，用三叶草，生田中，茎小，高三尺，根黑色，捣敷之良。

《千金方》：治蜂叮，反手取地上土敷之，或入醋调。又方：以瓦摩其上，唾二七遍，置瓦于故处。又方：嚼盐涂之。又方：用蜂房为末，猪膏和敷，或煎水洗，皆验。又方：用牛屎，苦酒和敷。

《摘玄方》：治沙蜂叮螫，用朱砂，水涂之。又方：治壶蜂叮螫，用苦荬汁涂之。

《证治要诀》：治蜂虿伤人，用人参末敷之。又方：用蟹壳烧存性研末，蜜调涂之。

《客中间集》云：蚯蚓粪，井水调涂蜂螫伤痛立止。昔人见蜂为蛛所冒，蛛受蜂螫堕地，足抵蚯蚓粪掩伤处，须臾健行，卒啖其蜂于网，信乎物亦有知也。

《外台秘要》：治蜂虿螫伤，用薄荷叶挪贴之。

《集验方》：治蜂虿螫伤，用野苋挪擦之。

张文仲方：治蜂虿螫人，赤痛不止，马齿苋捣熟封之妙。《日华本草》用冬瓜叶捣敷之，亦妙。

沈括《笔谈》云：处士刘阳隐居王屋山，见一蜘蛛为蜂所螫坠地，腹膨欲裂，徐行入草，啮破芋梗，以疮就啮处磨之，良久腹消如故，自后用治蜂螫有验。

《圣惠方》：治蜂螫，用牛酥涂之。

《肘后方》：治毒蜂螫人，嚼青蒿封之即安。又方：以五月五日午，收蜀葵花、石榴花、艾心，等分阴干为末，水调涂之。又方：用牛角腮，烧灰醋和敷之。又方：以人屎洗之。俱效。

赵原阳《济急方》：治毒蜂螫伤，以青油搽之妙。又方：急饮清醋一二碗，令毒气不散，然后用药。

《广利方》：治毒蜂螫人，暖酒淋洗疮上，一日三次。又方：以活蜘蛛安放螫伤，吸出其毒，或捣烂涂之。

《救急方》：治九里蜂毒，用皂角钻孔，贴叮处，以艾灸孔上，三五壮即安。

蝎螫伤

耀山曰：蝎，毒虫也。长尾为虿，短尾为蝎，行毒曰螫。葛洪云：蝎前曰螫。陈州古仓，有蝎形如钱，螫人必死，蜗能食之。时珍云：蝎形如水黾，八足而长，尾有节，色青。陶隐居《集验方》言：蝎有雌雄，雄者螫人，痛在一处，用井泥敷之；雌者，痛牵诸处，用瓦沟下泥敷之。或在手足，以冷水渍之，微暖即易；在身，以水浸布搨之，皆验。《古今录验》云：被蝎螫者，但以木碗合之神验，不敷之方也。

华佗治彭城夫人方：治蝎螫，用温汤水渍之，数易，至旦愈。出《魏志·华佗传》。

《肘后方》：治蝎虿螫人，用醋调黄丹涂之。又方：捣小蒜汁服，以滓敷之。

《兵部手集》：治蝎伤，用鸡子敲小孔合之，立瘥。

《千金方》：治蝎虿叮螫，以水调硇砂涂之，立愈。又方：捣葵菜汁服之。又方：捣蜗牛涂之，痛立止。

《传信方》：治蝎螫，刀上烧白矾汁点之，立瘥。

钱相公《箧中方》：治蝎螫，以半夏末，水调涂之，立止。

《医学心镜》：治蝎刺螫人，用醋磨附子汁敷之。

《古今录验》：治蝎虿螫痛，用苦李仁嚼烂涂之良。

《杏林摘要》：治蝎螫作痛，用川椒嚼细涂之，微麻即止。又《简便方》以白糖放伤处，用指一捺，痛即止。

《广利方》：治蝎咬，以蜘蛛研汁涂之，并以活蜘蛛安咬处吸其毒良。又方：预佩干姜、雄黄末，遇螫敷之。

《青囊》：治虿蝎螫伤，端午日午时，收壁虎一枚，以鸡胆开一窍盛之，阴干，每以一星敷上即止，神效。

《卫生宝鉴》：治蝎螫痛楚，用乌贼骨一钱，白矾二分，为末搐鼻，在左壁者搐左鼻，在右壁者搐右鼻。

《心镜》：治蝎螫作痛，用猫儿屎涂之，三五次即愈。

《圣惠方》：治桑蝎螫人，用丁香研末，白蜜调涂，良效。

时珍云：捣千金子叶，敷蝎螫立止。

《梅师方》：蝎螫，用射罔敷之，频易，血出即愈。

《捷法》：以灯火灸之，或挤去毒水，热膏药贴之，或用盐点大眼角，左点左，右点右，或盐汤溃伤处，皆效。

狐刺伤

耀山曰：狐刺，乃螳螂之精，尿于竹木诸物之间，干久有毒成刺，人手足误触之，则成疮肿，疼痛欲死而不可忍。或云：此刺有雌、雄二种，雄者只有一个，雌者生有五、六、七个，疮内皆有乱丝，疮外必然有刺。《大成》书载此伤曰狐狸刺。螳螂又名野狐鼻涕，故名，即恶刺之类也。

苏颂曰：治恶刺及狐尿刺疮，用蒲公英白汁涂之即愈。方出孙思邈《千金方》。其序云：邈以贞观五年七月十五日夜，以左手中指背触着庭木，至晓遂患痛不可忍，经十日，痛日深，疮日高大，色如熟小豆，用此方治之，手下则愈，痛除疮亦即瘥，未十日而平复如故。杨炎南行方亦著其功效。

《大明》云：黄爪根捣烂，敷狐刺毒肿，神效。

《古今录验》：治狐刺尿疮，用糒末和独头蒜，杵如麦粒，纳疮孔中，虫出即愈。

《必效方》：治狐尿疮痛，用杏仁研烂，煮一二沸，乘热浸之，冷即易。

《肘后方》：治狐尿刺人，肿痛欲死，用桑灰汁渍之，冷即易。又方：用热蜡着疮，并烟熏之，令汁出即愈。又方：用破乌鸡搨之良。

陈藏器《本草》：治狐尿刺疮，用麻鞋网绳如枣大，妇人内衣有血者手大一片，钩头棘针二七枚，并烧研，以猪脂调敷，当有虫出。又方：取蚁蛭土七粒，和醋搽之，亦效。

《千金方》：治狐尿刺疮痛甚者，热白马尿渍之。又方：以乌驴尿顿热渍之。俱效。

蠷螋伤

耀山曰：蠷螋，状如小蜈蚣，色青黑，长足，能溺人影，令人发疮，如热痱而大，若遶腰匝不可疗，山中者溺毒更猛，惟扁豆叶敷之即瘥。时珍云：蠷螋喜伏氍毹之下，故得此名，或作蛷螋。按《周礼》赤茇氏，凡隙屋除其狸虫蛷螋之属，乃求而搜之也。其虫隐居墙壁及器物下，长不及寸，二须六足，足在腹前，尾有叉岐，能夹人物，俗搜夹子。其溺射人影，令人生疮，身作寒热。古方用犀角汁、鸡肠草汁、马鞭草汁、梨叶汁、茶叶末、紫草末、羊髭灰、鹿角末、燕窠土，但得一品涂之皆效。

《千金方》：用豆豉敷之良。又方：以醋和胡粉敷之。又方：用槐白皮，醋浸半日洗之。又方：其状如茱萸，中央白脓，恶寒壮热者，以犀角磨汁涂之。

《外台秘要》：治蠷螋尿疮，遶身汁出，以燕窝中土，和猪脂、苦酒敷之。又方：用鹿角灰，苦酒调服，亦效。

《集玄方》：治蠷螋悄疮，以螺蛳窠，水调敷之。

《食疗本草》：治蠷螋尿疮，以盐汤浸绵搨疮上，以瘥为度。

陶弘景云：鸡肠草治蠷螋溺疮，捣敷之。

杨氏方：治蠷螋尿疮遶腰者，以败酱草煎汁涂之良。

《备急方》：治蠷螋尿疮，如遶身匝即死，以蒺藜叶捣敷之。无叶，以子代之。

《医说》：治蠷螋咬伤成疮，用大黄末涂之。

《伤寒类要》：治蠷螋尿疮，用大麦嚼烂敷之，日三上良效。

《纲目》：用马鞭草捣涂之效。

《胜金方》云：蠼螋尿疮，初如糁粟，渐大如豆，更大如火烙浆泡，疼痛至甚者，速以草茶，并蜡茶俱可，以生油调敷，药至痛乃止。

《箧中方》：治蠼螋尿疮，出黄水，用梨叶一握，捣烂涂之，干即易之。

《琐碎录》：治蠼螋尿疮，用乌鸡翅毛烧灰，油调敷之，虫畏鸡故也。

《兵部手集》：治蠼螋尿疮，以鸡子敲孔合之，立瘥。

陈藏器云：磨刀石上垩，一名龙白泉粉，敷蠼螋尿疮有效。又方：用豨莶草捣敷之。又方：用鱼腥草捣汁涂之。又方：用故蓑衣结烧灰，油和敷之。

《汇纂》：治上症，用唾磨刀上铁锈涂之神效。

蜈蚣伤

耀山曰：蜈蚣背光黑绿色，身扁而长，黑头赤足黄腹，性畏蜒蚰螺，不敢过其所行之路，触之即死。李时珍云：蜈蚣西南处处有之，春出冬蛰，节节有足，双须岐尾，性畏蜘蛛，以溺射之，即烂断也，南方有极大者，而本草失载。按段成式《酉阳杂俎》云：绥定县蜈蚣大者，能以气吸蛇及蝎晰，相去三四尺，骨肉自消。沈怀远《南越志》云：南方晋安有山，出蜈蚣，大者长丈余，能啖牛。葛洪《遐观赋》云：南方蜈蚣大者长百步，头如车箱。张采《明道杂志》云：黄州岐亭有拘罗山，出大蜈蚣，衮丈尺。《蔡絛丛话》云：峤南蜈蚣大者二三尺，螫人至死，惟见托胎虫，则局缩不敢行，早乃登首陷其脑而食之。查托胎虫即蜒蚰螺，故人以此虫捣涂蜈蚣伤，疼痛立止。蜈蚣能制龙、蛇、蝎晰，而畏蜒蚰、蜘蛛，亦《庄子》所谓物畏其天，《阴符经》所谓禽之制在气也。

《集效方》：治蜈蚣螫伤，用蚯蚓泥敷之效。

《千金方》：治蜈蚣螫人，用井底泥频敷之。

陶弘景云：蜈蚣啮人，以桑汁入白盐涂之即愈。

《医学集成》：治蜈蚣咬伤，嚼人参涂之。又方：用白（养下加鱼）皮贴之。俱效。

《梅师方》：治蜈蚣咬人，嚼盐涂之，或盐汤浸之妙。又方：或用独头蒜摩之即止。

《袖珍方》：治蜈蚣咬伤，嚼香附涂之，立效。

《古今录验》：治蜈蚣伤，用蛇含草挪敷之。

《箧中方》：治蜈蚣咬毒，用醋磨生铁敷之。又方：用鸡冠血涂之。又方：用头垢、苦参，酒调敷之。

《肘后方》：治蜈蚣咬疮，嚼小蒜涂之良。又方：用马苋叶汁涂之。

陆氏《积德堂方》：治蜈蚣螫伤，用菜子油倾地上，擦地上油搽之即好。

谈埜翁方：治蜈蚣螫人，取灰苋叶擦之即止。

《多能鄙事》：治蜈蚣咬伤，用胡椒嚼烂封之，即不痛。

杨起《简便方》：治蜈蚣伤，用楝树枝叶汁涂之良。

《外台秘要》：治蜈蚣伤螫，用麻履底炙热，揩之即安。

《广利方》：治蜈蚣咬伤，研蜘蛛涂之，或用活者吸毒，皆效。

《濒湖集简方》：治蜈蚣螫咬，用头发烧烟熏之。又方：捣都管草涂之解毒。又方：取桑树皮中白汁涂之，并治蛇、蜘蛛咬伤。又方：研蜗牛涂之，兼治蝎虿毒伤。又方：用地蜈蚣草，入盐少许捣涂，或末敷之。

《汇纂方》：被蜈蚣毒者，用乌鸡屎或雄鸡涎涂之，皆效。又唾墨画鸡咮啄之，止痛。

蜈蚣入耳，《梅师方》用炙猪脂掩耳，即出。如蜈蚣入腹，用猪血灌之，或饱食少顷，饮桐油当吐出。按《三元延寿书》：治误吞蜈蚣，猪、羊血灌之即吐出。昔有店妇，吹火筒中有蜈蚣入腹，店妇仆地，号叫可畏，道人刘复真用此法而愈。

《别录》云：桑叶汁能解蜈蚣毒，腐木汁涂之亦效。

蜘蛛伤

耀山曰：蜘蛛处处有之，其类甚多，《尔雅》但分四种而已。在檐角篱边，空中作圆网，大腹灰色，似此蜘蛛，可入药用。有孔穴中及草木稠密处作网，吞丝为蒂，花斑色，谓之草蜘蛛。在墙壁间作窠如钱形，似蜘蛛而扁，斑色，八足而长，谓之蟢子。穴地为窠，网结其中，仰捍其盖，待蝇蠓过而捕之，入穴复闭，与地一色，谓之土蜘蛛。宗奭云：蜘蛛皆有毒，遗尿着人，令人生疮。苏恭云：剑南山东，为此所咬，疮中出丝，屡有死者。段成式云：深山蜘蛛有大如车轮者，能食人物。李时珍云：蜘蛛啮人甚毒，往往见于典籍。

刘禹锡《传信方》云：判官张延赏为斑蜘蛛咬颈上，一宿有二来脉绕项下至心前，头面肿如数斗，几至不救。一人以大蓝汁，入麝香、雄黄，取一蛛投入，随化为水，遂以点咬处，两日悉愈。又云：贞元十年，崔从质员外言：有人被蜘蛛咬，腹大如孕妇，有僧教饮羊乳，数日而平。

《直指方》：治蜘蛛咬并蜂虿蝎螫等伤，先将咬伤缚定，以贝母，酒煎五钱服，以滓敷之，甚妙。

刘郁《西域记》云：赤水儿城有虫如蛛，毒中人则烦渴，饮水立死，惟饮葡萄酒至醉吐则解。此与李绛所言，蜘蛛毒人，饮酒至醉则愈之意同。

郑晓《吾学编》云：西域赛兰地方，夏秋间，草生小黑蜘蛛甚毒，啮人痛声彻地，土人诵呪，以薄荷枝拂之，或以羊肝遍擦其体，经一日夜痛方止，愈后皮脱如蜕，牛马被伤辄死也。

元稹《长庆集》云：巴中蜘蛛大而毒甚者，身运数寸，跨长数倍，竹木被网皆死，中人疮痍，痛痒倍常，惟以醋调雄黄涂之，仍用鼠负虫食其丝则愈，不急救之，毒及心能杀人也。

《西域闻见录》云：新疆八叉虫在在有之，形类土蜘蛛，色褐而圆，八爪微短，紫口，口有四岐，啮铁有声，偏身黄绿为章，皮里通明如茧蚕，生湿地沟渠及人家多年土壁中，大者如鸡子，小者如胡桃，每遇大风，则出穴逐风而行，入人屋宇，行急如飞，怒则八足耸立逐人，寻常于人身上往来，切不可动，听其自去，亦竟无恙。倘少动触之，辄噬人，最为毒恶，痛彻心髓，须臾不救，通身溃烂而死。如噬人轻，则取其虫碎之，尚无大害。若噬人时吐白丝于疮口，或噬人后走向水中呼吸，则人必死矣。或曰茜草捣汁服之，并敷疮口可愈。究之中其毒而生者，百无一二。回民云：唯求阿浑诵经可活。然吾尝闻回民有被其毒者，皆请阿浑诵经，乃经未终，而其人已终矣。按此虫能吐丝，非蜘蛛而何，故附之。

《坤舆外记》云：意大理亚国，有蜘蛛类，名大懒毒辣。凡螫人受其毒，即如风狂，或嬉笑，或跳舞，或仰卧，或奔走，其毒中人气血，比年必发。疗其疾者，以各人本性所喜音乐解之，此亦边徼诵经之流也。

李氏《三元书》云：草上花蜘蛛丝最毒，能缠断牛尾。有人遗尿，丝缠其阴，至断烂也。又沈存中《笔谈》言草上花蜘蛛为天蛇毒，则误矣。

《摘玄方》云：花蜘蛛咬人，其毒与毒蛇无异，用野縑丝（即道人头）捣汁一盏服，仍以滓敷之。

《太平广记》：治壁镜毒人至死，用白矾末涂之良。按壁镜即壁钱，蟢子窠也。

《汇纂》云：壁钱虫似蜘蛛俗名蟢子，或云有毒，咬人必死，惟以桑柴灰煎取汁，调白矾末敷之妙。

《朝野佥载》：治蜘蛛伤人，用雄黄末敷之。

《兵部手集》云：蜘蛛咬人遍身成疮者，饮好酒至醉，则虫于肉中，似小米自出也。又方：以生鸡子敲孔合之，立愈。

《纲目》云：山豆根治蜘蛛咬伤并蛇狗伤，并涂之。

《经验后方》：治蜘蛛咬疮，用胡麻研烂敷之。

《普济方》：治蜘蛛咬毒，用麻油和盐擦之。

《证类本草》：治蜘蛛咬，用胡孙屎涂之。

《箧中方》：治蜘蛛咬毒，用醋磨生铁敷之。又方：刺鸡冠血敷之，亦效。

《广利方》：治蜘蛛疮毒，以热酒淋洗，一日三次良。

《图经》云：露筋草，其根味辛涩，性凉，治蜘蛛、蜈蚣伤，焙研末，白矾水调贴之。

《生生编》：治蜘蛛疮毒，用牛乳饮之良。

陈藏器云：被蜘蛛咬者，恐毒入内，捣蔓菁子为末，酒服，亦以油和敷之，故蔓菁园中无蜘蛛，是其相畏也。又方：用久臭人溺，于大瓮中坐浸，仍取乌鸡屎炒，浸酒服之，不尔恐毒杀人也。又方：用蜂窝土涂之效。又方：用驴尿泥涂之亦效。又方：用小蓟汁服之亦佳。又方：捣豨莶草敷之。又方：捣合欢木皮为末，和铛下墨，以生油调敷之。又方：取土蜂烧为末，油和敷之。言此物能食蜘蛛，取其相伏也。又云：鬼针草，生池畔，方茎，叶有桠，子作钗脚形，著人衣如针，北人谓之鬼针，南人谓之鬼钗，杵汁服，并敷之，兼涂蝎蜇蛇咬等伤。又方：捣桿桐叶封之亦效。

《千金方》：治蜘蛛咬人，用炮姜切片贴之良。

谭氏《小儿方》：治蜘蛛咬疮，遍身皆有，以葱一枚切去尖头，将蚯蚓入叶中，紧捏两头勿令泄气，频摇动，即化为水，以点咬处甚效。

《备急方》：治蜘蛛咬毒，以羊棰叶捣敷之，立愈。

蚰蜒伤

耀山曰：蚰蜒，非蜓蚰蠃也，状如蜈蚣，色黄不斑，其足无数，好脂油香，故入人耳及诸窍中，亦百足之类也。李时珍云：处处有之，墙屋烂草中尤多，身圆不扁，尾后秃而无歧，大者长寸余，触之跼屈如环。其入人耳，用龙脑、地龙、硇砂，单吹之皆效，或以驴乳灌之即化为水，或以香物引之。

《淮南子》云：菖蒲去蚤虱而来蛉蚑，即此虫也。

《扬雄方言》云：一名入耳。又一种草鞋虫，形亦相似而身扁，亦能入人耳中。

《圣惠方》：治蚰蜒入耳，用黄丹、酥、蜜、杏仁等分熬膏，绵裹包塞之，闻香即出。又方：用莴苣菜干者一分，雄黄一分为末，糊丸枣核大，蘸生油塞耳中，引出。又方：以地龙入葱内化水点入，则蚰蜒亦化为水。又方：以生油调鸡心血滴耳即出。又方：用牛乳少少滴入即出。若入腹者，饮一二升，即化为水。

《圣济总录》：治蚰蜒入耳，用硇砂、胆矾等分为末，每次一字，虫化为水。

《梅师方》：治蚰蜒入耳，用胡麻炒研作袋枕之。

李锋《兵部手集》：治蚰蜒入耳，用小蒜洗净捣汁滴之，未出再滴。

《卫生宝鉴》：治蚰蜒入耳，用鼠妇（即湿生虫）研烂，涂耳边自出，或摊纸上作拈，安入耳亦出。

《瑞竹堂方》：治蚰蜒入耳，用蜗牛椎烂，置于耳边即出。

《广利方》云：华陀用牛酪灌入即出。若入腹，则饮二升，即化为黄水。

刘禹锡《传信方》：用胡麻油作煎饼枕卧，须臾自出。李无淳尚书在河阳日，蚰蜒入耳，无计可为，用此方乃愈。

蚯蚓伤

耀山曰：蚯蚓乃土之精，无心之虫也。上食槁壤，下饮黄泉；孟夏出穴，仲冬蛰结；晴则夜鸣，雨则先出。《本草衍义》言此物有毒。有小儿阴肿，为此物所吹，取雄鸭涎抹之即消。被咬成疮者，白鸭血、鸭屎涂之即愈。

《经验方》云：蚯蚓咬人，形如大风，须眉皆落，惟以石灰水浸之良。昔浙江将军张韶病此，每夕蚯蚓鸣于体中，有僧教以盐汤浸之，数遍遂瘥。

寇宗奭云：崇宁末年，陇州兵士暑月跣足，为蚯蚓所中，遂至不救，后数日又有人被其毒，或教以盐汤浸之，并饮一杯，乃愈也。

古方：治蚓吹小儿阴肿，用吹火筒吹之即消。

《摘玄方》：治蚯蚓气呵者，用漆草捣烂，入黄丹畬之。

射工伤

耀山曰：射工又名蜮，溪鬼虫也。诗云：如鬼如蜮，则不可得。即此物也。《博物志》云：江南山溪水中甲虫也，长一二寸，口有弩形，以气射人影，令人发疮，不治杀人。《周礼》：壶涿氏掌除水虫，以炮土之鼓驱之，以焚石投。即此虫也。葛洪《肘后方》云：江南射工毒虫，在山间水中，人行或浴，则此虫含沙射人形影则病，有四种，初得皆如伤寒，或似中恶。一种遍身有黑黶子，四边悉赤，犯之如刺；一种作疮，久即穿陷；一种突起如石，一种如火灼燂疮也。李时珍曰：蟾蜍，鸳鸯能食之，鹅鸭能辟之。

《肘后方》云：射工虫在溪间，射人影成病，或口噤不能语，或恶寒热，四肢拘急，身体有疮，取水上浮走豉母虫一枚，口中含之便瘥，已死亦活。此虫正黑如大豆，浮游水上也，今有水虫大如豆而光黑，即此矣。名豉母者，亦象豆形也。又方：取白鸡矢白者二枚，以饧和涂疮上效。又方：用鼠妇虫、豆豉各七合，巴豆三枚，脂和涂之。又方：用皂荚长尺二者，苦酒一升，煎汁熬如饴，去滓涂之。又方：用知母连根叶煮汤浴之，兼治溪毒，末服、汁饮皆可，以末投水，夏涉无害。

《千金方》：治射工中人成疮者，取蒜切片贴疮，灸七壮效。又方：用芥菜子末和酒厚涂之，半日痛即止。又方：用鬼臼叶一把，苦酒渍，捣取汁服一升，日三次。又方：用狼牙草，冬取根，夏取叶，捣汁饮四、五合，并敷之。又方：用大蜈蚣炙干为末，和醋敷之。

杜台卿赋云：鸿鹥寻邪而逐害。此鸟专食短狐，所居之处，无复毒气，人家宜畜之，一名紫鸳鸯，其肉食之，能治短狐毒。短狐即射工也。

《斗门方》：治水弩射人，用熊胆涂之，更以雄黄同酒磨服即愈。水弩亦射工也。

卢氏方：治射工中人成疮者，以鸡肠草捣涂之，经日即愈。

《集验方》：治射工中人，状如伤寒，寒热发疮，偏在一处，异于常者，取赤苋合茎叶捣汁，饮一升，日再服之。

姚僧垣《集验方》：治中射工毒生疮者，用乌翣升麻各二两，水三升，煎二升，温服，以滓敷疮上。

《胜金方》：治毒蛇、溪毒、沙虱、射工所伤，口噤眼黑，手足强直，毒攻腹内，逡巡不救，用苍耳嫩苗一握取汁，和酒温灌之，以滓厚敷伤处。

《抱朴子》云：吴楚之地，暑湿郁蒸，多毒虫及射工、沙虱之类，但以雄黄、大蒜等分，合捣一丸佩之，或已中者涂之良。

《瑞竹堂方》：治射工、沙虱等伤人，口噤目黑，手足直，毒气入腹者，用白矾、甘草等分为末，冷水服二钱。

陶弘景云：治中射工毒者，以鹅血饮之，并涂其身。时珍云：鸭血亦效。又云：溪鬼虫喙及鹅毛，佩之能辟射工毒，茅苣、母俱能辟之。

日华子云：中射工、溪毒者，用盐葱叶研敷之。

葛洪《肘后方》云：溪毒中人，一名中水，一名中洒，一名中溪，一名水病，似射工而无物，春月多病之。初起头痛恶寒，状如伤寒，二三日则腹中生虫，食人下部，渐蚀五脏，注下不禁，虽良医不能疗也。初得则下部若有疮正赤如截肉，为阳毒最急，若疮如虫啮，为阴毒少缓，皆杀人不过二十日。方家用药，与伤寒、温病相似，或以小蒜煮汤浴之，及诸药方。又云：初得恶寒，头目微疼，旦醒暮剧，手足逆冷，三日则生虫食下部，不痒不痛，过六七日，虫食五脏，注下不禁，以小蒜三升煮微熟，大熟则无力，以浴身，若身发赤斑文者，毋以他病治之也。又方：初起头痛恶寒，心烦拘急，日轻夜重，用梅叶捣汁三升饮之良。又方：用雄牛膝茎紫色节大者一把，以酒、水各一杯，同捣绞汁温服，日三次。又云：中其毒者，用蛇莓根捣末服之，并导下部，亦可饮汁一二升。夏月欲入水，先以少末投中流，更无所畏，不辟射工，家中以器贮之水浴身，亦宜投少许，是无害矣。又方：捣兰青汁，遍敷头身令匝效。

《箧中方》：治中水毒病，初起头痛恶寒，拘急心烦，用梨叶一把捣烂，以酒一盏搅饮之效。

时珍曰：中溪毒者，酒煎石蒜半斤，服取吐良。

《外台秘要》：治中溪毒生疮，用山慈姑叶捣烂涂之。按此草生于冬，叶如蒜。

陈藏器：治溪毒，煮草石蚕根食之良，又服羚羊角亦良。

姚僧垣《集验方》云：中水毒病，手足冷至膝肘即是，以浮萍日干为末，饮服方寸匕良。

《南中志》云：永昌郡有禁水，惟十一二月可渡，余月则杀人，其气有恶物作声，不见其形，中人则青烂，名曰鬼弹，乃溪毒等类，葛洪所云溪毒似射工而无物者，皆此属也。

《便用良方》：治鬼箭风痛，以红花、白芷、防风、威灵仙各二钱，用酒煮服取汁，三服全愈，切忌针挑火淬。俗敷方法：用向阳桃叶嫩头七个，异姓乱头发一团，食盐一字，擦之成块，其痛立止，将药用刀斩之即愈。又方：用山栀子七个，桃树脑七个，白面一撮，共捣成饼贴之，次日将药分作七丸，投火内烧之立愈。按陈藏器云：鬼打卒死，用刀鞘二三寸，烧末水服，腰刀者弥佳。又方：用铁椎柄和桃奴、鬼箭等作丸服之。又方：用粟米（即小米）为粉，和水滤汁服，治卒得鬼打，又《肘后方》云：鬼击中恶，卒然着人，如刀刺状，胸胁腹内疞刺切痛，不可按抑，或即吐血鼻血下血，一名鬼排，以熟艾如鸡子大三枚，水五升，煎二升，顿服。又方：如上症者，用醇酒吹两鼻内良。又方：用乌鸡冠血沥口中令咽，仍破此鸡揭心下，冷乃弃之道边妙。又《风俗通》云：鬼排卒死，用乌雄鸡血涂心下即苏。又孙真人《千金方》云：鬼击成病，腹中烦满欲绝，以雄黄粉酒服一刀圭，日三服，血化为水也。又方：以醋少许吹鼻中效。又《救急方》云：鬼击中恶，以盐一盏、水二盏和服，以冷水噀之即苏。又《百一方》云：鬼击之病，胁腥绞痛，或即吐血、衄血、下血，以白犬头取热血一升饮之。又李楼《怪病奇方》云：鬼击身青，用金银花一两，水煎饮之。又孟诜《食疗》云：鬼毒风气，用独头蒜，一枚，和雄黄、杏仁研为丸，空腹饮下三丸，静坐少时当下，毛出即安。大抵皆鬼弹鬼箭之类，乃天地间之厉气，不可不知，故并附之。

沙虱伤

耀山曰：按郭义恭《广志》云：沙虱在水中，色赤，大不过虮，入人皮杀人。葛洪《抱朴子》云：虱，水陆皆有之，雨后人晨暮践沙，必着人，如毛发刺人，便入皮里，可以针挑取之，正赤如丹，不挑入肉能杀人。凡遇有此虫处行，还以火炙身，则虫随火去也。《录异记》云：潭、袁、处吉等州有沙虫，即毒蛇鳞甲中虫，蛇被苦，每入急水中碾出，人中其毒，三日即死，此亦沙虱之类也。

《肘后方》云：山水间多沙虱甚细，略不可见，人入水中及行草中，此虫多着人，钻入皮里，令人皮上如芒针刺，赤如黍豆，刺三日之后，寒热发疮，虫渐入骨则杀人。岭南人初有此，以茅叶或竹叶挑刮去之，仍涂苦苣汁；已深者，针挑取虫子，正如疥虫也。又方：以雄黄、大蒜等分，合捣涂之亦良。又方：用莴苣菜捣汁涂之良。又方：用斑蝥二枚，一枚末服，一枚烧至烟尽，研末敷疮中，立瘥。

《千金方》： 治中沙虱毒，以射罔敷之佳。

陶弘景云： 溪毒、沙虫等毒，用蘘荷叶捣汁服，并涂之。

陈藏器云：鸊鷉毛及屎，烧灰水服，治溪毒、沙虱、水弩、射工、蜮、短狐、虾须等病，亦可将鸟近病人，即能唼人身讫，以物承之，即有沙出，其沙射人之箭也。又可笼鸟近人，令鸟气相吸。又云：已上数病，大略相似，俱是山水间虫，含沙射影所致，亦有无水处患者。或如疟，或如天行寒热，或有疮无疮。但夜卧时，以手摩身体有辣痛处，熟视当有赤点如针头，急捻之，以芋叶入肉刮出细沙，以蒜封之即愈，否则寒热渐深也。惟虾须疮最毒，十活一二，桂岭独多。但早觉时，以芋及甘蔗叶，屈角入肉，勾出其根如虾须状，则愈。迟则根入至骨，有如丁肿，最恶好著人隐处。

时珍曰：水弩、短狐、射工、蜮，一物也，陈氏分为四，非矣。溪毒，有气无形。沙虱，沙中细虫也。

百虫伤

耀山云：有足曰虫，无足曰豸，种类甚伙，有可供饷食者，见于经传；有功于药用者，载于本草；有蠹贼果禾者，叙于农书；有害于人者，悉详于医方。是择其尤者，另立专条。又有微细之虫，及不可以名状者，伤人肢休，入人孔窍，汇集一门，谓之百虫伤。

陈藏器云：凡遇诸虫咬者，用盐卤水，或盐药，或尿坑泥，或百舌窠及粪，或鸡屎白，或鹳骨及嘴，得一品涂之，皆效。

《开宝》方：解恶虫蛇螫毒素，挪天名精敷之。

苏颂曰：兰汁，治虫豸伤。刘禹锡著其法云：取大兰汁一碗，入雄黄、麝香二物少许，以点咬处，仍细服其汁，神异之极也。

《寿蜮神方》云：旱芹菜，日干为末，糊丸梧桐子大，每服四十丸，空心温酒下，大杀百虫毒。

《古今录验》：治诸毒虫伤，用青黛、雄黄等分研末，新汲水服二钱。

《济急方》：治百虫咬伤，以灯火熏之，出水妙。

《圣惠方》：治恶虫咬人，以紫草煎油涂之。又方：以牛酥和血涂之。

《集简方》：治诸虫咬伤，用艾灸数壮甚良。

《经验后方》：治诸虫咬伤，用油麻（即芝麻）研敷之。

《救急易方》：治恶虫伤，用鱼腥草、皱面草、槐树叶、草决明，共捣烂敷之。

虫蚁螫伤，《集简方》用头垢封之。《寿域方》用耳中垢同蚯蚓屎和涂，出尽黄水立愈。又土槟榔、穿山甲、山豆根、檐溜下泥、地上土，并涂蚁咬。

蚕咬成疮，《广利方》用蜜调麝香敷之。陈藏器云：蚕咬人，毒入肉，取苎根汁饮之即愈。又苦苣荬菜、赤薜荔、预知子、桯桐皮、百部、豨莶草、灰藋，并涂蚕咬，又紫荆皮，洗蚕咬疮，皆效。苏颂云：蚕咬，用田父脊背上白汁和蚁子灰涂之。

蜗牛咬伤，毒行遍身者，陈藏器《本草》用蓼子煎水浸之立愈，不可近阴，令弱也。

蝼蛄咬人，《圣惠方》用醋调石灰涂之效。或用灰藋、楝叶、梨叶、盐药，并涂蝼蛄咬伤效。

毛虫螫人，赤痛不止，《灵苑方》用马齿苋捣熟封之妙。《外台秘要》用豆豉心嚼敷，少顷见豉中有毛即瘥。按毛虫即载，亦名射工，谓其毛能螫人也。在树上者，背有五色斑毛，俗名杨瘌，有毒能刺螫人，红肿辣痛，即剖虫腹，取肠涂之立愈。在瓦内者，色黑而小，名瓦瘌，螫人亦疼，亦取其肠涂之即止。又荠葱、韭汁、青黛、食茱萸、松脂、雄黄、燕窠土、牛耳垢、狐屎，并敷恶蚖虫伤。又草犀捣汁服，能解恶蚖毒。

蚋蟆咬伤，元稹《长庆集》云：蜀中小蚊名蚋子，又小而黑者为蟆子，微不可见与尘相浮上下者为浮尘子，皆巢于巴蛇鳞中，能透衣入人肌肤，咬成疮毒，人极苦之，惟捣楸叶敷之即瘥。又祝穆《方舆胜览》云：云南乌蒙峡中多毒蛇，鳞中有虫名黄蝇，有毒，啮人成疮，但勿搔，以冷水沃之，擦盐少许即愈。闽小纪曰：没子，江南人谓之蟆，京都曰白蛉，俗名金刚钻，愈搔愈痒愈咬，惟磨白矾，痒即止，虫勿咬。

诸蛭疮毒，苏恭云：有水蛭、草蛭，大者长尺许，并能哑牛、马、人血。其草蛭在深山草中，人行即着胫股，不觉，入于肉中，产育为害，山人自有疗法。张杲《医说》云：南方多雨，有物曰木蛭，大类鼻涕，生于古木之上，闻入气闪闪而动，人过其下，堕人体间，立即成疮，久则遍体，惟以朱砂、麝香涂之即愈，此山蛭也。李石《续博物志》云：南方水痴，似鼻涕，闻人气闪闪而动，就人体成疮，亦用前方而愈，此即草蛭也。陈藏器云：茧中蛹卤汁，治山蛭入肉。山人自有疗法，盖此法也。保昇云：别有石蛭生石中，泥蛭生泥中，二蛭头光腰粗色赤，误食之，令人眼中生烟，渐至枯损。按：水蛭生水田中，有大小两种：大者长四五寸，重二三两，俗名牛搭膊；小者如豌豆荚，俗名马蟥。并吸牛、马、人血，惟畏食盐、石灰。被螫者，血任其流则无毒，否则成疮。《千金方》云：山中草木枝上有石蛭，着人足则穿肌，入肉中害人。但以蜡猪膏和盐涂足胫趾，即不着人也。陈藏器云：预带一筒，取一蛭入中，并持干海苔一片，亦辟诸蛭。若误吞蛭入腹，以黄泥水、浸兰水、牛血、羊血、鸡血、狗涎蘸蒸饼，但以一品服之即下。外敷，惟以朱砂涂之立愈。

百虫入耳中，以生油调铜绿滴之，古钱煎猪油滴之，醋和胆矾滴之，半夏浸麻油滴之，油浸百部滴之，香油同稻草灰滴之，川椒浸醋滴之，苍耳汁、葱汁、韭汁、桃叶汁、莴苣汁、姜汁、酱汁、人尿、人乳、车脂、苦醋、猫尿、鸡冠血，并一味滴之，胡椒末吹之，石斛插耳烧烟熏之，鲫头烧灰绵裹塞之，铁刀声在耳畔鸣之。蚁入耳者，穿山甲灰吹之，杏仁油滴之，灯心浸油钩之；蛆入耳者，皂矾末吹之；蝇入耳者，鲫血调皂角滴之；蚤入耳者，菖蒲塞之；虱入耳者，稻草灰汁滴之；马蝗入耳，田泥枕之。

卷之十二

狗咬伤

耀山曰：狗类不一，其性皆同。豺见之跪，虎食之醉，犬食番木鳖则死，物性制伏如此。诸犬皆能咬人，若被咬伤，皮破血出，肿痛而已。惟疯癫之狗伤人，毒如蛇蜇，皮或不破，血或不出，旬日之内，人亦发狂，叫如犬吠，至九死一生之候，不可不急治。是犬因毒蛇冬含土伏穴，春则出穴，连涎吐于草间，犬食之中毒发狂，遇人即咬，名为瘈狗。按毒中犬心经者舌出，毒中肝经者眼赤，毒中脾经者流涎，毒中肺经者声哑，毒中肾经者尾垂。凡被咬者，顶上即有红发，须先拔去，急以通利解毒为主，或用番木鳖磨水服，并选良方治之，则无害矣。

藏器云：犬咬疮，用屋漏水洗，更以浇屋檐，取滴下土敷之效。又云：猘犬咬，用床脚步下土和水敷之，灸七壮。又方：用豨莶草捣涂之。又方：以五月五日采一百种草阴干烧灰，和石灰为团煅研，敷犬咬并治金疮止血皆效。又方：治犬狂狗咬者，乞百家箸汁饮之灵效。或刮肉店墩上油腻，拌砂糖敷良。

《千金方》：治犬咬血出，以新汲水洗至血止，绵裹之。又方：治犬咬伤人，用苦酒和石灰敷之，或热汤和之，俱效。

《肘后方》：治犬伤人，用白矾末纳入裹之，止痛尤妙。重发者，用蔓菁根捣汁服之佳。

《梅师方》：治犬咬伤，煮地榆汁并为末敷之效，又白汤服末，日三次效，忌酒。

《便民图纂》：治狗咬昏闷者，浸椒水调莽草末敷之。

葛洪方：治犬咬伤，以薤白捣汁饮之，并涂之，日三服，瘥乃止。

寇氏云：狗咬伤成疮，嚼杏仁涂之妙，或嚼白果仁涂之亦效。

葛氏方：治犬咬疮发，以黄蜡溶灌入疮中良。

《别录》云：治狗啮疮，用虎脂油敷之效。

《经验方》：治犬咬，用旧屋瓦上刮下青苔屑按之即止。又方：治狗咬，风伤肿痛者，用人参置桑柴炭上烧存性，以盎复定少顷，为末掺之立瘥。

《图经》云：见肿消草，春生苗，叶茎皆紫色，高一二尺，叶似桑而光，面青背紫，治狗咬，捣叶贴之良效。

日华子：治犬咬，以热尿淋洗，或嚼秫米敷之，并良。

陶弘景云：治狗啮疮，用乌柿（即火熏干柿饼也）捣烂敷之。

《肘后方》：治恶犬咬伤，以莨菪子七枚吞之，日三服。

《小品方》：治恶犬咬伤，用虎骨刮末，水服方寸匕，并敷之。又方：用狼骨刮末水服亦效。

蔺氏《经验方》：治恶犬咬伤，用左盘龙（即人屎也）厚封之，数日即愈。按毒蛇、狂狗咬伤，莫妙乎此。

李时珍曰：治猘犬伤发狂，刮虎牙末，水服方寸匕。又云：凡被狂犬咬者，愈后永不可食葵菜，食之即发，慎之！

苏恭方：敷狂犬伤，用蚯蚓泥，吸出犬毛神效。又方：用葛根捣汁饮，并末敷之。又方：用葱茎白捣烂涂之。

《救急良方》：治疯狗咬伤，用雄黄五钱，麝香二钱，为末酒下，作二服。

《本经》曰：白兔藿，即白葛，治猘狗毒，诸药莫敌，兼治蛇虺蜂虿等毒。

《济急方》：治疯犬咬毒，用胆矾末敷之，立愈。

《百一方》：治猘犬咬伤，用生地黄汁，饭饼涂之，百度乃愈。

《外台秘要》：治狂犬咬人，用莨菪根捣敷，日三上。又方：用故梳、韭根各二枚，水二升，煮一升，顿服。又方：用蚺蛇脯为末，水服五分，日三服。无蚺蛇，他蛇亦可。又方：用蝟皮、头发等分烧灰，水服。

《生生编》：治疯狗咬伤，用瓦松、雄黄研贴，即不发。

《小品方》：治猘犬伤人，饮生姜汁即解，或以干姜末水二匕，并以姜炙热熨之。

《千金方》：治猘犬伤毒，用乌梅末，酒服三钱。又方：用自死蛇一枚，烧焦为末，纳入疮孔中。又方：用头垢、蝟皮等分烧灰，水服一杯，口噤者灌之。如重发者，以头垢少许纳疮中，用热牛屎封之。又方：用紫苏叶嚼敷之。

《质实谈耳》云：海角春间犬吸毒辄疯，被其啮者，往往孕小犬，弥月腹痛不可忍，多悬梁投井而死。有仙怜之，标灵异于嘉定道院以示其方，因名集仙宫。方载桃仁、滑石各三钱，朱砂、雄黄、炙川山甲各二钱，方八三枚，斑蝥七个，麝香五分，共研为末，每服三分，调以醇酒。凡遇疯犬，服之得活。王宗潍题其轩云：一枝枯竹寄天蹤，直节干云密影重，解说手中通造化，底须归救葛坡龙。以述其事。按疯犬伤人，甚于蛇蛊，初或不觉，毒即入腹，发则如狂，似与蓄血症热结膀胱似狂非狂相类。细绎此方，以桃仁破血，滑石利水为君；朱砂镇惊，雄黄解毒为臣；佐以山甲，透经络，通表里，无所不到；使以斑蝥毒虫，直达下窍，麝香通关，搜逐毒物。方八即番木鳖子，其性泻热而能毒狗，物受其制，而疾得瘳矣。遍究方书，巧妙无逾于此。

《辨证奇闻》云：人有为癫狗所伤者，人必发癫如狂之症，世人以为其人必生小狗于腹中，此误敷也。因发癫狂，人如狗状，见人则咬，逢女则嬲，大小便闭，出恭虚努，似若生产艰难，人遂信腹中生狗不能产而死，又谓腹痛者乃小狗内咬也，岂不可笑哉。其实狗误食毒物发癫。夫犬性最热，或食性热之物而狂，人被所伤，热毒之气敷染于人，最可畏之病也。然而得其法以解热毒，则病去如扫，逢异人敷授奇方，不敢自秘，谨敷以救世焉。用木鳖子三个切片土炒，斑蝥七个去头足，糯米一撮炒，生大黄五钱，刘寄奴五钱，茯苓五钱，麝香一分，各研细末和匀，黄酒调服三钱，一服而毒气全消，至神之方也。毒未净，必须多服数剂，忌色欲发物。是方用木鳖、斑蝥者，以犬最畏二物也。况木鳖大凉泻热，得大黄以迅扫之。寄奴善逐恶血，尤走水窍，佐茯苓利水更速。麝香通窍，引斑蝥毒虫，攻毒从小便而出也，病即愈矣。按此方乃太医院院使钱松所传，与前方稍异，其称为活命仙丹，非无因也。

《梅师方》：治狂狗咬伤，用桃白皮一握，水三升，煎一升服。又方：用栀子皮烧研、石硫黄等分，为末敷之，日三次，又方：用鼠屎二升，烧末敷之。

《仙传外科》：治猘犬咬伤，用紫荆皮末，沙糖调涂留口退肿，口中遥嚼杏仁咽下，毒去则愈。

《肘后方》：治猘犬咬伤，每七日一发，生食虾蟇胗绝良，亦可烧炙食之，勿令本人知之，自后再不发也。

《袖珍方》：治疯犬伤，即用虾蟇后足捣烂，水调服之，先于顶心拔去血发三二根，则小便内见沫矣。

又方：用蓖麻子五十粒去壳，以井花水研膏，先以盐水洗净痛处，乃贴此膏。

《简便方》：治猘狗咬伤，七日当一发，三七日不发乃脱也。急于无风处，以冷水洗净，即服韭汁一碗，隔七日又一碗，四十九日共服七碗，须百日忌酸咸，一年内忌食鱼腥，终身忌食狗肉，方得保全，否则十有九死。徐本斋云：此法出《肘后方》，有疯犬一日咬三人，止一人用此得活，亲见有效。

谈野翁方：凡疯犬咬伤，不治即死，用红娘子二个，斑蝥五个，并去翅足，若四十岁各加一个，五十岁各加二个，青娘子三个去翅足，四十岁加一个，五十六岁加二个，海马半个，续随子一分，乳香、沉香、桔梗各半分，酥油少许，为末，十岁者作四服，十五岁作三服，二十岁作二服，三十岁作一服。

《卫生易简方》云：凡疯狗咬伤，此乃九死一生之病，急用斑蝥七枚，以糯米炒黄，去米为末，酒一盏，煎半盏，空心温服，取下小狗肉三四十枚为尽，如数少，数日再服，七次无狗形，永不再发矣，累试累效。

《医方大成》：用斑蝥三七枚，去头翅足，用糯米一勺略炒过，去斑蝥，别以斑蝥七枚，如前炒色变，复去之，别以七枚，如前炒至青烟为度，去蝥，只以米为粉，用冷水入青油少许，空心调服，须臾再进一服，以小便利下毒物为度，如不利再进，利后肚疼，急用冷水调青靛服之，以解其毒，否则有伤，黄连水亦可解，但不宜服一切热物也。

《医宗金鉴》云：犬因五脏受毒而成疯犬，故经其咬，必致伤人，九死一生之证也。初被咬时，急就咬处刺令出毒血，以口含浆水吮洗伤处，或以拔法拔之，或以人尿淋洗，拭干，即用核桃壳半边，以人粪填满，罨在咬处，上着艾火灸之，壳焦粪干再易，灸至百壮，以玉真散唾津调敷，次日再灸，渐灸至三五百壮为度。于初灸时即服扶危散，逐恶物血片从小水中出。若毒物血片堵塞茎中，致小水涩滞如淋者，即服琥珀碧绿玉散以通利之。被咬之人，顶心有红发一根，速当拔去。一法用豆豉研末，香油调稠，丸如弹子大，常揩拭所咬处，掐开看豉丸内若有狗毛茸茸然，此系毒气已出，再揩至无茸毛方止，甚效。始终禁忌必当慎重，终身忌食狗肉及蚕蛹、赤豆，百日内忌见麻物，忌饮酒，三年内忌食一切毒物及房事。可常食杏仁以防其毒。若治迟，犬毒入心，烦乱腹胀，口吐白沫者，用虎头骨、虎牙、虎胫骨为末，酒调二钱服之。若发狂叫唤，人声似犬声，眼神露白者逆，终始犯禁忌不救。扶危散：以斑蝥按日数用之，如犬咬已竟七日用七个，十日用十个，去翅足，加糯米同炒去米，滑石一两水飞，雄黄一钱，麝香二分，共研细末，每服一钱，温酒调下，不饮酒者米汤调下。琥珀碧玉散：滑石六两，甘草一两，琥珀五钱，青黛八分，共研细末，每服三钱，灯心煎汤调下。又疯犬咬伤拔法：用砂烧酒壶两个，盛多半壶烧酒，先以一壶上火令滚无声，倾去酒即按在破伤疮口，拔出污黑血水，满则自落，再以次壶仍按疮口，轮流提拔，以尽为度，其证立愈。玉真散：原方天南星、防风二味等分，今加白芷、白附、天麻、羌活，亦等分为末，除外敷，亦可热酒冲服，热童便调服亦效，每用三钱，并治破伤中风发痉皆效。俗传：鸡子加斑蝥七个蒸食甚效，治痹亦效。孙真人云：猘犬啮，恶血未尽，灸百壮，以后日灸一壮，若不血出，刺出其血，百日灸乃止，禁饮酒、猪犬肉、蚕蛹、鱼腥、油腻。《针灸大成》云：猘犬伤，毒不出，发寒热，速以三壮艾灸所咬处及外丘、光明二穴，穴在足外踝上七寸、五寸等处，或针刺出血亦效。

马咬伤

耀山曰：马，火畜也。牡者曰骘、曰儿马；牝者曰骒、曰騳、曰草马。去势曰骟，因牡马力猛骠健，若非骟之以缓其性，人难骑驭，近之非踢则咬。或马遇未常见之物而惊，谓之错眼；或绊脱笼络奔驰而逸，谓之失缰。拦收不慎，被咬者亦有之，其痛甚于他伤，旋即成疮。按马齿能拔疔根，其毒可知。且马汗、马气皆有大毒，马口之涎能无毒乎。被其咬伤者，未有不兼受其涎毒也。此外骡大于驴而健于马，倘或被驴、骡咬伤者，治法与马同。

孙真人方：治马咬成疮，用苦低草（即益母草）切细和醋涂之。

《医说》：治马咬成疮，用独颗栗子烧研敷之。

《肘后方》：治马咬成疮肿痛者，用鸡寇血涂之，牝马用雌鸡，牡马用雄鸡。

《圣惠方》：治马咬人疮入心者，用马齿苋煮食之。

《医学入门》：治马咬人疮，取人屎或马屎烧灰敷之。又方：用马鞭子、马鞭梢及挽手烧灰，猪油调，俱效。

李时珍曰：凡马咬人疮，及马汗入疮，剥死马骨刺伤人，毒攻欲死者，用马屎绞汁和猪脂涂之。驴涎入疮与马同，用冬瓜皮干为末敷之，煎汤洗亦可。

孟诜曰：凡生马血入人肉中，一二日便肿起，连心即死。昔有人剥马伤手，血入肉中，一夜致死。其方用粟干烧灰，淋汁浸洗，出去白沫乃愈。

《肘后方》：治马气入疮，或马汗马毛入疮，皆致肿痛烦热，入腹则杀人，多饮醇酒至醉即愈。

《经验方》：治马汗入疮作痛，用乌梅连核捣烂，以头醋和敷，仍先刺疮出去紫血。

《集验方》：治马汗入疮，用鸡毛灰，酒服方寸匕。又方：治剥马刺伤，马血入疮，以妇人月水涂之，神效。

《千金方》：治马汗入疮，或马毛入疮肿痛，入腹杀人，以冷水浸之，频易水，仍饮好酒立瘥。又方：治马汗入疮，肿痛欲死，用沸汤温洗即瘥。又方：治马血入疮，用人粪一鸡子大服之，并涂之，亦瘥。

《摘玄方》：治马汗入疮，用石灰敷之效。

《灵苑方》：治马汗入疮肿痛，急疗之，迟则毒深，以生乌头末敷疮口效。

《博济方》：治驴马汗毒所伤疮肿，用白矾飞过，黄丹炒紫，等分贴之。

又方：或驴或骡或马咬人，或骨刺伤，取其尿洗之，以粪涂之，或饮其粪汁亦佳。

《经验方》：治马涎入疮，用雄黄、白矾各一钱，乌梅三个，巴豆一个，合研，以油调半钱敷之良。

猪咬伤

耀山曰：无豕不成家，会意字也。天下之猪，固家养供膳之畜，虽易地而殊名，性总趋下而喜秽，本无大毒，亦不噬人，逼之大紧，偶或反咬，伤人者少，方故不多。惟山中野猪能伤人，豪猪箭亦能射人，书无方法，若以比类而施医药，法亦不相甚远矣。

《千金方》：治猪啮成疮，用松脂炼作饼贴之良。

叶氏《摘玄方》：治猪咬成疮，用龟版烧存性，研为细末，以香油调和搽之极妙，檐溜下泥涂之亦妙。

猫咬伤

耀山曰：猫乃扑鼠之小兽也，狸身而虎面，柔毛而利齿。每见掩卷之余，抛线之暇，或戏弄于阶前，或爱玩于膝上。倘一朝反面，肆其牙爪，奈何。备此一方，以待不虞。

《寿域方》：治猫咬成疮，用雄鼠屎（即两头尖者）烧为灰研细，油和敷之，曾经效验。薄荷汁涂之亦效。

鼠咬伤

耀山曰：鼠者，尖喙善穴，短足善窃，虽曰无牙，穿墙越壁，在仓者谷米侵蚀，入房者衣衫破裂，潜匿于厨者杯盘狼藉，误食其余者体生鼠瘘，偶被其咬者皮破血出，欲治其愈者猫麝两物。

按：鼠类最毒者，莫如鼩鼠。李时珍曰：鼩乃鼠之最小者，啮人不痛，故又名甘口鼠，今处处有之。陈藏器曰：鼩极细，卒不可见，食人及牛马等皮肤成疮，至死不觉。《尔雅》云：有螫毒。《左传》云：食郊牛角者，皆此物也。《博物志》云：食人死肤，令人患恶疮。医书云：正月食鼠残，多为鼠瘘小孔下血者，皆此病也。治之之法，以猪膏摩之，及食狸肉为妙。鼷之为物虽微，其为人害甚大，故详术之。

赵氏方：治鼠咬成疮，用猫头烧灰，油调敷之，以瘥为度。又《寿域方》：以猫屎揉之即愈。

《经验方》：治鼠咬成疮，用麝香封之妙。

《救急易方》：治鼠咬成疮，用猫毛烧灰，入麝香少许，唾和封之，猫须亦可，桐油涂之亦效，又能辟鼠。

狼咬伤

耀山曰：《纲目》云：狼，犲属也。处处有之，北方尤多，南人呼为毛狗是矣。其居有穴，其形大如犬，而锐头尖喙，白颊骈胁，高前广后，脚不甚高，其色杂黄黑，亦有苍灰色者，其声能大能小，能作儿啼以魅人，其性善顾而食戾践借。其伤人也，治法稍与虎同。

《肘后方》：治狼伤人，用干姜末敷之良。

陈藏器云：治狼咬成疮，用月经衣烧为末，酒服方寸匕，日三服。又云：人畜为虎狼等伤，恐毒入内，取芭芒，即今之芊芰也，用茎杂葛根浓汁服，亦可生捣汁服，皆效。

《摘玄方》：治狼虎伤人成疮，用水分沙糖一碗服之，并外涂之，并效。

熊爪伤

耀山曰：熊者，雄也。有猪熊、狗熊、人熊、马熊，各因形似以为别也。而性轻捷，好攀缘上高木，冬蛰于穴，春月乃出，每升木引气自快，见人则颠倒自投于地。其最猛者曰黑，即人熊也，力能拔木，遇人则人立而攫之，鲜不被其伤者。搜集各方，以备山居者用。

《医说》：治熊爪伤人，用独颗栗子烧灰研细敷之。

葛氏方：治熊爪伤，用粟米嚼烂涂之。

《肘后方》：治熊咬伤，用生铁，水煮令有味，以水洗之。

张仲文《备急方》：治熊罴伤人，用蒴藋一大把，以水一升浸，须臾取汁饮，以滓敷之。按：蒴藋即陆英，生田野，所在有之，春抽苗，茎有节，节间有枝，每枝五叶，大如水芹，花白，子初青如绿豆颗，每朵如盏面大，平生有一二百子，十月方红熟。

虎噬伤

耀山曰：《格物论》云：虎，山兽之君也。状如猫而大如牛，黄质黑章，锯牙钩爪，须健而尖，舌大如掌，生倒刺，项短鼻齆，夜视目有光，吼啸风生，百兽震恐。

或云虎噬物，随月旬上下而啮其首尾，其搏物，三跃不中则舍之。人死于虎则为伥鬼，导虎而行。食狗则醉，狗乃虎之酒也。闻羊角烟则走，恶其臭也。虎乃害人之兽，而蝟鼠能制之，智无大小也。凡虎伤者，多在颈项，必有深孔数个，黑烂而痛不可忍，急用生猪油塞之，猪肉填之亦可。

《本草纲目》：治虎爪伤人，用刺猬脂日日敷之，内服香油取效，或用小磨油涂之亦可。

赵原阳《济急方》：治虎爪伤人，先吃清油一碗，仍以油淋洗疮口，清油即脂麻油也。

《医说》：治虎爪伤，用独颗栗子烧存性，研为细末，用油调敷。

《洗冤集录》云：虎爪掰伤，用水化砂糖涂之。

葛氏治虎爪伤，嚼栗涂之良效。

《肘后方》：治虎咬伤人，以生铁数斤，煮水令有味，以水洗之妙。又方：用白矾末，纳入伤处裹之，止痛尤妙。又方：用干姜末敷之亦妙。

《梅师方》：治虎咬伤，用地榆煮汁频饮，并为末敷之。亦可为末，白汤送服，日三次，忌酒。又方：以生葛煮浓汁洗之，仍捣末，水服方寸匕，日夜五六服。又方：但饮酒常令大醉，当吐毛出愈。

《濒湖集简方》：用山漆（即三七也）研末，米饮汁送服三钱，仍嚼山漆滓涂之。

《秘览方》：治虎伤人疮，内服生姜汁，外以汁洗之，用白矾末敷上神效。

唐瑶《经验方》：治虎伤人疮，用蛴螬研末敷之，一日三上旋愈。古方：捣青松汁数头斗，内饮外敷即效。

《本草拾遗》：治虎狼伤人，用妇人月经衣烧为末，日三次服方寸匕。《千金方》：用青布卷烧，入竹筒熏之。

陈藏器云：凡人被蛇犬虎狼毒刺恶虫等啮，以铁浆服之，毒不入内也。又云：恭菜敷禽兽伤，立愈。

《异苑》云：治虎伤蛇噬垂死者，以人气呵禁之皆安。

《石室秘录》云：人被虎咬伤，血必大出，其伤口立时溃烂，其痛不可当，急用猪肉贴之，随贴随化，随化随易，速用地榆一斤为细末，加入三七末三两，苦参末四两，和匀掺之，随湿随掺，血即止而痛即定。盖地榆凉血，苦参止痛，三七末止血，合三者之长，故奏功实神。

按《物理小识》云：虎畏尖，不越篱，犹狼见圈而避去。虎闻春空礁声，则齿酸不能食，遇张伞而不敢犯，盖虎疑也。闻人呵喝声，虎则伏匿不动，守虎待张及深山樵采、行旅过者，恒用此法。

《孙真人海上方》歌诀

蛇伤：若人苦被毒蛇伤，独蒜原来力甚良，切伤片儿遮患处，艾烧七炷便安康。

蜈蚣蛇蝎伤：蜈蚣蛇蝎毒非常，咬着人时痛莫当，我有灵丹随手好，自然姜汁和雄黄。

犬伤：犬伤何必苦忧煎，我有仙方只口传，刮取砖青和牛粪，敷于伤处即时痊。人遭犬咬痛堪怜，去壳蓖麻五十圆，烂捣成膏伤处贴，又方虎骨可同传。颠犬所伤人最苦，雄黄五钱麝五钱，酒调二钱作二服，不服灌鼻亦安然。细辛荜茇及雄黄，用酒研来入麝香，不问蛇伤并犬咬，当时吃了便安康。

鼠咬：鼠咬肉皮最不良，毒攻疼痛肿难当，急将猫粪填痕内，端的公然不作疮。

补遗

耀山云：按症立方，配以君臣佐使，行经入络，各有专能，合而成功，果称神奇。然药有单行独效者，其功胜倍，其药最广，盖以群药而疗一症，不若一味而治多病为简便也。古云：多品合丸，其力不专。俗云：识得单方一味，可以气杀名医。是集凡关损伤咬伤者，古方备录，似属无漏。外有先世秘传，以及名家口授试验之方，法古证今，重为考订，详其根叶枝苗，叙其性效功能，一一补述，非改云全，聊以备选，庶使阅之者，无复遗憾也。

水：在井泉初汲者曰井华水，在江河新汲者曰新汲水，治坠损肠出，冷喷其身面，则肠自入。金疮血出不止，冷水浸之即止，又故布蘸热汤渰之亦止。犬咬血出，以冷水洗至血止，绵裹之效，屋漏水洗亦效。打伤眼睛突出一二寸者，以新汲水灌渍睛中，数易自入。蝎虿螫伤，以水浸故布揾之，暖即易之愈，热汤渍之亦愈。蛇绕不解，热汤淋之即解。磨刀水治蛇咬毒攻入腹。猪槽水疗蛇咬疮，浸之。

赤土：山土也，主汤火伤，研末涂之，或井底泥涂之，或醋调黄土涂之，并效。黄土者，掘地三尺下土也，治撷扑欲死，黄土蒸热布裹熨之。杖疮未破，干黄土与童便入鸡子清调涂，干则易之。地上土，治蜈蚣、蠼螋、蜂、蚁螫伤。蚯蚓屎，名六一泥，治蛇、犬、蜈蚣咬伤。屎坑泥，治蜂蝎诸虫咬，取涂之。床脚下土，治猘犬咬，和水敷之，灸七壮。檐溜下泥，治猪咬蜂螫蚁叮蛇伤毒，并取涂之。土蜂窠、驴尿泥，并涂蜘蛛咬。门臼尘、香炉灰，并止金疮血。田中泥烧作瓦，屋上年深者兽头瓦，研末涂汤火伤。墙脚下便溺处瓦，醋煅为末，酒服，治折伤，接骨神效。

黑铅：治蛇蝎所咬，炙热熨之。铅性又能入肉，故女子以铅珠纤耳，即自穿孔；实女无窍者，以铅作铤，逐日纤之，久久自开。凡人诸窍被伤而闭塞者，以铅针纤之，无不通矣。

赤铜屑：能焊人骨及六畜有损者，细研酒服，直入骨损处，后六畜死，犹有焊痕可验。又定州崔务坠马折足，医者取铜末和酒服之遂瘥，及亡后十年改葬，视其胫骨折处，犹有铜束之也。

自然铜：治折伤，消瘀血，续筋骨。昔有人以自然铜饲折翅胡雁，后遂飞去。今人治跌打扑损，研细水飞过，同当归、没药等分，以酒调服，仍以手摩痛处神效。恐新出火者有火毒，与金毒相煽，挟以香药之热毒，虽有接骨之功，宜防燥散之祸。李时珍曰：自然铜接骨之功，与铜屑同，不可诬也。但接骨之后，不可常服，即便理气活血可耳。白铜矿、菜花铜，皆天生者，亦自然铜之类，并治伤损，续筋骨。又钱花铆，乃铸钱炉中黄沫，煅研奋之，能续筋骨。

铜钴铒： 即铜熨斗也，治折伤，接骨，捣末研飞，和少酒服二方寸匕效。

铁衣： 即铁锈也，治汤火伤，青竹油磨搽之；蠼螋尿疮，唾涎磨搽之；蜘蛛咬，蒜磨涂之；蜈蚣咬，醋磨涂之，并效。铁浆，铁渍水之汁也，治蛇咬虎狼毒刺恶虫等啮，服之毒不入内也，兼解诸毒入腹。

玉： 有五色，汉朝者古，能疗金疮，摩瘢痕。昔献帝遭李濯乱被伤，伏后刮玉钗以复于疮，应手即愈。又《王莽遗孔休玉》曰：君面有疵，美玉可以灭瘢。

雄黄： 能杀百毒，辟百邪，人佩之鬼神不敢近，入山林，虎狼伏，涉川水，毒不敢伤，雌黄亦杀蜂、蛇毒。

无名异： 川广山中小黑石子也，治金疮折伤，止痛接骨。昔人见山鸡被网，损其足脱去，衔一石摩其损处遂愈，人因传之。按《物理小识》云：无名异出西海州，烧炭之下，百木之精也，一名药木胶。胡人折鸡胫，磨酒沃之，逡巡能行。是则无名异有石者、木者两种。又蜜栗子，状如蛇黄而有刺，上有金线缠之，紫褐色，亦无名异之类也，治金疮折伤皆有效。

花乳石： 一名花蕊石，刮末止金疮血，以硫黄制为散，治一切金刃箭镞伤，及打扑伤损，狗咬至死者，以药掺伤处，其血化为黄水，再掺便活，更不疼痛。如内损血入脏腑，煎童便入酒少许，热调一钱服立效。牲畜抵伤肠出不损者，急纳入，桑白皮线缝之，掺药血止立活，此石之功，非寻常草木之比也。

石灰： 陈久者良，千年者佳，疗金疮止血大效。古墓中石灰名地龙骨，以大黄制为桃花散，止血第一。水龙骨，即豨莶船油石灰，治金疮跌扑伤损，破皮出血，煅过研细水飞，掺之即愈，又名败舡茹，刮末治金疮，功同牛胆石灰。按李时珍曰：石灰乃止血之神品也，但不可着水，着水恐即腐烂。

代赭石： 血分药也，火煅醋制，内服平肝，外敷止金疮血，长肌肉。

菩萨石： 其质六棱，大如枣栗，映日莹洁，小者如樱，五色粲然，亦石英之类也。消扑损瘀血，水磨服之，蛇虫蜂蝎狼犬毒箭等伤，并研末敷之。

滑石： 发表利水，行滞逐凝血，止金疮血出。

石青： 即画家所用之大青，治折跌痛肿，金疮不瘳。

石蚕： 生海岸石旁，状如蚕，其实石也，治金疮，止血生肌有效。

石油： 色如肉汁，作雄硫气，针箭入肉药中用之。

盐药： 生海西南，雷、罗诸州山谷，似芒硝末细，入口极冷，治蛇虺恶虫药箭镞毒，并摩敷之，甚者水化服。又解独白草箭毒，按毒白草，即草乌也。

特蓬杀：味苦寒无毒，主折伤，内损瘀血，烦闷欲死者，酒消服。南人毒箭中人，及深山大蝮伤人，速将病人顶上，十字劙出血水，药末敷之，并敷伤处，当上下出黄水数升，则闷解。俚人重之，以竹筒盛带于腰，以防毒箭。出贺州山内石上，形如碎石，乃硇砂之类也。

半边莲：小草也，生阴湿地，细梗引蔓，节节生细叶，秋开小花，淡红紫色，止有半边，如莲花状，故名。又呼急解索，治蛇虺伤，捣汁饮，以滓围敷之。又鬼臼，名独脚莲，亦治蛇毒并射工中人。或有谓半枝莲者，诸书无考，恐俗传之讹也。

蛇含草：治蛇虺蜂毒，蜈蚣蝎伤，及金疮出血，并捣敷之。昔有田父，见一蛇被伤，一蛇含一草着疮上，经日伤蛇乃活而去，田父因取草治蛇疮皆验，遂名蛇含草也。其叶似龙牙而小，背紫色，故俗名小龙牙，又名紫背龙牙，当用细叶有黄花者佳，人家种之，辟蛇。《抱朴子》云：蛇含膏能连断指，方俟考。

蚕茧草：生湿地，如蓼大，茎赤花白，治诸虫如蚕类咬人，恐毒入腹，煮服之，亦可捣敷。

蛇茧草：生平地，叶似苦荬而小，节赤，高一二尺，种之辟蛇，治蛇虺毒虫等螫，取根叶捣敷咬处，当下黄水愈。关东一种，状如芋，茎方节赤，挪敷蛇毒如摘，亦似蛇茧草。又一种草，茎圆节赤似芋，亦敷蛇毒，皆同类异种也。

蛇莓草：附地蔓生，节节生根，每枝三叶，叶有齿刻，开小黄花，结实鲜红，捣汁饮，治射工溪毒，敷蛇伤及汤火伤。

蛇床子：能散踢扑瘀血，煎服汤洗皆可。

蛇眼草：生古井中及年久阴下处，形如淡竹叶，背后皆是红圈，如蛇眼状，治蛇咬，捣烂敷患处。蛇鱼草，其苗叶未详，治金疮血出不止，捣敷之。

草犀根：生衢婺洪饶间及岭南海中，苗高二三尺，独茎对叶而生，如灯台草，根若细辛，治虎狼虫虺所伤，溪毒野虫恶利等毒，并宜烧研服之，临死者亦得活，其解毒之功如犀角，故名草犀，生水中者名水犀。

庵𦳋子：叶似菊叶而薄，多细丫，面背皆青，高者四五尺，其茎白色如艾茎而粗，八九月开淡黄细花，细实如艾实，实中有细子，极易繁衍，艺花者以之接菊，人家种之辟蛇，擂酒饮，治闪挫腰痛。孙思邈《千金翼》、韦宙《独行方》，主腕折瘀血，并单用庵𦳋子，煮汁服，亦可末服。今人治打扑，多用此法，或饮或散，其效最速。

滴滴金：即金沸草，其叶捣敷金疮出血。

野鸡冠：即青葙子，其茎叶止金疮血。

铁扫帚：一名蠡实，生荒野中，就地丛生，一本二三十茎，苗高三四尺，叶中抽茎，开花结实，根细长，黄色可作刷故名，其实止金疮血，敷蛇虫咬。

牛蒡子之根叶：捣碎，敷杖疮金疮，永不畏风，又名恶实，处处有之，叶大如芋叶而长，实似葡萄核而褐色，根有极大者，可作菜茹。

苍耳子之茎叶：捣汁服，治溪毒；和酒服，治沙虱射工等所伤；煮酒服，治狂犬咬毒。其叶似胡荽，白花细茎蔓生，可煮为茹，滑而少味。

豨莶草：捣烂敷虎伤、狗咬、蜘蛛咬、蚕咬、蠼螋尿疮。此草气臭如猪而味莶，故谓之豨莶，又名虎膏、狗膏，皆因其气似，及治虎狗伤也。

天南星：治金疮折伤瘀血，生捣敷之，又涂蛇虫咬毒皆效。

半夏：生捣止金疮血，敷打扑肿，消瘀滞痕，能治五绝急病。五绝者，缢死、溺死、压死、冻死、惊死。并以半夏末纳入鼻中，心温者，一日可活也。按：南星、半夏亦能散血，故破伤打扑皆主之。

菩萨草：生江浙州郡，凌冬不凋，秋冬有花直出，赤子如蒟头，冬月采根，治诸虫伤，捣汁饮，并敷之。

玉簪花叶：治蛇虺螫伤，捣汁和酒服，以滓敷之，中心留空泄气。

荨麻草：生江宁山野中，其茎有刺，高二三尺，叶似花桑，或青或紫，背紫者入药，上有毛芒，触人如蜂虿螫蠚，以人溺灌之即解，治蛇毒，捣烂涂之。

坐拿草：生江西及滁州，六月开紫花结实，采其苗入药，治打扑伤损，能懵人，食其心则醒。

押不芦草：形似人参，生漠北回回地，酒服少许，即通身麻痹，加以刀斧亦不知，后以少药投之则醒。昔华佗能刳肠涤胃以治疾者，必此药也。用于接骨上髎，可免痛苦，惜其解醒之药不知何物也。

茉莉花根：以酒磨服一寸，则昏迷一日而醒，二寸二日，三寸三日。凡踢损骨节脱臼接骨者，用此则不知痛，或加羊踯躅、菖蒲等药酒服，以接骨上髎者用之。因踯躅有大毒，借石菖蒲引入心经，速于麻痹，不知疼痛，后用人参、甘草等剂解之，正气足而毒气退，其昏迷即解。

八角金盘：生江浙诸处，本高二三尺，秋开细白花，叶如臭梧桐而有八角，故名。凡跌打损伤疼痛，取近根皮煎服，即昏迷不苏，身如酒醉，次日可愈，惟弱者酌用之。本草从新云：此药味苦辛，性温毒烈，其气猛悍，能开壅塞停积，虚人慎之。

草乌头：形如乌嘴，其气锋锐，宜其通经骆，利关节，寻蹊达径而直抵病所，煎为射罔，能杀禽兽，非气之锋锐捷利，能如是乎。凡风寒湿痹，宿痰死血，是其专司，跌打损伤方中亦有用者。昔富阳县吏，不问跌打闪挫，伤在何部，用白末药一小包，约重一二分，酒送服之，当即周身赶动，次日便愈，后有求其方者，乃草乌末也。

山芝麻：即闹羊花子，又名土连翘，有大毒，能祛皮肤中贼风痛痹。一农者以山芝麻用烧酒浸炒研末，酒服一匙，概治跌打损伤，疼痛难忍，求者接踵，因此秘以谋生，嗣用重礼，始得其方，然而医书频见，更添有他药也。按：草乌头、山芝麻，乃至毒之药也，用之有当果称神效，倘少过剂，性命攸关。解乌头毒者，用饴糖冲汤服之。解山芝麻毒者，煎栀子汤服之。因羊食而踯躅，故曰闹羊，亦名羊踯躅。

大虫杖： 即虎杖，治扑损瘀血作痛及坠跌昏闷有效，并研末酒服。生田野下湿地，其茎似荭蓼，其叶圆似杏，其枝黄似柳，其花状似菊，色似桃花。

合子草： 生岸旁，叶尖花白，子中有两片，如合子样，捣敷蛇咬伤妙。

鲜葛根： 捣敷蛇虫啮，署毒箭伤，绞汁饮，治猘狗伤，并末敷之。五月五日午时，取根为屑，疗金疮断血，挪叶止金疮血亦效。

猫儿卵： 即白蔹也，治刀箭疮，扑损打伤，及汤火伤，出恶刺，其苗作蔓，茎赤，叶如小桑，五月开花，七月结实，根如鸡鸭卵而长，三五枚同一窠，皮黑肉白。一种赤蔹，功用皆同。

鹅抱根： 生山林下，附石作蔓，叶似大豆，其根形似莱菔，大者如三升器，小者如拳，捣末酒服，解蛮箭药毒，有效。

黄药子： 其茎高二三尺，柔而有节，似藤非藤，叶大如拳，长三寸许，其根外褐内黄，治蛇犬咬毒，研水服，并涂之。又海药仁，亦治蛇毒，破血消肿。

白药子： 出原州，苗叶似苦苣，抽赤茎，长似壶芦蔓，开白花，结子亦名瓜蒌，治刀斧折伤，干末敷之，能止血痛，会州者叶如白蔹，厥突国者良，潞州者次。

羊婆奶： 一名萝藦，即江浙之羊角花藤也，其实似角，嫩时有白浆，裂时如瓢，其中一子有一条白绒，长寸许，俗名婆婆针线袋儿，捣子敷金疮，止血，捣汁敷蛇虫咬毒即消，蜘蛛伤频治不愈者，捣封二三度，能烂丝毒，即化作脓也。

山慈姑： 叶如水仙花之叶，叶枯后，中抽一茎如箭杆，高尺许，茎端开花白色，亦有红色、黄色者，上有黑点，乃众花簇成一朵，如丝纽成，三月结子，有三棱，四月苗枯，其根状如慈姑，治蛇虫狂犬咬伤，其叶治溪毒生疮。

茅针花： 夏花者为茅，秋花者为菅，二物功用相近。初生茅时，谓之茅针，挪敷金疮止血，花老时茸茸然，署刀伤止痛，茅根捣服名茅花汤，治扑损瘀血。

地榆： 其叶似榆而长，初生布地，故名，功能止血，可作金疮膏，捣汁涂虎犬蛇虫伤。

紫参： 幽芳也，五葩连萼，状如飞禽，俗名五鸟花，其根止金疮血，生肌定痛。

金不换： 产东西，木本高三尺，叶厚有三叉，生石隙中，味苦性凉，治跌打损伤，磨浓汁服之，又能止血，与三七苗名金不换者，性味不同。

三七： 又名山漆，谓其能合金疮，如漆粘物也。一名金不换，贵重之称也。生广西南丹诸州番洞深山中。其根似白及者为参三七，有节者谓之水漆。此药近时始出南人军中，用为金疮要药，云有奇功。又云：凡杖扑伤损瘀血淋漓者，即嚼烂罨之立止，青肿者即消散，并治蛇伤虎咬，其叶亦治折伤跌扑出血，敷之即止，青肿经夜即散，功与根同。近敷一种草，春生苗，夏高三四尺，叶似菊艾而劲厚，有岐尖，茎有赤棱，夏秋开花，花蕊如金丝盘纽可爱，而气不香，花干则吐絮，如苦荬絮，根叶味甘，治金疮折伤出血，及上下血病甚效，云是三七，而根大如牛蒡根，与南中来不类，恐是刘寄奴之属，甚易繁衍。

刘寄奴：一茎直上，叶似苍术，尖长糙涩而深，背淡，九月茎端分开数枝，一枝攒簇十杂小花，白瓣黄蕊，如小菊花状，花瓣有白絮，其子细长，亦如苦荬子，六七月采苗及花子，通用止金疮血极效，兼治折伤瘀血在腹内者及汤火灼伤，并有殊功。按李延寿《南史》云：宋高祖刘裕，小字寄奴，微时伐荻新州，遇一大蛇，射之，明日往，闻杵臼声，寻之，见童子数人皆青衣，于榛林中捣药，问其故。答曰：我主为刘寄奴所射，今合药敷之。裕曰：神何不杀之？曰：寄奴王者，不可杀也。裕叱之，童子皆散，乃收药而反，每遇金疮，敷之即愈，人因称此药为刘寄奴。

山荞麦：即赤地利，又名五毒草，茎赤，叶青似荞麦叶，开白花亦如荞麦，结子青色，根若菝葜，皮紫赤，肉黄赤，用根醋摩敷蛇犬虫蚕毒，亦可捣茎叶敷之，防毒内攻，急煮汁饮之。

石龙藤：即络石也，贴石而生，冬夏常青，其蔓折之有白汁，其叶细而厚，实黑而圆，有团叶、尖叶两种，功用皆同，治蝮蛇疮毒，心闷者煎汁服，并洗之，刀斧伤疮，为末敷之立瘥。

甜藤叶：生江南山林下，蔓如葛，味甘寒无毒，煎汁服，治剥马血毒入肉，捣烂敷蛇虫咬伤。

苦芺：凡物稉曰芺，此物嫩时可食，故以名之。初生有白毛，入夏抽茎有毛，开白花甚繁，结细实，烧灰疗金疮极验。

清风藤：一名青藤，生台州天台山，其苗蔓延木上，四时常青，治风湿麻痹，损伤肿痛，酒浸服。

紫金藤：又名山甘草，生福州山中，春初单生，叶青色，至冬凋落，其藤似枯条，采皮晒干，用消损伤瘀血，煎汁服之。

折伤木：生资州山谷，藤绕树木上，叶似莽草叶而光厚，采茎治伤折，筋骨疼痛，散血补血，酒、水各半煮浓汁饮之。

落雁木：生南海山野中，蔓生，四边如刀削，藤高丈余，叶形如茶，无花实，取茎叶，治折伤内损诸疾，煮汁服之。

每始王木：生资州，藤绕树木上，叶似萝藦叶，治髀打伤折筋骨，能生肌破血止痛，以酒、水各半，煮浓汁饮之。

千里及藤：生道旁篱落间，叶细而厚，宣湖间有之，捣烂敷狂犬毒，蛇咬伤。

风延苺：生南海山野中，蔓绕草木上，细叶，治蛇毒溪毒瘴气，并宜煎服。

万一藤：生岭南，蔓如小豆，一名万吉，主蛇咬，杵末，水和敷之。

紫背浮萍：晒干为末，敷汤火伤疮；煎汁和酒服，治打扑损伤。

田字草：生浅水，叶四分，故俗名天打头，治蛇毒入腹者，捣汁饮之。又田鸡草，即咸酸草，能活死蛙得名，生阴地，叶比花草子细小，治损伤，捣烂挫之。

虾蟆兰：叶如兰，虾蟆好居其下，故名，又名地菘，一名天明精，俗名鼓槌头草，根曰土牛膝，主金疮止血，解恶虫蛇螫毒，挪以敷之，立效。《异苑》云：宋元嘉中，青州刘懵射一麞，剖五脏，以此草塞之，主折伤，愈多人，故又名刘懵草。

凤仙花：毒草也，虫蠹不食叶，蜂蝶不近花，故人家种之，以辟蛇虺，花白者良。治蛇伤，擂酒服之，其毒即解，根叶治杖扑肿痛，捣烂涂之，功能散血通经，软坚透骨，俗名透骨草者，即此花也。

白芷：芳草也，干高五寸以上，春生叶相对，婆娑紫色，阔三指许，花白微黄，入伏后结子，立秋后苗枯，二月、八月采根，暴干用，治蛇伤，内服外敷皆效。又有用鲜白芷者，人所不知。浙东鉴湖，专门治毒蛇蠹伤，以整个鲜白芷在伤处同水擦洗，俟红肿消退，以雄黄、白矾等分为末，油调涂之立效。

猴姜：又名骨碎补，因开元皇帝以其主伤折，补骨碎，故命此名，内服外敷皆效。

当归：治恶血上冲，仓促取效，气血昏乱者服之即定，能使气血各有所归，当归之名因此。凡伤胎去血，金疮去血，拔牙去血，一切去血过多，心烦眩晕，闷绝不省人事，当归二两，川芎一两，每用五钱，水七分，酒三分，煎七分，热服。如妊娠伤动，服此探之，不损则痛止，已损便立下，故谓神效佛手散。

川芎：乃血中之气药，血虚者宜之，气郁者亦宜之。如跌扑举重，损胎不安，或子死腹中者，川芎为末，酒服方寸匕，须臾一二服立出，不损者即安。芍药，白者益脾，能于土中泻木；赤者散邪，能行血中之滞。凡跌打损伤方中皆宜用之，各有妙处。若金疮血出，白者炒黄为末，酒或米饮服二钱，仍以末敷疮上即止，良验。

鲜地黄叶：如山白菜，凡坠堕岌折，瘀血内留，鼻衄吐红，皆捣汁饮之。如物伤睛突，捣烂连淬罨之。又竹木毒箭入肉及猘犬咬伤，并可捣汁饮，并涂之。其叶亦可捣敷损伤咬伤。按张鷟《朝野金载》云：雉被鹰伤，衔地黄叶点之。效能盖本于此。《苏沈良方》言：《列仙传》有山图者，入山采药折足，仙人教令服地黄、元参、当归、羌活而愈，因久服，遂度世。东坡称其药性中和，有补虚益血祛风之功，故名之曰四神丹。

牡丹皮：能消扑损瘀血，接续筋骨，金疮内漏，泻血分之伏火，伏火即相火也，有四物之功，乃伤科之要药也。

郁金：破恶血，止金疮，姜黄，治扑损瘀血，功用皆相近，但郁金入心治血，而姜黄兼入脾治气，又能入臂治痛，理血中之气可知。

蓬术：消瘀血，止扑损痛，及内损恶血，三棱亦消扑损瘀血。但三棱色白属金，破血中之气，蓬术入肝，兼治气中之血，为不同尔。

马兰：二月生苗，赤茎白根紫花，长叶有刻齿，状似泽兰，但不香尔。破宿血，养新血，合金疮，止鼻红，涂蛇咬，皆有殊功。

鹿蹄：一名秦王试剑草，叶似堇菜而颇大，背紫色，春生紫花，结青实，如天茄子，捣涂金疮出血，并一切蛇虫犬咬毒。

马鞭草：生下湿地，方茎对节，叶似益母草，开细紫花，作穗如车前穗，其子如蓬蒿，治金疮行血活血，捣烂涂蠼螋尿疮。

猪腰子：生郁州，蔓生结荚，内子若猪之内肾状，酷似之，长三四寸，色紫而肉坚，治毒箭伤，研细酒服一二钱，并涂之。

老鹳草：出齐地，味苦辛，去风活血，疏经络，续筋骨，治损伤麻痹等症，浸酒服，大有殊功。又鹤顶草，即灰藋之红心者，捣烂涂诸虫咬成疮者，煎汤洗之。

鸭跖草：一名竹叶菜，处处平地有之，三四月生苗，紫茎，四五月开花，如蛾形，深碧色可爱，其花取汁作画，色如黛，其叶治蛇犬咬毒，捣汁服，滓涂之。

葵：一名滑菜，言其性也。凡被狂犬咬者，永不可食，食之即发。其叶为末，敷汤火伤，捣汁服，治蛇蝎螫，其根捣涂蛇虺螫伤。蜀葵苗，捣烂涂火疮，烧研敷金疮。蜀葵花，有红白紫褐各色，治蜂蝎毒。黄蜀葵，一名秋蜀，花叶与蜀葵全殊，另一种也，叶如蓖麻叶，花大如碗，鹅黄色，紫心六瓣，且开午收暮落，其花浸油涂汤火灼伤，其子研酒服，治打扑伤损。龙葵，一名苦葵，又名老鸦眼睛草，叶如茄叶，开小白花，黄蕊，结子正圆，大如五味子，其茎、叶、根并治跌扑伤损，消肿散血，捣汁服，以滓敷之。菟葵，一名天葵，状如葵菜而叶大如钱，其花单瓣而小，止虎蛇毒，捣汁饮之。

蓼：亦菜类也，其类甚多，有青蓼、香蓼、水蓼、马蓼、紫蓼、赤蓼、木蓼七种。紫、赤二蓼，叶小狭而厚；青、香二蓼，叶亦相似而俱溥；马水二蓼，叶俱阔大，上有黑点；木蓼一名天蓼，蔓生，叶似拓叶。六蓼花俱红白，子皆大如胡麻，赤黑而尖扁，惟木蓼花黄白，子皮青滑。诸蓼并冬死，惟香蓼宿根重生，可为生菜。蓼子煎水，浸蜗牛咬毒；其苗捣烂，涂狐尿疮；其叶捣烂如泥，敷恶犬咬伤。水蓼生于浅水泽中，今造酒家取叶以水浸汁，和面作曲，其叶捣敷蛇伤，并汁服，止蛇毒入腹。又海根，叶似马蓼，根似菝葜而小，亦治蛇咬犬毒，酒及水磨服并敷之。

威灵仙：蔓生，茎如钗股，花开六出，浅紫色或碧白色，其根多须，去众风，通十二经脉，朝服暮效。同独蒜、香油捣烂，热酒冲服，治破伤风病，汗出即愈。同川乌头、五灵脂共为末，醋糊为丸，如梧桐子大，治打扑伤损，痛不可忍，或手足麻痹，时发疼痛者，每服七丸，盐汤下，忌茶。

五爪龙：《唐本草》名乌蔹莓，其藤柔而有棱，一枝一须，凡五叶，叶圆尖而光，有疏齿，面青背淡，结苞成簇，花大如粟，黄色四出，结实大如龙葵子，生青熟紫，其根白芭，大如指，捣之多涎滑，根叶通用，捣敷诸虫咬伤，汁和童便冲酒服，治跌打损伤，取汗即愈。

过山龙：即茜草，生苗蔓延数尺，方茎中空，有筋，外有细刺，每节五叶而糙涩，其根紫赤色，治跌打扑伤折瘀血，此药专于行瘀活血，故又名血见愁。

血见愁：又名草血竭，田野寺院及阶砌间皆有之小草也，就地而生，赤茎黄花黑实，状如蒺藜之朵，断茎有汁，俗名红筋瓣苋也，治金刃扑损出血，能散血止血，研烂涂之。按《子不语》言：京师徽州会馆范姓为鬼所祟，夜半疑盗，呼奴起，奴即挥刀斫之，误伤主人，浑身血流不止，奄奄待毙。有吴姓苍头，教采墙下血见愁草敷之，血止遂苏。

金疮小草：止金疮血，取叶挪敷之，或和石灰杵为丸，日晒干，刮末敷之，煮汁服，断血瘀，生江南村落田野间下湿地，高一二寸许，如荠而叶短，春夏间有浅紫花，长一粳米许。

井中苔及萍蓝：疗汤火伤灼疮，因菜蓝既解毒，在井中者尤佳。

苣草：味辛无毒，主治折伤金疮。

唐夷草：味苦无毒，主疗跢折，但不知其何形色也。

金茎草：味苦无毒，治金疮内漏，一名叶金草。

火焰草：一名景天，疗金疮止血，亦涂蛇咬。

兔肝草：初生细叶，软似兔肝，一名鸡肝，味甘平无毒，治金疮止血。

千金铧，生江南，高二、三尺，主蛇蝎虫咬毒，捣敷疮上，生肌止痛。

蘆药：生胡国，似干茅，黄赤色，味咸温无毒，主折伤内损，生肤止痛，诸损血病，水煮服之，赤捣敷伤处。《外台秘要》治坠马内损，取蘆药末一两，牛乳一盏，煎服皆愈蘆音磕，蘆崩损也。

胡堇草：生密州东武山田中，枝叶似小堇菜，花紫色似翘轺花，一枝七叶，花出两三茎，春采苗，捣汁涂金疮。凡打扑损伤，筋骨肿痛，同松枝、乳香、乱发灰、花桑柴炭，共捣为丸弹子大，每酒服一丸，痛止。

撮石合草：生眉州平田中，茎高二尺以来，叶似谷叶，十二月萌芽，二月有花，不结实，其苗味甘无毒，疗金疮。

露筋草：生施州，株高三尺以来，春生苗，随即开花，结子碧绿色，四时不雕，其根味辛涩，性凉无毒，主蜘蛛蜈蚣伤，焙研，以白矾水调贴之。

九龙草：生平泽，结红子如杨梅，其苗解诸毒。凡折伤骨筋者，捣罨患处。蛇虺咬伤者，捣汁入雄黄二钱服，其痛立止。

荔枝草：治蛇咬犬伤及破伤风，取草一握约三两，以酒二碗，煎一碗服，取汗出效。

爵床：一名香苏，原野甚多，方茎对节，与大叶香薷一样，但香薷搓之香气，而爵床搓之不香微臭，以此为别，俗名赤眼老母草，治杖疮，捣汁涂之，立瘥。

天芥菜：生平野，小叶如芥状，味苦，一名鸡痫粘，治蛇伤，同金沸草，入盐捣敷之。

山枇杷紫：草药也，治汤火伤，取皮焙研末，蜜调敷之。

辟虺雷：出川中，根似苍术，解蛇毒有威，故曰雷，

阿儿只：出西域，状如苦参，治打扑伤损及妇人损胎，用豆许咽之，自消。

阿息儿：出西域，状如地骨皮，治金疮脓不出，嚼烂涂之即出。

奴哥撒儿：出西域，状如桔梗，治金疮及肠与筋断者，嚼烂敷之自续也。

黄麻根及叶：捣汁服，治挝打瘀血，心腹满，气短及踠折骨痛，不可忍者。

苎麻：剥取其皮，可以续纻缉布，其根治毒箭及蛇虫咬，其叶治金疮折伤，血出瘀血。

鬼油麻：即漏芦也，此草秋后即黑，异于众草，故有漏芦之称，治扑伤，续筋骨，止血生肌。

大蓟、小蓟：二草虽相似，功力有殊，叶并多刺，花如髻，心中出花头，如红蓝花而青紫色，北人呼为千针草。但大蓟高三四尺，叶皱，小蓟高一尺许，叶不皱，以此为异。大蓟治扑损瘀血作运，研酒服之；小蓟捣合金疮，及蜘蛛蝎毒服之亦佳。

大接骨草、小接骨草：功用皆同，茎叶全殊。大接骨草，春生苗，茎叶皆紫色，高一二尺，叶似桑而光，面青背紫赤，与见肿消相似，疑是一物也。小接骨草，生阴地，茎青白色，又名白接骨，叶如薄荷，根如玉竹而无节，捣烂粘如胶，俗名落得打。并治跌打闪挫，伤筋动骨，并用根，内煎服，外捣敷有效。四季花，又名接骨草，花小叶细色白，午开子落，其枝叶捣汁，可治跌打损伤。又山蒴藋、攀倒甑，俱名接骨草，然有接骨之名，惜无接骨之方。又续断亦名接骨，以节节断皮黄皱者真，治金疮内漏，续折伤筋骨，止恶血腰痛，外敷内服皆可。

金楂榄，产于广西，乃藤根也，形如泽泻，味苦性大寒，能解毒，一切蛇蝎毒虫咬伤，磨涂痛立止。

透骨草，生田野间，春长苗高尺余，茎圆，叶尖有齿，至夏抽三四穗，花黄色，结实三棱，类蓖麻子，五月采苗，治筋骨疼痛拘挛，有透骨搜风之功，故名。

龙舌草，生南方池泽中，叶如菘，抽茎出水，开白花，根生水底，似胡萝卜而香，治汤火灼伤，捣涂之。

兔儿酸，一名穿地鳞，所在田野皆有之，苗比水荭矮，节密，叶亦稠而瘦小，可作菜食，根赤黄色有节，治伤筋折骨，今人接骨药中多用之。

堇堇菜，生田野中，苗初塌地，至夏叶间撺葶，开紫花，结三瓣角儿，其子如芥而小，茶褐色，其角类箭头，故一名箭头草，捣涂蛇虫伤毒大效。

绿豆粉，治汤火伤，兼能接骨。昔汴州市民陈汾，出游跌折一足，痛苦叫号，一僧登门问所苦。汾曰：不幸损一足，贫乏不能延医。僧曰：不用过忧，吾有一方，乃接骨膏，正可治汝。便买绿豆粉，于新锅内炒令紫色，新汲水调成稀膏，厚敷伤处遍满，贴以白纸，将杉木皮缚定，其效如神。汾如法修合，用之即愈。

红曲，本草不载，法出近世。以白粳米淘浸作堆，复以布帛，候热即开摊晒，如此数次，其米蒸变为赤，鲜红可爱，酿酒破恶血，行药势，治打扑损伤效。

米醋，又名苦酒，五谷及诸果皆可酿，入药用米醋，为其谷气全也。凡跌打损伤及金疮出血昏运者，室中用火炭盆，沃以醋气为佳，盖酸益血也。又醋磨雄黄，涂蜂虿毒，亦取其收而不散之义。

豆酱，按酱者将也，能制食物之毒，如将之平暴恶也，故圣人不得其酱不食，亦兼取其杀饮食百药之毒也。酱多以豆作，纯麦者少，入药当以豆酱陈久者良，治蛇虫蜂虿等毒。汁灌耳中，治飞蛾虫蚁入耳。涂猘犬咬及汤火灼未成疮者有效。

饴糖，凡糯、粳、秫、粟、麦、麻，并堪熬造，惟以糯米作者入药。《释名》云：糖之清者曰饴，稠者曰饧。治打损瘀血者，熬焦酒服，能下恶血。按《集异记》云：邢曹进，河朔健将也，为飞矢中目，拔矢而镞留于中，钳之不动，痛困俟死。一僧云：但以寒食饧点之。如法用之，清凉，顿减酸楚，至夜疮痒，用力一钳而出，旬日乃瘥。

酒糟，凡糯、秫、菽、粟、麦，皆可蒸酿酒醋，熬煎饧饴，化成糟粕，入药须用酒糟而未榨干者，加少盐收之，罨扑损瘀血，敷蛇咬蜂叮毒。按酒糟有麴蘖之性，能活血行经止痛，故治伤损有功。

葱，一名和事草，其茎白，涂猘犬咬，制蚯蚓毒。其叶煨研，敷金疮水入轵肿，盐研，敷蛇虫伤及中射工溪毒。煨葱，治打扑损伤，见《传信方》云：昔李相席间按毬，伤拇指并爪甲劈裂，遽索金创药裹之，强索饮酒而面色愈青，忍痛不止，有军吏言用新葱，塘火煨热罨之，三易面色却赤，云已不痛，凡十数度，用热葱并涕缠裹其指，遂毕席笑语。又《经验方》云：石城尉因试马损大指，血出淋漓，用此方再易而痛止，翌日洗面，不见痕迹。又宋推官、鲍县尹皆能此方，每有杀伤气未绝者，亟令用此，活人甚众。又凡损伤皮破血出而患破伤风者，或患破伤湿者，身发寒热，面目肿胀，手足牵搐，即取连须葱捣烂炒热罨之立愈。又荟葱，野葱也，山原平地皆有之，生沙地者名沙葱，生水泽者名水葱，疗诸恶载、狐尿刺毒，山溪中沙虱、射工等毒，煮汁浸或捣敷大效，亦兼小蒜、茱萸辈，不独用也。

姜，能疆御百邪，故谓之姜，初生嫩者曰子姜，宿根谓之母姜，鲜者曰生姜，晒过谓之干姜也。生姜治跌扑损伤，捣汁和酒调生面贴之；如闪拗手足者，生姜同葱白捣烂，和面炒热奋之；如刀斧金疮，用生姜嚼烂敷之勿动，次日即生肉甚妙；如虎伤人疮，内服生姜汁，外以汁洗净，用白矾末敷之；如猘犬伤人，饮生姜汁，其毒即解；如蝮蛇蠚人，捣生姜敷上，干即易之；如蜘蛛咬人，切生姜片贴之。干姜治虎狼伤人，研末敷之；如癫狗咬人，急服干姜末二匙，并以姜炙热熨之；又干姜同雄黄等分为末，袋盛佩之，遇蛇蝎螫咬，即以敷之便安。又生姜叶同当归为末，亦治打伤瘀血，温酒服之即愈。

蒜，有大、小二种，功用大略相同。大蒜治金疮中风，角弓反张，取蒜用酒煮极

烂，连渣服之，得汗即瘥；射工溪毒，切蒜片贴上灸之；蛇虺蛊伤，嚼蒜封之；蜈蝎
螫伤，以蒜摩之。小蒜亦治水毒、射工中人，或煎汤浴，或切片贴灸之；蛇蝎蜈蚣螫
人，或捣汁服之，或嚼烂涂之；蚰蜒入耳，以汁滴之，皆效。昔华陀见人病噎，食不
得下，令取饼店家蒜齑饮之，立吐一蛇。又夏子益《奇疾方》云：人头面上有光，他
人手足近之如火炽者，用蒜汁和酒服之，当吐出如蛇状。观此，蒜乃吐蛊要药，以治
蛇虺蛊伤，并患水毒入腹闭闷者，服之无不立效。

薤白，其叶类葱而根如蒜，与蜜同捣涂汤火伤效。

韭汁，和童便服，治损伤血病，亦涂蛇蝎恶虫毒。

藕，花曰莲，其叶曰荷，其根曰藕，捣膏罨金疮并折伤。瘀血积在胸腹，唾血无
数者，干藕为末，酒服一匙，二服即愈。坠跌积血心胃，呕血下血者，用干莲花为末，
酒服一匙，其效如神。恶血攻心，闷乱疼痛者，以干荷叶烧存性，每服一钱，热童便
一盏，食前调下，利下恶物为度，亦止金疮血。藕节，消瘀血，解热毒。按宋时太官
作血羹，庖人削藕皮，误落血中，遂散涣不凝，故医人用以破血多效也。

慈姑叶，一名剪刀草，治蛇虫咬，捣烂封之效。

芥菜子，治扑损瘀血腰痛，和生姜研烂贴之；射工毒，丸服之，或捣末和醋涂之，
随手有效，白者尤良。

甜瓜叶，治打伤损折，为末酒服，去瘀血神效。

苦李核仁，治僵仆踠折，瘀血骨痛，服之；蝎虿螫痛，嚼烂涂之；恶刺疮痛，李
叶同枣叶，捣汁点之。

甜杏仁，能散能降，故解肌散风润燥消积，治伤损药中用之，治堕伤用杏树枝一
握，水一升，煮减半，入酒三合，和匀分服，大效。

白梅肉，嚼烂敷刺在肉中，研烂敷刀箭伤出血。

桃仁，苦以泄滞血，甘以生新血，乃手足厥阴经血分药也。故破凝血者用之，其
功有四：治热入血室，一也；泄腹中滞血，二也；除皮肤血热燥痒，三也；行皮肤凝
滞之血，四也。是伤科之要药也。

栗子，疗筋骨断碎，肿痛瘀血，生嚼涂之有效。其一毬三颗中，扁者名栗楔，生
嚼罨恶刺，出箭头。

梨，味甘酸无毒，切片贴汤火伤，止痛不烂。

乌柿，柿音士，火熏干者，疗金疮火疮，生肉止痛，又治狗啮疮。圆眼核，研末，
止血；壳烧灰，涂汤火伤效。

杨梅树皮，烧灰油调涂汤火伤，杨梅核，捣碎如泥，敷一切损伤，止血生肌，令
无瘢痕。

樱桃叶，治蛇咬，捣汁饮，并敷之。

胡桃肉，味甘气热，皮涩肉润，捣碎和酒温服，治压扑伤损，顿服便瘥；烧黑研

敷火烧成疮，亦效；同古文钱嚼碎，治闪挫腰痛，而方书不载。

乌桕树根白皮，煎服，通大小便，解蛇毒。

杉树皮，治金疮血出及汤火伤灼，取老树皮烧存性，研敷之，或入鸡子清调膊之，一二日愈。

降真香，折伤金疮家多用其节，云可代没药、血竭。按《名医录》云：周崇被海寇刃伤，血出不止，筋如断，骨如折，用花蕊石散不效。军士李高用紫金散罨之，血止痛定，明日结痂如铁遂愈，且无瘢痕。叩其方，则用紫藤香，瓷瓦刮下研末尔。云即降香之最佳者，曾救万人。罗天益《卫生宝鉴》亦取此方，云甚效也。加五倍子等分为末，名金疮神效方。

乳香，一名熏陆香，其树类松，以斧斫树，脂溢于外，结而成圆，如乳头透明者佳。猰狐兽常啖之，此兽斫刺不死，以杖打皮不伤，而骨碎乃死。观此，则乳香之治折伤，虽能活血止痛，亦其性然也。杨清叟云：凡人筋不伸者，敷药宜加乳香，其性能伸。

没药，亦树脂也，状如神香，亦黑色者佳。凡金刃所伤，打损跌蹼坠马，筋骨疼痛，心腹血瘀者，并宜研烂，热酒调服，推陈致新，能生好血。按没药，大概通滞血，血滞则气壅瘀，气壅瘀则经络满急，经络满急故痛且肿。凡打扑跌蹼皆伤经络，气血不行，瘀壅作肿痛。且乳香活血，没药散血，皆能止痛消肿，故二药每每相兼而用。

血竭，一名麒麟竭，乃木之脂液，如人之膏血也。凡伤折打损，一切内伤疼痛，并宜酒服，其味甘咸而走血，盖手、足厥阴药也，肝与心包主血故尔。按血竭除血痛，为和血之圣药是矣。乳香、没药，虽主血病而兼入气分，此则专于血分者也。

质汗，番语也，出西番，煎柽乳、松泪、甘草、地黄并热血成之。治金疮伤折，瘀血内损，补筋肉，消恶血，下血气，止腹痛，并以酒消服之，亦敷病处。又茆质汗，草药也，生信州，叶青花白，七月采根，治风肿行血有效。《近效方》云：土质汗，即益母草膏也，益母乃手、足厥阴血分药也，治折伤内损，有瘀血天阴则痛之神方也。又白露国有树生脂膏，极香烈，名拔尔撒摩，敷诸伤损，一日肌肉复合，亦质汗之类，故附之。

白杨木，叶圆而肥大有尖，其皮微白，用铜刀刮去粗皮，煎酒服，治扑损瘀血，煎膏可续筋骨。若折伤血沥在骨肉间，痛不可忍者，杂五木为汤，浸损处。五木者，桑、槐、桃、楮、柳也。又移杨木，叶圆而弱，治跌损瘀血，痛不可忍，取白皮火炙，酒浸服之。又松杨木，其材如松，其身如杨，叶如梨叶，其木亦治折伤，能破恶血，养好血。又水杨木，即青杨木也，叶长而细，又名蒲柳，其皮及根，治金疮痛楚，水煎服之。柳，小杨也，枝嫌垂流，故谓之柳，叶狭长而青，其华谓之絮，止金疮血，其叶煎膏，长肉止痛，续筋骨。又柽柳叶，细丝，花水红色，其树脂汁谓之柽乳，合质汗药用之，治金疮。

接骨木，一名续骨木，树高一二丈许，木体轻虚无心，斫枝扦之便活，花叶如陆英、蒴藋辈，故又名木蒴藋，治折伤，续筋骨，消瘀血，一切血不行或不止，并煮汁服。

合欢木，此树叶如皂荚及槐，极细，五月花发红白色，上有丝茸，秋实作荚子极薄细，所在山谷皆有之。其皮治折伤疼痛，研末酒服二钱匕，和血消肿止痛；油调，涂蜘蛛咬；煎膏，续筋矣。按合欢木皮属土，补阴之功甚捷，长肌肉，续筋骨，概可见矣。与白蜡同入膏用甚效，而外科家未曾录用，何也？

桑树叶，捣署扑损瘀血，挼烂涂蛇虫伤，服汁解蜈蚣毒，烧末敷汤火伤。皮中白汁涂金刃所伤燥痛，须臾血出，仍以白皮裹之甚良，又涂蛇、蜈蚣、蜘蛛伤有验。桑枝沥，和酒服，治破伤中风。桑柴灰，敷金疮止血生肌。桑根白皮，作线缝金疮肠出，更以鸡血涂之。唐安金藏剖腹，用此法而愈。

谷树，一名谷桑，原名楮，其皮作纸，故纸名楮。其实如杨梅，捣烂止金疮血。其叶同麻叶，捣汁渍蚰蜒伤。皮间白汁，敷蛇虫蜂蝎犬咬。

槐实，名槐角，补绝伤火疮。木根皮，灸破伤风。槐胶亦治破伤风，口眼歪，腰背强，汤饮丸服皆可。

桯桐皮，治蚕咬，毒气入腹。其叶主蛇虫蜘蛛咬毒，捣烂封之。海桐花，止金疮血，其皮洗损伤，皆效。

紫荆皮，即紫荆树之皮也，治伤眼青肿，猘犬咬伤，并涂蛇虺虫蚕毒，并煮清汁服，亦可汁洗。

金雀花，蔓本，开黄花，小如蛾，治跌打损伤，上部用横根，臂亦同，下部用直根，捣烂滤汁，冲酒服之，按此本草无考，岂别有名耶。

鬼箭羽，茎上四面有羽如箭，能破陈血，落胎，及产后血咬腹痛。按此能治血运血结血聚，以治铁打损伤，瘀在内者，无不可用。

买子木，出岭南邛州小谷中，其叶似柿，治折伤血内溜，续绝补骨止痛。按宋史渠州贡买子木并子，则子亦当与枝叶同功，而本草缺载，无从考访。

苏木，出苏方国，故名。少用则和血，多用则破血，治扑损瘀伤，研末能续断脂，酒服疗破伤风。

松，乃木之公也。皮名赤龙鳞，煅灰治金疮杖疮火疮；松节治跌扑损伤；松脂治金疮，猪咬伤；松脂入地千年成琥珀，能利小便，下恶血，合金疮，生肌肉。宋高祖时，宁州贡琥珀枕，碎以赐军士，敷金疮。

竹，其类甚多，惟箽竹、淡竹、苦竹入药。竹肉谓之竹茹，治伤损内痛，妇人损胎；竹油谓之竹沥，治金疮中风，妇人胎动。

绯帛，乃红花所染之素丝缯缣也，治坠马及一切筋骨损者，取其活血破瘀，烧灰亦疗金疮出血。

青布，乃靛染之机制布也，烧烟熏虎狼咬疮，能出水；煮汁服，治毒箭伤人，能解毒，新者佳。炊单布，乃垫蒸笼底之布也，治坠马及一切筋骨伤损，张仲景方中用之。

裈裆，以浑复为之，故曰裈，当其隐自主者为之裆，洗汁饮解毒箭，男用女，女用男，童者良。炙热熨金疮伤重亦良。又因房惊疮者，烧灰敷之。

楮纸，纸钱灰止血，纸煤头亦止血。厕纸乃出恭擦臀之手纸，治癫狗咬伤危在旦夕者，捡有粪者一百张，煎汤服之神效。余在京时，见被癫狗咬已成疯者，百治不效，有人教服此方，三四服寻愈，虽则世间之弃物，其有功用如此，故录之。

拨火杖，其上立之炭，刮敷金疮，止血生肉。吹火筒，治小儿阴被蚯蚓呵肿，令妇人以筒吹其肿处即消。

竹箪，治蜘蛛尿、蠼螋尿疮，取旧者烧灰敷之。竹篮取耳烧灰，敷狗咬疮。

白蜡，生肌止血，定痛补虚，续筋接骨。按白蜡属金，禀受收敛坚强之气，为外科要药，与合欢皮同，入长肌肉膏中用之，神效。

紫铆，乃紫梗树上虫蚁所结之胶也，煎汁作胭脂，其滓即火漆也，治金疮破积血，生肌止痛，与麒麟竭大同小异。

蜘网，乃蜘蛛丝结之网也，止金疮血出。昔裴旻山行，见蜘蛛结网如匹布，引弓射杀，断其丝数尺收之，部下有金疮者，剪方寸贴之，血立止也。

壁钱，似蜘蛛，作白幕如钱，贴墙壁间，此人呼为壁茧，乃蟢子窠也，止金疮出血不止。

蜣螂，治箭镞入骨之要药也，同炒巴豆捣涂，痛定则痒极而拔之立出。此方敷于夏侯郓，郓初为阆州，有人额有箭痕，问之，云从马侍中征田税中箭，侍中与此药立出，后以生肌膏敷之乃愈，因以方付郓云。又蝼蛄亦出肉中针刺箭镞，又天牛乃诸树蠹虫所化也，亦治箭镞入肉，并效。

蟅虫，一名地鳖，又名土鳖虫也，治折伤瘀血，焙为末，每服二三钱，接骨如神。方进士之七厘散，酒服七厘，称为神品也。又蜚虻即虻虫，咂血之虫也，故能逐瘀血，破血积。若蛇蝥九窍有血出者，取虻虫初食牛马血腹满者二七枚，烧研汤服效。按此虫即药肆中所谓红娘子也。

马肉蛆，捣烂罨针箭入肉，乃臭马肉内之蛆也。

灶壁鸡，又名灶马，治竹刺入肉，取一枚捣敷之。

吉弔脂，《广州记》云：弔生岭南，蛇头龟身，水宿亦木栖，其脂至轻利，以铜及瓦器盛之浸出，惟鸡卵壳盛之不漏。其透物甚于醍醐，治踠跌折伤，内损瘀血，以脂涂上，炙手热摩之，即透而愈。

鲤鱼目，治刺伤风伤水作肿，烧灰敷之，汁出即愈。

鲫鱼肉，蒸下油，以瓶盛，埋土中，取涂汤火伤甚效。

乌鲗骨，即海螵蛸也，研末敷汤火伤，跌伤出血。

鲍鱼肉，即今之干鱼也，治坠堕骸髋，踠折瘀血，血痹在四肢不散者，煮汁服之，骸与腿同。

海蛇，捣涂汤火伤。按海蛇，即俗云海蜇头也。

蟕龟，又名蟕蠵，乃有力大龟也，其血疗俚人毒箭伤，凡中刀箭闷绝者，刺饮便安。其壳谓之龟筒，煮汁服，亦治中刀箭毒，因南人用焦铜及蛇汁毒作刀箭，亦多养此用解其毒。水龟血，和酒服，治打伤，以肉捣敷之。呷蛇龟，腹下横折，能自开阖，好食蛇也，生研涂扑损筋脉伤，又生捣署蛇咬伤，以其食蛇故也，其尾辟蛇，蛇咬者则刮末敷之便愈，其甲烧灰，敷人咬疮烂。

鳖甲，治扑损瘀血。中足者曰能，治折伤止痛化血，生捣涂之。大者曰鼋，其甲杀百虫毒，续筋骨。小如钱而腹赤曰朱鳖，佩之刀剑不能伤。

蟹，能接续筋骨，生捣冲酒服之，外用捣烂炒热署之，或去壳同黄捣烂，微炒纳入疮中，筋即连也。

海蠃蠩谓之甲香，煮煿捣碎，同沉麝诸药花物合成，谓之甲煎，治蛇蜂蝎螫之疮，敷之。

鶖，乃鹤类也，其尾黑，故又名黑尻，其脚骨及嘴，治蛇虺咬，煮汁服，亦可烧灰末服。

阳乌，出建州，似鶖而殊小，身黑颈长而白，其嘴烧灰酒服，治恶虫咬成疮。

鹰，鸷鸟也，小者为鹞，大者为鹰，其力在骨，烧灰酒服，治伤损，接骨神效。雕似鹰而大，尾长翅短，其色不一，鸷悍多力，其羽可为箭翎，其骨治折伤，接断骨，酒服二钱，骨接如初。鹗，雕类也，似鹰而土黄色，能翱翔水上，捕鱼食，江表人呼为食鱼鹰，即《诗经》之雎鸠也，其骨烧存性，同煅古文钱，等分为末，酒服一钱，接骨如神，而今医家罕用，惜哉。

鸩，生南海，大如雕，长颈赤喙，其毛有大毒，入腹即死，其喙带之杀腹蛇毒，遇蛇（若下双虫），刮末敷之立愈。

鸡，家禽也。乌雄鸡，捣烂搨折伤，涂竹木刺；黑雌鸡，亦治跕折骨痛；鸡冠血，治跌扑自缢，鬼击卒死，涂马咬及蜈蚣蜘蛛咬等疮；鸡血和酒饮，治筋骨折痛；同干人屎，涂金疮肠出；鸡屎白，灭瘢痕，涂蚯蚓毒，并敷射工、溪毒；鸡子敲孔，合蛛蝎敷杖疮已破；鸡子白皮，贴断舌有效。

鹅，乃家雁也，性能唼蛇及蚓，制射工，故养之能辟虫虺。《肘后方》云：人家养白鹅白鸭，可辟食射工，其毛其血皆效。又苍鹅屎，亦敷虫蛇咬毒。又天鹅绒毛，治刀杖金疮，贴之立愈。

猪耳垢，治蛇伤狗咬，涂之。猪齿研末，亦敷蛇咬。猪骨髓，摩扑损神效。

狗脑，治猘犬咬伤，取本狗脑敷之，后不复发。常狗肝同心、肾，捣涂狂犬咬，并效。狗胆能破血，凡血气痛及损伤者，热酒服半斤，瘀血尽下乃愈，又治刀箭疮。狗头骨煅灰，止血接骨，尾毛灰亦敷犬伤。

羊肉，不拘生熟，贴消伤肿；羊皮乘湿卧之，散打伤青肿；羊血治血闷欲绝，饮一升即活；羊乳灌蚰蜒入耳，饮之解蜘蛛咬毒；羊胡须烧灰和油，敷蝼蛄尿疮；羊脑涂损伤肉刺；羊肾作粥，治胁破肠出，先以香油抹手送入，煎人参、枸杞子汁温淋之，吃羊肾粥十日即愈；羊肚治蛇伤手肿，用新剥带粪羊肚，割一口将手入浸，即时痛止肿消；羊角灰酒服，治打扑损伤；羊屎署竹刺入肉，治箭镞不出。

牛骨髓，敷折伤擦损痛甚者妙；牛蹄甲，治损伤，能接骨，用乳香、没药为末，入甲内烧灰，以黄米粉糊和成膏敷之；牛口涎，点损目破睛；黄牛屎，烧热裹跌磕伤损即效；湿牛屎，涂汤火烧灼；热牛屎，敷恶犬咬伤，即时痛止；牛屎烧灰，和醋敷蜂虿螫痛。

骡溺，浸蜘蛛咬疮良，又治狂犬咬伤，多饮取瘥。驴耳垢，刮取涂蝎螫。

骡屎，治打损破伤中风肿痛，炒焦裹熨之，冷即易。

鹿角，治伤损，生用则散热行血消肿，熟用则补虚强精活血。鹿血，治折伤，狂犬伤。

野猪黄，止金疮血。野猪齿，烧灰水服，治蛇咬毒。羚羊肉，南人食之，可免蛇虫伤。

山羊血，治跌扑及伤力失血神效，出广西左江，生得剖者心血为上，余血亦佳；如跳坠山谷跌死者，速剖之，其血已凝，力为又次；若迟取，则仍苏，复跳跃去矣。欲识真假，取鸡血半杯，投山羊血一米粒，过宿血变成水，或以久凝臭鸡血一块，投入山羊血，过宿变成鲜血者真，伪以大黄和碱假充，挂水不散给人，古方亦有用者，《纲目》失载，诚缺文也。

狐狸目，治破伤中风，狐肝亦效。狐唇，治恶刺入肉，捣烂入盐封之。雄狐屎，烧灰油封，亦出恶刺。

山獭骨，解药箭毒，水研少许敷之立消。产宜州山峒中，一名插翘，性最淫毒，山中有此兽，诸牝兽悉避去。蛮丁壮健者，挟刃作妇人妆，诱其来，则扼杀之。峒獠甚珍重之，然本地亦不常有。

白獭髓，去瘢痕。吴主邓夫人，为如意伤颊，血流啼叫。太医云：得白獭髓，杂玉与琥珀敷之，当灭此痕。遂以百金购得白獭髓，合膏而痊。但琥珀太多，犹有赤点如痣。

牡鼠，雄鼠也，疗踒折，续筋骨，生捣敷之，三日一易；同猪脂煎膏，治打扑折伤；腊月以油煎入蜡，敷汤火伤，灭瘢痕极良；五月五口。用石灰捣收，敷金疮神效。鼠肝涂筋镞不出。鼠脑亦治针刺在肉不出，捣烂涂之即出；若箭镞针刀在咽喉胸膈诸隐处者，同肝捣涂之。

土坑，治毒箭伤。苗人以毒蛇含其矢镞而烧其尾，毒气聚于镞尖，中者必死。治法先掘土坑，用火烧温，将人纳其中，以瓷片划碎其体，久之毒出自愈。

树膏，白露国有树，生脂膏极香烈，名拨尔撒摩，敷伤损，一昼夜肌肉复合如故。

吸毒石，《岭南杂记》云：毒蛇脑中石也，大如扁豆，能吸一切毒肿。今货者，乃士人捕此蛇，以土和肉舂成，大如围棋子，可吸蜈蚣蛇蝎等伤，置患处粘吸不动，毒尽自落。其石即以人乳浸之，乳变绿色，亟远弃之，著人畜亦毒也。不用乳浸，石即裂矣。一石可用数次。真脑中石，置蛇头不动为验。

脆蛇，奇物也，本草载，方书罕录。先君子曾言：此蛇产云南，能接骨。偶阅《滇黔纪游》云：出土司中，长尺余，伏草莽间，见人辄跃起，跌为数段，少顷复合为一，色如白金，光亮可爱，误拾之触毒即毙。其出入有度，捕者置竹筒径侧，彼以为穴而入，急持之则完，缓则自碎，故名脆蛇。暴干以去疯疬，罔不效也，又可接断骨，价值兼金。郑燮脆蛇诗曰：为制人间妙药方，竹筒深锁挂枯墙，剪屠有毒餐无毒，究竟身从何处藏。可谓一证矣。

木乃伊，按陶九成《辍耕录》云：天方国有人，年七八十岁，愿舍身济众者，绝不饮食，惟澡身啖蜜，经月便溺皆蜜，既死，国人殓以石棺，仍满用蜜浸之，镌年月于棺痤之，俟百年后起封，则成蜜剂，遇人折伤肢体，服少许立愈，虽彼中亦不多得，亦谓之蜜人。陶氏所载如此，不知果有否。姑附卷末，以俟博识。

按：医道乃仁术也，用药须当慎择，每使怪僻之物，非惟厥疾不瘳，而祸不旋踵矣。《本草纲目》曰：北房战场中，多取人胆汁敷金疮，云极效，但不可再敷他药，必伤烂也。若先敷他药，即不可用此。此乃杀伤救急之法，虽于理无害，若收干者备用，未免不忍，君子不为也。又闻西夷另有一教，生则诱其入伙，死则取其眼睛，以充药物之用，更为忍心害理，不可以为训者也。陈承曰：《神农本草经》人部惟发髲一物，其余皆出后世医家，或禁术之流，奇怪之伦耳。近见医家用天灵盖治瘵尸病，未有一效，残忍伤神，殊非仁人之用心也。今伤科接骨方中，往往有用胎骨者，以为居奇自眩，希图厚利，殊不思古人以掩暴骨为仁德，而方伎之流，心乎利欲，乃收人骨为药饵，仁术固如此乎。且犬不食犬骨，而人食人骨，是人而不如犬乎。父之白骨，惟亲生子刺血沥骨上即掺入。又《酉阳杂俎》云：荆州一人损胫，张七政饮以药酒，破肉去骨一片，以汤洗之，绵裹藏之，其痛遂止。气之相应如此，孰谓枯骨无知乎。凡有用胎骨者，亦当警戒。世守斯术者，苟有他药可易，则仁者之尽心也。

自　跋

天下之物理无穷，人生之见闻有限，往往智尽即以为理止，犹以指测海，指竭而云水尽者也。夫医何独不然？方余之留意于伤科而辑是编也，窃恐语之不详，法之不备，缺然无以应人之求，于是乎汲汲焉博采诸家之言，犹以为未足，复求专门之学，踵叩其秘传，既持方而辨药石之醇疵，复指图而审肯綮之中否，岁月即久，卷帙遂多，既具众理之说，必有一得可观。大抵引证辨论，非特患其不备，尤且患其不醇，不备则如注书壁中，而旨意欠明，不醇则如谈兵纸上，而观者不信。所谓可观者，安在哉。是故立法必归之于正，而道之左者删之而无疑。戴记云：可言也，不可行，君子弗言也。况不可宣之于口者，又岂可笔之于书乎。窃尝持此以谈医，则见有取胳蛒以为药饵，虽有效验，不仁而不可载也；截兽体以续人体，虽有方书，不经而不用载也；效师巫而假鬼神，虽有感应，不信而不必载也；崇符水之术，惑世诬民，虽有奇异，不道而不敢载也；执村媪之见，郢书燕说，虽亦倖中，不精而不足载也；至于刳肠剖臆、刮骨洗脑等法，非神农家事，惟汉华佗有其术，不传而无可载也。孔子曰：多闻阙疑，慎言其余，则寡尤。区区之心，窃慕此耳。虽然余之决择，自以为綦慎矣，庸讵知有识者视之，不以为繁芜而置之也；余之搜罗，自以为殆遍矣，庸讵知有识者视之，不以为疏略而鄙之也。余之条分缕析，自以为句斟而字酌矣，庸讵知有识者视之，不以为支离附会而弃之也。要之，以余之谫陋，其难其慎，所可自信者，如斯而已。若夫过出于不自知，而术精于所熟习，是以陶贞白，仙人也，而志沙苑则未详，狄仆射名臣也，而治赘疣则甚捷，可知处世莫难于著述，成名当自有专家。今余之辑是编也，原以自考医学之得失，非敢就正于大雅君子也。倘四方淹博之士，不以疏愚忽之，惠然悯其所不足，而教其所不知，则医理庶不患其莫究，而闻见将日益广，是又余之厚幸也夫。是为跋。

晴川主人识

《伤科补要》

清·嘉庆·钱秀昌

大清嘉庆戊辰荷月，上邑钱秀昌松溪氏自序。

参订门人：陆雨田苍虬（宝山） 戴御天云樵（上海） 王沛寰云舟（上海）

殷维三蔼堂（上海） 罗星海琴圃（南汇） 赵东序省菴（南汇）戴上珍秋桥（上海）

内容简介

伤科补要 4卷 清·钱秀昌撰 成书于1818年。 本书系在《医宗金鉴·正骨心法要旨》基础上参以作者的临床经验编成。全书简明实用。

版本：清·嘉庆二十三年（1818）竹荫堂刻本

诸年清刻本（五种）

1924年上海文化书局石印本

新中国成立后诸多出版社影印本及铅印本

序

良医出而不患夭札，医书成而可绵心传。病者赖医，而医者赖书以精其业术，书讵不重矣哉。内科之书汗牛充栋，外科之书亦伙。若所谓伤科之书，则不少概见。且夫疾之伏于内者，浅延腠理，深居膏肓，其患歧而理微。医之良者，视色、视毫毛，其术难，而施易误。著书者推阐精蕴，各名其家，故其书层出而不穷。发为痈疽者次之，若伤也者由外至，其深、浅、重、轻可按视而得也，为术或稍易焉。书之不多见，其以是与余司民社有年矣。民健斗而讼、斗而死者在在有之，每见垂毙人舁卧阶下，血模糊，气息才属，辄恻然不忍正视，急呼医。盖伤者死，则殴者抵法，孤其子，寡其妇，两家均焉。幸而得全，则两家赖焉。当是时，两家之命悬于医。或浅深重轻失其情，投药违节，医之不良，莫可挽救，故尝亦思得其书，以传其精诣之微妙。上海精是者曰钱生，呈其书曰《伤科补要》，余读而善之，又以伤科书仅见而珍之也，嗟乎！筑室而不成者，道谋之误之也。习焉而不极者，多师之梦之也。内科之书，解古说而如聚讼矣，主其所见，矜其所得而执偏矣，似是而非，荧学者之心目而惑之矣。读之者，非贯汇诸家，参互其义，而择之精，辨之详，鲜不失焉。今伤科书不多见，是书传而世得其济也，得无转胜于多书者欤。独著而删烦，有是而无非，所谓得其要也。肱三折而后医良，盖历而试也，非历而有所亲得，何能创说，以补古之所缺。补而能要，余尤善之，故欣然濡笔而为之序。吾闻古医者，解颅、理脑、破腹、湔肠，后世不可复得，而余亲见折足者，医断其骨而齐之，中接以杨木，卧百日耳，步履不爽其恒，岂古医之奇者，其遗术在伤科欤。为之穆然而思。然而忘亲而斗狠者，民风之悍也，驯悍而化之者，有司之责也。彼储玉札牛溲而察脉者，吾见其书而求其人，伤科乎，吾愿而书之传，而祝而术之无传也。

嘉庆己巳季春

知上海县事　长白山人铁庵苏昌阿撰

自　序

神农尝草木始知医药，黄帝咨岐伯始制《内经》。商周之世，伊尹汤液，越人《难经》。汉晋以来，名家林列，内外方书，汗牛充栋，而伤科一法，诸书虽载，略而不详。迨我朝高宗纯皇帝，御纂《医宗金鉴》，无科不备，独于正骨一书，昭垂心法，缕晰条分。近世专家，各执秘录，未及参观，所以究其微而折其衷者鲜焉。余幼读医书，乃其义理渊深，未免望洋之叹，欲就是科，遍访名家心传未获。辛丑岁，偶折左膊，得雨苍杨夫子施治，不日疗痊。因一时之痛苦，触平昔之衷怀，即受业于杨夫子之门，始得接骨入骱之法，秘传治伤之方，参以"正骨心法"之要旨，屡试屡验，乃叹斯道之神而异也。夫医虽小道，责任非轻，且是科之关系尤甚于他科。凡人血气方刚，鲜知自爱，跌磕损伤，固所不免，甚或一时斗殴，生死攸关。若毙一人，即伤两命，倾家破产，孤子寡妻，目击情形，心实悯之。余故不辞工贱，务穷其奥，不揣固陋，手辑成编，遵"正骨心法"之精义，合平日试验之真传，分作三十六则，将经验之方，浑括为歌，使学者易于成诵，临症时了然心目，爰集为帙，名之曰《伤科补要》。是道也，既贵心灵，又藉手敏，高明之士既不屑为之，肤庸之辈又难知其奥义。余本愚拙，廿载以来，细心穷理，稍得其要，不忍秘笈，欲以公世，未识可补斯道否乎。

大清嘉庆戊辰荷月，上邑钱秀昌松溪氏自序

参订门人：陆雨田苍虬（宝山）　戴御天云樵（上海）　王沛寰云舟（上海）

殷维三蔼堂（上海）　罗星海琴圃（南汇）　赵东序省菴（南汇）

戴上珍秋桥（上海）

凡 例

凡治伤，先须认明穴部，若穴不明，治则有误，故绘总穴人图及《灵枢经》骨度全图，以便学者参考。

人身骨部长短有尺寸，故抄《灵枢经》骨度绘出，以便刺缪用法，中指同身寸为准。

人之穴部总多，一穴有几名之呼，难以辨别，故照《洗冤录》人图绘阅，有致命不致命处，易于分别。

凡人之脱骱、断骨，其骨骱包于肉里，外视难明，恐有差误，故照骨图绘明，可辨其骱之形，其骨之状。临症时虽于肉里，能洞悉其形状，学者能再于骷髅上细细辨别，更详。

治伤，制器具以辅手法之成功。应用之器具，亦绘图形，使学者依样立法。

周身名位骨图甚多，恐难熟记，故录其注释，会集一篇。学者诵而熟之，则了然心目矣。治伤须明其脉理，与症合参，庶不误耳。兹叙其略，若要精微，须详脉诀。

三十六则，参正骨心法之精义，合平日试验之真传，分为条则，使学者熟读，可括症治诸法之要。

凡三十六则内应用诸方，俱以经验，奈其汤液药名总众，记忆良难，浑括为歌，易于成诵。临用时，某症、某方、某药，了然心目。如其药味加减、分两多寡，全在医者随症之轻重酌量可也。

所编歌括，其中平仄韵脚不叶者，因限其汤名、药名难以更易也。

末附诸方，抄集伤科各家之秘，虽未经试验，不敢擅删，以备明眼之采择。

又附急救良方，以便一时之取用，并广学者之心胸，可行方便。

总 目

卷之一

人身正面穴图　人身合面穴图　人身侧面穴图　骨度正面全图

骨度背面全图　骨度侧面全图　骨度正面尺寸图　骨度背面尺寸图

《灵枢经》骨度尺寸

头部

项发以下至脊骨长二寸半（自后发际以至大椎项骨三节处也）。

按：头部折法，以前发际至后发际，折为一尺二寸，如发际不明，则取眉心直上，后至大杼骨，折作一尺八寸，此为直寸。横寸法以眼内角至外角，此为一寸，头部横直寸法并依此。

胸腹部

结喉以下至缺盆中长四寸（此以巨骨上陷中而言，即天突空处）。缺盆以下髑骬之中长九寸。胸围四尺五寸。两乳之间广九寸半（当折八寸为当）。髑骬中下至天枢长八寸（天枢，足阳明穴名，在脐旁，此指平脐而言）。天枢以下至横骨长六寸半，横骨横长六寸半（毛际下骨曰横骨）。

按：此古数，以今用上下穴法参较，多有未合，宜从后胸腹折，为当。

两髀之间广六寸半（此当两股之中，横骨两头之处，俗名髀缝）。

按：胸腹折法，直寸以中行行之，自缺盆中天突穴起，至歧骨际上中庭穴止，折作八寸四分，自髑骬上、歧骨际下至脐心，折作八寸，脐心下至毛际曲骨穴，折作五寸，横寸以两乳相去，折作八寸，胸腹横直寸法，并依此。

背部

膂骨以下至尾骶二十一节长三尺（膂骨，脊骨也，脊骨外小而内巨，人之所以能负任者，以是骨之巨也，脊骨二十四节，今云二十一节者，除项骨三节不在内也）。

腰围四尺二寸。

按：背部折法，自大椎至尾骶，通折三尺，上七节各长一寸四分一厘，共九寸八分七厘，中七节各一寸六分一厘，共一尺一寸二分七厘，第十四节与脐相平，下七节各一寸二分六厘，共八寸八分二厘，共二尺九寸九分六厘，不足四厘者，有零未尽也，直寸依此。横寸用中指同身寸法，脊骨内阔一寸，凡云第二行，夹脊一寸半，三行，夹脊三寸者，皆除脊一寸外，净以寸半三寸论，故在二行当为二寸，在三行当为三寸半也。

侧部

自柱骨下行腋中不见者长四寸（柱骨颈项根骨也）。

腋以下至季胁长一尺二寸（季胁，小肋也）。

季胁以下至髀枢长六寸（大腿曰股，股上曰髀，楗骨之下，大腿之上，两骨合缝之所，曰髀枢，当足少阳，环跳穴处也）。

髀枢下至膝中长一尺九寸。

横骨上廉下至内辅之上廉长一尺八寸（骨际曰廉，膝旁之骨突出者曰辅骨，内曰内辅，外曰外辅）。

内辅之上廉以下至下廉长三寸半（上廉下廉可摸而得）。

内辅下廉下至内踝长一尺二寸。内踝以下至地长三寸。

四肢部

肩至肘长一尺七寸。肘至腕长一尺二寸半（臂之中节曰肘）。腕至中指本节长四寸（臂掌之交曰腕）。本节至末长四寸半（指之后节曰本节）。膝以下至外踝长一尺六寸。膝腘以下至跗属长一尺二寸（腘，腿弯也。跗，足面也。膝在前，腘在后。跗属者，凡两踝前后胫掌所交之处，皆为跗属也）。跗属以下至地长三寸。外踝以下至地长一寸。足长一尺二寸，广四寸半。

按：骨度乃《灵枢经》骨度篇之文，论骨之长短，皆古数也，然骨之大者则太过，小者则不及，此亦言其则耳，若周身手足折量之法，用前中指同身寸法为是。同身寸量法，详刺灸书中。

应刺穴图（略）

应刺之法详于第三十六则内

照检骨格图（略）

一仰面

致命：顶心。**致命**：囟门骨。**致命**：额颅骨。**致命**：两太阳穴左右。

不致命：两眉棱骨左右。**不致命**：两眼眶骨左右。**不致命**：鼻梁骨。**不致命**：两颧骨。**不致命**：两腮颊骨左右。**不致命**：口骨上下。**不致命**：齿上下。**不致命**：额颏骨。**不致命**：颊车骨左右。

致命：两耳窍左右。**致命**：（嗓结）喉骨（其四层系脆骨，日久亦腐不可检）。**致命**：龟子骨（即胸前三骨系排连有左右）。**致命**：心坎骨。

不致命：两肩井臁骨左右。**致命**：两血盆骨左右。**不致命**：两横髃骨左右。**不致**

命：两饭匙骨左右。不致命：两胳膊骨左右。不致命：两肘骨左右。不致命：两臂骨。不致命：两髀骨左右（妇人无）。不致命：两手踝左右。不致命：两手外踝左右。不致命：两腕骨左右。不致命：两手掌骨十块左右。不致命：两手十指骨干八节左右。不致命：两胯骨前左右。不致命：两腿骨左右。不致命：两膝盖骨左右。不致命：两胫骨左右。不致命：两腨骨左右（妇人无）。不致命：两足外踝左右。不致命：两肢骨左右。不致命：两足掌骨跌骨十块左右。不致命：十趾共二十六节左右。不致命：两脚跟骨共八块左右。

一合面

致命：脑后骨。致命：乘枕骨左右（妇人无）。致命：两耳根骨左右，两后肋左右，腰眼左右。

不致命：发际，项颈，两臂膊左右，两胳肘左右，两手腕左右，两手背左右，十指左右，十指甲左右，两后肋左右，两臀左右，谷道，两腿左右，两曲脉左右，两腿肚左右，两脚踝左右，两脚跟左右，两脚心左右，十趾左右，十趾肚左右，十趾甲左右，十趾甲缝左右。

图像穴部（一）（略）　图像穴部（二）（略）

照《洗冤录》尸格图（略）

一仰面致命共十六处：顶心　偏左　偏右　囟门　额颅　额角　两太阳穴左右　两耳窍左右　咽喉　胸膛　两乳左右　心坎　肚腹　两胁　脐肚　肾囊（妇人产门，女子阴户）

一仰面不致命：两眉左右，眉业左右，两眼胞左右，两眼睛左右，两腮颊左右，两耳左右，两耳轮左右，两耳垂左右，鼻梁准，鼻窍左右，人中，上下唇吻，上下牙齿口舌，额颏左右，食气嗓，两血盆骨左右，两肩甲左右，两腋肢左右，两胳膊左右，两曲脉左右，两手腕左右　两手，两手心，十指，十指甲缝，两肋左右，两胯左右，茎物，两腿左右，两膝左右，两臁朋左右，两脚腕左右，两脚面左右，十趾，十趾甲。

一合面致命共六处：脑后　两耳根左右　脊背　脊膂

致命：项颈骨第一节。不致命：第二节。不致命：第三节。不致命：第四节。不致命：第五节。不致命：琵琶骨，亦名脾骨。致命：脊背骨第一节。不致命：二节人两旁横出者髋骨。不致命：第三节。不致命：第四节。不致命：第五节。不致命：第六节。致命：脊背骨第一节。不致命：第二节。不致命：第三节。不致命：第四节。不致命：第五节。不致命：第六节。不致命：第七节。不致命：两肋骨共二十四条，即钗骨，妇人多四条。致命：腰眼骨第一节。不致命：第二节。不致命：第三节。不致命：第四节。不致命：第五节。致命：方骨。不致命：胯骨后左右。不致命：尾蛆骨，男子九窍，妇人六窍。

检骨图（一）（略）　检骨图（二）（略）

器具总论

跌扑损伤，虽用手法调治，恐未尽得其宜，以致有治如未治之苦，则未可云医理之周详也。爰因身体上下正侧之象，制器以正之，用辅手法之所不逮，以冀分者复合，欹者复正，高者就其平，陷者升其位，则危证可转于安，重伤可就于轻。再施以药饵之功，更示以调养之善，则正骨之道全矣。

攀索

攀索者，以绳挂于高处，用手攀之也。

叠砖

叠砖者，以砖六块分左右，各叠置三块，两足踏于其上也。

用法详于第十五则内。

腰柱

腰柱者，以杉木四根，制如扁担形，宽一寸厚五分，长短以患处为度，俱自侧面钻孔，以绳联贯之。

用法释义

凡腰间闪挫结气者，以常法治之，若腰节骨被伤错笋，膂肉破裂，筋斜伛偻者，用醋调定痛散，敷于腰柱上，视患处，将柱排列于脊骨两旁，务令端正，再用蕲艾做成薄褥，覆于柱上，以御风寒。用宽长布带绕向腹前，紧紧扎裹，内服药饵调治，自愈。

木板

木板者，用极薄之杉木板，如有糕匣木板者，更妙。用法，先以白布条缠于伤处，至二三重后，将板四围覆上，又将布缠之，外再用杉篱裹于外也。

其用详于第十六则内

杉篱

杉篱者，复逼之器也。量患处之长短阔狭，曲直凸凹之形，以杉木为之，酌其根数，记清次序，不得紊乱，然后于每根两头各钻一孔，以绳联贯之，有似于篱，故名焉。裹于杉板之外，取其坚劲，不致断骨之走动耳。

抱膝

抱膝者，用丝弦藤作圈，较膝盖骨稍大些，以布条缠于圈上，作四足之形，箍于膝上。

用法详于第二十二则内

周身名位骨度注释

头者，人之首也，凡物独出之首，皆名曰头。脑者，头骨之髓也，俗名脑子。颠者，头顶也，颠顶之骨，俗名天灵盖。囟者，颠前之头骨也。小儿初生未阖，名曰囟门，已阖，名曰囟骨，即天灵盖后合之骨。面者，凡前曰面，凡后曰背，居头之前，故曰面也。颜者，眉目间名也。额颅，额前发际之下，两眉之上，名曰额。一曰颡者，亦额之谓也。头角，额两旁棱处之骨也。鬓骨，即两太阳之骨也。目者，司视之窍也。目胞者，一名目窠，一名目裹，即上下两目外卫之胞也。目纲者，即上下目胞之两睑边，又名曰睫，司目之开阖也。目内眦者，乃近鼻之内眼角，以其大而圆，故又名大眦也。目外眦者，乃近鬓前之眼角也，以其小而尖，故称目锐眦也。目珠者，睛之俗名也。目系者，目睛入脑之系也。目眶骨者，目窠四围之骨也。上曰眉棱骨，下即䪼骨。䪼骨之外，即颧骨。䪼者，目下之眶骨，颧骨内，下连上牙床者也。頞者，鼻梁，即山根也。鼻者，司臭之窍也。两孔之界骨，名曰鼻柱，下至鼻尽之处，名曰准头。頄者，䪼内鼻旁间近生门牙之骨也。颧者，面两旁高起之大骨也。顑者，俗呼为腮，口旁颊前肉之空软处也。耳者，司听之窍也。蔽者，耳门也。耳郭者，耳轮也。颊，耳前颧侧面两旁之称也。曲颊者，颊之骨也，曲如环形，受颊车骨尾之钩者也。颊车者，下牙床骨也，总载诸齿，能咀食物，故名颊车。人中者，鼻柱之下，唇之上，穴名水沟。口者，司言食之窍也。唇者，口端也。吻者，口之四周也。颐者，口角后颤之下也。颏者，口之下唇至末之处，俗名下把壳也。颔者，颏下结喉上，两侧肉之空软处也。齿者，口断所生之骨也，俗名曰牙，有门牙、虎牙、槽牙、上下尽根牙之别。舌者，司味之窍也。舌本者，舌之根也。顽颡者，口内之上二孔，司分气之窍也。悬雍垂者，张口视喉上，似乳头之小舌，俗名碓嘴。会厌者，覆喉管之上窍，似皮似膜，发声则开，咽食则闭，故为声音之户也。咽者，饮食之路也，居喉之后。喉者，通声息之路也，居咽之前。喉咙者，喉也，肺之系也。嗌者，咽也，胃之系也。结喉者，喉之管头也。其人瘦者，多外见颈前，肥人则隐于肉内，多不见也。

胸膺者，缺盆下腹之上，有骨之处也。膺者，胸前两旁高处也，一名曰臆，胸骨肉也，俗名胸膛。髑骭者，胸之众骨名也。乳者，膺上突起两肉有头，妇人以乳儿者也。鸠尾者，即蔽心骨也，其质系脆骨，在胸骨之下，歧骨之间。膈者，胸下腹上之界内之膜也，俗名罗膈。腹者，膈之下曰腹，俗名肚，脐之下曰少腹，亦名小腹。脐者，人之初生胞带之处也。毛际者，小腹下横骨间，丛毛之际也。下横骨，俗名盖骨。篡者，横骨之下，两股之前，相合共结之凹也。前后两阴之间，名下极穴，又名屏翳穴、会阴穴，即男女阴气之所也。睾丸者，男子前阴之两丸也。上横骨，在喉前宛宛中天突穴之外。小弯横骨，旁接柱骨之骨也。柱骨者，膺上缺盆之外，俗名锁子骨也，内接横骨，外接肩解也。肩解者，肩端之骨节解处也。髃骨者，肩端之骨也，即肩胛骨，头曰之上棱骨也。其曰接臑骨上端，俗曰肩头，其外曲卷翅骨，肩后之棱骨也，其下棱骨在背肉内。肩胛者，即髃骨之末，成片骨也，亦名肩髆，俗名锹板子骨。臂者，上身两大支之通称也，一名曰肱，俗名胳膊。胳膊中节，上下骨交接处，名曰肘。

肘上之骨，曰臑骨；肘下之骨，曰臂骨。臂骨有正辅二骨，辅骨在上，短细偏外；正骨居下，长大偏内，俱下接腕骨也。腕者，臂掌骨接交处，以其宛屈故名也。当外侧之骨，名曰高骨，一名锐骨，亦名踝骨。掌者，手之众指之本也。掌之众骨，名壅骨，合凑成掌，非块然一骨也。鱼者，在掌外侧之上陇起，其形如鱼，故谓之鱼也。手者，上体所以持物也。手心者，即掌之中也。手背者，手之表也。指骨者，手指之骨也。第一大指名巨指，在外二节，本节在掌；第二名食指，又名大指之次指，三节在外，本节在掌；第三中指，名将指，三节在外，本节在掌；第四指，名无名指，又名小指之次指，三节在外，本节在掌；第五指为小指，三节在外，本节在掌。其节节交接处，皆有碎骨筋膜联络。爪甲者，指之甲也，足趾同。歧骨者，凡骨之两叉者，皆名歧骨，手足同。臑者，肩髃下内侧对腋处，高起要白肉也。腋者，肩之下胁之上际，俗名胳肢窝。胁肋者，腋下至肋骨尽处之统名也。曰肋者，胁之单条骨之谓，统胁肋之总，又名曰肤。季胁者，胁之下小肋骨也，俗名软肋。䏚者，胁下无肋骨空软处也。脑后骨者，俗呼脑勺。枕骨者，脑后骨之下，陇起者是也，其骨或棱或平，或长或圆不一。完骨者，耳后之棱骨，名曰完骨，在枕骨下两旁之棱骨也。颈项者，颈之茎也，又曰颈者，茎之侧也。项者，茎之后也，俗名脖项，颈者，头之茎骨。肩骨上际之骨，俗名天柱骨也。项骨者，头后茎骨之上，三节圆骨也。背者，后身大椎以下，腰以上之通称也。膂者，夹脊骨两旁肉也。脊骨者，脊膂骨也，俗名脊梁骨。腰骨者，即脊骨十四椎下，十五十六椎间，尻上之骨也。其形中凹，上宽下窄，方圆二三寸许，两旁四孔，下接尻骨上际也。胂者，腰下两旁踝骨上之肉也。臀者，胂下尻旁大肉也。尻骨者，腰骨下十七椎、十八椎、十九椎、二十椎、二十一椎，五节之骨也，上四节纹之旁，左右各四孔，骨形内凹如瓦，长四五寸许，上宽下窄，末节更小，如人参芦形，名尾闾，一名骶端，一名橛骨，一名穷骨，在肛门后，其骨上外两旁，形如马蹄，附着两踝骨上端，俗名胯骨。肛者，大肠下口也。下横骨、踝骨、楗骨者，下横骨，在少腹下，其形如盖，故名盖骨也；其骨左右二大孔上，两分出向后之骨，首如张扇下寸许，附着于尻骨之上，形如马蹄之处，名曰踝骨；下两分出向前之骨，末如楗柱，在于臀内，名曰楗骨，与尻骨成鼎足之势，为坐之主骨也。妇人俗名交骨，其骨面名曰髋，侠髋之曰名曰机，又名脾枢，外接股之髀骨也，即环跳穴处，此一骨五名也。股者，下身两大支之通称也，俗名大腿。小腿中节上下交接处名曰膝，膝上之骨曰髀骨，股之大骨也；膝下之骨曰胻骨，胫之大骨也。髀骨者，膝上之大骨也，上端如杵，接于髀枢，下端如槌，接于胻骨也。胻骨者，俗名臁胫骨也，其骨两根，在前者名成骨，又名骭骨，形粗，膝外突出之骨也；在后者，名辅骨，形细，膝内侧之小骨也。伏兔者，髀骨前膝之上起，肉似俯兔，故曰伏兔。膝解者，膝之节解也。髌骨者，膝上盖骨也。连骸者，膝外侧二高骨也。腘者，膝后屈处，俗名腿凹也。腨者，下腿肚也，一名腓肠，俗名小腿肚。踝骨者，胻骨之下，足跗之上，两旁突出之高骨，在外为外踝，在内为内踝也。足者，下体所以趋步也，俗名脚。跗骨者，足背也，一名足跗，俗称脚面。跗骨者，足趾本节之众也。足心者，即踵之中也。跟骨者，跟足后跟之骨也。趾者，足之指也，其数五，名为趾者，别于手也。居内之大者，名大趾；第二趾，名大趾之次趾；第三趾，名中趾；第四趾，名小趾之次趾；第五趾居外之小者，名小趾。足之指节，亦与手指节同。其大趾之本节后，内侧圆骨形突者，名核骨。三毛者，足大趾爪甲后为三毛，毛后横纹为聚毛。踵者，足下面着于地之谓也，俗名脚底板。

脉诀

伤科之脉，须知确凿。蓄血之症，脉宜洪大，失血之脉，洪大难握，蓄血在中，牢大却宜，沉涩而微，速愈者稀。失血诸症，脉必现芤，缓小可喜，数大甚忧，浮芤缓涩，失血者宜，若数且大，邪胜难医。蓄血脉微，元气必虚，脉症相反，峻猛难施，左手三部，浮紧而弦，外感风寒，右手三部，洪大而实，内伤蓄血，或沉或伏，寒凝气束，乍疏乍数，传变莫度，沉滑而紧，痰瘀之作，浮滑且数，风痰之恶，六脉模糊，吉凶难摸，和缓有神，虽危不哭，重伤痛极，何妨代脉，可以医疗，不须惊愕，俗知其要，细心习学。

卷之二

第一则　金枪论治

夫金疮者，乃刀斧剑刃之所伤也，故名曰金疮。盖木乃春之权，金乃秋之令，春则万物始生，故春属震，乃东方甲木之气也。秋则万物凋零，故金属兑，乃西方庚金之气也。金疮之色，最喜者淡红，故吉多而凶少；最恶者紫黑，故少吉而多凶。但金属肺，患金疮者，则忌咳嗽呕哕，亟宜避风为妥。夫风属巽木，肝之气也。疮属庚金，肺之候也，如疮口被风邪所客，则木旺生火，反克肺金，而成破伤风矣。致疮口浮肿，溃烂流脓，变生诸症，甚则憎寒壮热，口噤目斜，身体强直，角弓反张，危在旦夕，救之不及者死。

其看法，须辨疮口之浅深，脉象之虚实，年岁之老少，禀赋之厚薄，若胃气益旺，饮食如常，此为最善。盖脾胃属土，土生万物，为阳气之元，阳气旺，则阴血易生，尤须戒怒绝欲。怒则疮口迸裂，变生胬肉；欲则疮口腐烂，易损新肌。所赖髓经而治，转危为安矣。

凡金疮初治，轻者当出血之时，用止血絮封固伤口，急止其血，如无所犯，待其结痂自愈。重者筋断血飞，掺如圣金刀散，用止血絮扎住。血止后，若肿溃，去其前药，再涂玉红膏，外盖陀僧膏，止痛生肌。初服三黄宝蜡丸，若肿痛服嶙峒丸；如出血过多，面黄眼黑，不可攻瘀，宜服八珍汤，甚者独参汤，先固根本。凡初伤时，切忌热汤淋洗，恐冒汤火之毒。若伤口肿溃流脓，用甘葱煎洗净，再掺金枪铁扇散收湿拔脓，外盖玉红膏，止痛生肌，防护风邪，可无后患。

凡服汤药，必以和营养卫为主，若有伤风身热肿痛等象，视其脉浮无力，则病在太阳，宜羌活汤汗之。脉长有力，则病在阳明，宜承气汤下之；脉紧而弦，则病在少阳，宜柴胡汤和解之。若传变入里，则不治矣。夫金疮变易，各有治法，或居于边疆，偶为刀箭所伤，非得胜之药，安能治之乎。《虎铃经》曰：人为兵器所伤，出血者，必口渴甚，不可妄与热汤及热酒，须干食肥腻之物，取其解渴而已，斯无妨害，即热粥亦不宜多，饮多则血沸出不止。

其所忌盖有八焉：一忌骂怒，二忌喜笑，三忌高声，四忌劳力，五忌妄动，六忌热羹粥饮，七忌过酒，八忌酸咸。此八者犯之，鲜有得生者。

亦有不可治者九：曰伤脑，曰伤天仓，曰伤臂中跳脉，曰伤大小肠，曰伤五脏，此九者皆死。

又有难治者四：脑破髓出，及咽喉中沸声，两目直视，并痛在不伤处。经曰：出血不止，前赤后黑，或肌肉腐烂，寒凝坚实，其疮难愈，有此四者，皆不可疗。更按其脉之虚细、沉小、和缓者生，若浮洪、数大、急疾者死。如失血过多，急宜人参补气，即经所谓"阳生阴长"之义耳。

第二则　治伤法论

夫跌打损伤，坠堕磕碰之证，专从血论，或有瘀血停积，或为亡血过多，然后施治，庶不有误。若皮不破而内损者，多有瘀血停滞，或积于脏腑者，宜攻利之；或皮开肉绽，亡血过多者，宜补而行之。更察其所伤上下轻重浅深之异，经络气血多少之殊，先逐其瘀，而后和营止痛，自无不效。《内经》云：形伤则痛，气伤则肿。又曰：先肿而后痛者，形伤气也；先痛而后肿者，气伤形也。凡打扑闪错，或恼怒气滞血凝肿痛，或因叫号，血气损伤，或过服克伐之剂，或外敷寒凉之药，致气血凝结者，宜活血顺气法。夫损伤杂证，不及备载，俱分门晰类，详列于后，学者宜尽心焉。

第三则　跌打损伤内治证

是跌打损伤之证，恶血留内，则不分何经，皆以肝为主。盖肝主血也，败血必归于肝，其痛多在胁肋小腹者，皆肝经之道路也，宜疏肝调血行经为主。王好古云：登高坠下撞打等伤，心腹胸中，停积瘀血，或气瘀攻冲，昏迷不醒，或寒热往来，日轻夜重，变症多端。医者，不审其原，不切脉之虚实，不分经络脏腑，妄投药剂，枉死者多矣。故临症时，须察脉之虚实，审症轻重，药配君臣佐使，治分老幼强弱，即从上中下三焦分别部位。若瘀在上而吐血者，宜犀角地黄汤；在中者，桃仁承气汤；在下者，抵当汤。虚人宜佐以四物汤。若瘀散，复元通气散调之。或伤处青肿坚实，痛难转侧，脉涩而滞者，防其气瘀上冲，宜投参黄散逐瘀，又宜复元活血汤。或受伤日久才医者，败血坚凝，宜服紫金丹逐瘀，又祛伤散疏通为要，俟其色散淡，血和痛止为度。或有牙关紧闭，用通关散，吹入鼻中取嚏，投三黄宝蜡丸，或夺命丹。如口开纳药者，可治；不纳药者，危。须忌湿地当风坐卧，忌食生冷硬物，忌服寒凉药饵。恐其血凝难化，遗留后患也。凡视重伤，先解开衣服，遍观伤之重轻，穴之致命与否，察色闻声，脉探虚实。如六脉和缓者生，九候不调者死。阴囊内有肾子者可治，如入小腹者不治。如牙关闭，急用开牙散搽之，若能苏醒，再投嵝峒丸，或可挽回。医者，须细心审察，不可草率误人。

第四则　至险之证不治论

凡至险之症，有气管全断者不治，若稍连续者可治。或气管捏扁，气塞不通，医将二指捻正其管，用通关散吹鼻取嚏可也。或天柱骨断，额冷脉绝者死。或囟门骨破，髓出者不治。若内膜不穿，髓不出者可治。或食饱受伤，及跌损内脏者不治。若过得三日可治。或耳后寿台骨破，血流不止者难治。胸口大痛，青色裹心者死。两乳重伤痛极，呼吸不得者难治。或肾囊皮破，肾子挂出者可治。肾子入小腹者不治。或腰眼重伤，内肾离位，或笑或哭者立死。或胃肠受伤，吐粪或泄粪者立死。孕妇足踢小腹者难治。重伤后气出不收，眼开者不治。口如鱼嘴，吹沫缠风者不治。小腹重伤，不分阴阳者难治。或跨物失足，骑伤阳物，始而溺孔出血，继则玉茎肿胀，小便点滴不通，小腹坚实者，死于七日内不治。

又有八忌：一忌伤脑髓出；二忌伤臂中跳脉；三忌伤小腹膀胱；四忌伤海底穴；五忌伤内脏；六忌伤气海，咽喉痰声如锯物；七忌疼在不伤处，两目直视；八忌血出不止，先赤后黑，肌肉腐烂，臭秽不堪，犯此八者难治。凡斗殴时，向上打为顺气，平打为塞气，倒插打为逆气。凡人血随气转，气顺则血顺，气逆则血逆，塞则气闭，逆则上冲，是以伤有平塞顺塞之别，若治之不辨，危在须臾。

又有五绝之论：一看两眼白睛上红筋多，则瘀血亦多，若直视无神，不治。二扳揪其指甲，血即还原者可治，不还原者不治。三若脚趾与手指甲俱黑者死。四阳物缩者不治。五脚底之色腊黄者，难治。此五绝之症也。

又有十不治之证：颠扑损伤入于肺者，纵未即死，二七难过。左胁下伤透至内者、肠伤断者、小腹下伤入内者、证候繁多者、伤破阴子者、老人左股压碎者、血出尽者、肩耳后伤透于内者、脉不实者，以上诸证，不必用药。

第五则　从高坠下伤

凡人从高坠下，跌伤五脏，不省人事，气塞不通者，看其两太阳及胸前胁下如何。

若动则可救，急用通关散吹鼻中，如有嚏，语声得出者，投嶙峒丸，再服复元活血汤，逐瘀生新，若迟则不救。或有从高倒坠，天柱骨折，致颈插入腔内，而左右尚活动处，用提法治之。或打伤，头低不起，用端法治之。或坠伤左右歪斜，用整法治之。或伤而面仰，头不能垂，或筋长骨错，或筋聚筋强，头垂不起者，用推、端、续、整四法治之。临症时，须问其或翻车坠马，或高处坠下，或打重跌倒，再问或思食不思食。若四肢无伤，精神不减，或能坐起行动者轻，或昏睡不语，或疼痛呼号，瘀聚凝结，肿硬筋胀者重。投三黄宝腊丸，服接骨紫金丹，敷万灵膏，熨定痛散。手法详后。

第六则　颠顶骨伤

颠顶骨，男子三叉缝，女子十字纹，一名天灵盖，位居至高，内函脑髓，以统全体者也。或跌打碰撞等伤，卒然而死。身体强直，口鼻尚有出入之气，心口温热跳动者可救。惟宜屈膝盘坐，先将醋调混元膏，敷于顶上，再将草纸卷点燃着，令烟气熏其口鼻，或炭或铁烧红淬入醋内，使热气熏其口鼻，引五脏血脉之气通和，待其口中呻吟有声，用童便调八厘散，或嶙峒丸亦可。俟其气转阳回，外用手法，按摩心胸两腋下，并托其手腕，频频揉摩两手脉窠。凡伤则筋脉强硬，频频揉摩，则心血来复，命脉流通，即可回生。再服接骨紫金丹，外用散瘀和伤汤，洗去前药，换敷混元膏。或大便干燥，乃内存瘀血，服加减苏子桃仁汤。或耳聋者，用导气通瘀锭，塞耳中，食宜素粥，切戒恼怒，忌油腻面食。卧宜净室，勿令人喧扰。若重伤已死者，用白布缠头，以木棍轻轻拍击足心，再提发令其颈端直，舒其筋络，外敷混元膏，内服紫金丹。如外皮未破，而骨已碎，内膜已穿，血向内流，声哑不语，面青唇黑者不治。或顶骨塌陷，惊动脑髓，七窍出血，身挺僵厥，昏闷全无知觉者，不治。或骨碎髓出不治。或皮开肉绽，血流不止者，可治。用止血絮封固，先止其血，服补气养血汤，宜避风寒，戒怒远色，俟其结痂。若溃烂流脓，用甘葱煎洗去封药，掺铁扇散，盖玉红膏，服疏风养血汤，照法洗换，待其结痂全愈。

第七则　囟门骨伤

囟骨者，即婴儿顶骨未合时，软而跳动之处，名囟门。或跌打损伤，骨缝虽绽，尚未震动脑髓，其头面浮光，眼肿鼻大，唇翻舌硬，睡卧昏沉，肉虽肿而皮未破，瘀血内蓄者，宜扶起正坐，以葱汁调定痛散敷于伤处，用粗纸蘸醋，贴于药上，烧铁熨斗烙纸上，以伤处觉热痛，口中有声为度。去药贴万灵膏，二三日一换，用和伤汤洗之，自然肿消痛止。或皮破血出不止，用止血絮封固，内服和营养卫汤。若溃烂流脓，用甘葱煎洗去前药，掺生肌散，贴玉红膏，宜避风寒，忌食发物火酒。若皮破血流不止，骨陷筋翻，必损脑髓，气息无声，则危笃难医。若破伤风者，照前伤风法治之。山角骨，即头顶两旁棱骨也。凌云骨，在前发际下，即正中额骨，即额颅也。左右天贤骨者，即两额角也。睛明骨，即目窠四围目眶骨也。眉棱骨其下曰顽骨，下接上牙床也。若伤之，均照前囟骨伤法治之可也。然临症之权衡，用药之巧妙，神而明之，存乎其人。

第八则　鼻梁骨断（附目伤）

鼻梁骨下至准头，伤而出血可治，外将止血定痛散敷之，内服接骨紫金丹。或伤开孔窍，或鼻破歪落，用整端法，用药敷贴可也。若骨破碎，内膜穿破，口鼻流血者，不治。中血堂，即鼻内颃下脆骨空处也。若伤之，血流不止，神气昏迷者，宜塞鼻丹塞于鼻中，用冷水淋激头顶。视其人如气虚，内服人参紫金丹，如血瘀，服苏子桃仁汤。若血流不止，饮食不进，气虚目闭面黄者，八日而死。或睛明骨伤，眼珠挂落者，先将收珠散，用银针蘸井花水，将药点眼珠上，及点血筋上，用旧绢温汤挪上，服还睛汤二三剂，又服明目地黄汤，调理可愈。

第九则　唇口玉堂伤

唇口者，司言食之窍也。或伤破唇缺，先用油线缝合，敷止血生肌散，盖玉红膏，内服健脾养胃汤可愈。或含刀误割其舌，将断而未落者，用鸡子内软衣袋舌，将止痛生肌散，蜜调敷舌上，频频添换。使患人仰卧，薄粥灌喉，不动其舌则易愈。又有玉堂，在口内上腭，一名上含，其窍即颃颡也。若触刺伤其左右者，惟肿而已。若伤正中之孔，上通于颃，必伤鼻孔之卷肉，或犯空窍，则血流不止，以致鼻目皆肿满面青紫，神倦头晕，痛连脑髓。若伤及会厌，与上横骨，重则不能言，痛连心膈，昏迷沉重者险，急用腻粉冰片细研，吹于患处，以止其血，服接骨紫金丹，再用蟹黄血竭煎汤，漱口二三十次。如饮食难进，以柿霜、玉露霜，牛奶或奶油，或粉粥、面粥等物，以凉润将息得法可愈。

第十则　伤耳

耳者，司听之窍也。耳门名曰蔽，耳轮名曰郭。或被砍跌打落，或上脱下粘，或下脱上连，须捻正，用封药敷贴。若全脱落，急用缀法，将两耳相对，用药贴定，再以竹夹子直上横缚可全。又有玉梁骨，即耳门骨，其处上即曲颊，下即颊车，两骨之合钳也。内通脑髓，亦关灵明。若伤者，肿痛流血，服接骨紫金丹，外用八仙逍遥汤熏洗，贴混元膏。若伤重，内动脑髓，亦关灵明。若伤者肿痛流血，服接骨紫金丹，外用八仙逍遥汤熏洗，贴混元膏。若伤重，内动脑髓，及伤灵明，昏沉不省，若平素气血皆虚者，不治。

地阁骨，即两车相交之骨，又名颏，俗名下巴骨也。上载牙齿，伤之饮食不进，目闭神昏，心热神乱，服大神效活络丹，再噙化人参紫金丹，搽固齿散，外巾万灵膏，忌风寒冷物。或牙齿伤动者，用蒺藜根烧存性，为末揩之，或以固齿散揩之亦佳。

第十一则　咽喉伤

咽喉者，乃气息之路也。或被伤或自刎，其症迅速，急则可救，迟则血脱额冷，气绝不治，乘其气未绝而身未冷，急用油线缝合，掺止痛散，将止血絮止其血，盖玉红膏。又将长肉膏，长四五寸，阔二三寸，横贴连及好肉处，不使封药脱落。外用布条缠颈，高枕仰卧，使项屈不伸，刀口易合，宜处密室避风，使呼吸舒徐，用人参、川米、生姜，煎汤时时饮之，补接元气。若二三日后，有脓水流出，解去前药，用甘葱汤洗净，掺生肌散，搽玉红膏。又外贴长肉膏防护风邪。冬天三日，夏天一二日，照法洗换，自然痛止，其肌渐长，服八珍汤调治，月余可愈。如大便闭结，不可妄攻，服麻仁丸。至急者用胆导法，无损其元。按内景图云：喉在前主出，咽在后主纳，喉系坚空，连接肺本，为气息之路，呼吸出入，下通诸脏，乃气化之要道也。咽系柔空，下接胃本，为饮食之路。水谷归胃，下通诸腑，乃转运之关津也。若伤之，岂不至险乎。治者，须心手相应，不差毫发，乃无误也，而先看其刀，弯者，其痕深；其刀直者，其痕浅。若左手持刀而刎者深，右手持刀而刎者浅。一刀勒者深，两刀勒者浅。如喉脘破而有出入之气，封药吸进必呛咳。先用鸡子内软衣，盖于破脘之上，再将药封之，则不呛矣。如单脘破者，月余而痊；双脘破者，两月而愈，照法治之可也。

第十二则　腹伤肠出

如镞破大小腹，致肠突出者，看肠外衣膜穿破否。若膜穿者，肠必逐条而散也，则不治。若肠虽未出，而内膜已穿，血向内流者不治。如膜未穿破，虽险可治。又有油膜突出者亦可治，不可伤其膜，宜敷收膜散，外盖玉红膏，冀其渐平。如肠出者，将温汤浴暖其肠，不可伤犯。一人将醋和冷水，不令病者知觉，急喷其面，其肠自收，用油线缝合，不可太深，恐伤其肉。掺铁扇散，搽玉红膏，外盖长肉膏。又用布缠腰数转，须避风邪，切戒恼怒高声，恐有崩裂之患。初服舒肠活血汤，再服八珍汤，调理月余可愈。或阴囊皮破，肾子挂出，用温汤挪上，油线缝合，搽玉红膏，又盖长肉膏，服调理之剂可愈。或皮不破而肾子入小腹者，不治。

凡皮肉穿破之症，失血过多，营卫已虚，或被风邪袭入经络，渐传入里，寒热交作，口噤咬牙，角弓反张，口吐涎沫，身冷自汗，伤口反为底陷，其毒内攻，其危甚速。投万灵丹，或大神效活络丹，以玉真散敷于患处，得脓焮肿，身温有汗为效。若前症不退，伤口不高，乍醒乍昏，时发时止，口噤不开，语声不出，终属死症。

第十三则　手法论

夫接骨入骱者，所赖其手法也。两手安置其筋骨，仍复于旧位也。其伤有轻重，而手法有所宜失宜，其痊可之迟速，及遗留之残疾，皆关乎手法之所施也。人身有十二经，筋脉罗列，心知其体，识其部位，机触于外，巧生于内，手随心转，法从手出。或拽之离而复合，或推之就而复位，或正其斜，或完其缺，或骨有截断、碎断、斜断，骱有全脱、半脱，筋有弛纵卷挛，翻转离合，在其肉内，以手扪之，自悉其情。法之所施，不知其苦，方为手法也。伤有关性命者，如七窍上通脑髓，鬲近心君，四末受伤，痛苦入心。若元气素壮，败血易消，刻期可愈。元气素弱，一旦被伤，势必难支，若手法再误，万难挽回，尤当慎之。医者，心明手巧，知其病情，善用手法治之多效。若草率不较，误人非浅，虽笔之于书，乃活法多端，难以尽述，须得口传心授，临症多而活法变，庶无误耳。

第十四则　锁子骨附胸胁

锁子骨，经名柱骨，横卧于两肩前缺盆之外，其两端外接肩解。或击打偏坠伤断者，用手法先按胸骨，将肩端向内合之，揉摩断骨令其复位，用带挂肩于项，勿使摇动，服接骨紫金丹，外敷定痛散，贴万灵膏，可愈。胸骨，即䯏骭骨。一名膺骨，又名臆骨，俗名胸膛，其两腋下至肋骨尽处名胁，胁下小肋名季胁，俗名软肋，统胁肋之总，名曰胠，歧骨者，即两凫骨端相接之处，下即鸠尾骨也。蔽心骨，即鸠尾骨也，其质系脆骨，在胸下歧骨之间。凫骨者，即胸下边肋也。伤者，从前面撞打跌仆者重，从后面来者轻，用手法按摩之。如肋骨断者，用布缠缚数转，服接骨紫金丹，外用定痛散熨之，贴万灵膏。若内蓄瘀血肿痛，伛偻难仰者服紫金丹，或大便实者，参黄散下之。若受伤日久，胸骨高起，肌肉消瘦，内有邪热瘀血，痞气膨闷，睛蓝体倦，痰喘咳嗽者，服紫金丹。若伤重，内干胸中心肺两脏之气，昏迷目闭，呕吐血水，呃逆战栗者，危在旦夕，不治。心坎上横骨，又名人字骨，从下而上，若第一节伤者，一年死；第二节伤者，二年死；第三节伤者，三年死。此穴内应乎肺，伤必吐血咳嗽。凡胸前背后重伤，久则成痰火劳怯。左乳伤，发咳嗽；右乳伤，发呃逆。凡胸胁诸伤，嵝峒丸、三黄宝腊丸皆可酌用之，再服理肺之剂以收功。

第十五则　背脊骨伤

背者，自后身大椎骨以下，腰以上之通称也。一名脊骨，一名膂骨，俗呼脊梁骨。其形一条居中，共二十一节，下尽尻骨之端，上载两肩，内系脏腑，其两旁诸骨，附接横叠而弯，合于前，则为胸胁也。腰骨者，即脊骨之十四椎、十五椎、十六椎也。尾骶骨，即尻骨也。其形上宽下窄，上承腰脊诸骨，两旁各有四孔，名曰八髎，其末节名曰尾闾，一名骶端，一名橛骨，一名穷骨，俗名尾椿也。或跌打伤者，瘀聚凝结脊筋陇起，当先揉筋令其和软，内服紫金丹，敷定痛散，烧红铁烙熨之，贴混元膏。若骨缝叠出，俯仰不能，疼痛难忍，腰筋僵硬，使患者两手攀索，两足踏砖上，每足下叠砖三块踏定，将后腰拿住，各抽去砖一块，令病人直身，又各去一块，如是者三，其足着地。使气舒瘀散，陷者能起，曲者可直。再将腰柱裹住，紧紧缚之，勿令室碍，但宜仰卧，不可侧睡，脊脊正而患除。服接骨紫金丹，如胸陷不直者，亦用此法。或气门伤，则气塞不通，口噤反张，身强如死，过不得三个时辰。若气从大便出者立毙。凡遇此症，不可慌张，候其气息有无。如无气者，为倒插拳所伤，令患人盘坐，揪其发伏我膝上，敲击其背心，使气从口出得苏，服嶕峒丸。尾闾若蹲垫壅肿，必连腰胯，服嶕峒丸，再服接骨紫金丹，贴万灵膏。踢伤海底穴，血必上冲，当时耳内响声大震，人必昏晕，先服护心丸，再服紫金丹。

第十六则　接骨论治

接骨者，使已断之骨合拢一处，复归于旧位也。凡骨之断而两分，或折而陷下，或破而散乱，或岐而傍突，相其形势，徐徐接之，使断者复续，陷者复起，碎者复完，突者复平，皆赖乎手法也。或皮肉不破者，骨若全断，动则辘辘有声。如骨损未断，动则无声。或有零星败骨在内，动则渐渐之声，后必溃烂流脓，其骨已无生气，脱离肌肉，其色必黑，小如米粒，大若指头，若不摘去，溃烂经年，急宜去净。如其骨尚未离肉，不可生割，恐伤其筋。俟其烂脱，然后去之。治法先用代痛散煎汤熏洗，将其断骨拔直相对，按摩平正如旧。先用布条缚紧，又将糕匣木板修圆绑之，又将布条缠缚，再将杉篱环抱外边，取其紧劲直挺，使骨缝无离绽脱走之患。内服接骨紫金丹，兼调理用地黄汤，四五日后，放绑复看，如其走失，仍照前法，二三月间，换绑数次，百日可痊。凡人断臂与断膊，断腿与断胻，绑法相同，治分上下，或用器具，与形体相得，随机变化可也。或筋断者，难续。盖筋因柔软，全断则缩于肉里，无用巧之处也。若断而未全，宜用续筋药敷之，内服壮筋养血汤可愈。

第十七则　脱下颏附失颈

下颏者，即牙车相交之骨也。若脱则饮食言语不便，由肾虚所致。其骱曲如环形，与上颊合钳，最难上也。先用宽筋散煎汤熏洗，次用布条裹。医者二拇指入口，余指抵住下颏，按下推进，其骱有响声，齿能合者上也，服补肾壮筋汤。夫人之筋，赖气血充养，寒则筋挛，热则筋纵，筋失营养，伸舒不便。感冒风寒，以患失颈，头不能转，使患人低坐，用按摩法频频揉摩，一手按其头，一手扳其下颏，缓缓伸舒，令其正直，服疏风养血汤可也。

第十八则　髃骨骱失

髃骨者，肩端之骨，即肩胛骨也。其臼含纳臑骨上端，其处名肩解，即肩骱与臑骨合缝处也，俗名吞口，一名肩头。其下附于脊骨成片如翅者，其骱若脱，手不能举。

562

使患人低坐，一人抱住其身，将手拔直，用推拿法，酌其重轻。待其筋舒，一手捏其肩，抵住骱头，齐力拔出，骱内有响声者，乃复其位矣。用布带落其胯下，服舒筋活血汤。凡上骱时，骱内必有响声活动，其骱已上，若无响声活动者，其骱未上也，不可误人。

第十九则　曲瞅骱

肘骨者，胳膊中节上下支骨交接处也。俗名鹅鼻骨，上接臑骨，其骱名曲瞅。自肘至腕，有正辅二根，其在下而形体长大连肘尖者为臂骨，其在上而形体短细者为转骨，叠并相倚，下接于腕骨。其骱若出，一手捏住骱头，一手拿其脉窝，先令直拔下。骱内有声响，将手曲转搭着肩头，肘骨合缝，其骱上矣。服生血补髓汤，或紫金丹。

第二十则　手腕骱

腕骨，即掌骨，乃五指之本节也。俗名虎骨，其大小六枚，凑以成掌，非块然一骨也。其并接臂辅两骨之端。其外侧高骨，俗名龙骨，能弯曲上下，故名腕。若手掌著地，只能伤腕；若手指着地，其指翻贴于臂者，腕缝必开，壅肿疼痛。先两手揉摩其腕，一手按住其骱，一手拔其指掌，掬转有声活动，其骱复位，仍按摩其筋，必令调顺。然命脉之所，服宽筋散，须防着寒，得免酸疼之患。凡人手指有三节，其骱突出者，俱可拔直捏正，屈伸活动，服和营止痛汤，其法相同，不必逐骱论也。

第二十一则　臀骱骨

胯骨，即髋骨也，又名髁骨，其外向之凹，其形似臼，以纳髀骨之上端，如杵者也。名曰机，又名髀枢，即环跳穴处也，俗呼臀骱。若出之则难上，因其膀大肉厚，手捏不住故也。必得力大者三四人，使患侧卧，一人抱住其身，一人捏膝上拔下，一手揿其骱头迭进，一手将大膀曲转，使膝近其腹，再令舒直，其骱有响声者，已上。再将所翻之筋向前归之，服生血补髓汤，再服加味健步虎潜丸。若骱不上，则臀努斜行，终身之患也。慎之。

第二十二则　大腿骨膝盖骨

大腿骨，名髀骨，上端如杵，入于髀枢之臼，下端如槌，接于胻骨，统名曰股。乃下身两大支之通称也。俗名大腿骨，其下有膝盖骨，即连骸，又名髌骨。形圆而扁覆于腿胻上下两骨之端，本活动物也。内面之筋，上过大腿至两胁，下过胻骨至足背。《内经》曰：膝乃筋之府。若伤之，上连腰屈疼痛，下移胻骨嫩肿，或足腹冷硬，步履斜行，或膀子重伤，后成黄病，服紫金丹，再茵陈等汤，治黄病之药收功。若膝盖离位，向外侧者，则内筋肿胀；向内侧者，则筋直腘肿。须详视其骨，如何斜错，按法推拿，以复其位，服补筋汤。其髌出者，一手按住其膝，一手挽住其膀，上下拔直，将膝曲转，抵着豚片，其髌有声者上也，服生血补髓汤。若膝盖骨破两片者，用丝弦藤作箍，布条缚之，生线四根，如抱膝图法，将手挤圆，箍定其骨，膀下缚住，屈卧月余，服接骨紫金丹。若箍后仍两片，一生跛足，不可治矣。

第二十三则　胻骨脚踝跗骨

胻骨，即膝下踝上下腿骨也，俗名臁胫骨。其形二根，在前名成骨，其形粗；在后名辅骨，其形细，俗名劳堂骨。下至踝骨胻骨之下，足跗之上，两旁突出之高骨也。在内名内踝，俗名合骨；在外为外踝，俗名核骨。其髌出者，一手抬住其脚踝骨，一手扳住脚后跟拔直，拨筋正骨，令其复位，其髌有声，转动如故，再用布带缚之，木板夹定，服舒筋活血汤。一二日后，解开视之，倘有未平，再用手法，按摩其筋结之处，必令端直，再服健步虎潜丸。稍愈后，若遽行劳动，致胻骨之端复走。向里歪者，则内踝突出肿大；向外歪者，则外踝突出肿大。瘀聚凝结，步履无力，颇费调治，必待气血通畅，始可行动。若脚趾髌失，与手指同法治之。跗者，足背也，一名足跌，俗称脚面。其骨乃足趾本节之骨也。其受伤不一，轻者仅伤筋肉，易治；重则骨缝参差难治。先以手轻轻搓摩，令其骨合筋舒，洗八仙逍遥汤，贴万灵膏，内服健步虎潜丸，及补筋丸可也。

第二十四则　受伤着寒及怀孕而伤

凡人跌扑斗殴，内伤其血，复轻生投水，外着于寒，血得寒而凝结，寒得血而入深，未有能生者也。治法先祛其寒，继逐其瘀。祛寒用麻桂温经汤，逐瘀投紫金丹。若迟延日久，则气滞血凝，筋脉拘紧，手足挛拳，必致不治。急服大神效活络丹，冀其渐渐疏通，或可挽回。若妇人怀孕受伤，不可妄投伤药，恐损胎元，反为不美，宜服安胎和气饮，稍加祛瘀生新之剂，使气血和而痛自止矣。

第二十五则　受伤感痧论

凡受不甚重伤，越四五日，腹中绞痛，胸闷呕恶，或四肢麻木，或骨节疼痛，脉象或浮或伏，与症不合，指甲紫，两腿弯有青筋，必是痧秽之毒，宜刮宜放，宜先服散痧之药，不可服伤药，与姜酒热汤等物。若犯之，则祸不旋踵矣。治法，吹人马平安散，吃蟾酥丸，又服再造紫金丹。俟痧退后，再投祛瘀生新之药，始无妨碍。又有伤症兼疫症者，先治其疫，而后治伤，庶可两痊。予临症时，常遇之，故特补出。

放痧穴道歌

歌曰：放痧有的穴，百会印堂寻，两太阳当刺，喉旁双下针，舌根旁点破，两乳必须针，十指尖头放，曲瞅左右分，趾头双足取，腿弯刺青筋，忌服姜汤酒，还须治绝根。

第二十六则　损伤出血吐血

伤损之症，或患处，或诸窍出血者，此肝火炽盛，血热错经妄行也，用加味逍遥散。中气虚弱血无所附而妄行，加味四君子汤。中气下陷，补中益气汤。元气内脱，用独参汤加炮姜、附子。血蕴于内而呕血者，四物汤加柴、芩。烦劳太过，或恼怒气逆，或过服寒毒等药。致伤阳络，则吐血、衄血、便血。伤阴络，则血积血块，肌肉青黑，脏腑亏损，经隧失职，急补脾肺二脏，自愈。或呕吐黑血者，因打扑伤损，败血流入胃脘。色如豆汁，从呕而出。形实者，用百合散；形虚者，加味芎归汤。或出血过多，脉洪大而虚，重按全无，血虚发热，用当归补血汤；脉细沉微，按之轻弱，此阴盛发热，四君子汤加姜附。或筋惕肉瞤，此亡血也，用圣愈汤。发热汗出不止者，血脱也，用独参汤。凡血脱之症，脉实者难治，脉虚者可疗也。

第二十七则　胸腹胁肋痛闷

伤损之症，胸腹痛闷，因跳跃槌胸，闪挫举重，劳欲恚怒所致。喜手摸者，肝火伤脾，用四君子汤，加柴胡、山栀。如畏摸者，肝经血滞也，用四物汤、柴胡、山栀、桃仁、红花。若胸胁闷痛，日晡发热，肝经伤也，用加味逍遥散。若胸腹闷痛，饮食少思，肝脾气俱伤也，用四君子汤加芎、归、柴、栀、丹皮。若胸腹不利，食少无寐，脾气郁结也，用加味归脾汤。若胁肋胀痛，大便通和，喘咳吐痰，肝火侮肺也，用小柴胡汤，加青皮、山栀。若胸腹胀痛，大便不通，喘咳吐血者，乃血瘀停滞，用当归导滞散。《内经》云：肝藏血，脾统血。盖肝属木，木胜侮土，脾气必虚，宜清肝养血，次壮脾胃，则气血充盛。若妄行克伐，虚者益虚，滞者益滞，祸不旋踵矣。

第二十八则　腹痛腰痛

伤损腹痛，大便不通，按之痛甚，瘀血内蓄，用加味承气汤。既下而痛不止，按之仍痛者，瘀未尽也，用加味四物汤补而行之。若腹痛按之不痛者，血气伤也，四物汤加参、芪、白术补而和之。下而胸胁反痛，肝血伤也，用四君汤加芎、归。既下发热，阴血伤也，四物汤加参、术。下后恶寒发热者，气血伤也，八珍汤。下后呕吐者，胃气伤也，六君子汤加当归。下后泄泻不止者，六君子汤加肉果、补骨脂。下后手足俱冷，昏聩汗出者，阳气虚寒也，用参附汤。若吐泻手足俱冷，指甲青黑，脾肾虚寒甚也，急用大剂参附汤。口噤手撒，遗尿痰盛，唇青体冷者，虚极坏症也，大剂参附汤，以图侥幸。或少腹引阴茎作痛者，乃瘀血不行，肝经火郁所致，用小柴胡汤加大黄、黄连、山栀，待其痛势已定，再宜养血。若误认寒症，投以热药，重则必危，轻则损目。若腰痛脊痛，因瘀血留太阳经所致，服地龙散治之。

第二十九则　杖疮夹棍伤

凡人受杖后，腿必蓄瘀紫黑，甚则气瘀攻心而死。速服护心丸，或以酒冲童便服之亦可，外用热豆腐涂于患上，其气如蒸，其腐即紫，再易色淡，以此为度。或用葱熨法，熨散其瘀亦可。或用凤仙花连根叶捣烂涂之，干则易换。或用真绿豆粉微炒，鸡子清调敷，或用白萝卜捣烂罨之，或用大黄末童便调涂。又法用银针刺去其毒血，敷生肌散，盖玉红膏，内服化瘀散。若杖后隔四五日，肿痛溃烂流脓，用甘葱煎洗净，掺生肌散，盖玉红膏，逐日洗换，服理气养营之剂调治。凡人受夹棍之后，一出衙门，即用热童便一盆，将足浸之，如童便冷，浇红砖二块，焠之即热，浸至童便面上浮起白油面者，其伤始出，后不溃烂，再用肥皂捣如泥，入鸡子清和匀，涂患处扎紧一夜，或用何首乌捣罨亦可，内服逐瘀定痛散，另服定痛活血汤。倘损骺骨，再投接骨紫金丹，可无患矣。

第三十则　药箭伤

有交广蛮夷，用焦铜作箭镞甚毒。人若中之，才伤皮肉，便闷脓沸烂而死。急饮金汁，外亦金汁抹之。若金汁一时不得，即灌人粪汁，并外敷之，非此不能解毒也。又一种毒药喂箭，名为射蒀，人若中之甚毒，急用葛氏方，用蓝靛汁一碗饮之，外亦用涂抹伤处。一法，用大豆、猪羊血内服外敷，解毒亦效。又法，须防毒气攻心，急投护心丹，伤口即将麻油灌之，用黄连、贯众煎汤洗去毒气，敷花蕊石散，又盖玉红膏，防护风邪。若箭头入骨，不可拔者，用蜣螂、乳香等分，麝香少许，为末敷上，微痒可拔。或蜣螂、巴豆敷之，候极痒可以拔出，人尿洗之。或用黄连贯众汤洗之，敷花蕊石散，贴陀僧膏。又有铁珠入肉，敷碱铁散，或割开皮，用笔管扑之，扑则珠入管内而出。又有铅弹入肉，以水银灌入伤处，其铅即化，随水银而出，用麻油洗净，盖玉红膏收功。

第三十一则　诸咬伤

凡被人咬伤，或臂或指，痛不可忍，若久则烂脱指节。或病人咬者，毒气攻心而死。先投护心丹，外治，用热尿洗去牙黄瘀毒，以蟾酥丸涂孔中。或嚼生白果涂之。如痛极，用麻油纸燃火焰熏之，或用人尿入瓶内，将手指浸之一夕，贴玉红膏可愈。凡犬咬伤者，初咬之时，须忍痛，以河水捏净血水为主，用生虎骨刮末，擦咬处可愈。或刮肉店墩板上油腻，拌砂糖敷之亦可。若溃烂流脓，用木鳖子煎汤洗净，掺生肌散，盖玉红膏收功。疯犬咬伤，犬因五脏受毒而成疯犬，故经其齿，必致伤人，九死一生之症也。初被咬时，急就咬处，刺出毒血，以口含浆水，吮洗伤处，或以拔法拔之，或以人尿淋洗拭干，即以核桃半边之壳，以人粪填满，罨在患处上着艾火灸之。壳焦粪干再易，灸至百壮，以玉真散吐津调敷，次日再灸，渐灸至三五百壮为度。于初灸时，即服扶危散，逐恶物血片，从小便中出。若毒物血片填塞茎中，致小水涩滞，痛而如淋者，即服琥珀碧玉散，以通利之。被咬之人，顶心有红发一根，速当拔去。又法，用豆豉研末，香油调稠，丸如弹子大，常揩拭所咬处，掐开看豉丸内，若有狗毛茸茸然，此系毒气已出，易丸再揩，至无茸毛，方止，甚效。始终禁忌，必当慎重，终身忌食狗肉、蚕蛹、赤豆，百日内忌见麻物，忌饮酒。三年内忌食一切毒物，及房事。可常食杏仁，以防其毒。若治迟，犬毒入心，烦乱腹胀，口吐白沫者，用虎头骨、虎牙、虎胫骨为末，酒调二钱服之。若发狂叫唤，人声似虎声，眼神露白者逆，终始犯禁忌者不救。若有猫咬伤者，用薄荷汁涂之见效。有马咬伤者，粟子嚼烂敷之。毒气入里，心烦呕闷者，用马齿苋捣烂敷之。如溃烂者，照前法治之。熊虎狼牙爪伤人皮肉成疮者，初宜葛根浓煎，内服三盅，外洗十数度，或煮生铁有味洗之，又用青布急卷为绳，燃着纳竹筒中，注疮口熏之出毒水，次宜独窠粟子，生嚼涂疮口效。蛇咬伤者即时饮好醋一二碗，使气不随血走，以绳扎紧伤处两头。若昏昏困倦，宜用五灵脂五钱、雄黄二钱五分，共为末，酒调服。少时咬处出黄水，水尽则肿消，以雄黄末掺之，口合而愈。蜈蚣咬伤者，即取雄鸡倒挂少时，以手指蘸口内鸡涎，抹搽伤处，其痛立止。甚者，生鸡血乘热饮之，立效。蝎螫伤，取大蜗牛一个，捣烂涂之，其痛立止。一时不得蜗牛，即螫处挤去毒水，急用膏药烘热贴之，亦止。

第三十二则　汤火伤

凡汤火伤人，最忌浸冷水中，恐防火毒攻心，有立毙之祸。亦不宜服冷、食寒凉之物，急服护心丹，或服童便护其心，使火毒不内攻。外用无灰酒洗净，拔其火毒，用黄连末桐油调服，或猪毛煅存性研末，加轻粉、硼砂、麻油调敷，或鸡子清调大黄末敷之，或蚌粉掺之，内服玄妙散解毒可也。若花炮火药烘燎者，治法相同。

第三十三则　救自缢法

凡自缢者，不可割断其绳，一人抱起，解结放下，置平坦处仰卧，一人坐于头前，将两脚踏其肩上，揪住其发，要用力拔紧，不可使其头垂下，一人用二指捏正其喉脘。凡缢则喉脘必扁，故气不得通耳，所以先正其脘，后吹通关散于两鼻孔内，得嚏则生。二人用芦管吹其两耳，不可住口，再得一人，以手抚摸其胸腹，二人将其手足屈伸活动，待一个时辰，呼吸之气出入，其人必苏。即磨再造紫金丹，灌其口内服之。若依此法，无不活者，即身虽僵冷，亦可救也。

第三十四则　救溺水

凡人溺水者，捞起之时，急撬开其口，横衔竹箸一只，使可出水，将通开散吹其鼻内，或生半夏亦可。再用笔管吹两耳，又将皂角末置管中，吹其谷道。如夏月，将溺人腹横覆牛背上，两边使人扶住，牵牛缓缓行动，腹中之水，从口并大便流出，将生姜汤化苏合丸灌之。如无牛，以有力之人，躬腰将溺人如前覆人背上，微微动摇，水亦可出。或用锅覆于地上，将溺人腹覆于锅底亦可。如冬月，急将湿衣解脱，更干衣，用盐炒热，布包熨脐，或将被褥铺地，用灶内热灰铺于褥上，将溺人覆卧，其肚下垫绵枕一个，再将热灰浑身盖之，再用棉被盖之，不可使灰迷其眼口，使其出水，苏醒后，宜服姜汤热酒。按：灰性最能拔水，若救起时，尚有微气，胸前温暖，令速脱湿衣换干服，屈其两足，担人肩上，将溺人背，贴于人背担走，吐水即活。

第三十五则　运熏灸倒四法及灸脐化痞法附

外用运熏灸倒四法，宿伤可用，新伤不可用。新伤者，血未归经，恐其瘀血攻心之患也。运法，凡最轻之伤，先用瓜皮散，次用麦麸一升，胡葱一把，酒药十丸，醋炒香附一升，同入锅内炒热，以社醋烹之，盖片时，乘热布包，运动患处，冷即换易，待其患处汗出如油可也。熏法，凡宿伤在皮里膜外，虽服行药，不能除根，服瓜皮散，次用落得打草、陈小麦、艾叶三味，用河水共煎一锅滚透，入小口缸内，横板一块，患人坐板上，再将单被盖身，其汗立至，不可闪开，恐汗即止，病根不清也。灸法，或瘀血在骨节中，恐其发毒，先服瓜皮散，用生炭烧红地皮，社醋烹之，再将稻草摊上，单被为席，使患人卧上，厚被盖暖，使其汗出如雨，服胜金散而安，若气虚之体，不可用此。凡倒法，病人不能言，不能食，无法可治。不得已要使恶物吐之，先服硫射散，将患人卧被上，每边两人牵被倒动，使人滚转反侧，吐出恶物，服虻虫散，再调理可愈。灸脐法，若膀胱伤，小便秘结，可用田螺、麝香捣烂，先置脐中，再将飞盐盖脐上，如铜钱厚薄，盐上用艾火灸二三壮即通，去麝香可也。化痞熨法，凡人畜血成痞，或在胁内，或在腹中，服药难消，用飞面量痞之大小，四围作圈，使恶物无从逃避。圈内置朴硝满，圈恐其侧边卸落，以脚条缚之，又衬纸二三十重，将熨斗盛火熨之，俟患处有响声，乃痞消之验。斯运熏灸倒之法，恐患人不善服药，不得已而用之，亦不可轻使，若元气虚弱人，用之太过，必致气促厥逆之虞，医者慎之。

第三十六则　应刺诸穴

《素问·缪刺论》曰：人有所堕坠，恶血留内，腹中满胀，不得前后，先饮利药。此上伤厥阴之脉，下伤少阴之络，刺足内踝下，然谷之前，血脉出血。刺足跗上动脉不已，刺三毛，各一痏，见血立已。左刺右，右刺左。《灵枢经·寒热病论》篇曰：身有所伤，血出多，及中风寒，若有所堕坠，四支懈惰不收，名曰体惰，取其小腹脐下三结交。三结交者，阳明太阴也，脐下三寸关元也。《灵枢经·厥病论》曰：头痛不可取于腧者，有所击坠，恶血在内，伤痛未已，可侧刺，不可远取也。《灵枢经·邪气脏腑病形》篇曰：有所堕坠，恶血在内，有所大怒，气上而不下，积于胁下则伤肝，法当先导怒气，勿积于肝，则肝可以无伤。然后饮以利药，以破恶血，则胁下无留血矣。又曰：有所击扑，若醉入房，汗出当风，则伤脾。《素问·脉要精微论》曰：肝脉搏坚而长，色不青，当病坠，若因血在胁下，令人喘逆。《金匮要略》曰：寸口脉浮微而涩，然当亡血，若汗出。设不汗出者，其身有疮，被刀斧所伤亡血故也。又论曰：肝脉搏坚而色不变，必有击堕之事。因䐃肉击伤，故恶血必留胁下，兼到呕逆，依经针刺然谷足跗，或三毛等穴出血；，或饮利药，使恶血开行，当自愈也。若脉浮微而涩，当知亡血过多，依经于三结交关元穴灸之，或饮大补气血之剂而调之，则病已矣。

卷之三

汤头歌括

止血黑绒絮

歌曰：止血先将黑絮封，元参茜草寄奴同，大黄芩柏乌梅等，五倍绿矾京墨浓，百草霜研入社醋，旱莲捣汁马兰冲，煎来收得真元色，血沸逢之立断红。

治初伤时血流不止，将絮封上，其血立止。

元参　茜草　寄奴　大黄　黄芩　黄柏　乌梅　五倍

以上等分，煎三次，去渣，留净汁。再用旱莲汁、马兰汁、皂矾、京墨、百草霜同煎浓，用好绵絮收干，二汁与社醋同煎，滚时入矾、墨、草霜，将絮收之。

如圣金刀散

歌曰：如圣金刀用二矾，生枯二味炼为散，松香三共研成末，止血兼收脓水朝。

治金疮出血不止，或溃烂流脓，撒于患处，能止血燥湿。

松香七两　生矾　枯矾各一两五钱

共研为极细末，磁罐收贮。

玉红膏

歌曰：玉红紫草共生甘，归地象皮并合欢，乳没麻油加血竭，煎收须用白黄占。

治一切疮口，能止痛、生肌、长肉。

紫草二两　全归三两　生地四两　象皮二两　乳香二两　没药二两　甘草五钱　合欢皮二两

上药用麻油斤半，煎枯去渣，再入黄占四两、白占二两、血竭五钱，以上共煎至滴水不化，成膏听用。

陀僧膏

歌曰：陀僧膏贴恶诸疮，流注瘿瘤跌扑伤，赤芍陀僧归乳没，苦参银黝赤脂良，桐香油共儿茶竭，百草霜破锦大黄。

此膏专贴诸般恶疮、流注、瘰疬、跌扑损破、金刃误伤等证用之。

南陀僧（研末）二十两　赤芍二两　全当归二两　乳香（去油研）五钱　没药（去油研）五钱　赤石脂（研）二两　苦参四两　银黝二一两　百草霜（筋、研）二两　桐油二斤　香油一斤　血竭（研）五钱　孩儿茶（研）五钱　川大黄半斤

上药先将赤芍、当归、苦参、大黄入油内炸枯，熬至滴水不散，再下陀僧末，用槐柳枝搅至滴水将欲成珠，将百草霜细细筛入，搅均，再将群药及银黝筛入，搅极匀，倾入水盆内，众手扯千余下，再收入磁盆内，常以水浸之。

三黄宝蜡丸

歌曰：三黄宝蜡古来传，天竺藤雄刘寄全，归尾儿茶麒麟竭，水银水粉共为研，朱砂琥珀同元麝，乳戟调和化蜡丸，跌打诸伤皆可服，力伤成怯亦能痊。

专治一切跌打损伤及破伤风，并伤力成痨，女人产后恶露不尽致生怪证，瘀血奔心，痰迷心窍，危在旦夕。重者一钱，轻者三分，用无灰酒送下，立刻全生。如被鸟枪打伤，铅子在内，危在顷刻，服一钱，吃酒数杯，睡一时，汗出即愈。如敷，将香油热化少许，鸡翎扫患处。服药后，忌凉水、生冷、烧酒三日，不忌此酒，则药无功。

天竺黄三两　雄黄二两　藤黄（隔汤炖数次去沫）四两　红芽大戟（去骨）三两　刘寄奴　麒麟竭各三两　归尾一两五钱　朱砂　儿茶　乳香（去油）　琥珀　轻粉　水银（同轻粉研，不见星）　麝香各三钱

以上各称足分两，各研为末。如无真天竺黄，以真胆星三两代之，再用好黄蜡二十四两炼净，滚汤生定，将药投入，不住手搅匀，取出装磁罐内备用。

嶾峒丸

歌曰：嶾峒丸中牛麝冰，雄黄天竺大黄藤，儿茶血竭参三七，阿魏还同乳没称。

治跌打损伤、瘀血奔心、昏晕不省，及一切无名肿毒、昏困欲死等证。

京牛黄　冰片　麝香各二钱五分　阿魏　雄黄各一两　大黄　儿茶　三七　天竺黄　瓜儿血竭　乳香　没药（去油）各二两　藤黄（隔汤煮十数滚，去浮沫，用山羊血拌晒。如无山羊血，即以子羊血代。）二两五钱

以上十三味共为细末，将藤黄化开为丸，如芡实大，若干，稍加白蜜，外用蜡皮封固，内服用无灰酒送下，外敷用茶卤磨稠黏涂之，忌一切生冷发物。

八珍汤

歌曰：八珍四物四君匀，地芍芎归治血真，参术苓甘能补气，调和营卫有奇勋。

治失血过多之后气血两亏，服此以调营卫。

生地　当归　白芍　川芎　人参　白术　茯苓　甘草

以上俱以河水煎服，分两随症轻重。

甘葱煎

歌曰：甘葱二味煮成汤，温洗诸般脓水疮，换贴膏时先净洗，庶无秽气药相当。

治诸疮有脓水者，洗净用药。

甘草　大胡葱

以上二味煎浓汤，候温，可洗患处。

金枪铁扇散

歌曰：金枪铁扇散，松柏降材香，乳没明矾共，象皮和末镶。

治破伤流血及溃烂收湿拔毒生肌。

乳香二两　没药二两　明矾一两　松香一两　降香一两　象皮二两　老材香（即古棺材内之陈石灰也）二两　黄柏一两

上药共为极细末，磁瓶收贮。

和营养卫汤

歌曰：和营养卫用参芪，归芍防风及桂枝，苓术陈甘加姜枣，血虚之症服斯宜。

方气血并补，调理之剂。

人参　黄芪　当归　白芍　白术　防风　云苓　桂枝　陈皮　甘草

加姜枣煎服。

羌活汤

歌曰：羌活防风汤，甘芎藁本当，细辛榆白芍，在表服之康。

治破伤风，邪在太阳经等症。

羌活　防风　细辛　藁本　白芍　川芎　当归　地榆　甘草

加生姜、黑枣煎服。

承气汤

歌曰：承气朴芒硝，大黄枳实邀，救阴并泻热，急下独功超。

治阳明症，燥实便闭不通。

大黄　芒硝　厚朴　枳实

用水煎服。

柴胡汤

歌曰：柴胡汤解表，甘草与人参，半夏黄芩共，煎加姜枣吞。

治少阳半表半里之症。

柴胡　人参　半夏　黄芩　甘草

加姜、枣煎服。古方用人参，如力艰者，可以党参代之。

犀角地黄汤

歌曰：犀角地黄芍药丹，血升胃热火邪干，斑黄阳毒皆堪治，或益柴芩总伐肝。

治上焦蓄血，胃火上冲而吐，及斑黄阳毒等症。

生地　白芍　丹皮　犀角

河水煎服。

桃仁承气汤

歌曰：桃仁承气五般奇，甘草硝黄并桂枝，热结膀胱小腹胀，如狂畜血最相宜。

治中焦蓄血，小腹满如狂等症。

桃仁（去皮尖研）　大黄　芒硝　桂枝　甘草

以上河水煎服。

抵当汤

歌曰：抵当水蛭及虻虫，桃核将军猛烈雄，蓄瘀逢之顷刻化，虚人体弱莫轻攻。

治下焦蓄瘀不解，服此能散瘀。若体弱之人忌服，宜四物加味可也。

水蛭　虻虫　桃仁　大黄

用河水煎服，先去渣，温服，如不下，再服二煎。

四物汤

歌曰：四物地芍与归芎，血家百病此方通，八珍合入四君子，气血双疗功独崇。

养血通用之剂。

生地　当归　白芍　川芎

以河水煎服。

复元通气散

歌曰：复元通气木茴香，山甲青陈贝母良，白芷漏芦甘草共，瘀消气畅不为殃。

治气滞不舒，瘀结作痛。

木香　茴香　川由甲　青皮　甘草　陈皮　白芷　贝母　漏芦

水调服。

参黄散

歌曰：参黄三七大黄君，朴实桃仁归尾臣，赤芍红花山甲片，郁金胡索桂甘青，柴胡引用为佐使，实体初伤用酒斟。

治体实重伤，逐瘀下降，疏通之要药。

参山七一两　大黄四两　厚朴一两　枳实一两　桃仁三两　归尾三两　赤芍一两五钱　红花五钱　穿山甲五钱　郁金一两　胡索一两　肉桂五钱　柴胡六钱　甘草四钱　青皮一两

共为细末，酒调送下。

复元活血汤

歌曰：复元活血汤柴胡，花粉当归山甲俱，桃核红花大黄草，损伤瘀血酒煎祛。

治损伤积血，能祛瘀生新。

柴胡　花粉　当归　山甲　桃仁　红花　大黄　甘草

用陈酒煎服。

紫金丹

歌曰：紫金没药自然铜，血竭川乌土狗同，苏粉降香松节末，乳香龙骨助成功。

消瘀止痛，能去骨节经络之宿伤。

没药一两　血竭五钱　降香一两　自然铜二两　乳香一两　松节一两　苏木一两　川乌一两　土狗（即蝼蛄）一两　龙骨五钱

共为极细末，糯米粥汤捣和为丸，朱砂为衣。

祛伤散

歌曰：祛伤散辅配均加，续桂全归兼五茄，羌独芎牛堪作使，细辛乌药及红花，二乌制入兼甘草，经络之伤酒服佳。

能通经活络，散寒去瘀，疏散之药。

川断一两五钱　全归二两　羌活一两　独活一两　茄皮一两五钱　川芎五钱　牛膝一两　肉桂三钱　草乌五钱　细辛四钱　乌药一两　红花五钱　川乌五钱　甘草五钱

共为细末，热酒冲服。

通关散

歌曰：通关散皂末，白芷细辛研，冰麝蟾酥及，吹鼻得嚏痉。

吹鼻中取嚏，通经之要药。

牙皂五钱　白芷三钱　细辛三钱　冰片二分　麝香二分　蟾酥五分

共为极细末，收入磁瓶内用。

夺命丹

歌曰：夺命丹中地鳖虫，儿茶乳没自然铜，红花归尾桃仁竭，碎补将军珠射红。

治一切重伤险症，脏腑蓄瘀危急之候，服之能通关窍。

归尾三两　桃仁三两　血竭五钱　地鳖虫一两五钱　儿茶五钱　乳香一两　没药一两　自然铜二两　红花五钱　大黄三两　朱砂五钱　骨碎补（去毛）一两　麝香五分

共为细末，用黄明胶熟化为丸，朱砂为衣，每用一丸，陈酒磨冲服。

开牙散

歌曰：开牙用乌梅，细嚼烂如泥，冰麝同研末，牙开药可挤。

治牙关紧闭，药不得入。

乌梅肉　冰片　麝香

上药将乌梅嚼烂，冰、麝细研，合涂牙上即开。

接骨紫金丹

歌曰：接骨然铜地鳖虫，地龙龙骨麝香同，石脂鹿角川乌引，滑石调和乳没功。

治一切骨碎损断，服之能续。

地龙一两　龙骨二两　麝香五分　自然铜三两　川乌（姜制）一两　滑石（水飞，醋炒）四两　地鳖虫二两　赤石脂（醋炒）二两　乳香一两五钱　没药一两五钱　鹿角霜二两

各为极细末，用鹿角胶烊化，捣和为丸如弹子大，朱砂为衣，陈酒化下。

万灵膏

歌曰：万灵膏共蛇床煎，透骨鹤筋二草仙，赤芍红花芎归竭，然铜乳没半两钱，丁香根与茅山术，牛膝加皮桂附川，萆薢鹿茸虎胫麝，秦艽夏斛木香全。

治跌打损伤、消瘀散毒、舒筋活血、止痛接骨如神，兼去麻木风痰、寒湿疼痛等证。

鹤筋草　透骨草　当归（酒洗）　自然铜（醋淬七次）　丁香根　血竭　没药各一两　川芎八钱　赤芍二两　红花一两　半两钱（醋淬）一枚　川牛膝　五加皮　石菖蒲　苍术各五钱　木香　秦艽　蛇床子　肉桂　石斛　川附子（制）　半夏（制）　萆薢　鹿茸各三钱　虎胫骨一对　麝香二钱　乳香一两

上除血竭、没药、麝香三味各研细末另包外，共二十三味，先将香油十斤微火煨，浸三日，然后将群药入油内熬黑为度，去渣，加黄丹五斤，再熬将至滴水成珠，离火，俟少时药温，将血竭、没药、麝香下入搅匀，取起，出火气。

定痛散

歌曰：定痛散龙骨，二乌并乳没，蟾酥共川椒，醋捣敷如失。

以敷伤处即能止痛，但皮肉破者不用。

川乌五钱　草乌五钱　乳香一两　白龙一两　蟾酥（烧酒烊化少许）　没药一两　川椒一两

共为末，醋调敷患处。

混元膏

歌曰：混元膏用羚羊血，没药漏芦白及甘，栀子大黄升雄麝，红花白蔹醋熬煎。

治打扑伤、骨碎筋翻、瘀血凝聚，消青紫肿痛。

羚羊血五钱　没药五钱　漏芦三钱　红花三钱　大黄二钱　麝香三钱　升麻三钱　白及五钱　生栀子二钱　明雄黄五钱　白蔹三钱　甘草二钱

共为细末，用社醋熬成膏，敷于顶上。

八厘散

歌曰：八厘然铜半两钱，红花木鳖麝丁全，乳香没药同苏木，血竭调和酒服痊。

治跌打损伤，接骨散瘀。

苏木面一钱　乳香三钱　没药三钱　半两钱一钱　自然铜　红花　血竭三钱　麝香　丁香　番木鳖（油炸去毛）一钱

共为细末，黄酒温服，或童便调亦可。

散瘀和伤汤

歌曰：散瘀和伤水醋煎，红花木鳖共生甘，葱须碎补生半夏，熏洗诸伤数次痊。

治一切榾磞撞损伤，瘀血积聚。

番木鳖（油炸去毛）　原红花　生半夏各五钱　骨碎补　甘草各三钱　葱须一两

水五碗，煎滚，入醋二两，再煎十数滚，熏洗患处，一日数次。

加减苏子桃仁汤

歌曰：苏子桃仁汤润肠，麦冬赤芍竹茹良，红花苏木能消瘀，加减陈酒水煮尝。

治瘀血内聚，心经瘀热，大肠干燥者。

苏子三钱　苏木（末）一钱　红花一钱　桃仁　麦冬　橘红各三钱　赤芍　竹茹　当归（酒浇）各二钱

水二盅，煎一盅，渣二盅，煎八分温服。

导气通瘀锭

歌曰：通气导瘀锭，巴豆共斑蝥，元麝葱涎蜜，耳聋也可疗。

专治耳聋之奇方。用不去油巴豆一个、斑蝥三个、麝香少许，以葱涎、蜂蜜和捻如麦粒形，丝棉裹置耳中，响声如雷，勿得惊惧。待二十一日，耳中有脓水流出，方可去锭，奇妙无比。

补气养血汤

歌曰：补气养血汤，四君四物襄，黄芪和肉桂，气血自然康。

治营卫不足，气血兼补之剂。

人参　白术　甘草　白茯　生地　当归　白芍　川芎　黄芪　肉桂

以河水煎服。

疏风养血汤

歌曰：疏风养血汤，荆芥共羌防，芎芍秦艽薄，红花花粉当。

治破伤失血后调养之剂。

荆芥　羌活　防风　川芎　花粉　白芍　秦艽　薄荷　红花　当归

用河水煎服。

生肌散

歌曰：生肌珠粉珀，龙骨象皮冰，轻粉儿茶竭，黄连共成末。

治穿溃损烂，生肌收敛。

真珠　琥珀　龙骨　象皮　黄连　冰片　轻粉　儿茶　血竭

共研细末，磁瓶收用。

止血定痛散

歌曰：止血定痛用当归，乳没桃仁续断随，乌药荆防同白芍，木通甘草共陈皮。

治失血伤痛难忍者用之。

当归二两　乳香一两　没药一两　桃仁二两　川断二两　乌药八钱　荆芥五钱　防风五钱　白芍一两五钱　木通五钱　甘草五钱　陈皮一两

上药共为细末，酒调服。

人参紫金丹

歌曰：人参紫金归苓甘，碎补加皮五味全，血竭丁香同没药，气虚血脱服之痊。

此丹提补元气，健壮脾胃，止渴生津，增长精神，和通筋血。被跌仆闪撞而气虚者，最宜服之。

人参三钱　丁香一两　五加皮二两　甘草八钱　茯苓二钱　当归（酒浸）一两　骨碎补一两　血竭一两　五味子一两　没药（去油）二两

共为细末，炼蜜为丸，每服三钱，早晚淡黄酒化服，或童便化服亦可。

收珠散

歌曰：收珠散血竭，冰片乳香方，没药同为助，星眸复旧光。

治眼珠落出者点之。

血竭二钱　冰片二分　乳香（去油）四钱　没药（去油）四钱

上药共为极细末，磁瓶收贮。

还睛汤

歌曰：还睛汤固本，白茯共人参，枸杞苁蓉入，二冬二地存。

治目伤睛暗者，可以还光。

人参　云苓　枸杞　肉苁蓉　天冬　麦冬　生地　熟地黄

上方用河水煎服。

明目地黄汤

歌曰：明目地黄汤泽泻，茯苓山药牡丹皮，山萸枸杞兼甘菊，石决当归白蒺藜。

调理伤目之剂，极效。

生地　泽泻　茯苓　山药　萸肉　枸杞　甘菊　当归　石决明　白蒺藜　丹皮

上药用河水煎服。

健脾养胃汤

歌曰：健脾养胃术参芪，归芍陈皮共小茴，山药茯苓兼泽泻，中宫健运却无虞。

调理脾胃之剂。

人参　白术　黄芪　归身　白芍　陈皮　小茴　山药　云苓　泽泻

上方用河水煎服。

止痛生肌散

歌曰：止痛生肌散象皮，儿茶乳没石膏煨，黄丹三七均为末，刀斧诸伤掺效奇。

能长肉生肌收口。

象皮一两　儿茶三钱　乳香五钱　没药五钱　石膏一两　黄丹三钱　三七五钱

共为细末，掺伤口上。

八仙逍遥汤

歌曰：八仙逍遥汤，荆防黄柏当，苦参芎椒合，甘草牡丹苍。

专洗跌仆损伤、肿硬疼痛，及一切冷振风湿、筋骨血肉肢体酸痛诸证。

防风　荆芥　川芎　甘草各一钱　当归（酒洗）　黄柏　茅山苍术　牡丹皮　川椒各二钱　苦参五钱

共入白布袋内，扎口，水煎滚，熏洗患处。

大神效活络丹

歌曰：神效活络治疯瘫，四十八味炼成丹。乌白二蛇全竭炙，僵蚕龟板地龙干。朱砂乳没真天竺，血竭松香碎补还。白蔻芎归苓术葛，羌防麻桂细辛关。天麻乌药青皮藿，黑附丁香虎胫端。何首元参连白芷，黄芪熟地大黄颁。威灵草蔻牛黄麝，犀角沉香赤芍安。冰片生甘和鼠粪，拘挛诸痹尽可餐。

此丹宣畅气血，通利经络，并风湿诸痹，口眼歪斜，半身不遂，行步艰难，筋骨拘挛，手足疼痛等证。

白花蛇（酒浸焙）　乌梢蛇（酒浸焙）　麻黄（去节）防风　炙甘草　官桂　草豆蔻　羌活　元参　天麻　藿香　何首乌　白芷　川连　黄芪　熟地黄　川大黄各二两　辽细辛　赤芍药　朱砂（水飞）　没药（去油）　乳香（去油）　直僵蚕（去黑嘴，炒）　天竺黄　败龟板（酥炙）丁香　虎胫骨（酥炙）　乌药　青皮　黑附子　白蔻仁（炒）骨碎补　白茯苓　於白术（土炒）　当归（酒洗）　沉香各一两　全蝎（去毒）　葛根　威灵仙（酒浸）各二两五钱　犀角　瓜儿血竭各七钱五分　麝香五钱　地龙五钱七分净松香五钱　两头尖　川芎各二两　京牛黄　片脑各二钱五分

共为细末，炼蜜为丸，金箔为衣，每丸重一钱，以蜡皮封裹，温酒化送，随病上下，食前后服。

麻仁丸

歌曰：麻仁丸润肠，归尾大黄羌，桃核麻仁共，蜜丸白水尝。

治血燥便闭，润肠养血之剂。

归尾　大黄　麻仁　羌活　桃仁

上方以总药为末，炼蜜为丸，白汤送下。

收膜散

歌曰：收膜散内用乌梅，五倍绿矾佐使随，若遇油膜来突出，醋调敷上立收回。

乌梅（去核）一两　五倍五钱　绿矾三钱

共研为末，醋调敷上立收。

舒肠活血汤

歌曰：舒肠活血索归芎，桃核将军大腹青，续断红花并枳壳，木通利水即安宁。

治腹伤肠出等症。

川芎　归身　桃仁　大腹皮　青皮　红花　续断　延胡索　枳壳　木通　大黄

水煎，温服。

万灵丹

歌曰：万灵茅术蝎归芎，石斛天麻荆芥雄，羌细麻黄甘草共，二乌何首及防风。

治破伤风重症，发汗通经，解一切毒。

茅术（米泔炒）八两　全蝎　石斛　天麻　川芎　羌活　防风　荆芥　细辛　川乌（汤泡去皮，姜汁煮）　草乌（制同上）　何首乌　雄黄（研）六钱　当归　麻黄　炙草各一两

上为细末，炼蜜为丸，每药一两分作四丸，一两作六丸，一两作九丸，三等做下，以备年岁老壮，病势缓急取用，预以朱砂六钱，研细水飞为衣，磁瓶收贮。

玉真散

歌曰：玉真散用芷星风，羌附天麻好和同，热酒一盅敷服后，破伤风症奏神功。

治破伤风疮口溃烂诸证。

南星　防风　白芷　天麻　羌活　白附子各等分

上为末，每服二钱，热酒一盅，调服，更敷患处。

代痛散

歌曰：代痛散蟾酥，乳香没药多，二乌同何首，敷洗痛如无。

敷伤处便觉麻木，其痛可止。

生川乌五钱　乳香一两　没药一两　草乌（生用）五钱　何首乌一两蟾酥（火酒烊化）三钱

共为末，用烧酒调敷，或姜汁亦可。

地黄汤

歌曰：地黄汤六味，熟地山萸济，淮药共丹皮，泽泻茯苓利。

治阴虚怯弱，肝肾不足之证。

熟地黄　山萸肉　淮山药　白茯苓　牡丹皮　建泽泻

以河水煎服。

壮筋养血汤

歌曰：壮筋养血芍归芎，续断红花生地同，牛膝丹皮杜仲炒，筋舒血活自然松。

治伤筋络调理之剂。

白芍　当归　川芎　川断　红花　生地　牛膝　丹皮　杜仲

河水煎服。

宽筋散

歌曰：宽筋散羌防，续断桂枝当，芍药和甘草，筋舒痛自良。

宽筋止痛。

羌活一两　防风一两　续断一两　桂枝四钱　当归一两五钱　芍药一两　甘草四钱

共为末，陈酒调下。

补肾壮筋汤

歌曰：补肾壮筋汤，萸牛熟地当，加皮苓续断，杜仲芍青方。

治肾经虚损，常失下颏。

熟地　当归　牛膝　山萸　云苓　川断　杜仲　白芍　青皮　五加皮

用河水煎服。

舒筋活血汤

歌曰：舒筋活血羌防荆，独活当归续断青，牛膝加皮并杜仲，红花枳壳又通经。

治失骱后调理之剂。

羌活　防风　荆芥　独活　当归　续断　青皮　牛膝　加皮　杜仲　红花　枳壳

用河水煎服。

生血补髓汤

歌曰：生血补髓汤，芍地芎芪当，杜仲加牛膝，红花续断尝。

治上骱后补虚之剂。

生地　白芍　川芎　黄芪　杜仲　加皮　牛膝　红花　当归　续断

用河水煎服。

和营止痛汤

歌曰：和营止痛芍归芎，苏木桃仁续断同，乌药陈皮共乳没，木通甘草辅成功。

活血通经，止痛，去瘀生新之剂。

赤芍　归尾　川芎　苏木　陈皮　乳香　桃仁　续断　乌药　没药　木通　甘草

上药以河水煎服。

健步虎潜丸

歌曰：健步虎潜丸，首乌虎胫坚，锁阳参术地，姜附威灵仙，龟鹿胶黄柏，羌牛杜仲全，当归同白芍，炼蜜共为丸。

专治跌打损伤、血虚气弱、下部腰胯膝腿疼痛、酸软无力、步履艰难。服此药至一百日，舒筋止痛，活血补气，健旺精神。

龟胶（蛤粉炒成珠）　鹿角胶（制同上）　虎胫骨（酥油炙）　何首乌（黑豆拌蒸晒各九次）　川牛膝（酒洗晒干）　杜仲（姜汁炒断丝）　锁阳　威灵仙（酒洗）　当归（酒洗晒干）各二两　黄柏（酒洗晒干，盐水拌少许，酒炒）　人参（去芦）　羌活　白芍（微炒） 云白术（土炒）各一两 熟地二两 大川附子（童便盐水各一碗，生姜一两切片，同煮一日，令极熟，水干再添，盐水煮毕，取出，剥皮切片，又换净水，入川黄连五钱、甘草五钱同煮，长香三柱，取出晒干，如琥珀色明亮可用）一两五钱

上药共为细末，炼蜜和丸，如桐子大，每服三钱，空心淡盐汤送下，冬日淡黄酒送下。

补筋汤

歌曰：补筋归地芍，乳没白云苓，碎补丁陈入，红花酒煮吞。

治跌扑伤筋，血脉壅滞，宣肿青紫疼痛等证。

当归一两 熟地黄 白芍药各二两 红花 乳香 白茯苓 骨碎补各一两 陈皮二两 没药三钱 丁香五钱

上方用水，酒煎服。

补筋丸

歌曰：补气丸熟地，山药牡丹皮，莲芯苁蓉膝，蛇床丝子肥，加皮沉丁木，参茯木瓜归，炼蜜为丸服，筋伤可挽回。

治筋翻、筋挛、筋胀、筋粗、筋聚、骨错、血脉壅滞，宣肿青紫疼痛等证。

好沉香 丁香 川牛膝 白云苓 白莲芯 肉苁蓉 菟丝子 当归（酒洗） 熟地黄 牡丹皮 宣木瓜各一两 山药八钱 人参 广木香各一钱 五加皮 蛇床各一两

共为末，炼蜜为丸如弹子大，每服三钱，用无灰酒送下。

麻桂温经汤

歌曰：麻桂温经汤治寒，红花白芷细辛餐，桃仁赤芍姜葱入，国老和中危自安。

治伤后着寒，通经活络去瘀。

麻黄 桂枝 红花 白芷 细辛 桃仁 赤芍 甘草

用河水煎服。

安胎和气饮

歌曰：安胎和气饮，归芍地黄芎，白术条芩入，砂仁为末冲。

治孕妇受伤。

当归 白芍 生地 川芎 条芩 白术 砂仁

用河水煎服。

人马平安散

歌曰：人马平安散治痧，西黄元麝共硼砂，火硝金箔梅花片，飞净朱砂搐鼻瘥。

治一切痧暑秽恶之气着人，触鼻即安。

西黄一钱 麝香一钱五分 硼砂五钱 火硝三钱 梅花冰片三钱 金箔百张 朱砂（水飞）六两

共研为细末。

蟾酥丸

歌曰：蟾酥烊化共为丸，茅术朱砂丁麝甘，雄大二黄宜配合，二麻重用治疹痊。

治一切疹痧等恶气中人脏腑，服之即愈。

麝香三钱　丁香六钱　大黄六两　雄黄三两六钱　茅术三两　麻黄三两六钱　天麻三两六钱　朱砂三两六钱　蟾酥九钱　甘草三两四钱

上药共研细末，将烧酒化烊，蟾酥为丸，如不敷，再加糯米糊和为丸，朱砂为衣。

再造紫金丹

歌曰：再造金丹元麝冰，西黄文蛤共千金，茅菇大戟雄黄配，外着朱砂血染新。

治一切痧恶疹暑之毒，山岚瘴气，闭塞，脏腑经络，昏迷不醒，呕吐等症。

元麝一两五钱　冰片一两五钱　西黄七分半　文蛤七两五钱　朱砂七钱五分　千金霜五两　茅菇十两　雄黄五两　大戟肉十两

上药共研极细末，饭捣和为丸，朱砂为衣。

加味逍遥散

歌曰：加味逍遥归芍荷，柴胡白术茯苓扶，丹皮河水山栀服，肝火平时血自和。

治肝经火郁，胸胁闷痛，日晡发热。

柴胡　当归　白芍　薄荷　白术　茯苓　丹皮　山栀

上药共为末，白滚汤送下。

四君汤

歌曰：四君汤参术，苓草枣姜煎，气弱人宜服，阳生阴长全。

此治气虚怯弱，扶元固卫。

白术　人参　白茯　甘草

上药以河水煎服。

补中益气汤

歌曰：补中益气芪术陈，升柴参草当归身，虚劳内伤功独擅，亦治虚阳外感因，木香苍术易归术，调中益气畅脾神。

治虚劳内伤，中气下陷。

黄芪　人参　当归　白术　柴胡　升麻　陈皮　甘草

以河水煎服。

百合散

歌曰：百合芎归赤芍地，丹皮犀角郁金连，芩栀侧柏生军芥，童便调和立可痊。

治打扑伤损，败血流入胃脘，色如豆汁，从呕而出，形体实者宜之。

犀角　郁金　丹皮　黄连　当归　川芎　赤芍　生地　百合　侧柏叶　荆芥　黄芩　栀子　大黄

共为末，陈酒或童便调服。

加味芎归汤

歌曰：加味芎归汤，川芎百合良，当归同白术，荆芥水煎尝。

治伤损呕血，形体虚弱。

当归　川芎　百合　白术　荆芥

上方以河水煎服。

当归补血汤

歌曰：当归补血芎归芍，乳没翘防独与羌，杜断地黄兼白芷，气虚参共术芪尝，古方仅用归芪者，亦号当归补血汤。

治出血过多，脉浮洪大，重按全无，血虚发热者宜之。

黄芪　当归　川芎　芍药　羌活　独活　连翘　防风　乳香　没药　生地　杜仲　续断　人参　白术　白芷

用河水煎服。

圣愈汤

歌曰：圣愈汤芎归，参芪二地随，血亡并肉瞤，筋惕服斯宜。

治筋惕肉瞤，亡血过多之证。

人参　黄芪　川芎　当归　生地　熟地

上方用河水煎服。

加味归脾汤

歌曰：加味归脾参术芪，茯神远志枣仁归，木香栀子丹皮草，龙眼煎加姜枣随。

治胸腹不利，食少无寐，脾气郁结。

人参　黄芪　白术　茯神　枣仁　栀子　远志　木香　当归　丹皮　龙眼　甘草

上药水煎。

当归导滞散

歌曰：当归导滞散，一两大黄君，归用二钱半，麝香少许群。

治腹胀胸痛，大便不通，喘咳吐血及血瘀停滞。

大黄　当归　麝香

共为细末，磁器收贮。

加味承气汤

歌曰：加味承气汤，大黄朴实当，芒硝红甘草，蓄瘀立时康。

治损伤蓄血，腹痛，大便不通。

大黄　芒硝　枳实　厚朴　红花　甘草

水煎服。

地龙散

歌曰：地龙散治脊腰伤，官桂麻黄黄柏当，苏木桃仁和国老，太阳留血水煎尝。

治腰痛脊痛，因瘀血留太阳经。

地龙　官桂　苏木各九分　麻黄七分　归尾二钱五分　桃仁九个　黄柏　甘草三钱五分

共为细末，水调服。

护心丸

歌曰：护心丸内用牛黄，血竭辰砂乳没方，木耳灰研蜜炼服，攻心之患不须防。

治汤火之患，毒气攻心，及瘀血上冲，昏晕等症。

牛黄一钱　血竭四钱　辰砂（水飞为衣）　木耳灰一两　乳香　没药各一两五钱

共研为末，炼蜜为丸。

化瘀散

歌曰：化瘀大黄干漆桃，红花土狗青皮调，川芎枳朴和甘草，赤芍归须饮即消。

治杖后瘀毒上攻，一切蓄瘀作痛。

大黄三两　干漆五钱　桃仁二两　土狗一两　青皮一两　川芎一两　枳实一两五钱　厚朴一两　赤芍一两五钱　归须二两　甘草五钱　红花一两

上药共为细末，炼蜜为丸。

逐瘀定痛散

歌曰：逐瘀归须索五灵，红花赤芍共桃仁，乳香没药川山甲，甘草和中痛自宁。

治夹棍后瘀血不散。

归尾三两　胡索二两　红花一两　五灵脂三两　赤芍一两五钱　桃仁二两　甘草五两　川山甲一两　乳香　没药各一两五钱

共为细末，陈酒调服。

定痛和血汤

歌曰：定痛汤和血，红花乳没灵，蒲黄芄续断，归尾及桃仁。

治夹棍后调理之剂。

乳香　没药　红花　当归　秦芄　川断　蒲黄　五灵脂　桃仁

水、酒各半煎服。

花蕊石散

歌曰：花蕊乳香没药芄，紫苏朴芷细辛当，乌头苏降蛇含石，檀麝星龙轻粉方。

治一切疮口湿烂肿痛等处掺之。

花蕊石一两　紫苏五钱　厚朴五钱　白芷三两　乳香五钱　羌活五钱　没药五钱　细辛四钱　草乌三钱　龙骨五钱　苏木五钱　降香五钱　当归一两　檀香三钱　蛇含石五钱　麝香三分　南星三钱　轻粉三钱

共为细末，敷掺伤处。

褐铁散

歌曰：碣铁石研末，水仙根捣汁，调和涂疮上，铁物随能出。

治铁珠入肉不出。

碣铁石　水仙根

将碣铁石为细末，再将水仙根捣烂绞汁，和涂患处。

扶危散

歌曰：扶危散内主斑蝥，按日加添糯米炒，滑石雄黄元麝少，酒吞疯犬毒能消。

治疯犬咬毒，逐恶物血片从小便而出。

斑蝥（按日数用之，如犬咬七日用七个，十日用十个。去翅足，加糯米同炒焦黄色，去米用蝥）　滑石（水飞）一两　雄黄一钱　麝香二分

共研细末，每服酒下一钱，不饮酒者，米汤调下。

琥珀碧玉散

歌曰：琥珀碧玉散生甘，滑石能调六腑宣，青黛研和同琥珀，灯心汤下溺如泉。

治服扶危散后，毒物血片填塞茎中，小水涩痛如淋者。

滑石六两　甘草一两　琥珀五钱　青黛八分

共研细末，每服三钱，灯心汤下。

玄妙散

歌曰：玄妙饮疗汤火毒，芩连花粉共元参，山栀炒黑陈皮桔，甘草和中药不争。

此方能解汤火之毒。

黄连　花粉　元参　黑山栀　陈皮　桔梗　甘草　黄芩

用河水煎温服。

苏合丸

歌曰：苏合丸须苏附良，麝安熏陆木丁香，冰犀白术沉香合，炼蜜朱衣腊壳镶。

治一切恶毒之气中人，关窍不通者，服之能通关辟邪解毒。

苏合香一两　元麝香三分　安息香三钱　熏陆香三钱　广木香五钱　水沉香五钱　母丁香五钱　香附子一两　冰片三分　白术五钱　犀角三钱

炼蜜为丸，朱砂为衣，外蜡为壳。

瓜皮散

歌曰：瓜皮散二味，炒脆牛皮胶，为末酒调服，汗淋病自消。

治伤后发汗。冬瓜皮、牛皮胶等分，为细末，酒调服。

胜金散

歌曰：胜金散降香，地鳖及归须，共末酒调服，遍身疼痛除。

能消瘀降气。

降香五钱　归须一两　地鳖虫五钱

共为细末，酒调下。

硫射散

歌曰：硫射硫黄及麝香，不能言语此方良，服之卧被人牵滚，吐出痰涎无祸殃。

此药能吐去恶物。硫黄、麝香共为末，滚水冲服。

虻虫散

歌曰：虻虫散用牡丹皮，二味兼和干漆灰，若遇宿伤酒饮下，瘀消痛止最相宜。

专治宿伤蓄瘀凝结，能化瘀为水。

牛虻虫一两　牡丹皮一两　干漆灰五钱

夏天将牛身上饱血虻虫阴干为末，和丹皮、漆灰，酒冲服。

卷之四

附录各家秘方

正骨紫金丹：治跌打扑坠，闪错损伤，并一切疼痛瘀血凝聚。

丁香　木香　瓜儿血竭　儿茶　熟大黄　红花各一两　当归头　莲肉　白茯苓　白芍各二两　丹皮五钱　甘草三钱

共为末，炼蜜为丸，每服三钱，童便调下，或黄酒亦可。

疏血丸：此药止血开胃。

百草霜三钱　好阿胶（蛤粉炒成珠）　藕节　侧柏叶　茅根　当归（酒洗）各一两

共为细末，炼蜜为丸，如桐子大，每服五钱，早晚老酒送下。

乌龙膏：此膏治跌打损伤，筋断骨折，肿硬青紫。

百草霜三钱　白及五钱　白蔹三钱　百合五钱　百部三钱　乳香三钱　没药五钱　麝香一分　糯米（炒）一两　陈粉子（炒，隔年者佳）四两

共为细末，醋熬为膏。

塞鼻丹：此丹治跌扑损伤，鼻中流血不止，神气昏迷，牙齿损伤，虚浮肿痛者，及一切衄血之证，皆可用之。

朱砂　麝香　丁香　乌梅肉　川乌　草乌　当归　山柰各一钱　乳香三钱　皂角

共为细末，用独头蒜泥为丸，以丝棉包裹塞于鼻中。

补肌散：止血、除痛、辟风、续筋骨、生肌肉。

地黄苗　地菘　青蒿　苍耳苗　赤芍药（水煎取汁）各五钱　生艾汁三合

上药以五月五日、七月七日午时修合，以前药汁拌石灰阴干，入黄丹三两，更杵为细末。凡有伤折出血者，用药包封，不可摇动，约至十日可瘥，不脓不肿。

定痛膏：治打扑伤损，动筋折骨，跌磕木石压伤肿痛。

芙蓉叶二两　紫荆皮　独活　南星（生）　白芷各五钱

上药其为末，加马齿苋一两，捣极烂，和药末一处，用生葱汁、老酒和炒暖敷。

止痛散： 止痛消肿，活血通经，辟风驱寒。

防风　荆芥　当归　蕲艾　牡丹皮　鹤虱　升麻各一钱　苦参　铁线透骨草　赤芍药各二钱　川椒三钱　甘草八分

共为末，装白布袋内，扎口煎滚，熏洗。

白胶香散： 治皮破筋断。

白胶香一味，为细末敷之。

补损续筋丸： 治跌打扑坠，骨碎筋断肉破，疼痛不息。

当归（酒洗）五钱　川芎　白芍（炒）　熟地各三钱　广木香　牡丹皮　乳香（去油）　没药（去油）各五钱　骨碎补　自然铜　红花　朱砂五钱　瓜儿血竭三钱　丁香一钱　人参一两　虎骨（酥油炙）二两　古铜钱三文

共为细末，炼蜜为丸，每服三钱，黄酒、童便化服。

补损接骨仙丹： 治证同前。

当归（酒洗）　川芎　白芍　熟地　补骨脂　五灵脂　广木香　地骨皮　防风各五钱　乳香（去油净）　没药（去油净）　血竭各一钱

上锉一处，用夜合花树根皮五钱，同入大酒壶内，加浇酒同煮，一炷香取出，温服。

止血定痛生肌散： 治伤损等证，失血过多，或因克伐致血气耗损，恶寒发热烦躁。

乳香（去油净）　没药（去油净）　龙骨各三钱　血竭二钱　黄丹（飞过）五钱　香白芷二钱五分　软石膏（服去火毒）一两　樟脑少许

共为细末，磁器盛之，每以掺患处，止痛生肌。

回阳玉龙膏： 专敷跌打损伤，气虚寒冷。

草乌（炒）二钱　南星（煨）一两　军姜（煨）一两　白芷一两　赤芍（炒）一两　肉桂五钱

共为末，葱汤调擦，热酒亦可。

太乙膏： 治伤口不收，贴之生肌长肉。

香麻油　当归　生地　生甘草

三味入油内炸枯去渣，再以丝棉滤净，再入净锅熬至滴水不散，入炒飞黄丹八两，又用漫火熬至滴水成珠取起，少顷，入白蜡、黄蜡各一两，微火再熬，取起，少定，入去油净乳香、没药各五钱，搅匀，收磁器内，过三宿可贴。

保命丹： 治跌打损伤。

巴霜（去油）一钱　黑丑一钱　大黄一钱　血竭五分　朱砂一钱　麝香二分

共为末，酒浆为丸，绿豆大，金箔为衣，壮人服五分，虚人三分，小儿二分，俱陈酒送下。

八宝丹：治一切破伤，出血时即以此药封之。

琥珀 川连 龙骨 象皮 儿茶 轻粉 凤凰衣 血竭各一钱 珠子三分 冰片三分

共为细末，掺伤口上，生肌神效。

七厘散：散瘀定痛。

乳香（去油净） 没药（去油净）各一钱 巴霜（去油） 血竭 自然铜（煅） 硼砂 半夏各一钱 归尾二钱

共为末，每服七厘，老酒下。

四症神方：服药之后，周遍一身，若遇伤处渐渐有声，病人自觉药力往来。

乳香 没药 苏木 降香 松节各一两 川乌五钱 自然铜（煅）一两 地龙五钱 水蛭五钱 血竭五钱 生龙骨五钱 土狗十个

共研细末，每服五钱，陈酒调下，随症上下，食前后服。

神仙保命丹：治跌打损伤，痈疽发背。

牛黄 冰片五钱 麝香 白芷 川山甲 蛤粉（煅）一两 乳香 胡椒二两 自然铜二两 大黄四两 没药 归尾 桃仁 苏木 五灵脂 红花 赤芍 木香 五加皮 血竭 青皮 无名异 甜瓜皮（炒）各二两 大戟 千金子（去油净）四两 地鳖虫（焙干）一升 山豆根五钱 山慈菇一两 朱砂五钱

共为末，蜜丸弹子大，朱砂为衣，再用金箔为外衣，晒干，入磁瓶内封固，不可泄气，每服老酒下一丸，重者二丸。

桃花散：风化石灰半升，大黄八两五钱，切片，同炒灰色变红，放地上去火毒，筛去大黄，研细，掺伤处，绢扎，血止后，葱汤洗净，换玉红膏，即长肉收敛，忌房事、发物。

退风散：治破伤风，不省人事，角弓反张。

防风一钱 荆芥五分 薄荷七分 僵蚕（炒净）五分 白芷一钱 天麻（酒洗）一钱 麻黄一钱 当归一钱 甘草（炙）五分

加生姜煎服。

行军金疮方

平时将雌雄鸡血对相晒干，研末，敷患处，即收口。

八仙散：治杖打极重，瘀血冲心，不治即死，急服八厘，好酒送下。

半夏（姜汁炒） 巴豆霜 当归 乳香 没药 硼砂 血竭 土鳖虫

等分，共为细末。

洞蛮方：治跌扑损伤，拳泛呕逆，筋骨疼痛。

牛黄五分 麝香三分 冰片三钱 大黄 天竺 郁金 乳香 没药 儿茶 血竭

二钱　雄黄　阿魏

共为细末，炼蜜为丸如绿豆大，朱砂为衣，每服二丸，好酒送下。

闪气散：治闪气伤，胁肋疼痛。

麝香二钱　雄黄五分

共为细末，入药瓶内，每遇闪气者，将药点在眼潭内，睡一夜即愈。

回生丹：治极重损伤垂危等症。

五加皮一两五钱　川牛膝一两五钱　当归身五钱　炙甘草四钱　木耳（蜜炙）一两三钱　黄麻灰五钱　鹿角胶（麸炒）一两　川山甲一两八钱　自然铜（煅）一两八钱　骨碎补一钱

另放自然铜，其各药共为细末，和均，用老米饭打糊为丸，分作六十丸，每丸加自然铜末三分，辰砂为衣，每服酒磨一丸。

一粒金丹：专治周身筋骨疼痛，诸药不效者，服此除根。

麝香二钱　真京墨（炒去烟）一钱　乳香一钱　没药一钱　白松香一两　五灵脂一钱　当归一钱　地龙一钱　番木鳖七分　草乌七分

共为细末，糯米汤丸。

鸡鸣散：治胸腹蓄血。

归尾五钱　桃仁三钱　大黄一两

酒煎，鸡鸣时服，至天明攻下瘀血即愈。

君臣散：治跌打损伤。

肉桂一两　红花　归尾　赤芍　丹皮　生地　乌药　胡索　桃仁各五钱　川膝　杜仲　川芎各三钱　毛姜二钱　川断　加皮　防风　羌活各三钱　花粉二钱　甘草　姜黄五分

上为细末，入瓶内，临用配服。

川芎汤：治头面伤。

川芎　白芷　防风　当归　赤芍　生地　羌活　陈皮　黄荆子　花粉　茄加皮

加姜三片，水煎服。

桂枝汤：凡伤手或伤臂用之。

桂枝　枳壳　陈皮　红花　香附　生地　归尾　胡索　防风　赤芍　独活各等分

童便、陈酒煎服。

蔓荆汤：凡眼目损伤用之。

白芷　生地　蔓荆子　红花　当归　川芎　白术各等分

水、酒各一盏，煎服。

杜仲汤：凡腰脊伤痛用之。

肉桂　乌药　杜仲　生地　赤芍　丹皮　归尾　胡索　桃仁　川断各一钱

童便、酒煎服。

杏仁汤：跌打肚腹疼痛用之。

杏仁三钱　生大黄五钱　桃仁三钱　归尾一钱　甘草三分

童便、老酒煎服。

桔梗汤：凡跌扑损伤，大小便不通。

桔梗三钱　红花　苏木　芒硝各五钱　猪苓　泽泻各三钱　大黄一两　归尾五钱
桃仁四钱

加姜三片，童便、酒各半煎服。

车前汤：凡大小便不通者用之。

车前子　枳壳　归尾　赤芍　木通　桔梗　大黄　芒硝各一钱

童便、酒煎服。

海桐皮汤：凡足伤用之。

海桐皮　独活　赤芍药　秦艽　五加皮　川断　当归尾　肉桂　牡丹皮　生地
川牛膝　防风　广陈皮

姜黄、童便、酒煎，食远服。

麝香膏：凡跌打骨碎皮破等用之。

红花　白芷　牛膝各一钱　归尾一两　苏木　加皮　灵仙各一钱　防风　荆芥
川断　生地　紫荆皮　麻黄　黄柏　苦参　桃仁　丹皮　肉桂　独活　发灰各五钱
大黄

用麻油一斤，将大黄、红花等药浸内，夏天二日，冬天四日，入铜锅熬药枯黑色，滤绢去渣；入姜、葱汁各二碗，又熬；再滤过，入冰片一钱，又熬；再滤过，入锅加黄占四两，净百草霜二两，同熬膏，取起，下细药麝香一钱，乳香、没药各一两，同麝香研入膏内摊贴。

药酒方：治跌打损伤，筋骨疼痛。

参三七　红花　生地黄　川芎　当归身　乌药　落得打　乳香　五加皮　防风
川牛膝　干姜　牡丹皮　肉桂　延胡索　姜黄　海桐皮各五钱

入绢袋，放瓶内，用酒五斤，隔汤煮三炷香为度，早晚服。

八厘宝：治痛极难忍，服之觉宽，但宜避风。

川芎　草乌　半夏各二钱　麻黄一钱　蟾酥五分　南星四钱

以酒浸，晒干为末，再将芋艿叶绞汁拌湿，晒干研细，酒下八厘。

杨花散：割开肉上敷之麻木。

南星二钱　草乌（姜汁炒）一钱　闹杨花三钱　半夏二钱

共为末，黄麻根、蓖麻子根、芋艿叶三味打汁，拌南星四味，晒干，再研极细听用。

阴红汤：凡妇人损伤用。

阿胶　发灰　没药

等分，酒煎，加童便服。

血竭散：凡跌打血流口出。

血竭　发灰　茅根　韭根各等分

童便、酒煎服。

虎骨散：治跌打损伤愈后筋不能伸。

黄荆子一两　川续断八钱　独活七钱　秦艽八钱　海桐皮八钱　鸡骨节　虎骨节　龙骨　犬骨节各等分

以酒炙为末，陈酒服。

象皮膏：治跌打断骨破伤。

大黄二两　川芎　当归　生地各一两　红花三钱　川连三钱　甘草五钱　荆芥三钱　肉桂三钱　白及三钱　白蔹二钱　冰片一钱

用麻油一斤，先将药片入锅内，用柳枝搅匀，俟药渣枯色，以麻布绞去药渣，入黄占、白占各三两，白及、白蔹末同熬滚，至滴水不化，倾入净水缸内，将膏在水中捻长，一块分作五块，渐入大锅内熔化，膏入带水气，油花滚泛满锅，看药泛红黄色，渐渐化尽，其膏如镜面可以照人，将膏滴水试老嫩，贴手不黏为度。如老加麻油，如嫩，加冰片、百草霜一两，搅匀，再入后药。

地鳖虫一两　血竭五钱　象皮五钱　龙骨三钱　海螵蛸三钱　珍珠二钱　乳香（去油）五钱　没药（去油）五钱　人参二钱

共研极细末，并入膏内搅匀。

和伤活血汤：治损伤瘀血，腹胀内壅，红肿暗青，瘀痛，昏闷欲死，伤最重者服之。

山甲（炒为末）　归尾　红花　生地　灵仙　加皮各二钱　川芎　乳香　没药　花粉各五分　甘草三分　血竭二分　桃仁（打碎四十九粒）　大黄五钱

水、酒各一碗煎好，临服加童便一盅，服后泻出瘀血为效，后再服活血丹调理，痊愈。若打扑气闭已死者，先用通关散（见中风门）吹入鼻，有嚏者后服此药自活。

活血丹：治跌扑损伤神药。

刘寄奴花头　桃仁（去皮尖）　加皮　山楂　地鳖虫（用酒浸死晒干）各四两　红花　当归（酒洗）　延胡索（醋煮）　牛膝（酒洗）　牡丹皮　香附（童便浸炒）各三两　蓬术（醋炒）　青皮　苏木　枳实　川芎　降香末　三棱（醋炒）　凌霄花　赤芍　威灵仙　槟榔各二两　乳香（去油）　没药各一两，大黄（陈酒煮干）八两

上如法制度为极细末，每服二钱，壮者三钱，陈酒送下，核桃四五枚过口。

透骨丹：治扑打损伤，深入骨髓，或隐隐痛，或天阴则痛，或年远四肢沉重无力，

此药主之，真神方也。

闹杨花子（火酒浸炒三次，童便浸二次，焙干）一两　乳香　没药（不去油）　真血竭各三钱

各为末，称准和均，再加麝香一分，再研磁瓶收贮封固，每服三分，壮者五六分，不必用夜饭，准要黄昏睡好方服，药酒可尽醉送下，荤用猪肉过口，素用豆腐过口，服后避风，有微汗出为效。忌房事、酸寒茶醋等物，及诸般血，虚弱者，间五六日一服，壮实者间三日一服。

急救良方类

救中暍

暍死于行路上，旋以刀器掘开一穴，入水捣之，取烂浆以灌，死者即活。

中暍不省人事者，与冷水吃。即死，可急取灶间微热灰壅之，复以稍热汤蘸手巾，熨腹胁间，良久苏醒，不宜便与冷物吃。

暑月热倒，急扶在阴凉处，切不可与冷水饮，当以布巾衣服蘸热汤，覆脐下及气海间，续以汤淋布帛上，令彻脐腹，但暖则渐苏也。如仓猝无汤处，掬道上热土于脐端，以多为佳，冷则频换，后与解暑毒药。或道途无汤处，即掬热土于脐上，仍拨开作窝子，令众人旋溺于中，以代热汤，亦可取效。

凡中暑，如已迷闷，嚼大蒜瓣，冷水送下。如不能嚼，即用水研灌之，立醒。路中仓猝无水，渴甚，急嚼生葱二寸许，和津同咽，可抵饮水二升。

救冻死

冻死，四肢直，口噤，有微气者，用大锅炒灰令暖，袋盛，熨心上，冷即换之，候目开以温酒入清粥稍稍与之。若不先温其心，便以火炙，则冷气与火争，必死。

又用毡或藁荐卷以索系定，放在平稳处，令二人相对踏，令滚转往来，如擀毡法，候四肢温即活。冬月溺水之人，及被。冻极之人，虽纤毫人事不知，但胸前有微温，皆可救。倘或微笑，必为急急掩其口鼻，如不掩则笑而不止，不可救矣。切不可骤令近火，但一见火则必大笑，不可救药。

凡冻死已经救活者，宜用生姜（带皮捣碎）、陈皮（搥碎），用水三升，煎一碗温服。

救魇

魇死不得用灯火照，并不得近前，急唤。但痛咬其足跟及中大拇趾，频频呼其名及唾其面，再灌以姜汤，必活。

魇不醒者，移动小卧处，徐徐唤之即醒。夜间魇者，原有灯即存灯，无灯者不可用灯照。

又用笔管吹两耳，及取病人头发二七茎撚，撚成绳即刺入鼻中。又盐汤灌之。

又研韭菜汁半盏，灌鼻中，冬月用根，亦可得嚏。

又炙两足大拇趾聚毛中三七壮（聚毛，乃足趾向上生毛处）。

又方皂角末如豆许，吹两鼻内得嚏则气通，三四日者尚可救。

魇死者若身未冷，急以酒调苏合丸灌之即活。

救中恶

凡中恶客忤猝死者，或先病及睡卧间忽然而绝，皆中恶也，用韭黄心于男左女右，鼻内刺八六七寸，目开血出即活。

视上唇内沿有如粟米粒，以针挑破。

又用皂角或生半夏末如大豆许吹入两鼻。

又用羊屎烧烟熏鼻中。

又绵浸好酒半盏，手按令汁入鼻中及捉其两手，勿令惊，须臾即活。

又炙脐中百壮，鼻中吹皂角末或研韭汁灌耳中可活。

又用生菖蒲研汁一盏灌之。

救惊毙

惊怖死者，以温酒一两盏灌之即活。

救惊仆猝死

卒暴随擂筑倒及鬼魇死，若肉未冷，急以酒调苏合香丸灌入口，若下，候去可活。

解砒毒

砒霜服下未久者，取鸡蛋一二十个打入碗内搅匀，入明矾末三钱灌之，吐则再灌，吐尽便愈。但服久，砒已入腹则不能吐出，急用黑铅四两重一块者，用井水于石上磨出黑水，旋磨旋灌，砒消则愈。即先吐出之后，亦宜服铅水以解余毒，方无后患。中砒霜毒，急取热鸭血灌之，立解。又粪清灌之，亦解。又方以豆豉浓煎汤饮之，亦解。又用甘草汁同蓝汁饮之，亦可。用热豆腐浆灌之，亦效。

解巴豆毒

中巴豆毒，下痢不止者，以大豆一升煮汁饮之。

又巴豆畏大黄、黄连、芦笋、菰笋、黎芦，各煎冷服，皆能止泄。

又用芭蕉叶捣自然汁服之即止。

解斑蝥芫青毒

用猪膏大豆汁、戎盐汁、盐汁服之。或用盐汤煮猪膏巴豆饮之。又或用大小黑豆汁服之，并瘥，用肥皂水灌之，再以鹅翎绞喉数次，令吐即活。

治菌毒

四明温台间，山谷多，产菌，然种类不一，食之间有中毒，往往至杀人，盖蛇虺毒气所熏蒸也。有僧教掘地，以冷水搅之令浊，少顷取饮，皆得全活。其方自见本草枫树菌，食之笑不止，裕言笑菌，居山间不可不知此法也。

解毒蕈

误食毒蕈至吐，即采生金银花嚼之可解。

解草乌头毒

用饴糖、黑豆、冷水解之。

解射罔毒

用甘草汁或小豆叶、浮萍、荠苨汁，冷水解之（荠苨，又名甜桔梗，河南人呼为杏叶沙参，能解百药之毒）。

解轻粉毒

用黑铅五斤，打壶一把，盛烧酒十五斤，纳土茯苓半斤、乳香三钱封固，重汤煮一日夜，埋土中出火毒，每日早晚任饮数杯，溺时以瓦盆接之，当有粉出，服至筋骨不痛乃已。

中冰片毒，饮以新汲冷水可解。

救服卤

服盐卤，将常用擦桌布洗水灌之，使吐即解。或多饮豆腐浆亦可。

治吞金

中黄金毒者食鹧鸪肉。中白银毒者以黄连甘草解之。又洗金，以盐骆驼骡马脂、余甘子，皆能柔金，羊指种子皆能柔银。吞金银入腹中，当服食前品，柔则易出。

又服金者，用真轻粉细水调下，能金从大便而出。

解药虫金石毒

治一切药毒及金石诸毒，用一石蟹，以热水磨服。

解水银入耳

以黄金枕耳边自出。若水银入肉，令人筋挛，以金物熨之，水银乃出蚀金，其病即瘥。

解煤熏毒

饮冷水可解，或萝卜捣汁灌口鼻，移向风吹，便能醒转。

解饮馔毒

凡中饮馔之毒，不知何物，即煎甘草汤、荠苨汤饮之便治。

治骨硬

橄榄、野苎根、狗涎水，或醋煎威灵仙，加砂糖服。

解河鲀毒

中河鲀毒者，以金汁解之，或粪清，或以香油吞吐俱可。

解火酒醉死

浸发巾腐，饮葛根汤，气汗水或绿豆汤。

误吞麦芒，以鸭涎水饮之。

误吞铜铁金银

多食肥肉以利便，或食干饭以逼送，不宜饮水。或食钱者，金钱茨菇以化之。

吞针

误吞针者，以不切韭菜同蚕豆煮食，或茶面粉。又食水鸡眼睛一对，其眼在针两头戴出（冬月水鸡必于桑树下土掘取）。

治诸骨鲠

诸骨鲠喉，用苎麻根杵烂丸如弹子大，将所鲠物煎汤化下。

一方鱼骨鲠，用细茶、五倍子等分为末，吹入咽喉立愈。

一方以犬，弗一足取其涎，徐徐咽之即消。

又方用白萼花根捣烂，取汁徐徐咽之，不可着牙齿。

治稻芒糠谷鲠

鲠稻芒糠谷者，将鹜弗一足取其涎，徐徐咽下即消。

治吞钉铁金银等物

但多食肥羊脂、肥肉等味，可随大便而下。

一方吞铁者烧炭末，白汤调服数匙即出。或服蜜升许。

消治吞发绕喉不可取出，将自己头发作灰，白汤调服可消。

治吞铁物，用饴糖半斤浓煎汁调和服之。

误吞水蛭

治吞水蛭食蜜即愈，试以活蛭投蜜中，即化为水，屡验。一书去井中生蛭，以白马骨投之即无，试之亦验。夫蛭，即蚂蟥也，虽死为末，见水复活，人误吞之，为害不小，治以前法，无不应验。

诸虫入耳

百虫入耳，用蓝汁灌之，或葱汁尤良，或猪肉少许炙香，置耳孔边亦出，或用细芦管入耳内口吸之，虫随出。

蜒蚰入耳，以盐少许搽入耳内，即化为水。

蜈蚣入耳，以鸡肉置耳边自出。凡虫毒入腹作服，饮好酪二升，诸虫化为水，而毒亦消。

误吞水银

用黄泥作丸，凉水送下，其水银混入泥中，可从大便而出，或饮生羊血亦可解。

铁针入肉

凡铁针误入肉中，无眼者不动，有眼者随气流走。若走向心窝胸膛者险，急用乌鸦翎数根，炙焦黄色，研细末，酒调服一钱或二钱俱可，外用神圣膏贴之三五次，其针自出，前法用在一二日间效。神圣膏用车脂辇油，不拘多少，即研如膏，调磁石末，摊纸上，如钱许，贴之，每日二换。

诸刺入肉

诸刺入肉，外伤之证也。软浅者，以针拨出，硬深者，捣蝼蛄涂之，少时即出。如刺已出而仍作痛者，再以蝼蛄涂之即愈。

解百物毒

误食毒草或中虫毒。板蓝根（洗净晒干四两）、贯众（去毛）、青黛（研）、生甘草各一两。上为末，炼蜜为丸，如桐子大，另以青黛为衣，即名解毒丸。如稍觉精神恍惚，即是误中诸毒，急取十五丸嚼烂，用新汲水送下，或用水浸蒸饼尤佳。

饮食中毒

凡中饮食毒而觉烦热胀满者，急用苦参三两、苦酒一升，半煮半沸，陆续饮之，吐出毒食即瘥，或以水煮亦得。或用犀角汤亦可解。

中酒毒

饮酒中毒者经日不醒，是也谓之中酒，用黑豆一升，煮汁温服一盏，不过三盏即愈。

解面毒

只以萝卜生啖之，或捣汁服之。麦面性热，萝卜能解其性。或用大蒜嚼食之，亦善解面毒。

解一切食毒

凡一切饮食之毒及饮酒不知所伤何毒，卒急无药可解者，亦用荠苨、甘草锉细，煎浓停冷去渣，分作三服，或加蜜少许煎服，与前饮馔方同。

中蟹毒

凡食蟹中毒，用紫苏叶浓煎汁饮之，或用紫苏子捣汁饮之亦良。或捣藕汁，或捣蒜汁，饮之俱可解，或用冬瓜汁，或食冬瓜，亦可。

食牛马中毒

粉草擂，无灰酒服，当吐泻。若渴者不可饮水，饮水必死。

一方，淡豆豉擂人乳服之即解。

食斑鸠毒

葛粉二合，水调服可解，姜汤调服亦解。

解花椒毒

冷水饮之即解，或地浆水更妙。

解诸菜毒

食后多腹胀者，是中诸菜毒也，以醋解之。

解半夏毒

生姜捣汁饮之，有中此毒，口不能言，倒地将死者，速用姜汁灌之，须臾自苏。

藜芦毒

解藜芦毒者，用雄黄为末，温酒调服一钱。一方用葱煮汁服。

解雄黄毒

汉防己煎汤饮之。有用雄黄搽疮或熏阴囊受毒，用防己煎汤洗敷数次愈。

解杏仁毒

蓝子研，水服则解。

解服丹毒

地浆服之为上。一方用蚌肉食之良。

解漆毒

一州牧以生漆涂囚眼，囚即盲，一村叟见而怜之，语以蟹捣汁滴眼内，漆当随汁流散，疮亦愈矣。如其言，觅得一小蟹，用之，目睛果愈，略无损。或成红斑烂疮，取生蟹黄涂之，不数次即愈。

一方用杉木煎汁洗之。

解食鳝鱼、龟鳖、虾蟆、自死禽兽等毒

豆豉一合，新汲水煎浓，炖温服之可解。

跋

古人云：不为良相，即为良医，夫良医之等于良相，其义何居？盖以医之起死回生，亦如相之转乱为治耳。松溪钱先生抽青囊中之秘旨，立丹灶之玄机，诊疾之暇，博览医书，集古今之精英，启将来之俊杰，制三十六则，补前贤之未备，歌九十一方，祛沉疴之的要。属予抄录，握笔之暇，窥其志之不特寿人于今，直欲寿世于后，其扶危济困之功，悠久无疆之愿，岂浅鲜哉！所谓良医之即同良相焉，可也。

嘉庆庚午年季秋月谷旦

七十老人愚溪陈炳谨跋

跋

昔外曾祖松溪钱公，以伤科无专书，作是编以补其要，意至深也。惜年逾六旬，未有似续，及门极盛，先君子字沛寰，号云舟，尤得心传，松溪公将归道山，即命是书原板代为收藏，且嘱勿靳刷印，以冀流传。松溪公殁，先君子广招书肆，令其刷出，壬寅癸丑之乱，板在危城，先君子设法取出，免遭兵燹。今先君子有《医方切韵》之刻，而季弟鱼门焕尌承先人余绪，术守岐黄，崧因与之将旧板迭次校雠，虑有剥蚀，即行刊补，讵四十年来毫无缺失，于以见松溪公德泽之长，而先君子亦不负付托之重也。校阅既遍，谨赘数语，以志板之所在云。

时咸丰戊午秋仲

外曾孙王焕崧拜跋

（1957 年 9 月上海卫生出版社出版版本）

《救伤秘旨》

清·咸丰·赵廷海（兰亭）

管 序

跌打损伤诸方，从古为技击家所秘，世传盖鲜。然冰渊之惧，人所时有。一遭不虞，而治之不得其法，命悬呼吸矣。友人赵君兰亭，薄游吴楚，遍集良方。初不自私，欲以济世。余戚黄云海为序其书，名曰《救伤秘旨》，而余任开雕之责。夫亦愿家有是书，可收救伤之实效也。既而兰亭复以《跌损妙方》一册见示。阅其书，盖高邮孙氏所刊传者。卷中分门别类，各出证治。其传甚远而且秘，诚异书也。特高邮远隔三江，去吾乡千余里，虽有刊本，何能多得。今并梓之，以广其传。亦犹刻赵君《救伤秘旨》之意耳。

时咸丰二年岁在壬子中秋前三日

黄岩管颂声赓堂甫书于米船楼

黄 序

士君子身体发肤，不敢毁伤，盖语其常耳。使之从王事赴疆场，矢刃交下，旗鼓相当，遑虑伤哉！顾有国家者，得人以兴，失人以亡。当临阵时，虽智勇之将，难保无伤。其伤也，不治则死，得治则生。生则国家倚赖，死则三军沮丧。以是知医治之术，不可不详也。等而下之，乡邻有斗者，一朝之忿，或伤人，或受伤，不治则死，得治则生。生则可以息争，死则受伤者贲恨。而伤人者断脰以偿，于是更知医治之术，不可不详也。吾友天台赵君兰亭，慈祥人也，尝溯江流，学西洋种痘之法于武昌，归而传种，俾儿痘不殇。又尝广集医方，随宜施治，而尤悯夫受伤者之鲜良方也。盖是技击之家，以为秘藏，索赂不足，则求治不应，是以伤者多亡。君少好勇，薄游四方，遇技击之良者，必止而请教焉，故独得其详，汇抄成帙，藏之缥缃。固尝不受酬谢，而起人折伤矣。以种痘来黄，余与管君赓堂获交焉。君因出示所抄诸方，阅其方，皆世所不传，而诚可以救伤者也。遂名曰《救伤秘旨》。而赓堂为之出赀刊布，以播诸遐方。今而后治伤之术可得而详，其将为医国之良欤，然吾尤愿人之无伤也。

咸丰元年孟夏之月

苍溪教弟黄镳拜撰

总 论

六脉纲领曰：浮沉迟数滑涩，浮沉以部位言，而虚实濡弱革牢六脉从之。迟数以至数言，而紧缓促结代五脉从之。滑涩以形象言，而长短洪微芤弦动伏散细十脉从之，此脉之大概也。又有解索、雀啄、屋漏、鱼翔、弹石、虾游等名，皆死脉。人有四海，脑为髓海，丹田为精海，脐为气海，脾为血海。人有五余，头发属心，血之余。眉毛属肝，筋之余。须属肾，精之余。腋毛属脾，肌肉之余。阴毛属肺，气之余也。又指，爪筋之余，筋乃骨之余，骨乃精之余，皮乃血之余，脉乃气之余，骨节乃五脏之余也。五脏之窍，舌为心苗，心寄窍于耳。眼为肝窍，口为脾窍，鼻为肺窍，耳为肾窍，肾又开窍于二阴焉。五脏绝症，鼻孔向上而黑者，肺绝也。嘴唇反起黑色者，脾绝也。鱼目定睛，人中陷者，肝绝也。舌尖黑色，芒刺有胎，心绝也。两耳黑色，肾囊吊起，肾绝也。以上五绝之症，不治。头为诸阳之会，正额属心，心主血，最畏见风。若破伤风，头额发肿者，即死。

十二时气血流注歌

寅时气血注于肺，卯时大肠辰时胃，巳脾午心未小肠，膀胱申注酉肾注，戌时包络亥三焦，子胆丑肝各定位。

凡损伤骨断皮破者，药用水煎。皮不破者，药用酒煎。必加童便，以活瘀血。

发散方

凡跌打损伤，先用发散为主。

川芎　枳壳　羌活　泽兰　荆芥　防风　独活　归尾　干姜各一钱

加葱白三茎，水煎服。

十三味总方

三棱五钱　赤芍　骨碎补各一钱五分　当归（伤上中二部用全归，伤下部用归尾）蓬术　元胡索　木香　乌药　青皮　桃仁　苏木各一钱

若伤重者，大便不通，加大黄四钱。恐有瘀血入内，涩滞，通瘀为主。用陈酒半斤煎，又加缩砂仁三钱，同煎服。

十四味加减方

菟丝子　肉桂　刘寄奴　蒲黄　杜仲　元胡索　青皮　枳壳　香附　五灵脂　归尾　缩砂仁各一钱　五加皮一钱五分　广皮二钱

酒水各半煎服。

七厘散

地鳖虫（去头足）　血竭　硼砂各八钱　蓬术（醋炒）　五加皮（酒炒）　菟丝子

木香　五灵脂（醋炒）　广皮各五钱　生大黄　土狗各六钱　朱砂　猴骨各四钱　巴豆霜　三棱　青皮　肉桂（去粗皮，不见火）各三钱　赤芍（酒炒）　乌药（炒）　枳壳　当归（酒炒）　蒲黄（生熟各半）各二钱　麝香一钱五分

以上各制，共为末。伤轻者服七厘，重者服一分四厘，最重者服二分一厘，陈酒冲服，仍可加入十三味总方内服之。凡瘀血攻心者即醒。

飞龙夺命丹

硼砂　地鳖虫　自然铜（醋炙七次）　血竭各八钱　木香六钱　当归　桃仁　蓬术　五加皮（酒炒）　猴骨（制）各五钱　元胡索（醋炒）　三棱（醋炒）　苏木各四钱　五灵脂（醋炒）　赤芍（酒炒）　韭子（炒）　蒲黄（生熟各半）　破故纸（盐水炒）　广皮（炒）　川贝　枳壳　朱砂　葛根（炒）　桑寄生（炒）各三钱　肉桂（去粗皮，不见火）　乌药　羌活　麝香　杜仲（盐水炒）　秦艽（炒）　前胡（炒）　土狗（不见火）　青皮（醋炒）各二钱

以上各制，共为细末。伤重者服三钱，轻者服一钱五分，老酒冲服，仍可加入十三味总方内服之。

地鳖紫金丹

地鳖虫　硼砂　血竭　自然铜各八钱　乌药　土狗　元胡索（醋炒）　当归（酒炒）　桃仁　威灵仙（酒炒）　川牛膝各五钱　麝香　香附（制）　木香各四钱　川续断（盐水炒）　五加皮（炒）　猴骨（制）　苏木　贝母　广皮（炒）　泽兰　五灵脂（醋炒）各三钱　菟丝子（不见火）二钱

以上各制，共为细末。伤重者服三钱，轻者服一钱五分，酒送下。

三十六大穴图说

凡人身上，有一百零八穴。内七十二穴不致命，不具论。其三十六大穴，俱致命之处，受伤者，须用药调治之。药法开后。

头额前属心经，心主血，不可损，损后最怕风。打重血不止者，血出见风发肿者，三五日或六七日死。不见风不肿者，不死。用川羌活、川芎、防风各一钱，加前十三味方内同煎服，再用夺命丹三四服，愈。

两眉中间为眉心穴，打重者，头大如斗，三日死。用前十三味方加川芎、川羌活、防风、荆芥各一钱五分，煎服。如不服药者，不肿不死。浮肿出血，必死。

头额两边为两太阳，打重者七日死，或半月死。损耳目，其血凝成脓者，不死。不可见风，见风则发肿而死。宜用川芎、川羌活各一钱，加入十三味方内煎服。仍冲七厘散二分，再用夺命丹二服，外敷桃花散。

头脑后为枕骨，管十二经，又名督脉。一身之主，不可损伤。打重者脑骨髓伤，多则七日，少则五日，必死。极重者或一日即死。用前十三味方加当归、川芎各一钱，

同煎服。冲入七厘散三分，又夺命丹三五服。不吃药，虽愈后，脑疼不止。

脑后两边属太阳经，有藏血穴。近耳后，又属肝胆经，有厥阴穴。打重者，损其血。见风，又损其气。浮肿者，四十日必死。用前十三味方加生地、川芎、当归各一钱，煎服。仍冲七厘散三分，再用夺命丹三服。

心口上为华盖穴，属心经。直拳打重，人事不省，血迷心窍，不治必死。此乃伤胃气，致心胃气血不能行走。宜用枳壳三钱、良姜一钱，加前十三味方内同煎服。又加七厘散二分五厘，行走心胃中瘀血。瘀血走动，泄泻三五次，即瘥。泻不止，用冷粥止之。又用夺命丹二服，痊愈。如不断根，三十六个月而死。

心口中名黑虎偷心穴，属心经。上擦下拳，打重者，两眼昏花，人事不省。用前十三味方加肉桂一钱、丁香五分，同煎。再用七厘散三分冲服，又用夺命丹三服，再用紫金丹二五服。如不服药，百二十日必死。

又方：金竹叶二钱，柴胡一钱五分，钩藤一钱，当归、陈皮、楂肉、苡仁、麦冬各五分，沉香、炙草、荆芥、防风各三分，加青柿蒂三个，酒、水各半煎。又加胆星五分调服，效。

心口下一寸五分为巨阙穴，为心募。打重者，人事不省。当用打法，向右边肺底穴下半分，劈拳一绑，即醒。用前十三味方加桔梗八分、川贝一钱，同煎二服。再用夺命丹五六服，又紫金丹二三服。若不愈，一百二十日死。

脐上水分穴，属小肠、胃二经。打重者，不服药二十八日死。宜用前十三味方加桃仁、元胡索各一钱，同煎。冲七厘散三分服，再用夺命丹三服。

脐下一寸五分名气海穴，打重者九日死。用前十三味方加木通一钱，三棱一钱五分，同煎。冲七厘散一分五厘服。又加减十四味方二服。如不服药，四十八日必死。

脐下三寸名关元穴，伤重者五日死。用前十三味方加青皮、车前子各一钱五分，同煎。冲七厘散三分服。再用夺命丹三服痊愈。若不服药，二十四日必死。

脐下四寸名中极穴，伤重者，大小便不通，十二日死。用前十三味方加三棱、蓬术、生大黄各一钱，同煎。冲七厘散一分五厘服。再用紫金丹二服。如不服药，一百零八日必死。左乳上一寸六分为膺窗穴，属肝经。拳打重者十二日死。用前十三味方加青皮、乳香各一钱，同煎。冲七厘散三分服。再用夺命丹三服，每服三钱，仍冲十三味方内服。如不服药，四十八日必死。

右乳上一寸六分，为鹰窗穴，属肺经。金枪伤重者，一百十六日死。用前十三味方加木香一钱五分同煎。冲七厘散二分服，可以行走瘀血。再用夺命丹三服，痊愈。

左乳下一寸六分为乳根穴。属肝经。拳打重者吐血死。用前十三味方加郁金、刘寄奴各一钱五分同煎。冲七厘散二分五厘服。再用夺命丹一服，如不服药，三十四日死。

右乳下一寸六分乳根穴，属肺经。拳打重者九日死。或两鼻出血，必死。宜用前十三味方加百部、桑白皮各一钱同煎，冲七厘散一分五厘服。再用紫金丹三服。如不断根，一年必死。

左、右乳下一同受伤，名为一计害三贤。三夹者死。此心、肝、肺三经伤也。重者七日死。用前十三味方加木香、枳壳各一钱同煎，冲七厘散三分服，再用夺命丹三服。如不断根，五十四日死。

左乳下一寸六分旁开一寸为期门穴，属肝经。拳打重者三十八日死。用前十三味方加木香、广皮各一钱五分，同煎。冲七厘散二分五厘服，再用夺命丹三服。

右乳下一寸六分旁开一寸为期门穴，属肺经。拳打重者三十六日死。用前十三味方加五灵脂一钱五分，蒲黄一钱，同煎。冲七厘散二分五厘服，再用夺命丹三服痊愈。如不断根，五十四日必死。

心下巨阙穴两旁各开五分名幽门穴，左属肝，右属肺。拳打重者，名曰冲炮，一日即死。用前十三味方加白豆蔻、木香各一钱，同煎。冲七厘散三分服，再用夺命丹三服。又用加减十四味方，煎二剂。冲紫金丹三服。外用吊药敷上。如不服药，其伤必发，一百二十日死。左肋近脐处为血门，名商曲穴。点打重者六个月死。用前十三味方加羌活、五加皮各一钱五分，同煎。冲七厘散二分五厘服。再用夺命丹二三服。如不服药，一年必死。

右肋近脐处为气门，名商曲穴。点打重者五个月死。用前十三味方加柴胡、当归各一钱，同煎。冲七厘散二分五厘服。再用夺命丹二三服。若损伤后小便不通，加车前子、木通。若仍不通，用葱头白捣碎，酒炒，贴脐上，即愈。如不服药，一百二十日死。

左肋梢骨尽处软肉边为血囊，名章门穴。打重者四十二日死。用前十三味方加归尾、苏木各一钱，同煎。冲七厘散二分五厘服。再用紫金丹三五服愈。如不服药，一年而死。

右肋梢骨尽处软肉边为气囊，名章门穴。打重者一百二十日死。用前十三味方加五灵脂一钱五分，砂仁一钱，同煎服。再用加减十四味方一服。若不服药，二百四十日必死。

左肋梢骨下一分名腹结穴。为血囊。打重者四十二日死。用前十三味方加蒲黄二钱，生韭子一钱五分，同煎服。如不服药，三个月必死。

右肋梢骨下一分名腹结穴。为气囊。打重者六十日死。用前十三味方加丹皮、红花各一钱同煎服。再用夺命丹三服。如不服药，一年死。

凡人身背上穴道，乃生死所系。背心从上数下，第十四节骨下缝间为命门穴。打重者，晕去一日半不醒而死。用前十三味方加桃仁一钱，同煎服。再用夺命丹三服。

第十四节骨下两旁各开一寸五分软肉处，为肾俞穴。打重者，吐血痰。十四个月而死。用前十三味方加补骨脂、杜仲各一分，同煎服。再用夺命丹三服。如不服药，过周岁而亡。

第十四节骨下两旁各开三寸，名志室穴。属肾经。打重者三日死。当发笑而亡。用前十三味方加桃仁、菟丝子各一钱，同煎服。再用夺命丹三五服，又用药酒服之。

肾俞穴下两旁，各有气海俞穴。打重者三十三日死。用前十三味方加补骨脂一钱五分，乌药二钱，同煎服。再用紫金丹二服愈。

尾闾骨下两腿骨尽处中间，名鹳口穴。打重者一年死。用前十三味方加牛膝、苡仁各一钱，同煎服。再用紫金丹三四服愈。

粪门前，阴囊后，为海底穴。伤重者七日死。用前十三味方加大黄、朴硝各一钱，同煎服。再用夺命丹三服，紫金丹三服。

两脚底心为涌泉穴。伤者十个月而死。用前十三味方加木瓜、牛膝各一钱，同煎服愈。以上穴道，皆伤人性命。初伤时不知，至后来病发而死。只说病多，岂知病固由于伤乎。凡人被打时，切勿轻意，必须服药为主。

少林寺秘方传内外损伤主方（按症加减）

归尾　川芎　生地　续断各二钱　苏木　乳香（去油）　没药（去油）　木通　乌药　泽兰各一钱　桃仁（去皮尖）十四粒　甘草八分　木香七分　生姜三片

水煎，加童便、老酒各一杯，冲服。

引经各药开后：瘀血凝胸加砂仁一钱五分。血攻心气欲绝加淡豆豉一钱。气攻心加丁香一钱，气喘加杏仁、枳壳各一钱。狂言加人参一钱，辰砂五分，金银器同煎。失音不能言加木香、菖蒲各一钱。气塞加厚朴、胆草各一钱，陈皮五分。发热加柴胡、黄芩、白芍、薄荷、防风各一钱，细辛六分。瘀血多加发灰二钱。发笑加蒲黄一钱，川连二钱。腰伤加破故纸、杜仲各一钱，肉桂、小茴各八分。大便不通加大黄、当归各二钱，朴硝一钱。小便不通加荆芥、大黄、瞿麦各一钱，杏仁（去皮尖）十四粒。大便黑血加川连一钱，侧柏叶二钱。小便出血加石榴皮一钱五分，茄梗二钱。大小便不通加大黄、杏仁、肉桂各一钱五分。小便不禁加肉桂、丁香各一钱。大便不禁加升麻、黄芪、诃子、桔梗各一钱。肠中冷痛加元胡索、良姜各一钱。咳嗽加阿胶二钱，韭菜汁一杯。肠右边一点痛加草果、连翘、白芷各一钱。粪门气出不收加升麻、柴胡、黄芪、白术各一钱，陈皮、甘草各五分。肠左边一点痛加茴香、赤苓各一钱，葱白三个。咳嗽带血加蒲黄、茅花各一钱。口中出粪加丁香、草果、南星、半夏各一钱，缩砂七粒。舌短语不清加人参、黄连、石膏各一钱。舌长寸许加生僵蚕、伏龙肝各一钱，生铁四两，赤小豆百粒。舌上生胎加薄荷二钱，生姜一钱。耳浮起加豆豉一钱。呃塞加柴胡、五加皮、木瓜、车前子各一钱。九窍出血加木鳖子、紫荆皮各一钱，童便一杯冲服。腰痛不能转侧加细茶（泡浓）三杯，陈老酒一杯冲服。遍身痛难转侧加巴戟、牛膝、桂枝、杜仲各一钱。发肿加防风、荆芥、白芍各一钱。喉干见药即吐加好豆砂纳在舌上半时，用药送下。喉不干见药即吐加香附、砂仁、丁香各一钱。言语恍惚，时时昏沉欲死加木香、辰砂、硼砂、琥珀各一钱，西党五钱。血气攻心，有宿血不散，用乌鸡娘一只煎汤，加陈老酒、黑豆汁各半，冲药内服。头痛如裂加肉苁蓉、白芷梢各一钱。头顶心伤加白芷、厚朴、藁本、黄芩各一钱。眼伤加草决明一钱五分，蔓荆子四分。鼻伤加辛夷、鳖甲各一钱。耳伤加磁石一钱。喉咙伤加青鱼胆、清凉散。两颊伤加独活、细辛各一钱。唇伤加升麻、秦艽、牛膝各一钱。齿伤加谷精草一钱。齿摇动未落加独活一钱，细辛七分，另用五倍子、干地龙为末，掺牙根上即愈。左肩伤加青皮一钱五分。右肩伤加升麻一钱五分。若身上亦有伤，不可用升麻，致血攻心而死。手伤加桂枝、禹余粮各一钱，姜汁三匙。乳伤加百合、贝母、漏芦各一钱。胸伤加柴胡、枳壳各一钱，韭汁一杯。左肋伤加白芥子、柴胡各一钱。右肋伤加地肤子、白芥子、黄芪各一钱，升麻一分。肚伤加大腹皮一钱。背伤加砂仁、木香各一钱。腰伤加杜仲、破故纸各一钱。腰胁引痛加急性子二钱。小肚伤加小茴、急性子各一钱。左右两胯伤加蛇床子、槐花各一钱。外肾伤缩上小腹加麝香二分，樟脑三分，莴苣子一杯，三味共研细末，以莴苣叶捣为膏，和药贴脐上，即出。肛门伤加槟榔、槐花、炒大黄各一钱。两足腿伤加牛膝、木瓜、石斛、五加皮、苏梗各一钱。两足根伤加茴香、紫荆皮、苏木各一钱。诸骨损伤加苍耳子、骨碎补各一钱。诸骨节损加茯神心木二钱。肿痛加人参、附子各一钱。瘀血积聚不散，肿痛，服药不效，取天应穴，用银针刺出血愈。肿痛发热，饮食不思加人参、黄芪、白术、柴胡各一钱。若寅卯二时发热作痛加陈皮五分、黄芪、白术各一钱，黄连八分。肿痛不赤加破故纸、大茴香、巴戟各一钱，菟丝子一钱五分。如漫肿不甚作痛加赤芍、熟地、杜仲、苍术各二钱。青肿潮寒作热加山楂、山药、厚朴、白术各一钱，砂仁七粒。青肿不消。面黄寒热如疟加人参、黄芪各七分，白术、升麻、柴胡各一分，陈皮八分。

损伤补药方

大熟地七钱　炙黄芪　白当归　焦术　生苡仁　净枣仁各三钱　川牛膝　二钱
赤芍　白茯苓　木瓜各一钱五分　海防风一钱　川芎八分　加桂圆肉三个
水煎服。

王瑞柏损伤用药论

凡跌打损伤之症，不可概论也。青肿不痛，或肿不消退者，气血虚弱也，用十全大补汤。若肿或作寒热者，血伤而肝火动也，用四物加山栀、柴胡。血出不止，或又发寒热者，用四君子汤加川芎、当归、柴胡。寒热而痛甚者，欲溃脓也，用参芪内补散。若脓出而痛甚者，气虚也，用八珍汤。疮口赤突出者，血虚而肝火生风也，用柴胡栀子散。若脓不止，疮口白肉突出者，气虚而有邪感也，用补中益气汤。若脓溃而痛，或溃而不敛者，皆脾胃虚也，用六君子汤。苟徒知敷凉药而不溃不敛，所以致败症也。受伤若肠中作痛，按之不能宁者，内有瘀血也，用承气汤下之，下后仍痛，瘀血犹未尽也，用加味四物汤调之。按之不痛，血气伤也，用四物汤加参、芪、白术。下后胸胁作痛，肝血伤也，四君子汤加川芎、当归。下后发热，气血俱虚也，用八珍汤加当归、半夏。胸胁胀满，饮食不思者，肝脾气滞也，用六君子汤加柴胡、枳壳。咬牙发搐者，肝盛脾虚也，用蜈蚣散加川芎、山栀、钩藤、天麻。以上须要谨慎，不可妄用也。各方载后。

十全大补汤：人参　茯苓　川芎　当归　白芍　地黄　黄芪　肉桂各一钱　白术一钱五分　炙草五分，水煎服。

四物汤：当归　地黄各三钱　炒白芍二钱　川芎一钱五分，水煎服。

四君子汤：人参　焦术各二钱　茯苓　炙草各一钱　姜三片　枣二枚，水煎服。

八珍汤：人参　茯苓　川芎　当归　炒白芍　地黄各一钱　白术一钱　五分　炙甘草五分，水煎服。

补中益气汤：黄芪二两　人参一钱　炙草八分　半夏一两　炒白芍　独活　防风各五钱　炒白术　茯苓　泽泻　柴胡各三钱　连翘二钱　羌活一钱五分　生姜三片枣二枚，水煎服。

六君子汤：即四君子汤加陈皮一钱、制半夏一钱五分，水煎服。

加味承气汤：治瘀血在内者。大黄　厚朴　枳实　羌活　防风　当归　生地　朴硝各一钱，水煎，空心服。多寡随量加减。

加味四物汤：治瘀血未尽者。当归　川芎　白芷　生地　桃仁　红花　枳壳　牛膝　大黄　苏木　羌活各一钱，水煎，早服。

逍遥散：柴胡　土炒白术　茯苓各一钱　当归（酒拌）二钱　炙草五分　薄荷六分，加煨姜三片，水煎服。

异功散：即六君子汤去半夏。

独参汤：人参一两　水二盅　枣十枚　或莲肉、龙眼肉，同煎服。

六味汤：地黄四两　山茱萸　山药各二两　茯苓　丹皮各一两　泽泻一两五钱，水煎服。若破伤出血不止者，加麦冬、五味子各三钱。

托里散：金银花五钱　当归二两　大黄　花粉　连翘各五钱　牡蛎　皂角刺各三钱　黄芩　赤芍各一钱　朴硝五钱，酒、水各半煎服。

夺命回阳方：当归　泽泻各五钱　桃仁　苏木　丹皮　川芎　红花各三钱，酒、水各半，煎八分服。若口闭者，撬开灌之，即苏。如现各经症，加引经药。

跌打损伤三方

第一方：羌活　天麻　防风　白芷　白附子　制南星各五钱。焙干为末，每用五钱，加童便、老酒各一杯煎，再冲七厘散或活命丹一厘服，立效。

第二方：此药只可服一贴，不可多服。归尾　乳香　没药　五加皮各五钱　生地　乌药　红花　泽兰　苏木　赤芍　元胡索各四钱　桃仁　川断各三钱　木通　木香　细辛　肉桂（去皮）各二钱。上各秤足，用童便一碗，老酒二碗，共煎至一碗，冲活命丹一厘服。又将渣用水二碗，煎一碗，仍冲活命丹一厘服。

第三方：十服十贴，多服更妙。归身　白术　炙黄芪　川断（酒炒）　白芍　白茯苓　酒炒骨碎补各三钱　人参　川芎各二钱　熟地一钱　炙草八分，水煎服。

人中白散：治跌打损伤将死之症，灌之即醒。用男女尿桶溺壶白片，煅红，醋淬七次，研末。已死者勿移动。若口闭者，橇开，用药末三分，陈酒冲灌下，吐出恶血，即可活矣。若移动过，不治。

又方：损伤吐血死者，服之神效。金银花根捣碎取汁，加童便热酒冲服，渣敷患处。

又打死方：益母草烧灰二钱，醋调灌下一二盅，被盖，出汗后，用姜汁老酒冲服之。

又方：用蚯蚓火煅为末，热酒送下，立效。

又方：用竹中白节，同木耳烧灰，老酒冲服，立效。

救死活命丹：自然铜（煅，醋淬七次）二钱　朱砂五分　孩儿牙齿一个（火煅）鸡子一个　用针七支，刺鸡子内，加古屋朝东壁泥一块、桑木一寸、金（不拘多少），水一碗，同鸡子放锅内煮熟，去白用黄，共药四味，研细为丸。用时，每服一厘。不可多用。

花蕊石丹：治一切刀箭所伤，及跌打猪狗咬伤，重至将死去者。

急掺药于伤处，血自化为水，再掺即活。若内损重伤，血入脏腑，以药一钱五分，用热酒半盅、童便半盅，调和服之立效。若肠出未断者，急用桑白皮为线，蘸花蕊石散，缝合其伤口。先以大麦煮粥，取浓汁温洗。再用活鸡冠血，和清油涂肠令润，轻轻托入腹内，外用生人长发，密缝腹皮伤口（缝法：须缝伤口皮内之肉，若连皮缝之，药不入肉，难以见效）。掺药于口上，血止立活。不用物封裹，恐作脓血，如伤口干，先以唾津润之，后掺药粉。若产妇血晕，死胎不下，胞衣不下，至死者，但前心温暖，急以童便调药一钱，温服立愈。血在隔上者，化黄水吐出。在隔下者，随小便出。盖诸血之圣药也。

花蕊石二两（出陕州者佳，中有黄点如花心）　硫黄四两（明润者佳）。二味研碎，和匀，入阳城罐内盖好，铁线扎住；外用盐泥封固，候干。上写八卦五行字样，安在四方砖上。外结百眼炉，炉内用炭二十许斤。盖住泥罐，从下生火，先文后武，渐渐上彻，自晨至晚方息，终宿不动。次早取出，研细，以净磁瓶收贮备用。

三黄宝蜡：治一切跌打损伤，及枪铳打伤，铅子在内，危在顷刻者。服一钱，饮酒数杯，安睡片时，汗出即愈。忌凉水、主冷烧酒三日。

天竺黄　刘寄奴　红芽大戟　血竭各三两　雄黄二两　归尾二两五钱　儿茶　辰砂　人参　参三七各一两　琥珀　乳香（去油、净末）　麝香　真山羊血　轻粉　水银各三钱（同轻粉研细，不见星）　藤黄二两（以纱包之，入羊血内，隔汤炖一炷香时，每日再以血炖，只留藤黄三钱为度）

共为细末，用好黄蜡二十四两炖化，入前药末，离火搅匀，滚水炖化为丸。大丸每重一钱，中丸五分，小丸三分，磁器收贮。

凡破伤，切不可用香灰搽。犯之难愈，至嘱。凡闪打伤未出血，但青紫包者，先以葱白捣烂炒热，将痛处擦遍。随用生大黄研末，生姜汁调敷。尽量饮好热酒，令卧自愈。即日久不愈者亦神验。

又方：用生栀子和面粉捣涂，肿消青退。

凡损伤胸隔，不食者，以生猪肉切细末，温水送下一钱，即思食。

凡破伤血流不止，用水磨橄榄汁涂之，数日可愈，且无痕。

凡金刃重伤，急用炭烧红，和砂糖捣烂涂之，可救。

凡骒马踏伤骨碎者，用生半夏、生黄柏各二钱研敷。再用蟹壳、新瓦上炙存性，研末，老酒尽量调服，其骨自合。若生蟹捣烂更好。

凡损伤眼睛突出者，急揉进，用生猪肉一片，将当归、赤石脂末少许，掺肉上贴之，去毒血即愈。

凡破伤气绝，膜未损者，可救。急用葱白捣碎，炒热厚封，即活。或和蜂蜜，或和砂糖亦可。皆能止血定痛。若冷再换。

凡破伤后，受风致危者，用粪堆上蛴螬虫一二个（草房上亦有），将脊背捉住，捏令口吐黄水于热酒内，搅匀饮之。再以黄水抹疮上，觉身麻出汗即愈。

凡破伤后，因澡浴受湿，致歪斜、舌强、昏迷，状类中风者，用白术一两酒煎，频服；不善饮酒者，水煎亦可。

青城山仙传接骨方：生半夏四两，泡制六次。第一次米泔水浸三日，二次盐水浸一日，三次醋浸一日，四次童便浸一日，五次黄酒浸一日，六次姜汁浸一日。阴干，加黄芩四两，共为细末，老酒送下。若肿痛或损骨，用醋调敷伤处即愈。

又方：跌打损伤，垂死可救。但百日内，勿食鸡肉。荆芥　黄蜡　鱼鳔胶（炒黄色）各五钱　艾叶三片　无灰酒三碗　重汤煮一炷香时，热服取汗即效。

肿痛围药方：僵蚕　大黄　生南星　肉桂各三钱　皂角　乳香（去油）各二钱甘松四钱　淡附五钱　上八味，共为细末，加酱粉、姜汁调敷，即退。

又方：铅粉　石灰黄柏　半夏　肉桂　白芷　赤芍　芙蓉叶　枇杷叶（去毛）天南星各一两　枯矾二　钱乳香（去油）　没药（去油）各五分　上十三味，共为末，生姜汁同热醋调敷，厚布裹住即消。

又方：白玉簪花根捣敷，一服即退。加肥皂同捣，更速。

损伤筋骨方： 黄榔刺根二两　红曲粉一两五钱　老山栀三两　共为末，用糯米饭同捣糊敷伤处，以杉树皮夹上，效。

损骨方： 小鸡一只（约重五六两，连毛）　五加皮一两　同捣为糊，揭在伤处。一炷香时解下，后用山栀三钱，五加皮四钱，酒一碗，煎成膏贴之。再以大瓦松煎酒服之，真神方也。

脱骨断筋方： 凡受伤，即捣碎大生蟹一只，热老酒冲服数碗。渣敷伤处。半日许，骨内簌簌有声，骨节自合。螃蟹肉黄，最能续筋接骨，纳入伤中，筋骨即连。

接骨药方： 黄榔刺树根四两（如无，用五加皮四两代之）　小雄鸡一只（重四五两，去毛）　糯米饭一盏　同捣糊，贴在断骨处，外包好。一日一夜去药，其骨自接。如夏天，加莲早树根少许同捣，则不生虫。或未痊愈，再用外接骨方：葱白四两　桃仁三两　生姜三两　当归三两　五加皮二两　赤芍一两　白芥子五钱　樟冰五钱　共捣烂炒热，同荞麦粉调成膏，包伤处，半月痊愈。

整骨麻药方： 开取箭头等物，服之不痛。麻黄　胡茄子　姜黄　川乌　草乌各三钱　闹羊花（倍用）　上六味，共为细末，每服五分，茶酒送下。欲解，用甘草汤服之，即苏。

又方： 茉莉花根磨汁，服一寸，一日不醒；二寸，二日醒。盐汤解之即苏。或醋泡场解之亦可。

外敷麻药方： 此药敷毒上，麻木，任割不痛。川乌尖　草乌尖　生南星　生半夏各五钱　蟾酥四钱　胡椒一两　共为细末，烧酒调敷。一方加荜茇五钱。一方加细辛一两。

经验正骨丹： 自然铜一两（醋炙）　地鳖虫（去头足）　水蛭（火煅，醋淬）　地龙（酒洗，火煅）　龙骨　降真香　苏木各五钱　土狗十个（火煅）　川乌　明松节　乳香（去油）　没药（去油）　血竭　木香各三钱　白芍二钱　麝香一钱　以上十六味，共为细末，每服一钱，酒送下。

一厘丹： 亦接骨药也。无名异二分　自然铜（煅）八分　狗脊二钱　麝香五分　共为细末，每服一分，酒冲服。

破伤风方： 川羌活　防风　荆芥　归尾各三钱　生地　白芷　红花各二钱　明天麻（煨）　刘寄奴各一钱五分　水煎。

仙传膏： 治打板重伤，死血瘀结，呃逆不食，及夹伤内烂。贴之起死回生。乳香（去油）五分　没药（去油）　樟脑各二钱　轻粉　血竭各三钱　冰片三分　麝香一分　黄蜡一两　猪板油二两二钱　以上前七味，共研细末，后将蜡油同化，调药成膏，贴患处，日夜流水，即苏醒。

又方： 雄猪油一斤四两　松香六两　黄蜡六两　以上三味，先煎化，主渣净，将冷，加：樟脑三两　面粉（炒）四两　麝香　冰片各六分　乳香　没药（各去油）　血

竭　儿茶各一两　俱为细末，入油内搅匀，摊贴患处。

断臂断指方：水蛭（即田中马蝗，当归酒饮之）　地鳖虫（竹刀切断，过夜能续着，可用。亦以当归酒饮之）　二味不拘多少，入布袋内，浸清尿中，一月取起，又浸圆沙内抽淡。焙干研末，敷伤处，即能续生。

断指方：净轻粉　血竭各一钱　降香二钱　梅冰八分　象皮（土炒）五分　共为细末，敷伤处即愈。夏令加龙骨五分。

喉伤未断方：用丝绵一块，看伤口长阔，以鸡子清刷皮，将绵糊上，外用八宝丹敷。一日一换，等番关时收口。加白蜡二钱敷上，愈后无痕。

八宝丹：乳香（去油）　没药（去油）各二钱　轻粉　儿茶　龙骨　铅粉　血竭各一钱　冰片一分　珍珠二粒　百草霜二钱　共研极细末，敷之，去腐生新，极效。

舌断唇伤方：急用鸡子一个，轻轻击碎，周围去硬壳，取壳内膜，套在舌上，外用洪宝丹敷之，自然接续。如有风寒作痛，以四物汤加柴胡、地骨皮煎服愈。

洪宝丹：亦名济阴丹，治接断用。天花粉三两　姜黄　白芷　赤石脂各一两　共为细末，茶汤调敷患处。

又接断方：乱发烧灰敷舌上接之。必须口合，以防其冷。凡耳鼻断落，乘热蘸之，接上即愈。亦须包暖、勿冷方效。能以口合，更妙。

四季金疮药：春天属木，木能生火，当先去风清火。有脓血，用三黄散洗之。又将新鲜猪油同艾叶捣敷。后用合口药敷之，即愈。

三黄散：洗脓血方。金银花　归尾各五钱　大黄四钱　黄芩　黄柏　赤芍各三钱　荆芥　薄荷　山慈菇　甘草各三钱　防风　黄连各一钱　水煎洗。

春合口药粉方：赤石脂　乳香（去油）　没药（去油）各一两　血竭　杉木炭各五钱　胎发灰二钱（若无胎发，乱发亦可）　共研细末。夏令属火，去热为主，药宜凉。有脓血，用三黄败毒散洗之，后敷合口药。

三黄败毒散：金银花四钱　防风　杉木蕊（烧灰）各三钱　黄连　黄芩　赤芍各二钱　黄柏八分　共煎，待冷洗之。

夏合口药粉方：黄柏六钱　乳香（去油）　没药（去油）　海螵蛸　赤石脂　观音竹各五钱　冰片　朱砂各二钱　共为细末。秋令气凉，若有脓血，用温凉散洗之，后敷合口药，即愈。

温凉散：连翘　赤芍　羌活　茯苓各三钱　穿山甲　川连各二钱　山栀仁　防风　桃仁　甘草各一钱，水煎洗。

秋合口药粉方：松香（水制）　海螵蛸　生半夏　赤石脂　白蜡各一两　雄黄　花龙骨　儿茶各五钱　血竭二钱　共为细末。冬令气寒，药宜近热，不可以寒凉凝其血。先用消风败毒散洗之，后敷合口药粉，即愈。

消风败毒散：芒硝　皮硝　荆芥　穿山甲　槟榔　草乌　赤芍　甘草各二钱　水

煎洗。

冬合口药粉方： 花龙骨（煅）二两　赤石脂五钱　雄黄一两　发灰三钱　象皮一钱（水制，切片纸包煨）　血竭一钱　共为细末。

香蛾散： 止血定痛，生肌，极效。晚蚕蛾　白芷　当归头　陈石灰各等分　共研细末敷。

又方： 晚蚕蛾，新瓦上焙干为末，掺患处，绢包之，随即血止，伤口自合。

刀箭伤方： 除脓、止痛，不怕风。牛胆一个　石灰一两　白及五钱　乳香五分（去油）　共为末，入牛胆内，阴干。用时以少许研细，干贴之。制药忌妇人手。见血生（凡血伤，当时敷之即生）。

若伤风受毒不用： 生甘石一两　龙骨（煅）一两　象皮（土炒）一两　花蕊石一两　地鳖虫三钱　参三七二钱　乳香　没药（去油）二钱　麝香一分　共为细末，敷之即生。

拔毒生肌： 凡破伤不论新久，敷之极效。制甘石一两　寒水石三钱　月石（飞）三钱　乳香　没药（去油）一钱五分　大黄六钱　蓖麻子（去油）八钱　元寸二分　梅冰三分　共研细末，加红升丹三分，同研匀。如伤红肿，去升丹，加小赤豆，研末少许。

神效生肌散： 此散主瘀，搜脓生肌。盖先去瘀则肉自生也。木香　轻粉各一钱　黄丹　柏矾各五钱　共为细末，以腊月猪胆汁和匀，仍装入胆内，悬挂一百日，阴干，再研细用。

四龙丹： 止血生肌。煅石膏五两　淡黄丹　乳香（去冰）　没药（去油）各五钱　共为细末。夏令加冰片少许。

五龙丹： 服药也。木耳灰　毛竹节　地龙　桑寄生　龙胆草　香丝藤皮　麻根各等分　为末，酒冲服。

六龙丹： 夏天用方。煅石膏四两五钱　淡黄丹四钱　乳香（去油）四钱五分　没药（去油）五钱　龙骨　大黄各一两　共为细末。

生肌定痛散： 治溃烂，红热肿痛、有腐肉者。生石膏一两（为末，用甘草汤飞七次）　辰砂三钱　冰片二分　硼砂五钱　共为末，撒。

刀口生肌散： 陈石灰七两　大黄一两　二味同炒，令石灰如桃花色。去大黄，加儿茶、血竭、乳香（去油）、没药（去油）各二钱，共为细末，敷之。若伤口烂者，用麻油调敷，无不效也。

合口长肉方： 生半夏一两　乳香（去油）　象皮（火焙）　川断　铜绿各五钱　黄丹　没药（去油）　花龙骨　白芷各三钱　樟冰二钱　共为细末，敷之即效。

破伤出血太多，皮肉尽寒，不能收口方： 大艾叶捣去筋净，同真芯油调敷即愈。若皮肉虚，不能合口者，用桂圆肉贴三五日，即满而合矣。

金疮铁扇散（塞外异僧所传）：象皮（切片焙干）　花龙骨各五钱　陈石灰　柏香（即松香中黑色者）　松香（与柏香同溶化，倾水中，取出晾干）　枯白矾各一两　共研细末，遇破伤者，用敷血出，以扇扇之，立时收口结疤。忌卧热处。或伤处发肿，黄连煎汁，涂之立消。戒饮酒，恐血热妄行。勿厚裹，恐太暖难愈。

拔箭镞方：陈腌猪肉（红活美好者，用其肥）细切，锉浓；再以象牙及人爪甲研极细，入肉拌匀，厚敷周围，箭镞自进脱出（《洗冤录》详注）。

神效六厘散：乳香（去油）　没药（去油）　红花各一钱五分　儿茶二钱四分　朱砂一钱二分　血竭一两　冰片　麝香各一分二厘　共研极细末，磁瓶收贮，匆令泄气。贮久更妙。每服七厘，不必多服。孕妇忌之。

铳子伤肉方：蜂蜜八两，煎滚，加好烧酒一斤，尽量热服，取汗安卧。次日自出。

外敷方：肥老腊肉捣烂，加指甲末、象牙末各少许，拌匀敷之即出。

又方：山中午屎上所出蕈菰，晒干为末，蜜调敷之自出。

又方：用米作寒食饧，敷上，痛止而痒，即出。

又方：巴豆半粒　蜣螂一个　同捣烂涂，痒极即出。若锡弹伤入肉内，用水银灌入伤口，锡弹自化。

毒箭伤方：饮麻油一杯，外以雄黄涂之，其毒自消。

又方：以犀角削尖，入伤口内，饮金汁一杯，疮外亦涂之。如无金汁，以粪汁代之。

铁针入肉方：无眼者不动，有眼则随气游走；若向心窝，险。乌鸦翎数根，炙焦黄色，研末，酒服一二钱。外用车辇脂油研如膏，和磁石末贴三五次，其针自出。

又方：鼠肝，鼠脑，捣膏敷。

又方：山间钻粪虫所钻牛粪丸，坚圆如弹者，极细，香油调敷一夜，针仍退出。即箭镞入肉亦效。

人咬伤方：若牙黄入肉不出，重则丧命，轻则烂成痼疾。用人尿洗净，又浸一二时，待牙黄出后，以鳖甲、龟板炙为末，麻油调敷愈。

又方：人粪溏、鸡尿，皆可涂。

又方：千斤拔草根，和鸡子清，捣烂敷亦效。昔有人手指被咬几断，医索重酬，不允而去。自用此药治之，三日痊愈。

筋骨闪挫膏药方：苍术四两　巴豆十粒　秦艽　良姜　青皮　薄荷　丹皮　桃仁　山楂　五加皮各五钱　杜仲　连翘　赤芍　紫苏　川断　厚朴　羌活　独活　前胡　生地　刘寄奴各四钱　陈皮　柴胡　杏仁　木瓜　地丁　大黄　大茴　苡仁　乌药　当归　骨碎补　滑石　香附　桔梗　木香　赤蔹　白芷　威灵仙　桑皮各三钱　川贝　白术　川椒　黄柏　麻黄　细辛　升麻　红花　花粉　知母　泽泻　牛膝　黄连　黄芩　三棱　天冬　麦冬　僵虫　猪苓　肉桂　木通　桂枝　川芎　阿魏　白蔹　荆芥

各二钱　各药切片。真麻油七斤二两，春秋浸半月，夏十日，冬一月。放锅内，用文武火熬至黑色，加葱十根，梅干十个，苦味酒三盅，山黄草一两，蜈蚣十条，再熬数沸，去渣，熬至滴水成珠。加沥清水熬七次，漂净，炒黄丹一斤，看药老嫩，用磁器收贮，掘地埋之。十日后取出，用细青布摊贴。仍加掺药。掺药方：乳香（去油）、没药（去油）、无名异各二钱，龙骨五钱，共研细末，磁器贮，候用。

壮筋骨丸（附录）：白蒺藜（酒洗）　沙蒺藜（土炒）各一斤　川牛膝（酒洗）　淮牛膝（酒洗）　骨碎补（去皮）各八两　全当归（酒洗）十两　虎骨（乳炙）八两　鱼肚（蛤粉炒）一斤　共为末，蜜丸。

救伤秘旨续刻

跌打损伤辨生死诀

头顶受伤，口鼻出血，手足不动，急灌童便一碗，若能知痛，手足转动者，可治。若仍手足难动，言语不明，不治。气喘呃塞者，七日必死。

顶门伤破，骨未陷入者，可治。骨碎陷入者，不治。气出不收者，不治。

囟门出髓者即死。食后受伤，七日不死，可治。眼闭者不治。

太阳受伤，晕倒在地，急灌童便一碗，若能知痛者，可治。不知痛者，七日死。如知痛，顷刻又晕者，二十一日死。

耳后受伤，血入内者不治。

两目受伤可治。

山根受伤，不断者可治，断者不治。

食管断者不治。气管全断者不治。未断者十可救五。色红者可治。发青黑色不治。

两肩受伤，血入内者不治。

心口受伤，青色者七日死。服药三日后，转红黄色者可治。食饱受伤，三日不死可治。心窝骨断者不治。

两胁受伤，痛紧急者七日死。伤入肺者十四日死。伤入肝胆。面青发晕，口吐黄水者，不满五日死。如痰冷者，四十九日死。筋骨麻木，身热如火，饮食不进者不治。破伤血入内者不治。血流出尽者不治。出黑血黑水者不治。

两乳受伤，男人可救，宜急治。女人难治。

大腹受伤，不发晕，口内吐饭者可治。若不吐饭，腹内作痛不绝，四十日死。发热乱言，至夜发厥者三日死。

小腹受伤，血入内者，其脉不实不治。孕妇犯胎者，胎必下不治。

大肠受伤，粪从口出，当日死。若便出尿，四十九日死。口不能语，二十日死。眼目眩晕，手足皆冷，难治。过一时能转热者，可治。

小肠受伤，昏晕发热，口中乱言，七日死。不分阴阳者，不治。

腹破肠出，未断半断者可治。全断者不治。不臭者可治，臭者不治。色不变者可治，变紫黑色者不治。

腰伤呕血，急饮童便一碗，自知痛者可治。不知痛而发笑者，三日内死。

夹脊骨受伤，断者不治。

肾经受伤，呕吐不出，全身难动，挣坐不起，睡卧不安，七日死。若吐鲜血，十日死。

外肾伤，囊内有子者，可治。子入小腹者不治。子碎囊内者，不治。囊肿不从上痛者，可治。时日久长，连腹内作痛者，四十九日死。若发热发晕，三日死。人事不知，手足不动，一时死。囊破子入小腹者不治。子未入腹，虽垂悬于外，可救。

老人左股压碎者，不治。

凡受伤后，鱼际骨有脉者可治。不动脉者死。脉大而缓，不治。汗出不止，形象变者，五日死。目晕青色者，不治。鱼口传风，不治。头目青黑，额汗不流，眼小目瞪，身汗如油，谓之四逆，不治。

仙授外伤见血主方（按症加减）： 归尾　川芎　地黄　白芍　益母草　藁本各二钱　乳香（炙）　没药各二钱五分　川续断三钱　苏木一钱五分　白芷一钱　甘草五分　生姜三片　水煎服。

头顶伤，加升麻一钱，肉桂二钱。头骨沉陷，加白芷三钱。脑门肿痛，加茯苓、白术各二钱。脑髓出，加香附二钱，白附子、苍耳子、牡蛎各一钱。面青懒食腹痛，加柴胡、茯苓各一钱五分，陈皮八分，升麻、半夏、黄芪各一钱。破处生蛆，加细辛、青黛、蛇蜕各一钱，蛆即化为黄水滚出。在脑侧近耳边寒热作痛，加丹皮一钱，石枣、泽兰各二钱。目伤出血不止，用人乳饭内蒸过涂之。如黑睛脱出，用手掌趁热按进，将绢紧紧包住，三日不开。外用生地黄捣烂，贴退其血，内服主方加木贼草、石决明、菊花各一钱。目眶伤损，䁾肉脱出，用杏仁去皮尖嚼细，吐于掌上，趁热以绵裹筋头，按努肉上四五次，送安目内，再用鲜地肤子汁点之，自愈。如无鲜者，即浓煎熬膏亦可。后以清水调生半夏末，搽六七日，眉毛即生。目伤青肿，水调生半夏末涂，立愈。耳伤，加磁石一钱。鼻伤，加辛夷二钱，鳖甲三钱。颊伤，加独活、细辛各二钱。唇伤，加升麻、秦艽各二钱，牛膝三钱。舌伤，加石膏二钱，升麻三钱，用黄芩片贴舌上含之，以断其血。齿伤，加独活、细辛、谷精草；血流不止，用灯心紧咬，立止。左肩伤，加青皮二钱。右肩伤，加升麻一钱。喉项伤，加羌活、独活、谷精草各一钱。手伤，加桂枝、禹余粮各一钱，姜汁五匙。胸伤，加川贝三钱，柴胡一钱，枳壳二钱。乳伤，加川贝、百合各二钱，漏芦一钱。胸腹伤，强言乱语，加辰砂、茯神各一钱，远志一钱五分，金银箔十张，覆盆子二钱为引。吐黄水，加木香、木瓜、扁豆、大茴各一钱，大黄二钱，砂仁十四粒。左胁伤，加北芥子一钱，柴胡一钱五分。右胁伤，加北芥子一钱，升麻二钱。腹伤，加大腹皮二钱。如腹破肠出，加黄芪、鹿茸各二钱；其肠将手轻轻按入，不可犯指甲；其伤口用柿饼，众人嚼碎填塞，七日痊愈。若不便以手按者，用磁石末、滑石粉各二钱，米饮调服，其肠自入。如不入，将病人卧席上，四角用人擎定举摇，其肠自入。或以小麦煎浓汤，待冷，不令病人知，含噀其背，渐渐自入。不令与人相见，并止旁人说话。腹破脂膜出，用铜刀割去，伤口用竹刀夹住，十日自愈。肠入后，食羊肾粥十日，不可大饱。若伤口燥裂，以热鸡血涂之。腹伤倒肚（腹腔内容物）者，将病人横卧被上，被四角用人擎定扛悬，一头提起，一头放下，彼此下上，令病人左右转旋数次，其肚取归原处矣。小腹伤，加小茴一钱，槐花二钱。背伤，加香附、木香各一钱，羌活一钱五分。腰伤，加木鳖子一个，杜仲、牛蒡子、破故纸、小茴、白芷各一钱，大茴八分，巴戟二钱。臀伤，加白蜡、自然铜各二钱。肾囊破，睾丸跌出，血筋未断者，将手轻轻托入，用桑白皮取丝成线，以针缝合其皮，外用生肌散涂之；如睾丸坠地，无血筋相连，取起捣碎，早米饭捣糊为丸，空心黄柏汤送下，伤口仍用上法缝之，三五日如旧。寒热发搐，咬牙唇口牵动，加天麻、升麻各一钱，柴胡八分。囊肿痛，不愈饮食，少思，加人参、白术、柴胡各一钱。两足腿伤，加牛膝二钱，木瓜、苡仁、五加皮、槟榔、石斛、苏梗各一钱。伤口作痒，加干葛一钱，防风、荆芥、连翘壳各一钱五分，赤芍二钱。血出多瘦弱，加人参、麦冬各一钱。烦躁不止，加柴胡五分，丹皮一钱，面黑喘急，加人参五分，苏梗一钱。脓出，口噤流涎，加人参三钱，柴胡、升麻各一钱。脓出不干，加滑石、苍术各一钱，白术一钱五分。手足微搐，眉目微动，加钩藤、柴胡各一钱。手撒目闭，汗出如雨，加人参一两，附子五钱。眼开能言，气不相接，加人参、黄芪、白术各一钱。

外敷生肌散：炙乳香　炙没药　白芷　赤石脂　儿茶　龙骨　猫头骨　五倍子各一钱　共研细末。

补唇方法：龙骨　乳香　没药　白蔹　白及　文蛤　黄连　黄柏各三钱　麝香少许　人乳调敷。先将麻药敷缺处一刻，再用竹片夹住两边缺弦，用快刀削去薄皮，将绣针二枚，上下合正拴定，用线紧紧扎住，外敷药散。三四日后，其肉生牢，去针，又用药掺针孔处，痊愈。若新打破者，不必用麻去皮，依法敷药即效。

破伤总录

夫刀伤虽易实难。筋断腹破，皮连骨削，刺入骨间，箭镞断在肉内，或破后伤风，如此等症，最宜良手。皮开而长者，必用细针将两边新破皮慢慢扯合，以针拴好，内外搽药。不可用膏药贴盖，恐败血成脓，肉烂难敛。如燥痛时，以猪油或麻油拭之。腹破肠出者，令平卧避风处，先用油搽伤口四旁，缓缓将肠送入腹内，用药线将皮缝好，然后敷药。三日内不可转侧，须待药气流通，不见疼痛方可。箭镞断骨肉间者，须用麻药服之，使不知痛，庶可钳出。若小刺不出，以黑宝散敷之，即出。指节或骺骨被伤而偏者，或连皮屈折者，必要伤时理正。若至溃，则不可整矣，敷贴扎缚，均须仔细，勿令粘连，至后成脓。老年虚弱羸瘦，不忍痛苦者，须以救生为本，不必定施整理也。凡头上伤，或筋管穴通之处，血来必涌，须预调备止血之药。打开看时，内有碎骨断发等类，必要尽行取出，速以药敷好。必用玉贞散盖护，防其伤风。烂坏者，用收敛药，至肉满不得结痂。肌有小孔，流脓不合者，必有碎骨，或芒刺断发之类，潜住新肉故也，必用乌金膏、三品锭插入，溃开好肉，细察取出，方能收敛结痂，或生丁或内有脓窠者，亦用此法治之。刎断喉者，伤及内喉。饮食不进，则难治矣。先以血竭末散内喉四旁，勿令漏入喉管，以桑线缝合外皮，再用风流散，盖一层补血膏贴之。四围周密，不可泄气。内服参竹饮，以接元气。并清气血之药，自然痊愈。

玉贞散： 南星 白芷 防风 天麻 羌活 白附子各等分 为末。敷用护风，亦可调服二钱。

风流散： 降香节四两 血竭二两五钱 苏木二两 乳香五钱 没药三钱 龙骨二钱 红花一钱 桔梗少许 灯心一把 孵成形鸡蛋十个（连毛醋煮，黄泥封固，文武火煨） 各为细末，和匀再研。干掺止血。止后燥痛，用清油调敷。血不止者，以血竭末独敷立止。

整骨接骨夹缚手法

夫脑者，诸阳所聚，其太阳、囟门、脑盖骨等处，一有破伤，即性命所系，宜分开其发，寻看伤处，剪去近伤之发，方好用药。若血涌出，用灯心嚼成团，蘸桃花散塞之，无不止矣。小则不必，若或臭烂，先煎消风散服之，又煎辛香散洗之，洗时切忌当风处，犹恐寒热增重难医。若头面皆肿，此风入里也，宜服消风散。患处有肿，用蜜调圣神散，或姜汁醇酒调贴亦可。若髓出，用安髓散清茶调敷，二药合用尤妙。若脑骨沉陷，用白金散，加淮乌散贴之，即时吸起，服药取效。

夫面有七孔，眼居第一，为人生一世之最要者，治宜详慎。如睛出胞外者，趁热送入，但用圣神散贴，退其血与肿，内仍服药。若黑睛破水出者，其目必坏，若翻转在胞内，可轻轻拨转归原，亦用圣神散贴之。若血侵睛，用桃柳嫩枝、生地黄、地龙煎水，浸猪腿精肉，贴眼上，秘传。常服活血注痛散，及清头面药，余皆照外伤见血治之。

夫颊骨脱，令患人坐定，揉以百十下，令口张开，医者以两手大拇指入口中，合手掇定，往下一伸，复还上一送，即入白矣。仍用手巾兜住，一时可解。

夫牙床骨被伤，用手揣搦，令相按归原，用圣神散贴之，外用绢手巾兜住下颊，直上缚在头顶上。牙落者去之。摇动者以箸拨正。血出不止，用五倍子、白矾煎汤，含口中止之。以米汤调白金散噙化，或用桃花散塞之。

夫头颈从高坠下缩者，先用消风散，或住痛散，加痹药昏昏散服之。令患人仰卧，用绢带兜其下颊，直上头顶，再将头发解伸，同绢带拏作一把，令其头睡得平正，医者坐于地下，伸直两脚，踏患人肩上，用力徐徐拔伸，归原合好。用生姜自然汁、韭汁、酒、醋调圣神散贴之。绑缚牢固，常服寻痛住痛散取效。

夫肩井栏骨折断者，先用消风散、住痛散，加痹药昏昏散服之。揣搦相按归原，次用蜜调圣神散贴之。却用毛竹一节，长短阔狭，以患处为度，破开两片，用一大片，削去楞角，阑入骨，用绵絮一团实股下，以绢带从股下缠至那边肩上扎住，服药取效。

夫肩膊饭锹骨破伤出者，以消风散住痛加痹药服之，次削甲办药，用手巾袱蘸辛香散药汤，洗盒其肩上，以舒其肩骨。令患人侧卧，以一人立其面前，带伸患人之手，与肩并齐，以足撑开患人之胁，如此则伸骨而易入也。医者居其肩后，用手搦令患骨相接，要摺试其手，上至脑，下脑后，又过胸前，令其掌于心脘下，不许摇动。却用姜汁、韭汁调圣神散贴之。用纸裹杉木皮一大片，按住药上，用绢带一条，从患处胁下绑至那边肩上。其大杉木皮亦要穿数孔，庶好掺湿内面药，日服加减活血寻痛散取效。

夫肩胛骨脱出腕外者，此骨下段是杵，上段身骨是臼，治法先用住痛散加痹药服之，次削甲办药。用布手巾袱蘸辛香散药汤，盒洗患处，令筋骨舒软。如左手骨脱者，令患人卧，一人坐其左膝之侧，曲其左足，踏患人左胁下，用带绑住患人肘上，系于坐者腰间，坐者以手扶平患人之肘，却低头向前，倒腰向后，用力徐徐拔伸患人之骨，按正入于胁下。如骨脱向内，敛胁不开者，令患人侧卧于地，用踏脚凳一条，夹其脚背，令其转动，着一人曲腰坐于凳子上，用绢带绑住患人肘股，上悬于坐者之肩，伸脚踏患人胁下，然后抬肩带肘，徐徐用力拔伸患骨，用手按正其肩腕，务要摺转，又试其手，上到脑后，下过胸前，反手于臂，方是归原，然后调圣神散贴之。用绢带一条，从患处绑至那边胁下缚住，又一条从患处胁下绑至这边肩上，亦用绵絮一团，实其胁下，方得稳固。日服消风散、住痛散取效。

夫两臂骨折断或破碎者，先用消风散住痛散加痹药服之。用杉木皮三片，削去粗皮，掐令微薄，如指面大，长短以患处为则。用绵纸包束粘定，用油透甲纸上，用左绑绳四部，编成栅子，如此通漏，内面药干，庶可掺湿。编毕，用热药汤盒软其筋骨，令患人卧于地，用绢带缚患人肘臂，系于医者腰间，医者坐其膝侧，双手捉定患肘，脚踏其腋下，倒腰向后，徐徐用力拔伸断骨，用手揣令归原。以姜汁、韭汁、醋调圣神散，摊于油布上贴之。外用甲缚，宽紧如法，带兜其手肘，悬于项下，要时常屈伸，肘腕不强，否则日久筋强，难以屈伸。日服加减活血止痛散，若甲两头泡起，不可挑破，用黑神散油调贴即消。

夫两手肘腕骨骼，俗名胖静。若骨出于腕外者，先用住痛散加痹药服之，后用药汤盒软筋骨，令患人仰卧，医者居其侧，用绢带缚其臂，紧于腰间，伸脚踏住其腋下，捉住其股，倒腰徐徐用力拔伸，揣令相按归原，就以大拇指着力张按其腕中，余四指分四处托其胖静后，又用两手指托其骨内，却随摺试其曲肱，使能伸屈，其骨不再去，方是归原。试两手合掌一齐复旧方好，用油纸摊圣神散贴之。加甲，其甲要阔杉木皮一片，可托得胖脏过，其长要至上下臂骨腰间为则，杉木皮中间对脏处，剧一大孔，容脏尖转摺可动，其孔两旁皮弦，另用皮纸包束粘定，复用皮纸包束其甲，两头亦粘定，如此则可屈伸。用左绑纸绳，编上四部，先编大片居中作纸甲，两头各编绳两部，两旁余绳，复编小甲作两头短甲，其短甲编作上下两截，每编绳两部，将上截甲绑住上臂骨上，下截甲绑住下臂骨上，腕间各空二分，庶甲不相撞，屈手无碍。日服活血止痛散取效。

夫两手腕骨断，极难调理，用药不可过凉。夹后不可时常兜挂项下，要时常屈伸。坐则令其舒于几案之上，或屈或伸。卧则令其舒于床席之间，时上时下。三日后令其摺转，上过脑后，又反手转于背上，渐渐摺试，方是活动归原。若过三日，能如此转动，亦不为迟。纵有肿贴药，切忌过凉，恐筋寒贴肉，难伸难屈也。

夫两手背骨折断而碎者，服盒如前，令患人仰卧，医者坐其膝侧，伸脚踏患人腋下，左手托住患人中间三指，同作一把，着力拔伸，右手揣令归原，即与贴药。加夹用杉木皮一大阔片，可托掌背过骨，其长短从臂骨中间起，至掌背拳尖骨为则，杉木皮中间对腕骨处剧一横孔，令可屈伸。又用杉木皮数小片，如指面大，其长从臂骨起至掌边上，又两小片夹臂侧边者，略长半寸，各用纸束定。用左绑绳五部编之，将两部缚其托掌背大甲，并两臂侧小甲梢，其中一部，缚于大拇指根。掌两边弦上，其骨按得牢，外四部皆要宽舒，用带悬于项下。三日后，亦要摺转，屈伸活动，服药取效。

夫两手掌骨碎肉烂，服盒如前，揣正相接，用麻油调白金生肌散贴之，用蜜调圣神散敷。四围纸裹，用杉木皮一大片，按于掌上，又将纸裹软竹箬一大片，盖于掌背，用手巾绑缚如法，不必服药可也。

夫手指骨断者，先整筋骨合皮，用桃花散止其血。以竹箬软者一大片，要包得指头过，纸裹定，用麻油调白金生肌散，摊箬纸上，包束患指，用帛缠之，次日药干，再用麻油透润，三日后，再用麻油调白金生肌散贴之，仍服活血止痛散取效，或蜜调圣神散贴之，亦可取效。夫肩膊骨脱出，如左用脱出，医者以右手叉其左手。右手脱出，医者以左手叉其右手。以膝跪其胁，用手带伸。如骨向上，以手托其上，要如故。搦软其手，可齐头上肩，方可贴药。以纸块实其腋下，用带二条，一条从这边肩上缠至那边腋下，一条从那边患处腋下缠至这边肩上，日服住痛散自安。

夫腰骨背脊骨折断者，令患人覆卧凳上，用大研米锤置于腹下，用绢带缚其两肩胛于凳脑上，又缚其两足于凳横档上，如此则鞠曲其腰，断骨自起而入也。再用曲扁担一条，从背脊趁直，压其断骨，徐徐按入，相接归原，然后用圣神散贴之。再用纸裹杉木皮一大片，按在药上，以暖肚紧紧缚之，日服加减活血止痛散取效。

夫两胁筋骨折断者，不必夹缚，日服加减住痛散取效。

夫两腿环跳骨脱出者，此最难治之症也。足短者易治，足长者难治，日服加减活血痛散取效。

夫两足腿骨折断者，盒服如前，令其仰卧，绑其胸腋，系于凳脑上。如右足患，直伸左足，竖屈右足，医者侧立右手凳弦边，楔其右足，踏患人右臀尖，一人以带系患人右足胫骨，正坐凳头，着力挽带，拔伸患骨，医者揣扪患骨归原，即按定双手，按住莫动，令伸其足，试者齐否，然后贴药，如法夹缚定。日服加减活血止痛散取效。

夫两足膝盖骨碎断，或斡脱者，服盒如前，用箍伞篾圈一个，其大要箍得膝盖骨住，四围绢包，旁安带二条。令患人仰卧，直伸其足，医者揣扪，相按居位，用圈子箍住膝盖骨上，缚定不解，后用圣神散敷于圈子内，外再用草纸裹束，则不污染，日服活血止痛散取效。

夫两踝骨及掌，斡脱而若蹒跚者，服盒如前。用杉木皮二大片，其长从小腿肚下起，至脚底为则，中间对踝骨处剐一圆孔，要箍得踝骨过。又用杉木皮一大片，要托得脚掌过，从趾下起，至静后转摺直上夹住后静，要留两旁边弦。又用杉木皮三四片，如指面大，编作栅拦子甲，夹住筋骨面前，大小杉木皮皆纸包油透如法，用左绑绳编。踝上两部，脚下两部，先拔伸患骨，揣正归原，夹之。其脚底用布兜掌前，系于膝下，令脚掌不直伸下，仍令脚掌时常伸屈，日服活血止痛散取效。

夫十足趾折断者，法与手指同。应用诸方开后。

圣神散： 淮乌　白芷　赤芍　白及　枇杷叶　芙蓉叶各三钱　韭根　韭菜各一两用姜汁、韭汁、老酒同调敷。

桃花散： 止血。大黄　黄柏　黄芩各五两　石灰半斤　同炒至灰如桃花色。退火收贮，候用。

消风散： 人参　防风　川芎　川朴　僵蚕　桔梗　独活　半夏　肉桂各一钱　羌活　蝉蜕　当归各一钱五分　南星　白芷各二钱　黄芩三钱　柴胡七分　甘草五分水煎，童便老酒冲服。

辛香散： 盒洗。防风　荆芥穗各十两　刘寄奴二两　独活　乳香　明矾　倍子苦参各五钱　柏叶　当归　白芷　银花　苍耳子　泽兰　细茶各少许　水煎，入飞盐一撮，洗之。

安髓散： 川芎　香附　白附子　甘草　白芷　相草　牡蛎各一两　共为细末，每服二钱，清茶调服。

白金散： 白芷梢一味为末，香油调敷。

淮乌散： 淮乌　川芎　白芷各等分　共为细末，姜汁和酒调服。

痹药昏昏散： 草乌一钱五分　骨碎补二钱　香附　川芎各一钱　共为细末，姜汁和酒调服，饮醋冷水即解。

住痛散： 杜仲　小茴　大茴各四钱　共为细末，每服二钱，老酒调服。

活血止痛散： 白芷　山甲　小茴　甘草各三钱　当归　川芎各二钱　独活　羌活

各一钱五分　木瓜　肉桂　淮乌各一钱　草乌　麝香各三分　共为细末，姜酒调，作一次服。

寻痛住痛散：乳香　没药　淮乌　川乌　川芎　山甲　木香　虎骨　自然铜　赤芍　紫荆皮各二钱　当归一钱五分　小茴　大茴　沉香　白术　桔梗　牛膝　乌药各一钱　枳壳八分　甘草　香附　降香节各五分　生姜三片　水煎服。

加减活血止痛散：当归　山甲　木瓜　牛膝各三钱　乳香　没药各二钱　独活　羌活　枳壳各一钱五分　小茴　甘草　淮乌　川芎　白芷　人参　大茴　血竭各一钱　肉桂八分　麝香一分　生姜五片　水煎，酒冲服。

黑神散：百草霜（即锅脐煤）一味，炒至烟尽存性，清油调敷。

轻重损伤按穴治法（计三十四穴）

天关穴：在百会前一寸五分。即前顶穴。督脉与涌泉通，属脾肺二经。

红花　当归　刘寄奴　赤芍　陈皮　苏木　续断　川芎　威灵仙　乳香　没药

如皮伤轻者，头上浮肿，其势反重。用原方治之。膏贴穴内，自愈。伤重者，穴内血有一块，反不浮肿，其势似轻，其血一阻，周身之血不通，伤血入脾经，一二日遍身如刀刺之，六七日转入肺经，腹即肿胀，十日后肺渐毙，至十五日准毙其内。医治用原方，将膏贴涌泉穴，约半月，其血流通即愈。打破者以象皮汤抹净，不可惹头发在内，掺药红玉膏收之，煎药原方加骨碎补。

百会穴：天关后一寸五分，顶中央旋毛陷中。乃天关顶门交界之所，受伤时看近何穴，照何穴治之。

顶门穴：在百会后一寸五分，即后顶穴。督脉，属心、脾二经。

当归　红花　威灵仙　枳壳　乌药　陈皮　赤芍　泽兰　五加皮

伤轻者，将膏贴穴内，煎药用原方。伤重者，伤血即入心经，眼胀头痛，口发谵语，第三日转入脾经，遍身赤胀，原方加三棱、蓬术。不可用破血药，第七日还入心经，则无救矣。若打破出血，仍喷不止，用四生汤治之。后用掺药红玉膏贴之，血止后，用附子、肉桂等热药敷之。

天星穴：在入后发际一寸，大筋内宛宛中，即风府穴。督脉。

泽兰　红花　归尾　三棱　川芎　桃仁　续断　乌药　陈皮　蓬术　五加皮　骨碎补　赤芍　苏木　姜黄　紫苏　木香

看伤轻重，以此方加减用之，若打破出血不止，急用四生汤止，用象皮汤抹，掺药以红玉膏盖之。

眉心穴：在两眉头陷中，即攒竹二穴，一名员柱，一名始光，一名光明。足太阳，属心、肺二经。

泽兰　红花　归尾　草决明　乌药　银花　续断　三棱　莪术

受伤不论轻重损破，若不医治，一百二十日即眼前清盲。

耳后穴：在耳后青脉中，即瘦脉二穴。手少阳三焦经。

川芎　薄荷　当归　姜黄泽兰　五加皮　乌药　莪术　三棱　肉桂　骨碎补　陈皮

伤轻者，七日耳内流血死。伤重者，三日七窍流血死。其药宜重剂，二三分伤者，不医后必发毒，左为夭毒，右为脱疽。先用原方清理，出毒之后，以十全大补汤调治，外用肿毒药治之，其毒由损伤发者，其色紫黑，不由损伤发者，其色红白。

骨枕穴：在后顶后三寸，强间后一寸五分，即脑户穴。督脉，属心、肺二经。

当归　骨碎补　陈皮　银花　乌药　泽兰　赤芍　红花　威灵仙　续断　五加皮川芎

伤重者，七日头颅胀而死，甚者爆碎而死；伤六七分者，满头胀痛，用原方治之；三四分伤者，不医发毒，名为玉枕疽。其色初起白，有脓反红，切不可用刀，须用巴豆半粒，捣烂，安膏上贴之，半刻自穿。若不出脓，用火罐拔之，有鲜血流出可救，无鲜血再用火罐。有血则生，无血不治之症。可救者，出毒之后，服八珍汤数剂，后服十全大补汤。脓黄者脾经，脓清者肺经。

转喉穴：在颈直人迎夹天突陷中，梭子骨尖上横左一寸，再直下一寸。足阳明气舍穴，属心、肺二经。

红花　乌药　藿香　石斛　当归　姜黄　陈皮　五加皮　丹参　赤芍　续断

受伤入刀刺，有时痛有时不痛，重者七日喉闭而死。治法当用葱姜熨数次，煎药加肉桂、石蚕即好，轻者不医，后喉必痛，用清凉药治之。

闭气穴：与转喉同，亦即气舍穴，左为转喉，右为闭气耳。足阳明，属心经。

泽兰　枳壳　红花　乌药　生地　丹参　陈皮　木通　赤芍　续断　木香

伤重者，即刻闷倒，周时内用原方易治，过期难治。先将枳壳煎汤，磨金沉香服之，后用原方，照前法葱姜熨之。

泰山穴：离梭子骨四寸六分。属心肝二经。

红花　当归　续断　赤芍　元胡索　乌药　泽兰　陈皮　秦艽　丹参　茯神远志

伤重者，即时发喘，十一日死；轻者不喘，二十八日亡。当日医用原方，二三日医加破血药，缓治之，外亦以葱姜熨六七次，病稍退轻后，用养血行血药服之即好。

心井穴：在心窝内软骨上，即鸠尾穴。任脉，属五脏。

木香　半夏　泽兰　红花　当归　陈皮　骨碎补　银花　乌药　赤芍　肉桂石斛

伤时不论轻重，积血皆重，伤重者三日死，轻者七日死，俱用原方加五加皮，外照前法葱姜熨之。极轻者不医，伤血积入脏腑，后必发出，伤入心经，则成心痛，用心痛方治之。入肝经，浑身发疮，用枳壳、鸡子煎红玉膏抹。入脾经，则成痢疾，用枳壳、苏叶、楂肉各五钱煎，将砂糖冲入服，入肺经，则成痰火，用苏子、萝卜子、菠菜子各一两，白芥子三钱去壳，共为末，以米糖在饭锅上蒸化，将药末三钱调入糖内候冷，白汤送下，每日一服，连服数日而好，凡久年者皆效。入肾经，则成白浊，用三圣丸治之即愈，凡遗精梦泄者皆效。

对门穴：在蔽骨下一寸五分，巨阙旁各开二寸，即不容穴。足阳明，属心、肺二经。

木香　当归　赤芍　泽兰　陈皮　乌药　秦艽　红花　肉桂　姜黄　藿香　元胡索

伤重者五日死，轻者四十九日死。俱用原方。若呼吸稍痛，加苏木、生地各三钱。

扇门穴：与对门对，男人左对门，右扇门，女人左扇门，右对门。足阳明，属肺经。

泽兰　红花　当归　五加皮　乌药　陈皮　姜黄　续断　赤芍　威灵仙

伤重者，浑身发热气断，口齿皆焦黑发臭，七日死，口舌必烂，不烂用原方，若烂加门冬、萆薢、射干、玄参。轻者，四十九日，咽喉闭塞，饮食不能进而死。

血浪穴：在乳直上二寸，即膺窗穴。足阳明胃经。

红花　刘寄奴　归尾　陈皮　赤芍　姜黄　乌药　银花　五加皮　续断　骨碎补

伤重者浮肿，轻者但痛不肿，俱六十日死，重者原方加桃仁、苏木，或加大黄，轻者只用原方。

丹田穴：在脐下一寸五分，即气海穴。任脉，属肾经。

红花　当归　泽兰　续断　威灵仙　赤芍　木通　猪苓　泽泻　乌药　陈皮姜黄

受伤痛如刀刺，积血甚重，小便不通，用原方治之，过九日者不效。

期门穴：在乳下第二肋端蔽骨下一寸五分，巨阙旁三寸五分，不容旁一寸五分。足厥阴，属心、肾二经。

红花　当归　骨碎补　乌药　陈皮　威灵仙　姜黄　肉桂　刘寄奴　五加皮　三棱　莪术　赤芍

重者三日即死，轻者二十二日死。当日即医用原方，第二日原方加半夏，第三日外用葱姜捣烂铺伤处，用火熨七次，原方去三棱、莪术，加归尾、桃仁，破血为主，破之仍痛，用大黄下之自愈。

章门穴：在期门下五寸五分，直脐端。足厥阴，属肝、肺、心三经。

红花　当归　续断　泽兰　赤芍　骨碎补　乌药　陈皮　银花　五加皮　姜黄威灵仙　三棱　莪术

伤重者五日死，轻者九日亡。二三日医用原方，四五日医原方去三棱、莪术，加肉桂、附子，然附子看人禀气，厚者可用，薄者不可用。若肿痛不住，加破血药破之。仍痛，用葱姜照法熨六七次，再加升降之药服之。

七劳穴：在期门下二寸，即腹哀穴。足太阴，属肝经。

赤芍　泽兰　当归　红花　乌药　五加皮　陈皮　骨碎补　姜黄　威灵仙　银花　肉桂

伤重者七窍流红，轻者发狂，伤左边者左臂不能动，右边者亦然。重者用原方治之，不退加三棱、川芎、香附、元胡索，去威灵仙。轻者原方加桔梗、苏木，再轻者只加苏木，俱照前法葱姜熨之。七孔流血者，一日即死，初流时用四生汤止之，缓用原方。

京门穴：在监骨腰中季肋，本夹脊也。期门穴下三寸二分。足少阳，属心、肝二经。

归尾　红花　续断　威灵仙　赤芍　五加皮　骨碎补　陈皮　乌药　泽兰

伤重者日半死，轻者三日亡，当日即医，原方加破血之药，二三日加大黄下之。

五定穴：在京门下四寸八分，即五枢穴。足少阳，属脾、肝二经。

当归　红花　泽兰　赤芍　五加皮　乌药　银花　骨碎补　三棱　莪术　陈皮桂枝

伤重者立发寒热，三次即死。一次者，照前法葱姜熨之，原方去三棱、莪术、桂枝，加肉桂、草乌；二次，除肉桂、草乌，加大黄、神曲；三次，去大黄、神曲，加桃仁、升麻、桂枝。其血稍松，去桃仁、桂枝，仍以大黄下之。轻者竟用原方。

伯劳穴：在大椎下二椎上节间陷中，即陶道穴。督脉，属五脏。

刘寄奴　红花　当归　姜黄　五加皮　乌药　续断　川芎　赤芍　骨碎补　陈皮银花

伤重发肿，其首俱不能动，用原方，膏上刺数孔贴之。伤轻不医，其伤反要传入脏腑。传入心经，呕血甚多。一方梨十斤，藕节十斤，捣烂，水煎成膏，白糖霜搅匀，每清晨服一盏，自愈。传入肝经，浑身发热，不能行动，两目昏花，口齿出血，先将热血药服数剂，后用凉药。传入脾经，身似蛇皮，发疯病，用蕲蛇一条，童鸡一只，干挦毛肠，不可见水，将蛇入鸡肚内蒸熟，去蛇淡吃鸡肉，即愈。传入肺经，似痰火而无痰，微有紫血呕出，先服四生汤数剂，后用六味丸，自好。传入肾经，似怯症，肾水阻滞使然，先用原方四剂，后服六味丸。

肺使穴：在第三椎下，两旁各开一寸五分，即肺俞穴。足太阳，膀胱经。

红花　当归　姜黄　三棱　莪术　肉桂　陈皮　乌药　威灵仙　赤芍　五加皮

伤时不疼不肿，浑身酸痒者无救，三日死。肿疼者可救，用原方，重者加桃仁，改归尾，甚者再加苏木。

膏肓俞穴：在第四椎下，近第五椎上，两旁各开三寸。足太阳，膀胱经。

防风　赤芍　当归　威灵仙　姜黄　银花　陈皮　桔梗　肉桂　乌药　柴胡

此穴平素负重肩挑，俱不能伤。倘或受伤，手臂不能举动，如脱样。须用膏药二张，一贴穴内，一贴肋下，用原方加升麻。

对心穴：在第七椎下节间，伯劳下六寸，即至阳穴。督脉，属心经。

陈皮　乌药　骨碎补　当归　红花　威灵仙　姜黄　肉蔻　五加皮　赤芍　三棱　莪术　木香　藿香

伤时顷刻闷死，不醒，微有气息。救法，在百会穴内，用艾火灸之，以醒为度，不可再灸，重灸头要爆开。醒时，用原方加桔梗。

命门穴：在十四椎下，对心下八寸。督脉，属心、肾二经。

归尾　杜仲　红花　泽兰　肉桂　赤芍　骨碎补　续断　五加皮　乌药　姜黄　陈皮

伤重者九日死，以原方治之即愈。轻者不医，后必发毒，名为肾痈，先去其伤血，后以肿毒药托之，稍松易治，不松难治，后必肾水耗尽自死。

鹳口穴：在尾骶骨上脊骨尽处。督脉，属肺、肾二经。

归尾　刘寄奴　红花　赤芍　陈皮　木通　续断　骨碎补　五加皮　五灵脂　乌药　泽兰

伤重者立时软瘫，不痛者凶，痛者次之。凶者须在伯劳穴灸三壮，后以原方治之，不医五日死。轻者不医，后发毒名鹳口疽，用黄芪汤治之，若出毒入内，不救。

海底穴：在粪门前阴囊后，即会阴穴，一名屏翳。任脉，属心经。

红花　当归　泽兰　续断　威灵仙　赤芍　猪苓　木通　泽泻　骨碎补　乳香　没药

伤处虚肿，积血甚重，小便不通，龟头肿胀，用银丝打通六寸，离龟头一寸上，用艾火灸，灸一壮，将银丝取出一寸，再灸一壮，再出一寸，如是四次，取出银丝，其血即出，再以原方治之。

环跳穴：在髀枢中大腿上骱。足少阳，属肝、脾二经。

归尾　银花　续断　生地　骨碎补　陈皮　五加皮　红花　木瓜　石斛　乌药　牛膝

伤重者不能行动，酸痛非常，腿足皆缩，用原方先服一剂，后熨九次，再以原方服之即愈。如伤轻不医，后必发骨疽，先用黄芪加之，后加香附，又以白术汤服之。

盖膝穴：在盖骨。

元胡索　丹皮　赤芍　续断　归尾　红花　骨碎补　银花　牛膝　乌药　五加皮　苏木

伤重者立刻坐倒，腿不能伸直，筋缩酸痛，用原方加升麻服之，一贴后，去升麻，加桃仁，破血为主，数剂即愈。

膝眼穴：在膝膑上内臁白肉陷中，即血海穴。足太阴，属心经。

归尾　红花　萆薢　泽兰　牛膝　五加皮　骨碎补　石斛　续断　乌药　陈皮　威灵仙

伤重者周身紫胀，周时即死，立刻就医，原方加苏木、桃仁。轻者三日嚼碎舌头而死，期内再加升麻、桂枝，照前法葱姜熨之。

膝底穴：在膝下内侧辅骨下陷中，即阴陵泉穴。足太阴经。

红花　乌药　归尾　骨碎补　木瓜　陈皮　银花　续断　牛膝　五加皮　赤芍　肉桂　泽兰　丹皮

伤重者，三日内不肿不疼，三日后其色发紫，已在内作脓，用原方治之。伤左用左方，伤右用右方。二三分伤者，人不知觉，虽其伤自愈，后伤血上行攻心，主一百六十日后中焦必发背，其毒先痛久，然后成形，其色胭脂，见形之后，反不疼，皆因伤血内凝之故。治法，先用内伤药一二剂，破血为主，后用肿毒药治之，但毒愈后，其腿无小肚子，不能行动，终成废人矣。

竹柳穴：在内踝上二寸，即交信穴。足少阴，属五脏。

归尾　泽兰　红花　赤芍　广皮　银花　续断　牛膝　木瓜　威灵仙　乌药　丹皮

伤重者原方治之，轻者不医，病有五种：伤入心经，痴呆发痫症，不省人事，治法于原穴内灸三壮，后在百会穴内灸三壮，先以原方服数剂，后以天王补心丹服之，即好。入肝经、胆经者，遍身虚黄浮肿（治法未详）。入脾经者，遍身筋骨缩，酸麻，治法用舒筋养血方。入肺经者，发佛顶疽，用上部活血药，服一二剂，再用肿毒药治之。入肾经者，小便流血。治法，原方去续断、牛膝、木瓜、灵仙、乌药、丹皮，加泽泻、木通、连翘、黄芩、猪苓、甘草治之。

脚住穴：在脚面上，有骨高起似豆之旁。

元胡索　当归尾　丹皮　赤芍　续断　红花　骨碎补　牛膝　生地　泽兰　陈皮　五加皮

伤重者立时痛倒，七日后入经络，七日先用原方。七日后加升麻、桂枝。伤轻者不医，变为脚发背，若用肿毒药治之，腐烂不能收功，须用补为妙，当用人参，在身边窝燥为末，掺上即好。不烂者，用养血药治之。

涌泉穴：在足底心陷中。足少阴肾经，属五脏。

泽兰　红花　当归　骨碎补　乌药　陈皮　生地　牛膝　肉桂　五加皮　赤芍　羌活

伤轻重者俱不知觉，顶重者其血不能流通大关，一周时遍身犹虫钻，原方加川芎即愈。若不医，伤入心经，则眼红鼻内流血，以生芥子煎汤先服，后以原方治之。入肝经则半身软瘫，犹如半身不遂，用原方加香附、元胡索治之。入脾经，则浑身发疮，犹如水泡，其泡穿作烂臭不可闻，先用活血药，加脾经引药治之。外以水龙衣（即螺蛳壳）煅灰研末，生鹅油调敷疮上即愈。入肺经，肺气胀痛，十五日转入脾经，即发流注（治法未详）。入肾经，则小便不利，小腹作痛，用原方去牛膝、羌活、骨碎补，加木通、猪苓、泽泻，小腹上用葱姜照前法熨之，立愈。

万应红玉膏：治破伤溃烂，不得收敛者，疮疡并治。

麻油二十三两　鸡子黄十个　血余三钱　黄蜡　樟冰各五两　黄丹六两

先将油煎极滚，下鸡子一枚，熬枯去之，又下又去，十枚尽后，下血余煎烊，以棉滤净，再入黄蜡，待沫净离火，用槐枝搅，入黄丹、樟冰，稍冷，入水浸一夜，出火毒，备用。不拘破伤疮毒烂孔，以旧棉摊贴，加细药末，临用掺之。

乳香　没药　儿茶各一钱　珍珠五分　冰片三分　共为细末，掺膏内贴。

又红玉膏：治同。

黄蜡　白蜡　乳香　没药各五钱　樟冰　血竭　轻粉　象皮　各四钱　儿茶二钱　熟猪油四两

将二蜡化去渣，取起入前药末搅匀，先以葱白汤洗净患处，拭干后，敷药，以纸盖，勿令见风。

白玉膏：治一切破伤极效。

冬熟猪油（炖烊滤清，每油七两，配白蜡三钱，搅匀听用）　铅粉四钱　轻粉二钱　冰片二分　制油二钱五分

搐匀，作膏贴之。

神效内伤丸：治瘀血内凝，烦闷疼痛者。

巴豆霜　甘草各三钱

以饮糊为丸，如麻子大，朱砂为衣，每服七丸，茶酒送下。

寻痛丸：治损伤疼痛难禁者，服之神效。

生草乌（去皮尖）　乳香　没药　五灵脂各五钱　麝香少许

共为细末，酒糊为丸，如芡实大，朱砂为衣，薄荷汤、生姜汁磨化服。

寻伤丸：治筋骨碎断者。

乳香　没药　苏木　川乌　松节　自然铜（醋煅）　降香　地龙（炒去油）　水蛭（香油炒炙）各五钱　血竭三钱　龙骨五钱　土狗（焙干）十二个

各为细末，每服三钱，热酒下。

顺风散：治损伤后，恶气上升，呕吐不止者。

大黄三钱　生地　熟地　川芎各五钱

共为末，每服三钱，空心温酒送下立效。

保命丹：治筋骨损伤，无分经络，定痛散血，立见神效。

白头地龙（童便制）二十四条　石蟹（酒制）三只　土狗（葱汁制）十二个　水

蛭（醋制）六条　地鳖虫（姜汁制）三百六十个

　　上各浸制为末，加乳香、没药、血竭各一两，天雷石（醋制七次，须预制去火毒）一两，米糊为丸，弹子大，作三十丸，每丸可救一人，胡桃、红花煎酒磨化送下。

　　又方：治伤后瘀血攻心，垂危欲死者，服之神效。

　　血竭　当归　百草霜　乳香　没药　官桂　大黄

　　好酒煎服。

　　保安万灵丹：治破伤风，寒热发噤，入里内陷者。

　　茅苍术八两　全蝎　石斛　明天麻　当归　炙甘草　川芎　羌活　荆芥　防风麻黄　细辛　川乌（汤泡　去皮）　草乌（汤泡，去皮尖）　何首乌各一两　明雄黄朱砂各六钱

　　上共为细末，炼蜜为丸，弹子大，每丸五六钱，朱砂为衣，葱白煎汤，乘热化开，通口服尽，被盖出汗为效，如无汗再服如前。

　　出处:《救伤秘旨》　清　赵廷海（兰亭）　科技卫生出版社　1958年

《伤科大成》

清·光绪·赵竹泉

序

　　常观天地间，九域之风土各殊，人生之性情亦异，不必外侵沴厉，内结忧思。在在有仓猝之患，命悬呼吸者，而欲化险为夷，回生起死，谓非医可乎，医非书得乎。医书之夥，汗牛充栋，独于伤科，略而不详，何也？盖沾沾独得者，深韬其秘，不肯流传。其与达己达人之意，不大相反耶。慨其忽遇跌伤者，与夫嚚悍之邦，人喜斗狠，一朝之忿，互相失手，忘身及亲。轻者皮破血流，犹可疗治；重者骱脱骨断，命在须臾。专赖医之手法，书之方药，以挽其危，不至累讼偿命，是使一命得全，即全两命，可无破产倾家，寡妻孤子，尤免邻里牵累无辜。伤科奥旨，顾可不讲乎哉！余常参汇医籍，遍访专家，四十余年，始获伤科抄本，细为校勘，择其精详，补其缺漏，加以经验之真，编辑成帖，颜曰《伤科大成》，欲公于世，爰付剞劂，使阅者如庖丁之解牛，心得手应。苟志存利济者，广为刊传，不仅城镇得沾惠泽，即穷乡僻壤，均可检书施救，庶被伤者咸登康寿之域。然则医门虽曰小道，未必非仁术之一端也已。

京江赵濂竹泉志

先看穴道吉凶

　　囟门　即脑盖，一名顶门，骨破髓出者不治。

　　节梁　即鼻梁，打断者不治。

　　两太阳穴　即眉梢角骨，不治。

　　突骨　即结喉骨，打断者不治。

　　塞骨　即结喉下，横骨上，空陷处，打断者不治。横骨下，人字骨，离一寸三分，为一节。受伤者，下一节，更重一节。

　　心窝　即人字骨处，又名龙潭穴，打伤晕闷者，久后必死。

　　丹田　脐下一寸三分之内，即膀胱也。倒插伤者不治，一月当亡。

　　卵子　捏碎及伤破者不治。

脑后骨　骨破者不治。

百劳穴　与塞骨相对，伤断者不治。

天柱骨　与结喉骨相对，伤断者不治。

两肾穴　在脊背与脐相对之左右，各离一寸三分，打破者，或笑或哭不治。

尾巴骨　打碎者不治。

海底穴　大小便两界中间，伤重者不治。

软骨　在两乳下，即食肚，倒插伤者不治。

气门　左乳上，动脉处，受伤则气塞，救迟者不过三时。

血海　右乳下，软肋打伤者不治。

两乳　左乳受伤者则咳，右乳受伤者则呃，皆不治。

看伤吉凶

一看两眼　两眼有瘀血者，则白睛必有瘀血之筋。血筋多者，瘀血必多；血筋少者，瘀血亦少。两眼活动者易治，不动者难治。

二看手指甲　以我手指甲，掐其手指甲，放手即还原色者易治，少顷始还原色者伤重。手指甲紫黑者不治。

三看阳物　不缩者可治，缩者难治。卵子缩者亦不治。妇人乳缩者不治。

四看脚指甲　与手指甲同法。

五看脚底　红活色者易治，黄色者难治，手掌亦同。

犯五凶象者不治，如犯一二凶象者尚可治。

凡人受向上打伤者为顺气；平拳打伤者为塞气；倒插打伤者为逆气，其症最凶。夫人身之血，随气转，气顺则血顺行，气逆则血逆滞，血滞则病成。何堪加以骨碎筋断，其不至殒命，与成残废者，亦大幸事。全赖医者有旋乾转坤之力也。盖前心与后心相对，伤久成痨，小腹与膀胱相连，伤久成黄病。

死　诊

左（心、小肠、肝、胆、肾）、右（肺、大肠、脾、胃、命门）伤全体者死速。受伤在七日内者，当行血，至十四日后者，有瘀血在胸，或大肠作痛，当急进行血药。须看患者，手指甲黑否及足指甲黑否，黑则为凶。面黑者，肾有伤；肝脉数者，胸腹有瘀血，当必吐血。

气喘急，痰响者死；目直视或邪视者死；唇吊者死、失枕者死、口臭者死；耳之与鼻，有赤色者死；骨碎色青者死、气喉断者死、胸高者死、两手捏空者死、血出不止者死、血先赤后黑者死、痛不在伤处者死、肌肉腐者死。

脑骨破者死、两额角边伤者死、天柱骨断者死、耳后脑衣破者死、伤两太阳穴者死、伤耳前命门者死、头顶骨碎者死、眉毛内伤者死、护心骨碎者死、伤臂中跳脉者死；胸口、后背、两腰、阴囊、阴户、肛门、髀内阴股，老人左股压碎海底穴，大肠破出黑屎，小肠伤溺闭，心、肺、脾、肝、肾、卵子碎。凡伤重，口目闭，牙关紧，不进汤水，痛极难忍者皆死。

六脉沉细虚小者死，浮大数实者死，血出过多，脉微缓忽绝者死。

凡伤重口眼闭，不出言语者，即以牙皂末吹鼻孔，得嚏即能开口。如无嚏，以灯草蘸井水，粘牙皂末，点鼻中得嚏，即吐痰者可治，否则不救。随取韭菜白梗捣汁，和童便炖热，灌入口内。口纳者可治，不纳者不治。如纳后，同瘀血吐出者，辨其轻重，先服砂仁泡汤，冲吉利散，次投清心和气汤，外贴损伤膏。伤过重者，头疼昏迷，又不吐血，急将韭白汁和陈酒服之。如骨碎筋断者，以封口药护之。小便闭者，以琥珀散通之。如腹中作痛，内有瘀血，用大黄散行之。

跌打压仆损伤者，须用引经药

上部（用川芎）、手臂（用桂枝）、背脊（用白芷、藁本）、胸腹（用白芍）、左肋（用青皮）、右肋（用柴胡）、腰臀（用杜仲）、两足（用木瓜）、下部（用牛膝）、膝下（用黄柏）、周身（用羌活）、顺气（用砂仁、青皮、木香、枳壳）、通窍（用牙皂）、破血（用桃仁、苏木、乳香、木通）、活血（用红花、茜根、三七、川芎）、补血（用生地、当归、白芍、丹参）、接骨（用川断、五加皮、骨碎补、杜仲）、妇人（用香附）。

大都男子，气从左转。伤上部者易治，伤下部者难治，以其阳气上升也；女人血从右转，伤下部者易治，伤上部者难治，以其阴血下降也。先以砂仁泡汤，和吉利散服之，再进顺气活血汤，复以砂糖花酒，下和伤丸五粒。

伤肩者，左边则气促面黄浮肿，右边则气虚面白血少。使患者低坐，一人抱住其身，将手拔直，用推拿法，令其筋舒。一手捏其肩，抵住骱头，齐力拔出，然后弯曲其肘，骱内有响声，乃复其旧位。用布条扣臂于项下。服行气活血汤，一月完全。

伤背者，五脏皆系于背，虽凶则死缓。先服吉利散，次以砂糖花酒，送和伤丸五粒。如骱骨脱出，腰硬痛极，用竹六根，扎为两个三脚马，排于两头，上横一竹，系麻绳圈两个，使患者两手攀圈。每足踏砖三块，医者将后腰拿住，各抽去砖一块，令患者直身。又各去砖一块，如是者三次，其足著地，则骨陷者能起，曲者能直。先敷定痛散，外贴皮纸，铺以艾绒。次以杉木四根，宽一寸，厚五分，长短照患处为度，俱在侧面钻孔，用绳穿贯，裹于患上，加布扎紧，两边令端正。只可仰卧，如无气者，使患者盘坐，揪其发，伏我膝上，轻拍其背心，使气从口出得苏。如胸前不直者，亦用竹架攀圈法。

伤胸者，胸为气血往来之所，伤久必咳嗽，高起满闷，面黑发热，主四日死。先进疏风理气汤，次以行气活血汤。从前面碰打跌伤胸膛者重，从后面者轻，用手法按摩之。心坎上横骨，第一节伤者一年死，第二节伤者二年死，第三节伤者三年死。

伤肝者，面紫眼赤发热，主七日内死。先投疏风理气汤，次以吉利散，后服琥珀丸。

伤心口者，面青气少，呼吸痛甚，吐血身体难动，主七日内死。先进疏风理气汤，次服和伤丸，时时饮百合汤。

伤食肚者，心下高肿，皮紧阵痛，眼闭，面与口鼻黑色，气喘发热，饮食不进，主七日死。先进疏风理气汤，次以和伤丸。

伤肾者，两耳立聋，额黑面浮白光，常如哭状，肿如弓形，主半月死。先服疏风理气汤，次以补肾活血汤，再投吉利散与琥珀丸。

伤大肠者，便后急涩，面赤气粗，便后有红者，伤重，主半月死。先进槐花散，次服吉利散，后以和作丸。

伤小肠者，小便闭塞作痛，面肿气喘，发热口干，口有酸水，主三日死。先以水酒各半煎服疏风理气汤，次以吉利散，后送琥珀丸。

伤膀胱者，小便肿胀涩痛，不时滴尿，发热，主五日死。先下琥珀丸，次以行气活血汤。

伤阴囊或阴户者，血水从小便滴出，肿胀痛极，昏沉不醒，主一日死。先与琥珀丸，后进行气活血汤。

胸与背皆伤者，发热咳嗽，面白肉瘦，饮食少思，主半月死。先进理气汤，后以和伤丸。

伤气眼者，气喘痛极，夜多盗汗，身瘦肿胀，不安食少，主一月死。先泡砂仁汤和吉利散服，次以酒煎补肾活血汤，后进和伤丸。

伤血海者，口常吐血，胸与背板硬作痛，或血妄行，主一月死。先进行气活血汤，次以吉利散，后服药酒而安。

伤两肋者，气喘大痛，睡如刀割，面白气虚，主三日死。先以行气活血汤，次进和伤丸。如筋骨断者，敷定痛散，贴损伤膏，用布扎数转，服接骨药。

两肋非打伤自痛者，乃肝火有余，当以清肝止痛汤。

有清痰或食积流注两肋作痛者，先以清肺止痛汤，次服吉利散。

登高跌仆，血瘀两肋作痛者，急进大黄汤，次投吉利散。

醉饱房劳者，多元气不足，肝木克胃土，使胸脘连两肋作痛，先投归原养血汤，次以十全大补汤。

有伤擦或时邪发热，觉两肋痛者，此肝胆二经受邪，治以小柴胡汤。

左肋痛者，血瘀与气滞也。先以行气活血汤，次下琥珀丸。

右肋痛者，痰与食积也，先以化痰消食方，次服活血止痛汤。

伤处嫩红高肿作痛者，乃瘀血为患，寒热交作，日轻夜重，兼之腰痛。肥人多气虚，瘦人多郁怒。急下琥珀散，次以和伤丸，后进药酒而安。

接骨摸法

用手细摸所伤之处，或骨断、骨碎、骨歪、骨整、骨软、骨硬，或筋强、筋柔、筋歪、筋正、筋断、筋走、筋粗、筋翻，或为跌扑，或为闪错，或为打撞，然后依法治之。

接　法

接使已断之骨合拢，复归旧位，陷者复起，碎者复完，突者复平。或用手法，或用器具，分先后而兼用之。

端　法

用两手或用一手，擒住应端之骨，或从下往上端，或从外向内端，或直端，或斜端。骨离位者，以手端之，送入其臼，不使歪斜，而骨缝方合，庶愈后无长短之患。

提　法

提出陷下骨如旧，有用两手提者，有用绳帛系高处提者，有提后用器具辅之，不使仍陷者。倘重者轻提，则病不愈；轻者重提，反加新患。

按摩法

按者以手往下抑之，摩者徐徐揉摩之。因损伤皮肤筋肉，肿硬麻木，而骨未有折断者。

推拿法

以手推之，使还旧位。有用两手或一手捏定患处，缓缓以复其位。或因筋急难于转摇，或筋纵难运动，或骨节稍有错落，不合缝者，当推拿以通经络之气血。

接骨入骱（骨之小筍也）用手巧法

凡人之头无骱，亦无损折，只有跌打碎伤等症。若脑浆出者不治，骨青者难治，碎骨如粟米大者可治，过大者不治。接骨入骱者，两手捏平其筋骨，复于旧位。或先拽之离而后合，或推之就而复位，或正其斜，或完其缺。且骨有截断、碎断、斜断之分，骱有全脱、半脱之别，筋有弛纵、卷挛、翻转、离合各门，在肉内者用手摸之自知。盖伤有重轻，接拿有合宜不合宜之法。故愈有迟有速，而得完全或遗残废者，总责乎手法也。然体质壮者易愈，元气弱者难全，若手法再误，万难挽回。夫骨既断，必使合拢一处，复归原曰。出血者敷止血散，使血不流，再敷金疮药。用杉木板绑缚撑抵断处，方不移动矣。辨明骨有断为两截者，或折而陷下者，或碎而散乱者，或岔而旁突者，分其形势接拿，使断者复接，陷者复起，碎者复完，突者复平。有皮肉不破而骨断者，动则辘辘有声；或骨受伤未断者，动则无声；或碎骨在肉内者，动则淅淅之声。后必溃烂流脓，待其烂脱离肉，箝去碎骨，掺生肌药，外贴损伤膏，亦用绑缚，始可完全。

大凡治法，先煎代痛散熏洗，然后将断骨拿直，令其相对，平正按摩，果然照旧不歪，敷定痛散，铺盖艾绒，绑以杉木板，加布条扎好，取其紧直，使骨缝无绽离走脱之患。过四五日放绑复看，如其走脱，仍依前法扎紧。百日内换绑二十余次，内服接骨药。

凡断臂与断膊，断腿与断胻，治分上下，器具照形体变化。有筋全断者，则缩于肉里，无用巧能接之理。若断而未全断者，外敷续筋药，内服壮筋养血药。

跌打碰伤头颅猝死者，身虽僵直，口鼻尚有出入气，心口尚温跳动者，使患者盘坐，揪其发，伏我膝上。伤处先敷定痛散，随以火纸卷条点火，令烟熏其口鼻，通和脏腑血脉之气。待口中出声，以热陈酒和灌定痛散，或炒萝卜子泡汤灌之。外用手摩其胸腋，并托其手腕，频频揉其两手脉寠。被伤之筋脉强硬，得揉摩而心脉和运，命脉流通，即可回生。若伤重已死者，用白布缠其头，以木棍长尺半，圆如钱大，轻轻拍其足心，再提其发，令项正直，舒其经络。如皮未破，骨碎膜穿，血向内流，声哑不言，面青唇黑者，不治。或顶骨塌陷，七窍出血，身僵昏迷者不治。惟皮开肉绽，血流不止者，先止其血，服补气养血药，当戒欲避风。如染破伤风，牙关紧闭，角弓反张，即进疏风理气汤，俟身不发热，与补中益气汤。

伤囟门肉肿皮未破者，昏沉不语，扶起正坐，以葱汁和敷定痛散，次以粗纸蘸醋贴药上，烧小熨斗烙纸上，内觉热痛，口出声为度，去药贴损伤膏。如皮破血流不止，骨陷筋翻者不治。

凡伤头顶、两旁棱骨、额骨正中、两额角、眼眶骨、颧骨，均照囟门伤治法。

打伤眼珠落出者，先以银针蘸井水，将收珠散点红筋，次用青绢蘸温汤挪进。即服还魂汤，再投明目生血饮。

鼻梁骨断者，先捏正断骨，掺以止血丹。如鼻已伤，落下者，急趁血热，蘸发炭末粘贴原位，不可歪斜，加绢条扎紧，迟则血冷不能粘，服壮筋续骨丹。如骨未碎断，只贴损伤膏，服吉利散。骨碎内膜破者，口鼻流血者不治。

砍跌打落耳朵，或上落下粘者，或下脱上连者，急拈正，用封口金疮药。若全落下者，急蘸血余末贴原位，将两耳相对，次以竹片夹紧，加布条扎好。如耳门骨伤重而体素亏，昏沉者不治。

口唇豁开者，先掺麻药，急以小箍箍牢，油丝线穿合其缝，不可歪斜。掺金疮药，贴损伤膏，外以绢条在唇上扎，向脑后缚定。服活血止痛散，常饮稀粥，不可言笑及呷食物。如血已冷，先敷麻药，以刀尖剐破，血出时急蹤合。须手快为妙，仍服前药。

口含刀误割其舌，将断未落者，急用鸡蛋壳内衣贮其舌，蜜调敷止血定痛散，频频添换。使患者仰卧，稀粥灌饮，不动其舌，则易愈。或戮伤上腭正中之孔，面肿色青，血流不止，痛连脑髓。若伤会厌，昏沉不语，痛连心膈，急研铅粉、冰片吹患处以止其血，再用蟹黄、血竭煎汤，每日口漱三十次，内服定痛散。

下颏一骱脱下者，遂不便言语饮食，其骱如剪刀股样。先以布包手大指入其口，余指抵住下边，轻轻捺下，用力向上一推，而进骱有响声，齿能合者复位，多得于肾虚者。外加布条兜裹于项后，常进补肾养血汤，次进补肾丸。

颈项骨难于损折，有登高倒跌，损骨外出者，重者三时死，轻者捏平其骨，相对原筍，贴损伤膏，次以布条连肩背络之，投砂仁泡汤煎吉利散。

缺盆外锁子骨伤断者，先拿胸骨将肩头向内合之，揉摩断骨令其复位，加带挂肩于项，敷定痛散，不可摇动，服接骨药。

肋骨断者，骨不能对，须捏骨平正，外贴损伤膏，内服壮筋续骨丹。

肩骱与膝骱相似，肩骱落下，手不能举。将上一手擒住其肩下，一手拿住其手，轻轻转动，使其筋舒。再令患者坐于低处，一人抱住其身，将手拔直，用推拿法。又两手捏其肩，抵住其臂骨，将膝夹住其手，齐力推上，骱内有骱声，乃复旧位，手自能举动。如无响声者，骱未能上，仍照前法而行。先以熟牛皮，长五寸，宽三寸，两头各开二孔，贯以棉绳，内贴损伤膏，加以棉花盖之。又用棉裹如鸡卵大，夹于夹窝内，复以牛皮夹紧肩之前后，加布缠好后，以扶手板，长二寸，宽四寸，两头穿绳，悬挂空中，令患者俯伏于上，不使其肩骨下垂。俟全愈方可撤板，若不依此法，后必遗残患芦节。服独活桂枝汤。

臂骱落出者，以上一手抬住其弯，下一手拿住其脉踝，令其手伸直，拔下遂曲其上，后抬其弯，捏平凑合其拢，内有响声，使其手曲转，搭著肩膊，骱可合缝矣。贴损伤膏，多以布每头钉带四根，裹扎臂骨，复以竹帘照患处大小为度，围紧布外，使骨缝无参差走脱之患，以引经药煎汤和吉利散。

　　手掌处腕骨被跌扑打伤，骱骨脱出者，腕缝必开。以两手先揉其腕，一手拿住其指，一手拿住其凹处，拔其手指，伸直手掌，曲起手骱，曲下一伸而上，骱内有响声，掌可活动，已复旧位。但骱出不用绑，如骨断者，先贴损伤膏，加布扎好。将阔板一片，撑住患里，再以木板四片，长三寸，加布扎紧，俟愈方去板，煎桂枝汤和吉利散。

　　手指有三骱，中节脱出者，拔出捏正，拈其指伸出挺直，一推即上，能屈能伸则愈。不可下水洗，以桂枝煎活血止痛饮。手指痛过于别处，若伤一指，痛必连心，中指尤甚。一染破伤风，外敷金疮药，内服疏风理气汤。

　　被人咬伤手指者，先以童便淋洗，捏去牙根毒气，用炙龟板灰末麻油和敷。又以纸蘸麻油点火熏之。如患处破伤风，进疏风理气汤。若刀斧砍斫伤者难治，臀处肉厚，骨粗，骱脱比诸骱难于擒拿合拢（又名胯骨）。若骱脱臼者，则触在股内，须用大力人四个帮扶，使患者侧卧，一人抱住其身，一人擒住膝上，先将臀骱拔直，上手擒住其腰，下手捧住其腿弯，将膝曲转向上，使膝近其腹，再令伸直，骱内有响声，即归旧臼。出左臀攀向右，向右拔直而上；出右臀攀向左，向左拔直而上。贴损伤膏，服生血补髓汤。

　　大腿骨骱脱者，一手擒住其膝，一手拿住其膀，上下拔直，将膝曲转，抵住臀瓣，骱内有响声，始为合拢。敷定痛散，服生血补髓药。

　　腿骨折两段者，先煎宽筋散熏洗。令患者侧卧于床，患足拿与无患足齐。贴损伤膏，用布二条，长五寸，宽二寸，裹膏药上。外以纸包杉木板八片，长七寸。又用布三条，与木板和扎齐紧。先进活血止痛散，次投壮筋续骨丹。

　　大小腿皮破骨断者，拿骨平正，贴损伤膏。用杉木板六片，长二寸半，上骨断板宽七分，下骨断板宽五分，加布扎紧，取其担力，不致歪走。此症痛极，先以止痛丹，后投壮筋续骨丹。

　　膝骱处油盏骨，在膝盖之处，其骱脱出于上者，使患者仰卧，一人抬起足踝。若出于左，随左而下；出于右，随右而下。医者缓缓双手挟擒，上手拿住其膝，下手擒住其足弯，使骱对膝上，手擒膝下，手向上一抬则上。贴损伤膏，服壮筋续骨丹。膝盖离位向外侧者，则内筋肿胀；向内侧者，则筋直起弯肿。看其骨如何斜错，依法捏拿，复其原位，服补筋药。

　　膝盖骨，名护膝骨，有伤为两块者，或三块。将两脚伸直，捏其骨平伏。用薄篾片照膝盖骨之大小做一篾圈，套于患上。次以布四条，扣于圈上，连膝弯扎紧。先贴损伤膏，服止痛接骨丹，不必换膏药。受伤足放床上，不可下地，半月后，用软棉放足弯处，逐日垫高，使弯曲如旧，常煮鸭食。又恐碎骨未长好，复行损伤，将马桶垫与床一样高以大便，不可下水洗。至全好，去篾圈。如箍月余，骨仍两片者，一生跛足，不可治。服当归汤：当归　乳香　没药　川断　陈皮　五加皮　生地　牛膝　骨

碎补　红花　木瓜　如发热，加柴胡、桔梗各一钱；发肿，加黄芩，水、酒各半煎，空心服。

小腿有二骨，一大一小，断一根者易治，断两根者难治。直挺者易治，分两段者难治。将伤骨捏对平正，敷金疮药，贴损伤膏，不可水洗。用木板六片，长三寸五分，加布条扎好，二日一换。此症极痛，先服接骨丹，次以壮筋续骨丹。

脚踝骨易出易入，一手抬住其脚踝，一手拿住其脚踝，将踝拔直捏正，其骨复于旧位。左踝出，手偏于左；右踝出，手偏于右。脚指曲上，脚跟曲下，一伸而上，骱有响声，活动如故。夹以木板，加布扎紧，二日后再看。如未平直，仍拨端正。贴损伤膏，服宽筋活血散。若行走过早，使胻骨斜出，向内歪者，则内踝突出肿大；向外歪者，则外踝突出肿大。须待气血充足，方可行动。

足背之骨缝错出，轻轻搓捏，令其骨合筋舒，贴损伤膏，服补筋药。

脚指撤伤前半截，翻下断者，或翻上断，将左手捏住其足两侧，再以右手捏平断足指，镶接原位。贴损伤膏，以带扎紧，不可下水洗，服壮筋续骨丹。

手足之筋多在指，指伤觉痛，则筋必促，煎宽筋散熏洗，经轻揉捏，再行摇动伸舒。如骨与筋断者，不可熏洗。

失枕有因卧者，有一时之误者，使患者坐低处，先行揉摩，一手提起其头，一手托住其下颏，缓缓转动，伸舒使直，服吉利散。

凡伤过重，大便不通者，用牙皂末蜜丸如青果大，插入肛门内即通。

戳伤内脏或大肠者，不治。伤口浅直者，易治。血出不止，服止血定痛散。伤口深斜者，待流血止，掺金疮药，服护风托里散。

凡碰擦磕跌，并刀砍斧斫，肉开血流，或皮微破者，伤不过重，人每不甚介意。惟在春令，最易侵风，在头为重，别处稍轻。渐见浮肿，速进玉真散，避风为要。若不急治，成破伤风，甚至青肿，牙关紧闭，神昏发狂，角弓反张，四肢抽搐，多致不救。

玉真散

天麻八分　羌活六分　防风　白附子　川芎　白芷各一钱

煎服。刀斧砍伤硬处者，骨损先疗骨。砍伤软处者，肉损先治肉。如伤头额者，敷金疮药，以避风为上，防身发寒热。脉沉细者，易治。脉洪大者，难医。

以刀刎喉，左手执刀者斜而深，右手执刀者直而浅。刎一刀者深而难治，刎两刀者浅而易疗。如喉管断，有出入之气，掺药吸进必呛咳，急以鸡蛋内衣盖管上，再掺药则不呛。如破食管，或破半边，或全断，急以油线缝合其口。若血不止，用滑石、五倍研末掺之，外封金疮药，贴膏药。长五寸，阔三寸，加布条扎项，高枕仰卧，使项屈而不伸，刀口易合。三日后，以葱汤洗去前药，掺生肌散，贴膏药，仍旧扎好。两月余完全，服护风散。如发寒热，进补中益气汤。若气管断或稍穿破者，不治。

伤破肚皮而肠拖出者，医者先自剪去指甲，免碰伤其肠，将温水和麻油，浴暖外出之肠，轻轻揉进。若未能进，用醋和冷水，勿令患者知，忽喷其面，其肠自收。以油线浅浅缝其口，太深则伤内肉，封金疮药，贴活鸡皮，加布扎好，服通肠活血汤。内脏不伤，饮食如常者，不妨。肠突出膜外者不治。如肠未出而膜已穿，血向内流者不治。桑根皮搓线尤妙。骨碎如粟米者，轻轻箝去其碎骨，封金疮药，服生血补髓丹。如骨脱臼，捏平其骨，合筍，贴损伤膏，服壮筋续骨丹。

从高坠跌骨碎者，或骨脱骱者，以手轻轻捏骨与骱平伏，敷定痛散，外护金疮药，投疏风理气汤，次以补中益气汤。如颈项跌入腔内，尚活动，掉于左右，治以提法。头低不起，治以正法。头顶歪斜，治以整法。面仰头不能低，或筋长骨错，或筋聚筋强，治以推正接整法。能起坐行动者轻，昏迷不语，痛极硬肿者重。

登高坠断肋骨者，以手拿骨平伏，贴损伤膏。加布扎好，服接骨散。如食饱坠伤肠断者，不治。

捏破阴囊，卵子拖出者，浴以温汤，轻轻拈进，贴以活鸡皮，先掺金疮药，投吉利散。卵子碎者，不治。

捏伤阳物，小便不通者，急投琥珀丸。小便通者，进吉利散。踢伤肛门肿胀者，投通肠活血汤。大便不通者，以大黄汤。有紫血者，与吉利散。有鲜血者，进槐花散。火烧汤烫炮打各伤者，不能饮食者，火毒入内脏时，想饮冷水，急以清心去毒饮。能饮食者，火毒未入内。伤破皮肉者，外敷琥珀膏，投去毒散。

剁落耳鼻者，急趁血热，蘸发灰末贴于原位，不可歪斜，外加夹缚法。或斩断手臂，或手指或腿膀，或足指，急将断下者趁血未冷，凑接齐整合拢，掺上血丹，外敷金疮药，服托里止痛散。如血已冷，凑接不得粘合，遂成残缺之体。

桥梁墙垣倒压，折伤骨节，伤头颅骨碎者，箝去碎骨收口，方无后患。防染破伤风，服护风托里散，次以接骨散。伤两太阳，昏迷不醒，饮食不入，言语不出者，不治。脑浆出者，不治。伤胸前背后，及五脏者，虽不言不食，殆气闷于中，投吉利散。身发寒热，以疏风理气汤。伤两边软肋者，饮食如故，服吉利散。伤腰子过重者，不治。轻者贴损伤膏，服补肾和血汤。

踢伤小腹者，伤处作痛，小便闭塞，不能行步，三日可治。内有瘀血，以行气活血汤。

孕妇小腹受足踢伤者，不治。

受伤紫肿痛难忍者，以活血止痛汤，次服吉利散。肿而青紫或发寒热，或二便闭，气闷昏沉，坐卧不安，不进饮食，卵子不时上下，此瘀血在内。先以疏风理气汤，次投琥珀丸。如红肿阵阵作痛，气喘发咳，欲笑溺涩，投活血止痛汤。

踢伤海底穴者，肿而红紫，痛不可忍，贴损伤膏，服活血止痛汤，次以吉利散。肿而青黑者，身发寒热，小便不通，气闷腹痛，阴子或上或下，内有瘀血，贴损伤膏，以行气活血汤，次进琥珀丸。肛门肿痛，二便不通者，发热食少，坐卧不安。服疏风顺气汤，次投琥珀丸。红肿不消，阵阵作痛，气喘发咳，或笑或哭，小便涩滞，先以活血止痛汤，次进吉利散，后服药酒而愈。如初受伤，昏迷不语者，口出唾涎，喉鼻喘息，面白，胸腹气动，脉沉细者，可治。先吹牙皂末鼻中取嚏，次以砂仁泡汤，煎吉利散，再投活血止痛汤，贴损伤膏。

刀斧伤者为金疮，淡黄色者易治，紫黑色者难治，忌咳嗽呕哕，避风为妙。如风入伤口，则浮肿多涕泪，痰涌牙关紧闭，角弓反张，成破伤风者不治。急以壁喜窝香灰加麝香敷伤处，投疏风理气汤。如犯怒气，疮迸裂，犯欲疮口腐臭，用乳香、没药、滴乳石、血竭为末敷之。

患者当避风寒，戒色忍气，息怒散心，节饮食，忌食鸡、鹅、醋、蛋、牛羊肉、笋、面、煎炒发物。

许真人曰：人受刀斧所伤，血出多者必渴，不可与水饮。如饮热汤，则血沸，血沸出必死。

一忌恼怒，二忌喜笑，三忌大言，四忌劳力，五忌妄想，六忌食羹粥，七忌饮酒，八忌酸咸。前有别症而受伤在后者，两兼而用药。

孕妇当服安胎顺气药。

受杖后者，腿必紫黑，甚则气闭攻心而死，速服酒冲童便，外用热豆腐敷之，其腐即紫，频换豆腐，至色淡为度，或捣热葱熨之，或用大黄末，童便和敷，内服化瘀药。

受夹棍后者，急用热童便一盆浸之，如童便冷，烧热砖淬之则热，浸至童便面起白油者方止。外捣肥皂和鸡子清敷之，加布扎紧，或捣何首乌敷之，内服逐瘀定痛药。

应用诸方

止血定痛散： 生南星二钱　生大黄三钱　降香末三钱　蒲黄炭一钱五分　血竭二钱　煅龙骨二钱　黄连一钱五分　儿茶一钱五分　棉花灰三钱　陈石灰三钱　富者加牛黄一钱　犀角屑一钱　为末，加擂工至无声，干掺。

封口金疮药： 治破烂未收口者，能生肌肉。乳香　没药各四钱　木鳖仁二钱　轻粉二钱　煅龙骨一钱　血竭一钱　白及一钱　老松香一钱　虻虫一钱　白蔹一钱　五倍子二钱　各药晒研细末，听用，将熟猪油八两、菜油八两同熬透，入白蜡三钱化熔，再入药末搅匀摊贴。

损伤膏药： 真自然铜（煅七次）一两　骨碎补一两　大黄一两　当归一两　乳香六钱　没药六钱　月石一两　细辛　丁香各五钱　苏木末一两　川乌　草乌　生南星　茜根各五钱　灵仙　羌活　独活　三棱　莪术　川断　良姜　官桂　吴萸　地鳖

虫　牙皂　落得打　刘寄奴　不留行　阿魏　接骨草各八钱　三七　麻黄　潮脑　蟾酥各五钱　蜈蚣十条　蛇衣一条　各药晒脆，研细末听用，再用麻油十斤、桃丹四斤，煎熬成厚膏时，再入前药末，搅匀，用布摊好贴伤处。

琥珀膏：生肌长肉神效。琥珀三钱　生珠三钱　血竭　象皮　儿茶　铜绿　发灰各二钱　为细末听用，再用当归一两、生地二两、熟猪油二两、麻油四两，同入锅灼枯去渣，下黄蜡一两化熔后，入药末搅匀，临症听用。

吉利散：当归　川芎　枳壳　陈皮　香附　草朴　木香　苏木末　刘寄奴　落得打　三七　乳香　没药　扁畜　等分为末，每温酒下三钱。

定痛散：自然铜（煅七次）　三七　小羊血　虎骨　乳香　没药　红花　川断　当归　川芎　苏木末　陈皮　木香　生军　落得打　刘寄奴　土狗　无名异　羌活　独活　地鳖虫　骨碎补　枳壳　红花　灵仙　等分晒脆研末，用陈酒调敷患上，每以温花酒下三钱。

琥珀和伤丸：治远年近日跌打损伤，并治金疮。乳香　没药　自然铜　血竭各一两　骨碎补二两　生军一两　川断一两　刘寄奴一两　归尾二两　琥珀三钱　灵脂一两五钱　三七一两　无名异一两　虎骨一两　杜仲一两　破故纸二两　灵仙一两　熟地一两　桂枝六十　羌活五钱　独活五钱　山羊血一两　白芍一两　地鳖虫二两　山茨菇一两　晒脆为末，用川白蜜砂糖和为丸，每丸重一钱五分，空心温花酒下一丸。

壮筋续骨丹：当归二两　川芎一两　白芍一两　炒熟地四两　杜仲一两　川断一两五钱　五加皮一两五钱　骨碎补三两　桂枝一两　三七一两　黄芪三两　虎骨一两　破故纸二两　菟丝饼二两　党参二两　木瓜一两　刘寄奴二两　地鳖虫三两　晒脆为末，砂糖泡水泛丸，每温花酒下四钱。

麻药：蟾酥一钱　生半夏三钱　闹杨花六钱　胡椒一钱五分　川乌　草乌各一钱五分　荜茇　麻黄各一钱　晒脆研末，陈酒下五厘，任刀割拿捏不知痛苦，欲解其性，服甘草汤立苏。

整骨麻药：川乌　草乌各五钱　蟾酥一两　胡椒一两　生半夏　生南星各五钱　晒脆为末，以烧酒和敷，任刀割接骨不知痛苦。

生肌散：生肌长肉，又可止血。乳香　没药　煅花蕊石　煅龙骨　血竭　轻粉　乌梅炭　五倍炭各二钱　煅蛇含石五钱　为末，乳至无声，干掺。

代痛散：又名宽筋散。当归　红花　刘寄奴　香附　五加皮　艾叶　紫梢花　川断　伸筋草　乳香　没药　桂枝　闹杨花　加生葱十支、樟木二两，煎汤，先熏后洗。

药酒方：治远年近日跌打损伤。当归二两　川芎一两　熟地三两　白芍一两五钱　羌活八钱　杜仲一两　独活五钱　川断一两　红花五钱　陈皮一两　骨碎补二两　淫羊藿八钱　木瓜一两　虎骨一两　五加皮一两　破故纸一两　杞子一两　三七一两　菟丝饼一两　落得打一两　海风藤一两　黑枣四两　胡桃肉四两　陈酒十五斤　入瓶中封好口，隔水煮一支香，温饮。

疏风理气汤：防风一钱　荆芥一钱　秦艽一钱　枳壳一钱　当归二钱　陈皮一钱　砂仁五分　川芎六分　桔梗一钱　苏木末二钱

疏风理气活血汤：羌活五分　防风一钱　川芎八分　苏梗一钱　陈皮一钱　红花五分　归尾二钱　枳壳一钱　桃仁二钱　山羊血一钱

顺气活血汤：苏梗一钱　草朴一钱　枳壳一钱　砂仁五分　归尾二钱　红花五分　木香四分　炒赤芍一钱　桃仁三钱　苏木末二钱　香附一钱　水酒各半煎服。

行气活血汤：郁金一钱　香附一钱五分　木香四钱　苏梗一钱　青皮一钱　归尾二钱五分　乳香一钱　元胡索一钱五分　茜根一钱　泽兰一钱　红花五分　花酒冲服。

疏风顺气汤：防风一钱　牛子二钱　砂仁五分　枳壳一钱　草朴一钱　陈皮一钱　佩兰一钱　玫瑰花一钱　佛手四分　桔梗一钱

补肾活血汤：熟地三钱　杜仲一钱　杞子一钱　破故纸三钱　菟丝子三钱　归尾一钱　没药一钱　萸肉一钱　红花五分　独活一钱　淡苁蓉一钱

槐花散：槐花四两　地榆二两　银花一两　胡黄连五钱　晒脆为末，空心灯草汤下三钱。

琥珀散：琥珀末（冲服）一钱　乳香　没药　泽兰　赤芍（炒）各一钱　桃仁三钱　木通一钱　独活八分　生军（后入）二钱　芒硝（冲服）一钱　香甘草五分　升麻四分　水酒各半煎。

活血汤：归尾二钱五分　茜根一钱　红花五分　元胡索一钱五分　五灵脂三钱　乳香一钱　血竭一钱　生地三钱　赤芍（炒）一钱　香附一钱五分

清肝止痛汤：羚羊角（先煎）一钱　生地二钱　丹皮一钱五分　山栀一钱　乳香　没药　泽泻　木通　赤芍各一钱　柴胡六分

清肺止痛汤：生地二钱五分　丹皮一钱　麦冬一钱五分　元参一钱五分　马兜铃一钱　乳香一钱　枳壳　元胡索各一钱　苏木末二钱　茅根三钱

大黄汤：归尾二钱　枳壳一钱　桃仁三钱　木通一钱　甘草五分　大黄二钱　芒硝（冲服）一钱

归原养血汤：川芎一钱　当归二钱　白芍一钱　熟地三钱　丹参三钱　红花五分　杞子　木瓜　五加皮　川断各一钱　桂枝三钱　红枣三个

小柴胡汤：柴胡八分　半夏一钱　黄芩　丹皮　枳壳　白芍　西党参各一钱

活血止痛汤：当归二钱　川芎六分　乳香一钱　苏木末二钱　红花五分　没药一钱　地鳖虫三钱　紫荆藤三钱　三七一钱　赤芍（炒）一钱　陈皮一钱　落得打二钱　水酒各半煎。

清心和气汤：吐血后用。西洋参一钱　生地二钱　丹皮一钱　麦冬一钱　苏梗一钱　丹参二钱　香附一钱　百合二钱　枳壳一钱　佩兰一钱　莲子心四分

补中益气汤：当归二钱　党参二钱　黄芪二钱　白术一钱　甘草四分　陈皮一钱　柴胡六分　升麻三分　红枣三个

明目生血饮：杭菊二钱　青葙子三钱　决明子三钱　丹皮一钱　夜明砂三钱　生地二钱　白芍一钱　丹参三钱　益母花二钱　沙苑子二钱　巨胜子二钱　归身二钱

活血止痛饮：归尾二钱　红花五分　茜根一钱　三七一钱　山羊血一钱　没药　乳香　木通各一钱　桃仁三钱　刘寄奴三钱　川芎五分　琥珀末五分　冲服。

补肾养血汤：熟地三钱　杜仲一钱　杞子一钱五分　破故纸三钱　菟丝饼三钱　当归二钱　白芍一钱　丹参三钱　萸肉一钱　淡苁蓉一钱　芜蔚子三钱　红花五分　核桃肉四钱

退毒定痛散：生地二钱　银花一钱　连翘二钱　大贝母一钱五分　花粉一钱　当归三钱　乳香一钱　元胡索一钱　落得打二钱　没药一钱　不留行二钱　木通一钱

生血补髓汤：当归二钱　熟地三钱　白芍一钱　丹参三钱　杞子　杜仲　淡苁蓉各一钱　阿胶一钱五分　虎骨一钱　鹿角胶（炖化冲服）一钱　龟板四钱　鱼线胶三钱　猪脊髓一两

止痛接骨散：乳香　没药　三七　萹蓄各一钱　接骨草　五加皮　川断各一钱五分　骨碎补三钱　刘寄奴三钱　苏木末二钱　落得打二钱　地鳖虫三钱

护风托里散：防风一钱　荆芥一钱　川芎五分　生芪二钱　当归二钱　白术一钱　灵仙一钱　党参二钱　陈皮一钱　香附一钱　红枣二个

通肠活血汤：当归二钱　枳壳　木通　乳香　没药各一钱　红花五分　大黄一钱　炙甘草五分　苏木末二钱　桃仁三钱

接骨散：当归二钱　乳香　白芍　川断　五加皮　杜仲　虎骨各一钱　骨碎补三钱　紫荆藤三钱　鹿筋三钱　破故纸三钱

止痛托里散：乳香　没药　三七　苏木末　白术各一钱　红花五分　归尾二钱　生芪二钱　熟地二钱　琥珀末（冲服）五分　肉桂（后入）三分

清心去毒散：生地二钱　连翘二钱　麦冬一钱五分　丹皮一钱五分　银花一钱五分　大贝母一钱五分　元参一钱五分　泽泻一钱　木通一钱　黄芩一钱　淡竹叶十二张

补肾和血汤：熟地三钱　杜仲一钱　淡苁蓉一钱　杞子一钱　破故纸三钱　菟丝饼二钱　红花五分　白芍一钱　桂枝四分　川芎一钱　丹参三钱　苏木末二钱　红枣二个

收珠散：煅龙骨　血竭各一钱　儿茶　五倍子　乌梅　乳香　没药各五分　冰片一分　乳至无声，以银针蘸井水，粘药点血筋上。

还魂汤：生地三钱　谷精珠三钱　杭菊二钱　桑白皮二钱　决明子三钱　青葙子三钱　菟丝子二钱　沙苑子三钱　当归二钱　丹参三钱　芜蔚子三钱　白芍一钱　黑

芝麻四钱

铁扇散（止血如神）：煅龙骨　象皮　陈石灰　老松香　降香末　血竭　儿茶　白及末各等分　为末，乳至无声，掺伤口则血立止。以扇子搧患上，随结痂而愈。

跋

伤科之症，重则殒命，轻则废残，最关人生利害。世有专门而无专书，纵稍见于医方者，法多未备。每有跌打损伤者，治不合法，便成废疾。书之缺漏，岂不大可叹哉！竹泉夫子，悯世心深，积数十年精力，博采群书，证诸平口治法手法，撰集成编，既详且悉，以补千古医林之未备。所谓术在精而不在多，方在灵而不在杂，诚度世之金针，济人之仁术也。后之览者，其毋忽诸。

光绪辛卯仲秋

刑部郎中受业陈凤章敬跋

（版本：1954 年上海中医书局重印本，共 1 册）

《医宗金鉴》

清·吴 谦

【正骨心法要旨】

外治法

手法总论

夫手法者，谓以两手安置所伤之筋骨，使仍复于旧也。但伤有重轻，而手法各有所宜。其痊可之迟速，及遗留残疾与否，皆关乎手法之所施得宜，或失其宜，或未尽其法也。盖一身之骨体，既非一致，而十二经筋之罗列序属又各不同，故必素知其体相，识其部位，一旦临证，机触于外，巧生于内，手随心转，法从手出。或拽之离而复合，或推之就而复位，或正其斜，或完其阙，则骨之截断、碎断、斜断，筋之弛、纵、卷、挛、翻、转、离、合，虽在肉里，以手扪之，自悉其情。法之所施，使患者不知其苦，方称为手法也。况所伤之处，多有关于性命者，如七窍上通脑髓，膈近心君，四末受伤，痛苦入心者。即或其人元气素壮，败血易于流散，可以克期而愈，手法亦不可乱施；若元气素弱，一旦被伤，势已难支，设手法再误，则万难换回矣，此所以尤当审慎者也。盖正骨者，须心明手巧，既知其病情，复善用夫手法，然后治自多效。诚以手本血肉之体，其宛转运用之妙，可以一己之卷舒，高下疾除，轻重开合，能达病者之血气凝滞，皮肉肿痛，筋骨挛折，与情志之苦欲也。较之以器具从事于拘制者，相去甚远矣。是则手法者，诚正骨之首务哉。

手法释义

摸法：摸者，用手细细摸其所伤之处，或骨断、骨碎、骨歪、骨整、骨软、骨硬、筋强、筋柔、筋歪、筋正、筋断、筋走、筋粗、筋翻、筋寒、筋热，以及表里虚实，并所患之新旧也。先摸其或为跌扑，或为错闪，或为打撞，然后依法治之。

接法：接者，谓使已断之骨合拢一处，复归于旧也。凡骨之跌伤错落，或断而两分，或折而陷下，或碎而散乱，或岐而旁突，相其形势，徐徐接之，使断者复续，陷者复起，碎者复完，突者复平。或用手法，或用器具，或手法、器具分先后而兼用之，是在医者之通达也。

端法：端者，两手或一手擒定应端之处，酌其重轻，或从下往上端，或从外向内托，或直端、斜端也。盖骨离其位，必以手法端之，则不待旷日迟久而骨缝即合，仍须不偏不倚，庶愈后无长短不齐之患。

提法：提者，谓陷下之骨提出如旧也，其法非一。有用两手提者，有用绳帛系高处提者，有提后用器具辅之不致仍陷者，必量所伤之轻重浅深，然后施治。倘重者轻提，则病莫能愈；轻者重提，则旧患虽去，而又增新患矣。

按摩法：按者，谓以手往下抑之也。摩者，谓徐徐揉摩之也。此法盖为皮肤筋肉受伤，但肿硬麻木，而骨未断折者设也。或因跌扑闪失，以致骨缝开错，气血郁滞，为肿为痛，宜用按摩法按其经络，以通郁闭之气，摩其壅聚，以散瘀结之肿，其患可愈。

推拿法：推者，谓以手推之，使还旧处也。拿者，或两手一手捏定患处，酌其宜轻宜重，缓缓焉以复其位也。若肿痛已除，伤痕已愈，其中或有筋急而转摇不甚便利，或有筋纵而运动不甚自如，又或有骨节间微有错落，不合缝者，是伤虽平，而气血之流行未畅，不宜接、整、端、提等法，唯宜推拿以通经络气血也。盖人身之经穴，有大经细络之分，一推一拿，视其虚实，酌而用之，则有宣通补泻之法，所以患者无不愈也。

已上诸条，乃八法之大略如此。至于临证之权衡，一时之巧妙，神而明之，存乎其人矣。

器具总论

跌扑损伤，虽用手法调治，恐未尽得其宜，以致有治如未治之苦，则未可云医理之周详也。爰因身体上下、正侧之象，制器以正之，用辅手法之所不逮，以冀分者复合，欹者复正，高者就其平，陷者升其位，则危证可转于安，重伤可就于轻。再施以药饵之功，更示以调养之善，则正骨之道全矣。

裹帘（器一，无图）：裹帘，以白布为之。因患处不宜他器，只宜布缠，始为得法，故名裹帘。其长短阔狭，量病势用之。

振梃（器二，无图）：振梃，即木棒也，长尺半，圆如钱大，或面杖亦可。盖受伤之处，气血凝结，疼痛肿硬，用此梃微微振击其上下四旁，使气血流通，得以四散，则疼痛渐减，肿硬渐消也。

用法释义：凡头被伤，而骨未碎筋未断，虽瘀聚肿痛者，皆为可治。先以手法端提颈项、筋骨，再用布缠头二三层，令紧。再以振梃轻轻拍击足心，令五脏之气上下宣通，瘀血开散则不奔心，亦不呕呃，而心神安矣。若已缠头，拍击足心，竟不觉疼，昏不知人，痰响如拽锯，身体僵硬，口溢涎沫，乃气血垂绝也，不治。

披肩（器三，无图）：披肩者，用熟牛皮一块，长五寸，宽三寸，两头各开二孔，夹于伤处，以棉绳穿之，紧紧缚定，较之木板稍觉柔活。

用法释义：凡两肩扑坠闪伤，其骨或断碎，或旁突，或斜努，或骨缝开错筋翻。法当令病人仰卧凳上，安合骨缝，揉按筋结。先以棉花贴身垫好，复以披肩夹住肩之前后，缚紧，再用白布在外缠裹毕，更用扶手板，长二尺余，宽三四寸，两头穿绳，悬空挂起，令病人俯伏于上，不使其肩骨下垂。过七日后，开视之，如俱痊，可撤板不用；如尚未愈，则仍用之。若不依此治法，后必遗残患芦节。

攀索（器四）：攀索者，以绳挂于高处，用两手攀之也。

叠砖（器五）：叠砖者，以砖六块，分左右各叠置三块，两足踏于其上也。

用法释义：凡胸、腹、腋、胁、跌、打、碰、撞、垫、努，以致胸陷而不直者，先令病人以两手攀绳，足踏砖上，将后腰拿住，各抽去砖一个，令病人直身挺胸；少顷，又各去砖一个，仍令直身挺胸。如此者三，其足著地，使气舒瘀散，则陷者能起，曲者可直也。再将其胸以竹帘围裹，用宽带八条紧紧缚之，勿令窒碍，但宜仰睡，不可俯卧侧眠。腰下以枕垫之，勿令左右移动。

通木（器六）：用杉木宽三寸，厚二寸，其长自腰起，上过肩一寸许，外面平整，向脊背之内面刻凹形，务与脊骨膂肉吻合，约以五分（分，去声）度之：第一分自左侧面斜钻二孔，右侧面斜钻二孔；越第二分至第三分、四分、五分，俱自左右侧面各斜钻一孔，用宽带一条，自第一分上左孔穿入，上越右肩，下胸前，斜向左腋下绕背后，穿于第一分右次孔内；再用一带自第一分上右孔穿入，上越左肩，下胸前，斜向右腋下绕背后，穿入第一分左次孔内，两带头俱折转紧扎木上；第三分、四分亦以带穿之，自软肋横绕腹前，复向后穿入原孔内，紧扎木上；第五分以带穿入孔内，平绕前腹，复向后紧扎木上，切勿游移活动，始于患处有益。凡用此木，先以绵絮软帛贴身垫之，免致疼痛。

用法释义：凡脊背跌打损伤，膂骨开裂高起者，其人必伛偻难仰。法当令病者俯卧，再著一人以两足踏其两肩，医者相彼开裂高起之处，宜轻宜重，或端或拿，或按或揉，令其缝合，然后用木依前法逼之。

腰柱（器七）：腰柱者，以杉木四根，制如扁担形，宽一寸，厚五分，长短以患处为度，俱自侧面钻孔，以绳联贯之。

用法释义：凡腰间闪挫岔气者，以常法治之。若腰节骨被伤错笋，膂肉破裂，筋斜伛偻者，用醋调定痛散，敷于腰柱上，视患处将柱排列于脊骨两旁，务令端正；再用蕲艾，做薄褥覆于柱上，以御风寒，用宽长布带，绕向腹前，紧紧扎裹，内服药饵，调治自愈。

竹帘（器八）：竹帘者，即夏月凉帘也，量患处之大小长短裁取之。

用法释义：凡肢体有断处，先用手法安置讫，然后用布缠之，复以竹帘围于布外，紧扎之，使骨缝无参差走作之患，乃通用之物也。

杉篱（器九）：杉篱者，复逼之器也。量患处之长短阔狭、曲直凸凹之形，以杉木为之。酌其根数，记清次序，不得紊乱，然后于每根两头各钻一孔，以绳联贯之。有似于篱，故名焉。但排列稀疏，不似竹帘之密耳。

用法释义：凡用，以围裹于竹帘之外，将所穿之绳结住，再于篱上加绳以缠之，取其坚劲挺直，使骨缝无离绽脱走之患也。盖骨节转动之处，与骨节甚长之所，易于摇动，若仅用竹帘，恐挺劲之力不足，故必加此以环抱之，则骨缝吻合坚牢矣。

抱膝（器十）：抱膝者，有四足之竹圈也。以竹片作圈，较膝盖稍大些须，再用竹片四根，以麻线紧缚圈上，作四足之形，将白布条通缠于竹圈及四足之上。用于膝盖，虽拘制而不致痛苦矣。

用法释义：膝盖骨覆于楗、骱二骨之端，本活动物也。若有所伤，非骨体破碎，即离位而突出于左右，虽用手法推入原位，但步履行止必牵动于彼，故用抱膝之器以固之，庶免复离原位，而遗跛足之患也。其法将抱膝四足插于膝盖两旁，以竹圈辖住膝盖，令其稳妥，不得移动，再用白布宽带紧紧缚之。

经义

击仆损伤应刺诸穴经义

《素问·缪刺论》曰："人有所堕坠，恶血留内，腹中满胀，不得前后，先饮利药。此上伤厥阴之脉，下伤少阴之络，刺足内踝之下，然谷之前血脉出血，刺足跗上动脉。不已，刺三毛各一痏，见血立已。左刺右，右刺左。"

注：此言恶血为病，有缪刺之法也。人因堕坠，致恶血留内，腹中满胀，前后不通，当先用利药。如上伤厥阴肝经之脉，下伤少阴肾经之络，当刺内踝之下，然谷之前，有血脉令出血者，盖以此属少阴之别络，而交通乎厥阴也，兼刺足跗上动脉，即冲阳穴，乃胃经之原也。如病不已，更刺三毛上大敦穴左右各一痏，见血立已。缪刺者，左刺右大敦，右刺左大敦也。但足跗动脉，上关冲脉、少阴、阳明三经，只宜浅刺，不可出血，不已也。

《灵枢经·寒热病》曰："身有所伤，血出多，及中风寒，若有所堕坠，四支懈惰不收，名曰体惰。取其小腹脐下三结交。三结交者，阳明、太阴也，脐下三寸，关元也。"

注：此言身有所伤，血出多者，及中风寒者，破伤风之属也。或因堕坠，不必血出，而四支懈惰不收者，皆名体惰也。关元，任脉穴名，又足阳明、太阴之脉皆结于此，故为三结交也。

《灵枢经·厥病论》曰："头痛不可取于腧者，有所击堕，恶血在内，伤痛未已，可侧刺，不可远取之也。"

注：经言恶血在内，头痛不可取其腧者，盖头痛取腧，以泄其气，则头痛可愈也。有所击堕，恶血在内，而取腧以泄其气，则是血病治气矣，故勿取其腧焉。若所击扑之䐃肉伤痛不已，虽用刺法，亦只于所伤附近之侧刺之，以出在内之恶血而已。若仍按经还取诸腧以疗头痛，则不可也。

恶血已留复因怒伤肝经义

《灵枢经·邪气脏腑病形》曰："有所堕坠，恶血在内，有所大怒，气上而不下，积于胁下，则伤肝。"

注：人因堕坠，血已留内，若复因大怒伤肝，其气上而不下，则留内之血，两相凝滞，积于胁下，而肝伤矣。法当先导怒气，勿积于肝，则肝可以无伤，然后饮以利药，以破恶血，则胁下无留血矣。

击扑伤后入房伤脾经义

《灵枢经·邪气脏腑病形》曰："有所击扑，若醉入房，汗出当风，则伤脾。"

注：有所击扑，乃伤其外体也。如醉后入房，或汗出不知避忌当风，则邪客于肌肤，伤其内体矣，是皆伤脾之因也。

击扑损伤脉色经义

《素问·脉要精微论》曰："肝脉搏坚而长，色不青，当病坠若搏，因血在胁下，令人喘逆。"

注：此言肝脉有刚柔，而病亦以异也，肝脉搏击于手，而且坚且长，其色又不青，当病或坠或搏，因血积于胁下，令人喘逆不止也。正以厥阴之脉，布胁肋，循喉咙之后，其支别者，复从肝贯膈，上注肺，今血在胁下，则血之积气上熏于肺，故令人喘逆也。

《金匮要略》曰："寸口脉浮，微而涩，然当亡血。若汗出，设不汗出者，其身有疮，被刀斧所伤，亡血故也。"

注：经言："夺血者无汗，夺汗者无血。"盖二者皆当脉浮微而涩，今诊之如此，是有枯竭之象，而无汗出之证，非亡血而何？故知有金伤或击扑而亡血之证也。

又论曰：肝脉搏坚而色不变，必有击堕之事，因䐃肉无破，则恶血必留胁下，兼致呕逆。依经针刺然谷、足跗或三毛等穴出血，或饮利药使恶血开行，当自愈也。若脉浮微而涩，当知亡血过多，依经于三结交关元穴灸之，或饮大补气血之剂而调之，则病已矣。

《灵枢经》骨度尺寸

人身正面全图、人身背面全图、骨度正面全图、骨度侧面全图、骨度背面全图、骨度正面尺寸图、骨度背面尺寸图。

头部

项发以下至背，骨长二寸半（自后发际以至大椎项骨三节处也）。

按：头部折法：以前发际至后发际，折为一尺二寸。如发际不明，则取眉心，直上后至大杼骨，折作一尺八寸，此为直寸。横寸法：以眼内角至外角，此为一寸，头部横直寸法并依此。

胸腹部

结喉以下至缺盆，中长四寸（此以巨骨上陷中而言，即天突穴处）。

缺盆以下 　髑骬之中，长九寸。

胸围四尺五寸。

两乳之间，广九寸半（当折八寸为当）。

髑骬中下至天枢，长八寸（天枢，足阳明穴名，在脐旁，此指平脐而言）。

天枢以下至横骨，长六寸半，横骨横长六寸半（毛际下骨曰横骨）。

按：此古数，以今用上下穴法参较，多有未合，宜从后胸腹折法为当。

两髀之间，广六寸半（此当两股之中，横骨两头之处，俗名髀缝）。

按：胸腹折法：直寸以中行为之，自缺盆中天突穴起，至歧骨际上中庭穴止，折作八寸四分，自髑骬上歧骨际下至脐心，折作八寸，脐心下至毛际曲骨穴，折作五寸，横寸以两乳相去，折作八寸。胸腹横直寸法并依此。

背部

膂骨以下至尾骶二十一节，长三尺（膂骨，脊骨也，脊骨外小而内巨，人之所以能负任者，以是骨之巨也。脊骨二十四节，今云二十二节者，除项骨三节不在内）。

腰围四尺二寸。

按：背部折法：自大椎至尾骶，通折三尺，上七节各长一寸四分一厘，共九寸八分七厘；中七节各一寸六分一厘，共一尺一寸二分七厘；第十四节与脐平，下七节各一寸二分六厘，共八寸八分二厘，共二尺九寸九分六厘，不足四厘者，有零未尽也。直寸依此，横寸用中指同身寸法。

脊骨内阔一寸，凡云第二行夹脊一寸半，三行夹脊三寸者，皆除脊一寸外，净以寸半三寸论，故在二行当为二寸，在三行当为三寸半也。

侧部

自柱骨下行腋中不见者，长四寸（柱骨，颈项根骨也）。

腋以下至季胁，长一尺二寸（季胁，小肋也）。

季胁以下至髀枢，长六寸（大腿曰股，股上曰髀，楗骨之下，大腿之上，两骨合缝之所，曰髀枢，当足少阳环跳穴处也）。

髀枢下至膝中，长一尺九寸。

横骨上廉下至内辅之上廉，长一尺八寸（骨际曰廉，膝旁之骨，突出者曰辅骨，内曰内辅，外曰外辅）。

内辅之上廉以下至下廉，长三寸半（上廉、下廉可摸而得）。

内辅下廉下至内踝，长一尺二寸。

内踝以下至地，长三寸。

四肢部

肩至肘，长一尺七寸。

肘至腕，长一尺二寸半（臂之中节曰肘）。

腕至中指本节，长四寸（臂掌之交曰腕）。

本节至末，长四寸半（指之后节曰本节）。

膝以下至外踝，长一尺六寸。

膝以下至跗属，长一尺二寸（腘，腿湾也，跗足面也，膝在前，腘在后，跗属者，凡两踝前后胫掌所交之处，皆为跗之属也）。

跗属以下至地，长三寸。

外踝以下至地，长一寸。

足长一尺二寸，广四寸半。

按：骨度乃《灵枢经·骨度篇》之文，论骨之长短，皆古数也。然骨之大者则太过，小者则不及，此亦言其则耳。其周身手足折量之法，用前中指同身寸法为是，同身寸量法，详刺灸书中。

补遗

十不治证：颠扑损伤入于肺者，纵未及死，二七难过；左胁下伤透至内者；肠伤断者；小腹下伤内者；证候繁多者；伤破阴子者；老人左股压碎者；血出尽者；肩内耳后伤透于内者；脉不实重者。

以上皆不必用药。

头面部

颠顶骨

颠者，头顶也。其骨男子三叉缝，女子十字缝，一名天灵盖，位居至高，内函脑髓如盖，以统全体者也。或碰撞损伤，如卒然而死，身体强硬，鼻口有出入声气，目闭面如土色，心口温热跳动者，此证可治。切不可撅拿并扶起盘坐，盖恐惊乱之气上冲，或从伤处或从七窍走泄，必伤性命也。唯宜屈膝侧卧，先将高醋调混元膏，敷于顶上，以定痛消肿，活血拔毒；再将草纸卷点着，令烟气熏其口鼻。再燃煤淬入醋内，使热气熏蒸口鼻，如无煤之处，烧铁淬之亦可。以引五脏血脉，使之通和。待其口中呻吟有声，即以童便调八厘散温服，可以气转阳回。外用手法推按心胸两肋腋下腹上，并轻托内腕攒筋，频频揉摩，即掌后高骨，寸关尺诊脉处也。

夫冲撞损伤，则筋脉强硬，频频揉摩，则心血来复，命脉流通，即可回生。常服正骨紫金丹，复外用散瘀和伤汤，洗去前敷之混元膏，再换敷混元膏。服丸药后，或大便色黑干燥，此乃肠胃存有瘀血，或有耳聋者，俱服加减苏子桃仁汤，以逐瘀血，健脾胃养精神，兼用导气通瘀锭塞于耳中。饮食宜素粥汤饮，忌气怒油腻面食。卧处宜净室，勿令人喧乱。若伤重已死者，用白布缠头，以木棍轻轻击足心，再提发令其直正，安定颈骨，舒其筋络，外敷混元膏，内服紫金丹。若坠车马损伤颠缝者，其邪坠而下，多在左，而少在右，因右手利便而然也，其治法同碰撞诸伤。如顶骨塌陷，惊动脑髓，七窍出血，身挺僵厥，昏闷全无知觉者，不治。

混元膏： 治打扑损伤，骨碎筋翻，瘀血凝聚，消青紫肿痛等证。羚羊血五钱　没药五钱　漏芦三钱　红花三钱　大黄二钱　麝香三分　升麻三钱　白及五钱　生栀子二钱　甘草二钱　明雄黄五钱　白敛三钱　共为细末，用高醋熬成膏，敷于顶上。

八厘散： 治跌打损伤，接骨散瘀。苏木面一钱　半两钱一钱　自然铜（醋淬七次）三钱　乳香三钱　没药三钱　血竭三钱　麝香一分　红花一钱　丁香五分　番木鳖（油煤去毛）一钱　共为细末，黄酒温服，童便调亦可。

正骨紫金丹： 治跌打扑坠闪错损伤，并一切疼痛，瘀血凝聚。丁香　木香　瓜儿血竭　儿茶　熟大黄　红花各一两　当归头　莲肉　白茯苓　白芍各二两　丹皮五钱　甘草三钱　共为细末，炼蜜为丸，每服三钱，童便调下，黄酒亦可。

散瘀和伤汤： 治一切碰撞损伤，瘀血积聚。番木鳖（油煤去毛）　红花　生半夏各五钱　骨碎补　甘草各三钱　葱须一两　水五碗煎滚，入醋二两，再煎十数滚，熏洗患处，一日十数次。

加减苏子桃仁汤： 治瘀血内聚，心经瘀热，大肠不燥者。苏子三钱　苏木（末）一钱　红花一钱　桃仁（炒）　麦冬　橘红各三钱　赤芍　竹茹　当归（酒洗）各二钱　水三盅，煎一盅，渣二盅，煎八分，温服。

导气通瘀锭： 专治耳聋奇方。用不去油巴豆一个，斑蝥三个，麝香少许，以葱涎、蜂蜜和捻如麦粒形，丝棉裹置耳中，响声如雷，勿得惊惧。待二十一日，耳中有脓水流出，方可去锭，奇妙无比。

囟骨

囟骨者，婴儿顶骨未合，软而跳动之处，名曰囟门。或跌打损伤，骨缝虽绽，尚未震伤脑髓，筋未振转。其形头项浮光，面虚眼肿，鼻大唇翻舌硬，睡困昏沉，肉虽肿而未破皮出血者，宜扶起正坐，即以葱汁合定痛散，敷于伤处；再以毛头纸蘸醋贴药上，烧铁熨斗烙纸上，以伤处觉热疼，口中有声为度。去药，贴万灵膏，三日一换。待疼止思食，始揭去膏，以和伤汤洗之，则风除肿散，血活气理矣。肉破出血者，即用马屁勃灰先止其血；次用榆树皮灸熨法，内服人参紫金丹，以健脾胃提元气，止渴生津，增长精神，强壮身体，令筋血和通为要。忌发物火酒，戴抽口穿带布帽，以避风寒，不可出房。若肉破血流不止，骨陷筋翻，必损脑髓，身软屈手筋强，气息无声，则危笃难医。若破痕触冒寒风者，不治。

马屁勃，俗名狗头灰，产口外者佳。

定痛散：治一切打仆损伤，定痛消肿，舒筋和络。当归　川芎　白芍　官桂各一钱　三柰三钱　麝香三分　红花五钱　紫丁香根五钱　升麻一钱　防风一钱　共为细末，老葱捣汁合敷患处，再用熨法。

灸熨法：此法专以灸熨肉破血出诸伤。盖因血液津渍潮润，以树皮隔之，方灸熨也。先以榆树皮安患处，再以老葱捣烂，并蕲艾止痛散和匀，置树皮上，连灸五次毕，以软绢包裹。戴抽口布帽，系紧带子，谨避风冷。

万灵膏：治跌打损伤，消瘀散毒，舒筋活血，止痛接骨如神，兼去麻木风痰，寒湿疼痛等证。鹳筋草　透骨草　紫丁香根　当归（酒洗）　自然铜（醋淬七次）　瓜儿血竭　没药各一两　川芎八钱　赤芍二两　半两钱（醋淬）一枚　红花一两　川牛膝　五加皮　石菖蒲　茅山　苍术各五钱　木香　秦艽　蛇床子　肉桂　川附子（制）　半夏（制）　石斛　萆薢　鹿茸各三钱　虎胫骨一对　麝香二钱　上除血竭、没药、麝香三味，各研细末另包外，共二十三味。先将香油十斤，微火煨浸三日，然后将群药入油内熬黑为度，去滓，加黄丹五斤再熬，将至滴水成珠离火，俟少时药温，将血竭、没药、麝香下入，搅匀取起，出火气。

人参紫金丹：此丹提补元气，健壮脾胃，止渴生津，增长精神，和通筋血。被跌仆闪撞而气虚者，最宜服之。人参三钱　丁香一两　五加皮二两　甘草八钱　茯苓二钱　当归（酒洗）一两　血竭一两　骨碎补一两　五味子一两　没药（去油）二两共为细末，炼蜜为丸，每服三钱，早晚淡黄酒化服，童便化服亦可。

山角骨

山角骨，即头顶两旁棱骨也。凡有跌打损伤未破者，不拘左右宜紫肿硬，瘀血凝聚疼痛，或昏迷目闭，身软而不能起，声气短少，语言不出，心中忙乱，睡卧喘促，饮食少进者，宜内服正骨紫金丹，外用灸熨如囟骨伤法。如肉破流血不止者，先用马屁勃灰止血，后以榆树皮盖伤处，以艾合定痛散灸之。如伤重者，先服人参紫金丹，后如前法。如损伤太重，成破伤风，不治。

正骨紫金丹：见前颠顶伤。

人参紫金丹：见前囟骨伤。

凌云骨

凌云骨，在前发际下，即正中额骨。其两眉上之骨，即俗名左天贤骨，右天贵骨，两额角也。跌打损伤皮破二目，及面浮虚肿，若内损瘀血，上呕吐衄，气虚昏沉，不省人事，身软，面色干黄，遍身虚浮，躁烦焦渴，胸膈疼痛，脾胃不开，饮食少进，先服疏血丸，再以五加皮汤熏洗患处，敷乌龙膏，定痛消肿。

疏血丸：此药止血开胃。百草霜三钱　好阿胶（蛤粉炒成珠）　藕节　侧柏叶　茅根　当归（酒洗）各一两　共为细末，炼蜜为丸，如梧桐子大，每服五钱，早晚老酒送下。

五加皮汤：此汤舒筋和血，定痛消瘀。当归（酒洗）　没药　五加皮　皮硝　青皮川椒　香附子各三钱　丁香一钱　麝香一分　老葱三根　地骨皮一钱　丹皮二钱　水煎滚，熏洗患处。

乌龙膏：此膏治跌打损伤，筋断骨折，肿硬青紫。百草霜三钱　白及五钱　白蔹三钱　百合五钱　百部三钱　乳香五钱　没药五钱　麝香一分　糯米（炒）一两　陈粉子（隔年者佳，炒）四两　共为细末，醋熬为膏。

睛明骨

睛明骨，即目窠四围目眶骨也。其上曰眉棱骨，其下曰䪼骨，䪼骨下接上牙床。打仆损伤，血流满面者，敷刀疮药；焮痛瘀血者，敷混元膏。如骨损者，内服八厘散，忌生冷发物。偶食猪头肉者，必发，至一月后始愈。凡眼胞伤损，而瞳神不碎者，可治。

刀疮药：治一切金刃所伤，敷之止血、收口、定痛、护风。上白石膏（煅）一斤净板松香（水提过）一斤　珍珠（豆腐煮过）五钱　上三味，共研细末，和为一处，磁罐收贮备用。

混元膏、八厘散：俱见颠顶伤。

两颧骨

两颧骨者，面上两旁之高起大骨也。打仆损伤，青肿坚硬疼痛，牙车紧急，嚼物艰难，鼻孔出血，两唇掀翻，内服正骨紫金丹，外以海桐皮汤熏洗，口漱荜茇散，坐卧避冷处。

海桐皮汤：专洗一切跌打损伤，筋翻骨错，疼痛不止。海桐皮　铁线　透骨草明净乳香　没药各二钱　当归（酒洗）一钱五分　川椒三钱　川芎一钱　红花一钱威灵仙　白芷　甘草　防风各八分　共为粗末，装白布袋内，扎口煎汤，熏洗患处。

荜茇散：荜茇　良姜　细辛各一钱　水三盅，煎一盅漱口。

正骨紫金丹：见两山角伤。

鼻梁骨

鼻孔之界骨，名曰鼻梁骨；下至鼻之尽处，名曰准头。凡鼻两孔伤凹者可治，血出无妨，若鼻梁骨凹陷者，用当归膏敷贴；若两孔跌磕伤开孔窍，或金刃伤开孔窍，用封口药敷伤处，外以消毒定痛散贴之退肿；若鼻被伤落者，用缀法。

封口药：治跌打损伤，皮开肉破，及金刃伤割喉断耳，缺唇伤破肚皮，跌破阴囊皮等证，大效。

明净乳香　没药　儿茶　当归　杉皮炭各一钱　麝香五厘　片脑一分　猪猭苓叶

（如无此叶，用葛叶、毛藤子叶亦可）一钱　上各另碾细末，称合和匀，入麝碾细，次入片脑研匀，磁罐收贮听用。

消毒定痛散：治跌打损伤，肿硬疼痛。无名异（炒）　木耳（炒）　川大黄各五钱　共为末，蜜水调涂。如内有瘀血，砭去敷之；若腐处，更用当归膏敷之尤好。

神效当归膏：此膏敛口生肌，拔毒止痛，并诸疮毒气壅盛，腐化成脓。当归　黄蜡各一两　麻油四两　上将当归入油煎令焦黑，去滓，次入黄蜡，急搅化放冷，以磁器收贮，用时以旧绢布摊贴。一方用白蜡。

缀法：耳伤落者，同此用人发入阳城罐，以盐泥固济，煅过为末，乘急以所伤耳、鼻蘸药，安缀故处，以软绢缚定效。昔江怀禅师被驴咬落其鼻，一僧用此缀之如旧。

中血堂

中血堂，即鼻内颏下脆骨空虚处也。若被打仆损伤，血流不止，神气昏迷者，宜塞鼻丹塞于鼻中，外复以新汲冷水，淋激头顶。视其人如气虚，内服人参紫金丹；如血瘀服，苏子桃仁汤。服后如血仍不止，饮食不进，气虚目闭面黄者，八日死。凡跌打损伤鼻梁骨者，无妨。

塞鼻丹：此丹治跌打损伤，鼻中流血不止，神气昏迷，牙齿损伤，虚浮肿痛者，及一切衄血之证，皆可用之。朱砂　麝香　丁香　乌梅肉　川乌　草乌　当归　山奈各一钱　乳香三钱　皂角七分　共为细末，用独头蒜泥为丸，以丝绵包裹，塞于鼻中。

人参紫金丹：见囟骨伤。

苏子桃仁汤：见颠顶伤。

唇口

唇口者，司言食之窍也。如跌破击打上唇而拔缺者，用绢片一小条，从脑后扎向前来缚合，先用桑白皮捻线缝定，次以封口药涂敷，次敷截血膏盖住封口药，不令开落，仍忌言语。如整下唇伤而拔缺者，以绢片从下颏兜缚，治同前法。

截血膏：治跌打砍磕诸证，能化血破瘀，退肿止痛。天花粉三两　片子癀　姜黄　赤芍药　白芷各一两　上共为细末，茶调匀，敷疮口四围。若头面伤，其血不止者，急用此药调涂颈上周围。若手伤，则涂臂周围。若伤足，则涂腿上。若伤各处，则涂疮口周围，使截住其血不来潮作。若疮口肉硬不消者，此被风袭也，可加独活，用热酒调敷；如又不消，则风毒已深，肌肉结实，加紫荆皮末和敷，有必消之理。

封口药：见鼻柱骨伤。

玉堂

玉堂在口内上腭，一名上含，其窍即颃颡也。若被触刺伤于左右者，唯肿痛而已；若触伤正中之孔，则上通于颃，必伤鼻孔之卷肉，俗名鼻须，或再犯空窍，俗名玉堂，则血流不止，以致鼻目皆肿，满面青紫，神倦头晕，四肢无力，痛连脑髓；若伤及会厌与上横骨，轻者易愈，重者即不能言；若痛连心膈，则昏迷沉重。急用腻粉、冰片敷于纸上，贴肉破处，以止其血；内服正骨紫金丹，以散瘀定痛，理气健脾，宁神定志；复用蟹黄血竭煎汤，日漱口二三十次。如气不舒和，饮食少进，日以柿霜、玉露霜、牛奶皮、奶饼、奶酥油、并炒黍子面诸物，以凉润将息之则愈。

地阁骨

地阁骨，即两牙车相交之骨，又名颏，俗名下巴骨，上载齿牙。打扑损伤者，腮唇肿痛，牙车振动虚浮，饮食不进，目闭神昏，心热神乱，气弱体软。用布兜系缚顶上，内服大神效活络丹消瘀散，止痛和血，理气健脾；再嚼化人参紫金丹，搽固齿散，口漱莘荑散，以去牙根肿痛，外贴万灵膏。忌风寒冷物，戒气恼。

大神效活络丹：此丹宜畅气血，通利经络，并风湿诸痹，口眼歪斜，半身不遂，行步艰难，筋骨拘挛，手足疼痛等证。白花蛇（酒浸，焙）　乌梢蛇（酒浸，焙）　麻黄（去节）　防风　炙草　官桂　草豆蔻　羌活　元参　天麻　藿香　何首乌　白芷　川黄连　黄芪　熟地黄　川大黄各二两　辽细辛　赤芍药　朱砂（水飞）　没药（去油）　乳香（去油）　直僵蚕（去黑嘴，炒）　天竺黄　败龟板（酥炙）　丁香　虎胫骨（酥炙）　乌药　青皮　黑附子　白蔻仁（炒）　骨碎补　白茯苓　於白术（土炒）　当归（酒洗）　沉香各一两　全蝎（去毒）　葛根　威灵仙（酒浸）各二两五钱　瓜儿血竭　犀角各七钱五分　麝香五钱　地龙（去土）五钱　净松香五钱　两头尖　川芎各二两　京牛黄二钱五分　片脑二钱五分　共为细末，炼蜜为丸，金铂为衣。每丸重一钱，以蜡皮封裹，温酒送，随病上下，食前后服。

人参紫金丹：见山角骨伤。

固齿散：见齿伤。

莘荑散：见两颧伤。

万灵膏：见颠顶伤。

齿

齿者，口龈所生之骨也，俗名曰牙。有门牙、虎牙、槽牙、上下尽根牙之别。凡被跌打砍磕，落去牙齿者，只用补肌散敷之，并封口药，内服破血药，以止其痛。其药只用水煎，不宜酒煎，此法颇收功效。如牙断跌磕砍伤牙齿未动者，用芙蓉膏涂之；如齿动者，用蒺藜根烧存性为末，常揩搽之即牢，用固齿散时时揩之亦佳。

补肌散：止血除痛，辟风续筋骨，生肌肉。地黄苗　地菘　青蒿　苍耳苗　赤芍药（水煎取汁）各五两　生艾汁三合　上五月五日、七月七日午时修合，以前药汁拌石灰阴干，入黄丹三两，更杵为细末。凡有伤折出血，用药包封不可动，约十日可瘥，不肿不脓。

芙蓉膏：治打扑伤损，肿痛紫黑色，久不退者。紫荆皮　南星各一两　芙蓉二两　独活　白芷　赤芍药各五钱　上共为末，用生姜汁茶清调温贴敷，伤损紫黑色久不退者，加肉桂五钱。

固齿散：骨碎补、牡鼠骨（煅灰），共研细末，磁罐收贮听用。

封口药：见鼻柱骨伤。

扶桑骨

扶桑骨，即两额骨旁，近太阳肉内凹处也。若跌仆损伤，或焮肿，或血出，或青紫坚硬，头疼耳鸣，青痕满面，憎寒恶冷，心中发热，大便干燥，宜内服正骨紫金丹。如破损者，外以灸熨法定痛，外破者乌龙膏敷之。

正骨紫金丹、灸熨法：俱见颠顶骨伤。

乌龙膏：方见凌云骨伤。

耳

耳者，司听之窍也。耳门之名曰蔽，耳轮之名曰郭。凡耳被砍跌打落，或上脱下粘，或下脱上粘，内用封口药，外用消毒定痛散敷贴；及耳后看脱落所向，用鹅翎横夹定，却用竹夹子直上横缚定，缚时要两耳相对，轻轻缚住，或用缀法。

封口药、消毒定痛散：俱见鼻柱骨伤。

缀法：见鼻柱骨伤。

玉梁骨

玉梁骨，即耳门骨。其处上即曲颊，下即颊车，两骨之合钳也，耳门内上通脑髓，亦关灵明。若垫伤击伤，而有碍于骨肉者，肿痛流血，服正骨紫金丹，八仙逍遥汤洗之；洗毕贴混元膏，坐卧避冷处。若伤重，内连脑髓及伤灵明，必昏沉不省人事，不进饮食，若再平素气血皆虚，必为不治之证。

八仙逍遥汤：专洗跌仆损伤，肿硬疼痛，及一切冷振风湿，筋骨血肉肢体酸痛诸证。防风　荆芥　川芎　甘草各一钱　当归（酒洗）　黄柏各二钱　茅山苍术　牡丹皮　川椒各三钱　苦参五钱　共合一处，装白布袋内，扎口，水熬滚，熏洗患处。

两钓骨

两钓骨名曲颊，即上颊之合钳，曲如环形，以纳下牙车骨尾之钩者也。打扑损伤，耳肿腮硬，牙关紧急，嚼物不合。宜内服正骨紫金丹，外贴万灵膏。坐卧避冷处。

正骨紫金丹、万灵膏：俱见颠顶伤。

颊车骨

颊车骨，即下牙床骨也，俗名牙钓。承载诸齿，能咀食物，有运动之象，故名颊车。其骨尾形如钩，上控于曲颊之环。或打扑脱臼，或因风湿袭入钩环脱臼，单脱者为错，双脱者为落。凡治单脱者，用手法摘下不脱者，以两手捧下颏，稍外拽复向内托之，则双钩皆入上环矣。再以布自地阁缠绕头顶以固之，宜内服正骨紫金丹，外贴万灵膏。待能饮食后，去布，只用布兜其下颏，系于顶上，二三日可愈。若双脱者，治法同前。若欠而致脱臼者，乃突滑也，无妨。脱臼者，俗名吊下巴。欠者，俗名打哈气。

正骨紫金丹、万灵膏方：俱见颠顶伤。

后山骨

后山即头后枕骨也。其骨形状不同，或如品字，或如山字，或如川字，或圆尖，或月牙形，或偃月形，或鸡子形，皆属枕骨。凡有伤损，其人头昏目眩，耳鸣有声，项强咽直，饮食难进，坐卧不安，四肢无力，内服正骨紫金丹，外敷乌龙膏，洗以海桐皮汤，以散瘀、去麻木、止痛。如误从高处坠下，后山骨伤太重，筋翻气促，痰响如拽锯之声，垂头目闭，有喘声者，此风热所乘，至危之证，不能治也，遗尿者必亡。唯月牙形者，更易受伤。如被坠堕打伤，震动盖顶骨缝，以致脑筋转拧疼痛，昏迷不省人事，少时或明者，其人可治，急以凉水蘸发，启开牙关，以酒调八厘散灌之，服后目开痛苦有声，二目流泪，愈见可治之兆，服正骨紫金丹，炒米粥调养可愈。

十骨紫金丹：见颠顶伤。

乌龙膏：见凌云骨伤。

海桐皮汤：见两颧骨伤。

八厘散：见颠顶伤。

寿台骨

寿台骨，即完骨，在耳后接于耳之玉楼骨者也。若跌打损伤，其耳上下俱肿起，耳内之禁骨有伤，则见血脓水，耳外瘀聚凝结疼痛，筋结不能舒通，以致头晕眼迷，两太阳扶桑骨胀痛，颈项筋强，虚浮红紫，精神短少，四肢无力，坐卧不安，饮食少进。以乌龙膏敷耳伤处，用丝棉裹导气通瘀锭塞耳内；内服人参紫金丹，通瘀散肿；外再以八仙逍遥汤熏洗，消散虚浮肿痛。忌食热物发物。如血流不止，三日不饮食，必动脑髓，不宜治之。

乌龙膏：见凌云骨伤。

导气通瘀锭：见颠顶骨伤。

人参紫金丹：见山角骨伤。

八仙逍遥汤：见玉梁骨伤。

旋台骨

旋台骨，又名玉柱骨，即头后颈骨三节也，一名天柱骨。此骨被伤，共分四证：一曰从高坠下，致颈骨插入腔内，而左右尚活动者，用提项法治之；一曰打伤，头低不起，用端法治之；一曰坠伤，左右歪邪，用整法治之；一曰仆伤，面仰头不能垂，或筋长骨错，或筋聚，或筋强骨随头低，用推、端、续、整四法治之。凡治者，临证时问其或坠车马蹴伤，或高处坠下折伤，或打重跌倒，再问其或思饮食，或不思饮食，或四肢无伤，而精神不减，或精神短少，或能坐起行走，或昏睡不语，或疼痛不止，瘀聚凝结，肿硬筋胀，皆宜内服正骨紫金丹，外敷万灵膏，并洗海桐皮汤，灸熨定痛散。外按手法治之，手法详首卷。

正骨紫金丹、万灵膏：俱见颠顶伤。

海桐皮汤：见两颧骨伤。

定痛散：见两山角骨伤。

胸背部

锁子骨

锁子骨，经名柱骨。横卧于两肩前缺盆之外，其两端外接肩解。击打损伤，或骑马乘车，因取物偏坠于地，断伤此骨，用手法先按胸骨，再将肩端向内合之，揉摩断骨令其复位，然后用带挂臂于项，勿令摇动。内服人参紫金丹，外熨定痛散，再敷万灵膏，其证可愈。

人参紫金丹、定痛散：见山角骨伤。

万灵膏：见颠顶伤。

胸骨（附：胁肋）

胸骨即髑骬骨，乃胸胁众骨之统名也。一名膺骨，一名臆骨，俗名胸膛。其两侧自腋而下，至肋骨之尽处，统名曰胁；胁下小肋骨，名曰季胁，俗名软肋；肋者，单条骨之谓也，统胁肋之总，又名曰胠。凡胸骨被物从前面撞打跌仆者重，从后面撞仆者轻。轻者先按证用手法治之，再内服正骨紫金丹，外用面麸和定痛散灸熨之，或以海桐皮汤洗之，贴万灵膏即能获效。若内血瘀聚肿痛，伛偻难仰者，早晨以清上瘀血汤、消下破血汤分上膈、下膈以治之，晚服疏血丸。有受伤日久，胸骨高起，肌肉削瘦，内有邪热瘀血，痞气膨闷，睛蓝体倦，痰喘咳嗽者，宜加减紫金丹，以消热化痰，理气健脾，润肌定喘。若伤重者，内干胸中，必通心、肺两藏，其人气乱昏迷，闭目，呕吐血水，呃逆战栗者，则危在旦夕，不可医治矣。若两侧撅肋诸骨被伤者，则相其轻重以分别治之，凡胸胁诸伤轻者，如嵝峒丸、三黄宝蜡丸等药，皆所必需，宜酌用之。

清上瘀血汤：治上膈被伤者。羌活 独活 连翘 桔梗 枳壳 赤芍 当归（酒洗）山栀子 黄芩 甘草 川芎 桃仁 红花 苏木 川大黄 生地黄 水煎，加老酒、童便和服。

消下破血汤：治下膈被伤者。柴胡 川芎 川大黄 赤芍药 当归 栀子 五灵脂 木通 枳实（炒）红花 赤牛膝 泽兰叶 苏木 生地黄 黄芩 桃仁 水煎，加老酒童便和服。

加减紫金丹：白茯苓 苍术（米泔浸，炒）各二两 当归 熟地黄 白芍药（炒）陈皮各四两 肉苁蓉（酒洗，去鳞甲）一两 丁香一钱 红花五钱 瓜儿血竭三钱 乳香（去油）三钱 没药（去油）三钱

共为细末，炼蜜为丸，弹子大，用黄酒送下。

嵝峒丸：治跌打损伤，瘀血奔心，昏晕不省，及一切无名肿毒，昏困欲死等证。

京牛黄　冰片　麝香各二钱五分　阿魏　雄黄各一两　川大黄　儿茶　天竺黄　三七
瓜儿　血竭　乳香（去油）　没药（去油）各二两　藤黄（隔汤煮十数次，去浮沫，用
山羊血五钱拌晒。如无山羊血，以子羊血代之）二两　以上十三味，共为细末，将藤
黄化开为丸，如芡实大。若干，稍加白蜜，外用蜡皮封固。内服用无灰酒送下，外敷
用茶卤磨涂，忌一切生冷发物。

　　三黄宝蜡丸：专治一切跌打损伤及破伤风，并伤力成痨，女人产后恶露不尽，致
生怪证，瘀血奔心，痰迷心窍，危在旦夕。重者一钱，轻者三分，用无灰酒送下，立
刻全生。如被鸟枪打伤，铅子在内，危在顷刻，服一钱，吃酒数杯，睡一时，汗出即
愈。如外敷，将香油热化少许，鸡翎扫患处。服药后忌凉水、生冷、烧酒三日，如不
忌此酒，则药无功。天竺黄三两　雄黄二两　刘寄奴　红芽　大戟（去骨）　麒麟竭各
三两　归尾一两五钱　朱砂　儿茶各一两　净乳香（去油）三钱　琥珀　轻粉　水银
（同轻粉研不见星）　麝香各三钱　以上各称足分两，各研为细末，如无真天竺黄，以
真胆星三两代之，再用好黄蜡二十四两，炼净，滚汤坐定，将药投入，不住手搅匀，
取出装磁罐内备用。

　　正骨紫金丹、万灵膏：俱见颠顶骨伤。

　　定痛散：见山角骨伤。

　　疏血丸：见凌云骨伤。

　　歧骨

　　歧骨者，即两凫骨端相接之处，其下即鸠尾骨也。内近心君，最忌触犯。或打扑，
或马撞，则血必壅瘀而多疼痛，轻者只在于膈上，重者必入心藏，致神昏目闭，不省
人事，牙关紧闭，痰喘鼻煽，久而不醒，醒而神乱，此血瘀而坚凝不行者也，难以回
生；如神不昏乱，仅瘀痛不止，胸满气促，默默不语，醒时犹能稍进饮食者，宜早晨
服加减苏子桃仁汤加枳壳，晚服疏血丸，外贴万灵膏，再以炒热定痛散熨之，庶可愈
也。又凡周身骨之两叉者，皆名歧骨，学者宜知之。

　　加减苏子桃仁汤：见颠顶骨伤。

　　疏血丸：见凌云骨伤。

　　万灵膏：见颠顶骨伤。

　　定痛散：见山角骨伤。

　　蔽心骨

　　蔽心骨，即鸠尾骨也。其质系脆骨，在胸下歧骨之间。跌打撞振伤损，疼痛不止，
两胁气串，满腹疼痛，腰伛不起，两手按胸者，宜内服八厘散，外用艾醋汤洗之，敷
万灵膏，渴饮淡黄酒。忌茶水、生冷、糠米粥。

　　八厘散、万灵膏：俱见颠顶骨伤。

凫骨

凫骨者，即胸下之边肋也。上下二条，易被损伤，左右皆然。自此以上，有肘臂护之，难以著伤。在下近腹者，用手提之易治，盖其肋近边可以著手，则断肋能复其位也，其人必低头伛腰，痛苦呻吟，惟侧卧不能仰卧，若立起，五内皆痛，或头迷神昏，饮食少进，宜内服正骨紫金丹，洗以八仙逍遥汤，贴万灵膏及散瘀等药可愈。若在上之第二肋，或有断裂垫伤，塌陷不起，因位居膈上，难以入手，虽强为之，亦难完好。其所伤之血留于膈上，若不随药性开行，必结成包囊。其包轻者系黄水，硬者系血块，则成痼疾矣。

正骨紫金丹： 见颠顶骨伤。

八仙逍遥汤： 见玉梁骨伤。

万灵膏： 见颠顶骨伤。

阴囊

凡阴囊被人扯破者，用鸡子黄油，并金毛狗脊毛，薄摊涂油于上，次敷封口药；又用截血膏敷贴，或乌龙膏敷贴亦可。内服加减紫金丹，洗用紫苏叶煎水洗之。

凡阴囊有青黑紫色肿者，用定痛膏加赤芍、草乌、良姜、肉桂各少许打和，用韭叶捣烂同贴。如无韭叶，用葱叶亦可。仍服利小水之药。

定痛膏： 治打扑伤损，动筋折骨，跌磕木石压伤肿痛。芙蓉叶二两　紫荆皮　独活　南星（生）　白芷各五钱　上共为末，加马齿苋一两，捣极烂，和末一处，用生葱汁、老酒和炒暖敷。

封口药： 见鼻柱骨伤。

截血膏： 见唇口伤。

乌龙膏： 见凌云骨伤。

加减紫金丹： 见胸骨伤。

背骨

背者，自后身大椎骨以下，腰以上之通称也。其骨一名脊骨，一名膂骨，俗呼脊梁骨。其形一条居中，共二十一节，下尽尻骨之端，上载两肩，内系脏腑，其两旁诸骨，附接横叠，而弯合于前，则为胸胁也。先受风寒，后被跌打损伤者，瘀聚凝结，若脊筋陇起，骨缝必错，则成伛偻之形。当先揉筋，令其和软，再按其骨，徐徐合缝，背膂始直。内服正骨紫金丹，再敷定痛散，以烧红铁器烙之，觉热去敷药，再贴混元膏。

正骨紫金丹、混元膏： 俱见颠顶伤。

定痛散： 见山角骨伤。

腰骨

腰骨，即脊骨十四椎、十五椎、十六椎间骨也。若跌打损伤，瘀聚凝结，身必俯

卧，若欲仰卧、侧卧皆不能也，疼痛难忍，腰筋僵硬，宜手法：将两旁脊筋向内归附臀骨，治者立于高处，将病人两手高举，则脊筋全舒，再令病人仰面昂胸，则臀骨正而患除矣。内服补筋丸，外贴万灵膏，灸熨止痛散。

止痛散：止痛消肿，活血通经，辟风驱寒。防风　荆芥　当归　蕲艾　牡丹皮　鹤虱　升麻各一钱　苦参　铁线　透骨草　赤芍药各二钱　川椒三钱　甘草八分　共用末，装白布袋内，扎口煎滚熏洗。

补筋丸：见髃骨伤。

万灵膏：见颠顶伤。

尾骶骨

尾骶骨，即尻骨也。其形上宽下窄，上承腰脊诸骨。两旁各有四孔，名曰八髎。其末节名曰尾闾，一名骶端，一名橛骨，一名穷骨，俗名尾椿。若蹲垫壅肿，必连腰胯，内服正骨紫金丹，洗以海桐皮汤，贴万灵膏。

正骨紫金丹：见颠顶伤。

海桐皮汤：见两颧骨伤。

万灵膏：见颠顶骨伤。

四肢部

髃骨

髃骨者，肩端之骨，即肩胛骨臼端之上棱骨也。其臼含纳臑骨上端，其处名肩解，即肩髃与臑骨合缝处也，俗名吞口，一名肩头。其下附于脊背，成片如翅者，名肩胛，亦名肩髆，俗名锨板子骨。已上若被跌伤，手必屈转向后，骨缝裂开，不能抬举，亦不能向前，唯扭于肋后而已，其气血皆壅聚于肘，肘肿如椎，其肿不能过腕，两手筋反胀，瘀血凝滞，如肿处痛如针刺不移者，其血必化而为脓，则腕掌皆凉，或麻木。若臑骨突出，宜将突出之骨向后推入合缝，再将臑筋向内拨转，则臑肘臂腕皆得复其位矣。内服补筋丸，外贴万灵膏，烫洗用海桐皮汤，或敷白胶香散，或金沸草汁涂之亦佳。

补筋丸：此药专治跌仆蹉闪，筋翻筋挛，筋胀筋粗，筋聚骨错，血脉壅滞，宣肿青紫疼痛等证。五加皮　蛇床子　好沉香　丁香　川牛膝　白云苓　白莲蕊　肉苁蓉　菟丝子　当归（酒洗）　熟地黄　牡丹皮　鲜木瓜各一两　怀山药八钱　人参　广木香各三钱　共为细末，炼蜜为丸，弹子大，每丸重三钱，用好无灰酒送下。

加减补筋丸：当归一两　熟地黄　白芍药各二两　红花　乳香　白云苓　骨碎补各一两　广陈皮二两　没药三钱　丁香五钱　共为细末，炼蜜为丸，弹子大，每丸重三钱，用好无灰酒送下。

白胶香散：治皮破筋断。白胶香一味，为细末敷之。

又方：金沸草根，捣汁涂筋封口，二七日便可相续止痛。一贴即愈，不用再涂。

万灵膏：见颠顶骨伤。

海桐皮汤：见两颧骨伤。

臑骨

臑骨，即肩下肘上之骨也。自肩下至手腕，一名肱，俗名胳膊，乃上身两大支之通称也。或坠车马跌碎，或打断，或斜裂，或截断，或碎断。打断者有碎骨，跌断者则无碎骨，壅肿疼痛，心神忙乱，遍体麻冷，皆用手法，循其上下前后之筋，令得调顺，摩按其受伤骨缝，令得平正，再将小杉板周围逼定，外用白布缠之，内服正骨紫金丹，外贴万灵膏。如壅肿不消，外以散瘀和伤汤洗之。

正骨紫金丹、万灵膏、散瘀和伤汤：俱见颠顶骨伤。

肘骨

肘骨者，胳膊中节上、下支骨交接处也，俗名鹅鼻骨。若跌伤其肘尖向上突出，疼痛不止，汗出战栗，用手法翻其臂骨，拖肘骨令其合缝。其斜弯之筋，以手推摩，令其平复，虽即时能垂能举，仍当以养息为妙。若壅肿疼痛，宜内服正骨紫金丹，外贴万灵膏。

正骨紫金丹、万灵膏：俱见颠顶骨伤。

臂骨

臂骨者，自肘至腕有正辅二根，其在下而形体长大，连肘尖者为臂骨；其在上而形体短细者为辅骨，俗名缠骨。叠并相倚，俱下接于腕骨焉。凡臂骨受伤者，多因迎击而断也。或断臂辅二骨，或唯断一骨，瘀血凝结疼痛，以手法接对端正，贴万灵膏，竹帘裹之，加以布条扎紧。侯三日后开帘视之，以手指按其患处，或仍有未平，再揉摩其瘀结之筋，令复其旧，换贴膏药，仍以竹帘裹之，每日清晨服正骨紫金丹。

万灵膏、正骨紫金丹：俱见颠顶骨伤。

腕骨

腕骨，即掌骨乃五指之本节也，一名壅骨，俗名虎骨。其骨大小六枚，凑以成掌，非块然一骨也。其上并接臂辅两骨之端，其外侧之骨名高骨，一名锐骨，亦名踝骨，俗名龙骨，以其能宛屈上下，故名曰腕。若坠车马，手掌著地，只能伤腕；若手指著地，其指翻贴于臂上者，则腕缝必分开。伤腕者，壅肿疼痛，法以两手揉摩其腕，内服正骨紫金丹，外贴万灵膏；若手背向后翻贴于臂者，以两手捉其手背，轻轻回翻之，令其复位，仍按摩其筋，必令调顺，内服人参紫金丹，外敷混元膏。

正骨紫金丹、万灵膏、混元膏：俱见颠顶骨伤。

人参紫金丹：见山角骨伤。

五指骨

五指之骨名锤骨，即各指本节之名也。若被打伤折，五指皆同，株连肿痛，因其筋皆相连也。手掌与背，其外体虽混一不分，而其骨在内，乃各指之本节相连而成者也。若手背与手心，皆坚硬壅肿热痛，必正其骨节，则无后患。若不即时调治，其所壅之血，后必化而为脓。气盛者，服疮毒之剂，调治可愈；气虚者，将来成漏矣。洗以散瘀和伤汤，贴万灵膏。

散瘀和血汤、万灵膏：俱见颠顶骨伤。

竹节骨

竹节骨，即各指次节之名也。跌打损伤，骨碎筋弯，指不能伸，以手捻其屈节，则指必舒直，洗以散瘀和伤汤，贴以万灵膏。如指甲缝蓄积毒血，其甲必脱落，若再生指甲，其形多不如旧。若第三节有伤，治同次节，其指甲名爪甲。

散瘀和伤汤、万灵膏：俱见颠顶骨伤。

胯骨

胯骨，即髋骨也，又名髁骨。若素受风寒湿气，再遇跌打损伤，瘀血凝结，肿硬筋翻，足不能直行，筋短者，脚尖著地，骨错者，臀努斜行。宜手法推按胯骨复位，将所翻之筋向前归之，其患乃除。宜服加味健步虎潜丸，熏洗海桐皮汤，灸熨定痛散。

加味健步虎潜丸：专治跌打损伤，气血虚衰，下部腰、胯、膝、腿疼痛，酸软无力，步履艰难。服此药至一百日，舒筋止痛，活血补气，健旺精神。龟胶（蛤粉炒成珠）鹿角胶（蛤粉炒成珠）虎胫骨（酥油炙）何首乌（黑豆拌，蒸晒各九次）川牛膝（酒洗晒干）杜仲（姜汁炒断丝）锁阳 当归（酒洗炒干）各二两 威灵仙（酒洗）黄柏（酒洗，晒干，小盐少许酒炒）人参（去芦）羌活 干姜 白芍药（微炒）云白术（土炒）各一两 熟地黄三两 大川附子（童便、盐水各一碗，生姜二两，切片同煮一整日，令极熟，水干再添，盐水煮毕取出，剥皮切薄，又换净水，入川黄连五钱，甘草五钱，同煮长香三炷，取出晒干，如琥珀明亮色方用）一两五钱共为细末，炼蜜为丸，如梧桐子大，每服三钱，空心淡盐汤送下。冬日淡黄酒送下。

海桐皮汤：见两颧骨伤。

定痛散：见山角骨伤。

环跳

环跳者，髋骨外向之凹，其形似臼，以纳髀骨之上端如杵者也，名曰机，又名髀枢，即环跳穴处也。或因跌打损伤，或蹉垫挂镫，致枢机错努，青紫肿痛，不能步履，或行止欹侧艰难。宜先服正骨紫金丹，洗以海桐皮汤，贴万灵膏，常服健步虎潜丸。

正骨紫金丹：见颠顶骨伤。

万灵膏：见颠顶骨伤。

海桐皮汤：见两颧骨伤。

虎潜丸：见髋骨伤。

大楗骨

一名髀骨，上端如杵，入于髀枢之臼，下端如锤，接于胻骨，统名曰股，乃下身两大支之通称也，俗名大腿骨。坠马拧伤，骨碎筋肿，黑紫清凉，外起白泡，乃因骨碎气泄，此证治之鲜效。如人年少气血充足者，虽形证肿痛而不昏沉，无白泡者可治。法以两手按摩碎骨，推拿复位，再以指顶按其伤处，无错落之骨，用竹帘裹之，每日早服正骨紫金丹。俟三日后，开帘视之，若有不平处，再捻筋结令其舒平，贴万灵膏，仍以竹帘裹之。

正骨紫金丹：见颠顶骨伤。

万灵膏：见颠顶骨伤。

膝盖骨

膝盖骨即连骸，亦名膑骨。形圆而扁，覆于楗骱上下两骨之端，内面有筋联属。其筋上过大腿，至于两胁，下过骱骨，至于足背。如有跌打损伤，膝盖上移者，其筋即肿大，株连于腘内之筋，腘内之筋，上连腰胯，故每有腰屈疼痛之证，或下移骱骨则㽱肿，或足腹冷硬，步履后拽斜行也。若膝盖离位向外侧者，则内筋肿大；向内侧者，则筋直腘肿。宜详视其骨如何斜错，按法推拿，以复其位。内服补筋丸，以定痛散灸熨之，熏八仙逍遥汤则愈。

补筋丸：见髋骨伤。

定痛散：见山角骨伤。

八仙逍遥汤：见玉梁骨伤。

骱骨

骱骨，即膝下踝上之小腿骨，俗名臁胫骨者也。其骨二根，在前者名成骨，又名骱骨，其形粗；在后者名辅骨，其形细，又俗名劳堂骨。若被跌打损伤，其骨尖斜突外出，肉破血流不止，疼痛呻吟声细，饮食少进，若其人更气血素弱，必致危亡。宜用手法，按筋正骨令复其位，贴万灵膏，以竹帘裹住，再以白布缠之，先服正骨紫金丹，继有健步虎潜丸。

万灵膏、正骨紫金丹：俱见颠顶骨伤。

健步虎潜丸：见髋骨伤。

踝骨

踝骨者，骱骨之下，足跗之上，两旁突出之高骨也。在内者名内踝，俗名合骨；在外者为外踝，俗名核骨。或驰马坠伤，或行走错误，则后跟骨向前，脚尖向后，筋翻肉肿，疼痛不止。先用手法拨筋正骨，令其复位，再用竹板夹定跟骨，缚于骱骨之上。三日后解缚视之，以枕支于足后，用手扶筋，再以手指点按其筋结之处，必令端平。内服正骨紫金丹，灸熨以定痛散，洗以海桐皮汤，常服健步虎潜丸。若稍愈后，遽行劳动，致骱骨之端，向里歪者，则内踝突出肿大；向外歪者，则外踝突出肿大，血脉瘀聚凝结，步履无力，足底欹斜，颇费调治。故必待气血通畅全复，始可行动。

正骨紫金丹：见颠顶骨伤。

定痛散：见山角骨伤。

海桐皮汤：见两颧骨伤。

健步虎潜丸：见髋骨伤。

跗骨

跗者，足背也，一名足跌，俗称脚面，其骨乃足趾本节之骨也。其受伤之因不一，或从陨坠，或被重物击压，若被车马踹砑，若仅伤筋肉，尚属易治；若骨体受伤，每多难治。先以手法轻轻搓摩，令其骨合筋舒，洗以海桐皮、八仙逍遥等汤，贴以万灵膏，内服舒筋定痛之剂，及健步虎潜丸、补筋丸。

海桐皮汤：见山角骨伤。

八仙逍遥汤：见玉梁骨伤。

健步虎潜丸：见髋骨伤。

补筋丸：见髑骨伤。

足五趾骨

趾者，足之指也。名以趾者，所以别于手也，俗名足节。其节数与手之骨节同，大指本节后内侧圆骨努突者，一名核骨，又名覈骨，俗呼为孤拐也。趾骨受伤，多与跗骨相同，唯奔走急迫，因而受伤者多，治法与跗骨同。

跟骨

跟骨者，足后跟骨也。上承胻辅二骨之末，有大筋附之，俗名脚挛筋，其筋从跟骨过踝骨，至腿肚里，上至腘中，过臀抵腰脊至顶，自脑后向前至目眦，皆此筋之所达也。若落马坠蹬等伤，以至跟骨拧转向前，足趾向后，即或骨未碎破而缝隙分离，自足至腰脊诸筋，皆失其常度，拳挛疼痛，宜拨转如旧，药饵调治，皆同前法。

按：正骨紫金丹、混元膏、散瘀和伤汤、海桐皮汤、万灵膏诸药，皆内庭常用经验之方，故已上诸证多引用之。其或跌打损伤证中，而又兼他病者，则不止此数药也。故采前人旧载诸方，集于末卷，以示证治之法，有不可狭隘者焉。

内治杂证法

方法总论

今之正骨科，即古跌打损伤之证也。专从血论，须先辨或有瘀血停积，或为亡血过多，然后施以内治之法，庶不有误也。夫皮不破而内损者，多有瘀血；破肉伤胭，每致亡血过多。二者治法不同。有瘀血者，宜攻利之；亡血者，宜补而行之。但出血不多，亦无瘀血者，以外治之法治之。更察其所伤上下轻重浅深之异，经络气血多少之殊，必先逐去瘀血，和荣止痛，然后调养气血，自无不效。若夫损伤杂证论中不及备载者，俱分门析类详列于后，学者宜尽心焉。

伤损内证

凡跌打损伤、坠堕之证，恶血留内，则不分何经，皆以肝为主。盖肝主血也，故败血凝滞，从其所属，必归于肝，其痛多在胁肋小腹者，皆肝经之道路也。若壅肿痛甚或发热自汗，皆宜斟酌虚实，然后用调血行经之药。王好古云：登高坠下撞打等伤，心腹胸中停积瘀血不散者，则以上、中、下三焦分别部位，以施药饵。瘀在上部者，宜犀角地黄汤；瘀在中部者，宜桃仁承气汤；瘀在下部者，宜抵当汤之类。须于所用汤中加童便、好酒，同煎服之。虚人不可下者，宜四物汤加穿山甲。若瘀血已去，则以复元通气散加当归调之。

《内经》云：形伤作痛，气伤作肿。又云：先肿而后痛者，形伤气也；先痛而后肿者，气伤形也。凡打扑闪错，或恼怒气滞血凝作痛，及元气素弱，或因叫号血气损伤，或过服克伐之剂，或外敷寒凉之药，致气血凝结者，俱宜用活血顺气之剂。后列诸方，以备选用。

犀角地黄汤：犀角　生地黄（酒浸别捣）　丹皮　白芍各等分　水煎服。

桃仁承气汤：大黄　芒硝　桃仁　桂枝　甘草　水煎服，以利为度。

抵当汤：水蛭　虻虫（去翅足）各三十枚　大黄（酒浸）一两　桃仁（去皮尖）三十枚　水煎去渣取三升，温服一升，不下再服。

复元活血汤：柴胡五钱　当归　穿山甲（炮）　栝蒌根各三钱　甘草　红花各二钱　桃仁（去皮尖）五十个　大黄（酒浸）一两　上将桃仁研烂，余药锉如麻豆大，每服一两，水二盏，酒半盏，煎至七分去渣，大温，食前服，以利为度。

巴戟汤：巴戟（去心）　大黄各半两　当归　地黄　芍药　川芎各一两　上为末，水煎服，以利为度。

破血消痛汤：羌活　防风　官桂各一钱　苏木一钱半　柴胡　连翘　当归梢各二钱　麝香（另研）少许　水蛭（炒去烟尽，另研）二钱　上为粗末，共一服，酒二大盏，水一盏，水蛭、麝香另研如泥，余药煎至一大盏，去火稍热，调二味服之，两服立愈。

清心药：牡丹皮　当归　川芎　赤芍药　生地黄　黄芩　黄连　连翘　栀子　桃仁　甘草各等分　上引用灯心草、薄荷煎，入童便和服。

止痛药：当归　牛膝　川芎　怀庆生地　赤芍药　白芷　羌活　独活　杜仲　续断各一两　肉桂　八角　茴香　乳香　没药各五钱　南木香　丁皮　沉香　血竭各二钱半　上为末，老酒调用。

活血顺气何首乌散：何首乌三钱　当归　赤芍药　白芷　乌药　枳壳　防风　甘草　川芎　陈皮　香附　紫苏　羌活　独活　肉桂各一钱　上薄荷、生地黄煎，入酒和服，疼痛甚者，加乳香、没药。

调经散： 川芎 当归 芍药 黄芪各一钱半 青皮 乌药 陈皮 熟地黄 乳香（另研） 茴香各一钱 上作一服，水二盅，煎至一盅，不拘时服。

牡丹皮散： 牡丹皮 当归 骨碎补 红花（酒浸） 续断 乳香 没药 桃仁 川芎 赤芍药 生地黄各等分 上水、酒煎服，却用秫米饭热罨缚，冷又蒸热，换缚。

橘术四物汤： 当归 川芎 白芍药 怀庆生地各二钱 陈皮 白术 红花各一钱 桃仁十枚 上生地黄煎服。骨节疼，加羌活、独活。痛不止，加乳香、没药。

当归补血汤： 当归 川芎 白芍药 熟地黄 防风 连翘 羌活 独活 乳香 没药 白芷 续断 杜仲各等分 上生地黄煎，入童便和服，不可用酒。气虚加人参、白术、黄芪。

复元通气散： 木香 茴香（炒） 青皮（去皮） 穿山甲（酥炙） 陈皮 白芷 甘草 漏芦 贝母各等分 上为末，每服一二钱，温酒调下。

伤损出血

伤损之证，或患处或诸窍出血者，此肝火炽盛，血热错经而妄行也，用加味逍遥散清热养血。若中气虚弱，血无所附而妄行，用加味四君子汤、补中益气汤。或元气内脱不能摄血，独参汤加炮姜以回阳；如不应，急加附子。如血蕴于内而呕血者，用四物汤加柴胡、黄芩。凡伤损而犯劳碌，或怒气肚腹胀闷，或过服寒毒等药致伤阳络者，则为吐血、衄血、便血、尿血；伤于阴络者，则为血积、血块、肌肉青黑，此皆脏腑亏损，经隧失职，急补脾、肺二脏自愈矣。

加味逍遥散： 白术 茯苓 当归 白芍各二钱 柴胡一钱 薄荷五分 黑栀 丹皮各一钱五分 水煎服。

补中益气汤： 人参二钱 黄芪（炙）二钱 白术（炒）一钱五分 当归一钱五分 升麻五分 柴胡五分 陈皮八分 甘草（炙）三分 引用姜枣，水煎服。

四君子汤： 人参 白术 茯苓各二钱 甘草（炙）一钱 引用姜枣，水煎服。

四物汤： 当归三钱 川芎 白芍药二钱 熟地黄三钱 水煎服。

独参汤： 人参一两 水煎服。

瘀血泛注

伤损瘀血泛注之证，乃跌仆血滞所致。盖气流而注，血注而凝，或注于四肢关节，或留于胸腹腰臀，或漫肿，或结块，初起皆属肝、脾郁火。急用葱熨法，内服小柴胡汤以清肝火，次用八珍汤以壮脾胃，或益气养荣汤，久服自然收功。若日久溃破而气血虚者，宜十全大补汤；若溃而寒邪凝滞不敛者，宜豆豉饼祛散之。此证若不补气血，不慎起居，不戒七情，或用寒凉克伐，俱属不治。

小柴胡汤： 柴胡二钱 黄芩一钱五分 半夏（制） 人参各一钱 草（炙）五分

引用姜二片，水煎服。

八珍汤：即四君子汤、四物汤相和为剂也。

益气养荣汤：人参　黄芪（炒）　当归　川芎　熟地黄　白芍（炒）　香附　贝母茯苓　陈皮各一钱　白术二钱　柴胡六分　甘草　桔梗各五分　引用姜，水煎服。口干加五味子、麦冬。往来寒热，加青皮。

十全大补汤：即八珍汤加黄芪、肉桂各一钱。

豆豉饼：江西豆豉　上一味为末，唾津和作饼子，如钱大，厚二分，置患处，以艾壮于饼上灸之，干则再易。

葱熨法：方见囟骨伤。

瘀血作痛

伤损之证肿痛者，乃瘀血凝结作痛也。若胀而重坠，色或青黑，甚则发热作渴汗出者，乃经络壅滞，阴血受伤也。宜先刺去恶血，以通壅塞，后用四物汤以调之。

四物汤：方见伤损出血。

血虚作痛

伤损之证血虚作痛者，其证则发热作渴，烦闷头晕，日晡益甚，此阴虚内热之证。宜八珍汤加丹皮、麦冬、五味子、肉桂、骨碎补治之。

八珍汤：方见瘀血泛注。

呕吐黑血

伤损呕吐黑血者，始因打扑伤损，败血流入胃脘，色黑如豆汁，从呕吐而出也。形气实者，用百合散；形气虚者，加味芎𦽉汤。

百合散：川芎　赤芍药　当归　百合　生地黄　侧柏叶　荆芥　犀角　丹皮　黄芩　黄连　栀子　郁金　大黄各一钱　水煎，加童便和服。

加味芎𦽉汤：芎𦽉　当归　白术　百合（水浸一日）荆芥各一钱　水一盏半，酒半盏，煎八分，不拘时服。

发热

伤损之证发热者，若因出血过多，脉洪大而虚，重按之全无者，此血虚发热也，用当归补血汤；脉若沉微，按之软弱者，此阴盛发热也，宜用四君子汤加炮姜、附子；若发热烦躁，肉𥆧筋惕者，此亡血也，宜用圣愈汤；如发热汗出不止者，此血脱也，宜用独参汤。血脱之证，其脉实者难治，细小者易治。

当归补血汤： 黄芪（炙）一两　当归三钱　水煎服。

圣愈汤： 人参　川芎　当归　熟地黄　生地　黄芪（炙）各等分　水煎服。

四君子汤、独参汤： 俱见伤损出血。

肌肉作痛

伤损之证，肌肉作痛者，乃荣卫气滞所致，宜用复元通气散；筋骨间作痛者，肝肾之气伤也，用六味地黄丸。

六味地黄丸： 熟地黄八两　山萸肉（去核）四两　怀山药四两　牡丹皮三两　泽泻三两　茯苓三两　共为末，炼蜜丸桐子大，空心，白汤服三钱。

复元通气散： 方见伤损内证。

骨伤作痛

伤损之证，骨伤作痛者，乃伤之轻者也。若伤重，则或折、或碎，须用手法调治之，其法已详列前篇。此乃磕碰微伤，骨间作痛，肉色不变，宜外用葱熨法，内服没药丸，日间服地黄丸自愈矣。

没药丸： 没药（去油）　乳香（去油）　川芎　川椒（去闭口及目）　芍药　当归各半两　自然铜（火煅淬七次）二钱半　上为细末，用黄蜡二两熔化，入药末搅匀，丸弹子大，每服一丸，酒一盅化开，煎五分热服。

葱熨法： 方见囟骨伤。

地黄丸： 方见肌肉作痛。

胸腹痛闷

伤损之证，胸腹痛闷者，多因跳跃捶胸，闪挫举重，劳役恚怒所致。其胸腹喜手摸者，肝火伤脾也，用四君子汤加柴胡、山栀；如畏手摸者，肝经血滞也，用四物汤加柴胡、山栀、桃仁、红花；若胸胁闷痛，发热晡热，肝经血伤也，用加味逍遥散；若胸胁闷痛，饮食少思，肝脾气伤也，用四君子汤加芎、归、柴、栀、丹皮；若胸腹胀满，饮食少思，肝脾气滞也，用六君子汤加柴胡、芎、归；若胸腹不利，食少无寐，脾气郁结也，用加味归脾汤；若痰气不利，脾肺气滞也，用二陈汤加白术、芎、归、山栀、天麻、钩藤。如因过用风热之药，致肝血受伤，肝火益甚，或饮糖酒，则肾水益虚，脾火益炽，若用大黄、芍药，内伤阴络，反致下血。少壮者，必成痼疾；老弱者，多致不起。

加味归脾汤： 黑栀一钱　牡丹皮一钱　人参一钱　黄芪（炙）一钱五分　白术（炒）一钱五分　茯神二钱　枣仁（炒）一钱五分　当归一钱　木香五分　远志（去

心）八分　圆肉二钱　甘草（炙）五分　引用姜、枣，水煎服。

二陈汤：陈皮一钱五分　半夏（制）二钱　茯苓二钱　甘草五分　引用姜，水煎服。

六君子汤：即四君子汤加陈皮、半夏各一钱五分，引用姜、枣，水煎服。

四君子汤、四物汤、加味逍遥汤。俱见伤损出血。

胁肋胀痛

伤损胁肋胀痛之证，如大便通和，喘咳吐痰者，肝火侮肺也，用小柴胡汤加青皮、山栀清之；若胸腹胀痛，大便不通，喘咳吐血者，乃瘀血停滞也，用当归导滞散通之。

《内经》云：肝藏血，脾统血，盖肝属木，木胜侮土，其脾气必虚。宜先清肝养血，则瘀血不致凝滞，次壮脾胃，则气血充盛。若行克伐，则虚者益虚，滞者益滞，祸不旋踵矣。

当归导滞散：川大黄一两　当归二钱五分　麝香少许　上三味，除麝香另研外，为极细末，后入麝香令匀，每服三钱，热酒一杯调下。

又方：川大黄、当归各二两，上共为细末，每服三钱，不拘时，温酒调服。

小柴胡汤：方见瘀血泛注。

腹痛

伤损腹痛之证，如大便不通，按之痛甚者，瘀血在内也，用加味承气汤下之；既下而痛不止，按之仍痛，瘀血未尽也，用加味四物汤补而行之；若腹痛按之反不痛者，血气伤也，用四物汤加参、芪、白术，补而和之；若下而胸胁反痛，肝血伤也，用四君子汤加芎、归补之；既下而发热，阴血伤也，用四物汤加参、术补之；既下而恶寒，阳气伤也。用十全大补汤补之；既下而恶寒发热者，气血伤也，用八珍汤补之；下而欲呕者，胃气伤也，用六君子汤加当归补之；下而泄泻者，脾肾伤也，用六君子汤加肉果、补骨脂补之；若下后手足俱冷，昏聩出汗，阳气虚寒也，急用参附汤；若吐泻而手足俱冷，指甲青者，脾肾虚寒之甚也，急用大剂参附汤；口噤、手撒、遗尿、痰盛、唇青体冷者，虚极之坏证也，急用大剂参附汤，多有得生者。

加味承气汤：大黄　朴硝各二钱　枳实　厚朴　当归　红花各一钱　甘草五分水酒各半，煎服。

参附汤：人参或五钱或一两　制附子或三钱或五钱　引用姜水，煎服。

四君子汤、四物汤：俱见伤损出血。

六君子汤：方见胸腹痛闷。

八珍汤、十全大补汤：俱见瘀血泛注。

少腹引阴茎作痛

伤损而少腹引阴茎作痛者，乃瘀血不行，兼肝经郁火所致。宜用小柴胡汤加大黄、黄连、山栀服之。待痛势已定，再用养血之剂，自无不愈矣。此病若误认为寒证而投以热药，重则必危，轻则损目，治者宜慎之。

小柴胡汤：方见瘀血泛注。

腰痛

伤损腰痛、脊痛之证，或因坠堕，或因打扑，瘀血留于太阳经中所致，宜地龙散治之。

地龙散：地龙 官桂 苏木各九分 麻黄七分 黄柏 当归尾各二钱五分 桃仁九个 甘草三钱五分 上水煎，食前服。

眩晕

伤损之证，头目眩晕，有因服克伐之剂太过，中气受伤，以致眩晕者；有因亡血过多，以致眩晕者。如兼腹胀呕吐，宜用六君子汤，兼发热作渴、不思饮食者，宜十全大补汤。

六君子汤：方见胸腹痛闷。

十全大补汤：方见瘀血泛注。

烦躁

伤损之证，烦躁而面赤，口干作渴，脉洪大，按之如无者，宜用当归补血汤；如烦躁自汗头晕，宜用独参汤；如烦躁不寐，宜用加味归脾汤；如烦躁胁痛，宜用柴胡四物汤；如亡血过多烦燥者，宜用圣愈汤。

加味归脾汤：方见胸腹痛闷。

当归补血汤、圣愈汤：俱见发热。

柴胡四物汤：即四物汤加柴胡、黄芩。方见伤损出血。

独参汤：方见伤损出血。

喘咳

伤损之证而喘咳者，若因出血过多，面黑胸胀，胸膈痛而发喘者，乃气虚血乘于肺也，急用二味参苏饮，缓则难救。若咳血、衄血而喘者，乃气逆血蕴于肺也，只宜活血行气，不可用下法，宜十味参苏饮治之。

二味参苏饮：人参一两，苏木二两，煎服。

十味参苏饮：人参　紫苏　半夏　茯苓　陈皮　桔梗　前胡　葛根　枳壳各一钱　甘草五分　引用姜二片，水煎服。

昏聩

伤损昏聩乃伤之至重，以致昏聩不知人事，宜急灌以独参汤。虽内有瘀血，断不可下，急用花蕊石散内化之；盖恐下之，因泻而亡阴也。若元气虚甚者，尤不可下，亦用前散以化之。凡瘀血在内，大便不通，用大黄、朴硝；血凝而不下者，须用木香、肉桂二三钱，以热酒调灌服之，血下乃生。怯弱之人，用硝、黄而必加木香、肉桂同煎者，乃假其热以行其寒也。

花蕊石散：石硫黄四两　花蕊石二两　上二味合匀，用瓦罐一个，入药在内，封口，外用纸筋盐泥周围固济，候泥干，安四方砖上，书八卦五行字，用炭十斤笼叠周匝，自午时从下著火，渐渐上彻，直至经宿，炭尽火冷，又放经宿，罐冷，取出研细，用绢罗罗过，磁盒收贮。每服三钱，以童便调服。

作呕

伤损作呕，若因痛甚，或因克伐而伤胃者，宜四君子汤加当归、半夏、生姜；因忿怒而肝伤者，用小柴胡汤加山栀、茯苓；因痰火盛者，用二陈汤加姜炒黄连、山栀；因胃气虚者，用补中益气汤加生姜、半夏；因出血过多者，用六君子汤加当归。

四君子汤、补中益气汤：俱见伤损出血。

小柴胡汤：方见瘀血泛注。

二陈汤、六君子汤：俱见胸腹痛闷。

作渴

伤损作渴，若因亡血过多者，用四物汤加人参、白术；如不应，用人参、黄芪以补气，当归、熟地以补血，或用八珍汤。若因胃热伤津液者，用竹叶黄芪汤；如胃虚津液不足，用补中益气汤；如胃火炽盛，用竹叶石膏汤；若烦热作渴、小便淋涩，乃肾经虚热，非地黄丸不能救。

竹叶黄芪汤：淡竹叶二钱　人参　黄芪　生地黄　当归　川芎　麦冬　芍药　甘草　石膏（煅）　黄芩（炒）　半夏各一钱　水煎服。

竹叶石膏汤：竹叶三把　石膏一斤　人参三两　甘草（炙）二两　麦冬一升　半夏半升　粳米半升　引用生姜，水煎服。

四物汤、补中益气汤：俱见伤损出血。

八珍汤：方见瘀血泛注。

六味地黄丸：方见肌肉作痛。

秘结

伤损之证，大便秘结，若因大肠血虚火炽者，用四物汤送润肠丸，或以猪胆汁导之；若肾虚火燥者，用六味地黄丸；若肠胃气虚，用补中益气汤；若大便秘结，里实气壮，腹痛坚硬者，用玉烛散。

润肠丸：大黄　当归尾　羌活各五钱　桃仁　麻仁各一两　上为末，炼蜜丸弹子大，空心，白汤送下。

猪胆汁导法：大猪胆一枚　泻汁和法醋少许，以灌谷道内，如一时顷，当大便出宿食恶物，甚效。

玉烛散：生地黄　当归　川芎　赤芍药　大黄（酒浸）　芒硝　引用生姜，水煎服。

四物汤、补中益气汤：俱见伤损出血。

六味地黄丸：方见肌肉作痛。

挟表

伤损之证外挟表邪者，其脉必浮紧，证则发热体痛。形气实者，宜疏风败毒散；形气虚者，宜加味交加散，或羌活乳香汤以散之。

疏风败毒散：当归　川芎　白芍药　熟地黄　羌活　独活　桔梗　枳壳　柴胡白茯苓　白芷　甘草　紫苏　陈皮　香附　上生姜、生地黄煎，入酒和服。

加味交加散：当归　川芎　白芍药　生地黄　苍术　厚朴　陈皮　白茯苓　半夏羌活　独活　桔梗　枳壳　前胡　柴胡　干姜　肉桂　甘草　上生姜煎服，有热者，去干姜、肉桂。

羌活乳香汤：羌活　独活　川芎　当归　赤芍药　防风　荆芥　丹皮　续断　红花　桃仁　乳香　上生地黄煎服，有热者，加柴胡、黄芩。

补遗方

补损续筋丸：治跌打扑坠，骨碎筋断肉破，疼痛不息。当归（酒洗）五钱　川芎白芍（炒）　熟地各三钱　广木香　丹皮　乳香（去油净）　没药（去油净）各五钱骨碎补　自然铜　红花　瓜儿血竭各三钱　朱砂五钱　丁香一钱　人参一两　虎骨（酥油炙）二两　古铜钱三文　共为细末，炼蜜为丸，每服三钱，淡黄酒、童便化服。

补损接骨仙丹：治证同前。当归（酒洗）　川芎　白芍（炒）　熟地　补骨脂　五

灵脂　广木香　地骨皮　防风各五钱　乳香（去油净）　没药（去油净）　瓜儿血竭各一钱　上锉一处，用夜合花树根皮五钱，同入大酒壶内，加烧酒同煮一炷香，取出温服。

止血定痛生肌散：治伤损等证，失血过多，或因克伐致血气耗损，恶寒发热烦躁。乳香（去油净）　没药（去油净）　龙骨各三钱　血竭二钱　黄丹（飞过）三钱　香白芷二钱五分　软石膏（煅去火毒）一两　潮脑少许　共为细末，磁器盛之，每以掺患处，止痛生肌。

敷跌打青肿方：生栀子，同飞罗面捣涂之，以布缠裹，拔出青毒即消。

回阳玉龙膏：专敷跌打损伤，气虚寒冷。草乌（炒）二钱　南星（煨）一两　军姜（煨）一两　白芷一两　赤芍（炒）一两　肉桂五钱　共为末，葱汤调搽，热酒亦可。

太乙膏：治伤口不收，贴之生肌长肉。香麻油　当归　生地　生甘草　三味入油内煤枯去渣，再以丝棉滤净，再入净锅熬至滴水不散，入炒飞黄丹八两，又用慢火熬至滴水成珠，取起少顷，入白蜡、黄蜡各一两，微火再熬，取起少定，入去油净乳香、没药各五钱搅匀，收磁器内，过三宿可贴。

【外科心法要诀】

杂证部

跌扑

跌扑之证属寻常，复元活血汤最良，已破亡血八珍服，未破血瘀大成汤。

注：此证有已破、未破之分，亡血、瘀血之别。如寻常跌扑，微伤皮肉，疼痛未破者，以复元活血汤散瘀活血；若损伤筋骨，血流过多不止者，即为亡血，急用花蕊石散干撒止血，内服八珍汤，加酒炙骨碎补、续断、红花；若从高跌坠，未曾损破皮肉者，必有瘀血流注脏腑，人必昏沉不醒，二便秘结，当以大成汤通利二便，其人自醒；若便利不醒者，灌独参汤救之。

大成汤：大黄三钱　朴硝　枳壳（麸炒）各二钱　厚朴（姜炒）　当归　红花　木通　苏木　陈皮　甘草（生）各一钱　水二盅，煎八分，不拘时服，服后二时不行，渣再煎，加蜜三匙冲服。

方歌：大成活瘀便立通，硝黄枳壳厚归红，木通苏木陈皮草，煎服不行加蜜冲。

复元活血汤：当归尾二钱　柴胡一钱五分　穿山甲（炙研）　红花　栝蒌仁各七分

甘草五分　桃仁十七个　大黄三钱　水二盅、酒二盅，煎一盅，食远服，以利为度。

方歌：复元活血跌扑证，恶血流瘀积滞疼，山甲柴红栝蒌草，桃仁归尾大黄行。

花蕊石散：花蕊石（火煅，入童便淬之七次）五钱　草乌　南星　白芷　厚朴　紫苏　羌活　没药　轻粉　龙骨（煅）　细辛　檀香　苏木　乳香　蛇含石（火煅，童便淬三次）　当归　降真香各二钱　麝香三分　共为细末，罐收，临用时撒于患处。

方歌：花蕊石散止血强，草乌星芷厚苏羌，没轻龙骨细檀麝，苏木乳归含降香。

八珍汤、独参汤：俱见溃疡门。

金疮

金疮须宜验伤痕，轻伤皮肉重伤筋，外撒如圣桃花散，血多八珍汤独参。

注：此证有金刃伤、箭镞伤、磁锋伤，须看伤痕深浅，轻者皮肉破损，血流不住，以桃花散撒之；重者筋断血飞，系大脉已伤，用如圣金刀散撒上，以绢帛扎住，止而复流，再撒，若药痂过厚，拘痛者，以生肌玉红膏涂伤处，外贴陀僧膏，长筋止痛生肌治之。无论轻重伤破出血，初服三黄宝蜡丸，伤破微出血者，服黎峒丸；若出血过多，其人面黄眼黑，不可专攻瘀血，宜用八珍汤，甚者独参汤，先固根本。二方俱加苏木、红花，兼调瘀血。

此证虽系好肉暴伤，然验脉法形证，亦可以定生死。如伤血过多，脉见虚、细、沉、小、和缓者生；若脉见浮、洪、数、大、实、虚促者死。被伤入肺者二七死，左胁下伤内者肠全断者，少腹下伤内者，伤处繁多者，老人左股压碎者，伤破阴子者，肩内耳后透于内者，死。凡伤天聪穴与眉角，脑后臂裹跳脉，髀内阴股，两乳上下，心下鸠尾及五脏六腑之俞者，皆死。脑后出髓而不能语，目睛直视，喉中沸声，口急唾出，两手妄举者，亦死。又有腹皮损皮肠出者，看肠若仅伤一半者，可治。先以大麦煮粥，取浓汁，温洗其肠，以桑皮尖茸为线，蘸花蕊石散，缝肠伤口，急于缝处涂活鸡冠血，随以清油涂肠令润，将肠轻轻纳入腹内，外用生人长发密缝腹伤口之里肉，留外皮，撒月白珍珠散，以待生肌敛口。若伤口大者，不能外缝，以陀僧膏护贴，候自溃脓，即按溃疡门治法。缝后勿惊笑，以米饮少少饮之，渐增，待二十日后，再吃浓粥，调理而愈。

三黄宝蜡丸：藤黄（制法见黎峒丸内）四两　天竹黄（无真者，九转南星代之）红芽大戟　刘寄奴　血竭各三两　孩儿茶　雄黄各三两　朴硝一两　当归尾一两五钱　铅粉汞（即水银）　乳香　麝香各三钱　琥珀二钱　各研极细末，称准和一处，将水银同铅粉，在铁锅内，火上热研成末，入前药内，共研匀，用炼净黄蜡二十四两，放磁器内，坐滚水中化开，将药入内搅匀。病重者每丸一钱，病轻者每丸五分，热黄酒调服；倘受伤至重，连服数次，服药后，饮酒出汗更妙。又治一切恶疮，以香油化开，敷之甚效。

方歌：三黄宝蜡琥天竹，大戟儿茶消寄奴，雄竭藤黄铅粉汞，乳归麝碾去其粗，蜡丸黄酒热调服，外治恶疮油化敷，能疗金疮伤损证，续筋瘀散痛全无。

黎油丸：三七　生大黄　阿魏　孩儿茶　天竹癀　血竭　乳香　没药各二两　雄黄一两山羊血（无真者，以小子羊鲜心血代之）五钱　冰片　麝香　牛黄各二钱五分（以上各研细末）　藤黄二两（以秋荷叶露泡之，隔汤煮十余次，去浮沉，取中，将山羊血拌入，晒干）　取秋露水化藤黄，拌药捣千余下，如干，加炼蜜少许为丸，重一钱，黄蜡封固。每用一丸，黄酒化服；外敷亦用黄酒磨涂此药。如在夏天修和，取天落水拌之为丸。

方歌：嶙峒金疮跌扑伤，发背痈疽诸恶疮，瘰疬荆伤疯犬咬，蜂蛇蝎毒服敷良，三七大黄冰麝魏，儿茶天竹竭藤黄，羊血牛雄黄乳没，秋露和丸酒化强。

桃花散：见发无定处血箭。

如圣金刀散：见足部脱疽。

生肌玉红膏、陀僧膏、八珍汤、独参汤、月白珍珠散：俱见溃疡门。

花蕊石散：见发无定处血痣。

箭头入肉（附毒箭）

箭头入肉钳不出，解骨丸纳羊脂敷，燋铜毒箭金汁解，射菵中人蓝汁涂。

注：箭头嵌入肉内，钳不出者，宜解骨丸纳伤口内，外用羊肾脂细嚼贴之。觉痒忍之，极痒，箭头渐冒，撼动拔出，即以人尿洗之，贴陀僧膏，日换，伤口自敛。又有毒箭二种，交广蛮夷用燋铜作箭镞甚毒，人若中之，才伤皮肉，便闷脓沸烂而死，急饮金汁，外亦用金汁抹之。若金汁一时不得，即灌人粪汁并外敷之，非此不能解毒也。又一种以毒药喂箭，名为射菵，人若中之甚毒，急用葛氏方，用蓝靛汁一碗灌之，外亦用涂抹伤处；一法用大豆、猪、羊血，内服外敷，解毒亦效。又箭镞不出者，捣鼠肝涂之，或鼠脑捣涂即出。

解骨丸：蜣螂（研）　雄黄（研）　象牙末各等分　共和匀，炼蜜为丸，如黍米大，纳伤口处。

方歌：解骨丸能拔箭镞，蜣螂雄黄功效速，象牙末加蜜炼丸，大如黍米纳伤处。

陀僧膏：见溃疡门。

杖疮

杖疮须宜看其形，已破未破要分明，清凉拈痛膏破用，敷之消肿并止疼，未破瘀血须当砭，汤剂急宜用大成，玉红膏贴瘀腐痛，搽之新肉自然生。

注：此疮有已破、未破之分。已破者，随杖后用清凉拈痛膏敷之，疼肿即消；未

破瘀血内攻者，急宜砭去瘀血，内服大成汤，便通自愈。如伤处瘀腐作疼者，生肌玉红膏搽之，自然腐化新生，其效甚捷。

清凉拈痛膏：如意金黄散一两，加樟脑末三钱和匀，又用生白石灰块三四斤许，以水泡开，水高石灰二三指，露一宿，将石灰面上浮起油水结如云片者，轻轻带水起入碗内，用水一盅，对香油一盅，竹箸搅百转，自成稠膏，调前药稀稠得所。不用汤洗，遍敷伤处，纸盖布扎，夏月一日，冬月二日，方用葱汤淋洗干净，仍再敷之，以肿消痛止为度。

方歌：清凉拈痛金黄散，加入樟脑末三钱，杖疮破后多疼痛，石灰水油调敷痊。

大成汤：见跌扑。

生肌玉红膏：见溃疡门。

如意金黄散：见肿疡门。

夹伤

夹伤禁用药贴敷，朱砂烧酒可调涂，琼液散服随饮醉，肿势必消痛自除。复受重刑溃破者，代杖汤药速宜图，气血弱者当大补，六真膏贴痛即无。

注：夹伤即挤伤也。禁用敷药、膏药及泥涂等法，恐后必作肿成脓。受刑初，宜服代杖丹以护心，随用银朱或朱砂末，烧酒调敷伤处，再著一人，以手十指尖轻啄患者脚心，先觉痒，次觉疼为止；次著一二人，以笔管于患者脚面上轻轻赶之，助通血脉，候伤处凹者突起，四围肿大为度。即服琼液散，随饮至醉，次日揩去所敷银朱，只用洗杖伤汤，日烫二三次；次日再服琼液散，其肿自消，痛即止矣。如复受重刑，以致破溃者，外贴琼液膏，内服代杖汤，继宜大补气血，易于收功。生肌时，换贴六真膏，其效甚捷。

代杖丹：丁香　苏木　蚯蚓（去土）　无名异　丹皮　肉桂　木鳖子　乳香　没药　自然铜（火煅醋淬七次）各一两　上为末，炼蜜和丸，二钱重。用一丸，黄酒化下。

方歌：代杖护心血不攻，丁香苏木蚓无名，丹皮肉桂木鳖子，乳香没药自然铜。

琼液散：闹羊花（择去梗、蒂、蕊、叶，洗去灰沙，晒干，砂锅微焙）为末，每服五分，壮者七分。先饮醇酒至半酣，次用调药服下，再饮至大醉为度，静卧勿语，语则发麻。至次日其麻方解，消肿止疼，其功甚捷。连服三五次，弱者间一日再服。

方歌：琼液散消瘀血滞，预酌酒至半酣时，闹羊花末调服下，琼浆复饮醉如痴。

洗杖汤：陈皮　透骨草　南星　天门冬　地骨皮　天灵盖各五钱　象皮（切碎）一两　水煎，浸洗，日三二次。

方歌：洗杖汤陈透骨星，天冬地骨共天灵，象皮水煎日勤洗，夹伤消肿又除疼。

琼液膏：当归尾　闹羊花　红花　白芷　蒲黄各二两　香油一斤　浸药七日，煤枯去渣，入白蜡、黄蜡各一两，熔化尽，绢滤净，稍温再入冰片六分，没药、乳香末各六钱，搅匀摊贴。

方歌：琼液膏贴夹伤破，归闹红花芷蒲黄，油煤又下白黄蜡，再加冰片没乳香。

代杖汤：乳香　没药　苏木各二钱　蒲黄　木通　枳壳（麸炒）　甘草（生）　当归尾　丹皮　木耳　穿山甲（炙研）各一钱　土木鳖（焙）五个　酒水煎服。

方歌：代杖汤医夹伤验，乳没蒲黄通枳甘，归尾丹皮鳖木耳，酒煎苏木炙穿山。

六真膏：樟脑三两　孩儿茶　滴乳香　血竭　没药　乳香　三七各三钱　共为末，用猪脂油十二两，碗盛水煮化，将药入油内，和匀摊贴。

方歌：六真膏贴夹杖伤，樟脑儿茶滴乳香，竭没三七脂油化，和敷诸疮也相当。

《古今图书集成·医部全录》

清·陈梦雷等编

《古今图书集成·医部全录·卷三百七十七》

〈外科跌打金刃竹木破伤门〉

《黄帝内经素问》

〈脉要精微论〉

肝脉搏坚而长，色不表，当病坠若搏，因血在胁下，令人喘逆。

注：肝主血而主色，脉盛而色不见者，血畜于下也，当病坠伤或为手搏所伤，血凝胁下，故喘逆也。

《金匮要略》

汉·张机

〈金疮脉证〉

寸口脉浮微而涩，法当亡血，若汗出。设不汗者，其身有疮，被刀斧所伤，亡血故也。

《脉经》

晋·王叔和

〈论脉〉

从高颠仆，内有血，腹胀满，其脉坚强者生，小弱者死。

金疮血出太多，其脉虚细者生，数实大者死。

金疮出血，脉沉小者生，浮大者死。

砍疮出血一二石，脉来大者二十日死。

砍刺出血不止者，其脉止，脉来大者七日死，滑细者生。

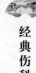

《千金方》

唐·孙思邈

〈打扑诸伤损〉

凡被打损，血闷抢心，气绝不能言，可擘开口，尿其中令下咽，即醒。又堕车落马，及车碾木打已死者，以死人安著，以手袖掩其口鼻眼上，一食顷活，眼开，与热小便二升。

〈金疮〉

治金疮者，无大小冬夏，及始初伤血出，便以石灰厚敷裹之，既止痛，又速愈。无石灰，灰亦可用。若疮甚深，未宜连合者，内少滑石，令疮不时合也。凡金疮出血，其人必渴，当忍之。啖燥食并肥腻（之物以止渴，慎勿咸食。若多饮粥及浆，犯即血动溢出杀人，又）忌嗔怒大言笑，思想阴阳，行动作劳，多食酸咸，饮酒热羹荤辈，疮瘥后犹尔，出百日半年，乃可复常也。

《河间六书》

金·刘完素

〈破伤风论〉

夫风病者，百病之始也。清净则腠理闭拒，虽有大风苛毒而弗能为害也。故破伤风者，通于表里，分别阴阳，同伤寒证一例施治。闾阎庸鄙，往往有不知者，只知有发表者，不知有攻里者，和解者，此汗下和三法也，亦同伤寒证。有在表者，有在里者，有在半表里者，在里宜下，在表宜发汗，在表里之间宜和解。然汗下亦不可过其法也。故破伤风者，从外至内，甚于内者则病甚也。因此卒暴伤损风袭之间，传播经络，至使寒热更作，身体反强，口噤不开，甚者邪气入脏，则分汗下之治，诸疮不差，荣卫虚，肌肉不生，疮眼不合者，风邪亦能外入于疮，为破伤风之候，故诸疮不差。吁！世皆言著灸为上，而不和火热客毒，逐经诸变，不可胜数。微则发热，甚则生风而搐，或角弓反张，口噤目斜，皆因疮郁结于荣卫，不得宣通而然。亦有破伤不灸而病此者，疮著白痂，则疮口闭塞，气难通泄，故阳热易为郁结，而热甚则生风也。故表脉浮而无力者，太阳也。脉长而有力者，阳明也。脉浮而弦小者，少阳也。太阳宜汗，阳明宜下，少阳宜和。若明此三法，而治不中病者，未之有也。

破伤风，风热燥甚，怫郁在表，而里气尚平者，善伸数欠，筋脉拘急，或时恶寒，或筋惕而搐，脉浮数而弦也。宜以辛热治风之药，开冲结滞而愈，犹伤寒表热怫郁，而以麻黄汤辛热发散也。凡用辛热开冲风热结滞，宜以寒药佐之则良，免致药中病而风热转甚也。如治伤寒发热，用麻黄桂枝加黄芩、知母、石膏之类是也。若止以甘草、滑石、葱、豉寒药发散甚妙。若表不已，渐传入里，里未大甚而脉弦小者，宜以退风热、开结滞之寒药调之。或微加散风辛热药亦得。犹伤寒在半表半里，而以小柴胡和解之也。若里势已甚，而舌强口噤，项背反张，惊惕搐搦，涎唾稠黏，胸腹满塞，便溺秘结，或时汗出，脉沉洪数而弦也。然汗出者，由风热郁甚于里，而表热稍罢，则腠理疏泄而心火热甚，故汗出也。法宜除风散结寒药下之，后以退风热开结滞之寒药调之，则热退结散而风自愈矣。

《活法机要》

元·张洁古

〈坠损〉

夫从高坠下，恶血留于内，不分十二经络，医人俱作风中肝经，留于胁下，以中风疗之。血者，皆肝之所主，恶血必归于肝，不问何经之伤，必留于胁下，盖肝主血故也。痛甚则必有自汗，但人人有汗出，皆属风证，诸风皆属于肝木，况败血凝泣，逆其所属，入于肝也。从高坠下，逆其上行之血气，非肝而何？非伤寒无汗，既曰汗，必自风化之也，故以破血行经药治之。

若登高坠下，重物撞打，箭镞刃伤，心腹胸中停积郁血不散，以上中下三焦分之，别其部分，上部易老，犀角地黄汤，中部桃仁承气汤，下部抵当汤之类下之，亦可以小便、酒同煎治之。

更有内加生地、黄当归煎者，有加大黄者。又法，虚人不禁下者，以四物汤加穿山甲煎服妙。亦有花蕊石散，以童子小便煎，或酒服之者，此药与前寒药，正分阴阳，不可不辨也。若瘀血已去，用复元通气散，加当归煎服亦可。

《丹溪心法》

元·朱震亨

〈跌扑损伤〉

跌扑损伤，须用苏木和血，黄连降火，白术和中，童便煎妙。在下者，可先须补接，后下瘀血；在上者，宜饮韭汁，或和粥吃。切不可饮冷水，血见寒则凝，但一丝血入心即死。

〈破伤风〉

破伤风多死，治宜防风、全蝎之类，非全蝎不开。十个为末，酒调，日三次。
破伤风血凝心，鸦翅烧灰存性，研细，酒调一钱。

《证治要诀》

明·戴思恭

〈颠扑〉

仆踣不知曰颠，两下相搏曰扑，其为损一也。因颠扑而迷闷者，酒调苏合香丸，或鸡鸣散，或和气饮加大黄，入醋少许煎，或童便调黑神散，不用童便，用苏木煎酒调亦得。颠扑伤疼，酒调琥珀散极佳，再用乌药顺气散以治之，风腰疼尤宜。有颠扑人服药，并熏洗搽药，皆不效自若，或教以用白芍药、赤芍药、威灵仙、乳没药各等分，为细末，和匀，酒调服之，随即痛减其半。

〈刀伤〉

刀伤血不止，一味白芍药散，白酒调服，即以散掺伤处。或其血出不透，致恶血壅滞，伤处赤肿，或攻四肢头面，并鸡鸣散，或煎红花调黑神散。其有血出不止，势难遏者，用龙骨、乳香等分研末窒患处，蛇鱼草捣塞尤妙，非特可治刀伤，扑血不止亦可。

《医学正传》

明·虞 抟

〈破伤风〉

《内经》云：风者，百病之始也，清净则腠理闭拒，虽有大风苛毒而弗能为害也。若夫破伤风证，因事击破皮肉，往往视为寻常，殊不知风邪乘虚而客袭之，渐而变为恶候。又诸疮久不合口，风邪亦能内袭，或用汤淋洗，或用艾焚灸，其汤火之毒气亦与破伤风邪无异。其为证也，皆能传播经络，烧烁真气，是以寒热间作，甚则口噤目斜，身体强直，如角弓反张之状，死在旦夕，诚可哀悯。治之之法，当同伤寒处治，因其有在表、在里、半表半里三者之不同，故不离乎汗、下、和三法也。是故在表者汗之，在里者下之，在表里之间者宜和解之，又不可过其法也。间阎野人，多不识此证，杀人甚易，早不求医治疗，而袖手待毙，哀哉！

《医学入门》

明·李 梴

〈折伤〉

折伤有伤身体，或坠跌打扑，倒压闪剉，气血郁遏而破，或金刃伤皮出血，外损筋骨者可治，内损脏腑里膜，及破阴子耳后者，皆不治。

未出血者，宜苏木去瘀，黄连降火，白术和中，三味用童便入酒煎服。在上者，宜韭汁和粥吃；在下者，可下，血冷则凝，不可饮冷水，引血入心则死。消瘀鸡鸣散、花蕊石散、顺气木香匀气散，加童便、红曲或红酒。已出血者，急用陈王丹止血，先服补托药而后消瘀。虚甚者亦不敢下。血虚者，四物汤加穿山甲。气虚者，用苏木、参芪、当归、陈皮、甘草服半月，脉散渐收，方敢以煎药调下自然铜末一味，空心服之。如骨不碎折者，忌用。素虚损甚者，紫河车丹去麝香。但损伤妙在补气血，或被寒冷者，先宜散寒。

折伤专主血论，非如六淫七情，有在气在血之分。然肝主血，不问何经所伤，恶血必归于肝，流于胁，郁于腹，而作胀痛或增寒热，实者下之，虚者当归须散，复元活血汤调之。或十全大补汤加香附、陈皮、贝母等分，水煎服。

凡损伤疮口，忽干毒攻腹内，恍惚烦闷呕吐，及已出血多，而又呕血不止者，难治。初起呕吐者，用平胃散为末内服，外用姜汁调敷。破伤风浮肿者，江鳔丸，气弱者，只用蜜导法。

或始而出血过多，或疮口早合，瘀血停滞，俱是血分受病。血属阴，五脏所主，始虽在表，随即入里，故多死也。宜养血当归地黄汤、活神丹、托里散、内托十宣散，以防毒陷，外用鱼鳔散，或用鼠头骨为末，腊月猪脂调敷。

〈破伤〉

又有破伤水湿，口噤强直者，用牡蛎为末敷之，仍以甘草煎汤，调服二钱。

或病已十分安痊，而忽有口噤反张，筋搐痰壅，似破伤风证，又似痉证，其实乃气血俱虚也。凡痈疽溃后，脓血大泄，阳随阴散变证，只宜大补气血，果系风痉，亦不宜以风药治之。血虚者，四物汤加参术；气虚者，补中益气汤去升麻、陈皮，加酒炒黑黄柏、五味子、麦门冬、肉桂大剂服之。气血俱虚，汗多作渴寒热者，十全大补汤加桂、附、门冬、五味子。呃逆者，托里温中汤。若妄投风药者，死。

〈杖疮〉

杖疮，于法本不当治。据古方破瘀去血为先，一杖毕，即饮童便和酒，不可吃茶，免血攻心。待神气定后，体盛者，用鸡鸣散下之；体薄者，疮攻寒热，恶心少食，宜当归须散，加柴胡、羌活，气郁加木香，心腹胀痛加童便，心下胀满气不能畅，加木香、槟榔，外用热豆腐铺在杖处，其气如蒸，其肉即紫，复以热豆腐铺之，以紫肉散尽淡红为度。出脓血溃烂者亦宜，甚者内服乳香定痛散，随以热酒尽量而饮。虚者，溃后宜大补气血脾胃，兼吞紫河车丹，最易平复，外贴黄蜡膏、马齿膏。凡杖疮忽干，毒攻腹内，恍惚烦闷呕吐者，难治。

《薛氏医案》

明·薛己

〈正体主治大法〉

一胁肋胀痛，若大便能和，喘咳吐痰者，肝火侮肺也，用小柴胡汤加青皮、山栀清之。若胸腹胀痛，大便不通，喘咳吐血者，瘀血停滞也，用当归导滞散通之。内《经》云：肝藏血，脾统血，盖肝属木，生火侮土，肝火既炽，肝血必伤，脾气必虚，宜先清肝养血，则瘀血不致凝滞，骨肉不致遍溃。次壮脾健胃，则瘀肉易溃，新肉易生，若行克伐，则虚者益虚，滞者益滞，祸不旋踵矣。

一肚腹作痛，或大便不通，按之痛甚，瘀血在内也，用加味承气汤下之。既下而痛不止，按之仍痛，瘀血未尽也，用加味四物汤补而行之。若腹痛按之不痛，血气伤也，用四物汤加参芪、白术补而和之。若下而胸胁反痛，肝血伤也，用四君芎归补之。既下而发热，阴血伤也，用四物参术补之。既下而恶寒，阳气伤也，用十全大补汤补之。既下而恶寒发热，气血俱伤也，用八珍汤补之。既下而欲呕，胃气伤也，用六君、当归补之。既下而泄泻，脾肾伤也，用六君、肉果、破故纸补之。若下后手足俱冷，昏愦出汗，阳气虚寒也，急用参附汤。吐泻手足俱冷，指甲青者，脾肾虚寒之甚也，急用大剂参附汤。口噤手撒，遗尿痰盛，唇青体冷者，虚极之外证也，急投大剂参附汤，多有得生者。

一肌肉间作痛，营卫之气滞也，用复元通气散；筋骨作痛，肝肾之气伤也，用六味地黄丸；内伤下血作痛，脾胃之气虚也，用补中益气汤；外伤出血作痛，脾肺之气虚也，用八珍汤。大凡下血不止，脾胃之气脱也，吐泻不食，脾胃之气败也，苟预为调补脾胃，则无此患矣。

一作痛若痛至四五日不减，或至一二日方痛，欲作脓也。用托里散。若以指按下复起，脓已成也，刺去其脓，痛自止。若头痛时作时止，气血虚也，痛而兼眩，属痰也，当生肝血，补脾气。

一青肿不消，用补中益气汤以补气。肿黯不消，用加味逍遥散以散血。若焮肿胀痛，瘀血作脓也，以八珍汤加白芷托之。若脓溃而反痛，气血虚也，以十全大补汤补之。若骨接而复脱，肝肾虚也，用地黄丸。肿不消，青不退，气血虚也，内用八珍汤，外用葱熨法，则瘀血自散，肿痛日消。若行血破血，则脾胃愈虚，运气愈滞。若敷贴凉药，则瘀血益凝，内腐益深，致难收拾。

一发热若出血过多，或溃脓之后，脉洪大而虚，重按全无，此阴虚发热也，用当归补血汤。脉沉微，按之软弱，此阴盛发躁也，用四君姜附。若发热烦躁，肉瞤筋惕，亡血也，用圣愈汤。如汗不止，血脱也，用独参汤。其血脱脉实，汗后脉躁者，难治，细小者易治。《外台秘要》云：阴盛发躁，欲坐井中，用附子四逆汤，加葱白。王太仆云：凡热来复去，昼见夜伏，夜见昼伏，不时而动者，名曰无火，此无根之虚火也。

一作呕，若因病甚，或因克伐而伤胃者，用四君、当归、半夏、生姜。或因忿怒而伤肝者，用小柴胡汤加山栀、茯苓。若因痰火盛，用二陈汤加姜炒黄连、山栀；若因胃气虚，用补中益气汤加生姜、半夏；若出血过多，或因溃后，用六君子汤加当归。

一喘咳，若出血过多，面黑胸胀，或胸膈痛而发喘者，乃气血乘于肺也，急用二味参苏饮。若咳血衄血者，乃气逆血蕴于肺也，急用十味参苏饮加山栀、芩、连、苏木。

一作渴，若因出血过多，用四物参术，如不应，用人参、黄芪以补气，当归、熟地以养血。若因溃后，用八珍汤。若胃热伤津液，用竹叶黄芪汤。胃虚，津液不足，用补中益气汤。胃火炽盛，竹叶石膏汤。若烦热作渴，小便淋涩，乃肾经虚热，非地黄丸不能救。

一出血，若患处或诸窍出者，肝火炽盛，血热错经而妄行也，用加味逍遥散清热养血。若中气虚弱，血无所附而妄行，用加味四君子汤、补中益气汤。或元气内脱，不能摄血，用独参汤加炮姜以回阳。如不应，急加附子。或血蕴于内而呕血，用四物加柴胡、黄芩。凡伤损劳碌怒气，肚腹胀闷，误服大黄等药，伤阳络则为吐血、衄血、尿血，伤阴络则为血积血块、肌肉青黯，此脾肺亏损，经隧失职，急补脾肺亦有生者。但患者不悟此理，不用此法，惜哉！

一手足伤损，若元气虚弱，或不戒房劳，或妄行攻伐，致死肉上延，或腐而不痛，黑而不脱者，当大补元气，庶可保生。若手足节解断去者，无妨，骨断筋连，不急剪去，若侵及好肉则不治。若预为调补脾气，则无此患。大凡脓瘀内焮者，即针之而投托里散。或口噤遗尿而似破伤风者，急用十全大补汤加附子，多有生者。

一腐肉不溃，或恶寒而不溃，用补中益气汤，发热而不溃，用八珍汤。若因克伐而不溃者，用六君子汤加当归。其外皮黑坚硬不溃者，内火蒸炙也，内服八珍汤，外涂当归膏。其死肉不能溃，或新肉不能生而致死者，皆失于不预补脾胃也。

一新肉不生，若患处夭白，脾气虚也，用六君子、芎、归；患处绯赤，阴血虚也，用四物、参、术；若恶寒发热，气血虚也，用十全大补汤；脓稀白而不生者，脾肺气虚也，用补中益气汤；脓血赤而不生者，心脾血虚也，用东垣圣愈汤；寒热而不生，肝火动也，用加味逍遥散；晡热而不生，肝血虚也，用八珍、牡丹皮；食少体倦而不生，脾胃气虚也，用六君子汤；脓秽而不生者，阴虚邪火也，用六味地黄丸；四肢困倦，精神短少而不生者，元气内伤也，用补中益气汤。如夏月，用调中益气温；作泻，用清暑益气汤；秋令作泻，用清燥汤。

一伤重昏聩者，急灌以独参汤，虽内有瘀血，切不可下，急用花蕊石散内化之，恐因泻而亡阴也。若元气虚甚者，尤不可下，亦用前散化之。凡瘀血在内，大小便不通，用大黄、朴硝，血凝而不下者，急用木香、肉桂末二三钱，以热酒调灌服，血下乃生。如怯弱之人，用硝黄须加肉桂、木香同煎，假其热以行其寒也。

一大便秘结，若大肠血虚火炽者，用四物汤送润肠丸，或以猪胆汁导之。若肾虚火燥者，用六味地黄丸。肠胃气虚，用补中益气汤。

一伤损证用黑羊皮者，盖羊性热，能补气也。若杖疮伤甚，内肉已坏，欲其溃者贴之，成脓固速，苟内非补剂，壮其根本，毒气不无内侵；外非砭刺泄其瘀秽，良肉不无伤坏。若受刑轻外皮破伤者，但宜当归膏敷贴，更服四物、芩连、柴胡、山栀、白术、茯苓。又疮痂不结，伤肉不溃，死血自散，肿痛自消。若概行罨贴，则酝酿瘀毒矣。

一跳跃、槌胸、闪挫、举重、劳役、恚怒而胸腹痛闷，喜手摸者，肝火伤脾也，用四君、柴胡、山栀。畏手摸者，肝经血滞也，用四物、柴胡、山栀、桃仁、红花。若胸胁作痛，发热晡热，肝经血伤也，用加味逍遥散。若胸胁作痛，饮食少思，肝脾气伤也，用四君、芎、归、柴、栀、丹皮。若胸腹胀满，饮食少思，肝脾气滞也，用六君加柴胡、芎、归。若胸腹不利，食少无寐，脾气郁结也，用加味归脾汤。若痰气不利，脾肺气滞也，用二陈、白术、芎、归、栀子、青皮。若咬牙发搐，肝旺脾虚也，用小柴胡汤、川芎、山栀、天麻、钩藤钩。或用风药则肝血益伤，肝火益甚，或饮糖酒则肾水益虚，肝火愈炽。若用大黄等药，内伤阴络，反致下血，少壮者必为痼疾，老弱者多致不起。

一破伤风，河间云：风证善行数变，入脏甚速，死生在反掌之间，宜急分表里虚实而治之。邪在表者，则筋脉拘急，时或寒热，筋惕搐搦，脉浮弦，用羌活防风汤散之。在半表半里者，则头微汗，身无汗，用羌活汤和之。传入里者，舌强口噤，项背反张，筋惕搐搦，痰涎壅盛，胸腹满闷，便溺闭赤，时或汗出，脉洪数而弦，以大芎黄汤导之。既下而汗仍出，表虚也，以白术防风汤补之，不时灌以粥饮为善。前云乃气虚未损之法也，若脓血大泄，阳随阴散，气血俱虚，而类前证者，悉宜大补脾胃，切忌祛风之药。

一发痉，仲景云：诸痉项强，皆属于湿。又云：太阳病发汗太多，因致痉。风病下之则痉复发，汗则拘急，疮家发汗则痉，是汗下重亡津液所致。有汗而不恶寒，曰柔痉，以风能散气也，宜白术汤加桂心、黄芪。无汗而恶寒，曰刚痉，以寒能涩血也，宜葛根汤。皆血气内伤，筋无所营而变，非风也。杖疮及劳伤气血而变者，当补血气；未应，用独参汤。手足冷，加桂附，缓则不救。

《外科正宗》

明·陈实功

〈跌扑〉

跌扑有已破、未破之分，亡血、瘀血之异。且如从高坠堕而未经损破皮肉者，必有瘀血流注脏腑，人必昏沉不醒，二便必难，当以大成汤通利二便，其人自苏。不醒者，独参汤救之。寻常坠堕，径以复元活血汤调之。又如损伤骨节，筋断血流不止者，独胜散止之。次用花蕊石散搽之。又有跌断骨节大损等证，此则另有专门接骨扎缚，未及详注也。

〈金疮〉

金疮乃刀刃所伤，或有磁锋割损，浅者皮破血流而已，深者筋断血飞不住，皮破者，桃花散掺之，其血自止。筋断者，如圣金刀散掺扎；止后又流者，此证急用玉红膏涂伤处，膏盖长肉。盖筋骨肉方断，斯人面色必黄，外避风寒，内忌冷物，终保无妨，有失血过多者，独参汤、八珍汤补助为要，此外无法矣。

〈杖疮〉

杖疮，乃良肉受伤之患，有已破、未破之分，正刑、酷刑之异。已破肌肉者，随杖后以清凉拈痛膏敷之，疼肿即消。未破瘀血内攻者，用针放出内蓄瘀血，再以大成汤下之，便通自愈。如伤处瘀腐，已作疼痛者，玉红膏搽之，自然腐化生新而愈。至于辱刑非刑难受之时，宜预服铁布衫丸，方得保身全命也。

〈咬伤〉

人咬为患，良肉受伤，但齿乃阳明胃经，有余脏腑，多火多热，生之于口，凡食经此，无不嚼烂下咽，又饮食炙煿之毒，无不侵袭，故伤人发肿，其痛异常，臭脓腐烂，痛彻连心，是感牙之毒也。初咬时一日里，撒热小便浸伤处，洗净牙黄瘀血，咬孔上蟾酥饼贴之，膏盖后出微脓渐愈。如咬时未经此法，致肿痛发胖，疼甚者，亦与童便浸洗挹干，用粗纸捻蘸麻油点火，用烟焰熏肿痛上，良久方住，以解牙毒，仍以蟾酥条插入孔内，膏盖候肿消，时换玉红膏搽之，长肉完口。如有杂证相兼者，亦随证而治。

〈破伤风〉

破伤风因皮肉损破，复被外风袭入经络，渐传入里。其外寒热交作，口噤咬牙，角弓反张，口吐涎沫，入阴则身凉自汗，伤处反为平陷如故，其毒内收矣。当用万灵丹发汗，令风邪反出，次以玉真散患上贴之，得脓为效。如汗后前证不退，伤处不高，或醒或昏，时发时止，口噤不开，语声不出者，终为死候。

《古今图书集成·医部全录·卷三百七十八》

〈外科跌打金刃竹木破伤门〉

〈方〉

复元活血汤：治坠堕或打扑，瘀血流于胁下作痛，或小腹作痛，或痞闷及便毒初起肿痛。 柴胡钱半 花粉 穿山甲 当归（酒拌）各一钱 红花 甘草各七分 大黄（酒拌过，炒）二钱 桃仁（去皮尖，酒浸研）二十粒 作一剂，水二盅，煎一盅，食前服。

桃仁承气汤：治伤损瘀血停滞，腹作痛，或发狂，或便毒壅肿疼痛，便秘发热，并宜用此通之。 桃仁（去皮尖，研）五十粒 桂枝 芒硝 甘草炙 大黄各一钱 作一剂，水二盅，煎一盅，空心服。

玉真散：一名定风散，治破伤风重者，牙关紧急，腰背反张，并蛇犬所伤。天南星 防风各等分 为末，每服二钱，温酒调下，更搽患处。若牙关紧急，腰背反张者，每服三钱，用童便调服，虽内有瘀血亦愈。至于昏死心腹尚温者，连进二服，亦可保全。若治风犬咬伤，更用漱口水洗净搽之，神效。

解毒散：治一切毒蛇恶虫，并兽所伤，重者毒入腹，则眼黑口噤，手足强直，此药平易，不伤气血，大有神效，不可以为易而忽之。白矾　甘草末各一两　为细末，每服二钱，不拘时冷水调下，更敷患处。

圣愈汤：治疮疡脓水出多，或金疮出血，心烦不安，眠睡不宁，或五心烦热。熟地黄（酒拌蒸，半日许）　生地黄（酒拌）　川芎　人参各五钱　当归（酒拌）　黄芪（盐水浸炒）各一钱　作一剂，水二盅，煎八分，食远服。

独参汤：治溃疡气血虚极，恶寒或发热，或失血之证。葛可久血脱用补气，即此方也。　人参二两　作一剂，水二盅，枣十枚，煎一盅，徐徐服。若煎至稠厚，即为膏矣。

当归地黄汤：治破伤风气血俱虚，发热头痛，服此养气血，祛风邪，不拘新旧并治之。　当归（酒拌）　芍药　川芎　藁本　防风　白芷各一钱　细辛五分　作一剂，水二盅，煎一盅服。

四君子汤：治脾胃虚弱，或因克伐肿痛不散，或溃而不敛，或饮食少思，或欲作呕，大便不实等证。人参　白术　茯苓各二钱　炙甘草一钱　上作一剂，姜枣水煎服。

小柴胡汤：治一切扑伤等证，因肝胆经火盛作痛，出血自汗，寒热往来，日晡发热，或潮热身热，咳嗽发热，胁下作痛，两肱痞满。柴胡二钱　黄芩一钱半　半夏　人参各一钱　甘草（炙）三分　上姜水煎服。

八珍汤：治伤损等证失血过多，或因克伐血气耗损，恶寒发热，烦躁作渴等证。人参　白术　茯苓　当归　白芍药　川芎　熟地各一钱　甘草（炙）五分　上姜枣水煎服。

犀角地黄汤：治火盛血热妄行，或吐衄不止，大便下血，因怒而致，加山栀、柴胡。犀角（镑末）　生地黄　白芍药　黄芩　牡丹皮　黄连各一钱五分　上水煎熟，倾于盅内，入犀末服之。

十味参苏饮：治气逆血蕴上焦，发热气促，或咳血衄血，或痰嗽不止，加黄芩、山栀，即加味参苏饮。人参　紫苏　半夏　茯苓　陈皮　桔梗　前胡　葛根　枳壳各一钱　甘草（炙）五分　上姜水煎服。

二味参苏饮：治出血过多，瘀血入肺，面黑喘促。人参一两　苏木二两　上水煎服。

四物汤：治一切血虚，日晡发热，烦躁不安者，皆宜服之。当归　熟地黄各三钱　芍药二钱　川芎一钱半　上水煎服，加白术、茯苓、柴胡、丹皮，即加味四物汤。

加味承气汤：治瘀血内停，胸腹胀痛，或大便不通等证。大黄　朴硝各二钱　枳实　厚朴　当归　红花各一钱　甘草五分　用酒、水各一盅，煎至一盅服，仍量虚实加减，病急不用甘草。

归脾汤：治跌扑等证，气血损伤，或思虑伤脾，血虚火动，寤而不寐，或心脾作痛，怠惰嗜卧，怔忡惊悸，自汗盗汗，大便不调，或血上下妄行，其功甚捷。人参　白术　当归　白茯神　黄芪（炒）　远志　龙眼肉　枣仁（炒）各二钱　木香　甘草（炙）各五分　上姜枣水煎服，加柴胡、山栀，即加味归脾汤。

润肠丸：治跌扑等证，或脾胃伏火，大肠干燥，或风热血结等证。麻子仁　桃仁（去皮尖，研）各一两　羌活　归尾　大黄（煨）　皂角刺　秦艽各五钱　上为末，炼蜜丸桐子大，猪胆汁丸尤妙。每服三五十丸，食前白滚汤送下，凡怯弱人，先用猪胆导之，不通，宜补血。

当归补血汤：治杖疮金疮等证，血气损伤，肌热，大渴引饮，目赤面红，昼夜不息，其脉洪大而虚，重按全无，此病多得于饥渴劳役者，若误服白虎汤必死。黄芪（炙）一两　当归（酒制）二钱　上水煎服。

十全大补汤：治杖疮气血俱虚，肿痛不消，腐而不溃，溃而不敛，或恶寒发热，自汗盗汗，饮食少思，肢体倦怠，若怯弱之人，患处青肿而肉不坏者，服之自愈。若有瘀血，砭刺，早者服之自消。或溃而脓水清稀，肌肉不生，或口干作渴而欲饮汤者，尤宜服之。白茯苓　人参　当归　白术　黄芪　川芎　白芍药（炒）　熟地黄　肉桂　甘草（炙）　上姜枣水煎服。

参附汤：治金疮、杖疮失血过多，或脓瘀大泄，阳随阴走，上气喘急，自汗盗汗，气短头晕等证。人参四钱　附子（炮，去皮脐）三钱　上水煎服，阳气脱陷者倍用之。

清胃散：治血伤火盛，或胃经湿热，唇口肿痛，牙龈溃烂，或发热恶寒等证。牡丹皮　黄连　生地黄　当归（酒洗）各五分　升麻一钱　上水煎服。如痛未止，黄芩、石膏、大黄之类，皆可量加。

清燥汤：治跌扑疮疡，血气伤损，或溃后气血虚怯，湿热乘之，遍身酸软，或秋夏湿热太甚，肺金受伤，绝寒水生化之源，肾无所养，小便赤涩，大便不调，或腰腿痿软，口干作渴，体重麻木，或头目眩晕，饮食少思，或自汗体倦，胸满气促，或气高而喘，身热而烦。　黄芪一钱五分　苍术一钱　白术　陈皮　泽泻各五分　白茯苓　人参　升麻　麦门冬　归身　生地　神曲（炒）　猪苓　酒柏各五分　柴胡　黄连　甘草（炙）各三分　五味子九粒　上姜水煎服。湿痰壅盛，参芪归地之类可暂减之。

生脉散：治金疮杖疮等证，发热体倦气短，或汗多作渴，或溃后睡卧不宁，阳气下陷，发热烦躁。若六七月间湿热大行，火土合病，令人脾胃虚弱气短，或金为火制，绝寒水化源，肢体痿软，脚欹眼黑，并宜服。人参五钱　五味子一钱　麦门冬三钱　上水煎服。

二妙散：治下焦湿热肿痛，或流注游走，遍身疼痛。苍术　黄柏各等分　上为末，每服三二钱，酒调服，用丸亦可。

四斤丸：治肝肾精血不足，筋无所养，挛缩不能步履，或邪淫于内，筋骨痿软。肉苁蓉（酒浸）　牛膝（酒洗）　天麻　干木瓜　鹿茸（炙）　熟地　菟丝子（酒浸，煮杵）　五味各等分　上为末，用地黄膏丸，桐子大，每服五七十丸，空心温酒送下。

　　补中益气汤：治跌扑等证，损伤元气，或过服克伐，恶寒发热，肢体倦怠，血气虚弱，不能生肌收敛，或兼饮食劳倦，头痛身热，烦躁作渴，脉洪大弦虚，或微细软弱，自汗倦怠，饮食少思。黄芪（炙）　人参　白术　甘草（炙）各一钱五分　当归一钱　陈皮五分　柴胡　升麻各三分　上姜枣水煎服。

　　黑丸子：一名和血定痛丸，治跌扑坠堕，筋骨疼痛，或瘀血壅肿，或风寒肢体伤痛。若流注膝风初结，服之自消。若溃而脓清发热，与补气血药兼服，自敛。牛膝（焙）六钱　百草霜　芍药各一两　南星（泡）　川乌（炮）各三钱　赤小豆　白蔹各一两六钱　白及　骨碎补　当归各八钱　上各另为末，酒糊丸桐子大，每服三十丸，盐汤温酒送下。孕妇不可服。

　　回阳玉龙膏：治跌扑所伤，为敷凉药，或人元气虚寒，肿不消散，或不溃敛，及壅肿坚硬，肉色不变，久而不溃，溃而不敛，或筋挛骨痛，一切冷证，并效。草乌二钱　肉桂五钱　南星（煨）　军姜（炒）　白芷　赤芍药（炒）各一两　上为末，葱汤调涂，热酒亦可。

　　复元通气散：治打扑伤损作痛，或气滞作痛。木香　茴香（炒）　青皮（去白）　穿山甲（酥炙）　陈皮　白芷　甘草　漏芦　贝母各等分　上为末，每服一二钱，温酒调下。

　　神效太乙膏：治痈疽发背杖疮，及一切疮疽溃烂。元参　白芷　当归　肉桂　赤芍药　大黄　生地黄各一两　上用麻油二斤，入铜锅内，煎至药黑，滤去渣，徐入净黄丹十二两，再煎，滴水中捻，软硬得中，即成膏矣。

　　乳香定痛散：治杖疮金疮，及一切疮疡溃烂疼痛。乳香　没药各五钱　滑石　寒水石（煅）各一两　冰片一钱　上为末，搽患处，痛即止，甚效。

　　猪蹄汤：治一切痈疽杖疮，溃烂，消溃毒，去恶肉。白芷　当归　羌活　赤芍　露蜂房（蜂儿多者）　生甘草各五钱　上用猪蹄一只，水五碗，煮熟，取清汤，入前药煎数沸，去渣温洗，随用膏药贴之。

　　神效当归膏：治杖扑汤火疮毒，不问已溃未溃，肉虽伤而未坏者，用之自愈；肉已死而用之自溃，新肉易生。至肉色渐白，其毒始尽，生肌最速。如棍杖者，外皮不破，内肉糜烂，其外皮因内焮干缩，坚硬不溃，爬连好肉作痛，故俗云疔痂皮，致脓瘀无从而泄，内愈胀痛，腐溃益深，往往不待其溃，就行割去，而疮口开张，难以收敛。怯弱之人，多成破伤风证，每致不救。若杖疮内有瘀血者，即用有锋芒磁片，于患处砭去恶血，涂以此药，则疔痂自结，死肉自溃，脓秽自出，所溃亦浅，生肌之际，亦不结痂，又免皱揭之痛，殊有神效。盖当归、地黄、麻油、二蜡，主生肌止痛，补血续筋，与肉相宜。此方余已刊行，治者亦多用之。麻油六两　当归　黄蜡　生地黄各一两　上先将当归、地黄入油煎黑，去渣，入蜡溶化，候冷搅匀，即成膏矣。白蜡尤妙。

托里散：治金疮杖疮，及一切疮毒，因气血虚不能成脓，或脓成不能溃敛，脓水清稀，久而不瘥。白术（炒）　陈皮各七分　人参（气虚者多用）　熟地　当归身（酒炒）　芍药（酒炒）　黄芪（盐水拌炒）　白茯苓各一钱　各水煎服。

加味芎归汤：治跌扑坠堕，皮肤不破，瘀血入胃作呕。川芎䓖　当归　百合（水浸半日）　白芍药　荆芥穗各二钱　上水酒煎服。

当归导滞散：治跌扑瘀血在内，胸腹胀满，或大便不通，或喘咳吐血。大黄　当归各等分　上为末，每服三钱，温酒下。气虚须加桂。一方有麝香少许。

花蕊石散：治打扑伤损，腹中瘀血，胀满欲死，服之血化为水，其功不能尽述。硫黄（明色者）四两　花蕊石一两　上为末和匀，先用纸筋和盐泥固济瓦罐一个，候干入药，再用泥封口，安在砖上，虚书八卦五行，用炭三十斤煅之，罐冷取出，每服一钱，童便调下。

经验方：治跌扑瘀血作痛，或筋骨疼痛。黄柏一两　半夏五钱　上为末，用姜汁调涂患处，以纸贴之。如干，姜汁润之，周日易之。

消毒定痛散：治跌扑肿痛。无名异（炒）　木耳（炒）　大黄（炒）各五分　上为末，蜜水调涂。如内有瘀血，砭去敷之。若腐处，更用当归膏贴之，尤妙。

洗药：凡伤重者，用此淋洗，然后敷药。荆芥　土当归　生葱（切断）　上煎汤温洗。一方无葱有生姜，或止用葱一味煎洗，亦可。

黑龙散：治跌扑损伤，筋骨碎断，先用前汤淋洗，以纸摊贴，若骨折，更以薄木片夹贴，以小绳束三日，再如前法，勿去夹板，恐摇动患处，至骨坚牢方宜去。若被刀箭虫伤成疮，并用姜汁和水调贴，日以风流散填涂。土当归二两　丁香皮　百草霜　穿山甲（炒黄，或炼存性）各六两　枇杷叶（去毛）半两　上焙为细末，姜汁水调，或研地黄汁调亦好。枇杷叶，一作山枇杷根。

洪宝丹：一名济阴丹。治伤损焮痛，并接断。天花粉三两　姜黄　白芷　赤芍药各一两　上为末，茶汤调搽患处。

没药降圣丹：治伤损筋骨疼痛，或不能屈伸，肩背拘急，身体倦怠，四肢无力。没药（别研）　当归（酒洗，炒）　白芍药　生地黄　骨碎补（去毛）　川乌（去皮脐，炮）　川芎各一两半　自然铜（火煅醋淬十二次，飞焙）一两

上为细末，每一两作四丸，以生姜自然汁，与炼蜜为丸。每服一丸槌碎，用水酒各半钟，入苏木少许，煎至八分，去苏木，空心服。

万金膏：治痈疽及坠扑伤损，或筋骨疼痛。龙骨　鳖甲　苦参　乌贼鱼骨　黄柏　黄芩　黄连　猪牙皂角　白及　白蔹　厚朴　草乌　川芎䓖　木鳖子仁　当归　白

芷各一两　没药（另研）　乳香（另研）各半两　槐枝（四寸长）　柳枝（四寸长）各二十一条　黄丹一斤半（炒）　清油四斤　上除乳没黄丹外，诸药入油内煎至黑色，去之，秤净油每斤入丹半斤，不住手搅，令黑色滴水中，不粘手，下乳没再搅，如硬入油些少，以不粘手为度。

接骨散：治骨折碎，或骨出臼，先整端正，却服此药，如飞禽六畜所伤，亦能治之。硼砂一钱五分　水粉　当归各一钱　上为末，每服二钱，煎苏木汤调服，后但饮苏木汤，立效。

本事接骨方：治打折伤损。接骨末（即蒴藋也）　乳香各半两　赤芍药　当归　川芎　自然铜各一两　上为末，用黄蜡四两，溶入前末搅匀，众手丸龙眼大，如打伤筋骨及闪痛不堪忍者，用一丸热酒浸开，热呷，痛便止。若大段伤损，先整骨，用川乌、草乌等分为末，生姜汁调贴之，缚定服药，无不效者。

没药丸：治打扑筋骨疼痛，或气逆血运，或瘀血内停，肚腹作痛，或胸膈胀闷。没药　乳香　川芎　川椒　芍药　当归　红花　桃仁　血竭各一两　自然铜（煅七次）四钱　上为末，用黄蜡四两，溶化，入前末速搅匀，丸弹子大，每服一丸，酒化服。按接骨散没药丸，元气无亏者宜用，若肾气素怯，或高年肾气虚弱者，必用地黄汤，补中益气汤，以固其本，为善。

整骨麻药：草乌三钱　当归　白芷各二钱半　上末每服五分，热酒调下，麻倒不知痛，然后用手如法整理。

草乌散：治伤骨节不归窠者，用此麻之，然后下手整顿。白芷　川乌　木鳖子　猪牙皂角　乌药　半夏　紫金皮　杜当归　川芎劳各二两　舶上茴香　草乌各一两　木香半两　上为细末，诸骨碎骨折出臼者，每服一钱，好酒调下，麻倒不知疼处，或用刀割开，或用剪去骨锋者，以手整顿骨筋，归元端正，用夹板夹缚定，然后医治。或箭镞入骨不出，亦可用此药麻之。或铁钳拽出，或用凿凿开取出。若人昏沉后，用盐汤或盐水与服，立醒。

定痛膏：治打扑伤损，动筋折骨，跌磕木石压伤，赤肿疼痛。芙蓉叶二两　紫金皮　独活　南星（生用）　白芷各五钱　上末，加生菜、马蓝菜、墨斗菜各一两，杵捣极烂，和末一处，用葱汁老酒和炒暖缚。若打扑跌磕压伤，骨肉酸疼，有紫黑色，未破皮肉者，加草乌、肉桂、良姜各三钱，研末，姜汁调温贴。若紫黑色已退，除良姜、肉桂、草乌、姜汁，却以姜汁茶清调温贴之。若折骨出臼者，加赤葛根皮、宝塔草各二两，捣烂，和前药一处，又用肥皂十枚，童便煮，去皮弦子膜，杵捣极烂，入生姜汁少许，生白面一两，砍烂和匀，入前药同杵捣匀，用芭蕉叶托，用前后正副夹，须仔细整顿其骨，紧缚，看后上下肿痛消，方可换药，肿痛未退，不可换药。

又方：治跌打伤筋损骨，疼痛不可忍。生地（切）　藏瓜　姜糟各一斤　生姜四两（切，）　上都炒令匀热，以布裹罨伤折处，冷则易之。曾有人伤折，宜用生龟，寻捕一龟，将杀，患人忽梦见龟告白：勿相害！吾有奇方可疗。于梦中授此方，神效。

截血膏：治刀斧斫磕等处，能化血破瘀，退肿止痛。天花粉三两　姜黄　赤芍药白芷各一两　上末，茶清调匀，敷疮口四边，若刀斧伤于头面，血不止者，急用此末，茶清调匀涂颈上周围，若伤手则涂臂周围，若伤足则涂腿上周围，若伤各处，则涂疮口周围，使截住其血，不来潮作也。金疮著水，肉翻花者，用韭汁调此末，敷疮口四边，以火微炙之，又用早稻烟熏之，疮口出水即愈。如无水出即是风袭，倍加南星和敷。若疮口肉硬不消者，此被风所袭也，可加独活用热酒调敷。如又不消，则风毒已深，肌肉结实，加紫金皮和敷，有必消之理也。

散血膏：治打扑伤损，跌磕刀斧等伤，及虎伤獐猪牛咬伤。甘草叶藤（生藤上有棘叶，如木棉叶，又名猪殃殃，又名虎竮草）　泽兰叶少许　上各生采杵捣极烂，冷敷缚。刀斧斫磕等伤，破皮损肉者，先用羊毛饼贴，次贴此膏疮口四边，用截血膏敷贴，令血不来潮作。一跌破阴囊，又一人跌拔鼻孔，二者俱先整理皮肉端正，用此膏效验。一法不用羊毛饼，只用金毛狗脊毛，薄薄铺些于患口上，次掺封口药，再却以此膏贴，效更速。

接补消肿膏：治证同前。耳草药　雪里开　水圹叶　乌苞叶　紫金皮　上末，以鸡子清入桐油少许，调匀敷贴。

一赤散：治伤损敷药后起疱者，以三棱针挑破掺末。大黄　赤石脂　石膏（煅）各等分　上为末掺之。

洗药荆叶散：治从高坠下，及一切伤折筋骨，瘀血结聚疼痛。顽荆叶一两　白芷细辛　蔓荆子　桂心　川芎　丁皮　防风　羌活各半两　上作一服，入盐半匙，连根葱五茎，浆水五升，煎取三升，去滓，通手淋洗痛处，冷即再易，避风处洗之。

敷贴药：接骨如神。天南星　木鳖子各四两　没药　乳香各半两　官桂一两　上为细末，姜一斤，去皮研烂，取自然汁入米醋少许，白面为糊同调，摊纸上贴伤处，以帛缚之，用蓖夹定麻索子缠。

接骨丹：治折骨出臼，无草药讨处，用此方效。南星（生）四两　木鳖子三两紫金皮　芙蓉叶　独活　白芷　官桂　松香　枫香各一两　小麦面二两　乳香　没药各五钱　上末，米醋、生姜汁各少许，入酒调匀，摊油纸上夹缚，冬月热缚，夏月温缚。

走马散：治折伤接骨。柏叶　荷叶　皂角（俱生用）　骨碎补（去毛）各等分　上为末，先将折伤处揣定，令入原位，以姜汁调药如糊，摊纸上，贴骨断处，用杉木片夹定，以绳缚之，莫令转动，三五日后开看，以温葱汤洗，后再贴药，复夹七日，如痛再加没药。

乳香膏：治打扑伤损。乳香　松香　枫香　五倍子　狗骨（煅）各一两　锅底墨小麦面各五两　上末，用好酒调为糊样，热敷痛处，不可敷破处，若破烂者，只用凤尾草为末掺之。

紫金皮散：治打扑伤损，金刀箭镞伤处浮肿，用此。紫金皮（醋炒）　南星　半夏　川当归　乌药　黄柏（盐炒）　草乌（炮）　川乌（炮）　杜当归　川芎　破故纸　川白芷（盐水炒）　刘寄奴　川牛膝　桑白皮各等分　上为细末，生姜、薄荷汁兼水调敷肿处或伤处。皮热甚，加黄柏皮、生地黄半两　有疮口者，勿封疮口，四边敷之。

内消方：治打扑伤损，及一切肿痛未破，可令内消。生地黄（研如泥）　木香　细末，上以地黄膏，随肿大小，摊于纸上，掺木香末一层，又再摊地黄膏，贴肿上，不过三五度即愈。

昔许元公入京师赴省试，过桥坠马，右臂曰脱，路人语其仆曰：急与按入臼中，若血渍臼，则难治矣。仆用其说，许以昏迷不觉痛，逐傲轿异归邸。或曰：非录事巷田马骑不能疗此疾。急召之，至已日暮，因秉烛视其面目，尚可治，乃施药封此处，至中夜方苏，达旦痛止，去其封，损处已白，其青瘀乃移在臼上，自是日日易之，肿直至肩背，以药下之，泻黑血三升，五日复常，遂得赴试。盖用此法云。

消肿膏：治胸胁跌堕，打扑损伤，肿痛或动筋折骨。芙蓉叶　紫金皮各五两　白芷　当归　独活　骨碎补　何首乌　南星各三两　橙橘叶　赤芍药各二两　石菖蒲　肉桂各五钱　上末，以热酒姜汁调，乘热缚肿处，用葱汁茶清调和，温缚。动筋折骨加山樟子叶、毛银藤皮及叶各五两　同前为末，酒调暖敷缚。

芙蓉膏：治打扑伤损肿痛，紫黑色久不退者。紫金皮　南星各一两　芙蓉叶二两　独活　白芷　赤芍药各五钱　上末，生姜汁、茶清调，温贴缚。伤损紫黑色久不退者，加肉桂五钱。

紫金膏：治赤肿炽热者。芙蓉花叶（白花者佳）二两　紫金皮一两　上生采，入生地黄同捣贴，或为末，以鸡子清入蜜少许和匀，调入生地黄斫烂和敷。

拯损膏：治诸伤损。天花粉　芙蓉叶　紫金皮　赤芍药　南星　独活　当归　白芷各一两　牡丹皮三钱　上末，姜汁调热敷贴。疼痛甚者，加乳香、没药各少许。

松葱膏：治伤损。松香　葱连根叶（炒热）　上杵捣成膏，炙热缚伤处，先以生姜斫烂炒热奄少时，次以此膏贴之，退肿住痛。

退肿膏：治头脑破伤损或跌破，或刀斧伤处，或被杖棒打破，及别处伤。芙蓉叶　地薄荷　耳草叶　泽兰叶　金桐叶　赤牛膝　大黄（另研末）各等分　上斫烂，敷贴伤处，中间留孔出气，用泽兰叶烫软贴住，冬月用芭蕉叶，一日一换药，用茶洗伤处，若伤处浮肿，用小青叶捣敷，后用尻池叶、地薄荷捣敷。后痛不住，用葛叶毛藤枫叶尾斫敷贴，住痛。

一紫散：治伤损眼泡青黑，紫色肿痛。紫金皮（童便浸七日，晒干）　生地黄各等分　上斫烂，茶清调匀，敷贴伤处，余不用制。

一绿散：治打扑眼胞，赤肿疼痛。芙蓉叶　生地黄各等分　上斫烂敷贴，或为末，鸡子清调匀敷之。

　　退热散：治跌磕打伤，唯大指中指伤命，余指无妨。山布瓜根（多）　景天草　泽兰叶　地薄荷　鱼桐根皮　上捣烂，冷缚伤处，大退身上寒热。

　　泽兰散：治跌扑、咬伤及咬伤手指，并刀斧伤。芙蓉叶　泽兰叶　白佛桑叶　地薄荷　耳草叶　上捣烂，冷缚伤处，留口通气，以七叶杨、香叶或池黄叶，热茶烫软贴住。

　　疏风败毒散：治打扑诸损，动筋折骨，跌磕堕伤者。当归　川芎　白芍药　熟地黄　羌活　独活　桔梗　枳壳　柴胡　白茯苓　白芷　甘草　紫苏　陈皮　香附　上生姜、生地黄煎，入酒和服。

　　加味交加散：治打扑伤损，折骨出白，发热恶寒，体弱之人，用此服之，若体实之人，宜疏风败毒散。当归　川芎　白芍药　生地黄　苍术　厚朴　陈皮　肉桂　白茯苓　半夏　羌活　独活　桔梗　枳壳　前胡　柴胡　干姜　甘草　上生姜煎服。有热，除干姜、肉桂。

　　羌活乳香汤：治跌扑伤损，动筋折骨，发热体痛，挟外邪者。羌活　独活　川芎　当归　防风　荆芥　丹皮　续断　红花　桃仁　陈皮　赤芍药　上生地黄煎服。有热，加柴胡、黄芩。

　　仲景方：治坠马及一切筋骨损伤。乱发（如鸡子大）　绯帛（如手大）　败蒲席三寸　久用炊单布（并烧灰）一尺　大黄（切，酒浸）一两　桃仁（去皮尖）四十九个　甘草（炙锉）如中指节。上七味，以童子小便量多少煎，汤成，内酒一大盏，次下大黄，去滓，分温三服，先锉败蒲席半领煎汤浴，衣被盖复斯，须通利数行，痛楚立瘥。利及浴水赤勿怪，即瘀血也。

　　巴戟汤（洁古）：治从高坠下，及打扑内损，昏冒嗜卧，不能饮食，此为血闭，脏腑不通。巴戟（去心）　大黄各半两　当归　地黄　芍药　川芎各一两　上为末，水煎，以利为度。

　　夺命散（《济生》）：治刀刃所伤，及从高坠下，木石压损，淤血凝积，心腹疼痛，大小便不通。水蛭（用石灰拌，慢火炒干，黄色）半两　黑丑二两　上末，每服二钱，热酒调下，越行四五里，再用热酒调黑牵牛末二钱催之，须下恶血成块，以尽为度。

　　鸡鸣散（《三因》）：治从高坠下，及木石所压，凡是伤损血瘀凝积，气绝欲死，烦躁头痛，叫呼不得，并以此药，利去瘀血，治折伤神妙。大黄（酒蒸）一两　桃仁（去皮尖）二七粒　上研细，酒一碗，煎至六分，去渣，鸡鸣时服，次日，取下瘀血即愈。若便觉气绝不能言，取药不及，急擘口开，用热小便灌之，即愈。

　　清上瘀血汤：治上膈被伤者。羌活　独活　连翘　桔梗　枳壳　当归　栀子　黄芩　甘草　川芎　桃仁　红花　苏木　大黄　赤芍药　上生地黄煎，和老酒童便服。

　　消下破血汤：治下膈被伤者。柴胡　川芎　大黄　当归　黄芩　赤芍药　桃仁

枳实　栀子　木通　泽兰　五灵脂　红花　苏木　赤牛膝　上生地黄煎，加老酒童便和服。

大紫金皮散：治打扑伤折，内损肺肝。紫金皮　补骨脂　无名异（烧红酒淬七次）降真香　川续断　琥珀（另研）　牛膝（酒浸一宿）　桃仁（去皮尖，双仁）　当归（洗焙）　蒲黄各一两　大黄（湿纸裹煨）　朴硝（另研）各一两半　上为细末，每服二钱，食前浓煎苏木、当归，酒调服。

破血药：治打扑堕马，从高跌下，皮肉不破者，此瘀血停积内攻，不能言语而或谵妄，此宜攻利为先。若皮破血流者，宜作金疮亡血过多治之。柴胡　黄芩　五灵脂　枳实　当归　赤芍药　川芎　大黄　生地黄　朴硝　桃仁　红花　苏木　上水煎，入酒、童便和服。皮破血流者不用酒。

二十五味药：治颠扑损伤，骨碎骨折，筋断刺痛，不问轻重，并皆治之。香白芷　紫金皮　破故纸（各醋炒）　刘寄奴　川当归（醋炒）　赤芍药（米泔浸）　黑牵牛　川芎　乳香　没药　川牛膝（茶水浸）　生地（盐水浸炒）　木通　自然铜（临好时用）官桂　草乌（醋炒）　木香　川乌（火煨）　藿香　骨碎补　木贼　羌活　独活各一两熟地（盐水炒）　牛膝（茶水炒）各半两　孕妇去川乌、草乌。骨不碎或金刃伤锉白者，须于此方内去自然铜。骨碎骨折者用之，自然铜临好时却入用之，如早服，致成他疾。上同研为末，蜜丸如弹子大，黄丹为衣。或被颠扑损伤，金刀箭镞，不问轻重，每服一丸，温酒磨化服，或细嚼酒送下。如被刀伤全断，内损重者，以薄荷汤或木瓜汤、灯心汤皆可服。病在上，食后；病在下，食前；在中者，不拘时服。老人骨脉冷，宜加当归、川芎、川乌、木香、丁香、人参各半两，去白芍药、生地黄。

没药降圣丹：治打扑伤损，筋断骨折，挛急疼痛，不能屈伸，及营卫虚弱，外受风邪，内伤经络，筋骨缓纵，皮肉刺痛，肩背拘急，身体倦怠，四肢少力。没药（研）当归（酒洗焙）　芍药　骨碎补（盐去毛）　自然铜（火煅醋淬十二次，研末飞过焙）川乌头（生，去皮脐）各一两　生地黄　川芎各一两半　上为细末，以生姜自然汁与炼蜜和丸，每一两作四丸，每服一丸槌碎，用水酒各半盏，入苏木少许，煎至八分，去苏木，空心服。

清心药：治打扑伤损，折骨出臼，刀斧砍磕等伤，及肚皮伤破肠出者。牡丹皮当归　川芎　黄芩　黄连　赤芍药　生地黄　连翘　栀子　桃仁　甘草　上灯心草、薄荷煎，入童便和服。

破血消痛汤（东垣）：治乘马损伤，跌破脊骨，恶血流下，胁下甚痛，苦楚不能转侧，妨于饮食。羌活　防风　官桂各一钱　苏木一钱半　柴胡　连翘　当归梢各二钱麝香（另研）少许　水蛭（炒去烟尽，另研）三钱　上为粗末，只一服，酒二大盏，水一盏，水蛭、麝香另研如泥，余药煎至一大盏，去火稍热，调二味服之，一服立愈。

止痛药：胎打扑伤损，折骨出臼，金疮破伤。当归　牛膝　川芎　怀生地　赤芍

药　白芷　羌活　独活　杜仲　续断各一两　八角茴香　肉桂　乳香　没药各五钱　丁皮　南木香　沉香　血竭各二钱半　上末，老酒调服。

散血定痛补损丹：治诸般伤损肿痛。当归　川芎　赤芍药　生地　白芍药　牛膝　续断　白芷　杜仲（制）　骨碎补　五加皮　羌活　独活　南星（制）　防风各一两半　官桂　乳香　没药各一两　木香　丁皮　角茴各五钱　上末，酒调服。

定痛当归散：治诸损肿痛。当归　川芎　赤芍药　白芍药　熟地　羌活　独活　牛膝　续断　白芷　杜仲各二两　川乌（炮）　乳香　没药　肉桂各一两　南木香　角茴　丁皮各五钱　上末，酒调服。

四草定疼汤：治打扑跌堕压磕等伤肿痛。山薄荷　宝塔草　矮金屯叶　皱面藤叶　上生采叶，擂酒服。根醒煎酒服。

圣灵丹：治一切打扑损伤，及伤折疼痛不可忍者，并宜服之。乳香五钱　乌梅（去核）五个　上白米一撮　莴苣子（炒取二两八钱）一大盏　上为细末，炼蜜和丸，如弹子大，每服一丸，细嚼，热酒吞下。食后一复时，痛不上，再服。

何首乌散：治打折筋骨，初时便宜服此药，顺气疏风，活血定痛。何首乌　当归　赤芍药　白芷　乌药　枳壳　防风　甘草　川芎　陈皮　香附　紫苏　羌活　肉桂　上薄荷、生地黄煎，入酒和服，疼痛者，加乳香、没药。

调经散：治跌扑损伤疏利后，用此药调理。川芎　当归　芍药　黄芪各一钱半　青皮　乌药　陈皮　熟地黄　乳香（另研）　茴香各一钱　上作一服，水二盅，煎至一盅，不拘时服。

活血丹：治打扑伤损，动筋折骨，跌堕矿磕刀斧等伤，诸般风疾，左瘫右痪，手足顽麻，妇人血风，浑身疼痛冷痹，一切损伤，悉皆治之。青桑炭一斤　当归　牛膝　川芎　赤芍药　熟地　黑豆（酒煮）　何首乌　南星（制）　白芷（老松节烧）　杜仲（制）　破故纸　羌活　独活　苍术（制）　防风　荆芥　骨碎补　桔梗　栗间　续断各四两　草乌（醋煮炒）　川乌（炮）　肉桂　木鳖子（炒）　地龙（去土）　白蔹　细辛　檀香　白及（煨）　降真香　松香　枫香　五灵脂　京墨（煅）　血竭　角茴　乳香　没药各三两　上末，醋煮秫米粉糊，为丸弹子大，晒干，以生漆抹手上，挪漆为衣，阴干，却以布袋盛，挂于风处，经久不坏，亦不失药味，每服用当归酒磨下，伤筋折骨，加自然铜（煅醋淬）二两。若金刃出白，不可用之。

大活血丸：治打扑伤损，折骨碎盘，瘀血肿痛，瘫痪顽痹，四肢酸疼，一切痛风等证。青桑炭一斤　栗间　骨碎补　南星（制）　牛膝　白芍药　川乌（炮）　黑豆（酒煮）各一两六钱　自然铜　木鳖子各八钱　细辛一两　降真香　枫香各三钱　乳香　没药　血竭各六钱　上末，醋煮秫米粉糊，集众手搓为丸，缓则发裂，如弹子大，候干，用生漆为衣，久则不坏，每用一丸，用无灰酒磨化服。

黄末子：治证同前。川乌（炮）　草乌（醋煮炒）　降真香　枫香　肉桂　松香

姜黄　乳香　没药　细辛各五钱　当归　赤芍药　羌活　独活　川芎　蒲黄　白芷　五加皮　桔梗　骨碎补　苍术（醋煮）　何首乌　川牛膝　姜黄各一两　上末酒调下。欲好之际，加自然铜（制）一两，只折骨者，便可用之。

白末子：治证同前。白芷　南星（制）　白术　何首乌　桔梗　羌活　独活　白芍药　白杨皮　川芎　白蔹　当归　白茯苓　薏苡仁（炒）　骨碎补　牛膝　川乌（炮）　续断　细辛　肉桂　枫香　乳香　没药各一两　上末，酒调下，欲好之际，加自然铜（制）一两，只折骨者，便可用之。

红末子：治证同前。独活　何首乌　南星（制）　白芷　羌活　当归　骨碎补　苏木　川牛膝　赤芍药　红花　川芎各二两　细辛　桔梗　川乌（制）　降真香　枫香　血竭　乳香　没药各一两　上末，酒调下，欲好之际，加自然铜（制）一两，只折骨者，便可用之。

黑末子：治证同前。雄鸡毛（烧）　桑炭　老松节（炒存性）　嫩松心　侧柏叶（醋煮）各四两　当归　牛膝　何首乌　黑豆（制）　南星（制）　骨碎补　熟地黄　羌活　独活　赤芍药　川芎　白芷各二两　细辛　肉桂　川乌（炮）　草乌（制）　木鳖子　南木香　五灵脂　降真香　乳香　没药　枫香各一两　百草霜五钱　上末，热酒调下，欲好之际，加自然铜（制）一两，只折骨者，便可用之。

牡丹皮散：治跌折闪挫伤损，滞血疼痛。牡丹皮　当归　骨碎补　红花（酒浸）　续断　乳香　没药　桃仁　川芎　赤芍药　生地黄　上水酒煎服，却用秫米饭热罨缚，冷又蒸热换缚。

橘术四物汤：治跌扑磕伤滞血体痛，饮食少进。当归　川芎　白芍药　怀生地　陈皮　白术　红花　桃仁　上生地黄煎服。骨节疼，加羌活、独活；痛不止，加乳香、没药。

《古今图书集成·医部全录·卷三百七十九》

〈外科跌打金刃竹木破伤门〉

〈方〉

黑神散（和剂）：黑豆（去皮炒）半升　熟干地（黄酒浸）　当归（酒制）　肉桂（去粗皮）　干姜（炮）　甘草（炙）　白芍药　蒲黄各四两　上为细末，每服二钱，酒半盏，童子便半盏，不拘时煎调服。

当归补血汤：治金刃所伤，及跌磕打扑，皮肉破损，亡血过多，此宜止痛兼补为先，若皮肉不破损者，宜作瘀血停积治之。当归　川芎　白芍药　熟地　防风　连翘　羌活　独活　乳香　没药　白芷　续断　杜仲　上生地黄煎，入童便和服，不可用酒。

气虚加人参、白术、黄芪。按补血须用参芪为君，此止用四物，亦活血之药，非补血也，况加以羌、独、防、芷之耗散乎？

接骨散： 没药　乳香各五钱　自然铜（醋淬七次）一两　滑石二两　麝香少许　龙骨三钱　赤石脂　白石脂各二钱　上为细末，以好醋浸没，多煮为上，候干，就炒燥为度，临服入麝香少许，挑小茶匙在舌上温酒下。病分上下，食前后服。若骨已接尚痛，去龙骨、石脂而多服，尽好。

接骨方： 乳香　没药　苏木　降真香　川乌（去皮尖）　松节　自然铜（醋淬）各一两　地龙（去土，麻油炒）　龙骨（生用）　水蛭（油炒）各半两　血竭三钱　土狗（油浸炒）十个　上为细末，每服五钱，酒调下。在上食后，在下食前。

定痛接骨紫金丹： 麝香　没药　红娘子各一钱半　乌药　茴香　地龙（去土）　陈皮　黑牵牛（生）五分　骨碎补　威灵仙　金毛狗脊　防风　自然铜（醋淬七次）各五钱　禹余粮（碎）四钱　上为细末，醋糊丸如桐子大，每服十九至二十丸，温酒送下。病上食后，病下食前服。

麦兜散： 半两钱（煅醋淬七次）　自然铜（煅醋淬七次）　地鳖虫（焙干）　上三味等分，每服酒调一分，不可多，多则骨高起矣。

接骨仙方： 人骨（煅，小儿者尤佳）一两　喜红绢（烧存性）一尺　乳香二钱末之，每服二钱，温酒下。

又方： 小儿骨（煅）一两　乳香五钱　白面（炒）三钱　上为末，无根水调为丸，如梧桐子大，每服三十丸，热酒吞下。

搜损寻痛丸： 能接骨，偏身疼痛，久损至骨，如金刃伤则后用之。乳香　没药　茴香（炒）各二钱　肉桂三钱　军姜（炒）　丁皮　独活（炒）　草乌（炒微黄色）　赤芍药（炒）　石粘藤（炒）　白芷各五钱　当归　川芎　薏苡仁（炒，筋脉绝者多加）各一两　骨碎补（炒）二两　上作末，蜜为丸，用折伤则须用药，偏身顽麻方可用药。接骨加草乌一匕多，热酒调服，量人老弱虚实加减用之。如其人麻不解，可用大乌豆浓煎汁解之。如无豆，煎浓豉亦可。如吐多加姜汁。

白药： 治金疮。黄柏　黄芩　当归　赤芍药　黄芪　牡丹皮　生地黄　地骨皮　木鳖子（去壳）　黄连　甘草　桑白皮各一钱半　马蓼梢叶（生者，火煅过）　白芷各一钱　上用桐油三两，煎黄色，滤去滓，再煎油稍热，入细白板松香一片，慢火煎，须频频柳枝搅匀，却入乳香、没药、黄丹各七钱，煎数沸，出火顷时，以少绵铺于前，滤药滓，布上滤过，先用瓦钵满盛清水八分，却滤药于钵水中，将去清水中，如绷面状绷三二百度，愈绷愈白，故名白药。常以清水浸，倾于冷地上，用物遮盖，勿令尘入，五七日一换水，刀斧一应金伤，量伤孔大小，取一块填于伤孔中，以白纸护之，随手不疼，一日一换，五日生肉。筋断加杜仲、续断各二钱同煎，收疮口，加龙骨半钱，碎了煎入药内，打损只敷于油纸上，贴之即愈，却不须入接筋龙骨等剂。

理伤膏：治打扑伤损折骨出臼，刀斧跌磕等伤。密陀僧　黄丹　自然铜　黄蜡　猪油各四两　乳香　没药各一两　松香　麻油各一斤　上以折伤木皮一两，铡碎，入油煎数沸，滤去滓，入陀僧、黄丹，慢火熬成膏。次入松蜡溶化再熬，滴水中成珠为度，却入乳香、没药、自然铜末，和匀摊贴。

神效方：治金疮。五倍子　降真香　上各炒焦，出火毒后，研为末，等分，干掺。虚者加人参末。

封口药：治刀斧伤，割喉、断耳、缺唇，伤破肚皮，跌破阴囊皮等证，大效。猪猘聍叶（如无，以葛叶、毛藤子叶代之，亦可乳香）　没药　儿茶　当归　杉木炭各一钱　麝香五厘　片脑一分　上各另研细末，秤合和匀，入麝研细，次入脑研匀，磁器收贮。如缺唇，先以小气针作三截针之，用绢线一条，两头搓猪毛，以唾蘸湿，抹封口药于线上，将药线三截穿定，却以麻药抹缺处，以剪刀口抹封口药，薄剪去些皮，以线即缝合，就以鸡子、黄油搽患处，以金毛狗脊毛薄铺于上，却以封口药抹掺于上，每日用药水轻洗去，搽油换药，每日只换一次，待八日剪去线，搽药。

洗药：桑白皮　荆芥　黄连　黄柏　当归　白芷　赤芍药　连翘　生地黄　上煎，去滓洗净。

麻药：川乌　草乌　南星　半夏　川椒　上末，唾调搽之。

本事地黄散：治金疮，止血除疼痛，辟风，续筋骨，生肌肉。地黄苗　地菘　青蒿　苍耳苗　生艾汁三合　赤芍各五两　入水煎取汁，上五月五日，七月七日午时修合，以前药汁拌石灰阴干，入黄丹三两，更杵为细末。凡有金疮伤折出血，用药包封，不可动，十日瘥，不肿不脓。

洁古没药散：刀箭药，止血住痛。定粉　风化灰各一两　枯矾三钱　乳香五分　没药一字　各另研，上件各研为细末，同和匀，再研掺之。

生肌止血立效方：治金疮，辟一切风冷，续筋骨。石灰二升（捣生地黄、青蒿汁和作团，火煅赤，研细）　黄丹一两　狗头骨灰（研）　芎䓖　艾叶　地菘　密陀僧各半两　黄丹一两　麒麟竭（细研）三分　上为细末，研匀密封之，每遇金疮敷之。

麒麟竭散：治刀剪伤筋断骨，定痛止血避风。麒麟竭　白及各半两　黄柏　密陀僧　白芷　白蔹　当归（炒）　炙甘草各一两　上为细末，每用少许，干掺疮上，立效。

如神散：治一切刀斧所伤，出血不止，并久患恶疮。虎骨（炙研）　铅丹（火煅令赤）　龙骨（研）各半两　乳香（另研）如皂大　腻粉（研）　丹砂（研）各一钱　麝香（另研）少许　上研极细匀，一切疮以黄连汤或盐汤洗，拭干，掺药在疮上，不得衣粘著疮口。

金伤散：治金刃箭镞所伤，出血不止，及落马打伤，肉绽血出。白及　白蔹　乳香各一两　远年石灰半斤　龙骨半两　黄丹少许　上为细末，入黄丹研如淡红色，每用干掺患处，上用软纸，更以绢帛裹护，忌风水，干痂为妙。

定血散：治一切刀伤，血出不止，收敛疮口。南星　生槐花（炒）　郁金各四两　生半夏二两　乳香（研）　没药（另研）各二钱半　上为细末研匀，每用干掺患处，忌水洗。

又方：治金刃或打伤，血出不止。降真香末　五倍子末　镜面削下铜（各研细）等分　上拌匀，敷损处，昔安丰手击朱嵩碎首，用此而愈。

神奇散：治刀斧伤并箭伤，血出不能止者。麒麟竭（研）　没药（研）　自然铜（煨）　南星（炮）　干姜（烧灰）　铅丹（炒黑）　腻粉　瓦藓各一分　麝香少许　上为细末和匀，先以盐汤洗疮，却以烧葱捣汁涂，然后干掺疮上三二次。

军中一捻金散：金樱叶　嫩宁叶各二两　桑叶一两　上捣烂敷，若欲致远，阴干作末，用帛缚上，血止口合，名草蝎经进方，以五月五日或闭日收药良。

龙骨散：治金刃箭伤，生肌长肉，定痛止血，诸疮敛口。龙骨　滑石　枯矾　寒水石　乳香　没药　黄丹（炒）各半分　轻粉少许　上为细末，每用干掺，外用膏药贴之效。

金伤散：治刀斧伤，辟风，生肌止痛。白及　黄丹　陈石灰（风化）　桑白皮各二两　龙骨　南星　白附子各一两　上为细末，每用干掺之。

完肌散：治金疮。陈石灰二两　黄丹半两　龙骨　密陀僧　桑白皮各四两　麝香（另研）一钱　上为细末，干掺患处。

生肌膏：治金疮及一切打损疮。胡粉　白芍药　熏陆香　干姜炮各一两　油四两　黄蜡二两　上为细末，以油蜡相和煎如膏，用贴疮上，日二换之。

定血散：治刀斧伤，止血定痛生肌。密陀僧半斤　乌贼鱼骨　龙骨　枯矾各二两　桑白皮一斤　黄丹一两　上为细末，每用干掺患处，定血如神。

王不留行散（仲景）：治金疮。王不留行（八月八日采）　蒴藋细叶（七月七日采）东行桑根白皮（三月三日采）　甘草各十分　黄芩　干姜　芍药　厚朴各二分　川椒（去目及闭口者出汗）三分　上九味，桑根皮以上三味烧灰存性，勿令过，各别研，杵筛合治为散，服方寸匕。小疮即粉之，大疮但服之，产后亦可服。

定痛乳香散：治金伤折骨，并打扑伤损。乳香　没药各二钱　败龟板一两　当归须　骨碎补　虎骨（酥炙）各半两　紫金皮二两　半两钱五个　如无以自然铜（火煅醋淬）代之　穿山甲（火炮少许）　上为细末，每服一钱，如病沉，服二钱，以好酒调服，损上者食后服，损下者食前服。

磁石散：治金疮肠出，宜用之。磁石（煅研）　滑石（研）　铁精各三两　上为细末，研匀，每服一钱匕，温酒调下，空心日午晚间各一服，仍以针砂涂肠上，其肠自收入。一方用白米饮调服，一方无铁精。

当归散：一名内补散，一名苁蓉散，治金疮去血多，虚竭，此药内补。当归（微炒）川芎　干姜（炮）　川椒（去目闭口炒出汗）　桂心　黄芩　桑白皮　吴茱萸（汤浸焙干）　白芍药　炙甘草各半两　肉苁蓉（酒浸一宿，去皮炒干）四两　人参　黄芪　厚朴（去粗皮，姜汁炙令香熟）各一两　上为细末，每服二钱，食前温酒调下，日三四服。上方有白及，无黄芩、桑白皮。

内塞散：治金疮去血多，虚竭疼痛，赢弱内补。黄芪　当归　白芷　芎䓖　干姜　黄芩　芍药　续断各二两　附子半两　细辛一两　鹿茸（酥炙）三两　上为细末，每服五分匕，食前酒调下，日三服，稍增至方寸匕。一方无芍药。

蒲黄散：治金疮血出，腹胀欲死。蒲黄　生地黄各一两半　黄芪　当归　芎䓖　白芷　续断各一两　炙甘草三分　上为细末，每服三钱匕，空心酒调下，日三四服，血化为水而下。若口噤，斡开口与之，仍加大黄一两半。

神仙止血散：龙骨（五色紧者）　诃子（去核）各一两　白石脂　宁麻叶（五月五日午时采阴干）各半两　上为细末，每服一钱半，食远水调服之，如修合时，忌妇人鸡犬见。

败弩筋散：治金刃弓弩所中，筋急不得伸屈。败弩筋（烧灰）　秦艽　杜仲（炙）　熟地（焙）各半两　附子（炮去皮脐）　当归（切焙）各一两　大枣（取肉焙）三枚　上为细末，每服二钱匕，温酒调下，空心日午夜卧各一服。一方有续断，无大枣。

生干地黄散：治金疮烦闷。生干地黄　当归（炒）　桃仁（去皮双仁，麸炒）　白芷　续断　黄芩　赤芍药　羚羊角（屑）　炙甘草各一两　芎䓖　桂心各三分　上为细末，每服二钱，食前温酒调下，日三四服。

白薇散：治金疮烦闷，不得眠卧，疼痛。白薇　枳实（麸炒）　辛夷仁　苦蒌根　赤芍药　炙甘草各一两　酸枣仁（微炒）二两　上为细末，每服二钱，食前温酒调下，日三四月服。

虎骨散：治金疮中风发痉，肢节筋脉拘急。虎胫骨（酥炙）　败龟板（酥炙）　当归（微炒）　干蝎（微炒）　桃仁（去皮尖双仁麸炒）　芎䓖各一两　桂三分　黑豆五合　松脂二两　上先将松脂并黑豆炒令熟，后和诸药捣为末，每服二钱，不拘时，温酒调下。

踊铁膏（《宝鉴》）：取一切针刺入肉，箭头入肉。鼹鼠头（或用入油汁内熬）一个　蝼蛄四十九枚　土消虫十个　芫青　巴豆　马肉蛆（焙干）　酱蛆（焙干）　信　夏枯草　硇砂　磁石　黄丹　地骨皮　苏木　蜣螂各一两　石脑油三两　蒿柴灰汁三升　上将石脑油、蒿柴灰汁文武火熬成膏，次下地骨皮等末令匀，磁器内收，临时用，量疮势大小点药，良久箭头自踊出。

雄黄散：治药毒箭头在身末出。雄黄一分　粉霜半两（各细研）　蜣螂（研生）四枚　巴豆（去皮壳，别研如泥，生）三粒　上用研匀，以铜筋头取乳汁涂点疮上，频频用之，七日疮熟，箭头自出。

红散子：摩金疮上。草乌尖　麒麟竭　茄子花　蓖麻子（去壳细研）　曼陀罗子各半两　上为细末，好酒调如膏，疮口上涂摩之，箭头自出。

牡丹散：治金疮箭头在骨，远年不出。牡丹皮（去心）　白蔹各一两　桑白皮二两　藿香叶　丁香　麝香（研）各一分　上为细末，每服二钱匕，温酒调下，日三服。浅者十日，深者二十日，箭头自出。

蛴螬丸：治金疮箭镞在骨中，远年不出者。蛴螬（干者）五枚　蝼蛄（干者）三枚　赤小豆一分　赤鲤鱼（醋）一两　硇砂一钱　红花末三钱　上研细，以醋研和丸如绿豆大，如有疮口，只于疮口内纴一丸，如无疮口，以针拨破内药，不过三丸至五丸，箭头自动，摇即出。

出箭头方：蜣螂（自死者）十个　土狗子三个　妇人发灰少许　上将蜣螂去壳，取白肉，与二味同研如泥，用生涂中箭处如膏。涂后内微痒，即以两手戁之，其箭头自出。

解骨丸：治箭镞不出。雄黄（研）　蜣螂（研）　象牙末各等分　上为细末，炼蜜和丸，如粟米大，内疮口内，后细嚼羊肾脂摩贴之，觉痒，箭头自出。

鼠油膏：出箭头。鼠（熬取油）一枚　蜣螂　皂角（烧灰）　定粉　龙骨各一钱　乳香（另研）少许　上为细末，以鼠油和成膏，点药在疮口内，其上更用磁石末盖之，箭头自出。

绿矾散：治竹草刺疮，发肿作疼，伤时不曾出血尽，被恶毒气注，痛不止，夜卧不安，初破时，其疮紫赤黑色时，起三五重皮是也。绿矾（小便烧热，放矾于内候冷，取出日干）半两　丹参三钱半　麝香一字　马兜铃根一钱半　上为细末，浆水洗净疮口上敷贴，立效。

又方：治被刺入肉，或针棘竹木等，多日不出，疼痛。龙葵根皮（洗净）一把　人参　腊月猪脂（醋少许）各一两　上前二味为末，和捣令匀，每用少许敷疮上，其刺自出。

鬼代丹：主打著不痛。无名异　没药　乳香（各研）　地龙（取去土）　自然铜（醋淬研）　木鳖子（去壳）等分　上为末，炼蜜丸如弹子大，温酒上一丸，打不痛。

乳香散：治杖疮神效。自然铜（醋淬七次）半两　乳香　没药各三钱　茴香四钱　当归半两　上为细末，每服五钱，温酒调下。

五黄散：治杖疮定痛。黄丹　黄连　黄芩　黄柏　大黄　乳香各等分　上为细末，新水调成膏，用绯绢上摊贴。

没药散（洁古）：治杖疮止痛，令疮不移。密陀僧　没药　乳香各一两　干胭脂一两半　腻粉半两　上细末，次入龙脑少许，若多更妙。烧葱与羊骨髓生用，同研如泥，摊在绯帛上贴之。

又方：治杖疮。片脑　麝香各五分　龙骨　密陀僧　胭脂　轻粉　乳香　没药寒水石（煅）各一钱　上为细末，干掺疮上四边，以生面糊围定，次用绯红绢帛贴之。

乳香散：治杖疮肿痛。大黄　黄连　黄柏　黄芩各三钱　乳香　没药（另研）各一钱　片脑少许　上为细末，研匀，冷水调，摊绯绢上贴之。

又方：治杖疮。麒麟竭　轻粉　干胭脂　密陀僧　乳香　没药各等分　上研细末，先以冷水洗净拭干，以猪脂调搽红纸贴之，愈。

龙脑润肌散：治杖疮热毒疼痛。龙脑一字　扫盆轻粉一钱半　麝香半钱　密陀僧二钱　黄丹一两　上为细末，每用干掺上，用青布贴之，内留一孔。

又方：治前证。金屯叶　宝塔草　山薄荷　猪殃殃　芙蓉叶　地薄荷　桑叶尾　泽兰叶　上捣烂取汁，泡酒服，以渣和大黄末缚帖。

围药：治肿未破，用此消肿定痛。无名异　木耳（去土）　大黄（各炒）各等分　上为极细末，用蜜水调围四边肿处。

敷药：治棒杖打肿痛者。猪殃殃　地园荽　田茶菊　地薄荷　血见愁　山薄荷　泽兰叶　生地黄　上捣烂取汁泡酒服，以滓敷贴。

生肌桃花散：治前证，止痛生肌。轻粉　血竭　密陀僧　干胭脂各一钱　上研细，每用干掺，仍以膏药贴之。

灵异膏：治杖疮金疮，颠扑皮破，汤火伤，久年恶疮。川郁金三两　生地黄二两　腊猪板脂一斤　粉草一两　上锉细，入脂内煎焦黑色，滤去滓，入明净黄蜡四两，熬化搅匀，以磁器贮之，水浸久，去水收。用时先以冷水洗疮拭干，却敷药在疮上，外以白纸贴之，止血定痛，且无瘢痕。汤烫火烧不须水洗。治冻疮尤妙。

乳香膏：治金疮杖疮神效。乳香　没药　川芎　自然铜各七钱　当归　羌活　独活　川牛膝　石膏　刘寄奴　黄丹　黑牵牛　黄柏皮　破故纸　白胶香　生地黄　熟地黄　赤芍　白芍　紫金皮　白芷各五钱　黄蜡一两　清油四两　上除胶香、丹蜡外，余药为末，入油内煎，以柳枝不住手搅，试将成膏，却入三味，更试成膏，以生布滤净，以瓦器盛水，倾在水中，用篦摊开，贴疮孔，深者捻成膏条，穿入孔中。不问浅深放疮上。如作热，加轻粉、片脑、朴硝入膏内贴之。

银粉膏：治杖疮。滴乳香　明没药　赤石脂　樟脑各一钱　水银二钱半　光粉一两　上末用猪脂二两、黄蜡五钱溶化，调末成膏，油纸摊贴。

又方：治前证。水银　樟脑各二钱　片脑一份　乳香　没药　血竭各一钱　黄蜡　水牛油　猪脂各一两　上末，先将油蜡溶化候冷，和末搅匀，油纸摊贴。

牛脂膏：治杖疮神效。乳香　没药　樟脑各五钱　水牛油一斤　黄蜡四两　上末，先溶蜡，次入油和匀，调末搅匀，油纸摊贴。或以天芋叶摊贴极妙。

红膏药：治杖疮及臁疮。黄丹（飞炒）二两　乳香　没药　儿茶　血竭　朱砂　樟脑　水银各一钱　黄蜡　水牛油　猪油各一两　麝香　片脑各一分　上末，先以蜡溶化，次入油和匀候冷，入末搅匀，油纸摊贴。臁疮作隔纸膏贴之。

白膏药： 治杖疮及臁疮。甘石（煅，水淬飞过）　白石脂（煅）　龙骨　乳香　没药　枫香　樟脑　水银各一钱　光粉二两　麝香　片脑各一分　黄蜡半两　柏蜡一两　猪油一两半　上末，先溶蜡，次入油，和匀候冷，调末搅匀，油纸摊贴。臁疮作隔纸膏贴之。

黑膏药： 治杖疮及诸疮神效。地园荽　黄花苑　侧柏叶　地薄荷　猪猁苓各二两　木鳖　白芷　杏仁　桃仁　生地黄各五钱　防风　荆芥　连翘　大黄　黄连　黄芩　黄柏　当归　赤芍药　元参　紫金皮　乳香　没药　儿茶　大黄　当归各一两　杉炭皮　枫香　龙骨（煅）　石脂（煅）　血竭　樟脑各五钱　孩儿骨（煅）　朱砂　水银各二钱半　麝香五分　上将后十五味为末，将前二十一味锉碎，以水煎熬浓汁，滤去滓再煎，令汁如饧样，入猪油二斤，慢火熬，令汁干，入光粉一斤，旋入搅至黑色成膏，滴水中成珠，可丸，不粘手为度。次入黄蜡二两，溶化出火毒数日，再微熬溶入乳香后十五味末搅匀，油纸摊贴。

秘传膏药： 专治打伤，又治金疮，及无名肿毒，臁疮。若跌伤及别样疮忌贴。真香油（将穿山甲、柏枝先入油中煎数沸，去二件渣，乘热将薄绵滤净油，复入锅中煎沸，以次下药，冬月用油五两）四两　穿山甲一片　柏枝（已上二件，止取油煎汁，不用渣，取法见前）一根　槐枝（须另发开小条，不用大树上者，入药油，用此频搅）一茎　飞丹（净水，飞去标脚，取细末一两，作二次入油）一两　水花珠（净水飞去标脚，晒干，取细末）二钱　血竭　没药　乳香　孩儿茶（已上四件各三钱，槌碎和匀，共入铜锅炭火为炒沸过，为细末）　新珍珠　新红象牙（各面包烧存性，取细末，旧者不用）　面粉（炭火上烧黄色）各一钱　人指甲（炒黄）　三七（晒干取细末）　石乳（铜锅内炒过，取细末）　黄连（细末）　黄芩（细末）各三分　海螵蛸五分　半夏（为细末）大者十枚　以上十六件，俱用极细筛筛过和匀，分作五分，留起一分，看膏药老嫩另减，止用四分，作四次下。下法如下。樟木（细末）四钱　黄蜡二钱　冰片一分　麝香三分　阿魏（成块者）五分　以上四件，待诸药俱下尽，临起锅时方下，搅极匀，取出阿魏渣。上药先将细末药分五分，其四分以次下锅如下。其一分留，看药厚薄以为增减。如四分已下尽，药尚薄，亦将此分渐下。如正好，留此一分，待贴膏药时，掺在患处尤妙。煎法：用上好香油四两，入铜锅内炭火煎沸，沸时入柏枝一茎、穿山甲一片在内，煎数沸，去二药渣。将薄绵纸乘热滤净油，揩净锅，复入油于锅中煎沸，下飞丹五钱，用槐条急搅不住手，至成膏方止。候六七沸后，用清水漱净口，喷清水少许于锅中，即取起锅。一起锅时，于前四分中细末药，将一分渐渐逐一挑下，急搅如前。此分药尽约均和了，将槐条蘸药滴水，且未要成珠，得置锅火上急搅，候沸起锅，二起锅，复将末药一分渐入锅中，急搅如前约均和，滴水要成珠，复置锅火上急搅，候沸起锅。三起锅，渐下药，搅如前，约均和，将药滴水，虽成珠，尚要粘手，复置锅火上如前。四起锅，渐下药如前急搅，约均和，将药滴水成珠，珠要将至不粘手了，复置锅炭火上，候沸起锅。五起锅，即下黄蜡二钱、飞丹五钱，急搅如前，将药滴水成珠，要须不粘手，又不可太老了。如尚粘手，将前留下一分末药渐下，以不粘手为度。如不粘手了，即下水花珠二钱，次下樟冰末四钱，急搅，方下麝三分、阿魏五分、冰片一分，急搅不住手，量药已均和了，捞阿魏渣去之，以药入磁器内，浸冷水中片时，候凝。将药寻露天，天阳净地掘坎，将磁器倒复于坎中，仍以土复好，候七日后方起。一藏法，用油纸及箬包好瓶口，以防泄气。一摊膏药时，用汤中煎过，净油单纸摊上，药不用火烘，止用热汤入器中，将油纸放器上，以药放上摊开。又不用太厚，须于纸上照得见为妙。如以绢摊，用汤炖，烊药摊上。一贴时，先将莱菔汁、桑叶煎汤，露中露过一宿，用以洗患处，方用贴之。一既贴后，每日洗一遍，不要换膏药，至二三日后，血散风去，方换收口黑膏药，即万应膏也。

万应膏： 专主杖疮收口神效。真香油（滤净）二斤　黄连　黄柏　黄芩各五两　柏枝　槐枝（已上俱咬咀，去碎屑）各一束　府丹（水飞去标脚，晒干）一斤　乳香　没药　血竭　孩儿茶各三钱　以上四件，用槌打碎和匀，入锅中，炭火炒沸。象皮灰（用砂炒，去砂）　海螵蛸各五分　半夏一钱　龙骨五分　以上八味，为极细末，用极细筛筛过和匀，渐入后药。阿魏五分，上将真香油二斤滤净，入铜锅中煎沸，入黄连、黄柏、黄芩、槐条煎三四沸，将细夏布及薄绢纸滤去渣，揩净铜锅，仍入油于锅中煎沸，加入前府丹，用槐条急搅，煎至滴水成珠，乘热入磁器中，即将前细末药八味及阿魏渐入药中，急搅不停，候和匀，去阿魏渣，药冷为度，七日后可用藏，摊洗法，并如前。

铁布衫丸（正宗）： 此药预服，受刑不痛，亦且保命。自然铜（煅红醋淬七次）　当归（酒洗捣膏）　乳香　无名异（洗去浮土）　木鳖子（香油搽壳灰焙用肉）　没药　地龙（去土晒干）　苏木　上八味等分为细末，蜜丸鸡头实大，每服三丸，预用白汤送下，纵非刑辱拷，可保无虞。

破血散： 治乘马跌损伤，其脊骨恶血流于胁下，其疼苦楚不可转侧。羌活　防风　肉桂各一钱　水蛭（炒烟尽，另研）半钱　归梢　柴胡　连翘各二钱　麝香（另研）少许　上作一服，水一盏，酒一盏，化开，煎至五分，乘热服之，随痛处卧，连服二三丸，立效。

加味芎䓖汤： 治打扑伤损，败血流入胃脘，呕吐黑血如豆汁。川芎䓖　当归　白芍药　百合（水浸一日）　荆芥各二钱　上作一服，水一盏半，酒半盏，煎至八分，不拘时服。

百合散： 治打扑伤损，败血流入胃脘，呕黑血汁者。川芎　赤芍药　当归　百合　生地黄　荆芥　侧柏叶　犀角　黄芩　黄连　牡丹皮　栀子　郁金　大黄　上水煎，加童便和服。大便利者，去大黄。

应痛丸： 治折伤后为四气所侵，手足疼者。破故纸　骨碎补（去毛）　苍术　生草

乌各半斤　穿山甲（去膜，桑柴灰炒，泡起为度，柴灰亦可）　舶上茴香（炒）各六两
上除草乌半斤，用生姜一斤擂烂，同草乌一处淹两宿，焙干为末，酒煮面糊为丸，如
梧桐大，每服五十丸，用酒或米汤送下，忌热物片时。

乳香散： 治打伤损，手足疼痛不可忍者。乳香　没药（各另研）三钱　白芷二钱
肉桂　白术（炒）　当归（炒）　粉草各五钱　上为细末，研匀，每服二钱，不拘时，
酒调下。

羌活防风汤： 治破伤风邪初在表者，急服此药以解之，稍迟则邪入于里，与药不
相合矣。　羌活　防风　甘草　川芎劳　木当归　芍药各四两　地榆　细辛各二两
上每服五钱，水煎。

防风汤： 治破伤风，表证未传入里，急宜服之。防风　羌活　独活　川芎各等分
上每服五钱，水煎，调蜈蚣散服，大效。

蜈蚣散： 蜈蚣一对　鱼鳔三钱　上为细末，用防风汤下。

羌活汤： 治破伤风，在半表半里，急服此汤，稍缓邪入于里，不宜用。羌活　菊
花　麻黄　川芎　石膏　防风　前胡　黄芩　细辛　甘草　枳壳　白茯苓　蔓荆子各
一两　薄荷　白芷各五钱　上每服五钱，水煎。

地榆防风散： 治风在半表里，头微汗，身无汗，不可发汗，兼治表里。地榆　防
风　地丁草　马齿苋各等分　上为细末，每服三钱，米汤调服。

大芎黄汤： 治风在里，宜疏导，急服此汤。川芎　羌活　黄芩　大黄各一两　上
五七钱，水煎温服，脏腑通和为度。

白术防风汤： 治服表药过多，自汗者。白术　黄芪各一两　防风二两　上每服
五七钱，水煎服，脏腑和而自汗者可服。若脏腑秘，小便赤者，宜用大芎黄汤下之。

白术汤： 治破伤内，汗不止，筋挛搐搦。白术　葛根　升麻　黄芩　芍药各二两
甘草二钱五分　上每服五钱，水煎，无时服。

谦甫朱砂丸： 治破伤风，目瞪，口噤不语，手足搐搦，项筋强直，不能转侧，目
不识人。　朱砂（研）　半夏（洗）　川乌各一两　雄黄五钱　凤凰台三钱　麝香一字
上为末，枣肉丸，桐子大，每服一丸或二丸，冷水下，以吐为度，如不吐，加一丸，
或吐不住，煎葱白汤止之，汗出为效。

左龙丸： 治直视，在里者。左盘龙（即野鸽粪也）　白僵蚕　角鳔（炒）各五钱
雄黄一钱　上为末，烧饭丸桐子大，每服十五丸，温酒下。如里证不已，当用前药末
一半，加巴豆霜半钱，烧饭丸，梧子大，每服加入一丸。如此渐加，以利为度，利后
服和解药。

江鳔丸： 治破伤风，传入里证，惊而发搐，脏腑秘涩。江鳔（锉碎炒）　野鸽粪
（炒）　白僵蚕各半两　雄黄一钱　蜈蚣一对　天麻一两　上为末，作三分，二分烧饭
丸，桐子大，朱砂为衣。一分入巴豆霜一钱，亦用烧饭额丸，每服朱砂者二十丸，入

巴豆者一丸，渐加至利为度，后止服前丸。

养血当归地黄汤：当归　地黄　芍药　川芎　藁本　防风　白芷各一两　细辛五钱　上依前煎服。

广利方：治破伤风发热。瓜蒌子九钱　滑石三钱半　南星　赤芍药　苍术　陈皮　黄柏（炒）　黄连　黄芩　白芷　甘草各五分　上姜水煎服。按上二方用竹沥、瓜蒌实辈，治破伤风热痰脉洪者。前方用南星、半夏、草乌、川乌辈，则治破伤风寒痰，脉无力者。

白丸子：治一切风痰壅盛，手足顽麻，或牙关紧急，口眼歪斜，半身不遂等证。半夏（生用）七两　南星（生用）二两　川乌（去皮脐，生用）五钱　上为末，用生姜汁调糊，丸桐子大，每服一二十丸，姜汤下。

《古今图书集成·医部全录·卷三百八十》

〈外科跌打金刃竹木破伤门〉

〈方〉

跌扑金刃伤损，以香炉灰罨之，止血生肌。

金疮血出不止，冷水浸之，即止。

金疮困顿，用蚯蚓屎末，水服方寸匕，日三服（《千金》，下同）。

瘢痕凸起，用热瓦频烫之。

金疮出血，不可以药早合，恐内溃伤肉，只以黄丹、滑石等分为末敷之。

又方：云母粉敷之绝妙（《事林广记》）。

又方：白薇为末点之（子和）。

又方：用门白尘，切蒜蘸擦，或不用蒜。

又方：嫩紫苏、桑叶同捣贴之（《永类方》）。金疮内漏，雄黄半豆大纳之，仍以小便服五钱，血皆化为水（《肘后方》）。

又方：牡丹皮为末，水服，三指撮，立尿出血也（《千金》，下同）。

又方：取疮中所出血，以水和服之。

金疮出血不止，寒水石、沥青等分为末，干掺，勿见水（《积德堂方》）。

又方：五倍子末贴之。若闭气者，以五倍子末二钱，入龙骨末少许，汤服立效（谈埜翁方）。

金疮血出，取老杉树皮烧存性，研，敷之，或入鸡子清调敷一二日愈。

又方：刮白檀末敷之，且能止痛。

又方：降真香、五倍子、铜花等分为末，敷之。或降香，用瓷瓦刮下，研末亦可。

金疮出血，榴花半斤，石灰一升，捣和阴干，每用少许敷之，立止（崔元亮）。

金疮出血，沥青末少加生铜屑末，掺之立愈（经验方）。

金疮出血不止，闷绝，蒲黄半两，热酒灌下（《得效方》，下同）。

又方：血见愁草研烂涂之。

金疮血出不止，生面干敷，五七日即愈（经验方）。

又方：韭汁和风化石灰日干，每用为末敷之，效（《集简方》）。

又方：稗苗根捣敷，或研末掺之即止，甚验。

又方：以葱炙熟挼汁涂之，即止（《梅师方》）。

又方：慈石末敷之，止痛断血（《千金》，下同）。

又方：车前叶捣敷之。

又方：白芍药一两，熬黄为末，或酒或米饮服二钱，渐加之，仍以末敷之，良（《广利方》）。

又方：蛇含草捣敷之（《肘后方》）。

金疮血出过多，若血冷则杀人，宜炒盐一摄，酒调服之（《梅师方》）。

药箭毒气，盐贴疮上，灸三十壮，良（《集验方》）。

又方：雄黄末敷之，沸汁出愈（《外台》）。

刀斧金疮，白矾、黄丹等分为末，敷之，最妙（《救急方》）。

又方：白及、煅石膏等分，为末掺之，亦可收口（《济急方》）。

又方：小蓟苗捣烂涂之（《食疗》）。

又方：刀箭伤疮，香白芷嚼烂涂之（《集简方》）。

金疮扑损，用青蒿捣封之，血止则愈（《肘后方》）。

又方：用青蒿、麻叶、石灰等分，五月五日捣和晒干，临时为末搽之。

又方：夏枯草口嚼窨上，即愈（《易简方》）。

毒箭入肉，煎生地黄汁作丸，服至百日，箭出（《千金》，下同）。

竹木入肉，生地黄嚼烂罨之。

金疮作痛，生牛膝捣敷，立止（《梅师方》）。

刀斧金疮，生姜嚼敷勿动，次日即生肉，甚妙（《扶寿方》）。

金刃斧伤，用独壳大栗研敷，或仓卒嚼敷，亦可（《集简方》）。

箭刀竹木在肉及咽喉胸膈诸隐处不出，酒调瞿麦末方寸匕，日二服（《千金》）。

又方：王不留行末，熟水服方寸匕，兼以根敷，即出（《梅师方》）。

卒被毒箭，麻仁数升，杵汁饮（《肘后方》，下同）。

毒箭伤人，蓝青捣饮并敷之。如无蓝，以青布渍汁，效。

金疮烦痛，大便不利，大黄、黄芩等分为末，蜜丸，先食水下十九，日二服。

箭头不出，万坚神应丹。端午前一日不语，寻见苎苘科根本、枝叶、花实，令好者，道云：先生，你却在这里！道罢，用柴灰自东南起围了，以木楔子掘取根下周回土，次日日未出时，依前不语，用镢头取出洗净，勿令鸡、犬、妇人见，于净室中以石臼捣如泥，丸弹子大，黄丹为衣，以纸袋封悬高处，阴干，遇有箭头不出者，先以象牙末贴疮口，后用绯帛袋盛此药，放脐中，绵兜肚系，当便出也。

金刀不出，入骨脉中者，半夏、白蔹等分为末，酒服方寸匕，日三服，至二十日自出（《太白经》）。

被斫断筋，菖蒲根捣汁，沥疮中，仍以渣敷之，日三易，半月即断筋更续，此方有效（《外台》）。

金疮肿痛，蔷薇根烧灰，每白汤服方寸匕，一日三服（《抱朴子》）。

箭刺入肉，脓裹不出，以蔷薇根末掺之，服鼠璞十日，即穿皮出也（《外台》，下同）。

又方：栝蒌根捣敷，三易自出，针刺入肉，同方。

伤筋出血，葛根捣汁饮，干者煎服，仍熬屑敷之。

金疮瘘孔，通草煮汁酿酒，日饮。鼠瘘不消方同。

金疮伤损，生肌破血，用紫葛二两，顺流水三盏，煎一盏半，三服，酒煎亦妙（《经效方》）。

金疮肠出，用小麦五升，水九升，煮取四升，绵滤取汁，待极冷，令病人卧席上，含汁唾噀之，肠渐入，噀其背，并勿令病人知，及多见人旁人语，即肠不入也。乃抬席四角轻摇，使肠自入。十日中，但略食炙物，慎勿惊动；即杀人。

又方：大麦粥汁洗肠推入，饮米糜百日乃可（《千金》，下同）。

箭镝在咽，或刀刃在咽膈诸隐处，杵杏仁敷之。

金疮断筋，枫香末敷之（《得效方》）。

金刃所伤未透膜者，乳香、没药各一钱，以童子小便半盏，酒半盏，温化服之，为末亦可（《良方》）。

金疮出血，血竭末敷之，立止（《广利方》）。

又方：柳絮封之，即止（《外台》）。

金疮苦痛，杨木白皮熬燥碾末，水服方寸匕，仍敷之，日三次（《千金》）。

金疮接指，凡指断及刀斧伤，用真苏木末敷之，外以蚕茧包缚完固，数日如故（《摄生方》）。

箭镞入肉不可拔出者，用新巴豆仁略熬，与蜣螂同研涂之，斯须痛定，微痒忍之，待极痒不可忍，使撼拔动之取出，速以生肌膏敷之。

金刃伤疮，新桑白皮烧灰和马粪涂疮上，数易之。亦可煮汁服之。

刀疮伤湿，溃烂不生肌者，寒水石（煅）一两，黄丹二钱，为末，洗敷，甚者加龙骨一钱，孩儿茶一钱。

疮肿作痛，生椒末、釜下土、荞麦粉等分，研醋酐和敷之（《外台》）。

破伤风，水毒肿痛不可忍，麝香末一字，纳疮中，出尽脓水便效（《普济》）。

打伤颠扑，及牛马触动腹破血流，四肢摧折，以乌鸡一只，连毛杵一千二百下，苦酒三升和匀，以新布撮病处，将膏涂布上，觉寒振欲吐，徐徐取下，须臾再上一鸡，少顷再作，以愈为度（《肘后》）。

破伤风，腊月收取狐目阴干，临时用二目一副，炭火微烧存性研末，无灰酒服方寸匕，神效无比（《保寿堂方》）。

从高坠下，瘀血抢心，面青气短，取乌鸦右翅七枚，烧研酒服，当吐血便愈（《肘后方》）。

伤损接骨，鹰骨烧灰，每服二线酒服，随病上下，食前食后。

又方：雕骨烧灰，每服二钱酒下，在上食后，在下食前，骨即接如初（《接骨方》）。

又方：用下窟鸟，即鹗也，取骨烧存性，以古铜钱煅红，醋淬七次为末等分，酒服一钱，不可过多。病在下，空心，在上，食后服，极有效验。须先夹缚定，乃服此。

打伤青肿，炙猪肉揾之（《千金》）。

杖疮血出，猪血一升，石灰七升，和剂烧灰，再以水和丸又烧，凡三次，为末敷之，效（《外台》）。

蹉跌损伤，血瘀骨痛，鹿角末酒服方寸匕，日三（《千金》，下同）。

竹木入肉不出者，鹿角烧末，水和涂上立出，久者不过一夕。

折伤按骨，用土鳖焙存性为末，每服二三钱，接骨神效。或取生者擂汁，酒服（《摘要方》）。

又方：用蚵蚾即土鳖六钱，隔纸炒，锅内焙干，自然铜二两，用火煅醋淬七次为末，每服二钱，温酒调下。病在上食后，病在下食前，神效（《袖珍方》）。

又方：用土鳖阴干一个，临时旋研，入乳香、没药、龙骨、自然铜火煅醋淬各等分，麝香少许为末，每服三分，入土鳖末，以酒调下，须先整定骨乃服药，否则接错也。此乃家传秘方。慎之！又可代杖（《集验方》）

扑坠瘀血，虻虫二十枚，牡丹皮一两为末，酒服方寸匕，血化为水也。若久宿血在骨节中者，二味等分（《备急方》）。

又方：刮琥珀屑酒服方寸匕，或入蒲黄三二匕，日服四五次（《外台》）。

颠扑伤损，松节煎酒服（谈野翁方）。

折伤瘀血，伤损筋骨疼痛，鼠屎烧末，猪脂和敷，急裹，不过半日痛止（《梅师方》）。

杖疮已破，鸡子黄熬油搽之，甚效（《经验方》）。

跌破出血，乌贼鱼骨末敷之（《直指方》）。

杖疮溃烂，乳香煎油搽疮口（《永类钤方》）。

筋骨损伤，米粉四两，炒黄，入没药、乳香末各半两，酒调成膏，摊贴之（《御药院方》）。

杖疮跌扑，童便入少酒饮之，推陈致新，其功甚大。

骨折肿痛，五灵脂、白及各一两，乳香、没药各三钱为末，熟水同香油调涂患处（《乾坤秘韫》）。

损伤接骨，五灵脂一两，茴香一钱为末，先以乳香末于极痛处敷上，以小黄米粥涂之，乃掺二末于粥上，帛裹，木牌子夹定，三五日效（子和）。

损伤瘀血在腹，用白马蹄烧烟尽，研末，酒服方寸匕，日三服，夜一服，血化为水也（《鬼遗方》）。

筋骨伤破，以热白马屎敷之，无瘢（《千金》）。

跌扑伤损，用真牛皮胶一两，干冬瓜皮一两，锉同炒存性，研作细末，每服五钱，以热酒一锺调服，仍饮酒二三盅，暖取微汗，痛止，一宿接元如故（《经验方》）。

跌扑损伤，瘀血凝滞。心腹胀痛，大小便不通欲死，用红蛭、石灰（炒黄）半两、大黄、牵牛头末各二两，为末，每服二钱，热酒调下，当下恶血。以尽为度，名夺命散（《济生方》）。

坠跌打击内伤神效方：水蛭、麝香各一两，锉碎，烧令烟出为末，酒服一钱，当下畜血，未止再服，其效如神。一方无麝香（《录验》）。

一切金疮及刀斧伤，白僵蚕炒黄研末敷之，立愈（《斗门方》）。

刀斧金疮，端午午时，取晚蚕蛾、石灰、茅花捣成团，草盖令发热过收贮，每用刮下末掺之。

箭镞入肉，以蝼蛄杵汁，滴上三五度，自出（《千金》）。

诸疮中风，生川椒一升，以少面和裹椒，勿令漏气，分作两裹，于煻灰火中烧熟，刺头作孔，当疮上罨之，使椒气射入疮中，冷即易之。须臾，疮中出水，及遍体出冷汗，即瘥也（《独行方》）。

骨在肉中不出者，咀茱萸封之，骨当腐出（《食疗》）。

破伤中风欲死，用蜈蚣研末，擦牙追去涎沫立瘥。

又方：蟾酥二钱，汤化为糊，干蝎（酒炒）、天麻各半两，为末，合捣丸如绿豆大，每服一丸至二丸，豆淋酒下（《圣惠》，下同）。

又方：用蜈蚣头、乌头、附子底、蝎梢，等分为末，每用一字或半字，热酒灌之，仍贴疮上取汗愈（子和）。

折伤，水獭一个，支解入罐内，固济待干，煅存性为末，以黄米煮粥，置患处，掺獭末于粥上，布裹之，立止疼（《经验方》）。

金疮胁破肠出，以干人屎末抹入，桑皮线缝合，热鸡血涂之（《生生编》）。

又方：以香油摸手送入，煎人参、枸杞子汁温淋之，吃羊肾粥十日即愈（《得效方》）。

又方：将肠纳入，以磁石、滑石各三两为末，米饮，服方寸匕，日再服。

刺在肉中，嚼豉涂之。

刺疮金疮，百治百效。葱煎浓汁渍之，甚良。

刺伤中水，服乌牛尿二升，三服止（《梅师方》）。

又方：煮韭熟塌之。

金疮出血不止，成内漏，用蝙蝠二枚烧末，水服方寸匕，当下水而血消也（《鬼遗方》）。

箭镞入内不可拔者，用螳螂一个、巴豆半个，同研，敷伤处，微痒且忍，极痒乃撼拔之，以黄连、贯众汤洗拭，石灰敷之。

又方：用天水牛取一角者，小瓶盛之，入硇砂一钱，同水数滴在内，待自然化水，取滴伤处，即出也。

抓疮伤水，肿痛难忍，耳垢敷之，一夕水尽出而愈。

破伤风，手足颤掉，搐搦不已，用人手足指甲烧存性六钱，姜制南星、独活、丹砂各二钱，为末，分作二服，酒下立效（《普济方》）。

破伤风，作白痂无血者，杀人最急，以黄雀屎直者研末，热酒服半钱。

破伤风搐口噤强直者，香胶散。用香胶烧存性一两，麝香少许为末，每服二钱，苏木煎酒调下，仍煮一钱，封疮口（《得效方》）。

破伤风，有表证未解者，用江鳔半两，炒焦蜈蚣一对，炙研为末，以防风、羌活、独活、川芎等分，煎汤，调服一钱（河间）。

疮伤风水痛剧欲死者，牛屎烧烟，熏令汗出，即愈（《外台》）。

狐尿刺疮，痛甚者，热白马尿渍之（《千金》）。

又方：干蝎、麝香各一分，为末，敷患处，风去速愈（《普济方》）。

接骨，狗头一个烧存性为末，热醋调涂，暖卧（《易简方》）。

筋伤，急取雄鸡一只，刺血，量患人酒量，或一碗或半碗和饮，痛立止，神验（《青囊方》）。

损伤青肿，用新羊肉贴之（《千金》）。

坠损呕血，坠跌积血，心胃呕血不止，用干荷花为末，每酒服方寸匕，其效如神（《摘要》）。

杖疮肿痛，未生毛鼠同桑葚子入麻油中浸酿，临时取涂，甚效（《西湖志》）。

杖疮肿痛，五倍子去瓤，米醋浸一日，慢火炒黄研末，干掺之，不破者，醋调涂之（《易简方》）。

一黄散，治打扑伤痕，紫黑有瘀血，流注有热者，大黄为末，姜汁调温敷。

一白散，治打扑伤痕，紫黑有瘀血，流注无热者，半夏为末，姜汁调敷。

又方：羊毛饼法，鸡子清、桐油各半，打匀，以羊毛薄捻作饼如纸样，贴在患处上，以散血膏或补肉膏敷贴。

颠扑筋断骨折，用粟米半升，木鳖肉二十个，半夏半两，妇人发一团，葱白须一小束，同炒烟尽存性为末，热醋调敷神效（《初虞世方》）。

颠扑筋断骨折，用糯米一升，皂角切碎半升，铜钱百个，同炒至半焦黑，去铜钱为末，用好酒调膏，厚纸摊贴患处，神效。

颠扑骨损，醋捣肥皂烂厚罨之，以帛缚之，闪伤，醋糟平胃散相和罨之。

接骨，用五铢钱（醋淬）一两二钱、黑鸡骨三两，研细匀，每服病在下，四钱，疏服，食前；病在上，二钱半，频服，食后。一方有乳香、没药。

必效酒，治金疮中风角弓反张者，用蒜四破去心顶一升，以无灰酒四升，煮蒜令极烂，并淬每服五合，顿服之，须臾得汗别瘥。

破伤风如神，用人家粪堆内蛴螬虫一枚，烂草房上亦有之，捏住其脊，待其虫口中吐水，就抹在疮口上，觉麻即汗出立愈。后试之果然，其虫仍埋故处，勿伤其命（《婴童百问》）。

豆淋酒，治金疮中风反强者，大豆六合，鸡矢白一合，上炒，令大豆焦黑，次入鸡矢白同炒，乘热泻于三升酒中，密盖良久，滤去滓，每服五合，如人行五里，更一服，汗出佳。末瘥，即更作服之，汗出为度。服后宜吃热生姜粥投之。

金疮内烂生蛆者，以皂矾飞过，干贴其中，即死。

针刺入肉，车脂摊纸上如钱大贴上，二日一易，三五次即出（《集元方》）。

竹木入肉，针拨不尽者，以人齿垢封之，即不烂也，屡试屡验（叶氏《通变要法》）。

人咬伤疮，龟板骨、鳖肚骨各一片，烧研敷之（《摘元方》）。

人咬手指，瓶盛热尿浸一夜，即愈（《通变要法》）。

〈针灸〉

《素问》云：人有所坠堕，恶血留内，腹中满胀，不得前后，先饮利药，此上伤厥阴之脉，下伤少阴之络，刺足内踝之下、然骨之前血脉出血，刺足跗上动脉不已，刺三毛上各一痏，见血则已，左刺右，右刺左，善悲惊不乐，刺如右方。

《灵枢经》云：有所堕坠，恶血留内，有所大怒，气上而不下，积于胁下则伤肝，又中风及有所击仆，若醉入房，汗出当风即伤脾，又头痛不可取于腧者，有所击堕，恶血在内，若肉伤痛未已，可侧刺，不可远取之也。身有所伤血出多，及中风寒，若有所坠堕，四肢懈惰不收，名曰体惰，取小腹脐下三结交者，阳明、太阴也。脐下三寸，关元也。

〈医案〉

元史曰：布智儿从元太祖征回回，身中数矢，血流满体，太祖命取一牛，剖其腹，纳之牛腹中，浸热血内，移时遂苏。

李庭从伯颜征郢州，炮伤左胁，矢贯于胸，几绝。伯颜令剖水牛腹，内其中，良久苏。

《本事方》曰：宣和中有一国医，忽承宣快行押，就一佛刹医内人，医诊视之，已昏死矣，问其从人，皆不知病之由，惶恐无地。良久，有二三老内人至，下轿环而泣之，方得其实，云：因蹴秋千，自空而下，坠死。医者云：打扑损伤，自属外科，欲申明，又恐后时参差不测，再视之，微觉有气，忽忆药箧中有苏合香丸，急取半两，于火上焙去脑麝，用酒半升，研化灌之，至三更方呻吟，五更下恶血数升，调理数日方瘥。

崔给事顷在泽潞，与李抱真作判官，李相方以毬杖按毬子，其将军以杖相格，乘势不能止，因伤李相拇指，并爪甲劈裂，遽索金刀药裹之，强坐，频索酒饮，至数杯，已过量，而面色愈青，忍痛不止。有军使言：取葱新折者，入煻灰火煨热，剥皮擘开，其间有涕，取罨损伤处，仍多煨葱，继续取热者，凡三易之，面色却赤。斯须，云已不痛，凡十数度易，用热葱并涕裹缠，遂毕席笑语。

《儒门事亲》曰：戴人出游，道经故息城，见一男子被杖疮痛焮发，毒气入里，惊涎堵塞，牙噤不开，粥药不下，月余，百治无功，甘分于死。戴人先以三圣散，吐青苍惊涎约半大缸，次以利膈丸百余粒，下臭恶燥粪又一大缸。复煎通圣散数钱，热服，更以酸辣葱醋汤发其汗，斯须吐泻交出，其人活矣。此法可以救免。

薛己《医按》曰：一人患跌扑损伤，两肋胀闷，欲咳不咳，口觉血腥，偏身臀腿胀痛，倦怠不食，烦渴脉大，此血脱烦躁也。与童便酒，及砭患处，出死血糜肉甚多，忽发热烦躁汗出，投以独参汤三剂少止；又用补气血、清肝火之药数剂，饮食稍进；后用独参汤间服，诸证悉退，饮食顿加，但不能多寐，以归脾汤加山栀、竹茹四剂而熟睡。因劳心遂烦渴自汗，脉大无力，以当归补血汤二剂而安。又以十全大补去川芎，加麦门、五味、牡丹、地骨、麻黄根、炒浮麦，数剂而汗止，死肉且溃，又二十余剂而新肉生。

一人杖疮，伤处揉散，唯肿痛不消，余曰：此瘀血在内，宜急砭之。不从，余以萝卜自然汁调山栀末敷之。破处，以当归膏贴之，更服活血之剂而瘥。数年之后，但遇天阴，仍作痒痛，始知不砭之失。

一患者臀腿黑肿而皮不破，但胀痛重坠，皆以为内无瘀血，唯敷凉药可以止痛。余诊其尺脉涩而结，此因体肥肉厚，瘀血畜深，刺去愈，否则内溃，有烂筋伤骨之患。余入针四寸，出黑血数升，肿痛遂止。是日发热恶寒，烦渴头痛，此气血俱虚而然也，以十全大补之剂，遂瘥。

一患者杖后服四物、红花、桃仁、大黄等剂，以逐瘀血，腹反痛，更服一剂，痛益甚，按其腹不痛，余曰：此血虚也，故喜按而不痛，宜温补之剂。遂以归身、白术、参、芪、炙草，二剂痛即止。

一患者瘀血已去，饮食少思，死肉不溃，又用托里之药，脓稍溃而清，此血气虚也，非大补不可。彼不从，余强用大补之剂，饮食进而死肉溃，但少寐，以归脾汤加山栀二剂而寐。因劳心烦躁作渴，脉浮洪大，以当归补血汤二剂而安。

一患者受刑太重，外皮伤破，瘀血如注，内肉糜烂黯肿，上于胸背，下至足指，昏聩不食，随以黑羊皮热贴患处，灌以童便酒薄粥，更以清肝活血调气健脾之剂，神思稍苏，始言遍身强痛，又用大剂养血补气之药，肿消食进。时仲冬瘀血凝结，不能溃脓，又用大补之剂壮其阳气，其脓方熟，遂砭去，洞见其骨，涂以当归膏，及服前药百余剂，肌肉渐生。

一患者瘀血虽去，饮食形气如故，但热渴焮痛，膈痞有痰，以小柴胡汤加天花粉、贝母、桔梗、山栀二剂，少愈；又加生地、归尾、黄芩、柴胡、山栀、花粉而愈。余治百余人，其杖后血气不虚者，唯此一人耳，治者审之。

一患者服行气之剂，胸痞气促，食少体倦，色黯脓清，此形气俱虚之证也。先用六君、桔梗二剂，胸膈气和，后用补中益气，去升麻加茯苓、半夏、五味、麦门治之，元气激发而愈。若用前剂，戕贼元气，多致不救。

一患者去其患处瘀血，用四物、柴胡、红花治之，焮痛顿止。但寒热口干，饮食少思，用四物、白术、茯苓、柴胡、黄芩、花粉四剂；寒热即退。用六君、芎归、藿香，而饮食进，腐肉虽溃，脓水清稀，以前药倍用参芪、归术、茯苓二十余剂，腐肉惧溃，脓水渐稠，便服下药一锺，连泻四次，患处色黯，喜其脉不洪数，乃以十全大补倍加肉桂、麦冬、五味，数剂肉色红活，新肉渐生、喜在壮年易于调理，又月余而愈，否则不救。凡杖疮跌扑之证，患处如有瘀血，止宜砭去，服壮元气之剂，益其气血已损，切不可再用行气下血之药，复损脾胃，则运气愈难营达于下，而反为败证，怯弱者多致夭枉。

一患者肿痛，敷寒凉之药，欲内消瘀血，反致臀腿俱冷，瘀血并凝，胸腹痞闷。余急去所敷之药，以热童便酒洗患处，服六君、木香、当归，敷回阳膏，臀腿渐温。又以前药去木香加川芎、藿香、肉桂四剂，瘀血解，乃刺之，更以壮脾胃养气血得痊。盖气血得热则行，寒则凝，寒极生热，变化为脓，腐溃深大，血气既败，肌肉无由而生，欲望其生难矣。

有一患者，腹胀喘促，作渴寒热，臀腿糜烂，与死血相和，如皮囊盛糊，用童便煎四物、桃仁、红花、柴胡、黄芩、麦门、花粉，服之顿退。彼用黑羊皮贴之益甚，后砭去脓血甚多，气息奄奄，唇口微动，牙关紧急，患处色黯。或欲用破伤风药，余曰：此气血虚而变证也。用参芪、芎归、白术，并独参汤，人乳汁，元气复而诸证愈，仍用十全大补汤调理而安。此证若脓瘀内焮者，宜针之。若溃后口噤遗尿而类破伤风等证者，乃气血虚极也，急用大补之剂。若素多痰患风证者，宜清痰降火。若因怒而见风证者，宜清肝降火。若人不慎房劳而忽患前证，此由肾水不足，心火炽甚，宜滋阴补气血为主，若误作风证治之，即死。

一患者，中秋夜归堕马，腹内作痛，饮酒数杯，翌早，大便自下，瘀血即安。此元气充实，挟酒势而行散也。

一男子跌伤，腹痛作渴，食梨子二枚，益甚，大便不通，血欲逆上，用当归承气汤加桃仁，瘀血下而瘥。此因元气不足，瘀血得寒而凝聚也。故产妇并患金疮者，俱不宜食此。

郑吏部素有湿痰，孟冬坠马，服辛热破血之药，遍身作痛，发热口干，脉大而滑，此热剂激动痰火为患耳。治以青燥汤去人参、当归、黄芪，加黄芩、山栀、半夏、黄柏，热痛顿去，患处少愈。更用二陈、羌活、桔梗、苍术、黄柏、姜制生地、当归，遂痊。

杨司天骨已入臼，患处仍痛，服药不应，肝脉洪大而急，余曰：此肝火盛而作痛也，用小柴胡汤加山栀、黄连二剂，痛止，用四物、山栀、黄柏、知母，调理而康。

少宗伯刘五清臁伤一块微痛，少食，用六君子汤倍加当归、黄芪，其痛渐止。月余，瘀血内涸而不溃，公以为痊。余曰：此阳气虚极，须用调补。不从，至来春头晕，痰涎壅塞，服清气化痰，病势愈盛，脉洪大而微细，欲以参、芪、归、术、附子之类补之，不信，至秋初，因怒，昏聩而厥。

一男子孟秋堕梯，腹停瘀血，用大黄等药，其血不下，反加胸膈胀痛，喘促短气，余用肉桂、木香末各二钱，热酒调服，即下黑血及前所服之药而苏。此因寒药凝滞而不行，故用辛温之剂散之。

陈侍御堕马腿痛作呕，服下药一剂。胸腹胀痛，接之即止。唯倦怠少气，诊其脉微细而涩，余曰：非瘀血也，乃痛伤气血，复因药损脾气而然耳。投养脾胃生气血之药而愈。

吴给事堕马伤手，出血过多，发热烦躁，肉瞤筋惕，或欲投破伤风药。余曰：此血虚火动所致，当峻补其血为善。遂用圣愈汤二剂即安，又养气血而疮瘥。

张进士季秋堕马，亡血过多，出汗烦躁，翌日，其汗自止，热躁急甚，口噤手颤，此阴血虚，阳火乘之而汗出，为寒气收敛腠理，故汗不得出，火不得泄，怫郁内甚而益增他证也。余用四物加柴胡、黄芩、山栀四剂少止；又用四物、参芪、软柴胡、五味、麦门治之而痊。

一妇人孟冬伤足，亡血，头汗内热作渴，短气烦躁，不时昏聩，其脉洪大，按之微弱，此阴血虚于下，孤阳炎于上，故发厥而头出汗也。以四物合小柴胡汤一剂汗止，以四物去川芎，加参芪、麦门、五味、炙草，少用肉桂，四剂，诸证悉去，又三十余剂，血气复而愈。

窗友王汝道环跳穴处闪伤，瘀血肿痛，发热作渴，遂砭去瘀血，知其下焦素有虚火，用八珍加黄柏、知母、牛膝、骨碎补，四剂，顿止；用十全大补汤，少加黄柏、知母五味，三十余剂而敛。

一小儿臂骨出白，接入肿痛发热，服流气等药益甚，饮食少思。余以葱熨之，其痛即止。以六君、黄芪、柴胡、桔梗、续断、骨碎补治之，饮食进而肿痛消。又用补中益气，加麦门、五味治之，气血和而热退愈矣。

戴给事堕马，腿肿痛而色黯，食少倦怠，此元气虚弱，不能运散瘀血而然耳。遂用补中益气去升麻、柴胡，加木瓜、茯苓、芍药、白术治之而痊。

州守陈克明子闪右臂腕，肿痛，肉色不变，久服流气等药；加寒热，少食，舌干作渴。余曰：伤损等证，肿不消，色不变，此气血虚而不能愈，当助脾胃、壮气血为主。遂从余法治之，不二月，形气渐充，半载，诸证悉退，体如常。

梁阁老侄跌伤腿，外敷大黄等药，内服破血之剂，遂致内溃。余针出秽脓三碗许，虚证悉具，用大补之剂两月余，少能步履。因劳心，手撒眼开，汗出如水。或欲用祛风之剂，余曰：此气血尚未充足也，急以艾炒热，频熨肚脐并气海穴处，以人参四两（炮）、附子五钱煎灌。良久，臂少动，又灌一剂，眼开能言，但气不能接续。乃以参、芪、归、术四味共一斤，附子五钱，水煎，徐徐服之，元气渐复，饮食已进，乃去附子服之而疮愈。

一女子年十七，闪右臂微肿作痛，寅申时发热，余决其胆经血虚火盛，经水果先期而至，先以四物合小柴胡汤四剂，热退；更以加味四物汤加香附、地骨皮、山栀各五分、芩连、炙草各三分，二十余剂，其肿亦消。乃去黄连、山栀又五十余剂，经水调而元气充矣。

儒者王清之跌腰作痛，用定痛等药不愈，气血日衰，面耳黧色。余曰：腰为肾之腑，虽曰闪伤，实肾经虚弱所致。遂用杜仲、补骨脂、五味、山萸、苁蓉、山药，空心服。又以六君、当归、白术、神曲各二钱，食远服，不日而瘥。

一三岁儿闪腰作痛，服流气等药半载不愈，余曰：此禀胃气不足，不治之证也。后果殁。

云间曹子容为室人中风灌药，误咬去指半节，焮痛寒热，外敷大黄等药，内服清热败毒，患处不痛不溃，脓清，寒热愈甚。余曰：此因凉药遏绝隧道而然也。遂敷玉龙膏以散寒气，更服六君子汤以壮脾胃。数日后，患处微痛，肿处渐消，此阳气运达患处也，果出稠脓。不数日，半指溃脱，更服托里药而敛。

上舍王天爵汤足焮肿，内热作渴，外敷内服，皆寒凉败毒，患处益肿而不溃，且恶寒少食，欲作呕吐。余曰：此气血俱虚，又因寒药凝结隧道，损伤胃气，以致前证耳。遂用香砂六君子、芎归、炮姜，外证悉退，唯体倦晡热，饮食不甘，以补中益气汤加地骨皮、五味、麦门治之而愈。